U0783793

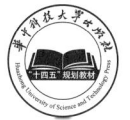

普通高等学校"十四五"规划
药 学 类 专 业 特 色 教 材

供药学、药物制剂、临床药学、制药工程、中药学、医药营销及相关专业使用

药理学

主　编　蒋丽萍　余建强　闵　清
副主编　张　梅　李凤梅　王光辉　李　艳

编　者　（按姓氏笔画排序）

于丽凤　中国医科大学
马俊远　黄河科技学院
王光辉　济宁医学院
李　艳　河南科技大学
李　娟　宁夏医科大学
李凤梅　宁夏医科大学
何　蔚　赣南医学院
余建强　宁夏医科大学
闵　清　湖北科技学院
宋君秋　天津医科大学
张　梅　广州医科大学
张晓京　长治医学院
张爱霞　南京医科大学
周其冈　南京医科大学
袁娟丽　南昌大学
高猎防　黄河科技学院
蒋丽萍　南昌大学
焦　杨　广西医科大学

华中科技大学出版社
http://www.hustp.com
中国·武汉

内容简介

本书为普通高等学校"十四五"规划药学类专业特色教材。

本书共分为46章,内容包括绪论、药物代谢动力学、药物效应动力学、传出神经系统药理学概论、胆碱受体激动药、抗胆碱酯酶药和胆碱酯酶复活药、胆碱受体阻断药、肾上腺素受体激动药、肾上腺素受体阻断药、局部麻醉药、全身麻醉药、镇静催眠药和抗焦虑药等。

本书可供药学、药物制剂、临床药学、制药工程、中药学、医药营销及相关专业使用。

图书在版编目(CIP)数据

药理学/蒋丽萍,余建强,闵清主编. —武汉:华中科技大学出版社,2021.1(2024.1 重印)
ISBN 978-7-5680-6871-0

Ⅰ.①药⋯ Ⅱ.①蒋⋯ ②余⋯ ③闵⋯ Ⅲ.①药理学-高等学校-教材 Ⅳ.①R96

中国版本图书馆 CIP 数据核字(2021)第 020101 号

药理学
YaoliXue

蒋丽萍 余建强 闵 清 主编

策划编辑:余 雯
责任编辑:余 雯 张 曼 梅雯惠
封面设计:原色设计
责任校对:张会军
责任监印:周治超
出版发行:华中科技大学出版社(中国·武汉) 电话:(027)81321913
    武汉市东湖新技术开发区华工科技园 邮编:430223
录 排:华中科技大学惠友文印中心
印 刷:武汉科源印刷设计有限公司
开 本:889mm×1194mm 1/16
印 张:31.25
字 数:986 千字
版 次:2024 年 1 月第 1 版第 3 次印刷
定 价:79.00 元

普通高等学校"十四五"规划药学类专业特色教材
编委会

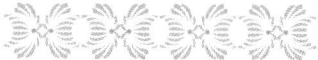

丛书顾问　朱依谆 澳门科技大学　　李校堃 温州医科大学

委　员（以姓氏笔画排序）

卫建琮 山西医科大学

马　宁 长沙医学院

王　文 首都医科大学宣武医院

王　薇 陕西中医药大学

王车礼 常州大学

王文静 云南中医药大学

王国祥 滨州医学院

叶发青 温州医科大学

叶耀辉 江西中医药大学

向　明 华中科技大学

刘　浩 蚌埠医学院

刘启兵 海南医学院

汤海峰 空军军医大学

纪宝玉 河南中医药大学

苏　燕 包头医学院

李　艳 河南科技大学

李云兰 山西医科大学

李存保 内蒙古医科大学

杨　红 广东药科大学

何　蔚 赣南医学院

余建强 宁夏医科大学

余细勇 广州医科大学

余敬谋 九江学院

邹全明 陆军军医大学

闵　清 湖北科技学院

沈甫明 同济大学附属第十人民医院

宋丽华 长治医学院

张　波 川北医学院

张宝红 上海交通大学

张朔生 山西中医药大学

易　岚 南华大学

罗华军 三峡大学

周玉生 南华大学附属第二医院

赵晓民 山东第一医科大学

郝新才 湖北医药学院

项光亚 华中科技大学

胡　琴 南京医科大学

袁泽利 遵义医科大学

徐　勤 桂林医学院

凌　勇 南通大学

黄　昆 华中科技大学

黄　涛 黄河科技学院

黄胜堂 湖北科技学院

蒋丽萍 南昌大学

韩　峰 南京医科大学

薛培凤 内蒙古医科大学

魏敏杰 中国医科大学

网络增值服务使用说明

欢迎使用华中科技大学出版社医学资源网yixue.hustp.com

1.教师使用流程

（1）登录网址：**http://yixue.hustp.com** （注册时请选择教师用户）

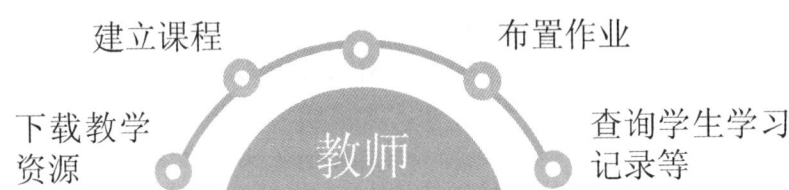

（2）审核通过后，您可以在网站使用以下功能：

管理学生

建立课程　　　　　　　布置作业

下载教学　　　　　　　　　　　　查询学生学习
资源　　　　　教师　　　　　　记录等

2.学员使用流程

建议学员在PC端完成注册、登录、完善个人信息的操作。

（1）PC端学员操作步骤

①登录网址：**http://yixue.hustp.com** （注册时请选择普通用户）

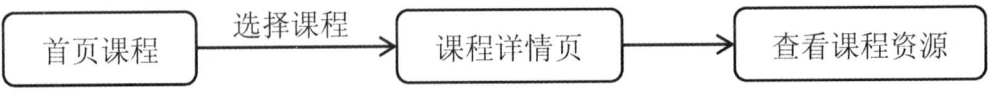

②查看课程资源

如有学习码，请在个人中心-学习码验证中先验证，再进行操作。

首页课程　—选择课程→　课程详情页　——→　查看课程资源

（2）手机端扫码操作步骤

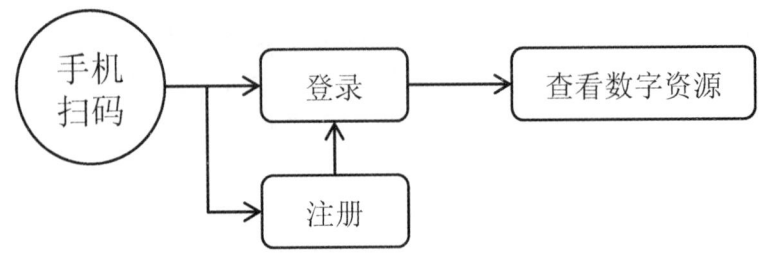

总序

教育部《关于加快建设高水平本科教育 全面提高人才培养能力的意见》("新时代高教40条")文件强调要深化教学改革,坚持以学生发展为中心,通过教学改革促进学习革命,构建线上线下相结合的教学模式,对我国高等药学教育和药学专门人才的培养提出了更高的目标和要求。我国高等药学类专业教育进入了一个新的时期,对教学、产业、技术的融合发展要求越来越高,强调进一步推动人才培养,实现面向世界、面向未来的创新型人才培养。

为了更好地适应新形势下人才培养的需求,按照《中国教育现代化2035》《中医药发展战略规划纲要(2016—2030年)》以及党的十九大报告等文件精神要求,进一步出版高质量教材,加强教材建设,充分发挥教材在提高人才培养质量中的基础性作用,培养合格的药学专门人才和具有可持续发展能力的高素质技能型复合人才。在充分调研和分析论证的基础上,我们组织了全国70余所高等医药院校的近300位老师编写了这套教材,并得到了参编院校的大力支持。

本套教材充分反映了各院校的教学改革成果和研究成果,教材编写体例和内容均有所创新,在编写过程中重点突出以下特点。

(1)服务教学,明确学习目标,标识内容重难点。进一步熟悉教材相关专业培养目标和人才规格,明晰课程教学目标及要求,规避教与学中无法抓住重要知识点的弊端。

(2)案例引导,强调理论与实际相结合,增强学生自主学习和深入思考的能力。进一步了解本课程学习领域的典型工作任务,科学设置章节,实现案例引导,增强自主学习和深入思考的能力。

(3)强调实用,适应就业、执业药师资格考试以及考研需求。进一步转变教育观念,在教学内容上追求与时俱进,理论和实践紧密结合。

(4)纸数融合,激发兴趣,提高学习效率。建立"互联网+"思维的教材编写理念,构建信息量丰富、学习手段灵活、学习方式多元的立体化教材,通过纸数融合引导学生独立思考、自主学习,提高学习效率。

(5)定位准确,与时俱进。与国际接轨,紧跟药学类专业人才培养,体现当代教育。

(6)版式精美,品质优良。

本套教材得到了专家和领导的大力支持与高度关注,适应当下药学专业学生的文化基础和学习特点,具有趣味性、可读性和简约性。我们衷心希望这套教材能在相关课程的教学中发挥积极作用,并得到读者的青睐;我们也相信这套教材在使用过程中,通过教学实践的检验和实际问题的解决,能不断得到改进、完善和提高。

普通高等学校"十四五"规划药学类专业特色教材
编写委员会

前言

Qianyan

药理学是药学、医学类及相关专业的主干课程之一。按照《中国教育现代化 2035》《"健康中国 2030"规划纲要》及教育部相关文件的要求，全体编委秉持立德树人的初心，尽心竭力，认真编写本教材。本教材为普通高等学校"十四五"规划药学类专业特色教材，主要面向普通高等学校药学、药物制剂、临床药学、制药工程、中药学、医药营销及相关专业学生，也可作为国家执业药师资格考试的重要参考书。本书具有以下特点。

1. 教材共 46 章，每章内容包括学习目标、正文与小结、章节案例、知识拓展、制剂及用法用量和目标检测等，体现了系统性、新颖性、实用性的有机统一。

2. 引入教学案例，实现医药结合。既加深学生对基本理论和基本知识的理解，又强化理论与临床实践的结合，培养学生懂医精药的思维能力。

3. 借助信息技术实现知识的延伸和扩展，并检查检测结果。纸质媒介和数字化技术相融合，非常实用和方便。

在编写过程中，编者参考了国内外相关文献，并标注于教材末尾，在此向所参考文献的作者表示诚挚的感谢。

因编者水平有限，加之时间仓促，书中难免存在不足之处，恳请广大读者批评指正。

编　者

目录

Mulu

第一章 绪论 / 1
 第一节 药理学的研究内容与学科任务 / 1
 第二节 药理学发展简史 / 2
 第三节 新药研发 / 3

第二章 药物代谢动力学 / 6
 第一节 药物的体内过程 / 6
 第二节 药物的速率过程 / 11

第三章 药物效应动力学 / 17
 第一节 药物的作用与量效关系 / 17
 第二节 药物的作用机制与受体 / 21
 第三节 影响药物作用的因素 / 27
 第四节 药物的相互作用 / 30

第四章 传出神经系统药理学概论 / 36
 第一节 传出神经系统的结构与功能 / 36
 第二节 传出神经系统的递质和受体 / 38
 第三节 传出神经系统药物的基本作用方式及其分类 / 45

第五章 胆碱受体激动药 / 50
 第一节 M 胆碱受体激动药 / 50
 第二节 N 胆碱受体激动药 / 53

第六章 抗胆碱酯酶药和胆碱酯酶复活药 / 55
 第一节 抗胆碱酯酶药 / 56
 第二节 胆碱酯酶复活药 / 60

第七章 胆碱受体阻断药 / 63
 第一节 M 胆碱受体阻断药 / 63
 第二节 N 胆碱受体阻断药 / 66

第八章 肾上腺素受体激动药 / 70
 第一节 构效关系与分类 / 70
 第二节 α、β 受体激动药 / 71
 第三节 α 受体激动药 / 73
 第四节 β 受体激动药 / 75

第九章 肾上腺素受体阻断药 / 78
 第一节 α 受体阻断药 / 78

第二节　β受体阻断药　　　　　　　　　　　　　　　　　　/ 80
第三节　α、β受体阻断药　　　　　　　　　　　　　　　　　/ 83

第十章　局部麻醉药　　　　　　　　　　　　　　　　　　　/ 85

第十一章　全身麻醉药　　　　　　　　　　　　　　　　　　/ 89
第一节　吸入麻醉药　　　　　　　　　　　　　　　　　　/ 89
第二节　静脉麻醉药　　　　　　　　　　　　　　　　　　/ 91
第三节　复合麻醉　　　　　　　　　　　　　　　　　　　/ 92

第十二章　镇静催眠药和抗焦虑药　　　　　　　　　　　　　/ 94

第十三章　抗癫痫药及抗惊厥药　　　　　　　　　　　　　　/ 100
第一节　抗癫痫药　　　　　　　　　　　　　　　　　　　/ 100
第二节　抗惊厥药　　　　　　　　　　　　　　　　　　　/ 107

第十四章　精神障碍治疗药物　　　　　　　　　　　　　　　/ 110
第一节　抗精神分裂药　　　　　　　　　　　　　　　　　/ 110
第二节　抗抑郁药　　　　　　　　　　　　　　　　　　　/ 116
第三节　抗双相抑郁药　　　　　　　　　　　　　　　　　/ 122
第四节　抗焦虑药　　　　　　　　　　　　　　　　　　　/ 123

第十五章　治疗神经退行性疾病的药物　　　　　　　　　　　/ 125
第一节　抗帕金森病药　　　　　　　　　　　　　　　　　/ 125
第二节　治疗阿尔茨海默病药　　　　　　　　　　　　　　/ 130

第十六章　其他具有中枢作用的药物　　　　　　　　　　　　/ 135
第一节　主要兴奋大脑皮质的药物　　　　　　　　　　　　/ 135
第二节　改善脑代谢的药物　　　　　　　　　　　　　　　/ 136
第三节　主要兴奋延髓呼吸中枢的药物　　　　　　　　　　/ 138

第十七章　镇痛药　　　　　　　　　　　　　　　　　　　　/ 140
第一节　阿片类镇痛药　　　　　　　　　　　　　　　　　/ 141
第二节　其他镇痛药　　　　　　　　　　　　　　　　　　/ 151
第三节　镇痛药的应用原则与阿片受体阻断药　　　　　　　/ 152

第十八章　抗心功能不全药　　　　　　　　　　　　　　　　/ 158
第一节　作用于β受体的药物　　　　　　　　　　　　　　/ 158
第二节　肾素-血管紧张素系统抑制药　　　　　　　　　　　/ 159
第三节　利尿药　　　　　　　　　　　　　　　　　　　　/ 160
第四节　血管扩张药　　　　　　　　　　　　　　　　　　/ 161
第五节　正性肌力药　　　　　　　　　　　　　　　　　　/ 161

第十九章　抗心律失常药　　　　　　　　　　　　　　　　　/ 169
第一节　心律失常的电生理学基础　　　　　　　　　　　　/ 169
第二节　常用的抗心律失常药　　　　　　　　　　　　　　/ 172
第三节　抗心律失常药的用药原则与药物选择　　　　　　　/ 176

第二十章　抗心绞痛药　　　　　　　　　　　　　　　　　　/ 180
第一节　硝酸酯类　　　　　　　　　　　　　　　　　　　/ 180
第二节　β受体阻断药　　　　　　　　　　　　　　　　　/ 182
第三节　钙通道阻滞药　　　　　　　　　　　　　　　　　/ 183
第四节　其他抗心绞痛药　　　　　　　　　　　　　　　　/ 184

第二十一章　抗高血压药　　　　　　　　　　　　　　　　　/ 187
第一节　抗高血压药的分类　　　　　　　　　　　　　　　/ 187

第二节　常用抗高血压药　/ 188
第三节　抗高血压药物的应用原则　/ 195

第二十二章　调节血脂药　/ 198
第一节　血脂异常与动脉粥样硬化　/ 198
第二节　调血脂药　/ 200
第三节　抗氧化药　/ 207
第四节　其他类　/ 208

第二十三章　利尿药　/ 212
第一节　利尿药作用的生理学和药理学基础　/ 212
第二节　常用利尿药　/ 215

第二十四章　解热镇痛抗炎药　/ 223
第一节　水杨酸类　/ 228
第二节　苯胺类　/ 231
第三节　吡唑酮类　/ 232
第四节　吲哚衍生物及其类似物　/ 233
第五节　邻氨基苯甲酸类　/ 233
第六节　芳基烷酸类　/ 234
第七节　烯醇酸类（昔康类）　/ 234
第八节　选择性环氧酶抑制剂　/ 235
第九节　解热镇痛抗炎药的复方制剂　/ 236
第十节　解热镇痛药用药原则　/ 238

第二十五章　抗风湿病药　/ 241
第一节　非生物类抗风湿病药　/ 241
第二节　生物类抗风湿病药　/ 255

第二十六章　抗痛风药　/ 267

第二十七章　影响免疫功能的药物　/ 274
第一节　免疫应答和免疫病理反应　/ 274
第二节　免疫抑制剂　/ 275
第三节　免疫增强药　/ 277

第二十八章　影响自体活性物质的药物　/ 281
第一节　膜磷脂代谢产物类药物及其拮抗剂　/ 281
第二节　组胺与抗组胺药　/ 284
第三节　5-羟色胺类药物　/ 288
第四节　多肽类　/ 290
第五节　一氧化氮及其影响药物　/ 292
第六节　腺苷类　/ 293

第二十九章　肾上腺皮质激素类药物　/ 296
第一节　糖皮质激素　/ 296
第二节　盐皮质激素　/ 300
第三节　促皮质素及皮质激素抑制剂　/ 301

第三十章　性激素类药及避孕药　/ 304
第一节　雌激素类药及抗雌激素类药　/ 305
第二节　孕激素类药及抗孕激素类药　/ 308

第三节　雄激素类药和蛋白同化激素类药　　／ 309
第四节　避孕药　　／ 310

第三十一章　甲状腺激素及抗甲状腺药　　／ 315
第一节　甲状腺激素　　／ 315
第二节　抗甲状腺药　　／ 316

第三十二章　胰岛素及降血糖药　　／ 321
第一节　胰岛素及胰岛素类似物　　／ 321
第二节　口服降血糖药　　／ 323
第三节　其他新型降血糖药　　／ 325

第三十三章　调节骨代谢与形成药　　／ 329
第一节　骨吸收抑制药物　　／ 330
第二节　骨形成促进药物　　／ 332
第三节　骨矿化促进药物　　／ 333

第三十四章　呼吸系统疾病药物　　／ 337
第一节　镇咳药　　／ 337
第二节　祛痰药　　／ 339
第三节　平喘药　　／ 340

第三十五章　作用于消化系统的药物　　／ 346
第一节　抗消化性溃疡药物　　／ 346
第二节　消化功能调节药　　／ 349
第三节　止吐药与促胃肠动力药　　／ 350
第四节　泻药和止泻药　　／ 350
第五节　胆道疾病辅助用药　　／ 352

第三十六章　血液系统疾病药物　　／ 355
第一节　抗凝血药　　／ 355
第二节　溶栓药　　／ 361
第三节　抗血小板药　　／ 363
第四节　促凝血药　　／ 366
第五节　抗贫血药　　／ 368
第六节　升白细胞药　　／ 370

第三十七章　抗菌药物概论　　／ 373
第一节　基本概念　　／ 373
第二节　抗菌药物的作用机制　　／ 374
第三节　细菌耐药性的产生机制　　／ 376
第四节　抗菌药物的合理应用　　／ 378

**第三十八章　β-内酰胺类抗生素和其他作用于细胞壁的
抗生素**　　／ 382
第一节　β-内酰胺类抗生素　　／ 382
第二节　糖肽类抗生素　　／ 392
第三节　其他作用于细胞壁的抗生素　　／ 393

第三十九章　大环内酯类、林可霉素类、多肽类抗生素　　／ 397
第一节　大环内酯类抗生素　　／ 397
第二节　林可霉素类抗生素　　／ 399

第三节　多肽类抗生素　　　　　　　　　　　　　　/ 399

第四十章　氨基糖苷类抗生素　　　　　　　　/ 403

第四十一章　四环素类、氯霉素类抗生素　　/ 409

第一节　四环素类抗生素　　　　　　　　　　　　/ 409
第二节　氯霉素类抗生素　　　　　　　　　　　　/ 411

第四十二章　人工合成抗菌药物　　　　　　/ 415

第一节　喹诺酮类抗菌药物　　　　　　　　　　　/ 415
第二节　磺胺类抗菌药物　　　　　　　　　　　　/ 419
第三节　其他合成类抗菌药　　　　　　　　　　　/ 421

第四十三章　抗结核病药及抗麻风病药物　/ 425

第一节　抗结核病药　　　　　　　　　　　　　　/ 425
第二节　抗麻风病药　　　　　　　　　　　　　　/ 431

第四十四章　抗真菌药和抗病毒药　　　　　/ 435

第一节　抗真菌药　　　　　　　　　　　　　　　/ 435
第二节　抗病毒药　　　　　　　　　　　　　　　/ 440

第四十五章　抗寄生虫病药物　　　　　　　/ 451

第一节　抗疟药　　　　　　　　　　　　　　　　/ 451
第二节　抗肠蠕虫药　　　　　　　　　　　　　　/ 456
第三节　抗阿米巴病药　　　　　　　　　　　　　/ 458
第四节　抗滴虫病药　　　　　　　　　　　　　　/ 460
第五节　抗血吸虫病药　　　　　　　　　　　　　/ 461

第四十六章　抗肿瘤药　　　　　　　　　　/ 463

第一节　直接影响 DNA 结构和功能的药　　　　　/ 465
第二节　干扰核酸生物合成的药物（抗代谢药）　　/ 469
第三节　干扰转录过程和阻止 RNA 合成的药物
　　　　（作用于核酸转录药物）　　　　　　　　/ 471
第四节　抑制蛋白质合成与功能的药物（干扰有丝分裂药）　/ 473
第五节　调节体内激素平衡的药物　　　　　　　　/ 474
第六节　靶向抗肿瘤药　　　　　　　　　　　　　/ 476
第七节　放疗与化疗止吐药　　　　　　　　　　　/ 480
第八节　抗肿瘤药的合理应用　　　　　　　　　　/ 480

参考文献　　　　　　　　　　　　　　　　/ 484

第一章 绪 论

扫码看课件

第一节 药理学的研究内容与学科任务

药理学（pharmacology）是研究药物（drug）在机体内产生的作用及其机制和规律的一门学科。药物通过与机体内相应的调节分子结合，激活或抑制相关的生理或病理过程，达到预防、诊断和治疗疾病的目的。"pharmacology"一词，在语源学上由希腊文 pharmakon（药物、毒物）和 logos（道理）缩合演变而成。

一、药理学的研究内容

药理学是研究药物和机体（包括病原体）之间相互作用及其规律的学科。它既研究药物对机体的作用及作用机制，即药物效应动力学（pharmacodynamics），又称药效学；也研究机体对药物的影响及其规律，即药物代谢动力学（pharmacokinetics），又称药动学。其中，药效学的研究方面，已从传统的药效评价向药物对细胞和分子的作用机制、药物对基因及蛋白的调控、药物对受体及信号传导通路的影响等方向发展。

药物是能影响机体器官功能和细胞代谢活动并用于诊断、治疗、预防疾病和计划生育的物质。在某些情况下，药物分子作为激动药或拮抗剂（抑制剂）与生物系统中的特定靶分子结合并发挥调节作用，该靶分子称为受体。药物的本质是化学物质，现代药物除化学物质外，还包括基因药物、抗体药物和蛋白类药物等。药物和毒物（poison）之间没有绝对的界限，毒物是指在较小剂量或很小的浓度范围内即对机体产生毒害作用、损害人体健康的化学物质。依据量效关系，所有药物在用量超过治疗剂量时，都可能达到中毒浓度而产生毒性反应。而有些毒物可制成药物，实质是利用其在严格控制的剂量范围内产生的治疗作用。

药理学是生命科学的一门重要的专业基础课程，是联系医学与药学、基础医学与临床医学的桥梁科学。药理学运用生理学、病理生理学、生物化学、分子生物学、免疫学、微生物学等学科的基本理论和基本知识，阐明药物对机体的作用、作用机制、临床应用和不良反应，以及药物的体内过程和用法等，为临床防治疾病和合理用药提供理论依据。

药理学的发展要以其他生命科学和化学等知识为基础，以科学实验为手段，因此，药理学既是理论科学，又是实践科学。根据研究对象的不同，药理学可分为基础药理学和临床药理学。基础药理学是以健康动物（包括清醒动物和麻醉动物）和正常器官、组织、细胞、亚细胞、受体分子以及离子通道等为实验对象，进行药效学和药动学的研究，对于分析药物作用、作用机制及药动学的过程等具有重要意义。其中，以动物、组织器官或细胞为实验对象建立病理模型，可以观察药物的治疗或预防作用（又可称为实验

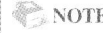

NOTE

1

治疗学）。临床药理学以健康志愿者或患者为对象,研究药物的药效学、药动学和药物的不良反应,并对药物的疗效和安全性进行评价,以便促进新药的开发,确保临床合理用药。在药理学的深度和广度方面,根据不同的研究领域和角度,出现了药理学的许多分支学科,如生化药理学、分子药理学、神经药理学、免疫药理学、遗传药理学、时辰药理学和临床药理学等,它们从不同方面研究药物作用的基本理论。其中,分子药理学的发展把药物作用机制的研究从整体、器官水平推进到分子水平。近30年来,对药物作用分子机制的研究发展迅速,现已确定了许多药物作用的分子机制,并且很多受体已经被分离、结构表征和克隆。

二、药理学的主要学科任务

药理学的主要学科任务如下:第一,阐明药物的作用及作用机制,为临床防治疾病、合理用药提供基本理论、基本知识和科学思维方法;第二,研究开发新药、发现药物新用途;第三,为其他生命科学的研究探索提供重要的科学依据和研究方法。

随着单克隆、基因工程、转基因、基因编辑等现代科学技术和生命科学及相关学科的发展,药理学的发展亦非常迅速,每年都有一定量的新药投入临床使用,然而由于疗效、不良反应等原因,少数药物经临床检验后又停止使用。因此,只有掌握每类药物的基本理论和知识,运用科学的思维方法,将知识融会贯通,才能适应临床用药的不断变化。同时,随着对疾病病理分子机制认识的不断提高,药理学在新药研发中的任务更加艰巨和迫切。

第二节　药理学发展简史

药学是在人类的生产、生活实践及与疾病斗争的漫长岁月中逐渐形成的。中医药学是中华5000年文明的重要组成部分,是我国独特的医药文化。《神农本草经》是我国第一部完整的药物学著作,成书于汉代,该书系统地总结了我国古代人民所积累的药物知识,收载365种药材及其用法,其中不少药物流传至今,如人参、甘草、当归、麻黄、大黄等。唐代(公元659年)的《新修本草》(又称《唐本草》)收载药物884种,是我国也是世界上第一部由政府颁发的药典,比西方最早的《纽伦堡药典》约早883年。到了明朝(公元1596年),李时珍通过长期医药实践,完成的举世闻名的药物学巨著《本草纲目》,分52卷,约190万字,载有药物1892种,收集医方11096个,附插图1160幅。从17世纪起,《本草纲目》分别被翻译成英、日、韩、德、俄、法、拉丁等多种文字,成为世界重要的药物学文献之一。我国药学的重要成果之一是著名药学家屠呦呦发现的抗疟药——青蒿素,屠呦呦因此而获得了2015年诺贝尔生理学或医学奖,为祖国医药学的发展做出了杰出贡献。

现代药理学的发展始于19世纪初期的欧洲。在19世纪以前,人们虽然发现许多具有疗效的植物、动物、矿物等,但对其中真正起作用的物质却全然不知。从19世纪开始,有人尝试用化学方法对常用的植物进行分离,得到一些纯品的结晶。例如:1804年德国药剂师Fredrick Serturner(1783—1841)首次从罂粟中分离出吗啡,并用犬证明该成分有镇痛作用;1826年法国药师Pelletier和Caventou从金鸡纳树皮中提取有效成分奎宁;1833年Mein从颠茄和洋金花中提取和分离出解痉药阿托品。

化学和实验生理学的发展,使得在整体动物水平进行实验药理学研究成为可能。例如:法国著名生理学家Frangois Magendie(1783—1855)和他的学生Claude Bernard(1813—1878)于1819年和1856年用青蛙做实验,分别确定了士的宁作用于脊髓,筒箭毒碱作用于神经肌肉接头。德国Rudolf Buchheim(1820—1879)撰写了第一本《药理学》教科书,并建立了世界上第一个药理学实验室,创立了"实验药理学";其学生Oswald Schmiedeberg(1838—1921)发展了"实验药理学",后续开展"器官药理学"研究,分析药物的作用部位,他被公认为现代药理学创始人。英国生理学家J. N. Langley(1852—1925)于1878年根据阿托品与毛果芸香碱对猫唾液分泌的拮抗作用研究,提出了受体概念,为受体学说的发展奠定了基础,被认为是生物医学研究发展史上的里程碑事件之一。

20 世纪初，随着化学工业的兴起，有机化学的合成技术日渐成熟，许多重要的化学药物被成功合成，如 1906 年德国科学家 Ehrlich 合成了治疗梅毒的有机砷化合物（砷凡纳明）。20 世纪 30—50 年代是化学类新药发展的黄金时代，现在临床上常用的药物，如磺胺类药物、抗生素、镇痛药、抗精神失常药、抗高血压药、抗组胺药、抗疟药、激素类药物、抗癌药、维生素类等均是在这一时期研制开发的，其中许多药物仍是目前临床使用的基本药物。其中，1932 年德国化学家合成了第一种磺胺药物——百浪多息，开创了治疗感染性疾病的新纪元。英国 Howard Walter Florey（1898—1968）等人于 1940 年在 Alexander Fleming（1881—1955）研究工作的基础上，从青霉菌培养液中分离出青霉素，开创了化学治疗学（chemotherapy），将抗生素成功地用于临床。Florey 和 Fleming 等科学家共同获得 1945 年诺贝尔生理学或医学奖。

自 1972 年 DNA 重组技术诞生以来，基因工程技术的发展极大地推动了生物制药产业的快速兴起。1982 年第一个基因工程药物——重组人胰岛素成功上市。在疾病病理分子生物学、人类遗传学、合成生物学等多学科快速发展的同时，基因治疗手段不断向临床转化与应用。如小片段 RNA 可以高度选择性地干扰靶基因的表达和调控，使得小干扰 RNA（small interfering RNA，siRNA）和微小 RNA（micro-RNA，miRNA）作为治疗药物成为可能。与天然 RNA 或 DNA 互补的反义寡核苷酸（antisense oligonucleotide，ASON）可以特异性调节靶基因表达而发挥治疗作用。近年来，基于基因编辑和多种基因递送手段的细胞治疗和基因治疗技术在单基因疾病（如治疗脂蛋白脂肪酶缺乏症（LPLD）的 Glybera 于 2012 年 10 月获欧盟批准）、肿瘤（首个治疗急性淋巴细胞白血病的 CAR-T 细胞治疗产品 Kymriah 于 2017 年获美国 FDA 批准上市）、感染性疾病（基于 CRISPR、TALEN、ZFN 等基因标记技术的 HIV/艾滋病基因治疗已进行了大量临床前和临床试验）等疾病的治疗方面取得了重要的突破。同时，单克隆抗体在免疫性疾病和肿瘤的治疗中同样取得了重大突破。

随着生物医学的发展，药理学的内涵进一步发展，并与其他学科交叉融合，在传统药理学的基础上形成了新的前沿交叉学科。这些新的学科包括遗传药理学（pharmacogenetics）、药物基因组学（pharmacogenomics）、药物流行病学（pharmacoepidemiology），以及药物经济学（pharmacoeconomics）等。这些新兴的交叉学科融合了药理学、生物医学、生物信息学、流行病学、经济学等内容，对推动药理学的发展起到了重要作用。

第三节 新药研发

新药（new drugs）是指化学结构、药品组分或药理作用不同于现有药品的药物。根据《中华人民共和国药品管理法》《药品注册管理办法》，新药是指未曾在中国境内、外上市销售的药品。对已上市的药品改变剂型、改变给药途径、增加新适应证的药品，均不属于新药，但药品注册按照新药申请的程序申报。新药开发是非常严格而复杂的过程，药理学研究是其中必不可少的关键步骤（图 1-1）。

新药研发主要分为三个阶段：第一，临床前研究；第二，临床研究（又分Ⅰ期、Ⅱ期、Ⅲ期临床试验）；第三，上市后监测（post-marketing surveilance）（也可称为Ⅳ期临床试验）。

一、临床前研究

（一）药物和靶点发现

大多数新药是通过以下方法发现或开发的：①识别或阐明新的药物靶点；②基于对生物机制和药物靶点结构的理解，合理设计新药分子；③从以前发现的化合物库或大型肽、核酸和其他有机分子库筛选大量天然产物的生物活性；④对已知活性分子的化学修饰，产生"me-too""me-better"类似物。步骤①和②通常在大学或研究机构实验室中进行。当合成或发现新的药物分子时，下一步就是探寻药物与其新靶点之间的相互作用。重复应用这种方法优化化合物将增强化合物的作用、效价和选择性，该化合物称为先导化合物。步骤③和④的成本高，通常在制药企业实现。

NOTE

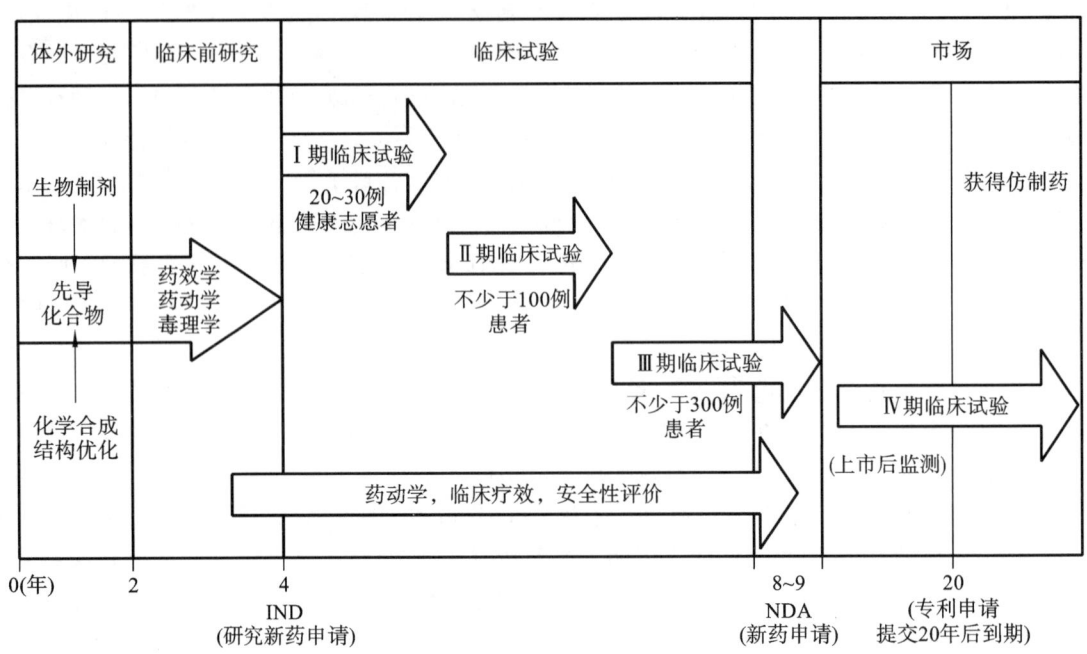

图 1-1　新药研发过程

（二）药物筛选

药物筛选涉及分子、细胞、器官系统和整个动物水平的各种测定，以确定药物的活性和选择性等药理学概况。

（三）临床前药理试验

在分子、细胞、器官和整体动物水平进行，开展药效学、药动学、一般药理学和毒理学等研究。

二、临床研究（新药临床试验）

新药临床试验是在人体（包括健康人和患者）进行的试验，分为Ⅰ期临床试验、Ⅱ期临床试验和Ⅲ期临床试验。只有极少的先导化合物能够走到临床试验，不到三分之一的研究性药物可从临床试验中进入市场。各个国家对在人体开展的新药研究都提出了基本的准则和技术要求。

Ⅰ期临床试验是在 20～30 例健康志愿者身上进行的初步的药理学及人体安全性试验，是新药人体试验的起始阶段，为后续研究提供科学依据；Ⅱ期临床试验为随机双盲对照临床试验，观察病例不少于 100 例，主要是对新药的有效性和安全性做出初步评价，并推荐临床给药剂量；Ⅲ期临床试验是新药批准上市前、试生产期间，扩大的多中心临床试验，观察病例不应少于 300 例，主要是对新药的有效性、安全性进行社会性评价；新药通过Ⅲ期临床试验后，方能被批准生产、上市。

三、上市后药物监测

上市后药物监测，也可称为Ⅳ期临床试验，是新药上市后在社会人群大范围内进行的新药安全性和有效性评价。主要监测新药在长期广泛使用条件下有无不良反应，以及不良反应的发生率、严重程度等，该期试验对最终确立新药的临床价值有重要意义。

目前研发领域又提出 0 期临床试验的概念。0 期临床试验是一种先于传统的Ⅰ期临床试验开展的研究，旨在评价受试药物的药效学和药动学特征。特点是小剂量、短周期、少量受试者、不以药物疗效评价为目的，其目的是对作用于靶点指标和（或）生物标记物的抗肿瘤候选药物的药效学和药动学进行评价。

知识拓展

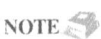

本章小结

药理学是研究药物与机体(含病原体)之间相互作用及作用规律的学科,包含了药物效应动力学(药效学,研究药物对机体的作用及作用机制)和药物代谢动力学(药动学,研究机体对药物的影响及其规律)。新药研发过程可分为临床前研究、临床研究和上市后药物监测三个阶段。

目标检测

一、名词解释

1. 药理学
2. 药物

二、问答题

1. 药理学的学科任务是什么?
2. 新药研发的基本过程有哪些?

(南昌大学 蒋丽萍)

目标检测
答案

第二章　药物代谢动力学

学习目标

1. 掌握：影响药物简单扩散的因素；药物的吸收、分布、代谢与排泄的概念、特点、影响因素及其临床意义；首过消除、肝药酶、肝肠循环的概念、特点及临床意义。
2. 熟悉：生物利用度、表观分布容积、一级动力学等参数及概念；药物消除半衰期的概念及临床意义。
3. 了解：药物剂量的设计和优化、负荷量、维持量的概念与意义。

药物代谢动力学（pharmacokinetics）主要研究药物的体内过程，阐述机体对药物的处置过程及规律。药物的体内过程一般包括吸收（absorption）、分布（distribution）、代谢（metabolism）和排泄（excretion），通常可以运用数学原理和方法对体内过程进行阐述，以反映药物在体内的动态规律（图2-1）。药物的吸收、分布、代谢和排泄直接影响作用部位的药物浓度，而作用部位的药物浓度又与药物效应密切相关。掌握药物代谢动力学的基本原理和方法，对制订和优化给药方案以及指导临床合理用药提供依据。

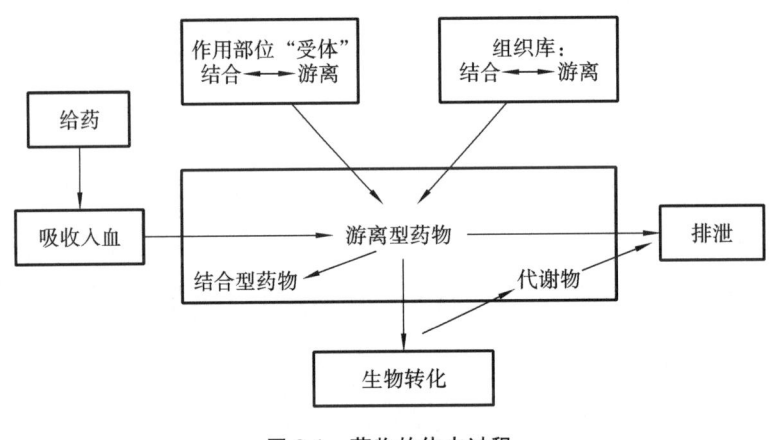

图 2-1　药物的体内过程

▍第一节　药物的体内过程▍

一、药物分子的跨膜转运

在吸收、分布、代谢和排泄过程中，药物分子都要通过体内的各种单层或多层细胞膜，这一过程称为药物的跨膜转运（transmembrane transport）。药物分子通过细胞膜的方式有被动转运（passive transport）、主动转运（active transport）和膜动转运（cytosis）等。

（一）被动转运

被动转运也称被动扩散（passive diffusion），即药物借助细胞膜两侧存在的药物浓度差或电位差通过细胞膜的跨膜转运,当膜两侧药物浓度达到平衡时转运即停止。其特点是不耗能、无饱和及竞争抑制现象等。被动转运包括简单扩散、滤过和易化扩散三种形式。

1. 简单扩散(simple diffusion) 简单扩散又称脂溶扩散,是绝大多数药物的转运方式。脂溶性药物溶解于细胞膜的脂质层,顺药物浓度差通过细胞膜。转运速度主要取决于细胞膜两侧药物的浓度差及药物的脂水分配系数等,分子量小、非解离型、极性小、脂溶性大的药物易通过细胞膜。

大多数药物为弱电解质,在体液中有不同程度的解离,以分子型(非解离型)和离子型(解离型)两种形式存在,二者处于平衡状态。分子型药物疏水而亲脂,容易透过细胞膜;离子型药物极性高,不易透过细胞膜,这一现象称为离子障(ion trapping)。

药物的解离程度与药物本身的电离平衡常数(K_a)和体液的 pH 有关,依据 Henderson-Hasselbalch 公式,对于弱酸性药物:

$$HA \rightleftharpoons H^+ + A^-$$

其中,HA 为分子型药物,A^- 为离子型药物。

$$K_a = \frac{[H^+][A^-]}{[HA]}$$

将上式两边取负对数,则换算推导,得:

$$pH - pK_a = \lg \frac{[A^-]}{[HA]}$$

即

$$\frac{[离子型药物]}{[非离子型药物]} = \frac{[A^-]}{[HA]} = 10^{pH - pK_a}$$

对于弱碱性药物:

$$BH^+ \rightleftharpoons H^+ + B$$

其中,BH^+ 为离子型药物,B 为分子型药物。

$$K_a = \frac{[H^+][B]}{[HB^+]}$$

将上式两边取负对数,则换算推导,得:

$$pK_a - pH = \lg \frac{[BH^+]}{[B]}$$

即

$$\frac{[离子型药物]}{[非离子型药物]} = \frac{[BH^+]}{[B]} = 10^{pK_a - pH}$$

每种药物有其固定的 pK_a(解离常数),其数值为弱酸性或弱碱性药物 50% 解离时溶液的 pH。由上述公式可知,改变体液的 pH 可影响弱酸或弱碱性药物的解离程度,从而影响药物的转运。如弱酸性药物在碱性体液中易解离,而弱碱性药物则在酸性体液中易解离,离子型药物相对多,均不易跨膜转运。因此,弱酸性药物戊巴比妥中毒时,如碱化血液,可降低脑细胞内药物浓度,碱化尿液可减少肾小管药物重吸收,加速药物排泄。

药物以简单扩散方式通过细胞膜时还受到药物浓度差($C_1 - C_2$)及细胞膜通透性、面积和厚度等的影响。这些因素的影响符合 Fick 定律:

$$通透量(单位时间分子数) = \frac{(C_1 - C_2) \times 面积 \times 通透系数}{细胞膜厚度}$$

此外,血流量的改变也可影响膜两侧药物浓度差,血流量丰富、血流速度快时,不含药物的血液能迅速取代含有较高药物浓度的血液,从而可以维持较大的浓度差,加快跨膜转运。

2. 滤过(filtration) 滤过指小分子水溶性药物通过细胞膜上的水性通道(aqueous channel),在流体静压和渗透压的作用下进行跨膜转运。体内大多数细胞(如结膜上皮细胞、肠道上皮细胞、泌尿道上皮细胞等)的细胞膜的水性通道很小,只允许分子质量小于 100 Da 的药物通过;而大多数毛细血管上皮细胞间的孔隙较大,分子质量为 20000~30000 Da 的药物也能通过,故大多数药物可经毛细血管上皮细胞间的孔隙滤过。但是脑组织大部分毛细血管内皮细胞连接紧密,血管壁无孔隙,药物无法以滤过的方式进入脑组织。另外,Na^+、K^+、Ca^{2+}、Cl^- 等无机离子虽然分子量较小,但通过细胞膜的过程主要由跨膜电位差(如 Cl^-)或主动转运机制(如 Na^+、K^+)控制。

3. 易化扩散(facilitated diffusion) 易化扩散指药物在载体帮助下从高浓度一侧向低浓度一侧转运的过程。如维生素 B_{12} 经胃肠道的吸收和葡萄糖进入红细胞等均通过易化扩散方式转运。

（二）主动转运

主动转运指药物从低浓度一侧向高浓度一侧转运,特点是对转运物质有特异性(specificity)、饱和性(saturation)、竞争性(competition),并存在竞争抑制现象。载体的结合达到饱和时,单位时间内的转运达最大速率。主动转运有原发性主动转运和继发性主动转运两种方式。原发性主动转运所需的能量是由 ATP 直接提供的,研究最清楚的钠泵,是一种具有 ATP 酶活性的 Na^+-K^+ 依赖性的蛋白质;继发性主动转运所需的能量来自原发性主动转运所形成的离子浓度梯度,如葡萄糖、氨基酸在小肠黏膜上皮的主动吸收。

（三）膜动转运

膜动转运是大分子药物的跨膜转运方式,包括胞饮(pinocytosis)和胞吐(exocytosis)。胞饮是指细胞膜内陷形成吞饮小泡,将大分子物质吞入细胞内;胞吐是指通过外泌囊泡的方式将大分子物质排出细胞的过程,如递质释放或腺体分泌。

二、药物的体内过程

（一）吸收

吸收(absorption)是指药物从给药部位进入血液循环的过程。给药途径取决于药物的特性和治疗目的,主要包括肠道内给药和肠道外给药。除血管内给药以外,其他给药途径均存在吸收过程。

1. 口服 口服(oral)是最常见的给药方式,大多数药物通过简单扩散的方式在胃肠道被吸收。但由于药物口服后需要经过较为复杂的途径才能到达作用位点,会受到许多因素的限制和影响,因此口服是最为复杂的给药途径。

由于胃内容物有较强的酸性,有利于酸性药物的吸收;肠内容物偏碱性,有利于弱碱性药物的吸收。但是因为药物在小肠停留的时间较长,小肠血流丰富,而且小肠黏膜层有发达的微绒毛结构,吸收面积较大,所以多数药物被吸收的主要部位在小肠,包括酸性药物在小肠中被吸收的绝对量也远大于在胃中被吸收的量。一般对 pK_a 大于 7.5 的弱酸性药物和 pK_a 小于 4 的弱碱性药物而言,在胃肠的 pH 范围内基本是分子型药物,吸收快而完全。

影响胃肠道对药物吸收的主要因素有药物的理化性质、剂型、吸收环境等,还有胃肠蠕动和排空、胃肠道酸碱度、胃内容物、血容量等。

首过消除(first-pass elimination)也称首过代谢(first-pass metabolism)或首过效应(first-pass effect),也是影响药物吸收的重要因素。首过消除是指口服药物经胃肠道吸收后,先经门静脉进入肝脏,在进入体循环前被肠黏膜及肝脏酶代谢灭活或结合储存,进入体循环的药量明显减少的现象。这也是导致药物利用减少的重要原因。为了避免首过消除,可以采用舌下含服或直肠给药,使药物不经过胃肠道和肝脏的吸收,直接进入血液循环。

2. 注射给药 注射给药主要有静脉注射(intravenous injection,iv)、肌内注射(intramuscular injection,im)及皮下注射(subcutaneous injection,sc)等方式。静脉注射可使药物迅速进入血液循环,无吸收过程。肌内注射和皮下注射时,药物主要经毛细血管被吸收,吸收速率受局部血流量和药物剂型的影响。

3. 吸入给药 吸入给药(inhalat administration)的药物包括吸入性麻醉药、治疗性气体和一些容易汽化的药物等,能够经过呼吸道黏膜和肺上皮细胞迅速吸收,起效速度几乎等同于静脉注射。

4. 局部给药 如果需要在眼、鼻、咽喉、皮肤、阴道等局部发挥作用,可以采取局部给药(topical

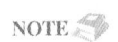

administration)的方式。

5. 经皮给药 有些药物涂抹在皮肤上,可穿透皮肤发挥全身作用。

（二）分布

分布(distribution)指药物经血液循环向各组织脏器、细胞间液和细胞内转运的过程。药物在体内的分布受很多因素影响,如药物的理化性质、组织器官的血流量、与血浆蛋白的结合率、毛细血管通透性、药物的 pK_a 和组织的 pH、药物与组织的亲和力、药物转运载体的数量和功能状态、特殊组织的屏障作用等。

1. 药物的理化性质和组织的 pH 脂溶性药物容易分布,非解离型药物或解离型药物则难以分布。血液和细胞间液的 pH 约为 7.4,细胞内液 pH 为 7.0,故弱酸性药物在细胞外解离型较多,不易进入细胞内,而弱碱性药物在细胞外非解离型较多,较易分布到细胞内。这一原理可用于巴比妥类药物中毒的解救:巴比妥类药物为酸性,使用碳酸氢钠碱化血液,有利于药物自脑细胞向血浆转运;而碱化尿液不利于药物在肾小管的重吸收,从而促进药物排泄。

2. 组织器官血流量 通常情况下进入血液循环的药物很快分布到血流量大的组织或器官内,并很快平衡分布。如肾、脑、心、肝等器官血管丰富、血流量大,药物分布很快。而药物在血流量较小的组织或器官的分布则需要一定时间,较晚达到平衡。如人体脂肪组织的血流量不丰富,因此分布较慢,但总量很大,是脂溶性药物的储存库。药物进入血液循环后迅速被输送到全身组织,首先向血流量大的器官分布,然后向血流量小的组织转移的现象称为再分布(redistribution)。这种现象可能对药物的体内作用产生影响,如静脉注射硫喷妥钠后,药物首先分布到血流量大的脑组织中,麻醉作用迅速出现,随后药物又被转移到脂肪组织,脑组织中的药物降至有效浓度以下,因而麻醉作用很快消失。

3. 毛细血管通透性和体内屏障 毛细血管的通透性取决于毛细血管结构和药物的化学性质。毛细血管结构因内皮细胞缝隙连接处的基底膜部分的不同而不同,不同部位的毛细血管通透性有较大差异。

（1）血脑屏障:血管壁与神经胶质细胞形成的血浆与脑细胞外液间的屏障和由脉络丛形成的血浆与脑脊液间的屏障,总称为血脑屏障(blood-brain barrier,BBB),包括血液与脑细胞、血液与脑脊液、脑脊液与脑细胞间存在的三种隔膜。脑部毛细血管上皮细胞连接紧密,并被星状胶质细胞所包围,分子量大、极性高、脂溶性低的药物难以透过 BBB。另外,药物与血浆蛋白结合后分子量变大,不易透过 BBB,脑膜炎患者 BBB 通透性增加,某些药物可达到有效的脑脊液浓度。

（2）胎盘屏障:胎盘绒毛与子宫血窦间存在胎盘屏障(placental barrier),胎盘屏障是将母体与胎儿血液隔开的屏障。但药物穿透胎盘的能力与一般细胞膜无异,除水溶性或极性较高的药物外,母体所用药物几乎都能不同程度地进入胎儿体内,只不过胎儿的血浆药物浓度略低,峰浓度延迟 30～60 min,故孕妇须谨慎用药。

（3）血眼屏障:血液与视网膜、血液与房水、血液与玻璃体的屏障总称为血眼屏障(blood-eye barrier)。吸收入血的药物如果分子量大、极性高、脂溶性低,在房水、晶状体和玻璃体内的浓度可能远低于血浆,故眼科用药应全身用药结合局部用药。

4. 药物的血浆蛋白结合率 药物进入血液循环后,以结合型和游离型两种形式存在,游离型药物具有活性,结合型药物可不同程度地与血浆蛋白(主要为白蛋白、脂蛋白、α_1 酸性糖蛋白和少量 β-球蛋白)结合,暂时失去药理活性。结合型药物分子量变大,不易跨膜转运,可能影响药物的代谢、排泄。药物与血浆蛋白以离子键、疏水键、氢键等可逆结合,当游离型药物浓度下降时,结合型药物即可被释放为游离型药物。药物与血浆蛋白结合具有饱和性,饱和后如果继续增加给药量,游离型药物将明显增加,引起药理效应增强甚至产生毒性。结合率高的多种药物同时服用时,亲和力大的药物将置换出亲和力小的药物,使其游离型药物浓度增高。如抗凝血药双香豆素和抗炎药保泰松的血浆蛋白结合率分别为 99% 和 98%,但保泰松与血浆蛋白的亲和力更大,若同时服用这两种药物,游离型双香豆素的浓度将显著增加,抗凝活性增强,甚至引起出血。

某些因素可影响药物与血浆蛋白的结合率。肝脏疾病(特别是肝硬化)、营养不良、大手术等可能造成血浆白蛋白含量下降,结合型药物浓度下降;肝脏疾病时血浆中胆红素增加,以及心力衰竭或交感神经张力增加时,血浆中游离脂肪酸增加,均可导致血浆蛋白与药物的亲和力下降,使得游离型药物增加,增加药效甚至产生毒性。

5. 药物与组织的亲和力 某些药物对某些组织器官有较高的亲和力。如抗生素四环素主要分布在含钙量高的骨骼、牙齿中,导致儿童骨牙抑制;作为甲状腺激素合成的主要原料,碘在甲状腺中的浓度比在血浆中高约 25 倍;用于治疗阿米巴肝脓肿的氯喹在肝中浓度比血浆高 700 倍。

（三）代谢

代谢(metabolism)又称生物转化(biotransformation),是药物在体内肝脏等各种器官组织中,经过一系列酶促反应,发生化学结构的变化。大部分代谢产物的药理活性和毒性减弱或消失,但有少数药物原本无药理活性,经过代谢被激活,如环磷酰胺转化为磷酰胺氮芥才具有抗癌活性。也有少数代谢产物药理活性增强甚至生成毒性代谢产物,如吗啡代谢为镇痛作用更强的吗啡-6-葡萄糖醛酸,而大剂量或长期使用对乙酰氨基酚,可产生 N-乙酰基对苯醌亚胺,进而与体内的生物大分子(如蛋白质)发生亲核反应,引起急性肝损伤。

1. 药物代谢时相与代谢酶 药物代谢可分为 Ⅰ 相反应和 Ⅱ 相反应,可序贯进行,也可颠倒进行。Ⅰ 相反应主要有氧化(oxidation)、还原(reduction)和水解(hydrolysis)等形式,在药物分子中引入或暴露出羟基或氨基等极性基团,将脂溶性药物转化为极性分子。Ⅱ 相反应包括许多结合反应(conjugation reaction),使药物分子中某些基团与体内的化学成分(如葡萄糖醛酸、硫酸、乙酸、甘氨酸等)共价结合,生成水溶性的、极性高的代谢产物,经尿液或胆汁排泄。葡萄糖醛酸化是最常见的结合反应,新生儿由于缺乏葡萄糖醛酸结合酶,可能引起氯霉素代谢障碍,出现灰婴综合征,因此禁用氯霉素。

绝大多数药物的代谢需要内质网、线粒体、胞质液、溶酶体、核膜和质膜等上面的药物代谢酶(drug metabolism enzyme)的参与,肝脏中药物代谢酶种类多且含量丰富,因此,肝脏为药物代谢的主要器官。根据体内存在的部位不同,药物代谢酶分为微粒体酶系和非微粒体酶系。微粒体酶主要存在于肝细胞和小肠黏膜、肾、肾上腺皮质细胞等的内质网膜上,包括细胞色素 P_{450} 单加氧酶系(cytochrome P_{450},简称 CYP,也称为微粒体混合功能氧化酶)、含黄素单加氧酶系等;非微粒体酶主要指葡萄糖醛酸结合酶以外的一些结合酶、水解酶、还原酶和脱氢酶等。

P_{450} 单加氧酶系是许多位于肝脏和肠内细胞上的亚铁血红素-硫醇盐蛋白的微粒体酶超家族,因为与一氧化碳结合后吸收光谱主峰位于 450 nm 左右,故名 P_{450}。此酶家族参与很多生物体内源性和外源性物质的生物转化,人类肝中与药物代谢有关的 P_{450} 主要是 CYP1A1、CYP1A2、CYP2C9、CYP2C19、CYP2D6、CYP2E1 及 CYP3A4 等。CYP 参与药物代谢可表示为 $drug + NADPH + H^+ \rightarrow$ 修饰过的药物 $+ H_2O + NADP^+$。

2. 影响药物代谢的因素

(1) 遗传:遗传因素是药物代谢差异的决定性因素。不同种族、不同个体间药物代谢酶尤其是微粒体酶存在明显的遗传多态性,酶活性差异较大,导致药物代谢差异。

(2) 药物代谢酶的诱导与抑制:许多药物长期应用对药物代谢酶具有抑制或诱导作用。能降低药物代谢酶活性,使药物代谢速度减慢的药物叫作酶抑制剂(enzyme inhibitor),如氯霉素、异烟肼、西咪替丁等。如果氯霉素与甲苯磺丁脲合用,甲苯磺丁脲的代谢速度将变慢,血药浓度升高,可引起因血糖下降过于剧烈所致的低血糖症。能提高药物代谢酶活性,加速药物代谢的药物,称为酶诱导剂(enzyme inducer),包括苯巴比妥、苯妥英钠、水合氯醛、利福平、保泰松、灰黄霉素等。例如,苯巴比妥与双香豆素合用,苯巴比妥可加速后者的代谢,使其抗凝血作用减弱,需增加剂量才能保持原有疗效。如果药物本身就是所诱导药物代谢酶的底物,反复应用后,在药物代谢酶活性增强的同时,自身代谢也加速,则称为自身诱导。自身诱导可能是药物产生耐受性的主要原因。

(3) 其他因素:年龄、吸烟、饮食等因素也会影响药物代谢酶的活性。如新生儿体内药物代谢酶的活性较低,随后迅速增加,2～3 岁即可达到成人水平。吸烟则可诱导药物代谢酶,使药物的代谢加速。

NOTE

（四）排泄

排泄(excretion)是指药物及其代谢产物被排出体外的过程。主要经过肾脏从尿液排泄,其次经胆汁从粪便排泄。乙醚、氟烷等挥发性药物主要经肺随呼出气体排泄。药物也可经乳汁、唾液、泪液、汗腺及毛发等排泄。

1. 肾脏排泄 肾脏排泄包括肾小球滤过和肾小管分泌两种方式。肾小管重吸收则是指回收再利用已经进入尿液里的药物。

（1）肾小球滤过:由于肾小球毛细血管膜孔较大,除结合型药物外,未与血浆蛋白结合的游离型药物及其代谢产物均能通过肾小球滤过。滤过速度与肾血流量、有效滤过压和药物分子量大小密切相关。

（2）肾小管分泌:近曲小管上存在有机阴离子转运体和有机阳离子转运体,可通过主动转运的方式分别将极性较高的酸性或碱性药物从血浆中排泄到肾小管中。化学性质相似的药物在此排泄时相互之间发生竞争,如丙磺舒可抑制青霉素的主动分泌,使其排泄速度减慢、药效增强、作用时间延长。

（3）肾小管重吸收:经肾小球滤过或经肾小管分泌进入肾小管的药物,可在肾小管被动重吸收。脂溶性高的分子型药物易被重吸收,而极性高的离子型药物难以被重吸收。改变尿液 pH 可影响药物的重吸收过程,碱化尿液可使酸性药物在尿中的解离度增加,重吸收减少;酸化尿液则可使碱性药物在尿中的解离度增加,重吸收减少。如弱酸性药物苯巴比妥过量中毒时,可通过静脉滴注碳酸氢钠溶液增加尿液的 pH,增加苯巴比妥的解离度,减少重吸收,加速排泄。肾功能不良时,以肾脏排泄为主要消除途径的药物消除速度减慢,因此,应相应减少给药量以避免药物蓄积中毒。

2. 消化道排泄 药物及其代谢产物可通过胃肠道脂质膜自血浆内以被动扩散方式进入胃肠腔内,位于肠上皮细胞膜上的 P 糖蛋白也可将药物及其代谢产物直接从血液分泌入肠道。

当碱性药物在血内浓度很高时,消化道排泄途径的影响很大。如大量应用吗啡(pK_a 7.9),血内部分药物经简单扩散进入胃内(pH 1.5~2.5),药物几乎全部解离,重吸收极少。故吗啡中毒时可洗胃清除胃内药物,以阻止药物进入较碱性的肠道后再被重吸收。

被分泌到胆汁内的药物及其代谢产物,经胆道进入肠道后随粪便排泄,经胆汁分泌主要为主动转运,借助于有机阳离子载体、有机阴离子载体和中性物质载体。从胆汁排泄多的抗菌药物(如利福平、红霉素和四环素等)可用于治疗胆道感染。随胆汁排入肠腔的药物部分可再经小肠上皮细胞重吸收,经肝脏进入血液循环,继续发挥药物作用,这种在肝脏、胆汁、小肠间的循环称肝肠循环(hepato-enteral circulation)。肝肠循环可延长药物的半衰期和药物的作用维持时间。若中断其肝肠循环,药物作用时间将缩短。如洋地黄毒苷的肝肠循环率较高,半衰期较长,其中毒时可口服考来烯胺,与随胆汁进入肠内的洋地黄毒苷形成络合物,阻止洋地黄毒苷被重吸收,加快其从粪便中排泄。

3. 其他途径排泄 药物也可经乳汁、唾液、汗液、泪液和呼气等途径排泄。脂溶性高的药物易向乳汁分布,乳汁酸性(pH 约为 6.6)较血浆高,故乳汁中弱碱性药物的浓度略高于血浆中弱碱性药物的浓度,而弱酸性药物则相反。血浆蛋白结合率较高的药物在乳汁中的浓度较低。药物经乳汁排泄可影响到乳儿,故哺乳期妇女用药应慎重。如哺乳期妇女服用丙硫氧嘧啶,将会抑制乳儿的甲状腺功能,影响其生长发育。Br^-、I^- 等自汗腺排泄,可引起皮炎。某些挥发性药物(如乙醇、吸入麻醉药)经肺排泄,因此,检测呼出气中的乙醇含量是诊断酒后驾车快速、简便的方法。

第二节 药物的速率过程

一、药动学基本原理

（一）房室模型

药物在体内的吸收、分布、代谢、排泄等过程是同时进行的,所以,药物在体内的量随时间而不断变化且十分复杂。为了简化、定量地描述药物在体内的动态变化规律,常需借助于房室模型。房室模型

(compartment model)将机体看成一个系统,根据药动学特点将机体划分成若干房室,如一室模型、二室模型、多室模型。房室的划分与解剖学部位和生理学功能无关。

1. 一室模型(one-compartment model) 该模型将机体视为一个均一的整体空间,药物进入这个空间内后被迅速转运,血液药物浓度和全身各组织器官浓度很快达到动态平衡,然后,药物以一定的速率从这一空间消除(图 2-2)。反映其动力学过程的数学公式为 $C_t = A \times e^{-K_e t}$,式中 C_t 为 t 时的血浆药物浓度,K_e 为消除速率常数。如果 $\ln C$ 对时间 t 作图,得到的药时曲线的斜率即为 $-K_e$(图 2-2)。

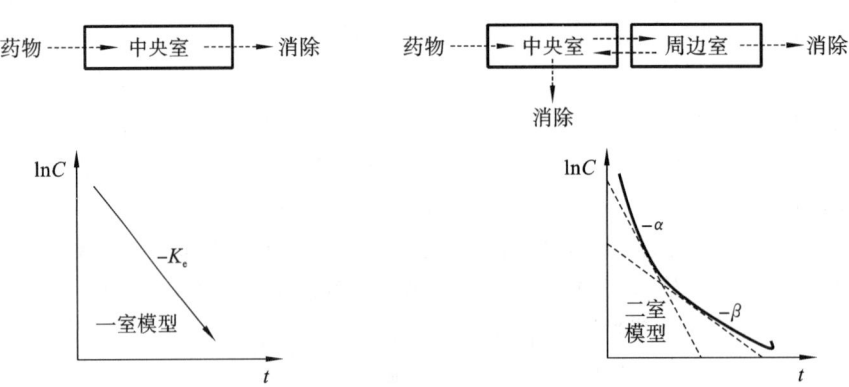

图 2-2　房室模型和药时曲线

2. 二室模型(two-compartment model) 由于机体各器官组织的血流量不同和一些屏障的存在,机体转运药物的能力有着较大的差别,药物在体内各器官、组织之间的分布速率存在差异。如果将血流丰富、药物分布迅速达到平衡的脑、心、肝、肾等器官视为中央室,将血流少、药物不易进入、滞后达到平衡的脂肪、皮肤及静止状态的肌肉组织等视为周边室,则得到二室模型。符合二室模型的药物单次快速静脉注射后,用 $\ln C$ 对时间作图可得呈双指数衰减的药时曲线,用公式 $C_t = A e^{-\alpha t} + B e^{-\beta t}$ 表示,分布相或 α 相主要反映药物分布的过程,表示初期血药浓度迅速下降;消除相或 β 相主要反映药物的消除过程,表明分布平衡后曲线进入较慢衰落阶段。B 为药时曲线中 β 相段外延至浓度轴的交点值,A 是将实验中实际测得的血药浓度值减去 β 相段上各相应时间点的数值,将直线外延至浓度轴的交点值,α、β 可根据各相的斜率求得。

3. 多室模型(multi-compartment model) 若转运到周边室的速率过程仍有较明显的快慢之分,就成为三室模型,甚者四室模型。理论上讲,模型的层次越多,越能准确地反映药物的体内动态,但与此同时,会使采血点数增加、数据解析方法变得更为复杂。

4. 非房室模型(non-compartmental model) 由于房室模型中的房室划分不是机体实际存在的解剖或生理空间,很多因素会影响房室的判定,在实际应用中受到一些限制。随着计算机技术的发展,现在非房室模型法的生理药动学模型、药动-药效组合模型、统计矩模型等多已采用。生理药动学模型是将每一个器官活组织当作一个房室,药动-药效组合模型是将各自独立的药动学模型和药效学模型建立为统一的模型,统计矩模型是将药物通过机体的过程当作一个随机过程,时-量关系曲线为一种统计分布曲线,以曲线下面积分析药物的体内变化过程,并计算药动学参数。

(二)药物消除动力学

药物消除包括药物的代谢和排泄。一般情况下,药物的作用强弱与其血药浓度密切相关。静脉给药后药时曲线由快速下降的分布相和缓慢下降的消除相两部分组成。而口服给药的药时曲线则由迅速上升的吸收相和缓慢下降的消除相组成(图 2-3)。

进入血液循环的药物不断衰减,药物的消除速率可表示如下:

$$\frac{dC}{dt} = -K_e C^n$$

式中 K_e 为消除速率常数,C 为即时药物浓度,$n = 1$ 时为一级消除动力学,$n = 0$ 时为零级消除动力学。通常情况下,药物消除动力学可简化为零级、一级、混合消除动力学三种类型。

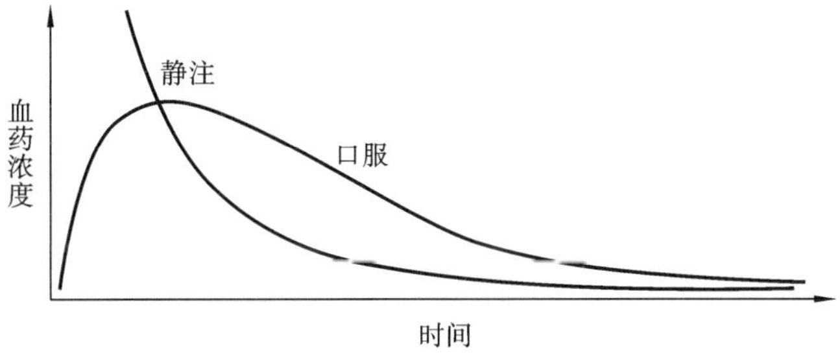

图 2-3 不同给药方式的药时曲线

1. 一级消除动力学(first-order elimination kinetics) 一级消除动力学又称线性动力学,是大多数药物在体内的消除方式,指单位时间体内消除恒定比例的药物(恒比消除)。血浆药物浓度越高,则单位时间内消除的药量越多。按一级动力学消除时,血药浓度的衰减规律可表示如下:

$$\frac{dC}{dt} = -K_e C$$

经过积分,可得 t 时药物浓度 C_t 与初始药物浓度 C_0 的关系:

$$C_t = C_0 e^{-K_e t}$$

用对数表示如下:

$$\ln C_t = \ln C_0 - K_e t$$

如果以 $\ln C$ 为纵坐标,t 为横坐标作图,可得到一条直线,其斜率为 $-K_e$。血浆药物浓度下降一半所需的时间为药物消除半衰期($t_{1/2}$),因 $t_{1/2}$ 时,$C_t = 1/2 C_0$,代入上式:

$$t_{1/2} = \ln 2 / K_e$$

即

$$t_{1/2} = 0.693 / K_e$$

由此可见,按一级动力学消除时,药物的消除半衰期为一常数。

2. 零级消除动力学(zero-order elimination kinetics) 零级消除动力学又称非线性动力学,单位时间内消除的药物量不变(恒量消除)。

按零级动力学消除时,血药浓度的衰减规律可表示如下:

$$\frac{dC}{dt} = -K_0$$

K_0 为零级消除动力学速率常数。经过积分,可得 t 时药物浓度 C_t 与初始药物浓度 C_0 的关系:

$$C_t = -K_0 t + C_0$$

即

$$t = \frac{C_0 - C_t}{K_0}$$

如果以血药浓度 C 为纵坐标,时间 t 为横坐标作图,得到一条直线。因 $t_{1/2}$ 时,$C_t = 1/2 C_0$,代入上式,得:

$$t_{1/2} = C_0 / 2K_0$$

由此可见,药物按零级动力学消除时,其半衰期不是恒定的,血浆药物浓度越高,其半衰期越长。

3. 混合消除动力学 有些药物在体内达到一定的高剂量或高浓度时,因消除能力饱和,机体按最大的消除速率进行消除,单位时间内消除的药物量不变,即按照零级动力学消除;低剂量或低浓度时则按一级动力学消除,如苯妥英钠、水杨酸、乙醇等。混合消除动力学过程可用米-曼氏方程表示:

$$\frac{dC}{dt} = -\frac{V_{max} \cdot C}{K_m + C}$$

式中,C 为药物浓度,V_{max} 为最大消除速率,K_m 为米氏常数,是 $50\% V_{max}$ 时的药物浓度。

当体内药物浓度远远高于消除能力时,$C \gg K_m$,故分母中 K_m 可忽略不计,上式可简化为 $dC/dt = -V_{max}$,表明此时机体以最大能力恒量消除药物,即为零级动力学。

当体内药物消除能力远远高于体内药物浓度时,$K_m \gg C$,故分母中 C 可忽略不计,令 $V_{max}/K_m = K_e$,上式可简化为 $dC/dt = -K_e$,表明此时机体恒比消除药物,即为一级消除动力学。

二、药动学参数及其临床意义

1. 生物利用度 生物利用度(bioavailability, F)是指经血管外途径给药后,吸收进入全身血液循环的药物量(A)占给药量(D)的相对分量和速度:$F = A/D \times 100\%$。生物利用度高,说明药物吸收好;反之则说明药物吸收差。

生物利用度分为绝对生物利用度(absolute bioavailability)和相对生物利用度(relative bioavailability)。

如果用血药浓度曲线下面积(area under the curve, AUC)反映进入血液循环的药物总量,静脉注射时的生物利用度为100%,由血管外和静脉分别给予相等剂量的某一种药物,进而分别测定AUC,则可得到该药的绝对生物利用度:

$$F_{\text{abs}} = \frac{\text{AUC}_{\text{血管外给药}}}{\text{AUC}_{\text{静脉注射}}} \times 100\%$$

由于生产工艺不同或受其他因素的影响,同一剂型、同一剂量的同种药物,不同厂家甚至同一厂家的不同批号之间,都可能有药效差异,主要表现为生物利用度的差异。相对生物利用度是评价药品生物等效性(bioequivalence)的重要指标,用受试制剂的AUC与公认的标准制剂的AUC之间的比值表示:

$$F_{\text{rel}} = \frac{\text{AUC}_{\text{受试制剂}}}{\text{AUC}_{\text{标准制剂}}} \times 100\%$$

2. 表观分布容积 表观分布容积(apparent volume of distribution, V_d)是指当血浆和组织内药物分布达到动态平衡后,按此时的血药浓度(C_0)推算出的体内药物(A)在体内分布所需要的体液容积:$V_d = A/C_0$。根据V_d的大小,可以推测药物在体内的分布情况,也可以推算达到目标血药浓度所需的给药剂量。

公式计算所得表观分布容积并不是真实存在的生理容积,只是反映体内药物在组织分布程度的药动学指标。V_d的大小取决于药物的理化性质、药物与血浆蛋白或组织结合的程度及组织的血流量等。脂溶性低、血浆蛋白结合率高、与组织结合少的药物的V_d较小;脂溶性高、血浆蛋白结合率低、与组织结合多的药物V_d较大。V_d也随患者的年龄、性别、机体组成成分及疾病情况等的不同而改变。

3. 消除半衰期 药物的消除半衰期(elimination half life, $t_{1/2}$)是指体内药物消除一半所需的时间,通常用血药浓度下降一半时所需要的时间表示,半衰期的长短可反映体内药物消除的速度。如果药物按一室模型一级动力学消除,其$t_{1/2}$计算见前述"药物消除动力学"部分。

药物$t_{1/2}$在临床上有重要的实际意义,临床常根据$t_{1/2}$确定给药间隔时间。半衰期长,给药间隔时间长,反之则给药间隔时间短。

$t_{1/2}$也可用来推定血药浓度达到稳态浓度的时间或停止给药后体内药物基本消除所需要的时间。如果按照固定剂量、固定间隔时间给药,血药浓度约经5个$t_{1/2}$后达稳态血药浓度(C_{ss})。停止给药后,经过5个$t_{1/2}$后体内药量仅约为给药量的3%,可认为药物基本消除完毕。

4. 清除率 清除率(clearance, CL)也称血浆清除率(plasma clearance),指单位时间内机体能将多少容积血浆中的药物(A)完全清除,单位为(mL/min 或 L/h)。清除率的计算公式为

$$\text{CL} = V_d \times K_e = \frac{A}{\text{AUC}_{0 \to \infty}}$$

计算某一器官在单位时间内能将多少血浆中的药物清除,则称为该器官的清除率。药物的清除是肝脏、肾脏和其他器官共同作用的结果,总清除率(total body clearance)等于肝清除率加肾清除率加其他器官清除率。药物按一级动力学消除时,清除率也是一个恒定值。但当药物按零级动力学消除时,由于超出了机体的清除能力,单位时间清除的药物量恒定,清除率可变。

5. 稳态血药浓度与平均稳态血药浓度 大多数药物治疗会采用多次给药的方式,按一级动力学消除的药物,随着给药次数的增加,其体内药物总量逐渐增多。如果给药量和给药间隔不变,经过4~5个半衰期以后,进入体内的药量和从体内消除的药量基本相等,从而达到平衡,此时的血浆药物浓度称为稳态血药浓度(steady-state concentration, C_{ss}),实际血药浓度表现为在峰浓度(peak concentration,

$C_{\text{ss max}}$)和谷浓度(trough concentration,$C_{\text{ss min}}$)之间变动。而此时在一个剂量间隔时间内,药时曲线下面积除以间隔时间 τ,即得到平均稳态血药浓度。

章节案例

患者,53 岁,正在接受华法林抗凝治疗,因打喷嚏、鼻塞、流清水样鼻涕,发热 39 ℃在某诊所就诊,诊断为普通感冒。给予阿司匹林、盐酸伪麻黄碱、马来酸氯苯那敏。用药后患者出现自发性出血。问:

(1) 自发性出血的原因是什么?

(2) 华法林在使用时要注意哪些问题?

章节案例
答案解析

本章小结

药物代谢动力学阐述机体对药物的处置过程及规律。药物的体内过程一般包括吸收、分布、代谢和排泄。药物的吸收、分布、代谢和排泄都要经过跨膜转运过程。跨膜转运的主要方式有被动转运、主动转运和膜动转运等。被动转运包括简单扩散、滤过和易化扩散三种形式,其中简单扩散是绝大多数药物采用的方式,转运速度主要取决于细胞膜两侧药物的浓度差及药物的脂水分配系数等,分子量小、非解离型、极性小、脂溶性大的药物易通过细胞膜。大多数药物以分子型(非解离型)和离子型(解离型)两种形式存在,分子型药物疏水而亲脂,容易透过细胞膜;离子型药物相反。弱酸性药物在碱性体液中易于解离,不易跨膜转运;弱碱性药物则相反。主动转运指药物从低浓度一侧向高浓度一侧转运,特点是对转运物质有特异性、饱和性、竞争性,并存在竞争抑制现象。

吸收是指药物从给药部位进入血液循环的过程,口服是最常见的给药方式,大多数药物通过简单扩散的方式在胃肠道被吸收;影响胃肠道对药物吸收的主要因素有药物的理化性质、剂型、吸收环境等,还有胃肠蠕动和排空、胃肠道酸碱度、胃内容物、血容量等。

分布指药物从血液循环向各组织脏器、细胞间液和细胞内转运的过程。药物在体内的分布受药物的理化性质、组织器官的血流量、与血浆蛋白的结合率、毛细血管通透性、药物的 pK_a 和组织的 pH、药物与组织的亲和力、药物转运载体的数量和功能状态、特殊组织的屏障作用等的影响。

代谢是药物在体内肝脏等各种器官组织,经过一系列酶促反应,发生化学结构的变化。大部分代谢产物的药理活性和毒性减弱或消失;但有少数药物原本无药理活性,经过代谢被激活。药物代谢可分为 Ⅰ 相反应和 Ⅱ 相反应。肝脏为药物代谢的主要器官,药物代谢酶分为微粒体酶系和非微粒体酶系;微粒体酶主要存在于肝细胞和小肠黏膜、肾、肾上腺皮质细胞等的内质网膜上,包括细胞色素 P_{450} 单加氧酶系、含黄素单加氧酶系等;影响药物代谢的因素与遗传和药物代谢酶的诱导与抑制等因素有关。

排泄是指药物及其代谢产物被排出体外的过程。主要经过肾脏从尿液排泄,其次经胆汁从粪便排泄。在肾脏中脂溶性高的分子型药物易被重吸收,而极性高的离子型药物难以被重吸收。改变尿液 pH 可影响药物的重吸收过程,碱化尿液可使酸性药物在尿中的解离度增加,重吸收减少;酸化尿液则可使碱性药物在尿中解离度增加,重吸收减少。

定量描述药物体内过程:借助于房室模型,如一室模型、二室模型、多室模型等建模研究,推算药动学参数(F,V_d,$t_{1/2}$,CL)。随着计算机技术的发展,现在非房室模型法的生理药动学模型、药动-药效组合模型、统计矩模型等多已采用。

药物的消除动力学包括零级、一级、混合消除动力学三种类型。一级消除动力学是大多数药物在体内的消除方式,指单位时间体内消除恒定比例的药物(恒比消除),消除半衰期恒定。半衰期的长短可反映体内药物消除的速度。定时定量、多次给药,经 5 个 $t_{1/2}$ 后达稳态血药浓度(C_{ss});停药后,经过 5 个 $t_{1/2}$ 体内药物基本消除完毕。零级消除动力学指单位时间内消除的药物量不变(恒量消除),半衰期不定,常见于过量给药。血浆药物浓度越高,其半衰期越长,可产生药物中毒。

反映药物吸收的药动学参数是生物利用度;表观分布容积 V_d 反映药物在体内的分布情况;$t_{1/2}$ 反映体内药物消除的速度;清除率 CL 反映机体对体内药物的清除能力。

NOTE

目标检测答案

目标检测

一、选择题(1~5 为单项选择题,6~10 为多项选择题)

1. 决定药物每天用药次数的主要指标是(   )。

A. 给药量的大小　　　　　　　　B. 药物作用的强弱　　　　　　C. 药物生物利用度

D. 药物半衰期　　　　　　　　　E. 药物曲线下面积

2. 药物的消除半衰期是指(   )。

A. 药物被吸收一半所需要的时间

B. 药物在血浆中浓度下降一半所需要的时间

C. 药物被代谢一半所需要的时间

D. 药物排出一半所需要的时间

E. 药物毒性减弱一半所需要的时间

3. 药物与血浆蛋白结合后,药物处于(   )状态。

A. 药物活性增加　　　　　　　　B. 药物活性降低　　　　　　　C. 药物消除变快

D. 药物消除减慢　　　　　　　　E. 药物暂时性失活

4. 普萘洛尔口服吸收良好,但经过肝脏后,只有 30% 药物到达体循环,故血药浓度较低,说明该药(   )。

A. 药物活性低　　　　　　　　　B. 药物效价强度低　　　　　　C. 治疗指数低

D. 生物利用度低　　　　　　　　E. 药物排泄快

5. 某药的半衰期为 12 h,若每隔 12 h 给药一次,达到稳态血药浓度的时间是(   )。

A. 30 h　　　　　　B. 35 h　　　　　　C. 80 h　　　　　　D. 60 h　　　　　　E. 100 h

6. 影响药物在体内消除速度的因素有(   )。

A. 肾脏功能　　　　　　　　　　B. 肝肠循环　　　　　　　　　C. 血浆中药物浓度

D. 给药剂量　　　　　　　　　　E. 给药途径

7. 药物的消除半衰期($t_{1/2}$)对临床用药的意义是(   )。

A. 可确定给药剂量　　　　　　　　　　　　B. 可确定给药间隔时间

C. 可预计药物在体内消除的时间　　　　　　D. 可预计多次给药达到稳态浓度的时间

E. 可确定一次给药后效应的维持时间

8. 影响药物在体内分布的因素有(   )。

A. 给药途径　　　　　　　　　　B. 给药剂量　　　　　　　　　C. 药物的理化性质

D. 体液 pH 及药物解离度　　　　E. 器官血流量

9. 关于生物利用度的叙述,正确的是(   )。

A. 指药物被吸收利用的程度　　　　　　　　B. 指药物被机体吸收和消除的程度

C. 生物利用度高表明药物吸收良好　　　　　D. 是检验药品质量的指标之一

E. 包括绝对生物利用度和相对生物利用度

10. 药物经生物转化后,可出现的情况有(   )。

A. 多数药物被灭活　　　　　　　B. 少数药物可被活化　　　　　C. 极性增加

D. 脂溶性增加　　　　　　　　　E. 形成代谢产物

二、问答题

1. 举例说明肝药酶活性对药物作用的影响。

2. 举例说明血浆蛋白结合率对药物作用的影响。

3. 一级消除动力学和零级消除动力学各有何特点?

(广西医科大学　焦　杨)

第三章 药物效应动力学

1. 掌握：药物效应动力学的基本概念，药物作用的两重性；量效关系、量效关系曲线的意义以及主要术语，如半数有效量、半数致死量、效能、效应强度、治疗指数、安全范围；药物相互作用的基本概念。

2. 熟悉：受体的特性、受体与药物作用动力学以及影响药物与受体相互作用的参数、受体的调节。

3. 了解：受体的类型及药物与受体相互作用的信号转导。

扫码看课件

药物效应动力学（pharmacodynamics，PD）简称药效学，是研究药物对机体的作用和作用机制的一门科学，阐明药物在整体、系统、器官、细胞水平，以及受体、酶和细胞内信号转导通路等分子水平上的作用和作用机制，为发挥药物的最佳疗效和最小不良反应、指导临床合理用药提供理论依据。

第一节 药物的作用与量效关系

一、药物的基本作用

1. 药物作用（drug action） 药物与机体生物大分子相互作用产生的初始作用，是动因。如去甲肾上腺素与血管 α_1 受体结合并激动血管 α_1 受体，即为药物作用。

2. 药理效应（pharmacological effect） 药物作用的结果，是机体器官原有的生理、生化功能水平发生改变的过程及具体表现。如去甲肾上腺素激动血管 α_1 受体后，产生血管收缩、血压升高等作用称为药理效应。

药物作用后为什么会产生药理效应？这就是我们进行药物效应动力学研究的重点问题——药物的作用机制（action mechanism）。药物的作用机制是指药物的初始作用与效应二者的因果关系还存在中间环节或步骤，涉及对药物的细胞功能等领域方面的认识。药物的作用机制是我们理解、掌握药物药理作用的重要基础。药物作用和药理效应意义接近，在一般的情况下二者常通用。

3. 药物作用的基本类型 药物作用的基本类型有兴奋和抑制。机体原有功能的增强称为兴奋（stimulation），如去甲肾上腺素使血压升高，呋塞米可使尿量增多。机体原有功能的减弱称为抑制（inhibition），如普萘洛尔减慢心率，地西泮产生催眠作用等。同一种药物对机体的各种功能，甚至对同类组织的影响不尽相同。如肾上腺素可使心脏兴奋、血压升高，而使支气管平滑肌松弛。

4. 药物作用的选择性 药物的药理效应具有选择性（selectivity）。药物在适当的剂量时仅对某一个或少数几个器官或组织作用强，而对其他的器官或组织作用弱或没有作用，称为药物作用的选择性。如强心苷主要作用于心脏，产生增强心肌收缩力的作用，而吗啡主要作用于中枢神经系统，产生中枢性镇痛等作用。药物作用的选择性主要与药物分布、组织结构和生理功能有关。选择性高的药物针对性强、副作用少，选择性低的药物针对性差、副作用多。

选择性也与用药剂量密切相关。小剂量时，药物表现出较高的选择性；但随用药剂量加大，作用范

NOTE

17

围也扩大。例如,咖啡因在小剂量应用时主要兴奋大脑皮层,使精神振奋,消除困倦,但大剂量应用可以广泛兴奋中枢神经系统引起惊厥。

二、药物作用的两重性

(一)药物的治疗作用

凡符合用药目的,能产生诊断、预防和治疗疾病的药理效应称为治疗作用(therapeutic action)。根据用药目的不同,可将治疗作用分为以下几种。

1. 对因治疗(etiological treatment) 用药目的在于消除原发致病因子的治疗,又称为治本。如用抗菌药物杀灭体内致病菌,用特效解毒药促进体内毒物排出等。

2. 对症治疗(symptomatic treatment) 用药目的在于改善疾病的临床症状而不能去除病因的治疗,又称为治标。如用阿托品治疗胃肠绞痛,应用地西泮抗惊厥等。对症治疗在某些危重急症情况(如休克、惊厥、心力衰竭、心跳或呼吸暂停等)时可能比对因治疗更为迫切。

临床用药时,应根据患者的具体情况按照"急则治其标(对症),缓则治其本(对因),标本兼治"的原则,妥善处理对症治疗与对因治疗的关系。

3. 补充治疗(supplement therapy)或替代治疗(substitution therapy) 用药目的在于补充机体缺乏的物质,如激素、维生素和微量元素的缺乏,可以补充生理剂量满足机体正常生理、生化功能的需求等。如慢性肾上腺皮质功能减退症,可每天给予小剂量的氢化可的松。

 **章节案例**

患者,女,35岁,因腹痛、腹泻来院急诊。诊断:急性胃肠炎。治疗:洛美沙星片0.3 g,每天2次,阿托品注射剂1 mg,立即肌内注射。给药后腹痛减轻继而消失,但患者皮肤干燥,面部潮红,口干,视物模糊,排尿困难。问:

(1) 两种治疗药物,哪一种是对因治疗?哪一种是对症治疗?两者的作用机理是什么?

(2) 用药后,什么症状改善属于治疗作用?什么症状属于不良反应?这些不良反应能避免吗?

(二)药物的不良反应

凡不符合用药目的,并给患者带来不适或痛苦的反应统称为药物不良反应(adverse drug reaction,ADR)。由药物不良反应引起的疾病称为药源性疾病(drug-induced disease),它既是医源性疾病的组成部分,又是药物不良反应的延伸。药物不良反应主要有以下几类。

1. 副作用(side reaction) 药物在治疗剂量下出现的与治疗目的无关的作用,给患者带来轻微的不舒服或者痛苦,又称副反应。副作用具有下列特点:①是药物固有的作用;②是在治疗剂量下出现的,此不同于毒性反应;③副作用与治疗作用可因治疗目的不同而相互转化;④一般反应较轻,并可预知。副作用的产生与药物选择性低有关,药物选择性越低,副作用越多。如阿托品具有松弛内脏平滑肌、抑制腺体分泌等作用,当临床用于解除胃肠痉挛时,可出现口干等副作用。副作用一般是可以预知的,所以应设法避免其发生或使之减轻。

2. 毒性反应(toxic reaction) 毒性反应是指剂量过大或用药时间过长,药物在体内蓄积过多而发生的危害性反应,一般比较严重。有时用药剂量不大,但机体对药物过于敏感也能出现毒性反应。绝大多数药物有一定的毒性。毒性反应包括急性毒性、慢性毒性和特殊毒性反应。急性毒性(acute toxicity)是一次大剂量使用药物而发生的毒性反应,多损害循环、呼吸及神经系统功能,常用药物的半数致死量(LD_{50})来表示。慢性毒性(chronic toxicity)是指长期用药时,药物在体内蓄积而逐渐发生的毒性反应,常损害肝、肾、骨髓、内分泌系统等功能,可用长期毒性试验来判断。特殊毒性反应是长期用药后细胞的遗传基因发生改变所引起的反应,包括致癌(carcinogenesis)、致畸胎(teratogenesis)和致突变(mutagenesis)反应,简称三致反应,常用于评价药物的安全性。药物损伤脱氧核糖核酸(DNA),干扰DNA复制所引起的基因变异或染色体畸变称为致突变;基因突变发生于胚胎细胞可致畸,发生于一般细胞可致癌。环磷酰胺、己烯雌酚及苯妥英钠等药物有致癌作用。具有致突变作用的药物同样具有致癌和致畸作用,例如抗肿瘤药烷化剂等。

3. 后遗效应(residual effect) 停药后血药浓度下降至阈浓度以下时所残存的药理效应,例如服用巴比妥类催眠药后,次晨出现的乏力、困倦等现象;长期服用肾上腺皮质激素后肾上腺皮质功能低下,数月内难以恢复等。

4. 停药反应(withdrawal reaction) 患者长期应用某种药物,突然停药后病情恶化的现象,又称回跃反应(rebound reaction)。例如,长期服用可乐定的高血压患者突然停药,可出现血压急剧升高;癫痫患者长期服用苯妥英钠,突然停用时,可诱发更严重的癫痫发作。

5. 变态反应(allergic reaction) 药物引起的免疫反应,反应性质与药物原有药理效应无关,其临床表现包括免疫学中的各种类型,发生反应与否与所用药物剂量无关,且事先无法预知。药物本身、药物的代谢产物、制剂中的杂质或辅剂均可成为过敏原。大分子多肽或蛋白质类药物直接具有抗原性。非肽类药物可作为半抗原与机体蛋白结合形成完全抗原,经过接触 10 天左右的敏感化过程而发生反应,也称过敏反应(hypersensitive reaction)。变态反应常见于过敏体质患者,反应的严重程度个体差异很大,从轻微的皮疹、发热到造血系统功能抑制、肝肾功能损害、休克等,如青霉素引起的过敏反应甚至导致过敏性休克。

6. 特异质反应(idiosyncratic reaction) 与变态反应不同,是指少数患者由于遗传因素对某些药物的反应性发生了改变。一般是由于基因缺陷引起了异常的药效学和药动学过程。特异质反应表现为对药物的反应特别敏感或者是对大剂量药物极不敏感。如红细胞葡萄糖-6-磷酸脱氢酶缺损者服用伯氨喹(primaquine)后,可发生严重的溶血性贫血,维生素 K 环氧化物还原酶变异者对华法林的抗凝血作用耐受,这些都是遗传因素决定的异常。反应性质与药物原有药理效应有关,发生反应与否与所用药物剂量有关。

7. 依赖性(dependence) 长期应用某种药物后,机体对这种药物产生生理性的或精神性的依赖和需求,表现出一种强迫性地或定期应用该药物的行为和其他反应。药物依赖性又分为生理依赖性(physical dependence)和精神依赖性(psychological dependence)。生理依赖性又称为身体依赖性,是指大多数具有依赖性特征的药物经过反复使用所造成的一种适应状态,一旦停药,用药者将发生一系列的生理功能紊乱,称为戒断综合征(withdrawal syndrome)。精神依赖性又称为心理依赖性,是指用药后使人产生愉快、满足或欣快感,在精神上不能自制,反复用药的强烈欲望驱使滥用者周期性或连续地用药。

三、药物的量效关系与安全性评价

(一)药物的量效关系

药物作用的量效关系(dose-effect relationship)是指在一定的剂量范围内,药物的药理效应强弱与其剂量大小或浓度高低之间成正比的关系。以药理效应为纵坐标,药物的剂量或浓度为横坐标作图,即为量效曲线(dose-effect curve)。

药物的药理效应按性质可分为两类:一类是量反应(graded response),即效应强度呈连续增减的变化,可用数或量分级表示,如血压升降的 kPa(mmHg)数,尿量增减的毫升数,心率增减的次数等,其量效曲线称量反应的量效曲线;另一类是质反应(quantal response),即药理效应表现为反应性质的变化,如死亡、生存、惊厥、睡眠等,其研究对象为一个群体,以阳性反应的出现频率或百分率表示,其量效曲线称质反应的量效曲线。

1. 药物的量反应的量效曲线 以药物的药理效应强度为纵坐标、以药物的剂量或浓度为横坐标作图,可获得长尾 S 形的量反应的量效曲线;如将剂量或浓度改以对数剂量或对数浓度表示,则曲线呈对称的 S 形(图 3-1)。

从量效曲线上可看出效应与剂量或浓度的关系。

最小有效量或浓度(minimal effective dose or concentration)即药物产生药理效应时所用的最小剂

量或浓度,亦称为阈剂量或阈浓度(threshold dose or concentration)。

最大效应(maximal effect,E_{max})指药物效应达到最大,曲线形成平台,此后继续增大剂量时效应不再增大,该药物的最大效应又称效能(efficacy)。

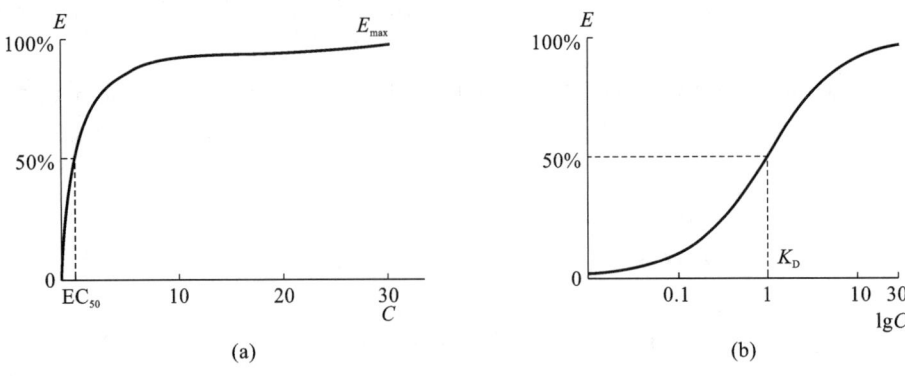

图 3-1　量反应的量效关系曲线

(a) 药量用真数剂量表示　(b) 药量用对数剂量表示

E:效应强度　C:药物浓度

半最大效应浓度(concentration for 50% of maximal effect,EC_{50})指能引起50%最大效应的药物浓度。

效价强度(potency)指不同药物引起相等药物效应时所用的药物相对浓度或剂量,其值越小则强度越大。化学结构相似、作用原理相似的一类化合物中的各个药物的量效曲线形态也相似。可以从它们的量效曲线比较不同药物药效的强弱。应当指出,单从效能比较两药强弱是片面的,还应考虑效价强度。例如,利尿药以每日尿排钠量为效应指标进行比较,氢氯噻嗪的最大效应弱于呋塞米,而其效价强度则强于后者(图 3-2)。

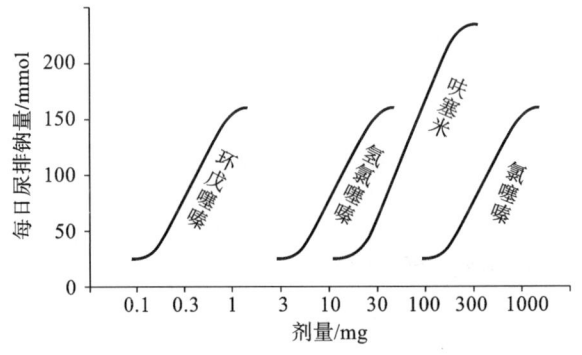

图 3-2　各种利尿药的最大效应和效价强度比较

2. 质反应的量效曲线　以药物某一反应在某一样本群体中出现的频数为纵坐标,以剂量为横坐标,可呈常态分布曲线,如改为以累加频数或其百分率为纵坐标,则质反应的量效曲线呈长尾 S 形(图3-3)。

半数有效量(50% effective dose,ED_{50})能使50%个体产生某一治疗作用阳性效果的剂量。

半数致死量(50% lethal dose,LD_{50})能使50%动物产生死亡的剂量。

(二)药物的安全性评价

治疗指数(therapeutic index,TI)通常用药物的 LD_{50}/ED_{50} 值表示,是衡量药物安全性的重要指标。一般来说,TI 值越大,药物的安全性越大,越有临床意义。但有时 TI 值不能完全反映药物安全性大小,因此有人也用 LD_5/ED_{95} 值或 1% 致死量(LD_1)与 99% 有效量(ED_{99})之间的距离来衡量药物的安全性,称为安全范围(图 3-4)。

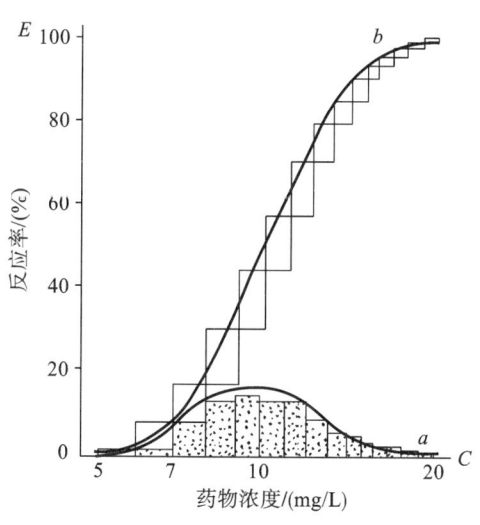

图 3-3 质反应的量效曲线

注:曲线 a 为区段反应率;曲线 b 为累计反应率

E:阳性反应率 C:浓度或剂量

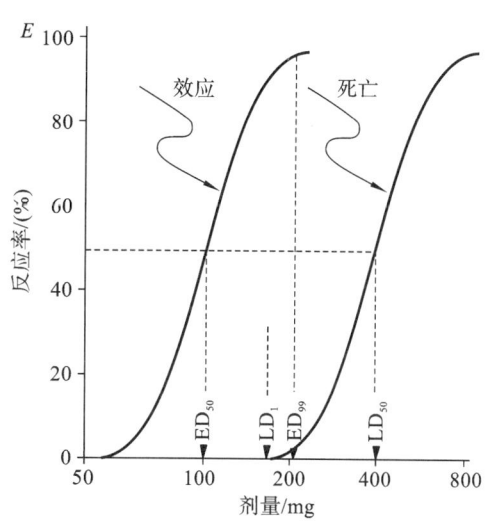

图 3-4 药物效应和毒性的量效曲线

第二节 药物的作用机制与受体

一、药物的作用机制

药物的作用机制可分为两大类,一类是与受体结合的作用机制,另一类是与受体结合无关的机制,下面先介绍药物作用的非受体机制。

(一)药物作用的非受体机制

1. 药物作用的非特异性机制 有些药物并无特异性作用的靶点,如消毒防腐药对蛋白质具有变性作用,因此只能用于体外的杀菌和防腐,不能内服。

2. 改变细胞周围的理化环境 通过改变细胞周围环境的理化性质而影响细胞功能,如抗酸药中和胃酸,阻断了过多的胃酸对胃黏膜的损伤,是治疗溃疡病的重要药物。甘露醇是一种大分子的胶体物质,静脉输注进血管后,可提高血浆的渗透压,产生组织脱水作用;同时,甘露醇经过肾脏时还可提高肾小管液的渗透压,发挥利尿作用,在临床上常应用于脑等重要器官的脱水治疗。

3. 参与或干扰细胞的代谢及影响体内的活性物质 有些药物的作用是参与细胞的代谢及影响体内的活性物质,如补充机体缺乏的各种维生素、激素及多种微量元素等,恢复正常的生理功能、生化代谢过程,使缺乏症状得到纠正。有些药物的作用是干扰细胞的代谢及影响体内的活性物质,如磺胺类药的抗菌作用,就是由于其化学结构与氨苯甲酸(致病菌生长和繁殖的必需物)相似,争夺二氢蝶酸合酶,抑制二氢叶酸合成,干扰核酸和蛋白质的合成,从而抑制了细菌的生长和繁殖;如阿司匹林可抑制体内前列腺素的合成而发挥解热、镇痛及抗炎作用。药物也可以通过增减激素分泌的量而发挥作用,如甲苯磺丁脲可促进胰岛素的分泌而使血糖降低。

4. 对酶活性的影响 机体的许多代谢过程是在酶的催化下进行的,药物对酶的影响会干扰正常代谢过程,影响机体的功能。如新斯的明抑制胆碱酯酶,能加强和延长乙酰胆碱的作用。硫脲类抗甲状腺药物通过抑制过氧化酶,而抑制甲状腺激素的生物合成。

5. 作用于细胞膜的离子通道 细胞膜上有 Na^+、Ca^{2+}、K^+、Cl^- 等离子通道,对维持细胞内、外环境的稳定起十分重要的作用。局麻药阻滞 Na^+ 通道而阻断神经冲动的产生与传导。抗心律失常药主要通过影响 Na^+、Ca^{2+}、K^+ 通道,影响心肌细胞的电生理特性而发挥作用。

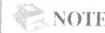

6. 影响核酸代谢　核酸是细胞内十分重要的物质,控制遗传信息的传递和表达,对细胞的生命活动有决定性意义。许多抗癌药通过影响细胞的 DNA 或 RNA 的结构与功能而发挥抗肿瘤作用。

7. 影响免疫功能　正常的免疫功能是机体生存的基本保证之一,免疫功能异常导致疾病,如免疫缺陷病、超敏反应病及自身免疫病。药物可通过增强、抑制或调节免疫功能发挥作用。

（二）药物作用的受体机制

详见药物作用与受体。

二、药物作用与受体

1. 受体的概念和性质　受体(receptor)是存在于细胞膜、细胞浆或细胞核内的大分子蛋白质,能识别和结合特异性配体,介导信号转导而产生相应的生物效应的功能性蛋白质。

配体(ligand)是能与受体特异性结合的细胞外的信息物质(也称第一信使),包括药物、神经递质、激素及自身活性物质等。

受点(receptor site)是指在受体分子上与配体特异性结合的部位(结合位点)。

受体与配体结合具有高亲和力(affinity)和高敏感性(sensitivity),还有高特异性(specificity)。受体分子在细胞中含量极微,1 mg 组织一般只含约 10 fmol 受体,多数配体在 $10^{-12} \sim 10^{-9}$ mol·L^{-1} 的浓度即可被有效识别,与受体结合产生效应;受体与配体之间多以氢键、离子键、范德华力等相互作用,其结合是可逆的,称为可逆性(reversibility),多数药物的作用也是可逆的,只有少数药物以共价键与其受体牢固结合,这类药物的作用是难逆的。

受体与配体的结合还具有饱和性(saturability)和竞争性(competitive)。饱和性是指配体与受体的结合达最大值后,再增加配体浓度,结合不再增加;竞争性是指化学结构相似的配体与受体的结合存在着竞争和置换现象,实际上,药物可以通过与内源性配体竞争结合受体而发挥相同或相反的药理效应。

2. 受体的类型　受体是细胞表面或亚细胞组分中的一种分子,可以识别并特异性地与有生物活性的化学信号物质(配体)结合,从而激活或启动一系列生物化学反应,最后导致该信号物质特定的生物效应。受体按其分子结构、位置及功能等特点,可分为四类。

（1）离子通道型受体:离子通道型受体是一类自身为离子通道的受体,即配体门控通道(ligand-gated channel),主要存在于神经、肌肉等可兴奋细胞,这种离子通道与受电位控制的离子通道及受化学修饰调控的离子通道不同,它们的开放或关闭直接受配体的控制,其配体主要为神经递质。神经递质通过与受体结合而改变通道蛋白的构象,导致离子通道的开启或关闭,改变质膜的离子通透性,在瞬间将胞外化学信号转换为电信号,继而改变突触后细胞的兴奋性。如:N 型乙酰胆碱受体以三种构象存在,两分子乙酰胆碱的结合可以使之处于通道开放构象,但该受体处于通道开放构象状态的时限仍十分短暂,在几十毫微秒内又回到关闭状态。然后乙酰胆碱与之解离,受体则恢复到初始状态,做好重新接受配体的准备。离子通道型受体分为阳离子通道受体(如乙酰胆碱、谷氨酸和 5-羟色胺的受体)和阴离子通道受体(如甘氨酸和 γ-氨基丁酸的受体)(图 3-5)。

（2）G 蛋白偶联受体:三聚体 GTP 结合调节蛋白(trimeric GTP-binding regulatory protein)简称 G 蛋白,位于质膜胞质侧,由 α、β、γ 三个亚基组成,α 和 γ 亚基通过共价结合的脂肪酸链尾结合在膜上,G 蛋白在信号转导过程中起着分子开关的作用,当 α 亚基与 GDP 结合时处于关闭状态,与 GTP 结合时处于开启状态,α 亚基具有 GTP 酶活性,能催化所结合的 ATP 水解,恢复无活性的三聚体状态,其 GTP 酶的活性能被 G 蛋白信号转导调节蛋白(regulator of G-protein signaling,RGS)增强。

G 蛋白偶联受体(G-protein coupled receptors,GPCRs)胞外结构域识别胞外信号分子并与之结合,胞内结构域与 G 蛋白偶联。通过与 G 蛋白偶联,调节相关酶活性,在细胞内产生第二信使,从而将胞外信号跨膜传递到胞内。G 蛋白偶联受体包括多种神经递质、肽类激素和趋化因子的受体,在味觉、视觉和嗅觉中接收外源理化因素的受体亦属 G 蛋白偶联受体。这类受体最多,目前已发现 200 多种,如肾上腺素、多巴胺、5-羟色胺、阿片类、M 型乙酰胆碱、前列腺素及多肽类激素受体均属此类,这些受体结构相似,均为单一肽链形成七个跨膜区段结构,N-段在细胞外,C-段在细胞内。胞内部分有 G 蛋白结合区

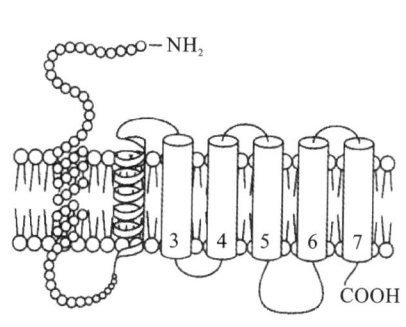

图 3-5　离子通道型受体

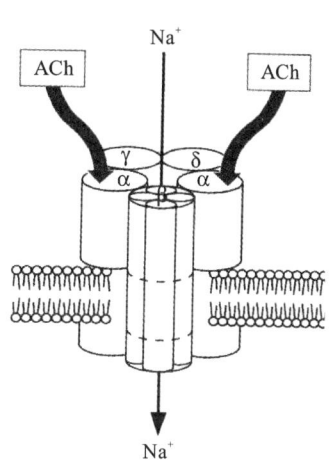

图 3-6　G 蛋白偶联受体

（图 3-6），G 蛋白（G-protein）是鸟苷酸结合调节蛋白的简称，存在于细胞膜内侧，是由 α、β、γ 三个亚单位组成的三聚体。分为兴奋性 G 蛋白（Gs）和抑制性 G 蛋白（Gi）两类，分别激活和抑制腺苷酸环化酶，还可影响其他酶活性，调节离子通道，通过产生第二信使，进而调节细胞内信号转导。

（3）受体酪氨酸激酶：受体酪氨酸激酶（receptor tyrosine kinase，RTK）是最大的一类酶联受体，它既是受体，又是酶，能够同配体结合，并将靶蛋白的酪氨酸残基磷酸化。所有的 RTK 都是由三个部分组成的：含有配体结合位点的细胞外结构域、单次跨膜的疏水 α 螺旋区、含有酪氨酸蛋白激酶活性的细胞内结构域。已发现 50 多种不同的 RTK，主要的几种类型如下。

①表皮生长因子（epidermal growth factor，EGF）受体。

②血小板生长因子（platelet-derived growth factor，PDGF）受体和巨噬细胞集落刺激生长因子（macrophage colony stimulating factor，M-CSF）受体。

③胰岛素和胰岛素样生长因子-1（insulin and insulin-like growth factor-1，IGF-1）受体。

④神经生长因子（nerve growth factor，NGF）受体。

⑤成纤维细胞生长因子（fibroblast growth factor，FGF）受体。

⑥血管内皮生长因子（vascular endothelial growth factor，VEGF）受体和肝细胞生长因子（hepatocyte growth factor，HGF）受体等。

受体酪氨酸激酶在没有同信号分子结合时是以单体形式存在的，并且没有活性；一旦有信号分子与受体的细胞外结构域结合，两个单体受体分子在膜上形成二聚体，两个受体的细胞内结构域的尾部相互接触，激活它们的蛋白激酶的功能，结果使尾部的酪氨酸残基磷酸化。磷酸化导致受体细胞内结构域的尾部装配成一个信号复合物（signaling complex）。刚刚磷酸化的酪氨酸部位立即成为细胞内信号蛋白（signaling protein）的结合位点，可能有 10～20 种不同的细胞内信号蛋白同受体尾部磷酸化部位结合后被激活。信号复合物通过几种不同的信号转导途径，扩大信息，激活细胞内一系列的生化反应；或者将不同的信息综合起来引起细胞的综合性应答（如细胞增殖）。这类受体主要作用是增加 DNA 和 RNA 合成，加速蛋白合成，从而产生细胞生长分化等效应（图3-7）。

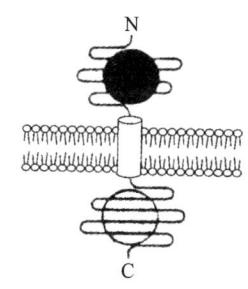

图 3-7　受体酪氨酸激酶

（4）细胞内受体：位于胞质溶胶、核基质中的受体称为细胞内受体（intracellular receptor）。细胞内受体主要同脂溶性的小信号分子相作用。细胞内受体的本质是激素激活的基因调控蛋白。在细胞内，受体与抑制性蛋白（如 HSP$_{90}$）结合形成复合物，处于非活化状态。配体（如甾体激素）与受体结合，将导致抑制性蛋白从复合物上解离下来，从而使受体暴露出 DNA 结合位点而被激活。这类受体一般有三个结构域：位于 C 端的激素结合位点，位于中部富含 Cys、具有锌指结构的 DNA 或 HSP$_{90}$ 结合位点，以及位于 N 端的转录激活结构域。甾体激素分子是化学结构相似的亲脂性小分子，可以通过简单扩散跨越质膜进入细胞内。每种类型的甾体激素与细胞质内各自的受体蛋白结合,形成激素-受体复合物,并能穿过核孔进入细胞核内,激素和受体的结合导致受体蛋白构象的改变,提高了受体与 DNA 的结合能力,激活的受体通过结合于特异的 DNA 序列调节基因表达。甲状腺素和雌激素也是亲脂性小分子,其受体位于细胞核内,作用机理与甾体激素相同。激素与受体的结合均可通过影响 DNA 及 RNA 合成,改变某种活性蛋白而产生效应。这类受体触发的效应慢,需若干小时才能起作用(图 3-8)。

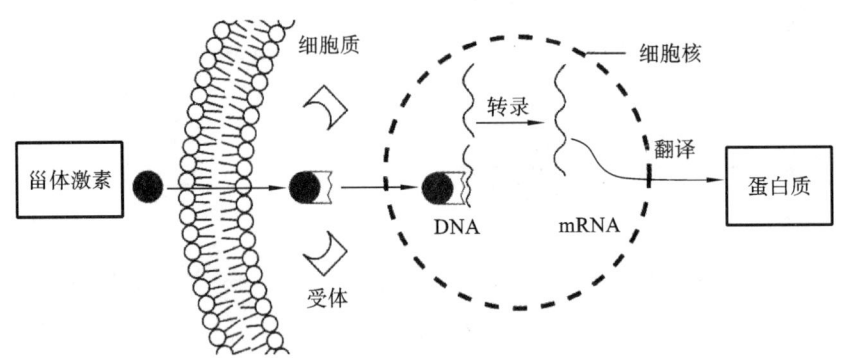

图 3-8 细胞内受体

3. 药物与受体的相互作用学说 根据药物(配体)-受体-效应相互关系的动力学特点,提出了受体学说,这些学说能解决部分理论和参数计算问题,但尚需要更理想的动力学模型。

(1) 占领学说:1933 年 Clark 首先从定量角度提出占领学说(occupation theory)。后经不断发展和改进,此学说认为:药物产生效应至少应具备两个性质——亲和力和内在活性。亲和力指配体(药物)与受体结合形成复合物能力的大小,反映了配体的特异性和选择性。内在活性是指配体(药物)产生最大效应的能力。受体只有与配体结合才能被激活并产生效应,而效应的强度与被占领的受体数量成正比,全部受体被占领时出现最大效应。

药物[D]与受体[R]的结合与解离是可逆的,并很快达到平衡。

$$[D]+[R] \underset{K_2}{\overset{K_1}{\rightleftharpoons}} [DR] \rightarrow E$$

当反应达到平衡时,解离常数

$$K_D = \frac{K_2}{K_1} = \frac{[D][R]}{[DR]}$$

结合受体[DR]的数量与药物效应(E)成正比。设最大效应是 E_{max},受体总数是[R_T],则 $E/[DR]=E_{max}/[R_T]$,由上述两公式推导得

$$\frac{E}{E_{max}} = \frac{[DR]}{[R_T]} = \frac{[D]}{K_D+[D]}$$

受体动力学的量效关系:

$$E = \frac{[D]}{[D]+K_D} \times E_{max}$$

当[D]$\gg K_D$ 时,[DR]/[RT]$=100\%$,达最大效应,即[DR]$_{max}=$[RT]。

当[DR]/[RT]$=50\%$时,即 50%受体与药物结合时,$K_D=$[D]。此时效应为最大效应的一半,故 K_D 又称为半最大效应浓度 EC_{50}。

K_D 表示药物与受体的亲和力(affinity),单位为摩尔。K_D 越大时,药物与受体的亲和力越小,即两者成反比。

Ariens 建议仿照 pH 的形式用亲和力指数(pD_2)表示,则 $pD_2 = -\lg K_D$,与亲和力成正比。亲和力是指药物与受体的结合能力,这是药物作用于受体的首要条件;1954 年 Ariens 提出内在活性(intrinsic activity)的概念,即药物与受体结合后产生效应的能力,以 α 表示,$0 \leqslant \alpha \leqslant 1$。

$$\frac{E}{E_{max}} = \alpha \frac{[D]}{[D]+K_D} \qquad \frac{E}{E_{max}} = \alpha \frac{[DR]}{[R_T]}$$

当两药亲和力相等时,其效应强度取决于内在活性强弱,当内在活性相等时,则取决于亲和力大小(图 3-9)。

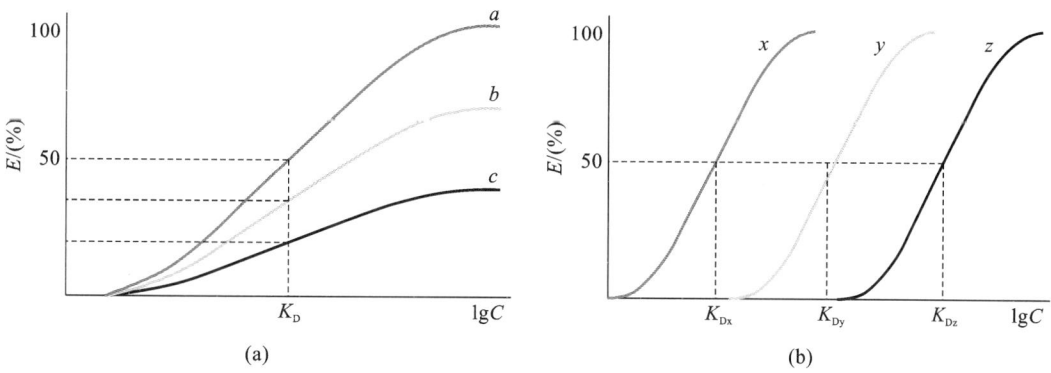

图 3-9 三种激动药与受体亲和力及内在活性的比较

(a) 亲和力:$a=b=c$。内在活性:$a>b>c$ (b) 亲和力:$x>y>z$。内在活性:$x=y=z$

1956 年 Stephenson 根据实验提出:药物不需要占领全部受体,只需占领小部分受体即可产生最大效应,而未占领的受体称为储备受体(spare receptor)。进一步研究发现,激动药占领的受体必须达到一定阈值后才开始出现效应,阈值以下被占领的受体称为沉默受体(silent receptor)。当达到阈值后被占领的受体数目增多时,激动药的效应随之增加。内在活性不同的同类药物产生同等强度效应时,所占领受体的数目并不相等。

(2)速率学说(rate theory):药物效应并不与被占领的受体数量成正比,而与单位时间内药物与其受体接触的总次数成正比。每次结合为生物反应构成一个刺激量子,因而生物活性与形成药物-受体复合物的结合速率 K_1 和解离速率 K_2 有关。激动药 $K_2>K_1$,拮抗剂或部分激动药 $K_1>K_2$。该学说对占领学说予以补充,认为药物效应的强度不只取决于被占领受体的多少,尚与药物与受体结合和解离的速度有关。与解离常数 K_2 密切相关,如 K_2 值大则结合后迅速解离,利于再次结合产生效应。

(3)变构学说(allosteric theory)和二态学说(two state theory):变构学说认为受体蛋白大分子本身就存在两种类型的构象状态,即有活性的活化态(松弛型构象)R 和无活性的静息态(紧密型构象)T,二者处于动态平衡,L 为变构常数。药物小分子,可诱导生物大分子蛋白质的构象变化,使其空间结构更适宜与药物分子结合,即诱导契合的概念。该学说认为药物与受体结合通过空间结构和各种近距离作用力的吸引,使受体产生塑性形变,因药物的诱导而逐渐与药物相契合。二态学说认为受体有活化态(R*)及失活态(R)二种互变的构态,激动药可与 R* 结合,以一定的函数关系引起效应(E),并促进 R 向 R* 转化;反向激动药与 R 结合,并促进 R* 向 R 转化;拮抗剂与 R* 及 R 具有相同的亲和力,均可与之结合并拮抗激动药的效应。

4. 作用于受体的药物分类

(1)激动药(agonist):既有亲和力又有内在活性的药物,它们能与受体结合并激动受体而产生效应。依其内在活性的大小又分为完全激动药(full agonist)($\alpha=1$)和部分激动药(partial agonist)($\alpha<1$)。前者与受体结合具有较强的激动效应;后者仅产生部分激动效应,与完全激动药同时存在时产生拮抗作用,如吗啡为阿片受体的完全激动药,是很强的镇痛药,也有明显的成瘾性,而喷他佐辛(pentazocine)则为部分激动药,其镇痛效力仅为吗啡的 1/3,即皮下注射 30 mg 约相当于吗啡 10 mg 的镇痛效应,但其不易成瘾,可作为非成瘾性镇痛药。当吗啡与喷他佐辛合用时,吗啡的镇痛效果减弱。

(2)拮抗剂(antagonist):与受体有亲和力,但没有内在活性($\alpha=0$),与受体作用后可以阻断内源性或外源性激动药的效应,从而发挥药理作用。受体拮抗剂可根据其作用方式不同而分为两类。

①竞争性拮抗剂(competitive antagonist):能与激动药竞争结合同一受体并产生拮抗激动药的效应。它能使激动药与受体亲和力降低,但不影响激动药的内在活性。由于它和受体的结合是可逆的,只要增加激动药的剂量,就能与拮抗剂竞争结合部位,最终仍能使量效曲线的最大效应达到原来的高度。在应用一定剂量的拮抗剂后,激动药的量效曲线平行右移(图 3-10(a))。竞争性拮抗剂的作用强度可用拮

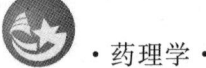

抗参数(pA_2)表示,其含义为当激动药和拮抗剂并用时,激动药加倍浓度引起无拮抗剂存在时的反应水平,此时该拮抗剂的摩尔浓度负对数值为 pA_2。pA_2 值越大,拮抗剂的拮抗作用越强。pA_2 还可判断激动药的性质,如两种激动药被同一拮抗剂所拮抗,且二者 pA_2 相近,则说明此两种激动药作用于同一受体。

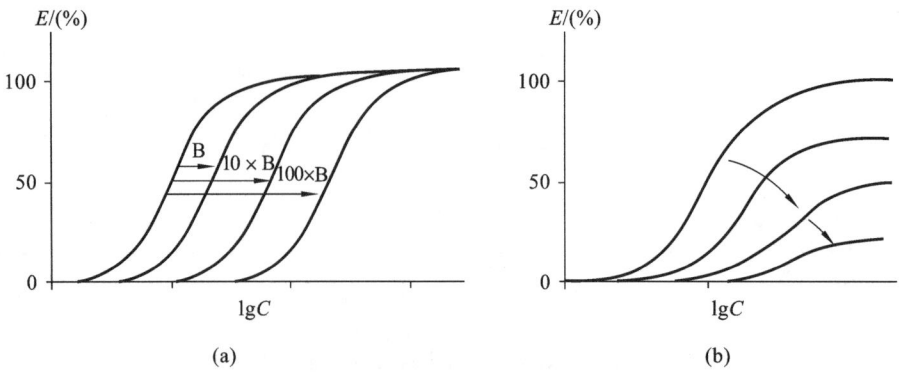

图 3-10　竞争性拮抗剂和非竞争性拮抗剂

(a) 竞争性拮抗剂　(b) 非竞争性拮抗剂

②非竞争性拮抗剂(non-competitive antagonist):这种拮抗剂与受体的结合是不可逆的,或者能引起受体的构型改变,从而干扰激动药与受体正常结合,既降低激动药与受体的亲和力,又降低激动药的内在活性。可使激动药的量效曲线右移并使其最大效应下降(图 3-10(b))。

(3) 反向激动药(inverse agonist):能够稳定受体处于非活性构象的药物。与阻断激动药效应的拮抗剂不同,反向激动药产生的效应与激动药相反,反向激动药对受体失活态(R)的亲和力很高,与 R 结合后促使动态平衡 R* 向 R 转化,使 R 数目增多,R* 数目减少,产生与激动药相反的效应。在现有的 β 受体阻断药中,有些实际上是完全的反向激动药。有人认为,苯二氮䓬类的耐受性、依赖性与停药反应可能与苯二氮䓬受体向 R 方向移动有关。反向激动药的发现,既有理论意义,也有临床实践方面的重要性。

(4) 协同激动药(synergy agonist):如受体分子上有两个以上配体结合位点,与受体结合的配体之间会产生相互作用。其中一种情况是配体间相互作用使得激活受体的作用增强,此时两个配体称为协同激动药。了解得较清楚的是 γ-氨基丁酸和苯二氮䓬类是 $GABA_A$ 受体的协同激动药。

5. 受体的调节　受体虽是遗传获得的固有蛋白,但并不是固定不变的,受体数目和反应性经常受到各种生理、病理因素或药物的影响。其调节方式有脱敏和增敏两种类型。

(1) 受体脱敏(receptor desensitization):长期大量应用受体激动药后,受体对激动药的敏感性降低。产生脱敏现象的机制如下:①受体发生可逆性的修饰或构象变化,最常见的是受体被磷酸化,由此产生 G 蛋白脱偶联等现象;②膜受体内移,膜上受体数目减少;③受体数目下调(down regulation),长期应用受体激动药可使受体数目减少,可能是由于受体降解加速,或受体生成减少;④G 蛋白偶联受体脱敏还可能是由 G 蛋白表达减少、降解增多而致;⑤受体亲和力的变化,如大量应用胰岛素可使胰岛素受体在结合后处于僵化状态,胰岛素疗效降低,产生胰岛素抵抗;⑥受体内在反应性的变化,反复使用 β 受体激动药可使 β 受体反应钝化,以致腺苷酸环化酶的反应性降低。

(2) 受体增敏(receptor hypersensitization):又称超敏,与受体脱敏相反的一种现象,可因受体激动药的水平降低,或长期大量使用受体拮抗剂而造成。

受体数目增加(或)对配体的结合力增强称为受体上调(up regulation);受体的数目减少和(或)对配体的结合力降低与失效,称为受体下调(down regulation)。如长期使用 β 受体拮抗剂普萘洛尔可使 β 受体数目增多,突然停药可致"反跳"现象,临床上会有诱发心动过速或心肌梗死的危险,使用时应特别注意。如长期应用多巴胺受体拮抗剂治疗精神分裂症所诱发的迟发性运动障碍,也与此有关。

6. 受体作用的信号转导　跨膜信号转导是指药物作用于细胞膜表面受体,通过引起膜结构中一种或数种蛋白质膜结构的改变,将外界环境变化的信息以新的信号形式传递到膜内,再引发被作用细胞即靶细胞相应功能的改变,包括细胞出现电反应或其他功能改变的过程。水溶性信息分子及前列腺素类(脂溶性信息分子)必须首先与胞膜受体结合,启动细胞内信号转导的级联反应,将细胞外的信号跨膜转导至胞内;脂溶性信息分子可进入胞内,与胞浆或核内受体结合,通过改变靶基因的转录活性,诱发细胞特定的应答反应。药物与受体结合后,细胞内的第二信使(second messenger)将获得的信息增强、分化、整合并传递,产生特定的药理效应。

第二信使学说是萨瑟兰于1965年首先提出的。他认为人体内各种含氮激素(蛋白质、多肽和氨基酸衍生物)都是通过细胞内的环磷酸腺苷(cAMP)而发挥作用的。现已把细胞表面受体接收细胞外信号后转换而来的细胞内信号称为第二信使,而将细胞外的信息物质称为第一信使(first messenger)。第二信使至少有两个基本特性:①是第一信使同其膜受体结合后最早在细胞膜内侧或胞浆中出现、仅在细胞内部起作用的信号分子;②能启动或调节细胞内稍晚出现的反应信号应答。

第二信使都是小的分子或离子。细胞内有五种重要的第二信使:cAMP、cGMP、1,2-二酰甘油(diacylglycerol,DAG)、1,4,5-三磷酸肌醇(inositol 1,4,5-triphosphate,IP_3)、Ca^{2+}等。

第二信使在细胞信号转导中起重要作用,它们能够激活级联系统中酶的活性,以及非酶蛋白的活性。第二信使在细胞内的浓度受第一信使的调节,它可以瞬间升高且能快速降低,并由此调节细胞内代谢系统的酶活性,控制细胞的生命活动,包括葡萄糖的摄取和利用、脂肪的储存和移动以及细胞产物的分泌。第二信使也控制着细胞的增殖、分化和生存,并参与基因转录的调节。

现在也把负责细胞核内信息传递的物质称为第三信使(third messenger),第三信使是一类可与靶基因特异序列相结合的核蛋白,又称为DNA结合蛋白,包括生长因子、转化因子等,参与基因的调控、细胞增殖和分化、肿瘤的形成。药物的跨膜信息转导整个过程非常复杂,尚有许多问题需进一步阐明。

第三节 影响药物作用的因素

一、药物方面的因素

1. 药物的化学结构 构-效关系(structure-activity relationship)是指药物的结构与药理效应之间的关系。药物的化学结构(包括基本化学结构、侧链、活性基团、立体构型等)决定药物理化性质,进而决定药物体内过程的特点,药物与机体生物大分子间的化学反应的特异性,产生特定的药理效应。通常化学结构相似的药物可通过同一机制产生相似或相反的作用,如苯二氮䓬类药物具有1,4-苯并二氮䓬的基本结构,因此都能与激动中枢神经系统的苯二氮䓬受体结合,增强γ-氨基丁酸的作用,产生中枢抑制;异丙肾上腺素和普萘洛尔均具有β-苯乙胺结构,都能够特异性地与β受体结合,但因侧链不同导致活性不同,前者为β受体激动药,后者为β受体阻断药。化学结构完全相同的光学异构体,作用可能有很大的差异,甚至作用完全不同,如东莨菪碱左旋体作用较右旋体强许多倍;如奎宁为左旋体,具有抗疟疾作用,而右旋体奎尼丁具有抗心律失常作用。

2. 药物的剂型和给药途径 药物可制成多种剂型,采用不同的途径给药,如供口服给药的有片剂、胶囊、丸剂和溶液剂等;注射剂有水剂、乳剂和油剂等;还有缓释剂和控释剂。同一种药物由于剂型不同或给药途径不同,引起的药理效应也不同。通常同一药物、同一剂量,注射比口服吸收快、起效快,作用显著。注射剂中的水溶液制剂比油溶液和混悬剂起效快。口服制剂中的溶液剂比固体制剂容易吸收。给药途径不同不仅影响药理效应的快慢、强弱,甚至可以产生不同的作用,如硫酸镁口服产生导泻和利胆作用,注射产生中枢抑制、降压和骨骼肌松弛作用。

3. 药物制剂的质量 药物的制备工艺和原辅料的不同,能显著影响药物的吸收,不同药厂生产的同一药物生物利用度不同,给予相同的剂量,血浆药物浓度可相差几倍。生物利用度是评价药品质量的标准之一,应用质量好的合格药品,可以取得预期的治疗效果,而用假劣药品后,则不能获得理想的治疗效应,甚至会引起严重不良反应,危及患者生命安全。《中华人民共和国药品管理法》对假劣药品有明确规定,所谓假劣药品是指药品所含成分与其含量不符合国家药品标准的药品、超过有效期的药品以及其他不符合标准规定的药品。我国实行国家基本药物制度,国家基本药物是指疗效确切、不良反应清楚、价格合理、适合国情、临床必不可少的药品。我国已经对处方药与非处方药进行分类管理,将一些质量稳定、应用安全、疗效确切的药品作为非处方药。

4. 药物剂量 给药剂量不同会改变药物血浆浓度,影响药理效应。药物应用达到某一剂量时,才能产生治疗效应,而超过某一剂量就可能产生毒性反应。如吗啡在一定剂量可产生明显的镇痛作用,而超量使用则可产生与镇痛作用性质完全不同的作用,即呼吸中枢抑制,甚至可引起死亡。

（1）常用量（commonly used quantity）:用量比最小有效量大,但比最小中毒量小。常用量一般能保证药物发挥较好的疗效和用药安全。

（2）极量（maximum dose）:药典明确规定的最大的安全用药量。比最小中毒量要小,超过极量,就有引起中毒的危险。分为一次用药极量、单位时间内用药极量、总疗程极量。

药物用量的计算:随患者年龄不同而异,成人（指 18～60 岁）一般用常用量;但不同患者（尤其是肝肾功能不全者）用量可有一定变动范围。60 岁以上患者用量一般为成人用量的 3/4;小儿用量的计算较为复杂,应根据体重或体表面积计算,有些药物还应考虑小儿的生理特点。

5. 用药后的时-效关系 时-效关系（time-effect relationship）是指用药之后随时间的推移,由于体内药量（或血药浓度）的变化,药物效应随时间呈现动态变化的过程。以时间为横坐标、血药浓度或药理效应为纵坐标作图,可分别得到用药后的时-量曲线（图 3-11）和时-效曲线（图 3-12）。在时-效曲线的坐标图上,在治疗有效的效应强度处及在出现毒性反应的效应强度处各作一条与横轴平行的横线,分别称为有效效应线和中毒效应线。

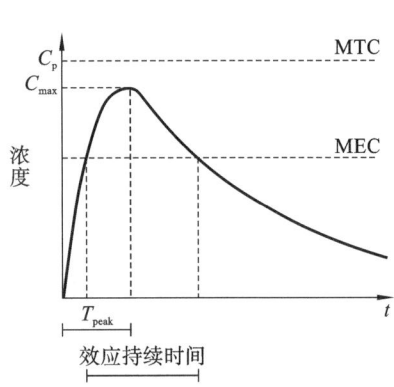

图 3-11 一次用药的时-量曲线

注:C_p 表示血药浓度;MTC 表示最小中毒浓度;
　　MEC 表示最小有效浓度。

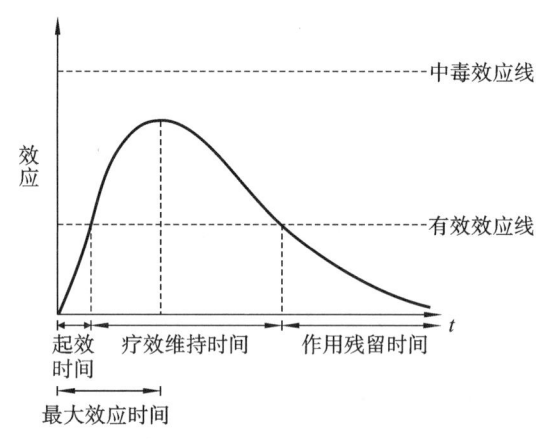

图 3-12 一次用药的时-效曲线

①起效时间:给药至时-效曲线与有效效应线首次相交点的时间,代表药物发生疗效以前的潜伏期。

②最大效应时间:给药后作用达到最大值的时间。

③疗效维持时间:从起效时间开始到时-效曲线下降到与有效效应线再次相交点之间的时间。这一参数对选择连续用药的间隔时间有参考意义。

④作用残留时间:曲线从降到有效效应线以下到作用完全消失的时间。如在此段时间内第二次给药,则须考虑前次用药的残留作用。

在多数情况下时-量曲线也能反映药理效应的变化,但有些药物必须在体内转化后呈现活性,或者药物作用是通过其他中间步骤产生的间接作用及继发作用,这些过程都需要时间。故时-量曲线和时-效曲线的变化在时间上就可能不一致。另外,由于药物作用的性质和机制不同,有的药物作用强度有饱和性,不能随着血药浓度升高一直增大,有的药物在体内生成的活性物质半衰期长,作用时间也长,如地西泮在体内生成的去甲地西泮具有活性,而且其半衰期比母体药物更长,往往在原药血药浓度已经降低之后仍能保持有效作用。总之,这两种曲线可以互相参考而不能互相取代。

6. 药物蓄积 药物蓄积（drug accumulation）是指在前次给药的药物尚未完全消除时即进行第二次给药,所产生的体内药物累积增加的作用。同样,在前次给药的"作用残留时间"内即进行第二次给药则可产生药物作用蓄积。蓄积过多可产生蓄积中毒。因此,在制订连续用药方案时必须同时考虑连续用药时的药动学资料和量效关系、时-效关系,以防止蓄积中毒。临床上最容易发生蓄积中毒的药物是口服抗凝药和洋地黄类,需特别注意。

二、机体方面的因素

1. 年龄因素 年龄不同的人,不仅体重上存在差异,对药物作用的反应性也有较大差异。因为在机体生长发育以及衰老等过程的不同阶段,各项生理功能、对药物敏感性及对药物处置能力都有所不同,从而影响药物的作用。年龄对药物作用的影响主要表现在以下方面:①新生儿和老年人体内药物代谢和肾脏排泄功能不全,大部分药物会产生更强烈、更持久的作用。②药物效应靶点的敏感性发生改变。③老年人的特殊生理因素(如心血管反射减弱)和病理因素(如体温过低)。④机体组成发生变化。老年人脂肪在机体中所占比例增大,导致药物分布容积发生相应的改变。⑤老年人常同时服用多种药物,药物之间产生相互作用。如新生儿肝脏的代谢结合能力低下,使用氯霉素时易致灰婴综合征;由于蛋白结合能力低下,使用磺胺类药物可致新生儿黄疸甚至造成核黄疸。老年人对多种中枢神经抑制药的反应增强;而老年人 β 受体的密度降低,对配体的亲和力有所降低,故对 β 受体激动药的反应较年轻人弱。

2. 性别因素 男性与女性患者对多数药物的反应一般无差异,但对某些药物的反应却有明显的不同,如泻药用于女性患者可致月经过多,使孕妇流产;垂体后叶制剂、催产素可加强子宫收缩性,激素对不同性别患者的效应也有明显差异,如雄激素类药物可使女性患者出现男性化特征,女性患者在月经期、妊娠期、分娩过程中及哺乳期用药应特别注意。

3. 营养因素 营养不良时体重轻、机体脂肪组织减少、脂肪组织储存药物减少,血浆蛋白结合量下降,血液中游离药物的浓度提高;严重营养不良者肝药酶含量较少,肝代谢药物的功能欠佳,药物灭活慢,因而药物可能显示更强的作用。另外,严重营养不良者全身状况不佳,应激功能、免疫功能、代偿调节功能均可降低。因此,临床用药时要注意患者的营养状况,营养不良的患者,要适当补充营养和调整药物剂量,以利于充分发挥药物的疗效,避免不良反应。

4. 心理因素与临床研究的安慰剂 人的心理因素与药物疗效密切相关,临床上已有很多实例。人的心理或精神活动与大脑内神经介质的制造、转换和释放等功能有密切关系,凡能影响脑细胞代谢作用的药物,均能直接影响人的精神或心理状态,使人的神志、情绪、性格等发生种种变化。中枢神经系统药物就具有这种效能,比如抗焦虑药、镇静催眠药、镇痛药等。同样,人的心理因素也可以影响药物的疗效,临床观察中为了排除心理因素对药物的影响,常常采用安慰剂(placebo)作为对照研究。

安慰剂是不具有药理活性的剂型(如含乳糖或淀粉的片剂及含盐水的注射剂)。安慰剂产生的效应称为安慰剂效应(placebo effect),广义上讲,安慰剂效应还包括那些本身没有特殊作用的医疗措施,如假手术等。药物对疾病治疗的总效应并非完全由药物本身单一因素引起,一个患者服药后的总效应包括药理效应、非特异性药物效应、非特异性医疗效应等。

安慰剂效应主要由患者的心理因素引起,它来自患者对药物和医生的信赖。因此,医护人员应重视与患者沟通的艺术,赢得患者的信任,帮助患者保持乐观情绪,树立战胜疾病的信心,可对药物疗效产生良好的正面影响。

5. 病理因素 疾病本身导致药物代谢动力学和药物效应动力学的改变。胃肠道疾病使胃肠功能改变,从而改变口服药物的吸收速率和吸收量;肾病综合征、肝硬化等疾病造成低白蛋白血症,血中游离药物增多;血浆或体液 pH 值的改变可能影响药物的解离程度,从而影响药物的分布;肝功能不良影响药物代谢,肝实质细胞受损的疾病可致肝药酶减少,肺部疾病致低氧血症能减弱肝药酶的氧化代谢功能;休克和心力衰竭时肝血流量减少,也能减弱肝对药物的灭活,对于这类患者应用主要经肝灭活或损害肝脏的药物时需酌减用量;肾功能不全可使主要经肾脏排泄的药物消除减慢,易造成药物蓄积,在应用时必须减量,也应避免使用对肾脏有损害的药物,如氨基糖苷类抗生素,第一代头孢菌素类等;哮喘患者支气管平滑肌上的 β 受体数目减少,而且与腺苷酸环化酶的偶联有缺陷,因而导致支气管收缩,β 受体激动药的平喘效果往往不佳,糖皮质激素则能恢复 β 受体-腺苷酸环化酶(cAMP)依赖性蛋白激酶系统功能。近年发现,大剂量β受体激动药能拮抗内源性糖皮质激素的上述调节功能,对哮喘患者严重不利,因而主张将糖皮质激素列为治疗哮喘的一线药物,尽量不用大剂量β受体激动药。

6. 遗传因素 遗传因素影响药物代谢动力学和药物效应动力学。如异烟肼在肝脏中乙酰化率受遗传基因控制,存在明显的人种和个体差异,分为快代谢型和慢代谢型,疗效和易发生的不良反应都有差异。遗传因素使某些体内生化反应异常,受体数目减少、受体功能缺陷及受体和效应器偶联反应异常等,从而使机体对某些药物特别敏感或耐受,从质或量上改变对药物的反应。如谷胱甘肽还原酶缺陷时,还原型谷胱甘肽缺乏,具有氧化作用的药物可引起溶血,此缺陷属常染色体显性遗传。高铁血红蛋白还原酶缺陷时,机体内的高铁血红蛋白不能被有效地还原成血红蛋白而在组织中堆积,属常染色体隐性遗传。遗传原因使机体对某些药物具有先天耐受性。药物所致的不良反应如皮质激素引起的青光眼、吸入麻醉药乙醚引起的恶性高热、氯霉素引起的再生障碍性贫血等均可能与遗传因素有关。

三、其他方面的因素

1. 时间节律因素 从单细胞生物到人类,其生理功能、生化代谢及生长繁殖等均有昼夜节律、月节律、年节律等。受此类生物节律的影响,药物作用也存在节律问题,时间(时辰)药理学(chronopharmacology)就是一门研究药物作用时间节律的药理学分支学科。目前研究得最多的是昼夜节律。

（1）时辰药动学(chronopharmacokinetics):研究机体处置药物的能力随时间而周期性变动的规律。例如,药物的吸收有时间节律性,维生素 B_{12} 在 13 时左右吸收率最高;早晨服吲哚美辛(indometacin)则血药浓度峰值较高,达峰时间快,药物作用时间短,而黄昏时服用患者耐受性好,药效持久;二价铁制剂如硫酸盐铁(ferrous sulfate)则正相反,19 时服药的吸收率较 7 时服药的吸收率高一倍。时间节律尚可影响肝药酶活性和药物消除。

（2）时辰药效学(chronopharmacodynamics):研究机体对药物敏感性随时间而周期性变动的规律。例如,皮肤对过敏原(如灰尘)的敏感性在 19 时至 23 时之间为高峰;抗高血压药的用量早晨应较中午为多;心力衰竭患者对洋地黄类药的敏感性及糖尿病患者对胰岛素的敏感性以 4 时为高;内源性 ACTH 和糖皮质激素的分泌有昼夜节律,血药浓度在午夜最低,以后逐渐升高,到 8 时达到最高,以后又渐降,在长时间使用糖皮质激素治疗时,则采用早晨一次给药,或隔日早晨给药一次的治疗(隔日疗法),可以减少对下丘脑-腺垂体-肾上腺皮质激素系统的负反馈抑制所引起的不良反应;用实验动物做药物毒性实验时,动物的生物节律也可影响实验结果,例如,用大鼠做苯巴比妥的毒性实验,同样剂量在 14 时给药比 24 时给药物死亡率高,烟碱在 14 时给药时对大鼠毒性最小。

2. 生活习惯与环境因素 目前认为吸烟、饮酒和环境中接触多种化学物质,对药物作用的影响主要通过肝药酶的诱导和抑制作用实现。长期吸烟能诱导肝药酶系统,加速某些药物如咖啡因、氨茶碱的代谢,因而吸烟者对这些药物有较高的耐受能力。饮酒者用药时也须考虑乙醇本身的药理作用和乙醇对药物代谢动力学的影响。例如,乙醇有中枢抑制、血管舒张等作用,还可影响肝药酶(急性大量饮酒时抑制,慢性嗜酒时诱导)而干扰药物作用。此外,环境中的含铅微粒、有机溶剂等也能影响药物作用。当然,这一类物质的影响因接触的时间、剂量以及方式等不同而有不同,不可一概而论。但在一定场合也应适当予以考虑。

第四节 药物的相互作用

章节案例

患者,男,患有 2 型糖尿病,通过饮食调整,格列齐特 150 mg 每天 1 次口服,血糖控制,病情稳定。近来由于风湿疼痛服用吲哚美辛,每次 50 mg,每天 2 次,患者经常空腹时感到头晕、心悸、出汗等。诊断:低血糖反应。处理:调整格列齐特剂量。问:

（1）患者为什么会发生低血糖反应？

（2）怎样调整格列齐特的剂量？

一、联合用药

联合用药是指同时或在一定时间内使用两种或两种以上的药物。临床上经常联合用药，联合用药的意义是增强药物的疗效，减少或降低药物不良反应，延缓机体耐受性或者病原体产生耐药性，提高治疗效果。例如，临床上常把多巴胺脱羧酶抑制剂（卡比多巴或苄丝肼）与多巴胺合用治疗帕金森病，两者合用可提高疗效，并减少不良反应。但是无目的的联合用药不仅不能提高疗效，还可能由于药物的相互作用，增加药物不良反应的发生率，这种不良反应是单独用一种药物时所没有的，其发生率会随着用药的种数增加而增多。因此，尽量避免不合理的联合用药。

二、药物相互作用

药物相互作用（drug interactions，DI）是指同时或在一定时间内先后应用两种或两种以上药物后，药物在机体内因彼此之间的交互作用而发生的药动学和（或）药效学的变化，临床表现为药效增强和（或）毒副作用加重，也可表现为药效减弱和（或）毒副作用减轻，甚至出现一些新的不良表现。广义的药物相互作用是指联合用药时，所发生的药效变化，其结果有两种可能性：作用加强或者作用减弱。从临床用药角度考虑，作用加强可表现为疗效提高，也可表现为毒性加大；作用减弱可表现为疗效降低，也可表现为毒性减轻。狭义上的药物相互作用是指不良药物相互作用。本节着重于阐述狭义上的药物相互作用。药物相互作用一般发生在体内，少数情况下可发生在体外，从而影响药物进入体内。因此，药物相互作用可能有三种方式：①体外药物相互作用；②药动学方面药物相互作用；③药效学方面药物相互作用。

（一）药物的配伍禁忌

药物的配伍禁忌是指在患者用药之前（药物尚未进入机体以前），两种或两种以上药物在体外相互混合时，所起的物理或者化学性的相互作用使药性发生变化，而影响药物的治疗效应和安全性，故又称为物理化学性相互作用。特别是静脉给药时数种药品混合在一起，发生物理相容性，如颜色变化、沉淀、相分离、pH 变化、渗透压变化等，或化学稳定性，如药物浓度变化、新化合物产生等的变化，因此，静脉注射时判断几种药物能否混合极为重要。

（二）药动学方面的药物相互作用

药动学过程包括药物的吸收、分布、代谢和排泄四个环节，在这四个环节上均有可能发生药物相互作用，其后果均是影响药物在其作用靶位的浓度，从而改变其作用强度（加强或减弱）。

1. 影响药物的吸收　药物通过不同的给药途径被吸收进入血液循环，因此，药物在给药部位的相互作用将影响其吸收。口服是最常用的给药途径。影响药物在胃肠道吸收的因素有 pH、阳离子（含二价或三价金属离子）、胃肠运动快慢、肠吸收功能等。如 pH 可影响药物的解离程度，酸性药物在酸性环境以及碱性药物在碱性环境的解离程度低，较易扩散通过细胞膜被吸收；反之酸性药物在碱性环境或碱性药物在酸性环境的解离程度高，较难通过细胞膜而吸收减少。含二价或三价金属离子（钙、镁、铁、铋、铝离子）的化合物能与四环素类抗生素形成难溶性络合物，使抗生素在胃肠道的吸收受阻而影响抗菌效果。

2. 影响药物的分布　影响药物分布的方式可表现为相互竞争血浆蛋白结合部位，改变游离型药物的比例；或者改变药物在某些组织的分布量，从而影响它的消除。

（1）竞争血浆蛋白结合部位：药物被吸收入血后，有一部分与血浆白蛋白发生可逆性结合，称为结合型，另一部分为游离型。结合型药物没有药理活性，只有游离型药物才能起作用。当同时应用一种或多种药物时，它们有可能在血浆蛋白结合部位发生竞争，结果将使某一药物从蛋白结合部位被置换出来变成游离型，这样在剂量不变的情况下，游离型药物浓度增加，可能加大了该药的毒性。特别在与血浆蛋白结合率高的药物中更应予以注意。例如，阿司匹林增加氨甲蝶呤的肝脏毒性；保泰松对华法林的蛋白置换作用使后者延长凝血酶原时间的作用明显加强，可引起出血；另外，血浆蛋白含量低的患者结合

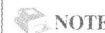

药物的量减少,在应用常用剂量药物时,其游离型浓度增多,有可能发生不良反应。例如血浆蛋白水平低于 2.5 g 的患者应用泼尼松的不良反应发生率比正常者高出一倍。

(2)改变组织分布量:一些作用于心血管系统的药物能改变组织的血流量。例如,去甲肾上腺素减少肝脏血流量,减少了利多卡因在其主要代谢部位肝脏中的分布量,从而减少该药的代谢,结果使血中利多卡因浓度增高,反之异丙肾上腺素增加肝脏的血流量,因而增加利多卡因在肝脏中的分布及代谢,使其血药浓度降低。

3. 影响药物的代谢 大部分药物主要通过肝脏肝微粒体酶(又称肝药酶)催化而代谢,肝微粒体酶的活性高低直接影响许多药物的代谢,其作用形式有两种。

(1)肝药酶的诱导:一些药物能增加肝微粒体酶的活性,即肝药酶的诱导,它们通过这种方式加速另一种药的代谢而干扰该药的作用。例如,患者在口服抗凝血药双香豆素期间加服苯巴比妥,后者使血中双香豆素的浓度下降,抗凝作用减弱,表现为凝血酶原时间缩短。因此,如果这两类药物联合应用,必须增大双香豆素的剂量才能维持其治疗效应。

(2)肝药酶的抑制:肝微粒体酶的活性能被某些药物抑制,即肝药酶的抑制。该酶被抑制的结果,将使另一药物的代谢减慢,因而加强或延长其作用。例如,口服甲苯磺丁脲的糖尿病患者在同服氯霉素后发生低血糖休克;氯霉素与双香豆素合用,明显加强双香豆素的抗凝血作用,延长出血时间或引起出血。

4. 影响药物的排泄 除吸入麻醉药外,大多数药物由肾脏排出体外。肾脏排泄过程中药物相互作用对于那些在体内代谢很少,以原形排出的药物影响较大。药物从肾脏排泄可通过下列三种途径。

(1)肾小球滤过:当血流通过肾小球时,与血浆蛋白结合的药物不能通过肾小球滤过膜,而游离型药物,只要分子大小适当,均可经肾小球滤过膜进入原尿。从理论上讲,能影响药物与血浆蛋白结合的药物,可使肾小球滤过率发生改变,能影响药物自肾脏排出,但实际临床意义不大。

(2)肾小管分泌:肾小管分泌是一个主动转运过程,要通过肾小管的特殊转运载体。目前认为,参与肾小管分泌药物的载体至少有两类,即酸性药物载体与碱性药物载体,当两种酸性药物或两种碱性药物并用时,可相互竞争载体,出现竞争性抑制,使其中一种药物由肾小管分泌明显减少,有可能增强其疗效或毒性。如丙磺舒与青霉素二者均为酸性药,同用时可产生相互作用,丙磺舒会阻碍青霉素经肾小管的分泌,因而延缓青霉素的排泄使其发挥较持久的效果。

(3)肾小管重吸收:肾小管重吸收主要是被动重吸收。非解离型药物的脂溶性较高,故易被肾小管重吸收,解离型药物的脂溶性低,不易透过肾小管上皮而难被重吸收。这两型的比例取决于药物的酸碱性以及肾小管滤液的 pH。当滤液为酸性时,酸性药物大部分不解离而呈脂溶性状态,易被肾小管重吸收;碱性药物则与上述情况相反。例如,碳酸氢钠通过碱化尿液促进水杨酸类药物的排泄,在水杨酸类药物和巴比妥类药物中毒时有实际应用价值。

(三)药效学方面的药物相互作用

药效学方面的药物相互作用是指一种药物增强或减弱另一种药物的药理学效应,而对药物的血药浓度无明显影响。有两种情况:一是联合用药后出现药效增强,或毒副作用减轻,这是联合用药的目的;二是联合用药后出现药效减弱或毒副作用增强,对治疗不利,应该尽量避免之。药效学相互作用有协同作用和拮抗作用。

1. 药物效应的协同作用 药物效应的协同作用(synergism)指两药同时或先后使用,可使原有的药效增强,称为协同作用,包括相加作用(addition)、增强作用(potentiation)和增敏作用(sensitization)。

(1)若两药合用的效应是两药分别作用的代数和,则为相加作用。例如,阿司匹林与对乙酰氨基酚合用可使解热、镇痛作用相加;在高血压的治疗中,β 受体阻断药阿替洛尔与利尿药氢氯噻嗪合用后,降压作用相加。应注意的是,氨基糖苷类抗生素(庆大霉素、链霉素、卡那霉素或新霉素)间相互合用或先后应用对听神经和肾脏的毒性增加,应避免联合使用。

(2)增强作用是指两药合用时的作用大于单用时的作用之和,例如,磺胺甲噁唑与甲氧苄啶合用(SMZ+TMP),其抗菌作用增加 10 倍,由抑菌变成杀菌;普鲁卡因注射液中加入少量肾上腺素,肾上腺素使用药局部的血管收缩,减少普鲁卡因的吸收,使其局麻作用延长,毒性降低。

(3)增敏作用(sensitisation)是指某药物可使组织或受体对另一药物的敏感性增强。例如,近年研究的钙增敏药,作用于心肌收缩蛋白,增加肌钙蛋白 C(troponin C,TnC)对 Ca^{2+} 的亲和力,在不增加细胞内 Ca^{2+} 浓度的条件下,增强心肌收缩力。

2. 药物效应的拮抗作用 药物效应的拮抗作用(antagonism)是指两种或两种以上药物作用相反或发生竞争性或生理性拮抗作用,表现为联合用药时的效果小于单用效果之和,或一种药物部分或全部拮抗另一种药物的作用,合用时引起药效降低,或两种药物的生理或药理作用相反。

(1)生理性拮抗(physiological antagonism)是指两种激动药分别作用于生理作用相反的两个特异性受体。如自体活性物质组胺可作用于 H_1 组胺受体,引起支气管平滑肌收缩,使小动脉、小静脉和毛细血管扩张,毛细血管通透性增加,引起血压下降,甚至休克;肾上腺素作用于 β 受体使支气管平滑肌松弛,小动脉、小静脉和毛细血管前括约肌收缩,可迅速缓解休克,用于治疗过敏性休克。组胺和肾上腺素合用则发挥生理性拮抗作用。

(2)药理性拮抗(pharmacological antagonism)是指当一种药物与特异性受体结合后,阻止激动药与其结合,如 H_1 组胺受体拮抗剂苯海拉明可拮抗 H_1 组胺受体激动药的作用;β 受体阻断药可阻断异丙肾上腺素的 β 受体激动作用,上述两药合用时的作用完全消失又称抵消作用,而两药合用时其作用小于单用时的作用则称为相减作用。

三、药物相互作用的预测

联合用药是临床药物治疗的常用手段,其目的是提高疗效或(和)减轻毒性。但无目的的联合用药不仅不能提高疗效,反能增加药物不良反应的发生率,而且药物不良反应的发生率可随用药种数的增加而增加。在联合用药时,应力求避免疗效降低或(和)毒性加大等不良药物相互作用。为了有效预测不良药物相互作用,首先要求药物研究人员在新药研发阶段即对可能的药物相互作用进行筛查,以期尽早发现,降低临床用药风险。另外,要求临床医药工作者应该在充分掌握药物性质的基础上,根据疾病情况制订合理的治疗方案,有效规避不良药物相互作用。药物相互作用的预测方法主要包括体外筛查、根据体外代谢数据预测及根据患者个体的药物相互作用预测三种方法。

(一)体外筛查

通过体外评估方法预测体内的药物相互作用情况,已成为决定候选药物开发前途的一种有效方法。以往临床前研究多采用哺乳动物整体实验筛查药物相互作用,但由于动物与人类在药物代谢途径、药酶表达和调节等方面存在差异,其结果与临床实际有时有较大差距。体外研究药物代谢最成熟的工具与细胞色素 P_{450} 超家族中的系列酶(CYP)相关。这些酶负责体内大多数药物的代谢。因此,肝微粒体、肝细胞、肝组织薄片和重组人 CYP 均已用于评估候选药物能否影响合用的另一些药物的代谢。

(二)根据体外代谢数据预测

应用体外代谢数据构建数学模型是定量预测新药可能引起体内药物相互作用的有效方法之一。应用[I]/K_i 预测体内药物相互作用是其中一种简化预测方法。其中[I]为给予最大剂量后的血浆药物浓度,K_i 为体外试验中抑制剂的解离常数。如果[I]/K_i 值小于 0.1,提示药物相互作用的风险很低,可免做体内试验;如果[I]/K_i 值大于 0.1,同时小于 1,提示药物相互作用的风险低,推荐做体内试验;如果[I]/K_i 值大于 1,提示药物相互作用的风险高,应进行临床药物相互作用实验。目前该方法主要用于严重的药物相互作用的保守预测,可以排除假阴性结果,最大限度地预测新药开发阶段的药物相互作用。

(三)根据患者个体的药物相互作用预测

1. 根据药物的特性预测 熟悉药物的基本特性,包括药物药动学和药效学特性,对预测临床药物相互作用十分重要。临床上发生药物相互作用最明显的几乎都是药效强、量效关系曲线陡的药物,如细胞毒药物、地高辛、华法林、降血糖药等,这些药物的安全范围小,药物相互作用的影响易使其血药浓度处于治疗窗之外,导致疗效下降或出现毒性。

临床用药时应熟悉影响 CYP 的主要药物类别,包括各亚族的主要底物、抑制剂和诱导剂。药物的相互作用有些短时间内即可发生,有些则需治疗数日或数周才出现。例如,氯霉素半衰期长,对酶

· 药理学 ·

(CYP2C9)抑制的作用需要数周才明显,且在患者停药后数月内,如接受主要经 CYP2C9 代谢的药物治疗,仍可能由于明显的酶抑制作用而导致临床不良后果。

2. 根据患者个体间差异预测 临床上,不同个体对同一种药物治疗方案的反应存在差异,其原因与遗传、年龄、营养和疾病状态等有关。如老年人受酶的诱导影响较小,肝硬化或肝炎患者也不易发生酶诱导作用。长期吸烟、嗜酒分别对肝 CYP1A2、CYP2E1 有诱导作用。肝、肾等重要脏器的功能状况对药物的体内代谢、排泄有影响。在这些因素中,遗传基因的差异是构成药物反应差异的主要因素。基因的多态性使药物代谢酶、转运体、药物作用靶点呈现多态性,影响药物的反应。因此在了解患者基因型的基础上,根据患者对特定药物的代谢、排泄、反应的遗传能力来选择药物和决定其应用剂量,将会有效地降低不良药物相互作用的发生率。

本章小结

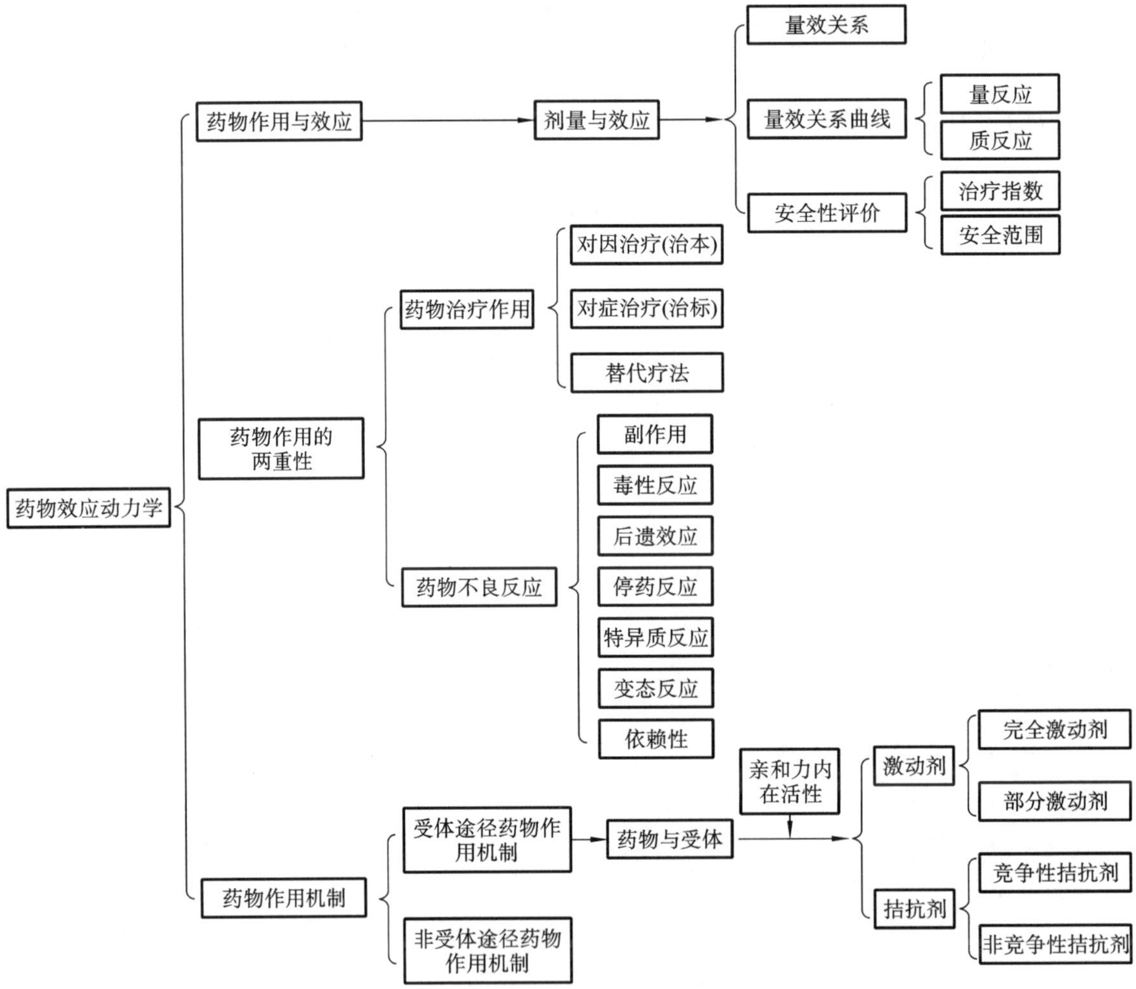

```
                                              ┌─ 量效关系
                                              │
药物作用与效应 ──── 剂量与效应 ──┬─ 量效关系曲线 ──┬─ 量反应
                                │              └─ 质反应
                                │
                                └─ 安全性评价 ──┬─ 治疗指数
                                              └─ 安全范围

              ┌─ 对因治疗(治本)
药物治疗作用 ──┼─ 对症治疗(治标)
              └─ 替代疗法

              ┌─ 副作用
              ├─ 毒性反应
              ├─ 后遗效应
药物不良反应 ──┼─ 停药反应
              ├─ 特异质反应
              ├─ 变态反应
              └─ 依赖性
```

药物效应动力学
- 药物作用与效应
  - 剂量与效应
    - 量效关系
    - 量效关系曲线
      - 量反应
      - 质反应
    - 安全性评价
      - 治疗指数
      - 安全范围
- 药物作用的两重性
  - 药物治疗作用
    - 对因治疗(治本)
    - 对症治疗(治标)
    - 替代疗法
  - 药物不良反应
    - 副作用
    - 毒性反应
    - 后遗效应
    - 停药反应
    - 特异质反应
    - 变态反应
    - 依赖性
- 药物作用机制
  - 受体途径药物作用机制
    - 药物与受体
      - 亲和力内在活性
        - 激动剂
          - 完全激动剂
          - 部分激动剂
        - 拮抗剂
          - 竞争性拮抗剂
          - 非竞争性拮抗剂
  - 非受体途径药物作用机制

目标检测

选择题(1~5 为单项选择题,6~10 为多项选择题)

1. 药物的作用是指( )。

A. 药理效应

B. 药物具有的特异性作用

C. 对不同脏器的选择性作用

D. 药物与机体细胞间的初始反应

目标检测
答案

NOTE

34

E. 对机体器官兴奋或抑制作用

2. 从下列 pD$_2$ 值中可知,与受体亲和力最小的是(   )。

A. 1　　　　　B. 2　　　　　C. 4　　　　　D. 5　　　　　E. 6

3. 药物作用的两重性是(   )。

A. 治疗作用与副作用　　　　　　　　B. 防治作用与不良反应

C. 对症治疗与对因治疗　　　　　　　D. 预防作用与治疗作用

E. 原发作用与继发作用

4. 半数致死量(LD$_{50}$)用以表示(   )。

A. 药物的安全性　　　　B. 药物的治疗指数　　　　C. 药物的急性毒性

D. 药物的极量　　　　　E. 评价新药是否优于老药的指标

5. 治疗指数是指(   )。

A. 治愈率与不良反应率之比　　B. 治疗剂量与中毒剂量之比　　C. LD$_{50}$/ED$_{50}$

D. ED$_{50}$/LD$_{50}$　　　　　　　E. 药物适应证的数目

6. 下列对受体的认识,哪些是正确的?(   )

A. 受体是首先与药物直接结合的大分子

B. 药物必须与全部受体结合后才能发挥药物的最大效应

C. 受体兴奋后可能引起效应器官功能的兴奋或抑制

D. 受体与激动药及拮抗剂都能结合

E. 一个细胞上的某种受体数目是固定不变的

7. 下列对受体的认识,哪些是正确的?(   )

A. 介导细胞信号转导的功能蛋白质　　　　B. 受体对相应的配体有较高的亲和力

C. 受体对相应的配体有较高的识别能力　　D. 具有高度选择性和特异性

E. 一个细胞上同种受体只有一种亚型

8. 下述关于药物毒性反应的叙述,正确的是(   )。

A. 一次用量超过剂量　　　　　　B. 长期用药

C. 患者对药物高度敏感　　　　　D. 患者肝或肾功能低下

E. 患者对药物过敏

9. 竞争性拮抗剂具有下列哪些特点?(   )

A. 使激动药量效关系曲线平行右移　　　B. 使激动药的最大效应降低

C. 竞争性拮抗作用是可逆的　　　　　　D. 拮抗参数 pA$_2$ 越大,拮抗作用越强

E. 与受体有高度亲和力,无内在活性

10. 非竞争性拮抗剂的特点是(   )。

A. 与受体结合非常牢固　　　　　B. 使激动药量效关系曲线降低

C. 提高激动药浓度可以对抗其作用　　D. 双倒数作图法可以显示其特性

E. 具有激动药与拮抗剂双重特性

（湖北科技学院　闵　清）

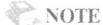

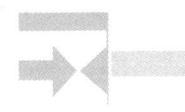

第四章　传出神经系统药理学概论

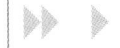

学习目标 ...

1. 掌握：传出神经系统递质以及受体的分类，传出神经按递质的分类，传出神经系统生理功能，传出神经系统药物分类。

2. 熟悉：传出神经系统递质乙酰胆碱、去甲肾上腺素的合成、储存、释放以及灭活方式。

3. 了解：传出神经系统递质与受体作用机制。

第一节　传出神经系统的结构与功能

神经系统分为中枢神经系统（central nervous system，CNS）和外周神经系统（周围神经系统）（peripheral nervous system，PNS）两大部分，前者包括脑和脊髓，后者包括脑神经、脊神经和内脏神经。外周神经系统可分为两部分：躯体外周神经系统（somatic PNS）和内脏外周神经系统（visceral PNS）。这两部分神经系统中均包括传入（感觉）部分和传出（运动）部分。

传出神经系统（efferent nervous system）分为自主神经系统（又称植物神经系统）（autonomic nervous system）和运动神经系统（motor nervous system）两大类。根据结构和功能的不同，自主神经系统又主要分成交感神经（sympathetic nervous system）和副交感神经（parasympathetic nervous system）两部分，其解剖学特点是从中枢发出后，都要经过神经节（ganglion）更换神经元，然后到达所支配的器官，即效应器（effector）。因此，自主神经有节前纤维和节后纤维之分。自主神经系统主要支配心脏、平滑肌和腺体等效应器的活动。运动神经自中枢发出后，中途不更换神经元，直接到达骨骼肌终板，故其纤维无节前纤维和节后纤维之分（图 4-1）。

交感神经和副交感神经同时支配机体多数器官。然而，它们的生理作用一般是相互拮抗的，在结构和神经递质方面也有较大的差异。交感神经的节前轴突从脊髓的胸腰段发出；而副交感神经的节前轴突起源于脑干和脊髓的骶段。从这一点讲，这两个系统在解剖上是互补的。交感神经的神经节集中位于脊柱旁的交感链或腹腔内的椎前神经节内，而副交感神经的神经节则较分散地分布于它们支配的靶器官附近或靶器官内。因此，副交感神经节前纤维比交感神经节前纤维长。

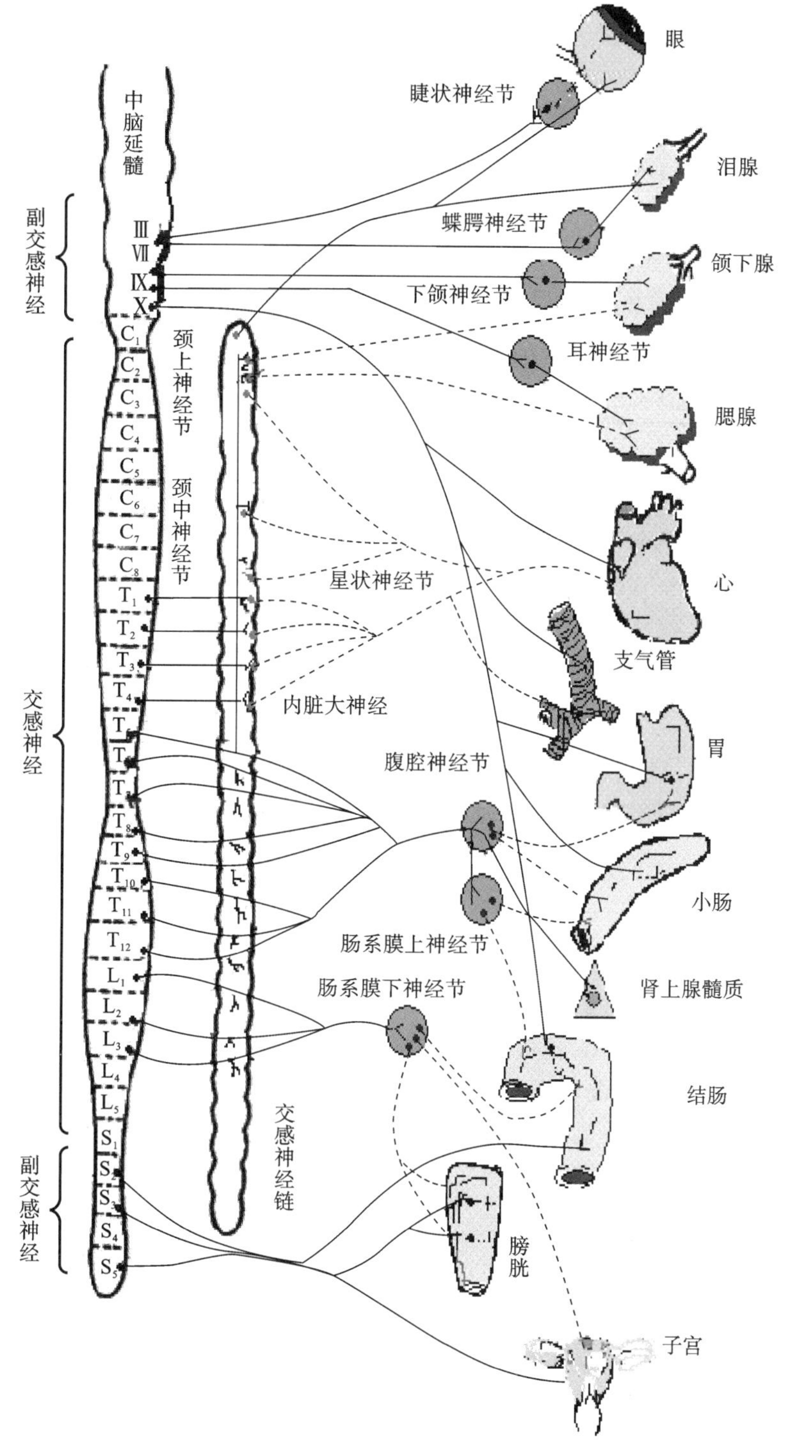

眼

睫状神经节

泪腺

蝶腭神经节

颌下腺

下颌神经节

耳神经节

腮腺

心

支气管

胃

小肠

肾上腺髓质

结肠

膀胱

子宫

中脑延髓

副交感神经

Ⅲ
Ⅶ
Ⅸ
Ⅹ

颈上神经节

颈中神经节

星状神经节

内脏大神经

腹腔神经节

交感神经

肠系膜上神经节

肠系膜下神经节

交感神经链

副交感神经

C_1 C_2 C_3 C_4 C_5 C_6 C_7 C_8 T_1 T_2 T_3 T_4 T_5 T_6 T_7 T_8 T_9 T_{10} T_{11} T_{12} L_1 L_2 L_3 L_4 L_5 S_1 S_2 S_3 S_4 S_5

扫码看彩图

图 4-1 植物神经系统分布示意图

注:黑色表示胆碱能神经;实线表示节前纤维;

红色表示去甲肾上腺素能神经;虚线表示节后纤维。

NOTE

37

第二节 传出神经系统的递质和受体

一、化学传递学说

神经元间通过突触结构进行细胞间的信息传递和信息整合。当神经冲动到达神经末梢时,神经元末梢部位释放出多种神经化学物质,作用于次一级神经元或效应器的相应受体上,发生兴奋或抑制效应,这些神经化学物质叫作神经递质(neurotransmitter)。神经递质种类繁多,按生理功能分为兴奋性神经递质和抑制性神经递质;按化学结构分为胆碱类、单胺类、氨基酸类、肽类、嘌呤类和脂类;按部位分为中枢神经递质和外周神经递质,见图4-2。传出神经系统的递质主要是乙酰胆碱(acetylcholine,ACh)和去甲肾上腺素(noradrenaline,NA)。

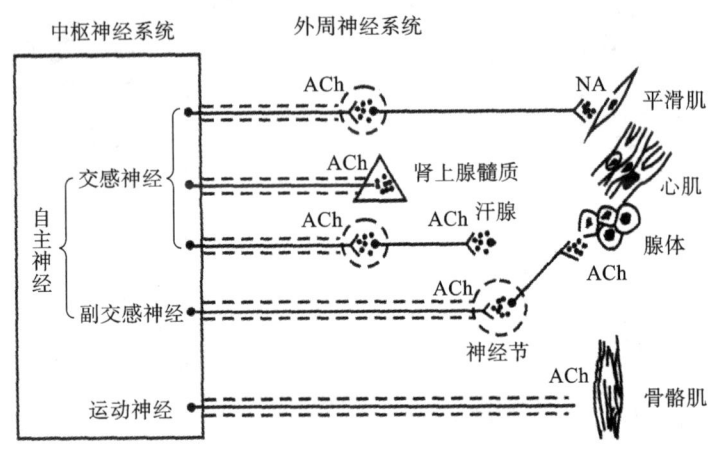

图 4-2 传出神经分类模式图

注:虚线表示节前纤维;实线表示节后纤维。

二、传出神经系统的递质

药物可通过影响递质的合成、储存、释放、代谢等环节或直接作用于受体而产生生物效应。在传出神经系统中,神经信息在神经纤维上的传递依靠局部电流的电传递过程;在神经元与神经元之间或神经元与效应器之间则转为以突触为结构基础的化学传递过程。介导这一神经信息传递作用的化学物质称为神经递质,简称递质(transmitter)。介导传出神经系统冲动传导的化学递质主要是乙酰胆碱和去甲肾上腺素。

(一)乙酰胆碱

1. 合成与储存 ACh 主要在胆碱能神经末梢合成。ACh 在胆碱乙酰转移酶(choline acetyl transferase,CAT)催化下,由胆碱(choline)和乙酰辅酶 A(acetyl coenzyme A,ACh CoA)合成。CAT 在细胞体内合成,随轴浆转运至神经末梢,存在于末梢的胞质液中。胆碱则由肝脏合成或食物摄入,进入血液,通过主动转运到胞质液中。胆碱摄取过程为 ACh 合成的限速因素,可被密胆碱(hemicholinium)所抑制。乙酰辅酶 A 在末梢线粒体内形成,但其不能穿透线粒体膜,需在线粒体内先与草酰乙酸缩合成枸橼酸盐后,才能穿过线粒体膜进入胞质液。在枸橼酸裂解酶催化下重新形成乙酰辅酶 A。ACh 合成后进入囊泡内,并与 ATP 和囊泡蛋白共同储存。

2. 释放 当神经冲动到达神经末梢时,钙离子进入末梢,促使囊泡与突触前膜融合,形成裂孔,囊泡内的 ACh 以胞裂外排(exocytosis)的方式释放到突触间隙。一个囊泡称为一个量子,200 个以上囊泡可同时释放 ACh,其与胆碱受体结合引起突触后膜除极化,形成动作电位而产生效应。这种以囊泡为单位的释放被称为量子式释放(quantum release)。

3. 代谢 ACh 与突触后膜的受体作用后,主要是被乙酰胆碱酯酶(acetylcholinesterase,AChE)水解成胆碱和乙酸,一般在释放后数毫秒之内即被此酶水解而失效。水解生成的胆碱,1/3~1/2 被胆碱能神经摄取,以供再合成(图 4-3)。

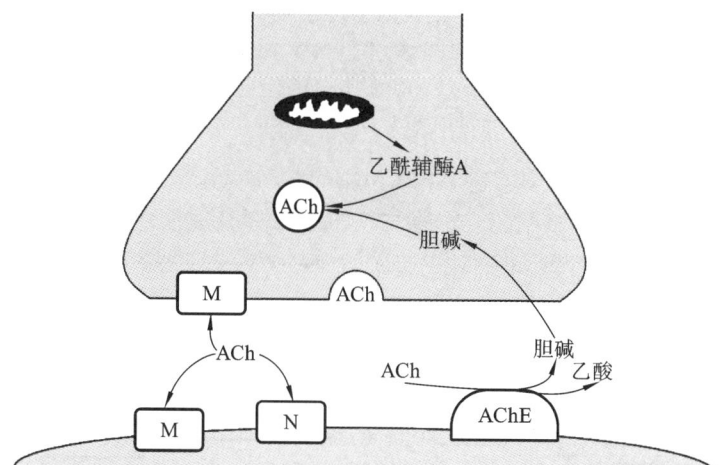

图 4-3 胆碱能神经末梢递质合成、储存、释放和代谢示意图
注:ACh 表示乙酰胆碱;AChE 表示乙酰胆碱酯酶;M 表示 M 受体;N 表示 N 受体。

(二)去甲肾上腺素

1. 合成与储存 NA 主要在去甲肾上腺素能神经末梢合成。在胞质液中,酪氨酸(tyrosine)经酪氨酸羟化酶(tyrosine hydroxylase)催化生成多巴(dopa),再经多巴脱羧酶催化生成多巴胺(dopamine,DA),DA 进入囊泡中,由多巴胺 β-羟化酶(dopamine β-hydroxylase,DβH)催化转化为 NA。NA 与 ATP 和嗜铬颗粒蛋白结合储存于囊泡中。酪氨酸羟化酶的活性较低且对底物要求专一,是 NA 生物合成过程中的限速酶,此酶的活性可被 α 甲基酪氨酸(metyrosine)所抑制。当 DA 或 NA 浓度增高时,该酶的活性受到反馈性抑制;反之,对酶抑制作用减弱,合成过程加速。

2. 释放 当神经冲动到达神经末梢时,同样以胞裂外排和量子化释放的方式将囊泡内容物(NA、ATP、DA 和 DβH 等)一并排出至突触间隙。释放出的 NA 作用于突触后膜(或前膜)的受体,产生生物效应。

3. 代谢 NA 失活过程主要依赖于再摄取。突触前膜将释放的 NA 摄取入神经末梢,使其作用消失,称为摄取 1(uptake 1),又称摄取-储存型。有释放量的 75%~95%NA 通过突触前膜上胺泵的主动转运被摄入。摄入神经末梢的 NA 可被转运进入囊泡中储存,以供再次释放。部分未进入囊泡中的 NA 被线粒体膜上的单胺氧化酶(monoamine oxidase,MAO)破坏。非神经组织(如心肌、平滑肌等)也能摄取 NA,称为摄取 2(uptake 2),又称摄取-代谢型。摄取进入组织细胞内,被儿茶酚氧位甲基转移酶(catechol-O-methyltransferase,COMT)和 MAO 所破坏。此外,也有少量 NA 从突触间隙扩散到血液,被肝、肾等组织的 COMT 和 MAO 代谢(图 4-4)。

(三)节前神经递质和节后神经递质

交感神经和副交感神经的节前神经元都释放乙酰胆碱,与骨骼肌神经肌肉接头处的递质相同。烟碱型乙酰胆碱受体是乙酰胆碱门控离子通道,与乙酰胆碱结合后引起快速的兴奋性突触后电位,从而激发节后神经元产生动作电位,这与骨骼肌神经肌肉接头处的作用机制也很相似。一些药物,如箭毒,它们阻断肌细胞上的烟碱型乙酰胆碱受体,同时也阻断自主神经的传出,所以箭毒中毒时,即发生骨骼肌松弛,也有神经节阻断的症状,如心率减慢、血压下降、支气管痉挛等。除乙酰胆碱外,一些节前神经末梢还可释放各种小分子的神经活性肽。

节后神经元即自主神经元,可引起腺体分泌、括约肌收缩或舒张等生理效应,由交感和副交感神经的不同递质引起。副交感神经节后神经元释放乙酰胆碱,但交感神经节后神经元大部分释放去甲肾上腺素,部分释放乙酰胆碱,如支配汗腺分泌和骨骼肌血管舒张的神经。副交感神经递质乙酰胆碱对靶组

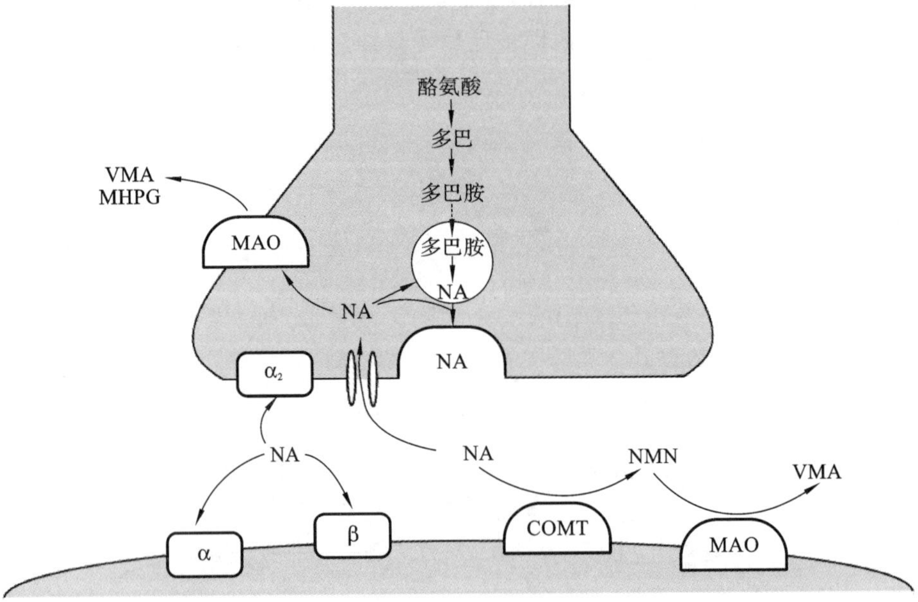

图 4-4　肾上腺素能神经末梢递质合成、储存、释放和灭活示意图

注：NA 表示肾上腺素；COMT 表示儿茶酚氧位甲基转移酶；MAO 表示单胺氧化酶；NMN 表示 3-甲氧基去甲肾上腺素；VMA 表示 3-甲氧基-4-羟基扁桃酸；MHPG 表示 3-甲氧基-4-羟基苯乙二醇；α 表示 α 受体；β 表示 β 受体。

织的作用较为局限，并且完全通过毒蕈碱型乙酰胆碱受体实现。相反，交感神经递质去甲肾上腺素的作用较为广泛，它甚至进入血液，运送到远距离部位发挥作用。

有趣的是肾上腺素的分泌及其作用。肾上腺素是交感神经节前纤维兴奋时，由肾上腺髓质释放入血液的化合物。肾上腺素在肾上腺髓质的合成与交感神经节后纤维合成去甲肾上腺素的过程基本一致，不同的是在嗜铬细胞胞浆中存在大量的苯乙醇胺-N-甲基转移酶（phenylethanolamine-N-methyltransferase，PNMT），可使去甲肾上腺素甲基化而成肾上腺素，肾上腺素对靶组织的作用与交感神经兴奋引起的作用几乎相同，在一定意义上，肾上腺髓质实际上可认为是一个被修饰了的交感神经节。

三、传出神经按递质分类

根据末梢释放的神经递质的不同，传出神经系统分为胆碱能神经（cholinergic nerve）和去甲肾上腺素能神经（noradrenergic nerve）等，前者的神经末梢释放乙酰胆碱（acetylcholine，ACh），后者的神经末梢释放去甲肾上腺素（noradrenaline，NA）。

1. 胆碱能神经　末梢能释放乙酰胆碱的神经纤维称为胆碱能神经。传出神经中的胆碱能神经主要包括：①全部交感神经和副交感神经的节前纤维；②全部副交感神经的节后纤维；③极少数交感神经节后纤维，如支配汗腺分泌和骨骼肌血管舒张的神经纤维；④肾上腺髓质内脏大神经；⑤躯体运动神经。

2. 去甲肾上腺素能神经　末梢能释放去甲肾上腺素的神经纤维称为去甲肾上腺素能神经，简称肾上腺素能神经，包括绝大多数交感神经的节后纤维。从另一个角度说，在传出神经中，去甲肾上腺素能神经都是交感神经。

3. 其他　除上述两类神经外，支配肾血管和肠系膜血管的交感神经节后纤维存在多巴胺能神经（dopaminergic nerve），其末梢释放多巴胺（dopamine，DA），使肾血管和肠系膜血管舒张。

在肠神经系统中，还存在嘌呤能神经（肠）和肽能神经（结肠）。它们释放多种辅助递质，如三磷酸腺苷（ATP）、缩胆囊肽（cholecystokinin）、脑啡肽（enkephalin）等。经典的神经递质与这些神经多肽等共同存在，协同调节自主神经系统的生理功能。

四、传出神经系统的受体

传出神经系统受体的命名是根据与之特异性结合的递质或药物而定的。能与 ACh 结合的受体，称为胆碱受体(choline receptors)。副交感神经节后纤维所支配的效应器细胞膜上的胆碱受体对以毒蕈碱为代表的拟胆碱药较为敏感,故把这部分受体称为毒蕈碱型受体,即 M 胆碱受体(M 受体)。位于神经节和神经肌肉接头的胆碱受体对烟碱较敏感,故将其称为烟碱型受体,即 N 胆碱受体(N 受体)。能与 NA 或肾上腺素结合的受体称为肾上腺素受体(adrenoceptor)。肾上腺素受体又可分为 α 肾上腺素受体(α 受体)和 β 肾上腺素受体(β 受体)。

(一)胆碱受体

1. M 受体 能与毒蕈碱(muscarine)特异性结合并被激动的胆碱受体称为毒蕈碱型受体(muscarinic receptor,M 受体)。从分子生物学角度来看,胆碱能 M 受体基因编码 5 种受体蛋白质,相应基因分别表示为 m_1、m_2、m_3、m_4 和 m_5。目前,按药理学分型,M 受体可分为 M_1、M_2、M_3 和 M_4 四种亚型,M_4 亚型结构尚未阐明;并且 $m_1 \sim m_4$ 与 $M_1 \sim M_4$ 相对应。尚未找到在药理学上与 m_5 基因对应的药理学亚型。

M 胆碱受体(M 受体)主要分布于胆碱能神经节后纤维所支配的效应器上,如心脏平滑肌、胃肠道平滑肌、膀胱逼尿肌、瞳孔括约肌(虹膜环形肌)和各种腺体。M_1 受体主要分布于神经组织和腺体细胞;M_2 受体主要分布于心脏组织;M_3 受体主要分布于平滑肌和腺体细胞。哌仑西平能选择性阻断 M_1 受体,阿托品对 M_1、M_2 和 M_3 受体均能阻断。M 受体属于 G 蛋白偶联受体。

2. N 受体 能与烟碱(nicotine)特异性结合并被激动的胆碱受体称为烟碱型受体(nicotinic receptor,N 受体),根据其分布部位不同可分为神经节突触 N 受体,即 N_N 受体(nicotinic neuronal),以及神经肌肉接头 N 受体,即 N_M 受体(nicotinic muscle)。N_N 受体也称为 N_1 受体,能被美卡拉明选择性阻断;N_M 受体也称为 N_2 受体,能被琥珀胆碱选择性阻断。N 受体属于离子通道偶联受体。

(二)肾上腺素受体

根据对不同拟肾上腺素类药物的亲和力及敏感性不同,肾上腺素受体分为 α 受体和 β 受体两种。肾上腺素受体(α、β 受体)与 M 受体相似,均属于 G 蛋白偶联受体。

1. α 受体 根据特异性激动药和阻断药不同,分为 $α_1$ 和 $α_2$ 两种亚型。能被去氧肾上腺素或甲氧明(methoxamine)激动,并被哌唑嗪阻断的 α 受体称为 $α_1$ 受体,$α_1$ 受体是突触后膜受体。能被可乐定激动,并被育亨宾(yohimbine)阻断的 α 受体称为 $α_2$ 受体。$α_2$ 受体主要存在于去甲肾上腺素能神经末梢突触前膜,通过负反馈机制调节去甲肾上腺素的释放,间接影响效应器官的反应,调节神经和组织的反应。每种亚型均被克隆出 3 种亚型基因,即 $α_{1A}$、$α_{1B}$、$α_{1C}$ 和 $α_{2A}$、$α_{2B}$、$α_{2C}$。

2. β 受体 可进一步分为 $β_1$、$β_2$ 和 $β_3$ 三种亚型。$β_1$ 受体主要分布于心脏组织中,占心脏 β 受体总数的 80% 左右,激活时表现为心脏兴奋;$β_2$ 受体主要分布于支气管、血管平滑肌细胞上,激活时表现为抑制效应,即支气管、血管平滑肌舒张。$β_3$ 受体主要分布于脂肪细胞,参与脂肪代谢的调节。

(三)多巴胺受体(dopamine receptor,D 受体)

多巴胺受体指能选择性地与多巴胺结合的受体,分为 D_1、D_2、D_3 和 D_4 四种亚型。在外周组织主要为 D_1 受体,分布于肾血管、肠系膜血管等效应器,激动时可引起血管舒张。

(四)突触前受体(presynaptic receptor)

研究指出受体不仅存在于突触后膜,而且存在于突触前膜,突触前膜的受体称为突触前受体(presynaptic receptor)。突触前受体的作用在于调节神经末梢的递质释放。例如,肾上腺素能神经末梢的突触前膜上存在 α 受体,当末梢释放的去甲肾上腺素在突触前膜处超过一定量时,即能与突触前膜 α 受体结合,从而反馈抑制(负反馈)末梢神经释放去甲肾上腺素。在应用 α 受体阻断药后,这种反馈抑制环节被阻断;这时刺激肾上腺素能纤维,末梢内合成和释放去甲肾上腺素增加。这种情况在支配心肌的肾上腺素能神经上也存在,虽然心肌的受体为 β 受体,而突触前膜上的受体为 α 受体。突触前膜上的这种能结合释放的递质,继而调节该递质自身释放过程的受体,也称为自身受体(autoreceptor)。

突触前膜的 α 受体不同于后膜的 α 受体,前者为 $α_2$ 型,后者为 $α_1$ 型。α 受体的不同亚型是根据不同受体阻断药的选择性作用来确定的。如哌唑嗪(prazosin)可选择性阻断 $α_1$ 受体,而育亨宾可选择性

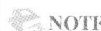

阻断 α_2 受体;酚妥拉明对 α_1 受体和 α_2 受体均有阻断作用,但对 α_1 受体的作用比对 α_2 受体的作用大 3～5 倍。α_2 受体也可存在于突触后膜上,例如,大脑皮层、子宫、腮腺等处突触后膜可能有 α_2 受体。突触前膜受体也可有其他类型和作用,例如,突触前膜的 β 受体可通过正反馈调节促进 NA 的释放。而突触前膜的 M 受体和 N 受体则分别通过负或正反馈调节促进或抑制 ACh 的释放。

五、传出神经系统效应的分子机制

神经递质或激动药与受体结合后,瀑布式地触发一系列的生化过程,通过逐级放大,最终导致生理或药理效应,这一过程称为受体-效应偶联(receptor-effect coupling)。传出神经系统主要包括如下两类受体-效应偶联机制:受体-离子通道偶联及受体-酶偶联。

(一) 受体与离子通道的偶联

N 受体是一种糖蛋白,由四种不同亚基构成的五聚体围成一个离子通道。每个亚基各含约 450 个氨基酸残基,亲水性 N 端和 C 端均位于细胞外,两者之间具有 4 个疏水的 α 螺旋跨膜区。两个 α 亚基上都含有 ACh 结合位点,其余亚基只起结构性作用(图 4-5)。

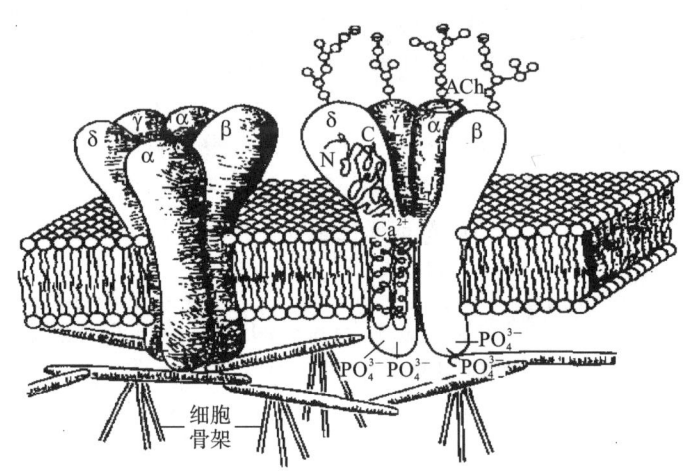

图 4-5 N_2 烟碱受体

注:5 个亚基各含约 450 个氨基酸,此 5 个肽链形成一个跨膜的环,在细胞内固定于细胞骨架上,每一肽链跨膜 4 次,N 端和 C 端都位于胞外部(如 δ 亚单位剖面所示)。肽链在胞外被糖基化,在胞内被磷酸化,导致受体脱敏,2 个 α 单位各有 1 个 ACh 结合位点,二者都结合 1 分子 ACh 后,钠通道即开放,细胞除极兴奋。

N 受体本身就是离子通道,或称为配体门控离子通道受体。神经递质或激动药与受体间相互作用可使受体操纵性离子通道(receptor-operated channel)开放,从而产生效应。当 ACh 与神经肌肉接头处骨骼肌细胞膜上的 N_M 受体相应位点结合后,离子通道构象改变,离子通道打开,Na^+、Ca^{2+} 的内流产生终板电位,超过阈值时,打开细胞膜上电压依赖性离子通道,产生动作电位,使细胞内 Ca^{2+} 大量释放,激发兴奋-收缩耦联,最终导致肌肉收缩。神经节和肾上腺髓质上的 N_N 受体,被 ACh 激活时神经节后神经元和髓质细胞除极化,释放肾上腺素。

(二) 受体与 G 蛋白偶联

M 受体、α 受体及 β 受体都是 G 蛋白偶联受体,有 7 个跨膜区,神经递质或药物与受体结合后,通过腺苷酸环化酶或磷脂酶 C,触发信号转导途径,调节细胞功能。

1. 通过腺苷酸环化酶的信号转导 腺苷酸环化酶(adenylate cyclase,AC)存在于许多细胞膜的脂质双分子层中,能催化细胞内三磷酸腺苷(adenosine triphosphate,ATP)形成环磷酸腺苷(cAMP)。递质、激素以及受体激动药等与相应的受体结合后都通过激活 AC 而发挥效应。例如:

β 受体激活后,通过 Gs 蛋白增加 AC 活性,提高 cAMP 水平,cAMP 再通过 cAMP-依赖性蛋白激酶使特异蛋白底物磷酸化而产生生物效应。

α_2 受体激活后,通过与受体偶联的 Gi 蛋白调节,抑制 AC 活性,减少细胞内的 cAMP 含量而发挥

NOTE

作用,并抑制电压依赖性 Ca^{2+} 通道,开放 K^+ 通道。

M_2 受体激活后,激活 G_i 蛋白的 β、γ 亚单位,进而抑制 AC,激活 K^+ 通道与抑制电压门控性 L 型钙离子通道而发挥心脏抑制作用。

受体-腺苷酸环化酶偶联如图 4-6 所示。

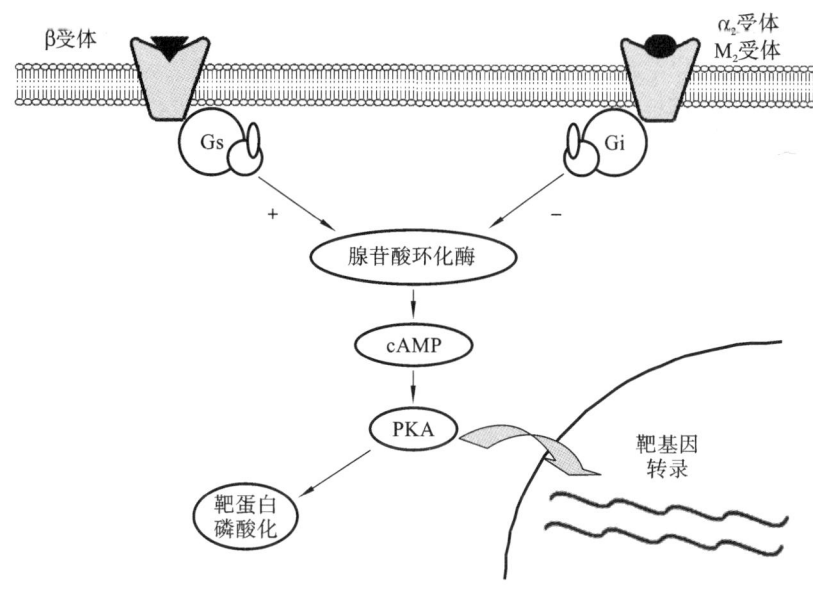

图 4-6 受体-腺苷酸环化酶偶联

2. 通过磷脂酶 C 的信号转导 与受体-腺苷酸环化酶偶联相似,受体也可以与磷脂酶 C (phospholipase C,PLC)偶联。PLC 激活后可以催化 4,5-二磷酸磷脂酰肌醇(phosphatidylinositol 4,5-diphosphate,PIP_2)水解成 1,4,5-三磷酸肌醇(inositol 1,4,5-triphosphate,IP_3)和二酰甘油 (diacylglycerol,DAG)。这两种第二信使进一步产生一系列效应。

M_3 受体:M 受体是一种糖蛋白,由 400 多个氨基酸组成,N 端位于细胞外,C 端位于细胞内,有 7 个 α 螺旋跨膜区(transmembrane domain,TM Ⅰ-Ⅶ),其间形成 3 个细胞内区间环(i_1~i_3)和 3 个细胞外区间环(o_1~o_3)。每个 TM 由 20 余个氨基酸残基组成,其中 TMⅢ、TMⅥ 和 TMⅦ 含有大量疏水氨基酸,是与 ACh 结合的部位。不同 M 受体亚型的 i_3 环结构不同,激活不同的 G 蛋白,从而引起不同的生物效应。G 蛋白受体一级结构的特点是都有 7 次跨膜螺旋区段结构,其肽链 N 端在细胞外,C 端在细胞内。当递质或药物与受体结合后,受体发生一系列构象改变,把信息传递给 G 蛋白。如 M_1 和 M_3 受体激活后,通过磷脂酶 C(PLC)激活 G_q 形成三磷酸肌醇(IP_3)和二酰甘油(DAG),IP_3 可以诱导细胞内钙从内质网储池释放,即钙诱导钙释放(calcium-induced calcium release,CICR),使细胞内钙增加。DAG 可以激活下游的蛋白激酶 C(protein kinase C,PKC)。

$α_1$ 受体:$α_1$ 受体激活后,也通过相应 G_q 蛋白激活 PLC,PLC 催化 PIP_2 水解,产生 IP_3 和 DAG,增加细胞内 Ca^{2+} 浓度,这一点与 M 受体很相似。

六、传出神经系统的生理功能

章节案例

人为什么会怯场?怯场是一部分人在考试、与人交际、面试等场面经常出现的一种现象,严重的怯场甚至可使人丧失展现个人能力的良好机会。怯场被认为是高度紧张所致。在正常情况下,当大脑皮层等高级神经中枢兴奋时,肾上腺素会大量分泌,使人体处于应激状态。在这种状态下,人大脑反应敏捷,动作配合协调,但是如果精神过度紧张,应激状态超出最佳临界点,则会引起肾上腺素的过度释放,出现焦虑不安、心慌意乱、头晕、血压升高、呼吸加快、行动笨拙、语无伦次、出汗,导致在比赛、演出、面试

章节案例
答案解析

NOTE

等场合中失利。平时有意识地锻炼自己,多参加集体活动,密切与人交往有助于克服怯场。有些情况下,医生会建议提前服用心得安、美托洛尔、异搏定等药以取得预防怯场的效果。问:

(1)怯场时的哪些机体反应与交感神经兴奋相关?

(2)有时医生建议服用心得安等药物的理由是什么?

不论是自主神经还是运动神经,均通过神经末梢释放化学递质而发挥作用。传出神经系统的药物正是通过模拟或者拮抗这些化学递质的作用,来影响传出神经的生理效应。

机体的多数器官接受交感神经(去甲肾上腺素能神经)和副交感神经(胆碱能神经)的双重支配,共同调节复杂的内脏活动和代谢功能。这两类神经兴奋时所产生的效应又往往相互拮抗,但在中枢神经系统的调节下,整体效应又相互对立统一。当去甲肾上腺素能神经兴奋时,激动效应器上的相应受体,可表现为心脏兴奋、皮肤黏膜和内脏血管收缩、血压升高、瞳孔扩大、支气管和胃肠道平滑肌松弛、括约肌收缩、代谢加快等,这些功能有利于机体对环境的急剧变化产生应激反应。当胆碱能神经兴奋时,表现出的效应则相反,表现为心脏抑制、血管扩张、血压下降、瞳孔缩小、支气管和胃肠道平滑肌收缩、代谢减慢等,有利于机体休整和积蓄能量。

皮肤、肌肉的血管、汗腺、竖毛肌及肾上腺髓质只由交感神经支配。心脏、血管、内脏平滑肌、眼、腺体等同时接受去甲肾上腺素能神经和胆碱能神经支配,其中以一种神经支配占优势,心脏、血管等脏器以肾上腺素能神经支配占优势,内脏平滑肌、眼、腺体等以胆碱能神经支配占优势,当这两类神经同时兴奋时,心脏血管表现为心肌收缩力加强、心率加快、心脏传导加快、血管收缩、血压升高一系列兴奋作用,内脏平滑肌、眼、腺体也表现为兴奋,出现胃肠道平滑肌兴奋、瞳孔缩小、腺体分泌增多等。为了更好地掌握传出神经系统药物作用,就必须熟悉传出神经系统的生理功能(表 4-1)。

表 4-1　传出神经系统受体及其效应

器　官		去甲肾上腺素能神经兴奋		胆碱能神经兴奋	
		效应	受体	效应	受体
眼睛 (虹膜)	瞳孔开大肌 (辐射状肌)	收缩(扩瞳)	α_1	—	—
	瞳孔括约肌 (环形肌)	—		收缩(缩瞳)	M_3
	睫状肌	舒张(远视)	β_2	收缩(近视)	M_3
心脏	窦房结	心率加快	β_1、β_2	减慢	M_2
	心肌	收缩加强	β_1、β_2	略减弱	M_2
	传导系统	传导加快	β_1、β_2	减慢	M_2
血管	皮肤、黏膜	收缩	α_1、α_2	—	—
	内脏	收缩;舒张	α_1;β_2	—	—
	冠状动脉	收缩;舒张	α_1、α_2;β_2	—	—
	脑	收缩	α_1	—	—
	骨骼肌	收缩;舒张	α_1;β_2	舒张	M
支气管	平滑肌	舒张	β_2	收缩	M_3
胃肠道	平滑肌	舒张	α_1、α_2;β_2	收缩	M_3
	括约肌	收缩	α_1	舒张	M_3
	分泌	—	—	增加	M
	肠肌丛	—	—	激活	M_1
膀胱	逼尿肌	舒张	β_2	收缩	M_3
	括约肌	收缩	α_1	舒张	M_3

器 官		去甲肾上腺素能神经兴奋		胆碱能神经兴奋	
		效应	受体	效应	受体
生殖系统	子宫平滑肌（有孕）	收缩；舒张	α_1；β_2	—	—
	子宫平滑肌（无孕）	舒张	β_2	—	—
	阴茎,精囊	射精	α	勃起	M
腺体	汗腺	分泌增加（局部分泌:手脚心）	α_1	增加（全身分泌）	M
	唾液腺	分泌增加	α	增加	M
	胃肠道	淀粉酶分泌	β_2	增加	M_1
	呼吸道	减少；增加	α_1；β_2	增加	M
皮肤	竖毛肌	收缩	α_1	—	—
代谢活动	糖酵解代谢	增加	β_2	—	—
	脂肪分解代谢	增加	β_3	—	—
	肾素释放	减少；增加	α_1；β_1	—	—
骨骼肌	骨骼肌	收缩	β_2	收缩	N_M
肾上腺髓质		—	—	肾上腺素和去甲肾上腺素分泌	N_N

第三节 传出神经系统药物的基本作用方式及其分类

一、传出神经系统药物的基本作用方式

传出神经系统递质的体内过程包括如下步骤:生物合成、储存、释放、与受体结合发挥生物学效应。其生物学效应的消失包括递质的再摄取或酶解。药物可以通过上述各环节影响递质作用的发挥,也可通过直接作用于受体的方式而发挥药理学作用。

（一）直接作用于受体的药物

许多传出神经系统药物可直接与胆碱受体或肾上腺素受体结合。如果药物与受体结合后所产生的效应与神经末梢的递质效应相似,称为拟似药或激动药(agonist)。如 M 受体激动药毛果芸香碱(pilocarpine)、β 受体激动药异丙肾上腺素(isoprenaline)等。如结合后不产生或较少产生拟似递质的作用,并可妨碍递质与受体结合,产生与递质相反的作用,就称为阻断药(blocker),如 M 受体阻断药阿托品(atropine)、β 受体阻断药普萘洛尔(propranolol)等。

（二）影响递质的药物

1. 影响递质的合成 在乙酰胆碱的合成过程中,胆碱可从细胞外由钠依赖性载体主动摄入胞质液中,此摄取过程为 ACh 合成的限速因素,这一转运过程可被密胆碱(hemicholine)所抑制,因此密胆碱能间接影响 ACh 的合成。α-甲基酪氨酸(α-methyl-tyrosine)抑制酪氨酸羟化酶,阻止酪氨酸转化为多巴,从而阻断 NA 的合成。但密胆碱和 α-甲基酪氨酸都无临床应用价值,仅作为药理学研究的工具药。卡比多巴(carbidopa)和苄丝肼(benserazide)抑制外周多巴脱羧酶,从而妨碍多巴形成多巴胺,与左旋多巴合用可减少多巴胺在外周的合成,使大部分左旋多巴通过血脑屏障,在脑内脱羧生成多巴胺治疗帕金森病,提高左旋多巴的治疗效果,减少不良反应,故其是左旋多巴治疗帕金森病的重要辅助药物。

NOTE

2. 影响递质的储存 利血平主要抑制去甲肾上腺素能神经末梢囊泡对去甲肾上腺素的摄取,使囊泡内去甲肾上腺素减少以致耗竭,从而发挥拮抗去甲肾上腺素能神经的作用。

3. 影响递质的释放 如麻黄碱和间羟胺可促进 NA 释放,而氨甲酰胆碱可促进 ACh 释放,尽管它们均可直接作用于受体。胍乙啶和溴苄胺可稳定去甲肾上腺素能神经末梢的细胞膜,使 NA 的释放量减少。

4. 影响递质的代谢与再摄取 乙酰胆碱在体内的灭活主要依赖于胆碱酯酶的水解。胆碱酯酶抑制剂可以干扰体内 ACh 代谢,造成体内 ACh 堆积,从而产生效应。

神经末梢内的 NA 可被 MAO 破坏,但这不是 NA 作用消失的主要原因,如前所述,去甲肾上腺素作用的消失主要依赖于突触前膜的摄取,因此 MAO 抑制药并不能成为理想的外周拟肾上腺素药。去甲丙米嗪和可卡因都是摄取抑制剂,两者均可产生拟肾上腺素作用。又如三环类抗抑郁药为非选择性单胺摄取抑制剂,可阻断 NA 递质的再摄取。

二、传出神经系统药物分类

传出神经系统包括自主神经系统(交感神经系统和副交感神经系统)和躯体运动神经系统,并主要由胆碱能神经和去甲肾上腺素能神经构成。药物可直接作用于受体($M_{1\sim5}$、$N_{1\sim2}$、$\alpha_{1\sim2}$ 及 $\beta_{1\sim3}$ 等)或通过影响递质(乙酰胆碱及去甲肾上腺素等)的合成、储存、释放、代谢等环节而产生生物效应。根据药物作用的受体和效应不同,传出神经系统药物可分为四大类:拟胆碱药、拟肾上腺素药、抗胆碱药和抗肾上腺素药。

按药物的作用特点和对受体的选择性可进一步分类。如拟胆碱药分为 M、N 受体激动药(乙酰胆碱、卡巴胆碱),M 受体激动药(毛果芸香碱),N 受体激动药(烟碱)及胆碱酯酶抑制药(新斯的明、毒扁豆碱);抗胆碱药分为非选择性 M 受体阻断药(阿托品、后马托品、溴丙胺太林)、选择性 M_1 受体阻断药(哌仑西平、替仑西平)、选择性 M_2 受体阻断药(戈拉碘铵)、选择性 M_3 受体阻断药(hexahydrosiladifenidol)、选择性 N_1 受体阻断药(美卡拉明、樟磺咪芬)、选择性 N_2 受体阻断药(筒箭毒碱)。拟肾上腺素药分为 α、β 受体激动药(肾上腺素),α_1、α_2 受体激动药(去甲肾上腺素),α_1 受体激动药(去氧肾上腺素),α_2 受体激动药(可乐定)及 β_1、β_2 受体激动药(异丙肾上腺素),β_1 受体激动药(多巴酚丁胺),β_2 受体激动药(沙丁醇胺);抗肾上腺素药分为 α_1、α_2 受体阻断药(酚妥拉明),α_1 受体阻断药(哌唑嗪),α_2 受体阻断药(育亨宾),β_1、β_2 受体阻断药(普萘洛尔、索他洛尔),β_1 受体阻断药(美托洛尔、醋丁洛尔),β_2 受体阻断药(布他沙明),α、β 受体阻断药(拉贝洛尔、卡维地洛)(表4-2)。

根据自主神经系统的神经支配部位及其神经递质,可以知道与胆碱能和去甲肾上腺素能神经系统相互作用的各种药物的药效。例如,毒蕈碱型乙酰胆碱受体拮抗剂,具有阻断副交感神经的作用,从而使交感神经的活动相对加强,可产生拟交感神经兴奋的效应,如瞳孔扩大。相反,加强毒蕈碱样作用或抑制去甲肾上腺素作用的药物,可以模拟副交感神经兴奋的效应。例如,β 受体阻断药普萘洛尔可减慢心率、降低血压。

表 4-2 传出神经系统药物分类及其代表药

分　类			代　表　药
激动药	拟胆碱药	胆碱受体激动药	M、N 受体激动药	卡巴胆碱(carbachol)
			M 受体激动药	毛果芸香碱(pilocarpine)
			N 受体激动药	烟碱(nicotine)
		胆碱酯酶抑制药		新斯的明(neostigmine)
激动药	拟肾上腺素药	α 受体激动药	α_1、α_2 受体激动药	去甲肾上腺素(noradrenaline)
			α_1 受体激动药	去氧肾上腺素(phenylephrine)
			α_2 受体激动药	羟甲唑啉(oxymetazoline)
		β 受体激动药	β_1、β_2 受体激动药	异丙肾上腺素(isoprenaline)
			β_1 受体激动药	多巴酚丁胺(dobutamine)
			β_2 受体激动药	沙丁胺醇(salbutamol)
		α、β 受体激动药		肾上腺素(adrenaline)

续表

分 类			代 表 药
阻断药	抗胆碱药	胆碱受体阻断药	
		非选择性 M 受体阻断药	阿托品（atropine）
		选择性 M₁ 受体阻断药	哌仑西平（pirenzepine）
		选择性 M₂ 受体阻断药	戈拉碘铵（gallamine triethiodide）
		选择性 N₁ 受体阻断药	美卡拉明（mecamylamine）
		选择性 N₂ 受体阻断药	琥珀胆碱（succinylcholine）
		胆碱酯酶复活药	碘解磷定（pralidoxime iodide）
	抗肾上腺素药	α 受体阻断药	
		α₁、α₂ 受体阻断药	酚妥拉明（phentolamine）
		α₁ 受体阻断药	哌唑嗪（prazosin）
		α₂ 受体阻断药	育亨宾（yohimbine）
		β 受体阻断药	
		β₁、β₂ 受体阻断药	普萘洛尔（propranolol）
		β₁ 受体阻断药	阿替洛尔（atenolol）
		β₂ 受体阻断药	布他沙明（butaxamine）
		α、β 受体阻断药	拉贝洛尔（labetalol）

三、传出神经系统药物研究进展

传出神经系统药物有着广泛的临床应用，研究进展迅速。近年来，随着分子生物学、生物信息学技术的发展，传出神经系统受体亚型分类、蛋白质结构、组织分布及其相应的生理功能等得到进一步的明确和丰富，为开发有新用途和不良反应小的药物提供了可能。

在作用于胆碱能神经的药物方面，经典的 M 受体拮抗剂因为不能区分胆碱能 M 受体亚型，临床应用因其副作用而受限。M 受体拮抗剂的设计与合成不是简单的提高化合物的活性，它们对不同 M 受体亚型的选择性已成为一条评价拮抗剂效能的重要标准。近年来，对选择性 M 受体，特别是 M₃ 受体拮抗剂的研究获得了长足的进展。新近上市的药物有用于治疗慢性阻塞性肺疾病的噻托溴铵（tiotropium bromide）、格隆溴铵（glycopyrronium bromide），以及用于治疗膀胱过度活动症的达非那新（darifenacin）、索非那新（solifenacin）、咪达那新（imidafenacin）、非索罗定（fesoterodine）等，还有用于治疗肠道易激综合征的扎非那新（zamifenacin）。选择性 M₃ 受体拮抗剂对 M₁、M₂ 等受体的拮抗活性低，因此引发心脏及中枢神经系统相关副作用较少，可以减少认知损害和心脏血管危险的发生。M₃ 亚型的选择性拮抗剂也能抑制肺癌细胞中过度激活的胆碱能信号，从而抑制肺癌细胞增殖，为抗癌药物的研发提供了新思路。

溴莫尼定（brimonidine）作为高度选择性 α₂ 受体激动药，对某些神经细胞如耳蜗内螺旋神经节细胞具有保护作用，有很大的可能性成为临床上预防和治疗感音神经性耳聋的潜在药物。α₁ 受体阻断药多沙唑嗪（doxazosin）及特拉唑嗪（terazosin）等作为一线药物用于治疗高血压已有多年，近年来它们也越来越多地被用于治疗良性前列腺增生。β 受体阻断药是传出神经系统药物开发的另一热门领域。临床使用的 β 受体阻断药已从 20 世纪 60 年代的第一代（非选择性 β 受体阻断药）如普萘洛尔，20 世纪 70 年代的第二代（选择性 β₁ 受体阻断药），如美托洛尔、阿替洛尔，开发至 20 世纪 90 年代的第三代（有扩张血管附加特性的非选择性 β 受体阻断药），如布新洛尔、比索洛尔、拉贝洛尔、卡维地洛。β 受体阻断药又分为脂溶性（如美托洛尔）、水溶性（如阿替洛尔）和水脂双溶性（如比索洛尔和卡维地洛）。临床研究结果显示水溶性者较少发生中枢神经系统的不良反应，水脂双溶性者较少发生药物间相互作用，而脂溶性者及水脂双溶性者可显著降低心血管病患者的死亡率，这为临床用药提供了更多的选择性。β₃ 受体激动药近年来也受到广泛关注。β₃ 受体激动药能增加脂肪动员和能量消耗，促进白色脂肪棕色化，不仅能通过氧化游离脂肪酸产热来维持人体在寒冷刺激时的体温平衡，也能通过消耗机体过剩的能量达到机体的能量平衡。因此作为减肥药物，β₃ 受体激动药正在被深入研究。同时，β 受体激动药通过影响星形胶质细胞中乳酸生成和转运的调节而影响学习记忆功能，为乳酸代谢障碍引起的神经退行性疾病的药物治疗提供了新策略。

传出神经系统的受体分布于机体几乎所有的组织和器官，传出神经系统药物有着广泛、重要的临床应用。随着生命科学及医药学的发展，关于受体亚型及其生物学的认识将更加深入，将会有更多临床作用优良的新型药物开发上市。

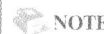

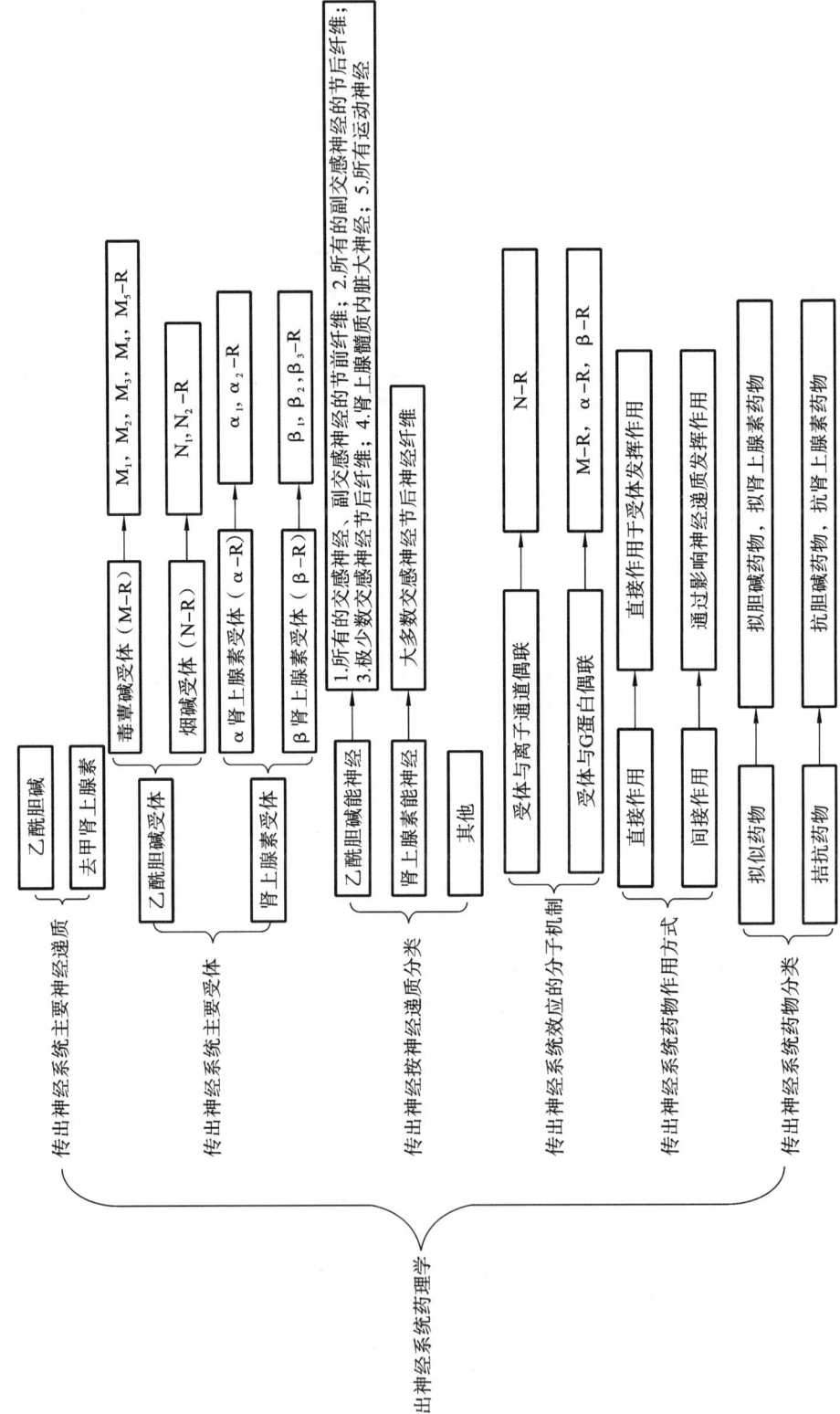

本章小结

传出神经系统主要神经递质 {
乙酰胆碱
去甲肾上腺素
}

传出神经系统主要受体 {
乙酰胆碱受体 { 毒蕈碱受体（M-R）→ M_1, M_2, M_3, M_4, M_5-R
烟碱受体（N-R）→ N_1, N_2-R
}
肾上腺素受体 { α肾上腺素受体（α-R）→ $α_1$, $α_2$-R
β肾上腺素受体（β-R）→ $β_1$, $β_2$, $β_3$-R
}
}

传出神经按神经递质分类 {
乙酰胆碱能神经 → 1.所有的交感神经、副交感神经的节前纤维；2.所有的副交感神经的节后纤维；3.极少数交感神经节后纤维；4.肾上腺髓质大神经；5.所有运动神经
肾上腺素能神经 → 大多数交感神经节后纤维
其他
}

传出神经系统效应的分子机制 {
受体与离子通道偶联 → N-R
受体与G蛋白偶联 → M-R, α-R, β-R
}

传出神经系统药物作用方式 {
直接作用 → 直接作用于受体发挥作用
间接作用 → 通过影响神经递质发挥作用
}

传出神经系统药物分类 {
拟似药物 → 拟胆碱药物，拟肾上腺素药物
拮抗药物 → 抗胆碱药物，抗肾上腺素药物
}

传出神经系统药理学

目标检测 答案

目标检测

选择题(1～4 为单项选择题,5～10 为多项选择题)

1. 传出神经系统主要神经递质是( )。

A. 乙酰胆碱　　　B. 多肽类物质　　　C. 肾上腺素　　　D. 多巴胺　　　E. 枸橼酸

2. 肾上腺素能神经包括哪些神经?( )

A. 交感神经节前纤维　　　　　　　B. 副交感神经节前纤维

C. 交感神经节后纤维　　　　　　　D. 副交感神经节后纤维　　　　　E. 运动神经

3. 乙酰胆碱在体内代谢失活的主要途径是( )。

A. 被乙酰胆碱酯酶水解　　　　　B. 被突触前膜摄取　　　　　　C. 被 COMT 水解

D. 被 MAO 水解　　　　　　　　E. 被突触后膜摄取

4. 合成去甲肾上腺素的原料是( )。

A. 枸橼酸　　　B. 酪氨酸　　　C. 亮氨酸　　　D. 草酰乙酸　　　E. 胆碱

5. 传出神经系统的主要神经递质是( )。

A. 乙酰胆碱　　　B. 去甲肾上腺素　C. 枸橼酸　　　D. 多巴胺　　　E. 多肽类物质

6. 胆碱能神经包括哪些?( )

A. 交感神经节前纤维　　　　　　　B. 副交感神经节前纤维

C. 交感神经节后纤维　　　　　　　D. 副交感神经节后纤维　　　　　E. 运动神经

7. 胆碱能受体包括哪些?( )

A. M-R　　　B. N-R　　　C. α-R　　　D. DA-R　　　E. β-R

8. 肾上腺素受体包括( )。

A. M-R　　　B. N-R　　　C. α-R　　　D. DA-R　　　E. β-R

9. 传出神经系统药物的作用机制是( )。

A. N-R 与离子通道受体偶联　　　　　　B. α-R 与离子通道受体偶联

C. N-R 与 G 蛋白受体偶联　　　　　　　D. α-R 与 G 蛋白受体偶联

E. β-R 与 G 蛋白受体偶联

10. 传出神经系统药物包括下列哪些药?( )

A. 胆碱受体激动药　　　　　　　　B. 胆碱受体阻断药

C. 肾上腺素受体激动药　　　　　　D. 肾上腺素受体阻断药

E. 多巴胺受体激动药

（湖北科技学院　闵　清）

NOTE

第五章　胆碱受体激动药

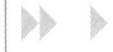

　学习目标

1. 掌握：毛果芸香碱的药理作用、临床应用及不良反应。
2. 熟悉：乙酰胆碱的药理作用。

胆碱受体激动药（cholinoceptor agonists）也称直接作用的拟胆碱药（direct-acting cholinomimetic drugs），可直接激动胆碱受体，产生与乙酰胆碱类似的作用。按作用选择性不同，胆碱受体激动药可分为 M 胆碱受体激动药和 N 胆碱受体激动药。

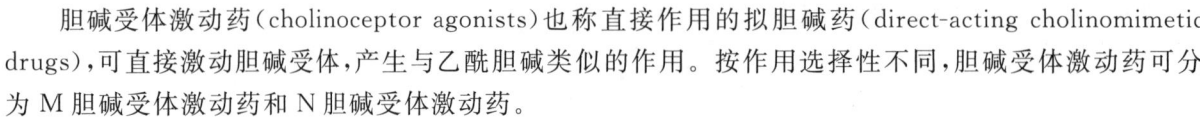

M 胆碱受体激动药根据其化学结构不同可分为两类：胆碱酯类和天然形成的拟胆碱生物碱。前者中多数药物对 M、N 胆碱受体均有兴奋作用，但以 M 胆碱受体为主，后者主要兴奋 M 胆碱受体。

一、胆碱酯类

胆碱酯类（choline esters）包括乙酰胆碱和合成的胆碱酯类（如醋甲胆碱、卡巴胆碱和贝胆碱）。其结构上的共同特点是具有一个带正电荷的季铵基团，因此该类药物的亲水性强，脂溶性相对较差。

乙酰胆碱（acetylcholine，ACh）

乙酰胆碱是胆碱能神经递质，其性质不稳定，在体内被胆碱酯酶迅速分解，且作用十分广泛，选择性差，主要作为药理学研究的工具药，无临床实用价值。但了解其生理、药理作用，将便于学习和掌握胆碱受体激动药和胆碱受体阻断药的药理作用。

【药理作用】

1. 心血管系统　静脉注射小剂量 ACh 即能激动 M 胆碱受体，舒张血管，减弱心肌的收缩力，减慢心率，减慢房室结和浦肯野纤维传导和缩短心房不应期。

2. 胃肠道　ACh 可兴奋胃肠道平滑肌，使其收缩幅度、张力增加，能促进胃肠的蠕动和分泌。

3. 泌尿道　ACh 可使泌尿道平滑肌蠕动增加，膀胱逼尿肌收缩，膀胱三角区和外括约肌舒张，导致膀胱排空。

4. 其他　ACh 可使腺体分泌增加、瞳孔括约肌和睫状肌收缩、支气管平滑肌收缩；ACh 还能兴奋颈动脉体和主动脉体化学感受器；ACh 作用于自主神经节 N_N 受体和骨骼肌神经肌肉接头的 N_M 受体，引起交感、副交感神经节兴奋及骨骼肌收缩。此外，因肾上腺髓质受交感神经节前纤维支配，故 N_N 胆碱受体激动能引起肾上腺素释放。尽管中枢神经系统有胆碱受体存在，由于 ACh 不易通过血脑屏障，故外周给药很少产生中枢作用。

醋甲胆碱（methacholine）

醋甲胆碱又称乙酰甲胆碱，由于甲基增强了其对胆碱酯酶水解作用的抵抗力，所以该药的水解速度

扫码看课件

较 ACh 慢,作用时间较 ACh 长。本品对 M 胆碱受体具有相对选择性,尤其是对心血管系统的作用明显。临床主要用于治疗口腔黏膜干燥症。禁忌证为支气管哮喘、冠状动脉缺血和溃疡病。

卡巴胆碱(carbachol)

卡巴胆碱又称氨甲酰胆碱,化学性质稳定,不易被胆碱酯酶水解,作用时间长,对 M、N 胆碱受体的选择性与 ACh 相似,均有激动作用。该药对膀胱和肠道作用明显,可用于治疗术后腹部胀气和尿潴留。仅用于皮下注射,禁用于静脉注射给药。由于该药副作用较多,且阿托品对它的解救效果较差,因此临床主要用于局部滴眼治疗青光眼。禁忌证同醋甲胆碱。

贝胆碱(bethanechol)

贝胆碱化学性质稳定,不易被胆碱酯酶水解。口服和注射均有效。可兴奋胃肠道和泌尿道平滑肌,对心血管作用弱。临床可用于术后腹部胀气、胃张力缺乏症及胃潴留等的治疗。由于该药对 M 胆碱受体具有相对选择性,故其疗效较卡巴胆碱好。

二、生物碱类

生物碱类(alkaloids)主要包括三种天然生物碱,如毛果芸香碱(pilocarpine)、槟榔碱(arecoline)和毒蕈碱(muscarine),以及合成的类似物震颤素(oxotremorine)。该类药物因具有叔氨基团,脂溶性增强,可通过各种给药途径被吸收。

毛果芸香碱(pilocarpine)

毛果芸香碱又名匹鲁卡品,是从芸香科毛果芸香属(pilocarpus)植物毛果芸香中提取出的生物碱,其水溶液稳定,可人工合成。

【药动学】
毛果芸香碱具有水溶和脂溶双相溶解性,因此其滴眼液的通透性良好。

【药理作用】
能直接激动副交感神经(包括支配汗腺的交感神经)节后纤维支配的效应器官的 M 胆碱受体,对眼和腺体的作用较明显。

1. 眼 滴眼后能引起缩瞳、降低眼内压和调节痉挛等作用。

(1)缩瞳:虹膜内有两种平滑肌,一种是瞳孔括约肌,受动眼神经的副交感神经纤维(胆碱能神经)支配,兴奋时瞳孔括约肌收缩,瞳孔缩小;另一种是瞳孔开大肌,受去甲肾上腺素能神经支配,兴奋时瞳孔开大肌向外周收缩,使瞳孔扩大。用毛果芸香碱后,可激动瞳孔括约肌的 M 胆碱受体,表现为瞳孔缩小。局部用药后作用可持续数小时至 1 天(图 5-1)。

(2)降低眼内压:房水由睫状体上皮细胞分泌和血管渗出产生,经瞳孔流入前房,到达前房角间隙,主要经滤帘流入巩膜静脉窦,最后进入血液循环(图 5-2)。毛果芸香碱可通过缩瞳作用使虹膜向中心拉紧,虹膜根部变薄,从而使处在虹膜周围部分的前房角间隙扩大,房水易于经滤帘进入巩膜静脉窦,使眼内压下降。

(3)调节痉挛:眼在视近物时,通过晶状体改变曲度(凹凸度),使物体成像于视网膜上,从而看清物体,此为眼调节作用。眼睛的调节主要取决于晶状体的曲度变化。睫状小带(悬韧带)向外缘的牵拉,通常使晶状体维持于比较扁平的状态。睫状小带又受睫状肌控制,睫状肌由环状和辐射状两种平滑肌纤维组成,其中以胆碱能神经(动眼神经)支配的环状肌纤维为主。动眼神经兴奋时或使用拟胆碱药如毛果芸香碱可使环状肌向瞳孔中心方向收缩,结果使睫状小带放松,晶状体变凸,屈光度增加,只适合于视近物,而看远物则难以使其清晰地成像于视网膜上,故看近物清楚,看远物模糊。拟胆碱药的这种作用称为调节痉挛(图 5-1)。

2. 腺体 较大剂量的毛果芸香碱(10～15 mg 皮下注射)吸收后能激动腺体的 M 胆碱受体,使腺体

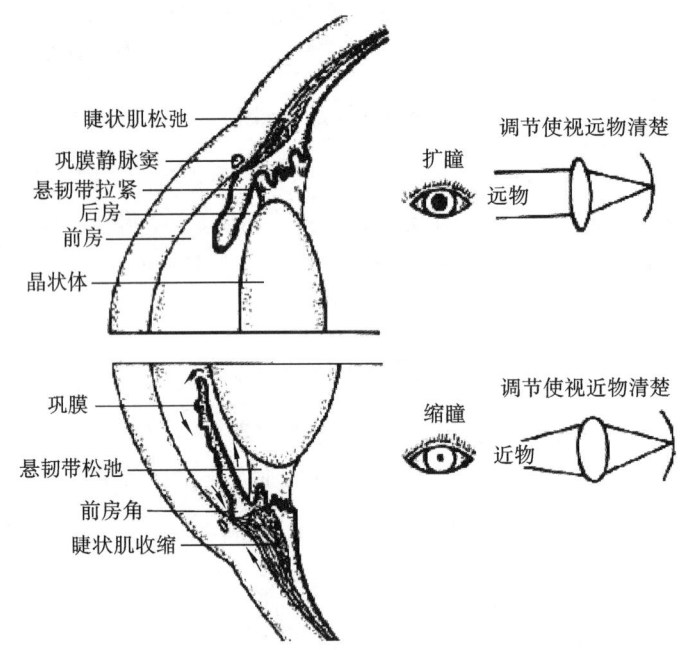

图 5-1　M 胆碱受体激动药和阻断药对眼的作用

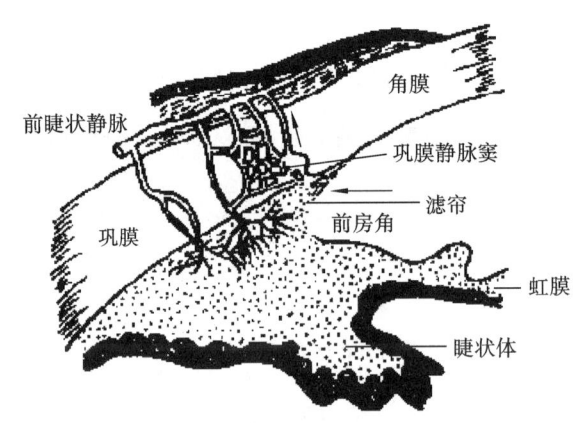

图 5-2　房水出路(箭头示房水回流方向)

分泌增加,汗腺和唾液腺分泌增加最明显,也可使泪腺、胃腺、胰腺、小肠腺和呼吸道黏膜分泌增加。

3．平滑肌　毛果芸香碱可使肠平滑肌兴奋,肠平滑肌的张力和蠕动增加;支气管平滑肌兴奋,可诱发哮喘;此外,也可兴奋子宫、膀胱、胆囊与胆道平滑肌。

4．心血管系统　毛果芸香碱 0.1 mg/kg 静脉注射时,可使心率和血压短暂下降,如先用 N 胆碱受体阻断药,则可产生明显的升压作用。上述两种作用均可被阿托品所取消,但对其拮抗毛果芸香碱所致的升压作用机制尚不清楚,可能与神经节和肾上腺髓质的兴奋有关。

【临床应用】

1．青光眼　闭角型青光眼(充血性青光眼)患者前房角狭窄,眼内压增高。低浓度的毛果芸香碱(2%以下)滴眼后可使患者瞳孔缩小,前房角间隙扩大,房水回流通畅,眼内压降低,从而缓解或消除青光眼症状,临床用于治疗闭角型青光眼(也称充血性青光眼)。但高浓度药物可使青光眼症状加重,不宜使用。另外,毛果芸香碱对开角型青光眼(单纯性青光眼)的早期也有一定疗效,但机制未明。滴眼时应压迫内眦,避免药液吸收后产生不良反应。

2．虹膜睫状体炎　与扩瞳药交替应用,可防止虹膜与晶状体粘连。

3．其他　口服可用于治疗口腔干燥,但在增加唾液分泌的同时,汗液分泌也明显增加;本品还可用作抗胆碱药阿托品等中毒的抢救。

【不良反应】

本品过量可引起 M 胆碱受体过度兴奋症状,可用阿托品对症处理。

毒蕈碱(muscarine)

毒蕈碱由捕蝇蕈(amanita muscaria)分离提取,为经典 M 胆碱受体激动药,其效应与节后胆碱能神经兴奋时所产生的效应相似,即 M 胆碱受体激动产生的作用。本品因毒性大不作为临床治疗药物,但它具有重要的药理活性,目前只作为工具药使用。

M 胆碱受体激动药的药理特性比较见表 5-1。

表 5-1 M 胆碱受体激动药的药理特性比较

M 胆碱受体激动药	对胆碱酯酶敏感性	M 胆碱受体激动药作用部位				阿托品拮抗作用	烟碱样作用
		心血管	胃肠道	泌尿道平滑肌	眼(局部)		
乙酰胆碱	+++	++	++	++	+	+++	++
醋甲胆碱	+	+++	++	++	+	+++	+
卡巴胆碱	−	+	+++	+++	++	+	+++
贝胆碱	−	+/−	+++	+++	++	+++	−
毒蕈碱	−	++	+++	+++	++	+++	−
毛果芸香碱	−	+	+++	+++	++	+++	−

知识拓展

第二节 N 胆碱受体激动药

N 胆碱受体有 N_M 和 N_N 两种亚型,N_M 胆碱受体分布于骨骼肌,N_N 胆碱受体分布于交感神经节、副交感神经节和肾上腺髓质;N 胆碱受体激动药有烟碱、洛贝林以及合成化合物四甲铵和二甲基苯哌嗪等。

烟碱(nicotine,尼古丁)

烟碱是 N 胆碱受体激动药的代表,是从烟草(tobacco)中提取的一种重要生物碱,脂溶性极强,可经皮肤吸收。烟碱作用很复杂,既作用于自主神经节 N_N 胆碱受体,也作用于神经肌肉接头的 N_M 胆碱受体,尚可作用于中枢神经系统。其对神经节的 N_N 胆碱受体作用呈双相性,即开始使用时可短暂兴奋受体,随后可持续抑制受体。烟碱对神经肌肉接头 N_M 胆碱受体的作用与其对神经节 N_N 胆碱受体的作用类似。由于烟碱作用广泛、复杂,故无临床实用价值,仅具有毒理学意义。

章节案例

章节案例
答案解析

患者,女,52 岁,3 个月前曾有反复多次的左眼视物模糊,有雾视感,伴有左侧额部疼痛。发病时前房狭窄或完全关闭,近 1 周出现左眼剧烈胀痛、眼痛、畏光、流泪、头痛、视力锐减,伴有恶心、呕吐等全身症状。眼科检查发现,左眼压 27 mmHg,房角镜检查显示左眼房角关闭。诊断为左眼急性闭角型青光眼。治疗为使用 1% 硝酸毛果芸香碱滴眼液局部滴眼,同时联合应用 0.25% 噻吗洛尔滴眼液局部滴眼。问:

上述两种药治疗闭角型青光眼的作用机制是什么?

本章小结

毛果芸香碱能直接作用于副交感神经(包括支配汗腺的交感神经)节后纤维支配的效应器官的 M

NOTE

胆碱受体,对眼和腺体的作用较明显。能引起缩瞳、降低眼内压和调节痉挛等作用。临床应用于青光眼、虹膜睫状体炎和口腔干燥的治疗。本品过量可引起 M 胆碱受体过度兴奋症状,可用阿托品对症处理。

制剂及
用法用量

目标检测
答案

目标检测

一、选择题(1~4 为单项选择题,5~7 为多项选择题)

1. 关于卡巴胆碱的叙述,正确的是( )。

A.化学性质不稳定,易被胆碱酯酶水解　　　　　　　B.作用时间很短

C.对膀胱和肠道作用明显　　　　　　　　　　　　　D.选择性激动 M 胆碱受体

E.选择性激动 N 胆碱受体

2. 毛果芸香碱对眼的作用是( )。

A.扩瞳,升高眼内压,调节麻痹　　　　　　　　　　B.扩瞳,降低眼内压,调节麻痹

C.缩瞳,降低眼内压,调节痉挛　　　　　　　　　　D.缩瞳,降低眼内压,调节麻痹

E.缩瞳,升高眼内压,调节痉挛

3. 关于醋甲胆碱的叙述,错误的是( )。

A.对心血管系统作用明显

B.对 M 胆碱受体具有相对较高的选择性

C.临床用于口腔黏膜干燥症

D.水解速度较 ACh 快,作用时间较 ACh 短

E.禁用于支气管哮喘患者

4. 烟碱的作用是( )。

A.抑制胆碱酯酶　　　　　　　　　　　　　　　　B.激动 M、N 胆碱受体

C.阻断 M、N 胆碱受体　　　　　　　　　　　　　D.选择性激动 M 胆碱受体

E.激动 N 胆碱受体

5. 静脉注射小剂量 ACh 对心血管系统主要产生的作用是( )。

A.舒张血管　　　　　　　B.减弱心肌的收缩力　　　　　　C.减慢心率

D.缩短心房不应期　　　　E.减慢房室结和浦肯野纤维传导

6. 卡巴胆碱的作用特点是( )。

A.对 M、N 胆碱受体均有激动作用　　　　　　B.不易被胆碱酯酶水解,作用时间长

C.对膀胱和肠道作用较明显　　　　　　　　　D.对膀胱和肠道作用较差

E.化学性质不稳定

7. 关于 ACh 的叙述,正确的是( )。

A.激动 M、N 胆碱受体　　　　　　　　　　　B.易通过血脑屏障

C.化学性质不稳定　　　　　　　　　　　　　D.作用广泛,选择性差

E.体内易被胆碱酯酶水解

二、问答题

毛果芸香碱的药理作用和临床用途是什么?

(赣南医学院　何　蔚)

第六章 抗胆碱酯酶药和胆碱酯酶复活药

 **学习目标**

1. 掌握:新斯的明、毒扁豆碱的药理作用及临床应用;有机磷酸酯类的中毒机制、中毒表现及其治疗。
2. 熟悉:胆碱酯酶水解乙酰胆碱的过程。
3. 了解:抗胆碱酯酶药的作用机制;常用易逆性抗胆碱酯酶药的特点。

胆碱酯酶(cholinesterase,ChE)分为乙酰胆碱酯酶(acetylcholinesterase,AChE,即真性胆碱酯酶)和丁酰胆碱酯酶(假性胆碱酯酶)。AChE 主要存在于胆碱能神经末梢突触间隙,也存在于胆碱能神经元和红细胞中,可将乙酰胆碱水解为胆碱和乙酸,终止乙酰胆碱的作用。丁酰胆碱酯酶主要存在于血浆中,可水解其他胆碱酯类,如琥珀胆碱,对乙酰胆碱特异性较低,对终止体内的 ACh 作用并不重要。

AChE 蛋白分子表面的活性中心有两个能与 ACh 结合的部位,即带负电荷的阴离子部位和酯解部位。酯解部位含有一个由丝氨酸羟基构成的酸性作用点和一个由组氨酸咪唑环构成的碱性作用点,两者通过氢键结合,增强了丝氨酸羟基的亲核活性,使之易于与 ACh 结合。AChE 水解 ACh 的过程可分为三个步骤:①ACh 分子结构中带正电荷的季铵阳离子头,以静电引力与 AChE 的阴离子部位相结合;同时,ACh 分子中的羰基碳与 AChE 酯解部位的丝氨酸的羟基以共价键形式结合,形成 ACh 和 AChE 的复合物。②ACh 的酯键断裂,乙酰基转移到 AChE 的丝氨酸羟基上,生成乙酰化 AChE,并释放出胆碱。③乙酰化 AChE 迅速水解,分离出乙酸,并使 AChE 游离,使酶的活性恢复(图 6-1)。

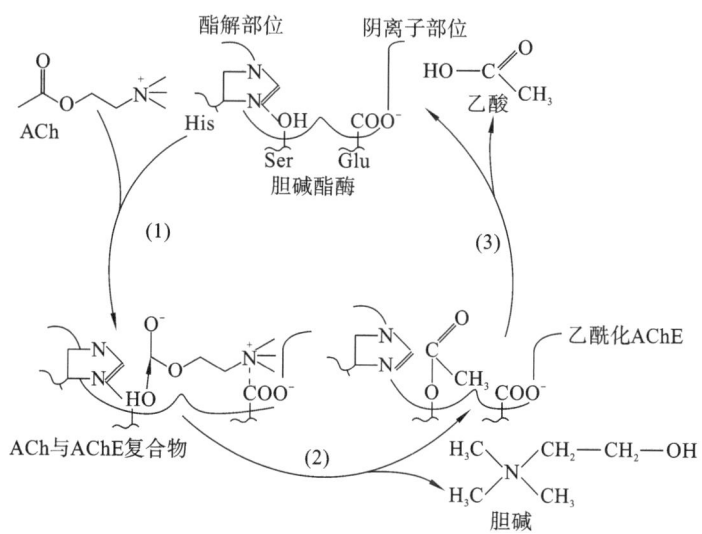

图 6-1 胆碱酯酶水解乙酰胆碱过程示意图

注:Glu 表示谷氨酸;Ser 表示丝氨酸;His 表示组氨酸。

第一节　抗胆碱酯酶药

抗胆碱酯酶药（anticholinesterase agents）又称间接作用的拟胆碱药（indirect-acting cholinomimetics），能与 AChE 牢固结合，使 AChE 活性受抑制，从而导致胆碱能神经末梢释放的 ACh 堆积，产生拟胆碱作用。

按药理学性质，抗胆碱酯酶药可分为两类：一类是易逆性抗胆碱酯酶药，如新斯的明等；另一类为难逆性抗胆碱酯酶药，如有机磷酸酯类。

根据化学结构不同，抗胆碱酯酶药可分为三类：①非共价结合的抑制药：此类药物与 AChE 的活性位点以可逆的、非共价的形式结合，不同药物之间的区别在于药物在体内的分布以及与酶的亲和力不同。如多奈哌齐（donepezil）对 AChE 的亲和力强，亲脂性高，使其易通过血脑屏障，抑制中枢神经系统内 AChE 的活性。高亲和力和亲脂性也使其作用时间得以延长。依酚氯铵（edrophonium chloride）与 AChE 的亲和力一般，且肾脏对该药消除较快，使其作用时间缩短；因为依酚氯铵具有极性很强的季铵阳离子结构，使其体内分布极为有限，仅在外周神经系统的突触部位发挥作用。②氨甲酰类抑制药：毒扁豆碱（physostigmine）分子的基本结构是氨甲酰酚羟基，同时具有季铵阳离子结构，使其有更高的效能和稳定性。吡斯的明（pyridostigmine）也是这一类药物。在此类药物的结构中，引入两个季铵基团可增强药物的效能和延长药物的作用时间。③有机磷化合物：这类化合物与 AChE 结合后可生成磷酰化 AChE 而不易水解，造成 AChE 活性不可逆地抑制，又因为本类药物具有脂溶性高、分子量小和挥发性强等特点，极易通过呼吸道和皮肤吸收以及极易进入中枢神经系统。有机磷化合物主要用作杀虫剂和神经毒剂。

一、易逆性抗胆碱酯酶药

（一）易逆性抗胆碱酯酶药的共性

【作用机制】　易逆性抗 AChE 药分子结构中的季铵阳离子头以静电引力与 AChE 的阴离子部位结合，同时其分子中的羰基碳与 AChE 酯解部位的丝氨酸羟基形成共价键结合，生成 AChE 和易逆性抗 AChE 药的复合物；由复合物进而裂解成二甲氨基甲酰化 AChE，该产物的水解速度较乙酰化 AChE 的水解速度为慢，故酶被抑制的时间较长，但比难逆性抗 AChE 药有机磷酸酯类短，故属易逆性抗 AChE 药。二甲氨基甲酰化 AChE 水解后，形成二甲氨基甲酸和复活的胆碱酯酶，酶的活性才得以恢复（图 6-2）。

【药理作用】

1. 眼　眼部用药时可导致结膜充血，并使位于虹膜边缘的瞳孔括约肌和睫状肌收缩，导致瞳孔缩小和睫状肌调节痉挛，使视力调节在近视状态。其中缩瞳作用可在几分钟内显效，30 min 达到最大效应，持续数小时至数天不等。尽管瞳孔可缩小至"针尖样"大小，但对光反射一般不消失，而晶状体调节障碍持续时间较为短暂，一般比缩瞳时间短。上述作用可促进房水回流，从而使升高的眼内压降低。毒扁豆碱该作用较强。

2. 胃肠道　不同药物对胃肠平滑肌的作用不同。新斯的明可促进胃平滑肌收缩及增加胃酸分泌，拮抗阿托品所致的胃张力下降及增强吗啡对胃的兴奋作用；当支配胃的双侧迷走神经被切断后，新斯的明的上述作用被减弱。新斯的明对食管下段具有兴奋作用，在食管明显弛缓和扩张的患者，新斯的明能明显促进食管蠕动，并增加其张力。此外，新斯的明可促进小肠、大肠（尤其是结肠）的活动，促进肠内容物排出。

3. 骨骼肌和神经肌肉接头　大多数强效抗 AChE 药对骨骼肌的作用主要是通过其抑制神经肌肉接头 AChE 而实现的，但亦有一定的直接兴奋作用（如新斯的明）。抗 AChE 药可逆转由竞争性神经肌肉阻滞药引起的肌肉松弛，但并不能有效拮抗由除极化型肌松药引起的肌肉麻痹，因为后者引起的肌肉

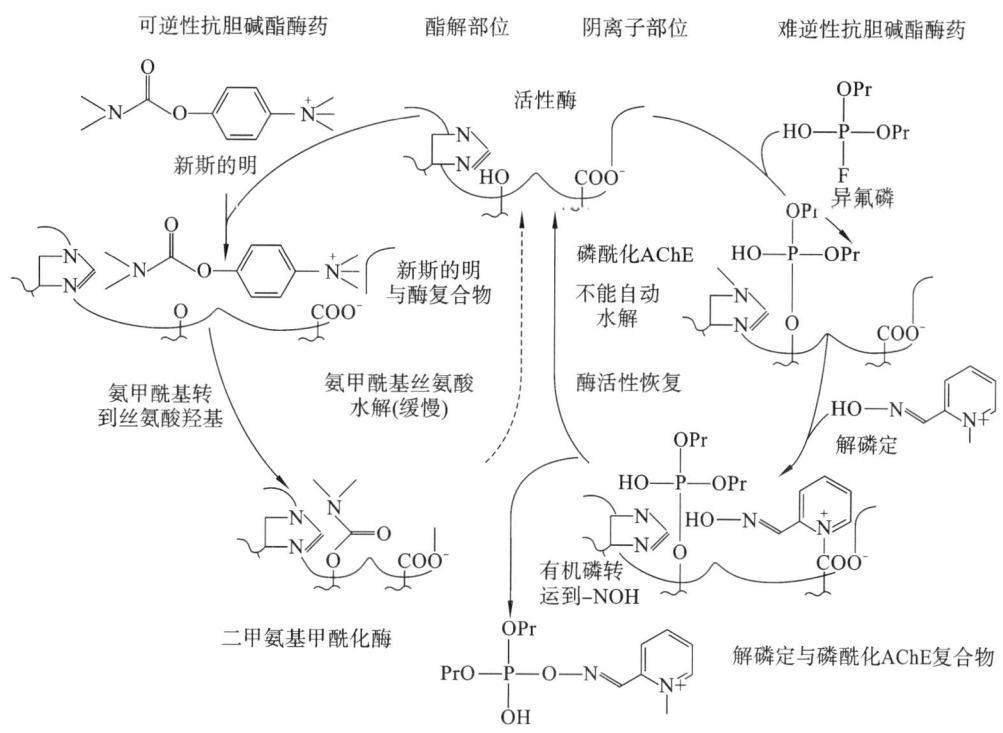

图 6-2 抗胆碱酯酶药的作用机制

麻痹主要是由神经肌肉运动终板除极化所致。本类药物对骨骼肌神经肌肉接头具有双重作用,即治疗作用和毒性作用。

4. 心血管系统 抗 AChE 药对心血管系统的作用较复杂,因为 ACh 可作用于神经节和节后纤维,影响心血管的功能。而交感和副交感神经节兴奋后对心血管系统的节后效应相反,因此其最终效应为两者的综合结果。由于副交感神经对心脏的支配占优势,ACh 对心脏的作用主要表现为心率减慢,心排血量下降。AChE 抑制剂对血管平滑肌和血压的影响较直接作用的胆碱受体激动药弱。但大剂量抗AChE 药可引起血压下降,此作用也常与药物作用于延髓的血管运动中枢有关。

5. 其他 由于许多腺体如支气管腺体、泪腺、汗腺、唾液腺、胃腺(胃窦 G 细胞和壁细胞)、小肠和胰腺等受胆碱能节后纤维支配,低剂量抗 AChE 药物可增强神经冲动所致的腺体分泌作用,较高剂量可增加基础分泌率。此外,抗 AChE 药对中枢各部位有一定的兴奋作用,而在高剂量时,常引起中枢抑制或麻痹,而且与血氧浓度过低密切相关。

【临床应用】

1. 重症肌无力(myasthenia gravis) 重症肌无力为神经肌肉接头传递障碍所致慢性病,表现为受累骨骼肌极易疲劳。目前认为这是一种自身免疫性疾病,主要表现为机体对自身突触后运动终板的 N_M受体产生免疫反应,在患者血清中可见抗 N_M 受体的抗体,从而导致 N_M 受体数目减少。新斯的明、吡斯的明和安贝氯铵为治疗重症肌无力的常规药物,可用于控制疾病症状。

2. 腹部胀气和尿潴留 以新斯的明疗效较好,可用于治疗手术后及其他原因引起的腹部胀气和尿潴留。常用方法为皮下或肌内注射,每次 0.5 mg,注射后 10~30 min 可见肠蠕动增加,而口服溴化新斯的明15~30 mg,则需 2~4 h 起效。

3. 青光眼 以毒扁豆碱和地美溴铵较为多用。滴眼后可使瞳孔缩小,眼内压下降。闭角型青光眼常用本类药物进行短时的紧急治疗,长期疗法为手术治疗。开角型青光眼的发作具有逐渐加重的特点,且常对手术治疗反应不佳,可用本类药物做长期治疗。

4. 竞争性神经肌肉阻滞药过量时的解毒 主要用新斯的明、依酚氯铵和加兰他敏治疗;也用于 M胆碱受体阻断药如阿托品等药物中毒后的解救,常用毒扁豆碱。但由于毒扁豆碱可产生严重的中枢毒性,其仅用于伴有体温升高或严重的室上性心动过速的中毒患者。

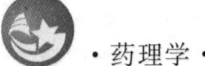

5. 阿尔茨海默病 阿尔茨海默病患者脑内胆碱能神经功能低下,导致认知障碍,出现痴呆症状。他克林、多奈哌齐和加兰他敏可用于轻、中度阿尔茨海默病的治疗。

(二)常用易逆性抗 AChE 药

新斯的明(neostigmine,prostigmine)

新斯的明的化学结构中具有季铵基团,为季铵类化合物,其溴化物口服吸收少而不规则,生物利用度为 1%～2%,达峰时间为 1～2 h,作用持续时间为 2～4 h,血浆蛋白结合率为 15%～25%。甲硫酸新斯的明肌内注射后可迅速消除。新斯的明不易透过血脑屏障,无明显的中枢作用。本品溶液滴眼时,不易透过角膜进入前房,故对眼的作用也较弱。

新斯的明抑制 AChE 的活性而发挥完全拟胆碱样作用,即通过 ACh 兴奋 M 和 N 胆碱受体产生效应。本品对心血管、腺体、眼和支气管平滑肌作用较弱,对胃肠道和膀胱平滑肌有较强的兴奋作用,而对骨骼肌的兴奋作用最强,因为它除通过抑制胆碱酯酶而发挥作用外,还能直接激动骨骼肌运动终板上的 N_M 胆碱受体以及促进运动神经末梢释放乙酰胆碱。

新斯的明在临床上用于治疗重症肌无力和腹部手术后腹部胀气和尿潴留,尚可用于阵发性室上性心动过速和竞争性神经肌肉阻滞药(非除极化型肌松药)如筒箭毒碱过量时的解毒。

该药的不良反应主要与胆碱能神经过度兴奋有关。过量可引起恶心、呕吐、腹痛、肌肉颤动等,其 M 样作用可被阿托品对抗。禁用于机械性肠梗阻或泌尿道梗阻患者。

吡斯的明(pyridostigmine)

吡斯的明为季铵类化合物,作用类似于新斯的明,但起效缓慢,作用时间较长。口服后胃肠道吸收差,生物利用度为 11.5%～18.9%,故口服剂量较大,必要时可肌内注射,对严重患者也可缓慢静脉注射给药。主要用于治疗重症肌无力,也可用于治疗麻痹性肠梗阻和术后尿潴留。不良反应与新斯的明相似,但 M 胆碱受体效应较弱。机械性肠梗阻或泌尿道梗阻患者禁用,支气管哮喘患者慎用。

安贝氯铵(ambenonium chloride)

安贝氯铵又称酶抑宁(mytelase),作用类似于新斯的明,但抗胆碱酯酶作用和兴奋骨骼肌作用都较新斯的明强,作用持续时间也较长(4～8 h)。主要用于治疗重症肌无力,尤其是不能耐受新斯的明或吡斯的明的患者。不良反应和应用时注意事项与新斯的明相似。

依酚氯铵(edrophonium chloride)

依酚氯铵显效快,对骨骼肌作用强大,用药后立即改善症状,使肌肉收缩力增强,但维持时间很短(5～15 min),故不宜作为治疗用药。用于诊断重症肌无力,通常先快速静脉注射本品 2 mg,如在 30～45 s 后未见任何药物效应,可再静脉注射本品 8 mg,受试者如出现短暂肌肉收缩改善,同时未见有舌肌纤维收缩症状,提示诊断阳性。诊断用药时应准备阿托品,以防出现严重不良反应。

毒扁豆碱(physostigmine)

毒扁豆碱又称依色林(eserine),为非洲毒扁豆(physostigma venenosum)的种子中提取的生物碱,为叔胺类化合物,现已人工合成。

本品易通过胃肠道、皮下组织和黏膜吸收,易于透过血脑屏障。吸收后在外周可出现拟胆碱作用,表现为 M、N 胆碱受体兴奋效应,但无直接激动受体的作用;进入中枢后,可抑制中枢 AChE 活性而产生作用(小剂量兴奋,大剂量抑制)。

用法主要为局部滴眼,治疗青光眼。能缩小瞳孔,降低眼内压,收缩睫状肌而引起调节痉挛等。常用 0.05% 水杨酸毒扁豆碱溶液滴眼,作用较毛果芸香碱强而持久,但刺激性较大。由于收缩睫状肌的作用较强,可引起头痛。滴眼后 5 min 即出现缩瞳,眼内压下降作用可维持 1～2 天,调节痉挛现象消失较快。滴眼时应压迫内眦,避免药液流入鼻腔后经鼻黏膜吸收入血而出现全身作用。

地美溴铵(demecarium bromide)

地美溴铵可逆性抑制 AChE,作用时间较长,用于治疗青光眼,滴眼后 15~60 min 可见瞳孔缩小,用药 24 h 后降眼内压作用达到高峰,作用持续 9 天以上。用于治疗无晶状体畸形的开角型青光眼及对其他药物无效的患者。

加兰他敏(galanthamine)

加兰他敏是从石蒜科植物中提取的生物碱,其作用与新斯的明类似,但较持久。体外抗胆碱酯酶效价约为毒扁豆碱的 1/10。临床可用于重症肌无力、脊髓灰质炎后遗症的治疗,也用于竞争性神经肌肉阻滞药(非除极化型肌松药)过量时的解毒。本品还用于阿尔茨海默病的治疗。不良反应同新斯的明,但较轻,可用阿托品对抗。

二、难逆性抗 AChE 药——有机磷酸酯类

有机磷酸酯类(organophosphate)主要作为农业或环境卫生杀虫剂,如敌百虫、敌敌畏、乐果、马拉硫磷、内吸磷和对硫磷等。有些则作为战争毒气,如沙林、梭曼、塔崩等。仅少数作为缩瞳药用于治疗青光眼,如乙硫磷和异氟磷。

【中毒机制】 有机磷酸酯类分子中亲电子性的磷原子同 AChE 酯解部位丝氨酸羟基上具有亲核性的氧原子通过共价键结合,形成难以水解的磷酰化 AChE,使 AChE 失去水解 ACh 的能力,造成 ACh 在体内大量积聚而引起一系列中毒症状。若不及时抢救,酶在几分钟或几小时内就"老化"。"老化"过程可能是磷酰化 AChE 磷酰化基团上的一个烷基或烷氧基断裂,生成更稳定的单烷基或单烷氧基磷酰化 AChE(图6-2)。此时即使用 AChE 复活药也难以使酶的活性恢复,必须等待新生的 AChE 形成,才可水解 ACh,此恢复过程需 15~30 天。因此一旦中毒,必须迅速抢救,而且要持续进行。

【中毒表现】

1. 急性毒性 由于 ACh 的作用广泛,故有机磷酸酯类的中毒症状表现多样化。轻者以 M 样症状为主,中度者可同时有 M 样症状和 N 样症状,严重中毒者除外周 M 样和 N 样症状外,还出现中枢神经系统症状。

(1)M 样症状:

①眼:当眼部接触毒物后,眼部症状可首先出现,多数有瞳孔缩小、视物模糊、结膜充血、睫状肌痉挛、眼球疼痛、眼眉疼痛。但随着症状的加重,由于交感神经节的兴奋,缩瞳作用可能并不明显。

②腺体:唾液腺、汗腺、泪腺和支气管腺体等分泌增多,引起流涎和出汗,严重者可口吐白沫,大汗淋漓。

③呼吸系统:胸腔有紧缩感,由于支气管平滑肌收缩和腺体分泌增加,引起呼吸困难,严重者甚至出现肺水肿。

④消化系统:当毒物由胃肠道摄入时,胃肠道症状可首先出现。胃肠道平滑肌的兴奋和有机磷酸酯类对胃肠道黏膜的刺激作用,可引起恶心、呕吐、腹痛和腹泻等。

⑤泌尿系统:严重病例由于膀胱逼尿肌收缩而引起小便失禁。

⑥心血管系统:M 样作用可引起心率减慢和血压下降,但由于同时有 N 样作用,故有时也可引起心率加快和血压升高。

(2)N 样症状:激动神经节 N_N 受体,引起交感神经节后纤维兴奋,可出现心动过速和血压升高;胆碱能神经肌肉接头 N_M 受体激动,表现为不自主肌束颤动,常先从眼睑和颜面等处小肌肉开始,逐渐波及全身,最后又转为肌无力,并可导致肌肉麻痹,严重时引起呼吸肌麻痹。

(3)中枢神经系统症状:除了脂溶性极低的毒物外,其他毒物均可透过血脑屏障而产生中枢作用,常呈双向反应,表现为先兴奋、不安,继而出现惊厥,后由过度兴奋转入抑制,出现意识模糊、共济失调、

谵妄、反射消失、昏迷等症状。严重中毒晚期,可出现呼吸中枢麻痹所致的呼吸抑制,甚至呼吸停止和血管运动中枢抑制引起的血压下降或循环衰竭,危及生命。

2. 慢性毒性 主要表现为血中 AChE 活性显著而持久地下降。主要症状有神经衰弱综合征、腹胀、多汗,偶有肌束颤动及瞳孔缩小。

【中毒的防治】

1. 预防 按照预防为主的方针,严格执行农药的生产和管理制度,加强生产人员和使用农药人员的劳动保护措施及安全知识教育。

2. 急性中毒的治疗

(1)消除毒物,脱离中毒现场。一旦发现中毒,应立即让患者脱离有毒环境,避免继续吸收毒物。对于经皮肤吸收中毒者,应用大量温水和肥皂清洗皮肤,切勿使用热水,以免皮肤血管扩张,加速毒物吸收。对经口中毒者,应首先抽出胃内容物,并用 2% 碳酸氢钠溶液或 1% 盐水反复洗胃,直至洗出液中不含农药味。然后用硫酸镁导泻。美曲磷酯(敌百虫)口服中毒时不能用碱性溶液洗胃,因其在碱性溶液中可转化为毒性更强的敌敌畏。对于眼部染毒者,可用 2% 碳酸氢钠溶液或 0.9% 生理盐水冲洗数分钟。

(2)使用解毒药物。

①阿托品:须及早、足量、反复注射阿托品,通过阻断 M 胆碱受体,能迅速解除有机磷酸酯类中毒时的 M 样症状;较大剂量也能解除一部分中枢神经系统中毒症状,但对抗作用较差。阿托品对 N_M 受体无作用,因此不能制止骨骼肌震颤,对中毒晚期的呼吸肌麻痹也无效,另外,阿托品没有复活胆碱酯酶的作用,疗效不易巩固,因此须与胆碱酯酶复活药合用,对中度和重度中毒病例,更须如此。阿托品用量应足量,达到"阿托品化",即瞳孔较前散大,不再缩小,颜面潮红,皮肤干燥,肺部湿性啰音显著减少或消失,意识障碍减轻或昏迷患者开始苏醒等。然后减量维持,逐渐延长给药间隔时间,直至临床症状和体征基本消失后,方可停药。

②AChE 复活药:可使被有机磷酸酯类抑制的 AChE 恢复活性,常用的有氯解磷定、碘解磷定和双复磷等。

(3)解毒药物的应用原则:正确使用解毒药物是解救有机磷酸酯类中毒的关键,应遵循联合用药、尽早用药、足量用药和重复用药的原则。

(4)对症处理:维持呼吸道通畅,给予人工呼吸、吸氧,抗惊厥和抗休克等治疗。

3. 慢性中毒的治疗 对慢性中毒,目前尚无特殊治疗方法,使用阿托品和解磷定类药物,疗效并不理想。对生产工人或长期接触者,当血中胆碱酯酶活性下降至 50% 以下时,应暂时脱离与有机磷酸酯类的接触,以免中毒加深。

第二节 胆碱酯酶复活药

胆碱酯酶复活药(cholinedterase reactivators)是一类能使已被有机磷酸酯类抑制的 AChE 恢复活性的药物,目前常用的有氯解磷定、碘解磷定和双复磷等,它们均为肟类化合物。

氯解磷定(pralidoxime chloride, PAM-CI)

氯解磷定的水溶液较稳定,可肌内注射或静脉给药,给药方便,作用快。氯解磷定经肾脏排泄也较快,不良反应较少。

【药理作用】

1. 恢复 AChE 的活性 氯解磷定进入有机磷酸酯类中毒者体内,其带正电荷的季铵氮即与磷酰化 AChE 的阴离子部位以静电引力相结合,结合后使其肟基趋向磷酰化 AChE 的磷原子,进而与磷酰基形成共价键结合,生成磷酰化 AChE 和解磷定复合物,后者进一步裂解成磷酰化解磷定。同时使 AChE

游离出来,恢复其水解 ACh 的活性(图 6-2)。

2. 直接解毒作用 氯解磷定还能与体内游离的有机磷酸酯类直接接合,成为无毒的磷酰化解磷定,由尿排出,从而阻止游离的有机磷酸酯类继续抑制 AChE 活性。

【临床应用】 氯解磷定可明显减轻 N 样中毒症状,对骨骼肌作用最为明显,能迅速抑制肌束颤动;对中枢神经系统的中毒症状也有一定的改善作用;但对 M 样中毒症状的影响较小,故应与阿托品合用,以便及时控制症状。

【不良反应】 氯解磷定一般治疗量时不良反应少见,但如剂量超过 2 g 或静脉注射速度过快(每分钟超过 500 mg)时,由于药物本身的神经肌肉阻断作用和抑制 AChE 的作用,可产生轻度乏力、视物模糊、复视、眩晕、头痛、恶心、呕吐和心动过速等症状,严重者可出现癫痫样发作、抽搐、呼吸抑制。

知识拓展

碘解磷定(pralidoxime iodide,派姆,PAM)

碘解磷定为最早应用的胆碱酯酶复活药。药理作用和临床应用与氯解磷定相似。该药水溶性较低,水溶液不稳定,久置可释放出碘。

本品对不同有机磷酸酯类中毒疗效存在差异,如对内吸磷、马拉硫磷和对硫磷中毒疗效较好,对敌百虫、敌敌畏中毒疗效稍差,而对乐果中毒则无效。

章节案例
答案解析

章节案例

患者,男,39 岁,于当天下午使用乙硫磷药液喷洒农作物。因天气热,未穿防护外套,且逆风操作。当晚出现厌食、头昏,继而出现头痛、脚软、呕吐、流涎、腹痛、腹泻等,随即送医院。体检:血压 110/70 mmHg,大汗淋漓,瞳孔缩小,肌肉震颤,呼吸急促。心率稍快,无杂音,肺部正常,肝脾未触及。诊断:乙硫磷农药中毒。问:

(1)有机磷农药中毒的机制是什么?

(2)如何对该患者进行解救处理?

本章小结

新斯的明是易逆性抗 AChE 药,对心血管、腺体、眼和支气管平滑肌作用较弱,对胃肠道和膀胱平滑肌有较强的兴奋作用,而对骨骼肌的兴奋作用最强,因为它除通过抑制胆碱酯酶发挥作用外,还能直接激动骨骼肌运动终板上的 N_M 胆碱受体以及促进运动神经末梢释放乙酰胆碱。新斯的明临床用于治疗重症肌无力和手术后腹部胀气和尿潴留,尚可用于阵发性室上性心动过速和竞争性神经肌肉阻滞药(非除极化型肌松药)如筒箭毒碱过量时的解毒。该药的不良反应主要与胆碱能神经过度兴奋有关。过量可引起恶心、呕吐、腹痛、肌肉颤动等,其 M 样作用可用阿托品对抗。禁用于机械性肠梗阻或泌尿道梗阻患者。

毒扁豆碱易通过胃肠道、皮下及黏膜吸收,易于透过血脑屏障。吸收后在外周可出现拟胆碱作用,表现为 M、N 胆碱受体兴奋作用,但无直接激动受体的作用;进入中枢后,可抑制中枢 AChE 活性而产生作用(小剂量兴奋,大剂量抑制)。局部滴眼用于治疗青光眼,能缩小瞳孔,降低眼内压,收缩睫状肌而引起调节痉挛等。

有机磷酸酯类中毒机制是分子中亲电子性的磷原子同 AChE 酯解部位丝氨酸的羟基上具有亲核性的氧原子通过共价键结合,形成难以水解的磷酰化 AChE,使 AChE 失去水解 ACh 的能力,造成 ACh 在体内大量积聚而引起一系列中毒症状。

NOTE

制剂及
用法用量

目标检测
答案

目标检测

一、选择题(1～5 为单项选择题,6～9 为多项选择题)

1. 新斯的明对下列哪种效应器兴奋作用最强?( )
A. 眼　　　　　　　B. 腺体　　　　　　C. 骨骼肌　　　　　　D. 心血管　　　　　E. 支气管平滑肌

2. 下列关于新斯的明的叙述,错误的是( )。
A. 为季铵类化合物　　　　　　　　　B. 较易通过血脑屏障
C. 易逆性抑制 AChE　　　　　　　　D. 可直接兴奋骨骼肌运动终板上的 N_M 受体
E. 对心血管的作用较弱

3. 与毛果芸香碱相比,毒扁豆碱对眼的作用( )。
A. 较强而持久　　　　　　　B. 起效较慢　　　　　　C. 刺激性较弱
D. 毒副作用较小　　　　　　E. 不引起调节痉挛

4. 有机磷酸酯类中毒的机制是( )。
A. 抑制 AChE　　　　　　　　B. 抑制 MAO　　　　　　C. 抑制 COMT
D. 直接激动 M、N 胆碱受体　　E. 阻断 M、N 胆碱受体

5. 氯解磷定解救有机磷酸酯类中毒作用最明显的症状是( )。
A. 减轻流涎　　　　　　　　B. 使缩小的瞳孔扩大　　　　　C. 抑制肌束颤动
D. 抑制支气管平滑肌收缩　　E. 抑制胃肠道平滑肌兴奋

6. 碘解磷定对下列哪项中毒的解救效果较好?( )
A. 内吸磷　　　　B. 马拉硫磷　　　　C. 对硫磷　　　　D. 敌百虫　　　　E. 乐果

7. 可用于治疗青光眼的药物有( )。
A. 毛果芸香碱　　B. 毒扁豆碱　　　C. 地美溴铵　　　D. 乙硫磷　　　E. 异氟磷

8. 下列关于毒扁豆碱的叙述,正确的是( )。
A. 为叔胺类化合物　　　　　　　　B. 可进入中枢
C. 无直接兴奋 M 胆碱受体的作用　　D. 缩瞳,降低眼内压
E. 滴眼后可致睫状肌收缩,并可出现头痛

9. 新斯的明可用于治疗( )。
A. 重症肌无力　　　　　　　B. 琥珀胆碱过量中毒　　　　C. 筒箭毒碱过量中毒
D. 机械性肠梗阻　　　　　　E. 阵发性室上性心动过速

二、问答题

1. 新斯的明的药理作用和临床应用是什么?
2. 氯解磷定解救有机磷酸酯类中毒的机制是什么?

(赣南医学院　何　蔚)

NOTE

第七章　胆碱受体阻断药

学习目标

1. 掌握:阿托品的药理作用、临床应用、不良反应及用药注意事项。
2. 熟悉:山莨菪碱、东莨菪碱的作用特点及临床应用。
3. 了解:后马托品等其他 M 受体拮抗剂作用特点;琥珀胆碱与筒箭毒碱的药理作用及临床应用。

胆碱受体阻断药是一类能与胆碱受体特异性结合又不产生或极少产生拟胆碱作用,却能妨碍乙酰胆碱或拟胆碱药与胆碱受体结合,从而产生胆碱能神经阻断或抑制效应的药物。

第一节　M 胆碱受体阻断药

一、阿托品和阿托品类生物碱

本类药物包括阿托品、东莨菪碱和山莨菪碱等。此类药物多从茄科植物颠茄、洋金花、莨菪、曼陀罗和唐古特莨菪等天然植物中提取。天然存在的为左旋莨菪碱,不稳定,提取可得到稳定的消旋莨菪碱,即得到阿托品。此类药物左旋体抗 ACh 作用比右旋体强。

【体内过程】　大多数叔胺类 M 胆碱受体阻断药和天然生物碱极易从肠道吸收,亦能穿过眼结膜。某些药物如果与合适的赋形剂配合使用可经皮吸收,如东莨菪碱。季胺类药物由于脂溶性低、极性高,因而肠道吸收差,仅为 10%~30%。阿托品及其他叔胺类 M 胆碱受体阻断药吸收后可分布于全身组织,可穿过血脑屏障,所以中枢神经系统可达较高浓度。特别是东莨菪碱,故而此药的中枢作用最强。季胺类药物不易透过血脑屏障,故中枢作用弱。

阿托品(atropine)

【体内过程】　阿托品属叔胺类化合物,口服易吸收,生物利用度为 50%,1 h 作用达高峰,$t_{1/2}$ 为 2~4 h,作用可维持 3~4 h。肌内注射或静脉给药后,起效及达峰时间更快,维持时间较短。眼部局部使用,因其在房水中排出较慢,故而作用可维持 3 日或更久。本品全身分布,可透过血脑屏障及胎盘屏障。50%~60% 以原形通过肾脏排泄,其余的可被水解,与葡萄糖醛酸结合随尿排出,少量随乳汁和粪便排出。

【药理作用与作用机制】　阿托品与 M 胆碱受体有很高的亲和力但无内在活性。对 M 胆碱受体有较高的选择性,但对各种 M 胆碱受体亚型的选择性较低而作用广泛,机体各脏器对阿托品的敏感性不同,随剂量增加可依次出现腺体分泌减少,瞳孔扩大和调节麻痹,心率加快,平滑肌松弛,大剂量可出现中枢症状。

1. 腺体　抑制腺体分泌。阿托品对汗腺、唾液腺的抑制分泌作用最强,对泪腺、支气管腺体的抑制分泌作用次之,较大剂量也减少胃液分泌,但对胃酸分泌影响较小,因胃酸分泌受多种因素调节,如胃酸分泌还受组胺、胃泌素等多种体液调节;阿托品对胰液和肠液分泌几乎无作用。

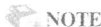

2. 眼 阿托品局部和全身给药对眼均有扩瞳、升高眼内压和调节麻痹作用。

（1）扩瞳：阿托品能阻断瞳孔括约肌上的 M 胆碱受体而松弛瞳孔括约肌，使去甲肾上腺素能神经支配的瞳孔开大肌功能占优势，而使瞳孔扩大。

（2）升高眼内压：由于阿托品扩大瞳孔，使虹膜退向边缘，前房角间隙变窄，从而阻碍房水回流入巩膜静脉窦，造成眼内压升高。

（3）调节麻痹：阿托品能阻断睫状肌上 M 胆碱受体，使睫状肌松弛而悬韧带拉紧，导致晶状体变扁平，其折光度减低，远物成像在视网膜之上，而近物成像在视网膜之后，视近物模糊，视远物清楚，此即为调节麻痹。

3. 平滑肌 阿托品能阻断 M 胆碱受体，对多种内脏平滑肌有松弛作用。其作用强弱与平滑肌的功能状态有关，并有器官差异性。当平滑肌处于过度活动或痉挛状态时，松弛作用更为明显。阿托品缓解胃肠道平滑肌痉挛效果较好；对膀胱逼尿肌也有解痉作用；但对胆管、输尿管、支气管的解痉作用较弱；对子宫平滑肌无明显影响。对胃肠道括约肌的作用主要取决于括约肌的功能状态，如胃幽门括约肌痉挛时，阿托品具有弱而不稳定的松弛作用。

4. 心血管

（1）兴奋心脏：较大剂量的阿托品（1～2 mg）通过阻断心脏的 M 胆碱受体，解除迷走神经对心脏的抑制，从而提高窦房结自律性，加快心率，可缩短房室结的有效不应期而改善传导阻滞。阿托品可加速心率，对迷走神经张力较高的青壮年作用显著，如肌内注射 2 mg 的阿托品可使心率增加 35～40 次/分；而对婴幼儿和老年人的心率影响较小，即使大剂量，心率加速作用也不明显。

（2）扩张血管：由于许多血管缺乏明显的胆碱能神经支配，一般治疗量阿托品对血管无明显影响，大剂量阿托品可使皮肤及内脏血管扩张，出现潮红等症状，尤其当微循环的血管痉挛时，阿托品有明显的解痉作用，可改善微循环。阿托品的扩血管作用机制未明，但与 M 胆碱受体阻断作用无关。可能是机体对阿托品所引起的体温升高的代偿性散热反应，也可能是阻断小血管平滑肌的 α 受体的结果或与其钙拮抗作用有关。

5. 中枢神经系统 治疗量（0.5～1.0 mg）的阿托品对中枢的兴奋作用不明显，较大剂量（1.0～2.0 mg）可轻度兴奋延髓和大脑；5 mg 时对中枢的兴奋作用明显加强，中毒剂量（10 mg）以上时可引起明显的中毒症状（可产生幻觉、惊厥、运动失调、定向障碍），如再增加给药剂量，则可出现昏迷和呼吸肌麻痹，患者可死于呼吸和循环衰竭。

【临床应用】

1. 解除平滑肌痉挛 本品可用于多种内脏绞痛，对胃肠绞痛、膀胱刺激症状（尿频、尿急等）疗效好，但对于胆绞痛和肾绞痛单用疗效差，需与阿片类镇痛药联合用药。

2. 抑制腺体分泌 因可减少呼吸道腺体分泌，防止分泌物阻塞呼吸道及吸入性肺炎的发生，可用于全身麻醉（简称全麻）前给药。也可用于治疗严重的盗汗症和流涎症。用药剂量不可过大，以不产生口干为宜。

3. 眼科用药

（1）用于治疗虹膜睫状体炎：本品可松弛瞳孔括约肌和睫状肌，使发炎的组织得到休息，有利于炎症消退；与缩瞳药交替应用可防止虹膜与晶状体粘连，防止瞳孔闭锁。

（2）用于验光配镜和眼底检查：因阿托品使睫状肌充分调节麻痹，晶状体固定，便于准确测定晶状体的屈光度。但阿托品扩瞳和调节麻痹作用时间较长，现已少用。只有儿童验光配镜须用之，因儿童睫状肌调节功能较强，须用阿托品充分调节麻痹。

4. 治疗缓慢型心律失常 治疗因迷走神经过度兴奋所致的窦性心动过缓，窦房传导阻滞或一、二度房室传导阻滞等缓慢型心律失常。

5. 抗休克 大剂量阿托品能解除血管痉挛，改善微循环，用于治疗中毒性菌痢、中毒性肺炎、暴发型流行性脑脊髓膜炎等引起的感染性休克。但对休克伴有心率过快或高热者不宜用阿托品。由于阿托品抗休克时所用剂量较大，中枢兴奋等副作用较多，目前临床往往用山莨菪碱代替。

6. 解救有机磷酸酯类中毒 阿托品可迅速有效地控制有机磷酸酯类中毒的 M 样症状及部分中枢症状,但对 N 样症状无效,也不能使失活的胆碱酯酶复活,故应配合胆碱酯酶复活药及其他抢救措施。

【不良反应及用药注意事项】 治疗量常见的副作用为口干、皮肤干燥、瞳孔扩大、畏光、视物模糊、面部潮红、心悸、体温升高、排尿无力等。过量可致急性中毒,除上述症状加重外,还可出现中枢兴奋症状,如不安、激动、幻觉、言语不清、精神错乱、谵妄、高热、抽搐、惊厥等。严重时可由中枢兴奋转入抑制,出现昏迷、血压下降、呼吸抑制等。阿托品的最低致死量在成人为 80~130 mg,儿童为 10 mg 。阿托品中毒的解救除按一般中毒处理外,主要为对症治疗。拟胆碱药毛果芸香碱、新斯的明能有效拮抗阿托品的外周副作用。也可用毒扁豆碱,毒扁豆碱不仅可拮抗阿托品的外周副作用,还可迅速对抗阿托品中毒症状(包括谵妄和昏迷)。但如解救有机磷酸酯类中毒致阿托品过量中毒时,则不宜用新斯的明和毒扁豆碱,因为它们与有机磷酸酯类同属于胆碱酯酶抑制药,可加重有机磷酸酯类中毒症状,此时只可用毛果芸香碱。患者如有明显中枢兴奋症状时,也可适当使用地西泮等镇静催眠药对抗,但剂量不宜过大,以免与阿托品中毒时的中枢抑制作用产生协同作用。对呼吸衰竭者可用人工呼吸等措施抢救。

青光眼、前列腺肥大患者禁用。体温在 39 ℃以上的患者,应先降温再用本药,以免体温更加升高。

山莨菪碱(anisodamine)

山莨菪碱是我国科学家从茄科植物山莨菪根中提出的生物碱,简称 654-1,其人工合成品称 654-2。

本品具有与阿托品相似的药理作用,与阿托品相比,其作用特点如下:①对胃肠道平滑肌、血管平滑肌解痉作用选择性高,解痉作用的强度与阿托品类似或稍弱;②抑制腺体分泌和扩瞳作用较弱,仅为阿托品的 1/20~1/10;③不易透过血脑屏障,故无明显中枢作用。由于本药的选择性相对较高,不良反应(尤其是中枢不良反应)较阿托品少,毒性较低,临床常用于解除胃肠绞痛、治疗感染性休克以及多种微循环障碍性疾病。颅内压增高、脑出血急性期及青光眼患者禁用。

东莨菪碱(scopolamine)

东莨菪碱是从植物洋金花、颠茄或莨菪中提取的生物碱。

本品与阿托品相比,其作用特点如下:①外周作用:与阿托品相似,但抑制腺体分泌作用较阿托品强,扩瞳、调节麻痹作用较阿托品稍弱,对心血管系统及内脏平滑肌的作用较阿托品弱。②中枢神经系统作用:与阿托品相反,表现为抑制作用,随剂量增加依次可出现镇静、催眠、麻醉作用。同时能抑制前庭神经和大脑皮层,而表现出抗晕止吐作用;另外能阻断黑质-纹状体 M 胆碱受体,有抗帕金森病作用,但能兴奋呼吸中枢。

临床主要用于:①全身麻醉前给药:本药对中枢神经系统有明显抑制作用,抑制腺体分泌作用较阿托品强,而对呼吸中枢有兴奋作用。故麻醉前给药优于阿托品。②抗晕止吐:与苯海拉明合用对晕动病有明显疗效;也可用于妊娠呕吐及放射病呕吐等。③抗帕金森病:对帕金森病患者,有改善流涎、震颤和肌肉强直的效果。

不良反应、用药注意事项和禁忌证同阿托品。

二、阿托品的合成代用品

1. 合成扩瞳药 目前临床主要用于扩瞳的药物有后马托品(homatropine)、托吡卡胺(tropicamide)、环喷托酯(cyclopentolate)和尤卡托品(eucatropine)等,均属短效 M 胆碱受体阻断药,与阿托品相比,其扩瞳作用维持时间短,患者视力恢复快。适用于一般的眼底检查和成人验光配镜。青光眼患者禁用。各药滴眼后作用比较见表 7-1。

表 7-1 几种扩瞳药滴眼作用的比较

药 物	浓度/(%)	扩瞳作用		调节麻痹作用	
		高峰/min	消退/天	高峰/h	消退/天
硫酸阿托品	1	30~40	7~10	1~3	7~12

NOTE

续表

药 物	浓度/(%)	扩瞳作用		调节麻痹作用	
		高峰/min	消退/天	高峰/h	消退/天
氢溴酸后马托品	1	40~60	1~2	0.5~1	1~2
托吡卡胺	0.5~1.0	20~40	0.25	0.5	<0.25
环喷托酯	0.5	30~50	1	1	0.25~1
尤卡托品	2.0~5.0	30	0.1~0.25	无调节麻痹作用	

2. 合成解痉药

溴丙胺太林(propantheline bromide,普鲁本辛)

溴丙胺太林为季铵类解痉药,口服吸收不完全,食物可妨碍其吸收,故宜饭前服用。其作用特点如下:①对胃肠道 M 胆碱受体阻断作用选择性高,抑制胃肠道平滑肌作用较强而持久,并能不同程度地减少胃液分泌。②不易透过血-脑屏障,中枢作用不明显。临床主要用于治疗胃、十二指肠溃疡、胃肠绞痛,也可用于尿毒症及妊娠呕吐等。不良反应类似于阿托品,但较轻。中毒量可因神经肌肉接头阻断而引起呼吸抑制。青光眼患者禁用。

贝那替嗪(benactyzine,胃复康)

贝那替嗪为叔胺类解痉药,口服较易吸收。其作用特点如下:①解除胃肠道平滑肌痉挛作用较明显,也有抑制胃液分泌作用。②安定中枢:易透过血脑屏障,产生中枢安定作用。临床适于治疗兼有焦虑症的消化性溃疡患者,亦可用于肠蠕动亢进及膀胱刺激征患者。主要不良反应为口干、头晕及嗜睡等。

第二节 N 胆碱受体阻断药

一、N₁ 胆碱受体阻断药

【药理作用与临床应用】 N₁ 胆碱受体阻断药(N₁-cholinoceptor blocking drugs)能选择性地与神经节细胞上的 N₁ 胆碱受体结合,竞争性地阻断乙酰胆碱与受体结合,使乙酰胆碱不能引起神经节细胞的除极化,从而阻断了神经冲动在神经节中的传递,故也称神经节阻断药(ganglion blocking drugs)。

神经节阻断药对交感神经节和副交感神经节都有阻断作用,因此它对效应器的综合效应常视两类神经对该器官的支配以何者占优势而定。例如,交感神经对血管的支配占优势,用神经节阻断药后,则使血管,特别是小动脉扩张,总外周阻力下降,加上静脉扩张,回心血量和心排血量减少,结果常使血压显著下降。而在胃肠道、眼、膀胱等平滑肌和腺体则以副交感神经占优势,因此,用药后常出现便秘、扩瞳、口干、胃肠道腺体分泌减少和尿潴留等。

神经节阻断药在临床上可作为麻醉辅助药以发挥控制性降压作用,可减少手术区出血。也可用于主动脉瘤手术,尤其当禁忌用 β 受体阻断药时,用神经节阻断药,不仅能降压,还能有效防止因手术剥离、撕拉组织造成的交感神经反射,使血压不致明显升高。神经节阻断药在过去曾用于治疗高血压,但由于其作用过于广泛,副作用多,且其降压作用过强过快,故现已被其他治疗高血压药取代。

现在应用的神经节阻断药主要是美卡拉明(mecamylamine,美加明)、樟磺咪芬(trimetaphan camsylate,阿方那特),其他药物已基本不用。

本类药物常见不良反应是嗜睡、口干、便秘、排尿困难及视物模糊等。冠心病、肾功能不良者禁用。

二、N₂ 胆碱受体阻断药

N₂ 胆碱受体阻断药又称骨骼肌松弛药,简称肌松药。为全身麻醉用药的重要组成部分,能使患者在较浅麻醉下进行外科手术。按其作用机制不同,可分为除极化型肌松药和非除极化型肌松药两类。

(一)除极化型肌松药

琥珀胆碱(succinylcholine,司可林)

【药理作用与临床应用】 其分子结构与乙酰胆碱相似,与骨骼肌运动终板上的 N₂ 胆碱受体有较强亲和力,产生与乙酰胆碱相似,但较持久的除极化作用,使之长期处于不应期状态,不再对乙酰胆碱起反应,从而导致骨骼肌松弛。肌肉松弛(简称肌松)顺序依次为颈部肌、肩胛肌、腹部肌、四肢肌,肌松作用最明显的是颈部肌肉和四肢肌肉,对呼吸肌麻痹作用不明显,但对喉头和支气管肌肉作用强。本药在临床上作为外科麻醉辅助药,静脉滴注使肌肉完全松弛,且维持时间较长,便于在较浅的全麻下进行外科手术,增加全麻的安全性。静脉注射用于气管内插管、气管镜和食管镜检查等短时操作,因有强烈的窒息感,故清醒患者禁用。一般可继硫喷妥钠静脉注射后给本品。

【不良反应及用药注意事项】

1. 呼吸肌麻痹 过量可致呼吸肌麻痹,从而自主呼吸停止。用本药时应备有人工呼吸机,抢救时须进行人工呼吸。因新斯的明不能对抗琥珀胆碱的肌松作用,反而能增之,故禁用新斯的明抢救。

2. 肌肉酸痛 少数患者用药后可引起肌肉酸痛,可能由肌束颤动损伤肌梭所致,一般 3～5 天可自愈。

3. 血钾升高 由于本药使骨骼肌持久性除极化,导致大量钾离子外流,故血钾升高。对血钾偏高的患者,如烧伤、广泛软组织损伤、偏瘫等患者禁用,以免发生高钾血症性心搏骤停。

4. 眼内压升高 本药能引起眼球外骨骼肌短暂挛缩而升高眼内压,故青光眼和白内障晶体摘除术患者禁用。

严重肝功能不全、营养不良和电解质紊乱者慎用。

(二)非除极化型肌松药

筒箭毒碱(tubocurarine)

非除极化型肌松药是指药物对骨骼肌运动终板上的 N₂ 胆碱受体只有较强的亲和力,但缺乏内在活性,不能激动受体,不引起运动终板膜除极化,不产生终板电位,且可竞争性拮抗乙酰胆碱对 N₂ 胆碱受体的作用,使骨骼肌松弛。肌松顺序与琥珀胆碱类似。

主要作为外科麻醉辅助用药。本药静脉注射后 3～4 min 产生肌松作用,约 5 min 达高峰,持续20～40 min,24 h 后仍有一定作用。因有蓄积性,重复使用本药时应减量。过量也可引起呼吸肌麻痹,但可用新斯的明解救。因有神经节阻断作用和促进组胺释放作用,可致血压下降、支气管痉挛和唾液分泌增多,故禁用于支气管哮喘、重症肌无力和严重休克患者。10 岁以下儿童对此药敏感,不宜用于儿童患者。

本药来源有限(需进口),缺点较多,现已少用。临床应用较多且较安全的非除极化型肌松药有以下几种,如泮库溴铵、维库溴铵、阿曲库铵等。均在各类手术、气管插管、破伤风及惊厥时作肌松药使用。

知识拓展

章节案例

患者,男,56 岁,1 h 前出现右上腹部发作性持续性疼痛,向右肩放射,被家人急送医院。问病史得知患者患慢性胆囊炎胆石症 5～6 年,有反复发作史。入院检查:体温 39.0 ℃,右上腹局部肌紧张,有压痛,可扪及肿大的胆囊。B 超检查结果:胆囊肿大。入院诊断:慢性胆囊炎急性发作。问:

为了缓解患者的疼痛症状,主要选用哪种药物?为什么?

章节案例
答案解析

NOTE

本章小结

胆碱受体阻断药

药 物 分 类	药 名	作用及应用特点
M 胆碱受体阻断药	阿托品等	具有抑制腺体分泌、松弛平滑肌、兴奋心脏、扩张血管作用,对眼有扩瞳、升高眼内压和调节麻痹作用。用于麻醉前给药、胃肠绞痛、膀胱刺激症状、胆绞痛和肾绞痛、缓慢型心律失常、感染性休克、虹膜睫状体炎和眼底检查、有机磷农药中毒等。青光眼、前列腺肥大者禁用
N 胆碱受体阻断药	琥珀胆碱等	与骨骼肌运动终板上的 N_2 受体结合,产生与乙酰胆碱相似但较持久的除极化作用,从而导致骨骼肌松弛。用于外科麻醉辅助、气管内插管、气管镜和食管镜检查等短时操作。过量可致呼吸肌麻痹,应备人工呼吸机。禁用新斯的明抢救

目标检测

一、选择题(1~10 为单项选择题,11~13 为多项选择题)

1. 有关阿托品药理作用的叙述,不正确的是(　　)。

A. 松弛内脏平滑肌　　　　　B. 中枢抑制作用　　　　　C. 抑制腺体分泌

D. 升高眼内压,调节麻痹　　　E. 抑制心脏,收缩血管

2. 阿托品可用于(　　)。

A. 心房纤颤　　　　　　　　B. 窦性心动过速　　　　　C. 室性心动过速

D. 窦性心动过缓　　　　　　E. 青光眼

3. 阿托品对眼的作用是(　　)。

A. 缩瞳、降低眼内压、视远物不清　　　　　　　B. 散瞳、升高眼内压、视近物不清

C. 散瞳、升高眼内压、视远物不清　　　　　　　D. 散瞳、降低眼内压、视近物不清

E. 缩瞳、升高眼内压、视近物不清

4. 具有中枢抑制作用的 M 胆碱受体阻断药是(　　)。

A. 后马托品　　B. 哌仑西平　　C. 山莨菪碱　　D. 东莨菪碱　　E. 溴丙胺太林

5. 不具有缩瞳作用的是(　　)。

A. 有机磷酸酯类　　B. 山莨菪碱　　C. 新斯的明　　D. 毒扁豆碱　　E. 阿托品

6. 琥珀胆碱中毒的解救方法是(　　)。

A. 静脉注射筒箭毒碱　　　　B. 静脉注射毛果芸香碱　　　C. 静脉注射新斯的明

D. 人工呼吸　　　　　　　　E. 注射氯化钾

7. 阿托品类药物中毒时可用下列哪种药物解救?(　　)

A. 碘解磷定　　B. 酚妥拉明　　C. 肾上腺素　　D. 毛果芸香碱　　E. 新斯的明

8. 治疗胃肠绞痛应首选下列哪种药物?(　　)

A. 阿司匹林　　B. 吗啡　　C. 哌仑西平　　D. 阿托品　　E. 肾上腺素

9. 山莨菪碱主要用于(　　)。

A. 青光眼　　　　　　　　　B. 验光配镜　　　　　　　C. 心动过速

D. 胃肠绞痛和感染性休克　　E. 有机磷酸酯类中毒

10. 阿托品引起瞳孔扩大是由于(　　)。

A. 睫状肌收缩　　　　　　　B. 虹膜辐射肌收缩　　　　　C. 虹膜括约肌松弛

D. 虹膜括约肌收缩　　　　　　　　E. 激动 β 受体

11. 阿托品禁用于(　　)。

A. 肠痉挛　　　　　B. 心动过缓　　　　C. 感染性休克　　　D. 青光眼　　　　E. 前列腺肥大

12. 山莨菪碱的适应证是(　　)。

A. 内脏绞痛　　　　　　　　　B. 感染性休克　　　　　　　　　C. 防晕、止呕

D. 扩瞳、检查眼底　　　　　　E. 全麻前给药

13. 东莨菪碱可用于(　　)。

A. 治疗青光眼　　　　　　　　B. 抗帕金森病　　　　　　　　C. 防治晕动病

D. 内脏平滑肌绞痛　　　　　　E. 全麻前给药

二、问答题

1. 比较毛果芸香碱和阿托品对眼的作用和用途。

2. 为什么筒箭毒碱中毒致呼吸肌麻痹可用新斯的明抢救而琥珀胆碱中毒却不能?

(宁夏医科大学　李凤梅)

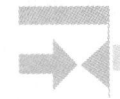

第八章 肾上腺素受体激动药

扫码看课件

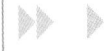 **学习目标**

　　1. 掌握:肾上腺素、去甲肾上腺素、异丙肾上腺素的药理作用、临床应用、不良反应及用药注意事项。
　　2. 熟悉:多巴胺、麻黄碱、间羟胺的药理作用、临床应用、不良反应及用药注意事项。
　　3. 了解:其他肾上腺素受体激动药的作用特点。

　　肾上腺素受体激动药是一类能与肾上腺素受体特异性结合而产生肾上腺素样作用的药物,这类药物又称为拟肾上腺素药。

第一节　构效关系与分类

一、构效关系

　　本类药物的基本化学结构为 β-苯乙胺。在苯环上的 α 或 β 位上碳原子的氢及末端的氨基被不同取代基所取代后,就可以合成多种肾上腺素受体激动药。

　　1. 苯环上化学基团的不同　肾上腺素、去甲肾上腺素、异丙肾上腺素和多巴胺等在苯环 3、4 位碳原子上都有羟基形成儿茶酚,故以上四药可统称为儿茶酚胺类(catecholamines)。外周作用强而中枢作用弱,易被儿茶酚胺氧位甲基转移酶破坏,故作用时间短。如果去掉一个羟基(特别是去掉 3 位羟基),其外周作用将减弱,而作用时间延长,口服生物利用度增加。如将两个羟基都去掉,脂溶性增加,外周作用减弱,中枢作用加强,如麻黄碱。

　　2. 烷胺侧链 α 碳原子上的氢被取代　如被甲基取代,可阻碍单胺氧化酶的氧化,使作用时间延长;在神经元内存在时间长,从而发挥促进递质释放的作用,如间羟胺和麻黄碱。

　　3. 氨基上氢原子被取代　如氢原子被取代,则药物对 α、β 受体选择性将发生变化。取代基团从甲基到叔丁基,对 α 受体的作用逐渐减弱,而对 β 受体作用却逐渐加强。

二、分类

　　肾上腺素受体激动药按其对不同肾上腺素受体的选择性不同而分为三大类:①α 受体激动药(α-adrenoceptor agonists);②α、β 受体激动药(α、β-adrenoceptor agonists);③β 受体激动药(β-adrenoceptor agonists)(表 8-1)。

表 8-1　肾上腺素受体激动药的化学结构、分类及受体选择性

药　　物		3-	4-	β-	α-	N-	受体选择性
α 受体 激动药	去甲肾上腺素	OH	OH	OH	H	H	α_1,α_2,β_1
	间羟胺	OH	—	OH	CH_3	H	α_1,α_2,β_1
	去氧肾上腺素	OH	—	OH	H	CH_3	α_1

分子结构式:$\underset{4}{\overset{5\ \ 6}{}}\ \underset{3\ \ 2}{\overset{1}{}}$ 苯环 $\overset{\beta}{CH}-\overset{\alpha}{CH}-NH$

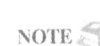

NOTE

药　　物		3-	4-	β-	α⁻	N-	受体选择性
α、β受体激动药	肾上腺素	OH	OH	OH	H	CH_3	α,β
	麻黄碱	—	—	OH	CH_3	CH_3	α,β
	多巴胺	OH	OH	H	H	H	α,β,DA
β受体激动药	异丙肾上腺素	OH	OH	OH	H	$CH(CH_3)_2$	β
	多巴酚丁胺	OH	OH	H	H	$HC-(CH_2)_2-\!\!\bigcirc\!\!-OH$ 其下 CH_3	$β_1$
	沙丁胺醇	CH_2OH	OH	OH	H	$C(CH_3)_3$	$β_2$

表头结构式：
$$\underset{3}{\overset{4}{\bigcirc}}\underset{2}{\overset{5\ 6}{}}1-\overset{β}{\underset{|}{CH}}-\overset{α}{\underset{|}{CH}}-NH$$

第二节　α、β受体激动药

一、肾上腺素(adrenaline,AD)

肾上腺素是肾上腺髓质分泌的主要激素。药用肾上腺素可从家畜(牛、羊等)肾上腺提取或人工合成，本品化学性质不稳定，见光、遇热易分解，在中性或碱性溶液特别是碱性溶液中，易氧化变色而失效，而在酸性溶液中较稳定。

【体内过程】　口服后在碱性肠液、肠黏膜及肝内易被破坏失效，不能达到有效血药浓度，故不产生吸收作用。皮下注射因局部血管收缩，吸收缓慢，作用时间较长，可维持作用 1 h。肌内注射吸收较快，作用维持时间为 10～30 min。静脉注射立即生效，但仅维持数分钟。本品难通过血脑屏障，中枢作用弱。消除大致同递质去甲肾上腺素。

【药理作用】　肾上腺素能激动 α 和 β 受体而呈现 α 型和 β 型作用。

1. **心脏**　激动心肌、窦房结和传导系统的 $β_1$ 受体，引起心肌收缩力加强，传导速度加快，心率加快，故心排血量增加；并能舒张冠状血管，改善心肌血液供应，且作用迅速。其不利的一面是使心肌代谢加快，心肌耗氧量增加，易引起心肌缺氧；加之心肌兴奋性升高，心脏正、异位起搏点均兴奋，故过量或静脉给药速度过快，可引起心律失常甚至心室纤颤。

2. **血管**　肾上腺素对血管的效应取决于各部位血管肾上腺素受体的分布密度和种类。小动脉及毛细血管前括约肌肾上腺素受体的分布密度高，故本药对小动脉及毛细血管前括约肌作用强，而静脉及大动脉肾上腺素受体的分布密度低，故对静脉及大动脉作用较弱。激动血管平滑肌的 $α_1$ 受体，使以 $α_1$ 受体占优势的皮肤、黏膜血管、腹腔内脏血管收缩，对脑血管、肺血管收缩作用微弱，有时因血压升高而被动地扩张；激动血管平滑肌的 $β_2$ 受体，使以 $β_2$ 受体占优势的骨骼肌血管和冠状动脉血管呈现舒张效应。

3. **血压**　肾上腺素对血压的影响与给药剂量有关，血管平滑肌的 $β_2$ 受体比 $α_1$ 受体对低浓度的肾上腺素更敏感。故治疗量皮下注射或低浓度静脉滴注肾上腺素，能兴奋心脏，增加心排血量，使收缩压上升；此时骨骼肌血管的舒张抵消或超过皮肤、黏膜及内脏血管的收缩，故舒张压不变或下降；使脉压加大，导致身体各部位血液重新分配，有利于紧急状态下满足机体能量供应的需要。较大剂量或静脉快速注射时，$α_1$ 受体激动作用占优势，血管收缩作用超过血管舒张作用，外周阻力增加，使收缩压和舒张压均升高。此外，肾上腺素作用于肾小球旁器细胞的 $β_1$ 受体，促进肾素分泌也会影响血压。

若先用 α 受体阻断药取消肾上腺素的激动 $α_1$ 受体收缩血管的作用，再用原来升压剂量的肾上腺素

NOTE

时，则其激动 β_2 受体的血管扩张作用就充分地表现出来，导致血压不仅不升反而下降，这种现象称为肾上腺素升压作用的翻转。

4. 支气管 激动支气管平滑肌的 β_2 受体，产生强大的舒张作用，尤以支气管平滑肌痉挛状态时舒张作用明显，并能抑制肥大细胞释放组胺、白三烯等过敏物质。肾上腺素还激动支气管黏膜血管的 α_1 受体，产生收缩血管作用，降低血管通透性，减轻支气管黏膜充血和水肿。

5. 代谢 肾上腺素激动 β_2 受体，可促进糖原、脂肪分解，使血糖升高、血中游离脂肪酸含量升高，明显提高机体代谢率和耗氧量。

6. 中枢神经系统 肾上腺素对中枢神经系统有兴奋作用，治疗量时不易透过血-脑脊液屏障，无明显中枢兴奋作用；大剂量时则可出现中枢兴奋症状，如激动、呕吐、肌强直，甚至惊厥等。

【临床应用】

1. 抢救心搏骤停 可用于麻醉、手术意外、溺水、急性传染病、药物中毒和心脏高度传导阻滞等原因引起的心搏骤停。对电击所致心搏骤停（常伴心室纤颤），可配合除颤器或利多卡因除颤，一般用心室内注射，也可静脉注射，同时进行有效的人工呼吸、心脏按压和纠正酸中毒。

2. 抢救过敏性休克 肾上腺素激动 α 受体，收缩小动脉及毛细血管前括约肌，降低毛细血管通透性；激动 β 受体，可增强心脏功能，缓解支气管平滑肌痉挛，抑制过敏物质释放以及扩张冠状动脉。故能迅速缓解过敏性休克的症状，是抢救过敏性休克的首选药物。一般采用皮下或肌内注射，必要时亦可用生理盐水稀释后缓慢静脉注射。

3. 治疗支气管哮喘 用于控制支气管哮喘急性发作时，皮下或肌内注射能于数分钟内奏效。但因作用快而维持时间短，且不良反应严重，故仅用于支气管哮喘急性发作患者。

4. 与局部麻醉药配伍及局部止血 一般局部麻醉药中肾上腺素的浓度为 $1:250000$，一次用量不超过 $0.3~mg$。肾上腺素可收缩局部血管，延缓局部麻醉药的吸收而延长局麻时间，减轻局部麻醉药的毒性反应。但在手指、足趾等处手术时所用局部麻醉药中一般不加肾上腺素，以免因血管收缩而延缓伤口愈合或导致局部组织坏死。

对鼻黏膜或牙龈出血者，可用浸有 0.1% 肾上腺素溶液的棉球或纱布填塞出血处，使局部血管收缩而止血。

5. 治疗青光眼 通过促进房水流出以及使 β 受体介导的眼内反应脱敏感化，降低眼内压。

【不良反应及用药注意事项】 主要不良反应为心悸、不安、头痛和血压升高等。剂量过大或静注过快使 α 受体过度兴奋，产生剧烈的搏动性头痛，血压剧烈上升，有诱发脑出血的危险。故高血压、脑动脉硬化患者禁用。当 β 受体过度兴奋时，可使心肌耗氧量明显增加，亦可引起心律失常，甚至心室纤颤，故应严格掌握剂量，禁用于器质性心脏病、甲状腺功能亢进和糖尿病等患者。

二、其他 α、β 受体激动药

多巴胺（dopamine，DA）

【体内过程】 本药为人工合成品，与肾上腺素相似，口服易被破坏而失效。常采用静脉滴注给药以维持有效血药浓度。在体内迅速被 COMT 及 MAO 破坏，故作用时间短暂。因不易透过血-脑脊液屏障，故外源性多巴胺无中枢作用。

【药理作用】 激动 α 和 β_1 受体，还能激动肾、肠系膜血管和冠状血管的多巴胺受体；也能促进神经末梢释放去甲肾上腺素。

1. 心脏 多巴胺能激动心脏的 β_1 受体，并促进神经末梢释放去甲肾上腺素，使心肌收缩力加强，心排血量增加，而对心率的影响不明显。较大剂量时可加快心率，提高自律性，甚至引起心律失常，但发生率比肾上腺素低。

2. 血管与血压 多巴胺对血管和血压的影响因剂量大小不同而不同。小剂量时，兴奋心脏，使排血量增加。激动 α 受体，使皮肤、黏膜血管轻度收缩，而激动多巴胺受体，使肾和肠系膜血管舒张，总

外周阻力变化不明显,故收缩压升高,舒张压不变或稍增加,脉压增大;大剂量时,心排血量增加,且 α 受体作用占优势,使血管收缩,肾及肠系膜血管也收缩,总外周阻力增大,故收缩压和舒张压均升高。

3. 肾脏 多巴胺在低浓度时以激动多巴胺受体作用为主,使肾血管舒张,肾血流量及肾小球滤过率均增加,还能直接抑制肾小管对 Na^+ 的重吸收,有排钠利尿效应。大剂量时,使肾血管 α 受体激动,肾血管明显收缩。

【临床应用】

1. 治疗休克 多巴胺有兴奋心脏、升高血压、改善重要器官的血流量及增加尿量等作用,是目前抗休克治疗中最常用的药物。适用于治疗各种休克,如感染中毒性休克、心源性休克及出血性休克等,对伴有心肌收缩力减弱、尿量减少的休克患者尤为适用。但用药前应注意补充血容量和纠正酸中毒。

2. 治疗急性肾功能衰竭 因能改善肾功能,增加尿量,故可与利尿剂合用治疗急性肾功能衰竭,以增强疗效。

【不良反应及用药注意事项】 一般不良反应较轻,偶见消化道症状。滴注太快或剂量过大可出现心动过速、心律失常以及肾血管明显收缩,导致肾功能减退,减慢滴速或停药可缓解。故静滴应从小剂量开始,渐增用量,酌情调整。与单胺氧化酶抑制剂或三环类抗抑郁药合用时,应酌情减量。

嗜铬细胞瘤患者禁用。室性心律失常、闭塞性血管病、心肌梗死、动脉硬化和高血压患者慎用。

麻黄碱(ephedrine)

麻黄碱又名麻黄素,是从中药麻黄中提取的生物碱。公元一世纪前后的《神农本草经》即有麻黄能"止咳逆上气"的记载,麻黄碱现已人工合成,药用其左旋体或消旋体。

【体内过程】 口服、皮下注射和肌内注射皆易吸收,可通过血-脑脊液屏障。小部分在体内经脱氨氧化代谢,大部分以原形自肾排出。因代谢和排泄都较缓慢,故作用较肾上腺素持久。

【药理作用与临床应用】 麻黄碱作用与肾上腺素相似,能直接激动 α、β 受体;另外,可促进神经末梢释放去甲肾上腺素而发挥间接作用。与肾上腺素比较,麻黄碱具有以下特点:①性质稳定,口服有效;②作用弱而维持持久;③中枢兴奋作用较显著;④易产生快速耐受性。

1. 心血管 麻黄碱兴奋心脏,使心肌收缩力增强,心排血量增加。在整体情况下由于血压升高,反射性减慢心率,这一作用抵消了它直接加快心率的作用,故心率变化不大。其兴奋心脏、收缩血管而升高血压作用出现缓慢,但维持时间较长(3~6 h)。

临床常用于防治某些低血压状态,如硬脊膜外麻醉和蛛网膜下腔麻醉所引起的低血压等;也可用于鼻黏膜充血引起的鼻塞,常用 0.5%~1% 溶液滴鼻,可消除黏膜肿胀;还可用于缓解荨麻疹和血管性神经水肿的皮肤黏膜过敏症状。

2. 支气管平滑肌 麻黄碱松弛支气管平滑肌作用较肾上腺素弱,起效慢但作用持久。临床用于预防支气管哮喘发作和轻症的治疗,对于重症急性发作效果较差。

3. 中枢神经系统 麻黄碱具有较肾上腺素更显著的中枢兴奋作用,较大剂量可兴奋大脑和皮层下中枢,引起精神兴奋、不安和失眠等。

对镇静催眠药中毒有一定疗效,但临床少用。

【不良反应及用药注意事项】 有时出现中枢兴奋所致的不安、失眠、震颤等症状,故晚间服药用于平喘时宜加用镇静催眠药或抗组胺药以防失眠;抗组胺药还可加强麻黄碱的平喘效力。短期内反复给药,可产生快速耐受性,停药后可恢复。禁忌证同肾上腺素。

第三节 α 受体激动药

一、去甲肾上腺素(noradrenaline,NA)

去甲肾上腺素是体内去甲肾上腺素能神经末梢释放的主要递质。药用的是人工合成品,化学性质不稳定,见光、遇热易分解,在中性或碱性溶液尤其是碱性溶液中极易氧化变为粉红色或棕色而失效。在酸性溶液中相对稳定。

【体内过程】 口服使胃、肠黏膜血管收缩而影响其吸收,又易被碱性肠液破坏,故不产生吸收作用。皮下或肌内注射时,因血管收缩剧烈,吸收很少,且易使局部组织坏死。静脉注射时因迅速被去甲肾上腺素能神经末梢摄取或被 COMT 及 MAO 破坏而作用短暂,仅维持几分钟。故一般采用静脉滴注给药,以维持有效血药浓度。外源性去甲肾上腺素不易透过血-脑脊液屏障。

【药理作用】 主要激动 α 受体,对 α_1 和 α_2 受体无选择性。对 β_1 受体作用较弱,对 β_2 受体几乎无作用。

1. 血管 激动血管的 α_1 受体,除冠状血管外,其余小动脉和小静脉均出现强烈收缩。尤以皮肤、黏膜血管收缩最明显,其次为肾血管。此外,脑、肝、肠系膜血管和骨骼肌血管也有不同程度的收缩。冠状血管主要因心脏兴奋、心肌代谢产物(腺苷等)增加而呈舒张,同时因血压升高,提高了冠状血管的灌注压,故冠状动脉血流量增加。激动血管壁的去甲肾上腺素神经末梢突触前膜的 α_2 受体,抑制去甲肾上腺素的释放。

2. 心脏 较弱地激动心脏 β_1 受体,使心肌收缩力加强,心率加快,传导加快,心排血量增加。在整体情况下,心率因血压急剧升高而反射性减慢。另外,由于本品强烈的血管收缩作用,总外周阻力升高,增加了心脏的射血阻力,使心排血量不变或下降。剂量过大时也可能引起心律失常,但较肾上腺素少见。

3. 血压 小剂量静滴时,因心脏兴奋、心排血量增加而使收缩压升高,此时,血管收缩尚不十分剧烈,舒张压升高不明显,故而脉压加大。较大剂量时,因血管强烈收缩,外周阻力明显增加,则收缩压、舒张压均升高,脉压变小。

【临床应用】

1. 治疗休克和低血压 去甲肾上腺素用于抗休克已不占重要地位,目前仅限于治疗神经源性休克早期以及嗜铬细胞瘤切除后或药物中毒引起的低血压。静脉滴注去甲肾上腺素,使收缩压维持在 12 kPa(90 mmHg)左右,以保证心、脑等重要器官的血液供应。本药不能长时间或大剂量使用,以免因血管强烈收缩而加重微循环障碍,现主张去甲肾上腺素与 α 受体阻断药酚妥拉明等合用以拮抗其缩血管作用,保留其弱的激动心脏 β_1 受体的作用而抗休克。

2. 制止上消化道出血 用去甲肾上腺素加生理盐水稀释,分次口服,可使上消化道黏膜血管强烈收缩而产生局部止血作用。

【不良反应及用药注意事项】

1. 局部组织缺血坏死 静滴浓度过高、时间过长或静滴时药液外漏均可使局部血管强烈收缩,导致局部组织缺血坏死。故静滴时应防止药液外漏,并观察局部反应。一旦发现注射部位皮肤苍白和出现疼痛,应立即更换注射部位,并对原静滴部位进行热敷,或以 α 受体阻断药酚妥拉明做局部浸润注射以对抗去甲肾上腺素的缩血管作用,或用局部麻醉药普鲁卡因封闭,防止组织坏死。

2. 急性肾功能衰竭 用量过大或滴注时间过长,可使肾血管剧烈收缩,导致肾严重缺血,引起少尿甚至无尿等急性肾功能衰竭表现。故用药期间应记录尿量,至少保持尿量在 25 mL/h 以上。

对高血压、动脉硬化症、器质性心脏病、少尿、无尿、严重微循环障碍的患者及孕妇禁用。

二、其他 α 受体激动药

间羟胺(metaraminol,阿拉明)

间羟胺为人工合成品,性质较稳定,不易被 MAO 破坏,故作用较持久。但短时间内连续应用,可因囊泡内去甲肾上腺素减少,使效应逐渐减弱,产生快速耐受性。

本品主要直接激动 α 受体,对 β_1 受体激动作用较弱。也可被肾上腺素能神经末梢摄取并进入囊泡,通过置换作用促使囊泡中的去甲肾上腺素释放,从而间接地发挥作用。因此,间羟胺的作用与去甲肾上腺素相似,与去甲肾上腺素相比,其主要特点如下:①收缩血管:升高血压作用较去甲肾上腺素弱而持久。②略增加心肌收缩性,使休克患者的心排血量增加,但对心率的影响不明显,有时血压升高反射性地使心率减慢,故很少引起心律失常。③对肾脏血管的收缩作用也较弱,虽仍能显著减少肾脏血流量,但很少引起少尿、无尿等。④应用方便:除能静脉给药外,还可肌内注射。因此,间羟胺在临床上作为去甲肾上腺素的代用品,用于各种休克早期和手术后或脊椎麻醉后的低血压状态。

去氧肾上腺素(phenylephrine,苯肾上腺素)

去氧肾上腺素是人工合成品。性质稳定,作用维持时间较久,除可静脉滴注外也可肌内注射。

主要激动 α_1 受体,作用与去甲肾上腺素相似而较弱,但使肾血流的减少比去甲肾上腺素更为明显。少具或不具 β 型作用。在产生与去甲肾上腺素相似的收缩血管、升高血压的作用时,通过迷走神经反射性地使心率减慢。还能兴奋瞳孔开大肌,一般不引起眼内压升高(老年人前房角狭窄者可能引起眼内压升高)和调节麻痹。用于抗休克及防治脊椎麻醉或全身麻醉所致的低血压。也可用于阵发性室上性心动过速。去氧肾上腺素用其 $1\% \sim 2.5\%$ 溶液滴眼,在眼底检查时作为快速、短效扩瞳药应用。

第四节 β受体激动药

一、异丙肾上腺素(isoprenaline,ISO)

本药为人工合成品,化学结构是去甲肾上腺素氨基上的氢原子被异丙基取代,理化性质与去甲肾上腺素相似。

【体内过程】 口服易被破坏,不产生吸收作用;气雾剂吸入给药,吸收较快;舌下含化因能舒张局部血管而迅速吸收。不易透过血-脑脊液屏障,中枢作用不明显。在体内主要在肝及其他组织中被 COMT 破坏,较少被 MAO 代谢,也较少被去甲肾上腺素能神经所摄取,故作用维持时间较肾上腺素略长。其在体内的代谢产物 3-甲氧异丙肾上腺素能阻断 β 受体,这可能是反复用药后作用减弱的原因之一。

【药理作用】 主要选择激动 β 受体,对 β_1 和 β_2 受体无选择性。对 α 受体几乎无作用。

1. 心脏 对心脏 β_1 受体激动作用强大,可使心肌收缩力增强,心率加快,传导速度加快,心排血量增多,心肌耗氧量也明显增加。与肾上腺素相比,异丙肾上腺素对窦房结的兴奋作用比异位起搏点作用强,过量也能引起心律失常,但较肾上腺素少见。

2. 血管与血压 激动血管的 β_2 受体,使以 β_2 受体占优势的冠状血管和骨骼肌血管舒张,尤其骨骼肌血管明显舒张,而肾血管和肠系膜血管舒张作用较弱,总外周阻力下降。小剂量静脉滴注时,使收缩压升高,舒张压略下降,脉压增大,冠状动脉流量增加;大剂量静脉注射则使舒张压明显下降,冠状动脉有效血流量不增加。

3. 支气管 激动支气管平滑肌 β_2 受体,松弛支气管平滑肌,缓解支气管痉挛,作用比肾上腺素略强;也具有激动肥大细胞膜上 β_2 受体、抑制过敏物质释放的作用。但对支气管黏膜血管无收缩作用,故消除黏膜水肿作用不如肾上腺素。

4. 代谢 促进糖原和脂肪分解,增加组织耗氧量。

【临床应用】

1. 治疗支气管哮喘 舌下含药或气雾剂吸入给药能迅速控制哮喘急性发作,疗效快而强。反复长期应用,容易产生耐受性而使疗效降低。

2. 治疗房室传导阻滞 本药能兴奋窦房结和房室结,加快房室传导,采用舌下含化或静脉滴注给药,可治疗二度、三度房室传导阻滞。

3. 抢救心搏骤停 适用于抢救因心室自身节律缓慢、高度房室传导阻滞或窦房结功能衰竭引起的心搏骤停。常与去甲肾上腺素或间羟胺合用进行心内注射。

【不良反应及用药注意事项】 常见的是心悸、头晕等反应。治疗哮喘时患者已处于缺氧状态,加之气雾剂吸入剂量不易掌控,过量可致心肌耗氧量增加,容易引起心律失常,甚至产生危险的室性心动过速或心室颤动等。也可能诱发或加剧心绞痛。故冠心病、心肌炎和甲状腺功能亢进患者禁用。

二、其他 β 受体激动药

多巴酚丁胺(dobutamine)

临床应用的多巴酚丁胺是含有右旋多巴酚丁胺和左旋多巴酚丁胺的消旋体。前者阻断 α_1 受体,后者激动 α_1 受体。两者都激动 β 受体,但前者激动 β 受体作用为后者的 10 倍,消旋多巴酚丁胺的作用是两者的综合表现。由于其对 β_1 受体的激动作用强于 β_2 受体,故此药属于选择性 β_1 受体激动药。

与异丙肾上腺素比较,多巴酚丁胺的正性肌力作用比正性频率作用显著,这可能是由于外周阻力变化不大和心脏 β_1 受体激动时正性肌力作用的参与。多巴酚丁胺很少增加心肌耗氧量和引起心动过速。而外周阻力的变化不大可能是由 α_1 受体介导的血管收缩作用与 β_2 受体介导的血管舒张作用相抵消所致。对低心排血量者可剂量依赖性地增加心排血量。

主要用于治疗心脏手术后或心肌梗死并发的心力衰竭,可改善心功能。梗阻型肥厚性心肌病患者禁用。因可加速房室传导,心房纤颤患者也禁用。

其他 β_1 受体激动药有普瑞特罗(prenalterol)、扎莫特罗(xamoterol)等,主要用于慢性充血性心力衰竭的治疗。

选择性 β_2 受体激动药主要用于哮喘的治疗。

本章小结

肾上腺素受体激动药

药物分类	药 名	作用及应用特点
α、β 受体激动药	肾上腺素	兴奋心脏、舒缩血管、升高血压和扩张支气管。用于抢救心搏骤停、过敏性休克和哮喘急性发作;也用于与局麻药配伍及局部止血。应严格掌握剂量,以防血压剧烈上升和严重心律失常
α 受体激动药	间羟胺	收缩血管、升高血压及兴奋心脏作用比去甲肾上腺素弱而持久。替代去甲肾上腺素用于休克和低血压。不易引起少尿及心律失常,但可产生快速耐受性
β 受体激动药	异丙肾上腺素	强烈兴奋心脏、扩张支气管、舒张血管,使收缩压升高、舒张压下降。用于抢救心脏自身原因引起的心搏骤停、哮喘急性发作,治疗二度、三度房室传导阻滞。给药途径特殊,气雾吸入时尤其应注意剂量,以防心律失常

章节案例

患者,女,26 岁,因大叶性肺炎收治入院。治疗给予抗菌药物青霉素,并在青霉素皮试(一)后,给予青霉素 400 万 U 加入 5％葡萄糖液 250 mL 中静脉滴注,在静脉滴注过程中,患者突感呼吸困难、胸闷、心慌、四肢发凉,继之烦躁不安,神志不清。急查体:T 37.1 ℃,P 89 次/分,R 29 次/分,BP 80/45 mmHg,神志不清,叫之能应,口唇发绀,四肢末梢凉,发绀,双肺(一)。临床诊断为青霉素过敏性休克。问:

针对此患者临床上应首先选用什么药物抢救?为什么?

目标检测

制剂及
用法用量

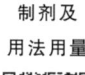

目标检测
答案

一、选择题(1~10 为单项选择题,11~13 为多项选择题)

1. 过敏性休克的首选治疗药物是( )。

A. 肾上腺素　　　B. 去甲肾上腺素　C. 多巴胺　　　　　D. 阿托品　　　　　E. 麻黄碱

2. 可与局麻药合用的药物是( )。

A. 去甲肾上腺素　B. 多巴胺　　　　C. 肾上腺素　　　　D. 异丙肾上腺素　E. 麻黄碱

3. 使用过量最易引起心律失常的药物是( )。

A. 去甲肾上腺素　B. 多巴胺　　　　C. 肾上腺素　　　　D. 异丙肾上腺素　E. 麻黄碱

4. 扩张肾血管和肠系膜血管作用最强的药物是( )。

A. 肾上腺素　　　B. 多巴胺　　　　C. 去甲肾上腺素　D. 异丙肾上腺素　E. 麻黄碱

5. 中枢兴奋作用最为明显的是( )。

A. 肾上腺素　　　B. 多巴胺　　　　C. 去甲肾上腺素　D. 异丙肾上腺素　E. 麻黄碱

6. 对于氯丙嗪所引起的低血压宜选用( )。

A. 肾上腺素　　　B. 多巴胺　　　　C. 去甲肾上腺素　D. 异丙肾上腺素　E. 麻黄碱

7. 少尿或无尿的休克患者应禁用( )。

A. 间羟胺　　　　B. 多巴胺　　　　C. 多巴酚丁胺　　D. 异丙肾上腺素　E. 去甲肾上腺素

8. 选择性激动 β_1 受体的药物是( )。

A. 间羟胺　　　　B. 多巴胺　　　　C. 多巴酚丁胺　　D. 异丙肾上腺素　E. 去甲肾上腺素

9. 治疗鼻黏膜肿胀常选用( )。

A. 异丙肾上腺素滴鼻　　　　　　B. 多巴胺滴鼻　　　　　　　　C. 麻黄碱滴鼻

D. 肾上腺素滴鼻　　　　　　　　E. 去甲肾上腺素滴鼻

10. 去甲肾上腺素持续静滴的主要危险是( )。

A. 肝衰竭　　　　　　　　　　　B. 心肌缺血　　　　　　　　　C. 急性肾功能衰竭

D. 局部组织坏死　　　　　　　　E. 心律失常

11. 治疗心搏骤停可选用( )。

A. 肾上腺素　　　B. 多巴胺　　　　C. 去甲肾上腺素　D. 异丙肾上腺素　E. 麻黄碱

12. 可用于治疗支气管哮喘的药物是( )。

A. 肾上腺素　　　B. 多巴胺　　　　C. 去甲肾上腺素　D. 异丙肾上腺素　E. 麻黄碱

13. 肾上腺素的临床应用包括( )。

A. 心搏骤停　　　　　　　　　　B. 支气管哮喘　　　　　　　　C. 过敏性休克

D. 局部止血　　　　　　　　　　E. 与局麻药合用

二、问答题

1. 简述间羟胺是去甲肾上腺素的良好代用品的依据。

2. 简述多巴胺抗休克的主要优点。

(宁夏医科大学　李凤梅)

第九章　肾上腺素受体阻断药

1. 掌握：普萘洛尔的药理作用、临床应用、不良反应及用药注意事项。
2. 熟悉：酚妥拉明的药理作用、临床应用、不良反应及用药注意事项。
3. 了解：其他肾上腺素受体阻断药的作用特点。

扫码看课件

　　肾上腺素受体阻断药是指一类能与肾上腺素受体特异性结合又不产生或较少产生肾上腺素样作用，但可阻断去甲肾上腺素能神经递质或肾上腺素受体激动药的药物，这样一类药物又称为抗肾上腺素药。根据药物对受体的选择性不同可分为 α 受体阻断药，β 受体阻断药，α、β 受体阻断药三类。

第一节　α 受体阻断药

　　α 受体阻断药能选择性地与 α 受体结合，其本身不激动或较弱激动 α 受体，但能阻止神经递质去甲肾上腺素或拟肾上腺素药与 α 受体的结合而产生抗肾上腺素作用。

　　α 受体阻断药选择性地阻断了与血管收缩有关的 α 受体，对能激动 α 受体和 β 受体的肾上腺素，其血管收缩作用被取消，留下了与血管舒张有关的 β 受体，所以血管舒张作用得以充分地表现出来，此现象即"肾上腺素升压作用的翻转"。对主要激动血管 α 受体的去甲肾上腺素，它们只能取消或减弱其升压效应而无"翻转作用"。对于主要激动 β 受体的异丙肾上腺素的降压作用则无影响。

　　α 受体阻断药具有广泛的药理作用，根据这类药物对 α_1、α_2 受体的选择性不同，可将其分为三类。

1. 非选择性 α 受体阻断药　短效类如酚妥拉明、妥拉唑林；长效类如酚苄明。

2. 选择性 α_1 受体阻断药　如哌唑嗪。

3. 选择性 α_2 受体阻断药　如育亨宾。

一、非选择性 α 受体阻断药

酚妥拉明（phentolamine）和妥拉唑林（tolazoline）

　　【体内过程】　口服给药生物利用度低，其效果仅为注射给药的 20%，故临床常采用肌内注射或静脉给药，体内代谢迅速，大多以无活性代谢产物形式自尿中排出。肌内注射作用维持 30～45 min。妥拉唑林口服吸收缓慢，排泄较快，以肌内注射给药为主。

　　【药理作用】　能竞争性阻断 α 受体，对 α_1、α_2 受体有相似的亲和力，妥拉唑林作用稍弱于酚妥拉明。

　　1. 血管与血压　酚妥拉明能阻断 α_1 受体并直接松弛血管平滑肌。静脉注射能使血管舒张，静脉和小静脉扩张明显，小动脉也舒张，使肺动脉压下降，外周阻力下降，血压也下降。

　　2. 心脏　酚妥拉明对心脏有兴奋作用，表现为心肌收缩力加强，心率加快，心排血量增加。心脏兴奋作用部分是血管舒张、血压下降引起的反射性交感神经兴奋作用；部分是阻断交感神经末梢突触前膜的 α_2 受体，取消了负反馈作用，促进去甲肾上腺素释放所致。

3. 其他 有拟胆碱作用,使胃肠平滑肌兴奋;也有组胺样作用,使胃酸分泌增加。酚妥拉明可引起皮肤潮红等。妥拉唑林可增加唾液腺、汗腺等的分泌。

【临床应用】

1. 治疗外周血管痉挛性疾病 对肢端动脉痉挛性疾病、血栓闭塞性脉管炎及冻伤后遗症等均有明显疗效。

2. 治疗组织缺血坏死 在静滴去甲肾上腺素发生外漏时,可用酚妥拉明 10 mg 或妥拉唑林 25 mg 溶于 $10\sim20$ mL 生理盐水中,做皮下浸润注射,以对抗去甲肾上腺素的缩血管作用。

3. 抗休克 酚妥拉明等能舒张血管,解除小血管痉挛,又可加强心肌收缩力,增加心排血量,增加组织血液灌注量,改善微循环,纠正缺氧状态,这些均有利于休克的纠正。适用于治疗感染性、心源性和神经源性休克。给本药前必须补足血容量,否则可致血压下降。

4. 治疗嗜铬细胞瘤 该瘤发生于肾上腺髓质,可大量分泌肾上腺素及去甲肾上腺素,引起血压升高及代谢紊乱。本品可用于嗜铬细胞瘤所致高血压危象及手术前治疗,不仅本身降压,还可翻转肾上腺素的升压作用。

5. 治疗急性心肌梗死及顽固性充血性心力衰竭 酚妥拉明可扩张小动脉,降低外周阻力,使心脏后负荷明显降低,改善心脏泵血功能;扩张小静脉,减少回心血量,使左室舒张末期压力和肺动脉压下降,消除肺水肿,可使心力衰竭得以纠正。

6. 其他 用于拟交感胺类药物过量所致的高血压。亦用于突然停用可乐定或应用单胺氧化酶抑制药患者食用富含酪胺食物后出现的高血压危象。妥拉唑林可用于治疗新生儿的持续性肺动脉高压症等。

【不良反应及用药注意】 常见的反应有体位性低血压、恶心、呕吐、腹痛、腹泻和诱发溃疡病。静脉给药量过大可引起心动过速、心律失常和心绞痛。因此,应缓慢静脉注射或静脉滴注,注意注射后让患者静卧 30 min,以防体位性低血压。一旦发生低血压,应用去甲肾上腺素或间羟胺升压,禁用肾上腺素。胃炎、胃及十二指肠溃疡、冠心病患者慎用。

酚苄明(phenoxybenzamine)

酚苄明是人工合成品,属长效类 α 受体阻断药。作用与酚妥拉明相似,但阻断 α 受体作用起效慢,作用强大而持久,一次用药,可维持 $3\sim4$ 天。

能舒张血管,降低外周阻力,降低血压,其作用强度取决于血管受交感神经控制的程度,患者处于直立位或低血容量时,酚苄明的降压作用更为显著,而对静卧的正常人,酚苄明的降压作用不明显;血压下降所引起的反射作用,加上阻断突触前 $α_2$ 受体的作用,可使心率加速。

用于外周血管痉挛性疾病,也可用于休克和嗜铬细胞瘤等的治疗,还可治疗良性前列腺增生(可能与阻断前列腺、膀胱底部的 α 受体有关)。常见不良反应有体位性低血压、心悸和鼻塞;口服可致恶心、呕吐及嗜睡、疲乏等。静脉注射或用于休克时必须缓慢,充分补液和密切监护。

二、选择性 α 受体阻断药

(一)选择性 $α_1$ 受体阻断药

选择性 $α_1$ 受体阻断药对动脉和静脉的 $α_1$ 受体有较高的选择性阻断作用,而对 $α_2$ 受体的阻断极少,因此不促进去甲肾上腺素的释放,加快心率的副作用较轻。

临床常用哌唑嗪(prazosin)、特拉唑嗪(terazosin)、坦洛新(tamsulosin)及多沙唑嗪(doxazosin)等。主要用于良性前列腺增长及原发性高血压的治疗。详见第二十章。

坦洛新(tamsulosin)

坦洛新结构与其他 $α_1$ 受体阻断药有所不同,生物利用度高。对 $α_{1A}$ 受体的阻断作用远强于对 $α_{1B}$ 受体的阻断作用。对良性前列腺肥大的疗效好,对心率和血压无明显影响。研究表明,$α_{1A}$ 受体主要存在

NOTE

于前列腺,而 α_{1B} 受体主要存在于血管。因此尽管非选择性 α 受体阻断药酚苄明、选择性 α_1 受体阻断药哌唑嗪等和 α_{1A} 受体阻断药均可用于治疗良性前列腺肥大,但对心血管的影响明显不同,酚苄明可引起心悸和血压降低,哌唑嗪可致血压降低,而坦洛新则对两者无明显影响。

（二）选择性 α_2 受体阻断药

育亨宾（yohimbine）

育亨宾为选择性 α_2 受体阻断药,易进入中枢神经系统,阻断中枢与外周的 α_2 受体,可促进神经末梢释放去甲肾上腺素,增加交感张力,导致血压升高、心率加快。同时育亨宾也是 5-HT 的拮抗剂。

主要用作科研的工具药,并可用于治疗男性性功能障碍及糖尿病患者的神经病变。选择性高的 α_2 受体阻断药如咪唑克生（idazoxan）,适用于抑郁症的治疗。

第二节　β 受体阻断药

β 受体阻断药能选择性与 β 受体结合,阻断去甲肾上腺素能神经递质或拟肾上腺素药与 β 受体结合而产生效应。它们与激动药呈典型的竞争性拮抗。在整体情况下,本类药物的阻断作用依赖于机体交感神经的张力,当交感神经张力增高时,本类药的阻断作用较强。

一、药物分类

β 受体阻断药可根据其选择性分为非选择性 β 受体阻断药（β_1、β_2 受体阻断药）、选择性 β 受体阻断药（β_1 受体阻断药）和 α、β 受体阻断药三类。又根据是否有内在拟交感活性分为有内在拟交感活性及无内在拟交感活性两类。见表 9-1。

表 9-1　常用 β 受体阻断药的分类及特点

分　类	药　物	β受体阻断作用	内在拟交感活性	血浆半衰期/h	首过消除/（%）	主要消除途径
非选择性β受体阻断药	普萘洛尔	β_1、β_2	—	3～5	60～70	肝
	纳多洛尔	β_1、β_2	—	10～20	0	肾
	噻吗洛尔	β_1、β_2	—	3～5	25～30	肝
	吲哚洛尔	β_1、β_2	++	3～4	10～13	肝、肾
选择性β受体阻断药	美托洛尔	β_1	—	3～4	50～60	肝
	阿替洛尔	β_1	—	5～8	0～10	肾
	艾司洛尔	β_1	—	0.13	—	红细胞
	醋丁洛尔	β_1	+	2～4	30	红细胞中分解
α、β 受体阻断药	拉贝洛尔	α、β	—	4～6	60	肝

【体内过程】　β 受体阻断药口服后自小肠吸收,由于药物脂溶性及首过消除的不同,其生物利用度个体差异较大。如普萘洛尔、美托洛尔生物利用度较低,而吲哚洛尔、阿替洛尔生物利用度相对较高。进入血液循环的 β 受体阻断药在体内分布较广,可达全身各组织。脂溶性高和血浆蛋白结合率低的 β 受体阻断药分布容积较大。高脂溶性的药物主要在肝脏代谢,少量以原形随尿排泄。低脂溶性的药物主要以原形经肾脏排泄。本类药物的 $t_{1/2}$ 多在 3～6 h,而纳多洛尔的 $t_{1/2}$ 可达 10～20 h,属长效 β 受体阻断药。由于本类药物主要由肝代谢、肾排泄,对肝、肾功能不良者应注意调整剂量或慎用。临床应用普萘洛尔时,口服相同剂量的不同患者的血药浓度可相差 4～25 倍,因此必须注意剂量个体化,应从小剂

量开始,逐渐摸索适当的剂量。

【药理作用】

1. β受体阻断作用

(1)心血管系统:β受体阻断药对正常人休息时的心脏作用较弱,当心脏交感神经张力增高时,对心脏的作用明显。本类药阻断心脏的 β_1 受体,使心率减慢,传导速度减慢,心肌收缩力减弱,心排血量减少,心肌耗氧量减少。阻断血管平滑肌的 β_2 受体,加之对心脏功能的抑制,引起心排血量下降,致反射性交感神经兴奋,可使血管收缩,外周阻力增加,引起肝、肾、骨骼肌血管及冠状动脉等血流量减少。

(2)支气管平滑肌:阻断支气管平滑肌的 β_2 受体,使支气管平滑肌收缩,管径变小,呼吸道阻力增加。该作用对正常人无明显影响,但是在支气管哮喘或慢性阻塞性肺疾病的患者,有时可诱发或加重呼吸困难。而选择性 β_1 受体阻断药的此作用较弱。

(3)代谢:本类药物对血糖和血脂正常者的脂肪和糖代谢影响较小,但可抑制交感神经兴奋引起的脂肪分解,减弱肾上腺素的升高血糖作用。本类药物不影响胰岛素的降糖作用,但可延缓用胰岛素后血糖水平的恢复,且往往会掩盖低血糖症状如心悸、震颤等交感神经兴奋的表现,从而延误低血糖的及时诊断。

要注意的是,甲状腺功能亢进时,β受体阻断药不仅能对抗机体对儿茶酚胺的敏感性增高,减轻心悸、出汗、震颤等症状,也可抑制甲状腺素(T4)脱碘转变为三碘甲状腺原氨酸(T3)的过程,配合应用硫脲类等药物能更有效地控制甲状腺功能亢进症状。

(4)肾素:β受体阻断药可阻断肾小球旁器细胞的 β_1 受体,从而抑制肾素释放,有利于降低血压。

2. 内在拟交感活性 有些β受体阻断药与β受体结合后除能阻断受体外,同时可产生较弱的激动受体作用,该现象称内在拟交感活性(intrinsic sympathomimetic activity, ISA),其实质为部分激动作用。由于这种作用较弱,通常被β受体阻断作用所掩盖。在动物实验中,若预先给予利舍平以耗竭动物体内的儿茶酚胺,使药物的β受体阻断作用无从发挥,这时再用具有内在拟交感活性的β受体阻断药,其弱的激动受体的作用即可表现出来,引起心率加快、心排血量增加等。通常内在拟交感活性较强的药物在临床应用时,其抑制心肌收缩力、减慢心率和收缩支气管平滑肌作用会比不具有内在拟交感活性的药物弱,但对支气管哮喘患者仍应慎重使用。

3. 膜稳定作用 实验表明,某些β受体阻断药具有局部麻醉作用和奎尼丁样作用,这两种作用都由其降低细胞膜对离子的通透性所致,故称膜稳定作用。但该作用在高于临床有效血药浓度几十倍时才出现,因此目前认为这一作用在常用量时与其治疗作用关系不大。

4. 其他 普萘洛尔有抗血小板聚集作用。β受体阻断药尚有降低眼内压作用,可能与减少房水的形成有关。

【临床应用】

1. 抗高血压 β受体阻断药是治疗高血压的一线药物,可单独使用,也可与利尿药、钙拮抗药、血管紧张素转化酶抑制药等配伍使用,以提高疗效,减少其他药物引起的心率加快、心排血量增加等不良反应。

2. 抗缺血性心肌病 β受体阻断药能抑制心脏功能,降低心肌耗氧量,对典型心绞痛有良好疗效;对心肌梗死,早期应用普萘洛尔、美托洛尔和噻吗洛尔等可降低复发率和猝死率。

3. 抗心律失常 对多种原因引起的快速型心律失常有效,尤其是运动或情绪紧张、激动等交感神经兴奋所致的心律失常疗效较好。

4. 抗充血性心力衰竭 β受体阻断药对扩张型心肌病引起的心力衰竭治疗作用显著。可能与下列作用有关:①阻断儿茶酚胺对心脏的毒性作用;②改善心脏舒张功能;③使β受体向上调节,恢复心肌对内源性儿茶酚胺的敏感性;④抑制前列腺素或肾素的血管收缩作用。

5. 其他 可用于减轻焦虑状态。辅助治疗甲状腺功能亢进及甲状腺危象,降低基础代谢率,尤其对控制激动不安、心动过速和心律失常等症状有效。也用于治疗嗜铬细胞瘤和肥厚型心肌病。还试用于治疗偏头痛、肌震颤、肝硬化所致上消化道出血等。噻吗洛尔可局部用于青光眼的治疗。

NOTE

【不良反应及用药注意】 一般不良反应为消化道症状,如恶心、呕吐、腹泻等;偶见过敏反应,如皮疹、血小板减少等;严重不良反应常与应用不当有关,可导致严重后果,主要包括以下后果。

1. 心血管反应 本类药物因对心脏 β 受体有阻断作用,可导致心脏功能抑制。特别是心功能不全、窦性心动过缓和房室传导阻滞的患者,由于其本身心脏活动中交感神经功能就占优势,对本类药物的敏感性更高,会加重病情,甚至引起重度心功能不全、肺水肿、房室传导完全阻滞以致心搏骤停等严重后果。具有内在拟交感活性的药物一般较少出现上述反应。同时服用维拉帕米或用于抗心律失常时应特别注意缓慢型心律失常的出现。对血管平滑肌 β_2 受体的阻断作用,可致外周血管收缩甚至痉挛,出现雷诺症状或间歇跛行,甚至可引起脚趾溃烂和坏死。

2. 诱发或加重支气管哮喘 因对支气管平滑肌 β_2 受体有阻断作用,非选择性 β 受体阻断药可使气道阻力增加,诱发或加重哮喘,选择性 β 受体阻断药及具有内在拟交感活性的药物一般不引起上述反应,但药物的选择性是相对的,故哮喘患者仍应慎重使用。

3. 反跳现象 长期用药后如突然停用,可使原来的疾病症状加重,称为反跳现象,其机制与 β 受体向上调节有关。故病情控制后应逐渐减小剂量至停药。

4. 其他 偶见眼-皮肤黏膜综合征,个别患者有幻觉、失眠和抑郁等症状。少数人可出现低血糖及加强降血糖药的降血糖作用,掩盖低血糖时的出汗和心悸等症状而出现严重后果。此时可慎重选用选择性 β_1 受体阻断药。

严重的左心功能不全、窦性心动过缓、重度房室传导阻滞和支气管哮喘患者禁用。心肌梗死及肝功能不良时慎用。

普萘洛尔(propranolol)

普萘洛尔是等量的左旋和右旋异构体混合得到的消旋品,仅左旋体有阻断 β 受体的活性。

【体内过程】 口服吸收率大于 90%,首过消除率在 $60\%\sim70\%$,生物利用度仅为 30%。血浆蛋白结合率大于 90%。易于通过血脑屏障和胎盘屏障,也可分布于乳汁中。主要在肝脏代谢,其代谢产物 90% 以上从肾排泄。$t_{1/2}$ 为 $2\sim5$ h。老年人肝功能减退,$t_{1/2}$ 可延长。不同个体口服相同剂量的普萘洛尔,血浆高峰浓度相差可达 25 倍之多,这可能是由肝消除功能不同所致,因此临床用药需从小剂量开始,逐渐增加到适当剂量。

【药理作用与临床应用】 普萘洛尔具较强的 β 受体阻断作用,但对 β_1 受体和 β_2 受体的选择性很低,也没有内在拟交感活性。用药后使心率减慢,心收缩力减弱、心排血量减少,冠状动脉血流量下降,心肌耗氧量明显减少。对高血压患者可使其血压下降。支气管阻力也有一定程度的增高。

临床可用于治疗高血压、缺血性心肌病,与交感神经兴奋性增高有关的心律失常、甲状腺功能亢进等。

噻吗洛尔(timolol)

噻吗洛尔也为非选择性 β 受体阻断药,是已知的作用最强的 β 受体阻断药,也无内在拟交感活性。因能减少房水的生成,我国现常用其滴眼剂,降低眼内压,用于治疗青光眼。本品 $0.1\%\sim0.5\%$ 疗效与毛果芸香碱 $1\%\sim4\%$ 相近或较优,每日滴眼两次即可,且无缩瞳和调节痉挛等不良反应。局部给药对心血管无明显影响。

吲哚洛尔(pindolol)

吲哚洛尔作用与普萘洛尔类似,其作用强度是普萘洛尔的 $6\sim15$ 倍,并有明显的内在拟交感活性,且主要表现在激动 β_2 受体方面。因此,激动血管平滑肌 β_2 受体而致的舒张血管作用有利于高血压的治疗。对于心肌所含少量 β_2 受体的激动作用,又可产生减少心肌抑制作用的效果。

阿替洛尔(atenolol)和美托洛尔(metoprolol)

阿替洛尔和美托洛尔为选择性 β 受体阻断药,无内在拟交感活性,对 β_1 受体有选择性阻断作用,而

对 $β_2$ 受体作用较弱,故增加呼吸道阻力作用较轻,但对哮喘患者仍需慎用。临床试验证明,阿替洛尔每日 75～600 mg 降压效果比普萘洛尔每日 60～480 mg 的效果更佳。阿替洛尔的 $t_{1/2}$ 和作用维持时间均较普萘洛尔和美托洛尔长,故临床应用时每日口服一次即可,普萘洛尔和美托洛尔则需每日口服 2～3 次。

第三节 α、β 受体阻断药

拉贝洛尔(labetalol)

拉贝洛尔是 α、β 受体竞争性阻断药的代表,对 $β_2$ 受体具有某些内在拟交感活性。其特点是兼具 β 和 α 受体阻断作用。根据麻醉犬实验,其 $β_1$ 受体阻断作用为普萘洛尔的 1/4,对 $β_2$ 受体阻断作用为普萘洛尔的 1/17～1/11,对 α 受体的阻断作用为酚妥拉明的 1/10～1/6。而对 β 受体阻断作用为对 α 受体阻断作用的 5～10 倍。拉贝洛尔对 $β_2$ 受体的内在拟交感活性及其直接作用,可使血管扩张,增加肾血流量。

本品多用于治疗中度和重度高血压、心绞痛,静脉注射可用于治疗高血压危象,主要通过阻断 β 受体抑制心脏和阻断 α 受体舒张血管,从而发挥较好的疗效。

阿罗洛尔(arotinolol)

阿罗洛尔为非选择性的 α、β 受体阻断药。其特点如下:口服可吸收,2 h 后达高峰,$t_{1/2}$ 为 10 h,连续用药无蓄积作用。与拉贝洛尔相比,其对 α 受体的阻断作用比阻断 β 受体的作用强。

本章小结

肾上腺素受体阻断药

药 物 分 类	药 名	作用及应用特点
α 受体阻断药	酚妥拉明等	具有扩张血管、降低血压、反射性兴奋心脏的作用。主要用于治疗外周血管痉挛性疾病、嗜铬细胞瘤、急性心肌梗死、顽固性充血性心力衰竭及休克等
β 受体阻断药	普萘洛尔等	具有抑制心脏功能、降低心肌耗氧量、抑制肾素释放、降低血压及收缩支气管平滑肌作用。可用于治疗快速型心律失常、心绞痛及心肌梗死、高血压及辅助治疗甲状腺功能亢进等。长期用药不可突然停用
α、β 受体阻断药	拉贝洛尔等	多用于治疗中度和重度的高血压、心绞痛,静注可用于治疗高血压危象,与单纯的 β 受体阻断药相比可引起体位性低血压

知识拓展

章节案例

患者,男,26 岁。患有精神分裂症。因近期病情复发,自服过量的氯丙嗪,导致头晕、眼花以致晕厥。医生诊断为氯丙嗪阻断 α 受体等作用引起的体位性低血压,给予间羟胺升压治疗。问:
请分析该患者是否可用肾上腺素升压。为什么?

章节案例
答案解析

NOTE

制剂及
用法用量

目标检测
答案

目标检测

一、选择题(1～10 为单项选择题,11～12 为多项选择题)

1. 选择性阻断 α_1 受体的药物是( )。

A. 酚苄明   B. 妥拉唑林   C. 酚妥拉明

D. 哌唑嗪   E. 去甲肾上腺素

2. 下列有关普萘洛尔的叙述不正确的是( )。

A. 有内在拟交感活性   B. 有膜稳定作用

C. 非选择性阻断 β 受体   D. 抑制肾素释放   E. 激动 β 受体

3. 可以翻转肾上腺素升压作用的是( )。

A. α 受体阻断药   B. N 受体阻断药   C. β 受体阻断药

D. H 受体阻断药   E. M 受体阻断药

4. β 受体阻断药一般不用于治疗( )。

A. 心律失常   B. 心绞痛   C. 青光眼

D. 支气管哮喘   E. 高血压

5. 下列是选择性 β_1 受体阻断药的是( )。

A. 美托洛尔   B. 吲哚洛尔   C. 噻吗洛尔   D. 普萘洛尔   E. 拉贝洛尔

6. 可用于治疗充血性心力衰竭的药物是( )。

A. 沙丁胺醇   B. 普萘洛尔   C. 美卡拉明

D. 酚妥拉明   E. 去甲肾上腺素

7. 对 α 和 β 受体都有阻断作用的药物是( )。

A. 吲哚洛尔   B. 醋丁洛尔   C. 拉贝洛尔   D. 阿替洛尔   E. 普萘洛尔

8. 用于治疗外周血管痉挛性疾病的药物是( )。

A. 普萘洛尔   B. 酚妥拉明   C. 拉贝洛尔

D. 多巴胺   E. 去甲肾上腺素

9. 普萘洛尔不具有下列哪项作用?( )

A. 松弛支气管平滑肌   B. 减少心排血量   C. 减慢心率

D. 抑制心肌收缩力   E. 抑制肾素的释放

10. α 受体阻断药的主要不良反应是( )。

A. 支气管哮喘   B. 血糖过低   C. 房室传导阻滞

D. 体位性低血压   E. 血压升高

11. 酚妥拉明的常见不良反应是( )。

A. 心率减慢   B. 血压升高   C. 皮肤潮红

D. 失眠   E. 腹痛、呕吐及诱发溃疡病

12. 休克患者微循环处于痉挛状态时,治疗可用( )。

A. 间羟胺   B. 酚妥拉明   C. 多巴胺   D. 阿托品   E. 山莨菪碱

二、问答题

简述 β 受体阻断药的临床应用。

(宁夏医科大学 李凤梅)

NOTE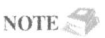

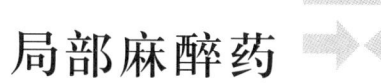

第十章　局部麻醉药

 学习目标

1. 掌握：局部麻醉药的药理作用、主要不良反应及用药注意事项。
2. 熟悉：普鲁卡因、利多卡因、丁卡因等常用局部麻醉药的作用特点及临床应用。
3. 了解：常用局部麻醉药的分类。

扫码看课件

局部麻醉药(local anesthetics)简称局麻药，是一类能可逆性地阻断传入神经末梢和神经干的冲动传导，在意识清醒的情况下，可使神经支配的部位暂时出现感觉缺失的药物。

局麻药分子由芳香基团、中间链和氨基基团三部分构成。根据中间链的不同，局麻药可以分为酯类和酰胺类两大类。常用酯类局麻药(中间链为酯键)包括普鲁卡因、氯普鲁卡因和丁卡因等。常用酰胺类局麻药(中间链为酰胺键)包括利多卡因、布比卡因等。不同的局麻药具有不同的理化特点和药理作用。脂溶性的大小决定了局麻作用的强度。蛋白结合率可影响药物作用的时效。总体来说酰胺类局麻药起效快、阻滞强、扩散广、时效较长，临床应用比酯类局麻药广泛。

一、局麻药的药理作用

(一)局麻作用

局麻药对神经冲动的产生和传导有阻滞作用。阻滞的程度与局麻药的浓度或剂量的高低、药物与神经的接触时间、神经纤维的粗细以及刺激强度的强弱等因素密切相关。局麻药对神经的阻滞作用依药物浓度自低而高表现为痛觉、温觉、触觉、深部感觉、运动功能。

局麻作用原理：局麻药通过阻碍 Na^+ 内流，从而影响神经细胞膜的除极化，使之不能产生传导性动作电位，故产生局麻作用。

(二)吸收作用

局麻药反复应用或用量较大时，从给药部位进入血液循环达一定血药浓度时，可引起全身效应。吸收的程度与用药局部血流量有关，局麻药的毒副作用往往与此有关。

1. 中枢神经系统作用　局麻药少量吸收时可产生轻度抑制作用：镇静、镇痛、眩晕、定向障碍、反应迟钝、意识模糊等；较大量吸收中毒时可产生中枢兴奋症状如不安、震颤、惊厥等；过量时因中枢兴奋过度而转入抑制(超限度抑制)，导致呼吸衰竭而死亡。局麻药吸收中毒后出现中枢神经系统先兴奋后抑制的这种现象，可能是由中枢抑制性神经元对局麻药比较敏感，首先被局麻药抑制，使中枢兴奋性神经元活动相对亢进所致。

2. 心血管系统作用　局麻药可稳定心肌细胞膜，对心肌有直接抑制作用，吸收后可降低心肌兴奋性，使传导速度变慢，心肌收缩力减弱等。常用利多卡因治疗室性心律失常(详见第十九章抗心律失常药)。各种局麻药都能通过对交感神经节和节后神经纤维的阻滞，使血管扩张，酯类局麻药普鲁卡因等药还有直接扩张血管的作用。临床上注射局麻药时，除非另有原因(如指(趾)端、耳垂、阴茎等手术；严重心脏病、高血压、甲亢等患者)，都需加入少量肾上腺素(1：250000 或 1：200000)，以使血管收缩，既可减慢局麻药的吸收速度和避免中毒反应的发生，又延长局麻药的作用时间。

二、局麻药的给药方法及注意事项

（一）局麻药的给药方法

局麻药主要用于各种手术的局部麻醉,根据具体情况,可采用不同的局麻方法。

1. 表面麻醉（黏膜麻醉） 将药物溶液直接滴入、涂布或喷射于黏膜表面,使黏膜下的感觉神经末梢麻醉。这种麻醉比较表浅,范围小,适用于口腔、鼻、眼、喉、耳、气管、食管、生殖泌尿道等黏膜部位的浅表手术。常用穿透力较强的丁卡因、利多卡因等。

2. 浸润麻醉 将药物注入手术部位的皮内、皮下或肌层组织中,以阻断用药部位的感觉神经纤维末梢的传导,适用于浅表小手术。注射给药时,应避免注入血管内。最常用的药物是普鲁卡因（因其穿透力弱、毒性最低）,其次是利多卡因。

3. 传导麻醉（传导阻滞麻醉或神经干阻滞麻醉） 将药液注入神经干周围,阻断神经冲动传导,使该神经干（丛）支配的区域产生麻醉。适用于四肢手术,如指神经、臂神经、股神经、坐骨神经等部位的阻滞麻醉。牙科手术亦用此种麻醉（采用上颌神经的分支上齿槽神经及下颌神经的分支下齿槽神经进行麻醉）。注意在阻断与血管邻近的神经干时,应防止将药液注入血管内。常用普鲁卡因、利多卡因等。

4. 蛛网膜下腔麻醉（腰麻、脊髓麻醉） 将药液自低位腰椎间（3～4 或 4～5 腰椎）注入蛛网膜下腔,麻醉该部位的脊神经根。交感神经纤维首先被阻断,其次是感觉神经纤维,最后为运动神经纤维。适用于下腹部及下肢的手术。常用普鲁卡因和丁卡因等药,因利多卡因有容易扩散的特点,一般不用于腰麻。

5. 硬脊膜外麻醉 将药液注入硬脊膜外腔,使其沿着脊神经根扩散而进入椎间孔,以阻滞椎间孔内的神经干。因此,硬脊膜外麻醉所需局麻药的剂量比腰麻大 5～10 倍。麻醉开始的时间也较腰麻来得慢,一般需 15～20 min。适用于从颈部至下肢的多种手术,特别适用于上腹部手术。

（二）注意事项

（1）硬脊膜外腔不与颅腔相通,高位用药也不致麻痹呼吸中枢。但技术操作要求特别严格、认真、谨慎。目前多采用连续给药法,是把合适的塑料管经穿刺针插入,并留置于硬脊膜外腔,借助导管分次注入局麻药,根据患者血压、手术范围和时间等具体情况,随时掌握用药剂量,进行连续麻醉。

硬脊膜外麻醉所需局麻药的剂量比腰麻大 5～10 倍,若误入蛛网膜下腔,可立即引起严重毒性反应。为确定针头穿刺在硬脊膜外还是在蛛网膜下腔,可先注入少量局麻药（如 2%普鲁卡因 5 mL）,若在 5 min 内患者无腰麻反应,证明没有误入蛛网膜下腔,此时即可将全部药量注入。

（2）蛛网膜下腔与颅腔相通,麻醉药液易扩散到脑组织,故腰麻时易引起头痛或脑膜刺激反应,麻醉时要注意患者的体位及药液的比重。

（3）腰麻及硬脊膜外麻醉时由于阻滞交感神经传导,可引起血管扩张、血压下降,肌内注射麻黄碱或间羟胺可预防和治疗。

三、常用局麻药

普鲁卡因（procaine, novocaine）

普鲁卡因为短效酯类局麻药。常用其盐酸盐,为白色结晶性粉末,易溶于水。本品宜避光保存,久储药液变黄,作用减弱。

本品注射给药后,1～3 min 产生局麻作用,可持续 30～60 min。加入少量肾上腺素（约 100 mL 加入 0.1%肾上腺素溶液 0.2～0.5 mL）,其作用可延长至 1～2 h,减少不良反应的发生。吸收入血的普鲁卡因被血浆中的假性胆碱酯酶水解生成对氨苯甲酸和二乙氨基乙醇,对氨苯甲酸能竞争性地对抗磺胺类药物的抗菌作用,故应用磺胺类药物治疗感染性疾病时,如同时需进行麻醉手术,不宜用普鲁卡因,应改用其他局麻药。二乙氨基乙醇能增强洋地黄的作用和毒性,因此用洋地黄类药物期间不宜用普鲁卡因局麻。应注意:抗胆碱酯酶药能抑制普鲁卡因的水解过程,普鲁卡因能延长琥珀胆碱的肌松作用时间。

作用特点:局麻作用较弱,对组织几乎无刺激性,对黏膜的穿透力弱(故不用于表面麻醉)。适用于浸润麻醉,故广泛适用于除表面麻醉以外的其他各种局部麻醉。还可用于局部封闭,用 0.25%～0.5% 溶液注射在局部发炎、损伤等病变部位,可减少病灶产生的恶性刺激,缓解炎症、组织损伤部位的疼痛症状,促进病变痊愈。

不良反应与注意事项如下。

1. 吸收中毒现象 常用剂量一般不引起毒性反应。大量吸收或静脉滴注速度较快或进入人体时可出现吸收中毒反应。中枢神经系统出现先兴奋(如烦躁不安甚至惊厥等)后抑制(呼吸衰竭、昏迷等症状)的现象。原因已如前所述。如发生呼吸抑制等严重中毒症状,应进行人工吸氧,采取对症处理和支持疗法。

2. 过敏反应 极少数患者可发生皮疹、药物热、哮喘、胸闷甚至休克等过敏反应。故用药时询问患者有无过敏史,并做皮肤过敏试验。

3. 腰麻反应 蛛网膜下腔和硬脊膜外麻醉时,因同时阻滞交感神经,常伴有血压下降,蛛网膜下腔麻醉时,硬脊膜被穿破使脑脊液渗漏,易致麻醉后头痛现象。

丁卡因(tetracaine)

丁卡因为长效酯类局麻药。

【作用特点】

(1)局麻作用强,为普鲁卡因的 10 倍。

(2)对黏膜穿透力强:主要用于表面麻醉。

(3)作用持续时间可达 2～3 h,较普鲁卡因长(0.5～1 h)。

(4)毒性大,为普鲁卡因的 10～12 倍,禁用于浸润麻醉。

利多卡因(lidocaine,xylocaine,昔罗卡因)

利多卡因为酰胺类局麻药。

【作用特点】

(1)局麻作用较强,约相当于普鲁卡因的 2 倍。

(2)对黏膜穿透力较强,弥散范围广(扩散快),故此药一般不用于腰麻。

(3)作用维持时间较长,为 1～2 h。

(4)毒性随药液浓度增加而增强,为普鲁卡因的 1.5～2 倍。

(5)可用于抗室性心律失常(详见第十九章抗心律失常药)。

布比卡因(bupivacaine,marcaine,麻卡因)

布比卡因为酰胺类局麻药,化学性质稳定,能耐多次蒸汽加热消毒。麻醉作用强(为普鲁卡因的 10 倍),作用持续时间长(5～10 h)。可用于浸润麻醉、传导阻滞麻醉和硬脊膜外麻醉等。

本章小结

局部麻醉药(local anesthetics)简称局麻药,是一类能可逆性地阻断传入神经末梢和神经干的冲动传导,在意识清醒的情况下,可使神经支配的部位暂时出现感觉缺失的药物。局麻药的药理作用包括:局麻作用和吸收作用,吸收作用分为中枢神经系统作用和心血管系统作用。局麻药的给药方法有表面麻醉(黏膜麻醉)、浸润麻醉、传导麻醉、蛛网膜下腔麻醉、硬脊膜外麻醉。

知识拓展

制剂及
用法用量

NOTE

目标检测
答案

目标检测

选择题(1～5 为单项选择题,6～7 为多项选择题)

1. 应做皮试的局麻药是(　　)。

A. 丁卡因　　　　　B. 利多卡因　　　　　C. 普鲁卡因　　　　　D. 布比卡因　　　　　E. 都不做

2. 利多卡因一般不用于(　　)。

A. 表面麻醉　　　　B. 浸润麻醉　　　　　C. 传导麻醉　　　　　D. 腰麻　　　　　　　E. 硬膜外麻醉

3. 既可用于局麻又用于心律失常的药物是(　　)。

A. 普鲁卡因　　　　B. 利多卡因　　　　　C. 丁卡因　　　　　　D. 布比卡因　　　　　E. 以上都不能

4. 普鲁卡因应避免与何药一起合用(　　)。

A. 磺胺　　　　　　B. 新斯的明　　　　　C. 地高辛　　　　　　D. 洋地黄　　　　　　E. 以上都是

5. 为了延长麻醉药的局麻作用时间,常在局麻药液中加入适量的(　　)。

A. 肾上腺素　　　　B. 麻黄碱　　　　　　C. 去甲肾上腺素　　　D. 异丙肾上腺素　　　E. 都不是

6. 普鲁卡因可用于(　　)。

A. 表面麻醉　　　　B. 浸润麻醉　　　　　C. 传导麻醉　　　　　D. 腰麻　　　　　　　E. 硬膜外麻醉

7. 普鲁卡因局部注射时,患者可出现(　　)。

A. 过敏反应　　　　B. 心率减慢　　　　　C. 血压下降　　　　　D. 烦躁不安　　　　　E. 全身麻醉

(宁夏医科大学　李凤梅)

NOTE

第十一章　全身麻醉药

全身麻醉药(general anesthetic)简称全麻药，是一类作用于中枢神经系统(central nervous system，CNS)，可逆性地引起意识、感觉和反射消失的药物。临床用于外科手术前麻醉，以消除疼痛和松弛骨骼肌。理想的全身麻醉药应具有麻醉诱导期短、麻醉深度易于控制、停药后麻醉恢复期平稳快速及安全范围大等特点。根据给药方式的不同，全身麻醉药分为吸入麻醉药(inhalational anaesthetics)和静脉麻醉药(intravenous anaesthetics)两大类。目前临床使用的全身麻醉药均有一定缺陷，单用很难达到理想麻醉的要求。因此，常需要加入一些麻醉辅助药(如阿片类镇痛药、M 受体阻断药、镇静催眠药和骨骼肌松弛药)或采用复合麻醉的方法以获得良好的麻醉效果。

第一节　吸入麻醉药

吸入麻醉药是一类挥发性液体(如异氟烷、恩氟烷、七氟烷和地氟烷等)或气体(如氧化亚氮)，由呼吸道吸入后在体内发挥麻醉作用，可用于全身麻醉的诱导和维持。亚麻醉浓度的吸入麻醉药还可用于镇静和镇痛。

【药动学】　挥发性吸入麻醉药经肺吸收进入血液循环，再分布至中枢神经系统(CNS)产生全身麻醉作用。吸入麻醉药在 CNS 中的分压或浓度与麻醉深度和不良反应密切相关。

1. 吸收　吸入麻醉药经肺泡膜扩散而吸收入血。吸收速度受肺通气量、吸入气中药物浓度和血/气分布系数等因素影响。肺通气量和肺血流量与药物吸收速率呈正相关，肺通气量大和肺血流量丰富时，麻醉药物吸收速度快。一个大气压条件下能使 50% 患者痛觉消失的肺泡气中麻醉药物浓度称为最小肺泡浓度(minimum alveolar concentration，MAC)。MAC 越低意味着药物的麻醉作用越强。麻醉药分布在血液中的量受其血液溶解度的影响，通常用血/气分布系数来表示，该系数是指血中药物浓度与吸入气中药物浓度达到平衡时的比值。血/气分布系数大的药物在血中溶解度大，血中药物分压升高较慢，即达到血/气分压平衡状态较慢，故麻醉诱导期长。反之，血/气分布系数小的药物，麻醉诱导时间短。

2. 分布　吸入麻醉药脂溶性较高，易通过血脑屏障进入脑组织发挥作用，其速度与脑/血分布系数成正比。麻醉药进入脑组织的量用脑/血分布系数表示，该系数大的药物表示药物容易进入脑组织，麻醉作用强，麻醉诱导快。

3. 消除　吸入麻醉药主要以原形经呼吸道排出体外，极少数药物经肝脏代谢和肾脏排泄。肺泡通气量大、脑/血和血/气分布系数较低的吸入麻醉药较易排出，麻醉患者苏醒快。全身血液每 30 s 通过肺脏一次。因此，吸入麻醉药进入血液极快，从肺脏排泄也快。

常用吸入麻醉药的血流动力学特点见表 11-1。

表 11-1　常用吸入麻醉药的特点比较

药　　物	血/气分布系数	脑/血分布系数	MAC/(%)	诱　导　期	骨骼肌松弛
恩氟烷	1.80	1.45	1.68	短	好
异氟烷	1.40	1.60	1.15	短	好
地氟烷	0.42	1.30	6.00	短	好
七氟烷	0.69	1.70	2.05	短	好
氧化亚氮	0.47	1.06	104	短	很差

【药理作用及机制】　吸入麻醉药确切的作用机制尚未完全阐明,主要有脂质学说和蛋白质学说两种。脂质学说认为吸入麻醉药的麻醉强度与其脂溶性成正比,油/气或油/水分布系数高的药物易与富含脂质的神经细胞膜结合,引起细胞膜理化性质改变,影响膜受体和离子通道功能,抑制神经冲动传递而导致全身麻醉。蛋白质学说认为配体门控性离子通道是全麻药的主要分子靶点。吸入麻醉药可通过增强中枢抑制性神经递质 γ-氨基丁酸(GABA)和甘氨酸受体功能,促进氯离子通道开放,引起神经细胞膜超极化而发挥麻醉作用。部分全麻药(如氧化亚氮)可通过抑制谷氨酸 NMDA 受体而产生麻醉作用。尚有一些吸入麻醉药通过激动神经细胞膜 K^+ 通道,促进 K^+ 外流,引起膜超极化而产生麻醉作用。

临床常用的吸入麻醉药有以下几种。

恩氟烷(enflurane)和异氟烷(isoflurane)

恩氟烷和异氟烷是第二代含氟吸入式麻醉剂,二者属于同分异构体。这两种麻醉药化学性质稳定,不燃不爆,诱导麻醉平稳、迅速、舒适,麻醉深度易于调整,肌肉松弛作用良好,不增加心肌对儿茶酚胺的敏感性,心率平稳,心血管抑制作用较小,术后恢复迅速,苏醒快。

恩氟烷诱导麻醉时偶尔出现抽搐,较大剂量时脑电图可出现癫痫波,对心肌和呼吸有明显抑制作用。恩氟烷肝脏代谢高,肝功能损害者禁用。故不作为临床首选的吸入麻醉药。

异氟烷对脑电的影响小,对循环抑制作用比恩氟烷小,加深麻醉时可引起呼吸抑制,目前作为较常用的吸入麻醉药,用于各种临床手术的麻醉诱导和维持。

地氟烷(desflurane)

地氟烷是第三代含氟吸入式麻醉剂,结构与异氟烷类似,为异氟烷的氟代氯化物。地氟烷的血/气分布系数很低(0.42),故麻醉诱导和苏醒快,醒后头脑清晰,迅速恢复定向力,适用于门诊手术。地氟烷的 MAC 较大,为异氟烷的 1/5,因此麻醉作用较弱。由于本品在麻醉诱导时(尤其对于 12 岁以下儿童)可引起患者分泌物增多、咳嗽等呼吸道刺激反应,一般不用于儿童麻醉诱导,对儿童只用作麻醉维持。临床常用于成年人的麻醉诱导和维持。地氟烷诱导麻醉时引起的不良反应多轻度而暂时,对心、肝、肾功能影响小。

七氟烷(sevoflurane)

七氟烷是第三代含氟吸入式麻醉剂,麻醉诱导期短,苏醒迅速,深度易于控制,对心功能影响小,能增强非除极化型肌松药的作用和延长其作用时间,广泛应用于全身麻醉,特别是麻醉维持。七氟烷具有麻醉效能强和良好的可控性,对呼吸道无刺激性,用于小儿麻醉时术中血流动力学平稳,肌松药用量小,术后苏醒快,故临床常用于儿童麻醉的诱导和维持。研究显示七氟烷有神经保护作用,这种保护作用具有浓度依赖性,可能是通过阻断 NMDA 受体,减少兴奋性毒性和抑制钙超载来发挥神经保护作用。七氟烷可引起恶性高热,对七氟烷过敏患者、有恶性高热或对恶性高热易感患者应禁止使用。

氧化亚氮(nitrous oxide,N_2O)

氧化亚氮又称笑气,为无色、无刺激性、甜味气体,室温下性质稳定。本品脂溶性低、血/气分布系数小(0.47),麻醉诱导期短且苏醒快,吸入后 30~40 s 即产生较强镇痛效果,对心肌有轻度抑制作用,呼吸道刺激性小。N_2O 的 MAC 大(104),故麻醉效能低。笑气是最早使用的全身麻醉药,性能稳定,适合任何方式麻醉,但具有易缺氧、麻醉不够稳定等缺点。临床主要用于麻醉诱导或与其他全身麻醉药配伍应用,以减少其他药物用量及不良反应。N_2O 是消耗大气臭氧层的主要化合物之一,临床使用应注意相关规定。

第二节 静脉麻醉药

静脉麻醉药为非挥发性全身麻醉药,药物经静脉给药后到达 CNS 产生全身麻醉作用。静脉麻醉药与吸入麻醉药的作用机制存在重叠,也是通过影响 CNS 抑制性神经递质或兴奋性神经递质的功能而发挥麻醉作用。静脉麻醉药如丙泊酚、巴比妥类、咪达唑仑和依托咪酯等通过直接调节 $GABA_A$ 受体功能,促进氯离子通道开放,引起神经细胞膜超极化而发挥麻醉作用。丙泊酚和巴比妥类也可增强甘氨酸受体功能,促进氯离子通道开放而产生全身麻醉作用。氯胺酮则通过抑制 NMDA 受体而产生全身麻醉作用。

与吸入麻醉药比较,静脉麻醉药多数镇痛作用不强、肌松作用不完全,麻醉深度不易调控,消除较慢;但由于静脉麻醉药使用方便,不刺激呼吸道且麻醉诱导迅速,临床主要用于麻醉诱导和维持,亚麻醉浓度的静脉麻醉药还可用于镇静和催眠。根据化学结构不同,静脉麻醉药分为巴比妥类和非巴比妥类。

丙泊酚(propofol)

丙泊酚为烷基酚类化合物,起效快、维持时间短、苏醒迅速且功能恢复完全,适合短时手术的麻醉诱导和维持。丙泊酚主要通过增强 $GABA_A$ 受体诱导的氯离子电流而产生麻醉作用,作用强度约为硫喷妥钠的 1.8 倍,对呼吸道无刺激,可降低脑代谢和颅内压,主要在肝中代谢失活,术后恶心、呕吐发生率低。主要不良反应为心血管和呼吸系统的抑制,静脉注射过快可出现呼吸和心搏骤停、血压下降等。临床使用的丙泊酚注射液有长链脂肪乳(C14~C24)和中/长链脂肪乳(C6~C24)两种,前者可升高体内的脂肪酸水平,后者在体内的代谢速度快,肝脏不良反应较小,应用更为广泛。丙泊酚代谢产物无药理活性,故可连续静脉滴注维持麻醉,是临床最为常用的短效静脉麻醉药,广泛用于外科手术的麻醉诱导和维持、重症监护患者的持续镇静以及临床无痛检查和治疗等。

依托咪酯(etomidate)

依托咪酯为咪唑类衍生物,属于超短效的静脉麻醉药。该药可增强 $GABA_A$ 受体功能,其作用强度约为硫喷妥钠的 12 倍,静脉注射后 20 s 即可产生麻醉作用,持续时间约 5 min。临床主要用于快速麻醉诱导。本品对心血管和呼吸系统影响小,适用于老年人和有心血管系统疾病的患者。应用本品后可出现阵挛性肌收缩,故容易发生恶心、呕吐。有报道称依托咪酯可引起肾上腺皮质损伤。

右美托咪定(dexmedetomidine)

右美托咪定是一种选择性作用于脑内蓝斑核的 α_2 受体激动药,1999 年美国 FDA 批准用于重症监护患者的镇静。该药于 2009 年在我国正式投入生产,短时间内广泛用于外科手术麻醉。右美托咪定引起的临床麻醉使患者形成一种接近自然的镇静状态,术中患者可被唤醒完成医生指令,停止唤醒后患者重新进入睡眠状态。右美托咪定不抑制呼吸功能,可减轻患者术后的应激反应,促进麻醉恢复,减少镇痛镇静药物的用量,作为临床广泛使用的麻醉辅助用药,尤其适合需要术中唤醒的手术麻醉。

咪达唑仑(midazolam)

咪达唑仑是新型含咪唑环的苯二氮䓬类化合物,该药与苯二氮䓬类受体的亲和力高,具有改善睡

眠、抗焦虑、抗惊厥和肌松等作用,作用强度高于地西泮。本品起效快、维持时间短,对循环系统影响较小,并能降低颅内压。大剂量时可致呼吸抑制和血压下降。咪达唑仑是最为常用的苯二氮䓬类静脉麻醉药,用于各类手术的麻醉前给药、麻醉诱导和维持以及术中的辅助用药。

硫喷妥钠(thiopental sodium)

硫喷妥钠属超短效巴比妥类药物,脂溶性高,极易通过血脑屏障,麻醉作用起效迅速,但很快从脑组织再分布到脂肪等其他组织,故麻醉作用时间短,曾经是最常用的麻醉诱导药。硫喷妥钠抑制呼吸,镇痛作用和肌松作用弱,可诱发喉头和支气管痉挛,支气管哮喘,患者禁用。由于其具有的不良反应,现较少用于临床麻醉。

氯胺酮(ketamine)

氯胺酮为苯环己哌啶衍生物,是唯一具有镇痛作用的非巴比妥类静脉麻醉药。该药脂溶性为硫喷妥钠的数倍,麻醉作用迅速、短暂,在肝脏代谢为去甲氯胺酮,其麻醉效能为氯胺酮的 1/5～1/3。因此,氯胺酮麻醉苏醒后仍有一定镇痛作用。氯胺酮的主要作用机制与阻断 CNS 的 NMDA 受体有关,可选择性阻断痛觉冲动向丘脑和新皮层传导,同时又能兴奋脑干及边缘系统,引起意识模糊、短时记忆缺失及痛觉完全消失等,这种意识和感觉的分离状态称为分离麻醉(dissociative anesthesia)。此外,氯胺酮可与阿片受体结合。氯胺酮对呼吸影响轻微,但对心血管具有明显兴奋作用,可用于小儿基础麻醉,适用于短时的体表小手术或烧伤患者的清创、切痂、植皮等。由于其不良反应多,目前临床较少使用。

羟丁酸钠(sodium oxybate)

羟丁酸钠又名 γ-羟基丁酸钠,是 GABA 的中间代谢产物,静脉注射后体内分布广泛,转化为 γ-丁酸内酯后产生麻醉作用,故起效较慢,作用时间较长。单次静脉给药可维持 1～3 h,对心血管影响小,作为麻醉诱导或维持时的辅助用药。本品单用或注射过快可出现谵妄和肌肉抽动,严重者呼吸停止。严重高血压、房室传导阻滞及癫痫患者禁用。由于苏醒时间长,现临床少用。

第三节 复合麻醉

各种全身麻醉药单独应用都不理想,临床上常采用复合麻醉,即同时或先后应用两种或两种以上的全身麻醉药和麻醉辅助药,以满足不同手术要求,同时减少麻醉药的用量以减少不良反应。复合麻醉分为全凭吸入麻醉、全凭静脉麻醉和静吸复合麻醉。根据用药目的,复合麻醉药物分类如下:镇静、解除精神紧张的药物;引起短暂性记忆缺失的药物;用于基础麻醉的药物;诱导麻醉的药物;麻醉性镇痛药物;肌松药;抑制迷走神经反射的药物;降温药;控制性降压药。临床的复合麻醉常包括以下方式。

1. 麻醉前给药(preanesthetic medication) 麻醉前使用某些镇静类药物如巴比妥类或地西泮,可减轻患者术前紧张情绪,增强麻醉效果。应用 M 受体阻断药可防止唾液及支气管分泌物所致的吸入性肺炎。

2. 基础麻醉(basal anesthesia) 对于不能自控或不合作的患者,可于麻醉前使用镇静催眠药如巴比妥类和氯胺酮。在此基础上进行麻醉,可减少药量,利于手术平稳进行。

3. 诱导麻醉(induction of anesthesia) 快速诱导患者进入外科麻醉期,避免诱导期的不良反应,而后改用其他药物维持麻醉。常用药物有硫喷妥钠、N_2O、异氟烷和地氟烷等。

4. 合用肌松药和镇痛药 在全身麻醉或深度镇静状态下给予肌松药(阿曲库铵、维库溴铵等)和镇痛药(阿片类),以满足手术对镇痛和肌松的要求。

5. 低温麻醉(hypothermic anesthesia) 某些心、脑血管手术需要降低体温以减慢全身代谢,增强心、脑、肾等重要器官对缺血缺氧的耐受。常在全麻条件下使用氯丙嗪并配合物理降温,使患者体温降至要求水平。但需注意,体温低于 32 ℃时,常见心律失常、心肌收缩力降低及血压下降,麻醉复苏中低温还可导致患者寒战,使全身耗氧量增加,诱发心脏等器官缺血性损伤。

6. 控制性降压(controlled hypotension) 对止血困难的手术,为减少术中失血,将患者的收缩压降低至 80～90 mmHg。常使用短时的血管扩张药如硝普钠、硝酸甘油和钙通道阻断药等。

7. 神经安定镇痛术(neuroleptanalgesia) 神经安定镇痛术为使患者达到意识朦胧、自主动作停止和痛觉消失的目的,使用神经安定剂和镇痛剂进行组合麻醉的一种方法。常用的神经安定剂是氟哌利多,镇痛剂为芬太尼。

知识拓展

本章小结

全身麻醉药分为吸入麻醉药和静脉麻醉药两大类。吸入麻醉药的作用机制是通过改变细胞膜理化性质和影响 CNS 抑制性递质或兴奋性递质的功能而发挥麻醉作用。常用的吸入麻醉药有异氟烷、地氟烷、七氟烷和氧化亚氮,临床用于全麻的诱导和维持。静脉麻醉药的主要作用机制是通过影响脑内神经递质 GABA、谷氨酸、甘氨酸和 α_2 肾上腺素受体功能而发挥麻醉作用。常用的静脉麻醉药有丙泊酚、咪达唑仑、依托咪酯和右美托咪定,用于全麻诱导、维持和辅助用药。临床上常采用复合麻醉的方式以满足手术要求,同时减少麻醉药的用量而减少不良反应。复合麻醉分为全凭吸入麻醉、全凭静脉麻醉和静吸复合麻醉。

制剂及
用法用量

目标检测
答案

目标检测

一、选择题(1～5 为单项选择题,6～7 为多项选择题)

1. 下列哪种麻醉药物可通过作用于 α_2 肾上腺素受体发挥作用?(   )
A. 丙泊酚　　　　B. 异氟烷　　　　C. 右美托咪定　　　　D. 氧化亚氮　　　　E. 七氟烷

2. 容易引起呼吸道分泌物增多,不用于儿童麻醉诱导的药物是(   )。
A. 丙泊酚　　　　B. 地氟烷　　　　C. 氯胺酮　　　　D. 氧化亚氮　　　　E. 异氟烷

3. 可产生分离麻醉效果的全麻药是(   )。
A. 氧化亚氮　　　　B. 氟烷　　　　C. 氯胺酮　　　　D. 丙泊酚　　　　E. 硫喷妥钠

4. 麻醉时易致喉肌痉挛的全麻药是(   )。
A. 氧化亚氮　　　　B. 地氟烷　　　　C. 氯胺酮　　　　D. 异氟烷　　　　E. 硫喷妥钠

5. 可用于术中唤醒的全麻药是(   )。
A. 丙泊酚　　　　B. 氯胺酮　　　　C. 右美托咪定　　　　D. 硫喷妥钠　　　　E. 依托咪酯

6. (   )属于吸入麻醉药。
A. 异氟烷　　　　B. 地氟烷　　　　C. 吗啡　　　　D. 氧化亚氮　　　　E. 氯胺酮

7. (   )属于静脉麻醉药。
A. 丙泊酚　　　　B. 异氟烷　　　　C. 右美托咪定　　　　D. 七氟烷　　　　E. 氯胺酮

二、问答题

1. 常用的吸入麻醉药有哪些?影响吸入麻醉药作用的因素有哪些?

2. 全身麻醉药的作用机制有哪些学说?

(广州医科大学　张　梅)

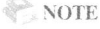

NOTE

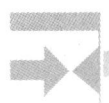

第十二章　镇静催眠药和抗焦虑药

 学习目标

1. 掌握：苯二氮䓬类药物的作用机制、药理作用、临床应用和不良反应。
2. 熟悉：巴比妥类药物的药理作用、临床应用和不良反应。
3. 了解：其他镇静催眠药的临床应用和药理学特点。

一、失眠及镇静催眠药概述

睡眠是维持身体机能的重要生理过程,分为快速眼动睡眠(rapid eye movement sleep,REM)和非快速眼动睡眠(non-rapid eye movement sleep,NREM)。正常情况下,REM 和 NREM 保持一定比例,梦境多发生在 REM 时相。若药物缩短 REM 睡眠时间,停药后可引起 REM 时相的反跳性延长,患者出现焦虑、多梦。失眠是指患者对睡眠时间或质量不满足并影响日间社会功能的一种主观体验,表现为入睡困难、睡眠质量下降和睡眠时间减少,伴有记忆力和注意力下降。多数患者需要药物辅助睡眠。

镇静催眠药(sedative hypnotic)是一类具有抑制中枢神经系统功能而引起镇静催眠作用的药物,该类药物小剂量时镇静、缓解兴奋、消除烦躁和恢复平静情绪,较大剂量促进机体产生近似生理睡眠的作用。临床常用的镇静催眠药可分为苯二氮䓬类、巴比妥类及其他类。巴比妥类药物作为传统的镇静催眠药,具有中枢抑制作用,但随着剂量增大,其抑制作用逐步加深,可引起麻醉、昏迷和呼吸麻痹。苯二氮䓬类药物不仅具有良好的镇静催眠作用,且安全范围大,尚有抗焦虑、抗惊厥和抗癫痫作用,故成为临床上广泛使用的镇静催眠药。

二、苯二氮䓬类

苯二氮䓬类(benzodiazepine,BZ)药物的基本化学结构为 1,4-苯并二氮䓬(图 12-1)。

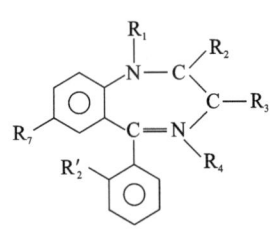

图 12-1　苯二氮䓬类药物的基本化学结构

在苯二氮䓬的 R_1、R_2、R_3 及 R_7 侧链代入不同基团,可得到一系列苯二氮䓬类药物。该类药物具有镇静、催眠、抗焦虑和抗惊厥等作用,根据半衰期长短不同分为短效类如三唑仑(triazolam)等、中效类如艾司唑仑等、长效类如地西泮(diazepam)等。

【药动学】

1. 吸收　脂溶性高,口服吸收良好,1 h 左右达到血药浓度峰值。肌内注射吸收慢而不规则,临床上急需发挥疗效时应静脉给药。

2. 分布　血浆蛋白结合率较高,达 95% 以上,能迅速向脑组织分布并在脂肪中蓄积,表观分布容积大。

3. 代谢　药物主要在肝药酶作用下进行生物转化,活性代谢产物的半衰期远比其母体药物长,如氟西泮血浆半衰期为 2～3 h,其主要活性代谢产物去烷基氟西泮的半衰期为 50 h,因此药效与其血浆半衰期并不一致。

4. 排泄　代谢终产物与葡萄糖醛酸结合,由尿排出。地西泮可通过胎盘和乳汁排泄。

常用苯二氮䓬类药物的分类及药动学见表 12-1。

表 12-1　常用苯二氮䓬类药物的分类及药动学

作用时间	药 物	口服达峰时间/h	血浆蛋白结合率/(%)	消除半衰期/h	代谢产物
长效类 24～72 h	地西泮	0.5～1.5	98	30～60	有活性
	氟西泮	1～2	95	75	无活性
	氯氮䓬	2～4	96	15～40	有活性
中效类 10～20 h	艾司唑仑	2	93	10～24	无活性
	阿普唑仑	1～2	80	12～15	无活性
	劳拉西泮	2	85	10～20	无活性
	氯硝西泮	2～4	50	24～36	弱活性
短效类 3～8 h	三唑仑	1	90	2～3	有活性
	奥沙西泮	2～4	90	5～12	无活性

【作用机制】　苯二氮䓬类药物的中枢效应与作用于脑内 γ-氨基丁酸(GABA$_A$)受体有关。GABA$_A$ 受体是一个大分子复合体,为配体-门控性 Cl$^-$ 通道,在 Cl$^-$ 通道周围含有 GABA、巴比妥和苯二氮䓬等结合位点(图 12-2)。GABA$_A$ 受体广泛分布在大脑皮层、边缘系统、脑干核团和脊髓等部位,由异质性亚基组成,典型的 GABA$_A$ 受体是由 α、β 和 γ 亚基组成的五聚体。GABA 作用于 GABA$_A$ 受体,使细胞膜对 Cl$^-$ 通透性增加,Cl$^-$ 大量进入细胞内引起膜超极化,降低中枢神经系统兴奋性。苯二氮䓬类药物与 GABA$_A$ 受体复合物上的苯二氮䓬位点结合后,改变 GABA$_A$ 构象,促进 GABA 与 GABA$_A$ 受体结合,通过增加 Cl$^-$ 通道的开放频率,增加 Cl$^-$ 内流,发挥中枢抑制效应。此外,苯二氮䓬类药物可减少腺苷摄取,引起内源性神经抑制作用增强,尚抑制 GABA 非依赖性钙离子内流、钙依赖性神经递质释放和河豚毒素敏感型钠通道。

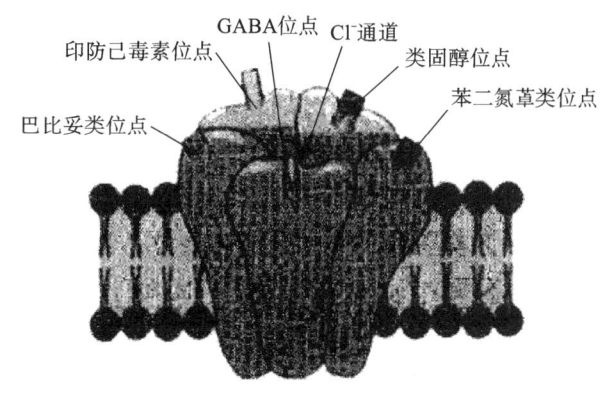

图 12-2　苯二氮䓬类药物的作用机制

【药理作用与临床应用】

1. 抗焦虑作用　焦虑是精神疾病的常见症状,患者多有紧张、忧虑和失眠,并伴有心悸、出汗、震颤等神经官能症状。小剂量时即对各种原因引起的焦虑有显著效果,与作用于脑内杏仁核和海马等边缘系统中的苯二氮䓬受体有关,为临床抗焦虑首选药物。

2. 镇静催眠作用　随着剂量增大,苯二氮䓬类药物出现镇静催眠作用,与作用于脑干的 GABA$_A$ 受体有关。苯二氮䓬类药物主要影响 NREM,对 REM 影响较小,故停药后较少出现反跳。与其他药物相比,苯二氮䓬类药物具有安全范围大、对肝药酶无明显诱导、连续用药依赖性较轻的特点。目前此类药物已取代了巴比妥类药物成为临床最常用的镇静催眠药。临床上用于失眠、麻醉前给药、心脏电复律或内镜检查前给药。

3. 抗惊厥、抗癫痫作用　苯二氮䓬类药物促进脑内 GABA 的突触传递,具有良好的抗惊厥作用,

NOTE

临床可用于辅助治疗破伤风、子痫、小儿高热和药物中毒引起的惊厥。地西泮尚具有抑制癫痫病灶放电扩散的作用,静脉注射首选用于癫痫持续状态的治疗。

4. 中枢性肌松作用 苯二氮䓬类药物有良好的中枢性肌松作用,这一效应与抑制脑干网状结构下行系统对 γ 神经元的易化,抑制多突触反射有关。临床上用于治疗大脑和脊髓损伤、脑血管意外所致的肌肉僵直和痉挛。

5. 治疗癔症 极度兴奋躁动的癔症患者可肌内注射地西泮。

【不良反应】

1. 神经系统反应 苯二氮䓬类药物毒性小,安全范围大。镇静催眠剂量可致日间困倦、头晕、乏力、淡漠及记忆力下降、精细运动不协调等;大剂量可致嗜睡、共济失调、言语含糊不清,甚至引起昏迷。

2. 呼吸抑制 静脉注射速度过快、饮酒或同时应用其他中枢抑制药时容易发生呼吸循环抑制,故宜缓慢静脉注射。用药期间避免饮酒和合用中枢抑制药。氟马西尼是苯二氮䓬受体的特异性拮抗剂,药物过量中毒时可用其救治。

3. 依赖性和耐受性 长期服用苯二氮䓬类药物会产生耐受性及依赖性,突然停药可出现反跳和戒断症状,表现为焦虑、兴奋、心动过速、呕吐、出汗、震颤甚至惊厥。故本药宜短期或间断性使用,尽可能应用最低剂量,停药时逐渐减量,以避免出现停药反跳现象和戒断反应。

4. 其他 苯二氮䓬类可通过胎盘屏障和经乳汁分泌,孕妇和哺乳期妇女禁用。

三、巴比妥类

巴比妥类药物是巴比妥酸的衍生物,作为传统催眠药具有较多缺点,临床已很少用于镇静催眠,目前主要用于抗惊厥、抗癫痫和麻醉。按药物作用时间长短与性质将巴比妥类药物分为四类:长效类(苯巴比妥)、中效类(戊巴比妥、异戊巴比妥)、短效类(司可巴比妥)和超短效类(硫喷妥钠)。常用巴比妥类药物的作用时间和临床应用见表 12-2。

表 12-2 巴比妥类药物的作用时间和临床应用

分　类	药　　物	显效时间/h	作用时间/h	半衰期/h	临 床 应 用
长效	苯巴比妥	0.5~1	6~8	24~140	抗惊厥、抗癫痫
中效	戊巴比妥	0.25~0.5	3~6	15~48	抗惊厥、催眠
	异戊巴比妥	0.25~0.5	3~6	8~42	镇静催眠
短效	司可巴比妥	0.25	2~3	19~34	抗惊厥、镇静催眠
超短效	硫喷妥钠	i.v.30 s	0.25~4	3~8	静脉麻醉

【药动学】

1. 吸收 巴比妥类药物口服或肌内注射均易吸收,可迅速分布于全身组织和体液。

2. 分布 该类药物进入脑组织的速度与脂溶性成正比,如硫喷妥钠脂溶性极高,易通过血脑屏障,静脉注射后立即奏效,但因该药迅速从脑组织向外周脂肪组织重新分布,故药效仅维持 15 min 左右。

3. 代谢 药物在体内经肝脏代谢。苯巴比妥经肝微粒体酶代谢氧化侧链失活,长期使用巴比妥类可诱导肝微粒体酶活性,加速自身和合用药物的代谢而影响药效。

4. 排泄 药物经肾脏消除,尿液 pH 对巴比妥类药物的排泄影响较大。碱化尿液增加药物的解离,减少肾小管重吸收。因此,苯巴比妥中毒可用碳酸氢钠碱化尿液以促进药物排泄。

【作用机制】 巴比妥类药物的作用与激活中枢 GABA$_A$ 受体有关。在非麻醉剂量下增强 GABA 传递,能抑制多突触反应,减弱易化作用,增强中枢抑制效应。巴比妥类与 GABA 受体结合后,增加 Cl$^-$ 通道的通透性,延长 Cl$^-$ 通道开放时间,引起神经细胞超极化,产生中枢抑制作用。

【药理作用与临床应用】 巴比妥类药物对中枢神经系统表现出普遍性抑制作用,随着剂量增加其中枢抑制作用由弱到强,相继呈现镇静、催眠、抗惊厥及抗癫痫、麻醉、昏迷等效应。

1. 镇静、催眠 小剂量巴比妥类药物可缓解患者的焦虑和烦躁不安。中等剂量可催眠,缩短入睡时间,减少觉醒次数并延长睡眠时间。巴比妥类药物缩短 REM,改变正常睡眠模式,引起非生理性睡眠。久用停药后 REMS 时相可"反跳性"延长,引起多梦和睡眠障碍,临床较少用作催眠药物。

2. 抗惊厥、抗癫痫 大剂量巴比妥类药物对各种原因引起的惊厥均有较好疗效,临床用于小儿高热、破伤风、子痫、脑炎及中枢兴奋药引起的惊厥。此外,苯巴比妥有较强的抗癫痫作用,临床可用于癫痫大发作和癫痫持续状态的治疗。

3. 麻醉及麻醉前给药 巴比妥类药物用于麻醉,多使用超短效的硫喷妥钠静脉注射诱导全身麻醉,长效及中效巴比妥类药物仅用作麻醉前给药,以消除患者手术前紧张情绪和增强麻醉效果。

4. 促进胆红素代谢 治疗高胆红素血症和肝内胆汁淤积性黄疸。

【不良反应】

1. 神经系统反应 服用催眠剂量的巴比妥类药物后,次晨可出现头晕、困倦、嗜睡、精神不振及定向障碍等后遗效应(宿醉)。驾驶员或从事高空作业人员慎用该类药物。

2. 呼吸循环系统反应 巴比妥类药物在中等治疗量即可引起呼吸抑制,过量可致呼吸中枢麻痹而死亡。严重肺功能不全和颅脑损伤者禁用。大剂量对心血管系统也有明显抑制作用。

3. 依赖性和耐受性 短期内反复服用或连续服用巴比妥类药物可产生耐受性、依赖性和停药反跳现象,表现为药效逐渐降低,停药后 REM 延长,梦魇增加。成瘾后停药可出现严重的戒断症状,表现为兴奋、失眠、焦虑、震颤、肌痉挛甚至惊厥。

4. 其他 少数人可见皮疹、血管神经性水肿,偶见剥脱性皮炎。可通过胎盘屏障和经乳汁分泌,孕妇和哺乳期妇女慎用。

四、其他类镇静催眠药

水合氯醛(chloral hydrate)

催眠作用强且确切,入睡快,睡眠时间可持续 6~8 h。临床用于顽固性失眠或对其他催眠药效果不佳的患者。催眠作用温和,不影响 REMS 时相,无宿醉效应。大剂量有抗惊厥作用,可用于小儿高热、子痫及破伤风惊厥。口服吸收迅速,因具有较强的黏膜刺激性,易引起恶心、呕吐及上腹部不适等,临床多经直肠给药。不良反应类似巴比妥类药物,安全范围较小,使用时应注意。大剂量能抑制心肌收缩,缩短心肌不应期,过量应用对心、肝、肾等实质脏器有损害。久用可产生耐受性和成瘾性。

丁螺环酮(buspirone)

新型抗焦虑药,属于氮杂螺环癸烷二酮化合物,作用显著。口服吸收快而完全,0.5~1 h 达血药浓度峰值,$t_{1/2}$ 为 2.6 h。丁螺环酮为 5-HT$_1$ 受体的部分激动药,其抗焦虑作用可能与其激动突触前 5-HT$_{1A}$ 受体、抑制 5-HT 释放有关。对中枢多巴胺受体和 α_2 受体的拮抗可能参与其抗焦虑作用。临床用于各种急、慢性焦虑状态,如焦虑性激动、紧张不安。不良反应较少,无明显的生理依赖性和成瘾性。

唑吡坦(zolpidem)

唑吡坦(zolpidem)又称思诺思(stilnox),为咪唑吡啶类化合物。药理作用类似于苯二氮䓬类药物,但抗焦虑、抗惊厥和中枢性肌松作用很弱,仅用于镇静和催眠。唑吡坦起效迅速,诱导睡眠快,半衰期为 2.4 h(0.75~13.5 h)。镇静催眠效应与选择性作用于苯二氮䓬-GABA$_A$ 受体有关。唑吡坦对 NREMS 和 REMS 无明显影响,可缩短睡眠潜伏期,减少觉醒次数,使总睡眠时间延长,对入睡困难、易醒、多梦等症状疗效肯定。安全范围大,偶有眩晕、疲倦、恶心、呕吐、头痛。三环类抗抑郁药和乙醇与本品合用时可引起呼吸抑制。15 岁以下儿童、孕妇、哺乳期妇女不宜服用。过量中毒可用苯二氮䓬类拮抗剂氟马西尼解救。主要用于原发性失眠症、躁狂型精神分裂症和抑郁症患者引起的睡眠障碍。长期服用无耐受性、依赖性和戒断症状。

NOTE

佐匹克隆(zopiclone)

佐匹克隆(zopiclone)又称唑吡酮,为第三代镇静催眠药,疗效确切,起效迅速。具有镇静、催眠、抗焦虑、抗惊厥和中枢性肌松作用,能使患者保持良好的睡眠深度,作用时间长达6 h。佐匹克隆不良反应少,后遗效应轻,长期使用无明显耐受和停药反跳现象。

褪黑素(melatonin)

褪黑素(melatonin)化学名为 N-乙酰基-5-甲氧基色胺,为松果体分泌的主要激素。正常人服用褪黑素可调整睡眠结构,缩短入睡时间,改善睡眠质量。褪黑素不作为常规催眠药物来使用,适用于睡眠节律障碍所致的失眠,包括夜班、时差和睡眠时相延迟综合征。

章节案例

患者,男,40岁,外企管理人员,最近半年由于公司拓展业务,工作时间较以前大大延长,出现明显的入睡困难,通常需要花1~2 h才能入睡,第二天工作时注意力不能集中,急躁易怒,工作效率下降,并伴有心悸。患者平素身体健康,不饮酒,也未服用其他药物。问:

该患者的诊断是什么?可选用哪些药物进行治疗?为什么?

本章小结

镇静催眠药主要分为苯二氮䓬类和巴比妥类两大类药物,这两类药物均具有镇静、催眠、抗惊厥和抗癫痫作用。苯二氮䓬类药物通过作用于脑内$GABA_A$受体(一种配体门控性氯离子通道),通过增加氯离子通道开放频率,加强抑制性神经递质GABA功能而发挥中枢效应。临床主要用于镇静、催眠以及焦虑、惊厥和癫痫持续状态的治疗。该类药物安全范围大,基本取代巴比妥类药物作为镇静催眠药。苯二氮䓬类药物中毒时可用其拮抗剂氟马西尼救治。巴比妥类药物通过抑制多突触反应,增强$GABA_A$受体功能,延长氯离子通道开放时间,发挥镇静催眠作用。随着剂量增加,巴比妥类药物的中枢抑制作用逐步加强,过量可致呼吸中枢麻痹而死亡。临床主要用于抗惊厥、抗癫痫以及麻醉前和麻醉用药。

目标检测

一、选择题(1~7为单项选择题,8~10为多项选择题)

1. 苯二氮䓬类药物的作用机制是( )。

A. 直接抑制中枢神经功能　　　　　B. 增强 GABA 与受体的结合

C. 促进神经细胞膜除极化　　　　　D. 诱导钙离子内流　　　　　E. 以上都不是

2. 地西泮抗焦虑作用的主要部位是( )。

A. 中脑网状结构　　　　　B. 下丘脑　　　　　C. 边缘系统

D. 大脑皮层　　　　　E. 纹状体

3. 地西泮不用于( )。

A. 焦虑症或焦虑性失眠　　　　　B. 麻醉前给药　　　　　C. 高热惊厥

D. 癫痫持续状态　　　　　E. 诱导麻醉

4. 巴比妥类药物中具有抗癫痫作用的是( )。

A. 巴比妥　　　B. 戊巴比妥　　　C. 苯巴比妥　　　D. 异戊巴比妥　　　E. 硫喷妥钠

5. 苯巴比妥过量中毒,为了促使其快速排泄应( )。

A. 碱化尿液,使解离度增大,增加肾小管再吸收

B. 碱化尿液,使解离度减小,增加肾小管再吸收

C. 碱化尿液,使解离度增大,减少肾小管再吸收

D. 酸化尿液,使解离度增大,减少肾小管再吸收

E. 以上均不对

6. 可产生肝药酶诱导作用的药物是(   )。

A. 地西泮　　　　　B. 三唑仑　　　　　C. 水合氯醛　　　　D. 苯巴比妥　　　　E. 氯氮唑

7. 苯二氮䓬类药物急性中毒时,选用的解毒药物是(   )。

A. 氟马西尼　　　　B. 尼可刹米　　　　C. 山梗菜碱　　　　D. 卡马西平　　　　E. 以上都不是

8. 地西泮具有下列哪些药理作用?(   )

A. 抗焦虑　　　　　　　　　　B. 镇静　　　　　　　　　　　C. 抗惊厥

D. 控制癫痫持续状态　　　　E. 麻醉诱导

9. 巴比妥类药物具有下列哪些药理作用?(   )

A. 抗焦虑　　　　　B. 镇静　　　　　　C. 抗惊厥　　　　　D. 抗癫痫大发作　E. 麻醉诱导

10. 下列不属于苯二氮䓬类的镇静催眠药是(   )。

A. 水合氯醛　　　　B. 丁螺环酮　　　　C. 唑吡坦　　　　　D. 艾司唑仑　　　　E. 地西泮

二、问答题

1. 苯二氮䓬类药物的药理作用及机制是什么?

2. 苯二氮䓬类药物可用于哪些惊厥?常用的药物有哪些?

3. 巴比妥类药物的作用特点是什么?列出分类代表药物。

（广州医科大学　张　梅）

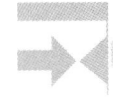

第十三章 抗癫痫药及抗惊厥药

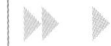

　学习目标

1. 掌握:传统一线抗癫痫药卡马西平和丙戊酸钠的作用机制、药理作用、临床应用以及主要不良反应;新型一线抗癫痫药的作用机制和临床应用;各类癫痫发作的首选治疗药物。

2. 熟悉:传统抗癫痫药苯妥英钠的临床应用和不良反应。

3. 了解:癫痫的临床分类;抗惊厥药的药理作用和临床应用。

第一节 抗癫痫药

一、癫痫的定义及分类

癫痫是一种以持久致痫倾向为特征的脑部疾病。癫痫发作具有突然、一过性和自限性等特点,发作时脑电图显示异常同步化放电。癫痫发作并不等同于癫痫,癫痫是指以反复癫痫发作为共同特征的慢性脑部疾病状态。2014年国际抗癫痫联盟(ILAE)根据临床诊断标准对癫痫重新进行了定义,符合如下任何一种情况可诊断为癫痫:至少两次间隔>24 h的非诱发性(或反射性)发作;一次非诱发性(或反射性)发作伴有先前的脑损伤(A级)、脑电图痫样异常(A级)、头颅影像显示结构性损害(B级),夜间发作(B级);癫痫综合征。2017年ILAE发布最新版的癫痫发作分类修订,明确了局灶性和全面性癫痫发作的类型,并根据发作类型和范围,将癫痫分为局灶性、全面性和起源不明三大类,见表13-1。其中全面性合并局灶性是新提出的类型,临床表现为全面性起源和局灶性起源的癫痫发作,脑电图显示全面性棘波和局灶性痫样放电,如Dravet综合征和Lennox-Gastaut综合征。

癫痫综合征是一类有特殊病因,由特定症状和体征组成的特定癫痫现象,分为两种癫痫综合征:①特发性全面性癫痫,未发现明确病因,可能与基因相关,特指儿童失神癫痫、青少年失神癫痫、青少年肌阵挛性癫痫和全面性强直-阵挛癫痫四类癫痫综合征。②自限性局灶性癫痫,多于儿童期起病,伴中央颞区棘波的儿童良性癫痫常见,其他包括自限性儿童枕叶癫痫、自限性儿童额叶癫痫、自限性儿童颞叶癫痫、自限性儿童顶叶癫痫等。

二、抗癫痫药的作用方式及作用机制

抗癫痫药主要通过抑制病灶区神经元的异常放电或阻止异常放电向周围正常脑组织扩散而控制癫痫发作。其作用机制与以下环节有关:①对阳离子通道的影响:抗癫痫药通过抑制神经元电压依赖性Na^+通道和Ca^{2+}通道,限制神经元持续放电,也通过干预K^+通道(促进开放),使膜电位超极化而发挥抗癫痫作用。②增强中枢抑制性递质GABA的作用:抗癫痫药通过激动GABA受体,抑制GABA降解来增强脑内GABA能神经元功能而发挥抗癫痫作用。③激动苯二氮䓬类受体:苯二氮䓬类受体与脑内GABA受体偶联,药物激动苯二氮䓬类受体后,引起Cl^-内流,抑制神经元兴奋。④阻断谷氨酸受体:抗癫痫药通过阻断脑内谷氨酸受体(NMDAR),抑制谷氨酸兴奋性,发挥抗癫痫作用。⑤对Ca^{2+}和钙调素系统的影响:抗癫痫药通过抑制钙调素激酶的活性,影响递质释放而发挥作用。

表 13-1 癫痫发作分类、临床特征及治疗方案

发 作 分 类			临 床 特 征	治 疗 药 物
	意识状态		有"意识",知道周围发生的事	1. 初始药物首选为卡马西平和奥卡西平。
局灶性发作	运动或非运动性发作	自动症	意识障碍状态下,机械地出现一些无目的、连续性的动作	
		过度运动	源于躯体和近体关节的反复激烈运动	2. 一线药物为卡马西平、奥卡西平、拉莫三嗪、托吡酯和左乙拉西坦。
		失张力发作	局部力突然丧失,患者头或肢体下垂	
		阵挛发作	连续、阵发性的肌肉收缩	
		癫痫性痉挛	短暂的轴性肌肉收缩,引起屈曲、伸展或混合运动	3. 拉莫三嗪是卡马西平或奥卡西平治疗失败后的首选药物。
		肌阵挛性发作	快速、短暂、触电样肌肉收缩	
		强直发作	所累及肌群持续强直收缩	
		自主神经性发作	发作性自主神经功能紊乱,有头痛、腹痛、呕吐、肢体痛等	4. 对部分继发全面性发作癫痫,除上述药物外,丙戊酸钠也为一线药物
		行为终止	正在进行的动作、语音突然停止	
		认知性发作	表现为梦样状态、时间失真感、不真实感、人格解体感等	
		情绪性发作	有极度愉快或不愉快感、恐惧、忧郁、自卑等	
		感觉性发作	一侧面部、肢体或躯干麻木、刺痛	
	局灶性进展为双侧强直阵挛		由单侧发展为双侧,多为不对称发作	
全面性发作	运动或非运动性发作	强直-阵挛发作	意识丧失,全身骨骼肌先出现强直,随后出现阵挛的序列活动	1. 丙戊酸钠是强直-阵挛发作、失神发作和肌阵挛性发作的首选、一线药物。
		强直发作	全身骨骼肌持续强直收缩	
		阵挛发作	全身骨骼肌阵挛性收缩	
		肌阵挛性发作	快速、短暂、触电样肌肉收缩,可遍及全身,也可限于某个肌群	
		肌阵挛-强直-阵挛发作	肌阵挛后继发强直-阵挛发作	2. 丙戊酸钠治疗失败后,用于全身强直-阵挛发作的首选药物是拉莫三嗪,一线药物有拉莫三嗪、托吡酯和左乙拉西坦。
		肌阵挛-失张力发作	肌阵挛后继发失张力发作	
		癫痫性痉挛	短暂的轴性肌肉收缩,引起屈伸运动	
		失张力发作	肌张力突然丧失,患者易跌倒	
		典型失神发作	突然发生的意识丧失和活动停止	3. 失神发作的首选药物与一线药物均为拉莫三嗪。
		非典型失神发作	起始及终止均较典型失神缓慢	
		失神伴眼睑肌阵挛发作	眼睑肌阵挛伴短暂失神	4. 肌阵挛性发作无首选药物,一线用药是左乙拉西坦
		肌阵挛失神发作	短暂失神,伴有节律性肌阵挛发作	
起源不明的发作			包括上述各种发作形式。但临床资料极度缺乏,无法分类	

注:源自 2017 年国际抗癫痫联盟提出的癫痫分类标准。

三、常用抗癫痫药

(一)传统抗癫痫药

丙戊酸钠(sodium valproate)

丙戊酸钠化学名为二丙基醋酸钠,为广谱抗癫痫药。

NOTE

【药动学】

1. 吸收　口服吸收较好,空腹服药 0.5～2 h 达血药浓度峰值,饭后服药可延长达峰时间,生物利用度在 80% 以上。

2. 分布　主要分布于细胞外液中,大部分与血浆蛋白结合,血浆蛋白结合率约为 90%。易透过血脑屏障,脑内分布均匀;可透过胎盘屏障,对胎儿有致畸作用。

3. 代谢　主要在肝内代谢,$t_{1/2}$ 约为 10 h。

4. 排泄　代谢产物与葡萄糖醛酸结合后,经肾脏排出,少数以原形由肾脏排泄。

【作用机制】　丙戊酸钠能阻滞 Na^+ 通道和 T 型 Ca^{2+} 通道,抑制神经元的异常放电。丙戊酸钠的抗癫痫作用还与脑内 GABA 代谢有关,它可增强谷氨酸脱羧酶活性,并能抑制 GABA 转氨酶和琥珀酸半醛脱氢酶活性,使 GABA 生成增加和降解减少,并抑制其再摄取,从而增加脑内 GABA 含量,提高突触后膜对 GABA 的反应性。

【临床应用】　丙戊酸钠为广谱抗癫痫药,对各型癫痫发作均有效。对原发性全面性发作、全身强直-阵挛发作、失神发作、肌阵挛性发作疗效好,对部分性发作、继发性全面性发作也有一定疗效,但对失张力发作、强直性发作、Lennox-Gastaut 综合征疗效较差。

【不良反应】

(1) 肝脏毒性为最主要的不良反应,40% 的患者在用药最初几个月内出现无症状性肝功能异常,主要表现为天冬氨酸氨基转移酶水平升高,12 岁以下儿童多药合用易引起致死性肝损害。用药期间需定期检查肝功能。

(2) 胃肠道反应常见,有厌食、恶心、呕吐等,饭后服用可减轻。

(3) 神经系统不良反应发生率较低,有嗜睡、乏力、精神不振、视物模糊、不安、震颤、神经和精神行为异常等。

(4) 丙戊酸钠能透过胎盘屏障,动物实验有致畸报道,在人类也有引起神经管畸形(脑脊髓膜膨出)的病例报告。

【药物相互作用】　丙戊酸钠与苯妥英钠、苯巴比妥、扑米酮和卡马西平合用时,受肝药酶活性增加的影响,代谢加快,血药浓度下降,抗癫痫作用减弱。本药可从血浆蛋白结合位点置换苯妥英钠和卡马西平使其血药浓度增高,故合用时宜调整剂量。

卡马西平(carbamazepine)

卡马西平又称酰胺咪嗪,结构类似于三环类抗抑郁药,最早用于治疗三叉神经痛和抑郁症,后用于治疗癫痫。

【药动学】

1. 吸收　口服吸收慢而不规则,一次口服 4～8 h 后血药浓度达峰值。

2. 分布　血浆蛋白结合率为 70%～80%,在脑、肝、肾组织中分布较多,脑脊液中浓度可达血药浓度的 50%。

3. 代谢　在肝脏代谢,生成的 10,11-环氧卡马西平仍有很好的抗癫痫作用,长期服药可诱导肝药酶而使药物清除率明显增高。

4. 排泄　代谢产物与葡萄糖醛酸结合后,经肾脏排出。

【作用机制】　卡马西平能阻滞神经细胞膜的 Na^+、Ca^{2+} 通道,阻断 NMDA 受体,减少 Na^+、Ca^{2+} 内流,抑制癫痫病灶及其周围神经元的异常放电和突触传递。此外,卡马西平还可增强中枢抑制性递质 GABA 功能。

【药理作用和临床应用】

1. 抗癫痫　对多种癫痫动物模型有治疗作用,是治疗癫痫部分性发作的首选药物,对癫痫并发的精神症状亦有较好效果。

2. 抗中枢神经痛　对三叉神经痛和舌咽神经痛疗效较好。

3. 抗躁狂抑郁　对躁狂症、抑郁症治疗效果明显,可减轻或消除精神分裂症患者的狂躁、妄想症状,对锂盐无效的躁狂抑郁症有效。其机制可能与卡马西平阻断腺苷受体及抑制去甲肾上腺素重摄取有关。

4. 其他作用　卡马西平还具有抗心律失常和抗利尿作用。

【不良反应】

(1) 长期应用后常见的不良反应有头晕、眩晕、恶心、呕吐、视物模糊和共济失调,也可引起精神行为异常。

(2) 大剂量可致甲状腺功能减低,房室传导阻滞,应控制剂量。

(3) 皮疹、粒细胞和血小板减少,偶见骨髓抑制和肝损害。

(4) 卡马西平是肝药酶诱导剂,可加速自身和其他药物代谢而降低疗效。

苯妥英钠(phenytoin sodium)

苯妥英钠又称大仑丁(dilantin)。

【药动学】　口服给药吸收慢而不规则,个体差异大,每日给药 0.3～0.6 g,连续服用经 6～10 天才能达到有效血药浓度(10～20 μg/mL)。血浆蛋白结合率约为 90%,分布于全身组织。绝大部分药物经肝药酶代谢为羟苯基衍生物而失活,长期使用可诱导肝药酶活性。药物在体内以混合动力学方式消除,半衰期与血浆药物浓度密切相关,药物中毒时血浆 $t_{1/2}$ 可长达 20～60 h。

【作用机制】　苯妥英钠的抗癫痫作用机制较为复杂,涉及如下:抑制突触传递的强直后增强,从而抑制异常放电的扩散;阻滞电压依赖性钠通道和钙通道,发挥膜稳定作用;抑制钙调素激酶活性,使突触传递功能减弱。高浓度的苯妥英钠可抑制钾离子外流,延长动作电位时程和不应期,也能抑制神经末梢对 GABA 的摄取,并诱导 GABA 受体表达上调,从而增强 GABA 介导的突触后抑制作用。

【临床应用】

1. 癫痫　苯妥英钠早年首选用于治疗癫痫部分性发作,但由于不良反应多而严重,目前临床很少作为一线药物使用。

2. 中枢疼痛综合征　用于治疗三叉神经痛和舌咽神经痛等中枢疼痛综合征。

3. 快速型心律失常　主要用于室性心律失常,尤其对强心苷中毒者效果好。

【不良反应】　多而严重。苯妥英钠对胃黏膜有较强刺激性,可致食欲减退、胃痛、恶心、呕吐、胃炎等胃肠道症状。苯妥英钠可引起牙龈增生,多见于儿童和青少年。神经系统反应有眩晕、精神紧张和头痛,严重者可发生小脑综合征。苯妥英钠可致叶酸吸收和代谢障碍,引起巨幼红细胞贫血。苯妥英钠可引起皮疹、药物热、粒细胞缺乏、血小板减少。妊娠初期服用可致畸胎。苯妥英钠使维生素 D 代谢加快,长期服用可致佝偻病和骨软化症。久服骤停可诱发癫痫持续状态;静脉注射过快可导致心肌抑制、血压下降和心律失常。

苯巴比妥(phenobarbital)

苯巴比妥用于治疗癫痫,是最古老的抗癫痫药。

【药理作用及机制】　苯巴比妥既能抑制病灶神经元异常放电,又能抑制异常放电的扩散。其抗癫痫机制与以下作用有关:①苯巴比妥与突触后膜的 GABA 受体结合,促进 Cl$^-$ 内流,使膜超极化,降低膜兴奋性。②苯巴比妥抑制突触前膜 Ca^{2+} 摄取,减少 Ca^{2+} 依赖性兴奋性神经递质的释放。较高浓度时能以电压依赖方式阻滞 N 型和 L 型 Ca^{2+} 通道。③苯巴比妥可以抑制神经元的异常放电。

【临床应用】　对大多数惊厥动物模型有效,可控制多种类型的癫痫发作。有效血药浓度与中毒浓度接近,临床很少作为首选药。

【不良反应】　常见嗜睡、眩晕、共济失调等,偶见巨幼红细胞贫血、白细胞减少和血小板减少。本品为肝药酶诱导剂,注意与其他药物联合应用时的相互作用。

扑米酮（primidone）

扑米酮又称为去氧苯巴比妥、扑痫酮和麦苏林，其结构与苯巴比妥相似。在体内生成的活性代谢产物苯巴比妥和苯乙基丙二酰胺均有抗癫痫作用。扑米酮对各种类型癫痫均有不同程度的疗效，不良反应与苯巴比妥相似，可引起嗜睡、共济失调，偶可发生巨幼红细胞贫血、白细胞减少和血小板减少。

苯二氮䓬类药物

苯二氮䓬类药物可抑制病灶神经元异常放电的扩散，具有广谱抗癫痫作用。临床用于抗癫痫治疗的主要为生成活性代谢产物的长效类药物，如地西泮（diazepam）、硝西泮（nitrazepam）、氯硝西泮（clonazepam）和氯巴占（clobazam）等。

地西泮静脉注射为控制癫痫持续状态的首选方法之一，具有快速、有效、安全等特点，但剂量过大或静脉注射过快时可引起呼吸抑制。硝西泮对肌阵挛性发作、失神发作和婴儿痉挛有较好疗效。氯硝西泮和氯巴占抗癫痫谱更广，对肌阵挛性发作、失神发作尤佳。硝西泮因影响吞咽，可引起流涎和食物吸入，有被氯硝西泮取代的趋势。氯硝西泮因可诱发失神发作而不宜与丙戊酸钠同时使用。

乙琥胺（ethosuximide）

乙琥胺为琥珀酰亚胺类药物。

【药动学】 口服吸收完全，$3\sim7$ h 血药浓度达到峰值，血浆蛋白结合率低，广泛分布于体内，可通过血脑屏障。连续服药 $7\sim10$ 天方可达稳态血药浓度，成人 $t_{1/2}$ 为 55 h 左右，小儿 $t_{1/2}$ 为 $30\sim36$ h。大部分在肝内代谢灭活，20% 以原形从肾脏排出。

【作用机制】 乙琥胺的抗癫痫作用可能与抑制 T 型 Ca^{2+} 通道有关。丘脑的 3 Hz 异常放电在小发作时起重要作用，乙琥胺可抑制丘脑细胞 T 型 Ca^{2+} 电流，从而抑制 3 Hz 异常放电的发生。较高浓度尚有抑制 Na^+-K^+-ATP 酶和 GABA 转氨酶，增强抑制性神经递质的作用。

【临床应用】 乙琥胺主要用于治疗儿童失神发作和肌阵挛性发作，是治疗失神性小发作的首选药，对儿童失神发作的完全有效控制率可达 70%。与其他抗癫痫药联合可用于混合型癫痫发作，也可用于失神性癫痫持续状态的治疗。

【不良反应】 常见不良反应为胃肠道反应，如厌食、恶心、呕吐等，其次为中枢神经系统症状，有精神障碍史者可引起精神失常。偶见粒细胞缺乏和骨髓抑制等反应。

（二）新型抗癫痫药

奥卡西平（oxcarbazepine）

奥卡西平是卡马西平的 10-酮基衍生物，两者结构相似，但体内药动学特性及临床不良反应存在较大差异。

【药动学】 口服吸收迅速、完全，食物不影响药物吸收。在胃内快速降解为活性代谢产物 10-单羟基衍生物。体内分布广泛，易透过胎盘和血脑屏障。肝微粒体酶催化代谢，与葡萄糖醛酸结合排出体外。

【作用机制】 奥卡西平阻滞电压敏感性钠通道，稳定过度兴奋的细胞膜，抑制神经元的重复放电；抑制谷氨酸能兴奋性突触后电位（突触前机制），减少谷氨酸释放；作用于钾通道，增强钾传导；调节电压依赖性钙通道，减少钙内流。

【临床应用】 奥卡西平是部分性发作的首选药物，对复杂部分性发作的疗效优于其他抗癫痫药，用于全面性强直-阵挛发作也有较好疗效，可减轻患者的精神症状。由于不良反应少，患者的耐受性和依从性好，在临床上逐渐成为卡马西平的替代药物。奥卡西平也可用于治疗三叉神经痛。

【不良反应】 不良反应较少，常见有嗜睡、头痛、头晕、复视、恶心、呕吐和疲劳等，长期给药能降低血清总甲状腺素和游离甲状腺素水平。

左乙拉西坦（levetiracetam）

左乙拉西坦又称乐凡替拉西坦、利维西坦、左旋乙拉西坦，化学名称为(S)-α-乙基-2-氧代-1-吡咯烷乙酰胺，属于乙酰吡咯烷类化合物。

【药动学】

1. 吸收 口服后迅速吸收，生物利用度接近100%。达峰时间为0.6～1.3 h，每日给药2次，48 h后达到稳态浓度。食物不影响吸收。

2. 分布 不易与血浆蛋白结合，血浆蛋白结合率低于10%。能迅速穿透血脑屏障，分布于海马和前脑皮质细胞外液，分布容积为0.5～0.7 L/kg，接近人体体液容积。

3. 代谢 不依赖肝细胞色素氧化酶P_{450}系统，主要通过水解酶乙酰胺化，代谢产物UCBL057无药理活性。少数药物也经羟化吡咯烷途径代谢。

4. 排泄 约66%的药物以原形从肾脏排出，血浆半衰期为6～8 h。儿童药物清除率较成人高30%～40%，使用时需增加1/3的药物剂量。肾功能减退的患者以及老年人的半衰期会延长至10 h，临床需根据肾功能调整药物剂量。

【作用机制】 与传统抗癫痫药不同，左乙拉西坦不影响离子通道、兴奋性和抑制性神经递质系统。脑内突触囊泡蛋白SV2A是其发挥抗癫痫作用的独特靶点。SV2A是约90 kD的糖蛋白，含有12个跨膜结构域，广泛分布于中枢神经系统和内分泌细胞，调节突触囊泡的分泌功能和突触前神经递质的释放。左乙拉西坦与脑内SV2A有很高的亲和性，抑制癫痫异常放电。左乙拉西坦还通过抑制海马锥体神经元上高电压激活的N型钙通道发挥抗癫痫作用。虽然不直接作用于GABA受体，左乙拉西坦能解除负性变构抑制剂β-咔啉类化合物和锌对GABA和甘氨酸能神经元的抑制，起到间接增强中枢抑制的作用。

【临床应用】 适用于癫痫部分性发作，尤其对成人和儿童难治性部分性发作疗效显著，对全面性发作包括青少年肌阵挛性发作和原发性全身强直-阵挛发作疗效确切，在临床上作为这些癫痫的一线治疗药物。对婴儿严重肌阵挛性发作和失神发作均有一定疗效。

【不良反应】 主要不良反应为嗜睡、无力、头晕、食欲减退、情绪不稳、敌意和易激动等，与剂量增加过快有关，目前尚无严重不良反应的报道。

拉莫三嗪（lamotrigine）

拉莫三嗪属于叶酸拮抗剂，为苯三嗪类衍生物。

【药动学】

1. 吸收 口服吸收完全，生物利用度约为98%，2～3 h血药浓度达峰值，脑内达峰时间比血浆晚0.5 h，食物不影响药物吸收。

2. 分布 广泛分布于全身各组织，可透过血脑屏障，血浆蛋白结合率为40%～60%。脑组织中药物浓度是血浆浓度的2倍左右。

3. 代谢 主要经肝脏尿苷二磷酸葡萄糖醛酸转移酶代谢，无肝药酶诱导作用。

4. 排泄 主要经肾脏排泄，半衰期约为24 h。在同服卡马西平、苯妥英钠、苯巴比妥或扑米酮时半衰期缩短至15 h左右，由于葡萄糖醛酸转移酶被诱导，加速了拉莫三嗪的代谢。丙戊酸钠可减慢拉莫三嗪的代谢，延长其半衰期。

【作用机制及药理作用】 阻滞电压依赖性Na^+通道，选择性作用于Ⅱa型Na^+通道，对失活延迟的Na^+通道起作用，对正常神经生理活动影响小，能有效抑制神经元的异常放电。拉莫三嗪还可抑制兴奋性递质谷氨酸和天冬氨酸释放以及皮层神经元电压依赖性钙内流，具有神经保护作用。

【临床应用】 拉莫三嗪抗癫痫谱广，临床用于局灶性和全面性发作的治疗；对简单和复杂部分性发作、原发性和继发性全身强直-阵挛发作疗效显著，可用于顽固性发作病例；对非典型失神发作和儿童肌阵挛性发作也有较好疗效。拉莫三嗪具有稳定情绪的作用，可用于双相情感障碍的治疗。

NOTE

【不良反应】 本品常见的不良反应有恶心、头痛、视物模糊、共济失调、复视、头晕及嗜睡。皮疹发生率为 $1\%\sim2\%$,是导致撤药的主要原因之一。

托吡酯(topiramate)

托吡酯又名妥泰、妥普迈,是一种自然态单糖基右旋果糖的硫代物。1995 年在英国上市,为新型广谱抗癫痫药。

【药动学】

1. 吸收 口服吸收完全,生物利用度达 80% ,食物对吸收速度和程度无明显影响。连续口服 4 天后达稳态血药浓度。

2. 分布 血浆蛋白结合率低,易通过血脑屏障,脑脊液中的药物浓度和血浆中的相近。

3. 代谢 肝脏代谢程度不高,对肝药酶无诱导作用。

4. 排泄 80% 以原形经肾脏排泄,血浆半衰期为 $19\sim23$ h。儿童对托吡酯的清除率比成人高 50% ,相同剂量下儿童稳态血药浓度比成人低 33% 。

【作用机制及药理作用】 托吡酯阻滞痫性发作的扩散,通过多种机制发挥抗癫痫作用:阻断电压依赖性 Na^+ 通道,抑制神经元放电;提高 GABA 激活 $GABA_A$ 受体的频率(增加 GABA 诱导的 Cl^- 内流),此作用不受苯二氮䓬类和巴比妥类药物的调节;拮抗 KA/AMPA 受体,抑制谷氨酸介导的兴奋作用;减轻神经元损伤,发挥神经保护作用;轻度抑制碳酸酐酶活性。

【临床应用】 抗癫痫谱广,作为多种类型癫痫发作的单药和辅助治疗用药。对局灶性和全面性发作均有效:临床用于部分性发作、全身强直-阵挛发作、Lennox-Gastaut 综合征和婴儿痉挛性癫痫及难治性癫痫均有良好效果。托吡酯还可用于偏头痛和双相情感障碍的治疗。

【不良反应】 耐受性较好,常见不良反应为头晕、共济失调、感觉异常、注意力障碍等中枢症状,因有致畸危险,孕妇及哺乳期妇女禁用,12 岁以下儿童慎用。

加巴喷丁(gabapentin)

加巴喷丁别名卡巴番定、迭力,化学名称为(1-氨甲基)-环己基乙酸。本品为 20 世纪 90 年代美国 Warner-Lanbert 公司开发的新药,1993 年在英国首次上市。我国于 2004 年研发成功,国家药监局正式批准生产。

【药动学】

1. 吸收 口服后吸收迅速,$2\sim3$ h 达血药浓度峰值,食物对吸收影响小。

2. 分布 在体内广泛分布,容易通过血脑屏障,脑组织药物浓度为血药浓度的 80% 。

3. 代谢 肝脏代谢程度不高,对肝药酶无诱导作用。

4. 排泄 主要以原形经肾脏排泄,血浆半衰期为 $5\sim7$ h,肾功能不全患者血浆清除率下降,半衰期延长。

【作用机制】 加巴喷丁是 GABA 的类似物,药理作用与现有药物不同。研究表明,加巴喷丁通过改变 GABA 代谢和抑制电压门控性钙通道产生抗癫痫作用。

【临床应用】 加巴喷丁适用于其他药物不能控制或患者不能耐受其他治疗药物的癫痫发作,包括局灶性和全身性发作的辅助治疗。对多种原因引起的神经性疼痛包括三叉神经痛、糖尿病神经痛和卒中后中枢性神经痛等也有较好疗效。其与抗病毒药伐昔洛韦联用可减少急性带状疱疹后遗神经痛的发生。

【不良反应】 加巴喷丁常见的不良反应包括嗜睡、疲劳、眩晕、头痛、恶心、呕吐、体重增加、紧张、失眠、共济失调、眼球震颤、感觉异常和厌食。

普瑞巴林(pregabalin)

普瑞巴林也是 GABA 的类似物,为加巴喷丁的后续产品,机制与加巴喷丁相似,通过阻断电压依赖性钙通道和影响 GABA 能神经传递发挥抗癫痫作用。临床上主要用于治疗外周神经痛,也可辅助治疗癫痫部分性发作和全身性发作。

唑尼沙胺(zonisamide)

唑尼沙胺是磺胺类抗癫痫药,分子结构为 1,2-苯并异噁唑-3-甲基磺酰胺。2000 年在美国批准上市。唑尼沙胺是碳酸酐酶抑制剂,但其抗癫痫机制并不仅限于此,研究表明唑尼沙胺还可阻滞电压门控性钠通道和 T 型钙通道,抑制异常放电的扩散。唑尼沙胺尚可清除自由基,发挥抗氧化和神经保护作用。唑尼沙胺口服吸收迅速、完全,生物利用度高,血浆半衰期长达 63 h,对肝药酶没有影响。唑尼沙胺可用于各类癫痫发作的辅助治疗,对局灶性发作和全面性发作均有较好疗效,尤其适用于耐药的儿童部分性发作和全面性发作以及癫痫综合征的辅助治疗。不良反应主要为困倦、神经衰弱、食欲不振、乏力、运动失调和白细胞减少等,代谢性酸中毒为其特异性不良反应。

抗痫灵(antiepilepsirin)

抗痫灵是我国合成的新型广谱抗癫痫药,对各型癫痫均有疗效。其药理作用不同于传统抗癫痫药,大剂量时不引起麻醉作用,并且对戊四氮引起的阵挛性惊厥疗效较好。其抗癫痫作用与升高脑内 5-羟色胺(5-HT)水平有关。长期服用未见明显毒性反应。

四、抗癫痫药的临床用药原则

(一)发作间期治疗

大多数癫痫患者需要长期用药治疗,因此要求所用药物能有效地控制发作又不引起严重毒性反应,应遵循以下原则。

1. 消除原发病因　症状性癫痫应去除原发病因再结合药物治疗,如治疗脑寄生虫病、切除脑瘤等,但残余病灶和术后瘢痕形成仍可引起癫痫发作。

2. 药物选择　根据发作类型选药,最好选用单药治疗,自小剂量开始逐渐增加剂量,获得理想效果后维持治疗。对于一种药物难以奏效的癫痫或混合型癫痫患者常需选用广谱药或合并用药以提高疗效,需注意药物间相互作用。

3. 治疗方案　不同患者对药物反应存在较大个体差异,因此治疗方案需个体化,必要时进行治疗药物监测。治疗初期一般用一种药物,疗效不佳时可联合用药。换药时应采取过渡方式,即在原药基础上加用新药,待新药发挥疗效后再逐步撤掉原药,以免突然停药使发作加剧甚至诱发癫痫。

4. 长期用药　治疗中不可突然停药,一般在完全不发作 2～3 年后停药,在半年甚至 1～2 年内逐渐减量直至停用。用药期间应注意毒副作用,定期进行血液和肝肾功能等检查。

5. 特殊人群用药　服用抗癫痫药致畸胎及死胎概率较高,孕妇应慎重使用。对肝肾功能不全患者、老年人和儿童应注意使用肝肾毒性小的药物。

(二)发作期治疗

癫痫持续状态是严重的癫痫发作,常可致命,需迅速控制。治疗原则是尽快控制发作,选用疗效好、副作用小的药物,首选地西泮静脉注射,同时注意全身支持治疗。

第二节　抗惊厥药

惊厥是中枢神经系统过度兴奋的一种综合征,患者表现为全身骨骼肌不自主地强烈收缩,并伴有意识障碍,主要见于癫痫发作、高热、子痫、破伤风和中枢兴奋药中毒等情况。持续惊厥可损伤脑功能,并导致呼吸循环衰竭,应及时救治。常用抗惊厥药有巴比妥类、苯二氮䓬类、水合氯醛和硫酸镁。

NOTE

硫酸镁(magnesium sulfate)

硫酸镁主要通过升高体内镁离子(Mg^{2+})浓度发挥药理作用,不同给药途径会产生不同的药理作用。硫酸镁口服吸收少,具有泻下和利胆效应,外用热敷可消炎去肿,注射给药发挥全身性作用。

【药理作用及机制】 Mg^{2+}是体内多种酶的辅因子,参与酶活性调节、神经冲动传递和神经肌肉应激性维持等多种生理和生化过程。血浆中Mg^{2+}正常浓度为$20\sim35$ mg/L,低于此浓度时神经肌肉组织的兴奋性增高。注射硫酸镁可增加血浆中Mg^{2+}浓度,抑制中枢和外周神经系统的兴奋性。神经化学传递和肌肉收缩均需Ca^{2+}参与,Mg^{2+}可与Ca^{2+}竞争作用靶点。因此,注射硫酸镁可抑制骨骼肌、平滑肌(血管、支气管、胆道等)和心肌收缩,发挥松弛平滑肌、抗惊厥和降血压作用。此外,运动神经末梢释放递质ACh需要Ca^{2+}参与,Mg^{2+}竞争性拮抗Ca^{2+}结合位点,使突触末梢ACh释放减少,产生肌松作用。

【临床应用】 主要用于缓解子痫、破伤风等引起的惊厥,也可用于高血压危象的治疗。

【不良反应】 硫酸镁安全范围小,注射过量可引起呼吸抑制、血压下降乃至心搏骤停。注射过程中应经常检查肌腱反射,过量中毒时静脉注射钙剂对抗抢救。

 **章节案例**

患者,女,41岁,反复全身抽搐25年,每次发作前感到右手麻木、发紧,随后神志不清。家人诉说患者右手、右脸抽搐,很快发展为全身抽搐,持续3 min左右。其他医院诊断为"复杂部分性发作继发全身强直-阵挛发作",服用奥卡西平300 mg,bid。来院就诊时约每周发作一次,头部MRI检查显示"颅内多发性结节硬化",EEG显示"发作间期左顶尖棘波发放"。调整奥卡西平给药方案,增加午间给药一次(剂量为150 mg),目前患者半年未有发作。问:

该患者的正确诊断是什么?治疗全身强直-阵挛发作的药物和原则有哪些?

本章小结

抗癫痫药按照时间先后分为传统抗癫痫药和新型抗癫痫药,药物的主要作用机制是通过对神经元阳离子通道、中枢抑制性递质GABA、苯二氮䓬类受体和钙离子及钙调素系统的影响发挥作用。传统抗癫痫药包括苯妥英钠、苯巴比妥、苯二氮䓬类药物、卡马西平和丙戊酸钠等;新型抗癫痫药包括奥卡西平、拉莫三嗪、托吡酯和左乙拉西坦等。传统抗癫痫药中苯妥英钠和苯巴比妥由于不良反应多,现临床不作为一线用药。苯二氮䓬类药物首选用于控制癫痫持续状态。丙戊酸钠是广谱抗癫痫药,对局灶性、全面性等各型发作均有效,为一线抗癫痫药。卡马西平、奥卡西平、拉莫三嗪、托吡酯和左乙拉西坦是治疗局灶性发作的一线用药,其中卡马西平和奥卡西平为局灶性发作的初始治疗药物。新型抗癫痫药拉莫三嗪、托吡酯和左乙拉西坦属于广谱抗癫痫药,对丙戊酸钠治疗失败的全面性发作疗效较好。失神发作的首选药物是拉莫三嗪。肌阵挛性发作的一线用药是丙戊酸钠和左乙拉西坦。

硫酸镁注射给药用于治疗子痫、破伤风惊厥和高血压危象。药物过量可引起呼吸抑制和血压下降,可静脉注射钙剂对抗。

目标检测

一、选择题(1~6题为单项选择题,7~10题为多项选择题)

1.丙戊酸钠最主要的不良反应是( )。

A.肝脏毒性　　　B.肾脏毒性　　　C.胃肠道反应　　　D.神经毒性　　　E.致畸

2.治疗儿童失神发作的首选药物是( )。

A.卡马西平　　　B.苯妥英钠　　　C.乙琥胺　　　D.地西泮　　　E.丙戊酸钠

3. 左乙拉西坦的作用机制是( )。

A. 阻断钠通道   B. 抑制 GABA 降解   C. 兴奋 GABA 受体

D. 影响突触囊泡蛋白   E. 抑制强直后增强

4. 临床主要用于癫痫辅助治疗的药物是( )。

A. 卡马西平   B. 苯妥英钠   C. 乙琥胺   D. 地西泮   E. 唑尼沙胺

5. 治疗癫痫持续状态的首选药物是( )。

A. 硫喷妥钠   B. 苯妥英钠   C. 地西泮   D. 异戊巴比妥   E. 水合氯醛

6. 破伤风所致惊厥首选治疗药物是( )。

A. 硫喷妥钠   B. 硫酸镁   C. 苯巴比妥   D. 地西泮   E. 水合氯醛

7. 抗局灶性癫痫发作的药物有( )。

A. 苯妥英钠   B. 卡马西平   C. 奥卡西平   D. 地西泮   E. 丙戊酸钠

8. 抗全面性癫痫发作的药物有( )。

A. 拉莫三嗪   B. 卡马西平   C. 奥卡西平   D. 左乙拉西坦   E. 丙戊酸钠

9. 治疗中枢神经疼痛综合征的抗癫痫药有( )。

A. 卡马西平   B. 苯妥英钠   C. 拉莫三嗪   D. 加巴喷丁   E. 丙戊酸钠

10. 卡马西平可用于下列哪些疾病的治疗?( )

A. 局灶性强直发作   B. 失神发作   C. 全面性强直发作

D. 三叉神经痛   E. 躁狂症和抑郁症

二、问答题

1. 请简述托吡酯的作用机制和临床用途。

2. 拉莫三嗪的作用特点和临床用途有哪些?

(广州医科大学 张 梅)

第十四章 精神障碍治疗药物

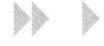

学习目标

1. 掌握:氯丙嗪的药理作用、作用机制、临床应用及不良反应;碳酸锂及丙米嗪的作用机制及应用。

2. 熟悉:抗精神障碍药物的分类及代表药;舒必利的作用特点;抗抑郁药的代表性药物。

3. 了解:其他吩噻嗪类、硫杂蒽类、丁酰苯类抗精神障碍药物的特点及应用;抗抑郁药的分类。

精神障碍是由多种病理因素导致的精神及情感情绪活动异常的一大类疾病。精神活动异常主要包括精神分裂症。情感情绪活动异常主要包括抑郁症、双相情感障碍、躁狂症、焦虑症。治疗这些疾病的药物统称为精神障碍治疗药物。根据其临床用途分为抗精神分裂药(antipsychotic drugs)、抗抑郁药(antidepressants)、抗躁狂药(antimanics)、抗焦虑药(anxiolytics)。常用的抗焦虑药苯二氮䓬类已在镇静催眠药章节述及。

第一节 抗精神分裂药

精神分裂症(schizophrenia)是以精神活动与现实脱离,思维、情感、行为之间不协调为主要特征的一类重症精神障碍。其具体表现包括感知觉障碍(幻觉、幻听、幻视等)、思维障碍(被害妄想、关系妄想、影响妄想、嫉妒妄想、夸大妄想等)、情感障碍(不协调性兴奋、易激惹、抑郁及焦虑等)、认知功能障碍(信息处理和选择性注意、工作记忆、短时记忆和学习、执行功能等认知缺陷)。多在青壮年缓慢或亚急性起病。抗精神分裂药也称为神经安定药(neuroleptic drugs),主要用于治疗精神分裂症,对其他精神障碍的躁狂症状也有效。

一、抗精神分裂药共性

【作用特点】 这类药物大多是强效多巴胺(DA)受体拮抗剂,在发挥治疗作用的同时,大多数药物可引起情绪冷漠、精神运动迟缓和运动障碍及其他反应。根据临床症状,可将精神分裂症分为Ⅰ型和Ⅱ型,前者以阳性症状(幻觉和妄想)为主,还包括进攻、亢进等。后者则以阴性症状(情感淡漠、主动性缺乏等)为主。本节述及的药物大多对Ⅰ型治疗效果好,对Ⅱ型则效果较差甚至无效。

【作用机制】

1. 阻断中脑-边缘系统和中脑-皮层系统 DA 受体 对精神分裂症的发病机制先后已提出过许多假说,其中中脑-边缘通路和中脑-皮层通路 DA 系统功能亢进的学说得到了广泛的验证。例如,促进 DA 释放的苯丙胺可致急性或慢性妄想型精神分裂症,加剧精神分裂症的症状;减少 DA 的合成和储存能改善病情;未经治疗的Ⅰ型患者,死后病理检查发现其壳核和伏隔核 DA 受体(尤其是 D_2 受体)数目显著增加;目前临床使用的各种高效价精神障碍治疗药物大多是强效 DA 受体拮抗剂,对Ⅰ型精神分裂症有较好的疗效。

DA 是中枢神经系统内重要的神经递质之一,其通过与脑内 DA 受体结合参与人类神经精神活动

的调节(详见第十二章),其功能亢进或减弱均可导致严重的精神障碍。目前认为,吩噻嗪类等抗精神分裂药主要通过阻断中脑-边缘通路和中脑-皮层通路的 D_2 受体而发挥疗效。需要指出的是,目前临床使用的大多数抗精神分裂药并不是选择性 D_2 受体拮抗剂,因此,它们在发挥疗效的同时,可引起不同程度的锥体外系副作用,这是由这些药物非特异性拮抗黑质-纹状体通路的 DA 受体所致。

2. 阻断 5-HT 受体 一些目前临床常用的非经典抗精神分裂药如氯氮平(capitoline)和利培酮(risperidone)的抗精神病作用主要是通过阻断 5-HT 受体而实现的。其中,氯氮平是选择性 D_4 受体拮抗剂,对其他 DA 亚型受体几乎无亲和力,对 M 胆碱受体和 α 受体也有较高的亲和力。利培酮拮抗 5-HT_2 亚型受体的作用显著强于其拮抗 D_2 受体的作用。因此,即使长期应用氯氮平和利培酮,也几乎无锥体外系反应发生。

二、抗精神分裂药分类

抗精神分裂药按照母核结构可以分为吩噻嗪类、硫杂蒽类、丁酰苯类、二苯基丁酰哌啶类、苯甲酰胺类、苯二氮䓬类等。按照代系可以分为两代抗精神分裂药。第一代阻断中枢神经系统多巴胺通路中的 DA 受体而发挥抗精神障碍作用,包括氟哌啶醇、氯丙嗪、奋乃静、舒必利;第二代双重阻断 5-HT 和 DA 受体,在治疗剂量下不产生锥体外系反应,不使血清催乳素浓度升高,包括氯氮平、喹硫平、奥氮平、利培酮、齐拉西酮、舍吲哚。目前又有第三代药物出现。

三、各类常用抗精神分裂药

(一)吩噻嗪类

吩噻嗪是由硫、氮联结两个苯环的一种三环结构,其 2、10 位被不同基团取代而获得本节述及的吩噻嗪类抗精神分裂药。氯丙嗪(chlorpromazine)是吩噻嗪类药物的典型代表,也是应用最广泛的抗精神分裂药。氯丙嗪于 1952 年在法国用于治疗兴奋性躁动患者获得成功,它不仅控制了患者的兴奋症状,对其他精神症状也有效。其后,又相继发现了对精神分裂症具有治疗作用的多个衍生物,这类药物统称为吩噻嗪类抗精神分裂药。根据 C_{10} 侧链不同,又被分为二甲胺类、哌嗪类和哌啶类。吩噻嗪中侧链为哌嗪环者有奋乃静(perphenazine)、氟奋乃静(fluphenazine)等。

氯丙嗪(chlorpromazine)

氯丙嗪又名冬眠灵,主要通过拮抗脑内边缘系统多巴胺(dopamine,DA)受体发挥抗精神障碍作用。同时,氯丙嗪也能拮抗 α 受体和 M 胆碱受体,因此其药理作用广泛,这是其长期应用产生严重不良反应的基础。DA 能神经元并不只存在于边缘系统,如 D_2 受体也分布在黑质纹状体系统(锥体外系)以及其他区域(如下丘脑控制激素释放因子处)。因此,DA 受体拮抗剂氯丙嗪虽可改善精神分裂症症状,但长期应用也可导致锥体外系运动障碍和内分泌改变。尽管氯丙嗪选择性较低,但作为第一个精神安定药及精神障碍治疗药物,其目前在临床治疗中仍发挥着巨大的作用。

【药理作用及机制】

1. 对中枢神经系统的作用

(1)抗精神障碍作用:氯丙嗪对中枢神经系统有较强的抑制作用,也称神经安定作用,氯丙嗪能显著控制活动状态和躁狂状态而又不损伤感觉能力;显著减少动物自发活动,易诱导入睡,但动物对刺激有良好的觉醒反应;与巴比妥类镇静催眠药不同,加大剂量也不引起麻醉。正常人口服治疗量氯丙嗪后,出现安静、活动减少、情感淡漠和注意力下降、对周围事物不感兴趣、答话缓滞,而理智正常,在安静环境下易入睡,但易唤醒,醒后神志清楚,随后又易入睡。精神分裂症患者服用氯丙嗪后则显现良好的抗精神障碍作用,能迅速控制兴奋躁动状态,大剂量连续用药能消除患者的幻觉和妄想等症状,减轻思维障碍,使患者恢复理智、情绪安定、生活自理。对抑郁无效,甚至可使之加剧。必须长期用药维持,减少复发。此外,也可用于治疗双向情感障碍的躁狂症状。

氯丙嗪等吩噻嗪类药物主要通过拮抗中脑-边缘系统和中脑-皮层系统的 D_2 受体而发挥疗效。但是,由于氯丙嗪对这两个通路和黑质-纹状体通路的 D_2 受体的亲和力几乎无差异,因此,长期应用氯丙嗪的患者锥体外系反应的发生率较高。

（2）镇吐作用:氯丙嗪具有较强的镇吐作用。小剂量时即可对抗 DA 受体激动药阿扑吗啡（apomorphine）引起的呕吐反应,这是其拮抗了延髓第四脑室底部的催吐化学感受区 CTZ 的 D_2 受体的结果。大剂量的氯丙嗪直接抑制呕吐中枢。但是,氯丙嗪不能对抗前庭刺激引起的呕吐。对顽固性呃逆有效,其机制是氯丙嗪抑制位于延髓与催吐化学感受器旁呃逆的中枢调节部位。但由于更有效的选择性 $5-HT_3$ 受体阻断药昂丹司琼等的问世,氯丙嗪作为镇吐药已少用。

（3）对体温调节的作用:氯丙嗪对下丘脑体温调节中枢有很强的抑制作用,与解热镇痛药不同,氯丙嗪不但能降低发热机体的体温,而且能降低正常体温。氯丙嗪的降温作用随外界环境温度变化而变化,环境温度越低,其降温作用越显著,与物理降温同时应用,则有协同降温作用;在炎热天气,氯丙嗪可使体温升高,这是其干扰了机体正常散热机制的结果。

2. 对自主神经系统的作用　氯丙嗪能拮抗 α 受体和 M 胆碱受体。拮抗 α 受体可致血管扩张、血压下降,但由于连续用药可产生耐受性,且有较多副作用,故不适合于高血压的治疗。拮抗 M 胆碱受体作用较弱,引起口干、便秘、视物模糊。

3. 对内分泌系统的影响　结节-漏斗系统中的 D_2 受体可促使下丘脑分泌多种激素,如催乳素释放抑制因子、卵泡刺激素释放因子、黄体生成素释放因子和 ACTH 等。氯丙嗪拮抗 D_2 受体,增加催乳素的分泌,抑制促性腺激素和糖皮质激素的分泌。氯丙嗪也可抑制垂体生长激素的分泌,可用于巨人症的治疗。

【体内过程】　氯丙嗪口服后吸收慢而不规则,达到血药浓度峰值的时间为 2～4 h。肌内注射吸收迅速,到达血液后,90% 以上与血浆蛋白结合。氯丙嗪分布于全身,脑、肺、肝、脾、肾中较多,其中脑内浓度可达血浆浓度的 10 倍。主要在肝经 P_{450} 系统代谢为多种产物,经肾排泄。其脂溶性高,易蓄积于脂肪组织,停药后数周乃至半年,尿中仍可检出其代谢产物。不同个体口服相同剂量的氯丙嗪后血药浓度可相差 10 倍以上,故给药剂量应个体化。氯丙嗪在体内的消除和代谢随年龄而递减,故老年患者须减量。

【临床应用】

1. 精神分裂症　氯丙嗪能够显著缓解阳性症状,如进攻、亢进、妄想、幻觉等。但对冷漠等阴性症状效果不显著。急性期时药物起效较快。氯丙嗪主要用于 I 型精神分裂症(精神运动性兴奋和幻觉妄想为主)的治疗,尤其对急性患者效果显著,但不能根治,需长期用药,甚至终身治疗;对慢性精神分裂症患者疗效较差。对 II 型精神分裂症患者无效甚至加重病情。氯丙嗪对其他精神障碍伴有的兴奋、躁动、紧张、幻觉和妄想等症状也有显著疗效。对各种器质性精神障碍(如脑动脉硬化性精神障碍、感染中毒性精神障碍等)和症状性精神障碍的兴奋、幻觉和妄想症状也有效,但剂量要小,症状控制后须立即停药。

氯丙嗪已在临床使用 50 多年,证明该药治疗精神障碍安全有效,至今国内许多精神科医师仍将其列为治疗精神分裂症的首选药物。主要用于治疗具有精神病性症状如幻觉、妄想、思维或行为障碍(如紧张症、刻板症等)的各种精神障碍,特别是急性发作和具有明显阳性症状的精神分裂症患者。氯丙嗪具有较强的神经安定作用,对兴奋、激越、焦虑、攻击、躁狂等症状均有良好疗效。临床急诊或急性期治疗时,可首先采用 25～50 mg 氯丙嗪与等量异丙嗪混合深部肌内注射或静脉滴注,快速有效地控制兴奋和急性精神病性症状,然后视病情制订进一步的治疗方案。

2. 呕吐和顽固性呃逆　氯丙嗪对多种药物(如洋地黄、吗啡、四环素等)和疾病(如尿毒症和恶性肿瘤)引起的呕吐具有显著的镇吐作用。对顽固性呃逆具有显著疗效。对晕动症无效。

3. 低温麻醉与人工冬眠　物理降温(冰袋、冰浴)配合氯丙嗪应用可降低患者体温,因而可用于低温麻醉。氯丙嗪与其他中枢抑制药(哌替啶、异丙嗪)合用,则可使患者深睡,体温、基础代谢及组织耗氧量均降低,增强患者对缺氧的耐受力,减轻机体对伤害性刺激的反应,并可使自主神经传导阻滞及中枢神经系统反应性降低,机体处于这种状态,称为"人工冬眠",有利于机体度过危险的缺氧缺能阶段,为进

NOTE

行其他有效的对因治疗争得时间。人工冬眠多用于严重创伤、感染性休克、高热惊厥、中枢性高热及甲状腺危象等病症的辅助治疗。

【不良反应】　氯丙嗪的药理作用广泛,因此不良反应也较多。

1. 常见不良反应　中枢抑制症状(嗜睡、淡漠、无力等)、M胆碱受体拮抗症状(视物模糊、口干、无汗、便秘、眼内压升高等)和α受体拮抗症状(鼻塞、血压下降、体位性低血压及反射性心悸等)。由于局部刺激性较强,可用深部肌内注射。静脉注射可致血栓性静脉炎,应以生理盐水或葡萄糖注射液稀释后缓慢注射。为防止体位性低血压,注射给药后立即卧床休息2 h左右,然后缓慢起立。

2. 锥体外系反应(EPR)　长期大量服用氯丙嗪可出现以下3种反应。①药源性帕金森综合征(Parkinsonism):表现为肌张力增高、面容呆板、动作迟缓、肌肉震颤、流涎等,一般在用药数周至数月发生。②静坐不能(akathisia):患者表现为坐立不安、反复徘徊。③急性肌张力障碍(acute dystonia):多出现在用药后1个月或第一次用药后。由于舌、面、颈及背部肌肉痉挛,患者可出现强迫性张口、伸舌、斜颈、呼吸运动障碍及吞咽困难。以上3种反应是由氯丙嗪拮抗了黑质-纹状体通路的D_2受体,使纹状体中的DA功能减弱、ACh的功能增强而引起的,可通过减少药量、停药来减轻或消除,也可用抗胆碱药缓解。

此外,长期服用氯丙嗪达1年以上,部分患者还可出现一种特殊而持久的运动障碍,称为迟发性运动障碍(tardive dyskinesia,TD),表现为口-面部不自主的刻板运动,如吸吮、鼓腮、舔舌等口、舌、腮三联征,捻丸动作,广泛性舞蹈样手足徐动症,停药后仍长期不消失。其机制可能是DA受体长期被拮抗、受体敏感性增加或反馈性促进突触前膜DA释放增加。此反应难以治疗,用抗胆碱药反而会使症状加重,抗DA药可使此反应减轻。TD尤其易侵袭器质性脑疾病患者,因此,老年患者应尽量避免使用这类药物。约有20%的患者服用氯丙嗪后出现TD,病程长者可高达40%。尽管TD症状通常较轻,但一旦发展为严重病例,则会进一步降低患者的生活质量。

3. 精神异常　氯丙嗪本身可以引起精神异常,如意识障碍、萎靡、淡漠、兴奋、躁动、消极、抑郁、幻觉、妄想等,应与原有疾病加以鉴别,一旦发生应立即减量或停药。

4. 惊厥与癫痫　少数患者用药过程中出现局部或全身抽搐,脑部有癫痫样放电,有惊厥或癫痫史者更易发生,应慎用,必要时加用抗癫痫药。

5. 过敏反应　常见症状有皮疹、接触性皮炎。少数患者出现肝损害、黄疸,也可出现粒细胞减少、溶血性贫血和再生障碍性贫血等。

6. 心血管和内分泌系统反应　体位性低血压,持续性低血压休克,多见于年老伴动脉硬化、高血压患者;心电图异常,心律失常。长期用药还会引起内分泌系统紊乱,如乳腺增大、泌乳、月经停止、抑制儿童生长等。主要是由于氯丙嗪拮抗了DA介导的下丘脑催乳素释放抑制途径,引起高催乳素血症,导致乳漏、闭经及妊娠试验假阳性;正常的男性激素向雌激素转变受到影响时会导致性欲的增强。性功能障碍(阳痿、闭经)的出现可能使患者不合作。

7. 急性中毒　一次吞服大剂量氯丙嗪后,可致急性中毒,患者出现昏睡、血压下降至休克水平,并出现心肌损害,如心动过速、心电图异常(PR间期或QT间期延长,T波低平或倒置),此时应立即对症治疗。

【药物相互作用】　氯丙嗪能增强其他一些药物的中枢抑制作用,如乙醇、镇静催眠药、抗组胺药、镇痛药等,联合使用时注意调整剂量。特别是当与吗啡、哌替啶等合用时要注意呼吸抑制和血压降低的问题。此类药物抑制DA受体激动药、左旋多巴的作用。氯丙嗪的去甲基代谢产物可以拮抗胍乙啶的降压作用,可能是阻止后者被摄入神经末梢。某些肝药酶诱导剂如苯妥英钠、卡马西平等可加速氯丙嗪的代谢,应注意适当调节剂量。

【禁忌证】　氯丙嗪能降低惊厥阈,诱发癫痫,故有癫痫及惊厥史者禁用;能升高眼内压,青光眼患者禁用;乳腺增生症和乳腺癌患者禁用;对冠心病患者易致猝死,应慎用。严重肝功能损害和肝性脑病患者禁用。

奋乃静(perphenazine)

奋乃静作用较氯丙嗪缓和,对心血管系统、肝脏及造血系统的副作用较氯丙嗪轻。除镇静作用、控

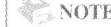

113

制精神运动兴奋作用次于氯丙嗪外，其他同氯丙嗪。奋乃静对慢性精神分裂症的疗效优于氯丙嗪。

三氟拉嗪（trifluoperazine）

三氟拉嗪和奋乃静的中枢镇静作用较弱，且具有兴奋和激活作用。除有明显的抗幻觉、抗妄想作用外，此两药对行为退缩、情感淡漠等症状有较好疗效，适用于精神分裂症偏执型和慢性精神分裂症。

硫利达嗪（thioridazine）

硫利达嗪（又名甲硫达嗪）的侧链为哌啶环。此药有明显的镇静作用，抗幻觉、妄想作用不如氯丙嗪，锥体外系副作用小，老年人易耐受，作用缓和。

（二）硫杂蒽类（thioxanthenes）

硫杂蒽类的基本结构与吩噻嗪相似，但其吩噻嗪环上第 10 位的氮原子被碳原子取代，所以此类药物的基本药理作用与吩噻嗪类也极为相似。主要药物包括氯普噻吨、氟哌噻吨等。

氯普噻吨（chlorprothixene）

氯普噻吨也称泰尔登（tardan），又名氯丙硫蒽，是硫杂蒽类药的代表。其结构与三环类抗抑郁药相似，故有较弱的抗抑郁作用。其调整情绪、控制焦虑抑郁的作用较氯丙嗪强，但抗幻觉、抗妄想作用不及氯丙嗪。氯普噻吨适用于带有强迫状态或焦虑、抑郁情绪的精神分裂症、焦虑性神经官能症以及更年期抑郁症患者。其抗肾上腺素与抗胆碱能作用较弱，故不良反应较轻，锥体外系反应也较少。

氟哌噻吨（flupenthixol）

氟哌噻吨也称三氟噻吨，抗精神障碍作用与氯丙嗪相似，但具有特殊的激动效应，故禁用于躁狂症患者。氟哌噻吨也用于治疗抑郁症或伴焦虑的抑郁症。血浆蛋白结合率在 95% 以上，血浆 $t_{1/2}$ 为 35 h，V_d 为 14 L/kg。

治疗精神分裂症的剂量，其盐酸盐每次口服 3～9 mg，2 次/天，最大剂量 18 mg/d。长效制剂氟哌噻吨癸酸酯，可深部肌内注射，第一次 20 mg，隔 2～4 周根据患者的反应给予 20～40 mg。

该药低剂量具有一定的抗抑郁、焦虑的效果，口服 0.5～3 mg 可用于治疗焦虑和轻度抑郁，每天最后一次用药不得迟于午后 4 点，用药一周无效应停药。

氟哌噻吨镇静作用弱，但锥体外系反应常见。偶有猝死报道。

（三）丁酰苯类（butyrophenones）

丁酰苯类的化学结构与吩噻嗪类完全不同，但其药理作用和临床应用与吩噻嗪类相似。此类药物的发现有一定的偶然性，在研究中枢镇痛药哌替啶的衍生物过程中，人们发现哌替啶的哌啶环上的 N-甲基被某一类特定基团取代后，分子产生较强的抗精神分裂作用，镇痛作用下降。丙酰苯基类似物除具有吗啡样活性外，还有类似氯丙嗪的作用。经构效关系研究发现，将丙基的碳链延长为丁基，可使吗啡样的成瘾性消失，因此发展出有较强抗精神障碍作用的丁酰苯类药物。该类药物的抗精神障碍作用一般比吩噻嗪类强，已广泛用于治疗急、慢性精神分裂症，同时还可作为抗焦虑药。该药用于抑制精神分裂症的阳性症状、躁狂症；此外，氟哌啶醇的长链脂肪酸酯还被用作长效抗精神分裂药，其用药周期可以长达 3 天到一周，可以用于因病情而激烈抗拒服药的患者。它是 D_2 受体拮抗剂。通过阻滞边缘系统、下丘脑及黑质-纹状体等部位的多巴胺受体产生作用。对外周自主神经系统无明显作用，无抗组胺作用，抗肾上腺素作用较弱。丁酰苯类的抗呕吐作用为其特异性地阻断多巴胺受体。氟哌啶醇和氟哌利多是此类药物中广泛使用的药物，两者均有中等的止吐疗效，甚至能拮抗顺铂等强致吐药物。丁酰苯类药物常见的不良反应有镇静、肌张力障碍和静坐恐惧症，偶见血压下降。对接受含顺铂方案治疗的患者，此药可作为选择性"最好的第三线"止吐药。

氟哌啶醇（haloperidol）

氟哌啶醇是第一个合成的丁酰苯类药物，是这类药物的典型代表。其化学结构与氯丙嗪完全不同，

却能选择性拮抗 D_2 受体,有很强的抗精神病作用。口服后 $2\sim6$ h 血药浓度达高峰,作用可持续 3 天。氟哌啶醇不仅可显著控制各种精神运动兴奋的作用,同时对慢性症状有较好疗效。其锥体外系反应发生率高、程度严重,但由于其对心血管系统的副作用较轻、对肝功能影响小而保留其临床应用价值。

氟哌利多(droperidol)

氟哌利多也称氟哌啶。氟哌利多在体内代谢快,作用维持时间短,作用时间为 6 h 左右,知觉的改变约 12 h,作用与氟哌啶醇相似。临床上主要用于增强镇痛药的作用,如与芬太尼配合使用,使患者处于一种特殊的麻醉状态,即痛觉消失、精神恍惚、对环境淡漠,被称为神经安定镇痛术(neuroleptanalgesia)。作为一种外科麻醉药物,可以用于小手术如烧伤清创、内镜检查、造影等。其特点是集镇痛、安定、镇吐、抗休克作用于一体,也用于麻醉前给药、镇吐、控制精神障碍患者的攻击行为。

氟哌利多吸收快,肌内注射后起效时间几乎与静脉注射相同,在体内广泛代谢,75% 从尿中排出,其余从粪便中排泄。血浆 $t_{1/2}$ 分两部分,开始为 10 min,最终为 2.2 h。因为其作用时间比芬太尼长,故第二次重复给药一般只给予芬太尼,避免氟哌利多蓄积。

匹莫齐特(pimozide)

匹莫齐特为氟哌利多的双氟苯衍生物,临床上用于治疗精神分裂症、躁狂症和秽语综合征。此药有较好的抗幻觉、抗妄想作用,并使慢性退缩被动的患者活跃起来。与氯丙嗪相比,其镇静、降压、抗胆碱等副作用较弱,而锥体外系反应则较强。匹莫齐特易引起室性心律失常和心电图异常(如 QT 间期延长、T 波改变),故对伴有心脏病的患者禁用。

(四)二苯丁哌啶类

二苯丁哌啶类是丁酰苯类的一个新亚型,用 4-氟苯甲硫丁氨酸置换含酮侧链而成。属于这一类的有哌迷清、氟司必林和五氟利多。这一类药物的共同特点是作用时间长,例如,哌迷清的单次口服作用时间为 24 h,故日服一次即可。另一特点是对精神分裂症患者,无论急性还是慢性,阳性症状还是阴性症状都有效。

五氟利多(penfluridol)

五氟利多属二苯丁哌啶类,是口服长效抗精神分裂药,一次用药疗效可维持一周。其长效的原因可能与其储存于脂肪组织,从而缓慢释放入血有关。五氟利多能阻断 D_2 受体,有较强的抗精神障碍作用,亦可镇吐。其对精神分裂症的疗效与氟哌啶醇相似,镇静作用较弱,适用于急、慢性精神分裂症,尤其适用于慢性患者,对幻觉、妄想、退缩均有较好疗效。五氟利多的不良反应以锥体外系反应最常见。

(五)苯甲酰胺类

舒必利(sulpiride)

舒必利属苯甲酰胺类,选择性地拮抗中脑-边缘系统 D_2 受体。对妄想型和紧张型精神分裂症疗效较好,奏效也较快,有"药物电休克"之称。此药有改善患者与周围的接触、活跃情绪、减轻幻觉和妄想的作用,对情绪低落、忧郁等症状也有治疗作用,对长期使用其他药物无效的难治性病例也有一定疗效。舒必利对中脑-边缘系统的 D_2 受体有高度亲和力,对纹状体的亲和力较低,因此其锥体外系反应较少。

(六)苯二氮䓬类

苯二氮䓬类见本书第十二章镇静催眠药。

氯氮平(clozapine)

氯氮平属于苯二氮䓬类抗精神分裂药。氯氮平为广谱抗精神分裂药,对精神分裂症的疗效与氯丙嗪相当,但起效迅速,多在一周内见效。氯氮平不仅对精神分裂阳性症状有效,对阴性症状也有一定效果。适用于急性与慢性精神分裂症的各个亚型,对幻觉妄想型、青春型效果好;也可以减轻与精神分裂症有关的情感症状(如抑郁、负罪感、焦虑)。对一些用传统抗精神分裂药治疗无效或疗效不好的患者,改用本品可能有效。本品也用于治疗躁狂症或其他精神病性障碍的兴奋躁动和幻觉、妄想。但是,氯氮平对情感淡漠和逻辑思维障碍的改善较差。

氯氮平是选择性 D_4 受体拮抗剂,其优点是几乎无锥体外系反应,与其特异性拮抗中脑-边缘系统和中脑-皮层系统的 D_4 受体、对黑质-纹状体系统的 D_2 和 D_3 受体几乎无亲和力有关。氯氮平主要用于其他抗精神分裂药无效或锥体外系反应过强的患者。也有报道氯氮平抗精神分裂症的治疗机制涉及阻断 5-HT_{2A} 和 DA 受体、协调 5-HT 与 DA 系统的相互作用和平衡,因此,氯氮平也被称为 5-HT-DA 受体阻断药(5-serotonin-dopamine antagonist,SDA),并由此提出了精神分裂症的 DA 与 5-HT 平衡障碍的病因学说。

氯氮平具有抗胆碱能作用、抗组胺作用、抗 α 肾上腺素能作用,几乎无锥体外系反应和内分泌紊乱等不良反应,但可引起粒细胞减少,严重者可致粒细胞缺乏(女性多于男性),可能由免疫反应引起,因此,用药前及用药期间必须做白细胞计数检查。亦有引起染色体畸变的报道。一般不宜作为首选药。

(七)苯丙异噁唑类

利培酮(risperidone)

利培酮是第二代非典型抗精神分裂药。利培酮对 5-HT 受体和 D_2 受体均有拮抗作用,但对前者的作用显著强于后者。用于治疗急性和慢性精神分裂症以及其他各种精神病性状态的明显的阳性症状(如幻觉、妄想、思维紊乱、敌视、怀疑)和明显的阴性症状(如反应迟钝、情感淡漠及社交淡漠、少语);也可减轻与精神分裂症有关的情感症状(如抑郁、负罪感、焦虑)。对于急性期治疗有效的患者,在维持治疗中,利培酮可继续发挥其临床疗效。利培酮有效剂量小,用药方便、见效快,锥体外系反应轻,且抗胆碱样作用及镇静作用弱,患者易接受,治疗依从性优于其他抗精神分裂药。自 20 世纪 90 年代推广应用于临床以来,利培酮已成为治疗精神分裂症的一线药物。

患有心血管疾病(如心力衰竭、心肌梗死、传导异常、脱水、失血及脑血管病变)的患者应慎用本品。已知对本品过敏的患者禁用。

 章节案例

患者,男,40 岁,罹患精神分裂症已半年,一直服用氯丙嗪治疗,其间基本能正常劳动,由于长期服用氯丙嗪,出现面容呆板、动作迟缓、肌肉震颤、流涎的症状。问:
出现这一反应的原因是什么?其药理学具体机制是什么?

第二节 抗 抑 郁 药

抗抑郁药(antidepressant)是主要用于治疗心境障碍、快感缺失、情绪低落、自责自罪、绝望厌世的一类药物。有 60%～70% 的抑郁症患者对现有抗抑郁药敏感,但仍有 30%～40% 的抑郁症患者对现有抗抑郁药抵抗,甚至会使病情加重。现有抗抑郁药均有延迟起效的现象,需要 3～4 周的时间才能取得较好疗效。抗抑郁药对焦虑性障碍、惊恐发作、强迫性障碍及恐惧症也有效。丙米嗪和选择性 5-HT 再摄取抑制剂对非情感性障碍如遗尿症、贪食症等也有效。

抑郁症的表现主要分为迟钝和激越两种形式。迟钝性抑郁症是一种以思维缓慢和行为迟缓(精神运动减弱)为特征的抑郁症。这类抑郁症患者有明显的精神运动性迟钝表现,如言语迟缓,思维迟钝,回答问题前有过多的踌躇和犹豫不决,说话声音低,语量显著减少或缄默,动作缓慢和减少,明显的疲乏无力和精力不足。激越性抑郁症没有典型的思维抑制,语言并无明显的减少,说话并非有气无力,其行为

和动作也未必呆板和迟钝，但是容易动怒，是一种痛苦、受挫和压抑的释放。

目前临床使用的抗抑郁药包括三环类抗抑郁药（抑制 NA、5-HT 再摄取的药物）、NA 再摄取抑制剂、5-HT 再摄取抑制剂及其他抗抑郁药。这些药物大多以单胺学说作为抑郁症发病机制并在此基础上建立动物模型研发获得，所以在药理作用、临床应用和不良反应等方面具有许多相似之处。就不良反应而论，因增加 5-HT 和阻断 α 受体而影响睡眠和血压，因阻断 M 胆碱受体引起口干、便秘、视物模糊，NA 增加和 M 胆碱受体的阻断可致心律失常，中枢和外周自主神经功能的失衡也会诱发惊厥、性功能障碍和摄食、体重的改变等。

常见的第一代抗抑郁药有两种，即单胺氧化酶抑制剂（MAOI）和三环类抗抑郁药（TCA）。第二代抗抑郁药为特异性 5-HT 再摄取抑制剂、5-HT$_2$ 受体阻断药、特异性 NA 再摄取抑制剂。第三代抗抑郁药为 5-HT 和 NA 再摄取抑制剂。

一、单胺氧化酶抑制剂

异丙肼是 20 世纪 50 年代问世的第一种抗抑郁药。异丙肼原是一种抗结核药，因有多说、多动、失眠和欣快感等中枢兴奋作用，1957 年试用于抑郁症患者并获得成功。动物实验证实其可逆转利血平引起的淡漠、少动，同时，脑单胺含量升高。推测其中枢兴奋和抗抑郁作用是因为大脑单胺氧化酶受抑制而单胺类降解减少，使突触间隙单胺类含量升高，提示了动物行为和大脑单胺类之间的相互关系，有重要的理论和实践意义，为精神药理和精神疾病病因学研究奠定了基础。属于这一类的还有异卡波肼、苯乙肼、反苯环丙胺等。这些药物曾一度广为应用，后因陆续出现与某些食物和药物相互作用，引起高血压危象、急性黄色肝萎缩等严重不良反应而被淘汰。

二、三环类抗抑郁药

三环类抗抑郁药结构中都有 2 个苯环和 1 个杂环，故统称为三环类抗抑郁药（tricyclic antidepressants，TCAs），在结构上与吩噻嗪类有一定相关性。但临床试验结果显示该类药物对精神分裂症无效，却能改善抑郁心境。之后又经大量双盲安慰剂对照研究证实，从而取代单胺氧化酶抑制剂，成为抑郁症治疗的首选药达 30 年之久。常用的有丙米嗪（imipramine）、地昔帕明（desipramine）、阿米替林（amitriptyline）、多塞平（多虑平，doxepin）等。

在作用机制上，TCAs 属于非选择性单胺摄取抑制剂，主要抑制 NA 和 5-HT 的再摄取，从而增加突触间隙这两种递质的浓度。TCAs 以及文拉法辛（venlafaxine）具有阻断上述神经递质再摄取的作用，使突触间隙的 5-HT 和 NA 增多而发挥抗抑郁作用。大多数 TCAs 具有抗胆碱能作用，可引起口干、便秘、排尿困难等不良反应。此外，TCAs 还阻断 α$_1$ 受体和 H$_1$（组胺）受体而引起过度镇静。

丙米嗪（imipramine）

丙米嗪又名米帕明。

【药理作用及机制】

1. 对中枢神经系统的作用 正常人服用后出现安静、嗜睡、血压稍降、头晕目眩，并常出现口干、视物模糊等抗胆碱反应，连用数天后这些症状可能加重，甚至出现注意力不集中和思维能力下降。但抑郁症患者连续服药后，出现精神振奋现象，连续 2～3 周疗效才显著，使情绪高涨、症状减轻。目前认为，丙米嗪抗抑郁作用的主要机制是阻断 NA、5-HT 在神经末梢的再摄取，从而使突触间隙的递质浓度增高，促进突触传递。

2. 对自主神经系统的作用 治疗量丙米嗪有显著阻断 M 胆碱受体的作用，表现为视物模糊、口干、便秘和尿潴留等。

3. 对心血管系统的作用 治疗量丙米嗪可降低血压，导致心律失常，其中心动过速较常见。心电图可出现 T 波倒置或低平。这些不良反应可能与该药阻断单胺类再摄取从而引起心肌中 NA 浓度增高有关。另外，丙米嗪对心肌有奎尼丁样直接抑制效应，故心血管病患者慎用。

【体内过程】 丙米嗪口服吸收良好,2～8 h 血药浓度达高峰,血浆 $t_{1/2}$ 为 10～20 h。丙米嗪在体内广泛分布于各组织,以脑、肝、肾及心脏分布较多。丙米嗪主要在肝内经肝药酶代谢,通过氧化变成 2-羟基代谢产物,并与葡萄糖醛酸结合,自尿排出。

【临床应用】

1. 抑郁症 用于各种原因引起的抑郁症,对内源性抑郁症、更年期抑郁症效果较好。对反应性抑郁症次之,对精神障碍的抑郁成分效果较差。此外,抗抑郁药也可用于强迫症的治疗。治疗剂量:开始时每次 25 mg,3 次/天,逐渐增加到每次 50 mg,3～4 次/天,严重病例最高剂量可达 300 mg/d。

2. 遗尿症 对于儿童遗尿可试用丙米嗪治疗,剂量依年龄而定,睡前口服,疗程以 3 个月为限。

3. 焦虑和恐惧症 对伴有焦虑的抑郁症患者疗效显著,对恐惧症也有效。

【不良反应】 常见的不良反应有口干、扩瞳、视物模糊、便秘、排尿困难和心动过速等抗胆碱能作用,还出现多汗、无力、头晕、失眠、皮疹、体位性低血压、反射亢进、共济失调、肝功能异常、粒细胞缺乏症等。因抗抑郁药易致尿潴留和升高眼内压,故前列腺肥大、青光眼患者禁用。

【药物相互作用】 三环类抗抑郁药与血浆蛋白的结合能被苯妥英钠、保泰松、阿司匹林、东莨菪碱和吩噻嗪竞争而减少。如和单胺氧化酶抑制剂(MAOI)合用,可引起血压明显升高、高热和惊厥。这是由三环类抗抑郁药抑制 NA 再摄取、MAOI 减少 NA 灭活,使 NA 浓度增高所致。三环类还能增强中枢抑制药的作用,如与抗精神分裂药、抗帕金森病药合用时,其抗胆碱能作用可相互增强。此外,三环类抗抑郁药还能对抗胍乙啶及可乐定的降压作用。

阿米替林(amitriptyline)

阿米替林又名依拉维,是临床上常用的三环类抗抑郁药,其药理学特性及临床应用与丙米嗪极为相似,与后者相比,阿米替林对 5-HT 再摄取的抑制作用明显强于对 NA 再摄取的抑制作用;镇静作用和抗胆碱能作用也较强。鉴于阿米替林有较强的镇静催眠作用,主张每天口服一次,从 25 mg 开始逐渐增加剂量,甚至用到 150 mg,睡前口服。口服后可稳定地从胃肠道吸收,但剂量过大可延缓吸收。在肝脏生成活性代谢产物去甲替林,最终代谢产物以游离型或结合型从尿中排出。在体内与蛋白质广泛结合,$t_{1/2}$ 为9～36 h。

阿米替林的不良反应与丙米嗪相似,但比丙米嗪严重,偶有加重糖尿病症状的报道。禁忌证与丙米嗪相同。

氯米帕明(clomipramine)

氯米帕明又名氯丙米嗪,药理作用和应用类似于丙米嗪,但对 5-HT 再摄取有较强的抑制作用,而其体内活性代谢产物去甲氯米帕明则对 NA 再摄取有相对强的抑制作用。临床上用于治疗抑郁症、强迫症、恐惧症和发作性睡眠引起的肌肉松弛。不良反应及注意事项与丙米嗪相同。

多塞平(doxepin)

多塞平又名多虑平,作用与丙米嗪类似,抗抑郁作用比后者弱,抗焦虑作用强,镇静作用和对血压的影响也比丙米嗪强,但对心脏影响较小。

对伴有焦虑症状的抑郁症疗效最佳,焦虑、紧张、情绪低落、行动迟缓等症状数日后即可缓解,达显效需 2～3 周。也可用于治疗消化性溃疡。

不良反应和注意事项与丙米嗪类似。慎用于儿童和孕妇,老年患者应适当减量。

三、四环类抗抑郁药

四环类抗抑郁药(tetracyclic antidepressants)是一种在 20 世纪 70 年代被引入的抗抑郁药。它们因其化学结构含有四个原子环而命名。目前临床上常用的有米安色林(脱尔烦、甲苯吡卓、美安适宁、米塞林)、马普替林(路滴美)。疗效与 TCAs 相似,但具有奏效快、副作用少、抗抑郁作用谱广等优点。因其对心脏毒性较小,患者对该药的耐受性较好,适用于老年或已有心血管疾病的抑郁症患者。

米安色林(mianserin)

米安色林为一种四环类抗抑郁药。对突触前 α_2 受体有阻断作用。其治疗抑郁症的作用机制是通过抑制负反馈而使突触前 NA 释放增多。疗效与 TCAs 相当,而具较少的抗胆碱能样副作用。常见头晕、嗜睡等。

四、选择性 5-HT 再摄取抑制剂

虽然 TCAs 疗效确切,但仍有 20%～30% 的患者无效,副作用较多,患者对药物的耐受性差,过量易引起中毒甚至死亡。从 20 世纪 70 年代开始研制的选择性 5-HT 再摄取抑制剂与 TCAs 的结构迥然不同,但对 5-HT 再摄取的抑制作用选择性更强,对其他递质和受体作用甚微,既保留了与 TCAs 相似的疗效,也克服了 TCAs 的诸多不良反应,属于第二代抗抑郁药。这类药物包括临床常用的氟西汀、帕罗西汀、舍曲林等,很少引起镇静作用,也不损害精神运动功能,对心血管和自主神经系统功能影响很小。这类药物还具有抗抑郁和抗焦虑的双重作用,其抗抑郁效果也需要 2～3 周才显现出来。这类药物多用于脑内 5-HT 减少所致的抑郁症,也可用于病因不清但其他药物疗效不佳或不能耐受其他药物的抑郁症患者。

氟西汀(fluoxetine)

氟西汀又名百忧解。

【药理作用及机制】 氟西汀是一种强效选择性 5-HT 再摄取抑制剂,比抑制 NA 再摄取作用强 200 倍。氟西汀对肾上腺素受体、组胺受体、$GABA_B$ 受体、M 胆碱受体、5-HT 受体几乎没有亲和力。其对抑郁症的疗效与 TCAs 相当,耐受性与安全性优于 TCAs。此外,该药对强迫症、贪食症亦有效。

【体内过程】 口服吸收良好,达峰时间为 6～8 h,血浆蛋白结合率为 80%～95%;给予单个剂量时 $t_{1/2}$ 为 48～72 h,在肝脏经 P450-2D 代谢生成去甲基活性代谢产物去甲氟西汀,其活性与母体相同,但半衰期较长。

【临床应用】

1. 抑郁症 常用剂量为 20～40 mg/d,1 次服用,需要时可用到 80 mg/d。因药物在肝脏代谢,肝功能欠佳时可采取隔日疗法。

2. 神经性贪食症 剂量为 60 mg/d 时可有效控制摄食量。

【不良反应】 偶有恶心呕吐、头痛头晕、乏力失眠、厌食、体重下降、震颤、惊厥、性欲降低等。肝病者服用后半衰期延长,须慎用。肾功能不全者,长期用药须减量,延长服药间隔时间。氟西汀与 MAOI 合用时须警惕"5-HT 综合征"的发生,初期主要表现为不安、激越、恶心、呕吐或腹泻,随后高热、强直、肌阵挛或震颤、自主神经功能紊乱、心动过速、高血压、意识障碍,最后可引起痉挛和昏迷,严重者可致死,应引起临床重视。心血管疾病、糖尿病患者应慎用。

帕罗西汀(paroxetine)

帕罗西汀又名赛洛特,为强效 5-HT 再摄取抑制剂,增高突触间隙递质浓度而发挥治疗抑郁症的作用。口服吸收良好,$t_{1/2}$ 为 21 h。抗抑郁疗效与 TCAs 相当,而抗胆碱、增加体重、对心脏的影响及镇静等副作用均较 TCAs 弱。

常见不良反应为口干、便秘、视物模糊、震颤、头痛、恶心等。禁止与 MAOI 联用,避免显著升高脑内 5-HT 水平而致"血清素综合征"。

舍曲林(sertraline)

舍曲林又名郁乐复,是一种选择性抑制 5-HT 再摄取的抗抑郁药,可用于各类抑郁症的治疗,并对

强迫症有效。主要不良反应为口干、恶心、腹泻、男性射精延迟、震颤、出汗等。该药与其他药物的相互作用临床经验不多,借鉴氟西汀的经验,禁与 MAOI 合用。

五、选择性 NA 再摄取抑制剂

该类药物选择性抑制 NA 的再摄取,用于以脑内 NA 缺乏为主的抑郁症,尤其适用于尿检 MH-PG(NA 的代谢产物)显著减少的患者。这类药物的特点是奏效快,而镇静作用、抗胆碱能作用和降压作用均比 TCAs 弱,属于第二代抗抑郁药。主要药物包括地昔帕明、马普替林、去甲替林。

地昔帕明(desipramine)

地昔帕明又名去甲丙米嗪。

【药理作用及机制】 地昔帕明在去甲肾上腺素能神经末梢是一强 NA 再摄取抑制剂,其效率为抑制 5-HT 再摄取的 100 倍以上。对 DA 的再摄取亦有一定的抑制作用。对 H_1 受体有强拮抗作用。对 α 受体和 M 胆碱受体拮抗作用较弱。

本药对轻、中度的抑郁症疗效好。有轻度镇静作用,缩短 REM 睡眠时间,但延长了深睡眠时间。血压和心率轻度增加,有时也会出现体位性低血压,可能是由抑制 NA 再摄取、阻断 α 受体作用所致。

【体内过程】 口服快速吸收,2~6 h 达血药浓度峰值,血浆蛋白结合率为 90%,在肝脏代谢生成有活性的去甲丙米嗪,主要在尿中排泄,少量经胆汁排泄,其中原形占 5%。

【临床应用】 治疗抑郁症开始口服剂量为每次 25 mg,3 次/天,逐渐增加到每次 50 mg,3~4 次/天,需要时最大剂量可达 300 mg/d。老年人应适当减量。

【不良反应】 与丙米嗪相比,不良反应较小,但对心脏的影响与丙米嗪相似。过量则导致血压降低、心律失常、震颤、惊厥、口干、便秘等。

【药物相互作用】 不能与拟交感胺类药物合用,因会明显增强后者的作用;同样,与 MAOI 合用也要慎重;与胍乙啶及作用于去甲肾上腺素能神经末梢的降压药合用会明显降低降压效果,因为抑制了药物经胺泵摄取进入末梢。

马普替林(maprotiline)

马普替林又名路滴美,也属于四环类抗抑郁药。

【药理作用及机制】 选择性 NA 再摄取抑制剂,对 5-HT 再摄取几乎无影响。抗胆碱能作用与丙米嗪类似,远比阿米替林弱。其镇静作用和对血压的影响与丙米嗪类似。与其他三环类抗抑郁药一样,用药 2~3 周才充分发挥疗效。对睡眠的影响与丙米嗪不同,延长 REM 睡眠时间。对心脏的影响也与三环类抗抑郁药一样,延长 QT 间期,增大心率。

【体内过程】 马普替林口服后吸收缓慢但能完全吸收,9~16 h 达血浆药物峰浓度,广泛分布于全身组织,肺、肾、心、脑和肾上腺的药物浓度均高于血浆,血浆蛋白结合率约为 90%。

【临床应用】 治疗抑郁症时与丙米嗪相似,开始口服剂量为 25~75 mg/d,分 3 次服用;逐渐增加到 150 mg/d。对于严重病例最大可用到 225 mg/d。因为半衰期较长,也可晚间一次服用。服药后患者精神症状、对环境的适应能力及自制力均有改善,睡眠改善。本药适用于迟钝型抑郁症,也适用于激越型抑郁症。

【不良反应】 治疗剂量可见口干、便秘、眩晕、头痛、心悸等。也有用药后出现皮炎和皮疹的报道。本品能增强拟交感胺类药物作用,减弱降压药反应等。

去甲替林(nortriptyline)

【药理作用及机制】 药理作用与阿米替林相似,但本药抑制 NA 再摄取的作用远强于对 5-HT 的再摄取。与母药阿米替林相比,其镇静、抗胆碱、降低血压作用及对心脏的影响和诱发惊厥作用均较弱。本药有助于抑郁症患者入睡,但缩短了 REM 睡眠时间。本药由于阻断 $α_1$ 受体可致体位性低血压,由于抗胆碱能作用可致心率加快。

去甲替林治疗内源性抑郁症效果优于反应性抑郁症,相比其他三环类抗抑郁药治疗显效快。

【体内过程】 口服后完全从胃肠道吸收,血浆蛋白结合率为 90%～95%,V_d 值为 14～40 L/kg,62% 以代谢产物形式从尿中排泄,肾衰竭患者也可安全使用本药,血浆 $t_{1/2}$ 为 18～60 h。

【不良反应】 其镇静作用、抗胆碱能作用、降低血压作用、对心肾的影响等虽均比丙米嗪弱,但仍要注意过量引起的心律失常,尤其是心肌梗死的恢复期、传导阻滞或原有心律失常的患者,用药不慎会加重病情。双相抑郁症患者可引起躁狂症发作,应注意。本药与三环类抗抑郁药一样,可降低惊厥发作阈值,癫痫患者应慎用。

六、选择性 DA 再摄取抑制剂

安非他酮(amfebutamone)

安非他酮是 DA 重摄取抑制剂,是英国葛兰素史克公司研发的抗抑郁药(商品名:Wellbutrin),1989 年已经上市销售,1996 年 10 月获美国 FDA 批准。其主要作用机制是阻滞多巴胺的再摄取而达到其治疗目的,其优点是对心脑血管系统无明显的影响,但是一般认为药物代谢的复杂性也制约了其应用范围。尽管如此,其销售额在不断攀升,2000 年在全球主要市场的销售额为 6.85 亿美元,2001 年的销售额为 9.31 亿美元,2002 年比上一年增长了 42%,已增加到 13.23 亿美元,在全球最畅销药品市场中位居第 36 名,是 2002 年全球五大抗抑郁药之一。

七、其他类型抗抑郁药

曲唑酮(trazodone)

【药理作用及机制】 曲唑酮能选择性地拮抗 5-羟色胺(5-HT)的再摄取,并有微弱的阻止去甲肾上腺素(NA)再摄取的作用,但对多巴胺(DA)、组胺和乙酰胆碱无作用,亦不抑制脑内单胺氧化酶(MAO)抑制剂的活性。此外,本品还对 5-HT$_{2A}$ 受体或 5-HT$_{2C}$ 受体有拮抗作用。位于突触前膜的 5-HT$_2$ 受体属于自身受体,对 5-HT 的释放起负反馈调节作用;本品可通过抑制负反馈调节,增加 5-HT 的释放,达到抗抑郁的作用。本品还具有中枢镇静作用和轻微的肌肉松弛作用,但无抗痉挛和中枢兴奋作用,可改善睡眠,显著缩短抑郁症患者的入睡潜伏期,延长整体睡眠时间,提高睡眠质量。

【临床应用】 本药用于抑郁症和伴随抑郁症状的焦虑症以及药物依赖者戒断后的情绪障碍治疗。顽固性抑郁症患者经其他抗抑郁药治疗无效,用本品往往有效。尤其适用于老年性抑郁症或伴发心脏疾病的患者。

【体内过程】 口服后吸收快速、完全,2 h 血药浓度达高峰,血浆蛋白结合率为 89%～95%。在肝脏代谢,其中间代谢产物氯苯哌嗪在动物实验中仍显示抗抑郁活性,主要以代谢产物的形式从尿中排泄。

【不良反应】 不良反应较少而轻微。最常见的不良反应是嗜睡,偶见皮肤过敏、视物模糊、便秘、口干、高血压或低血压、心动过速、头晕、头痛、腹痛、恶心、呕吐、肌肉痛、震颤、协同动作障碍。对本药过敏者,肝功能严重受损、严重心脏病、心律失常和急性意识障碍患者禁用。不推荐用于 18 岁以下的儿童和少年。

米氮平(mirtazapine)

米氮平通过阻断突触前 α_2 受体而增加 NA 的释放,间接提高 5-HT 的更新率而发挥抗抑郁作用,抗抑郁效果与阿米替林相当。其抗胆碱样不良反应及 5-HT 样不良反应(恶心、头痛、性功能障碍等)较轻。主要不良反应为食欲增加及嗜睡。

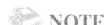

章节案例

患者,女,35 岁,郁郁寡欢、异常压抑、时哭泣,一个月不能好转,经医院给予异丙肼和氟西汀合并用药,患者出现不安、激越、恶心、呕吐或腹泻,随后高热、强直、肌阵挛或震颤、自主神经功能紊乱、心动过速、高血压、意识障碍,最后引起痉挛和昏迷。问:

(1) 导致这些副作用的原因是什么?

(2) 异丙肼和氟西汀抗抑郁的药理学机制有什么异同点?

第三节 抗双相抑郁药

双相抑郁症又称躁狂抑郁症(bipolar disorder),是一种能够引起患者心情大起大落的疾病。患者的心情可能会由极度亢奋突然转变为极度忧伤抑郁,即在心情的两极间波动。而在平时,患者又是正常的。躁狂时自我感觉良好、情绪高亢、活跃好动、思维奔逸,又或是脾气暴躁、行事冲动;抑郁时则情绪低落、兴趣减退、极度自卑。目前常用的抗双相抑郁药有碳酸锂(lithium carbonate)、拉莫三嗪、加巴喷丁、托吡酯、双丙戊酸钠等。碳酸锂也常用于躁狂症的治疗。

除了双相抑郁症,另有一种单纯的躁狂症,其特征是患者情绪高涨、烦躁不安、活动过度和思维、言语不能自我控制。抗躁狂药(antimanic)是指主要用于治疗躁狂症的药物,主要包括抗精神分裂药和碳酸锂,用于控制和治疗躁狂症状。此外,一些抗癫痫药如卡马西平、丙戊酸钠对抗躁狂也有效。目前临床最常用的是碳酸锂。

碳酸锂(lithium carbonate)

【性状特征】 白色的结晶性粉末;无臭,无味;水液显碱性反应。在水中易溶,在乙醇中几乎不溶。

【体内过程】 碳酸锂口服吸收快,血药浓度高峰出现于服药后 2~4 h。锂离子先分布于细胞外液,然后逐渐蓄积于细胞内。不与血浆蛋白结合,$t_{1/2}$ 为 18~36 h。锂盐虽然吸收快,但通过血脑屏障进入脑组织和神经细胞需要一定时间,因此,锂盐显效较慢。碳酸锂主要自肾排泄,约 80% 由肾小球滤过的锂在近曲小管与 Na^+ 竞争性重吸收,故增加钠摄入可促进其排泄,而缺钠或肾小球滤出减少时,可导致体内锂潴留,引起中毒。

【药理作用】 碳酸锂于 1949 年介绍到临床,用于治疗躁狂症。治疗剂量的碳酸锂对正常人精神活动无明显影响,但可显著改善躁狂症或双相抑郁症患者失眠、多动等症状,使行为、言语恢复正常,亦可改善精神分裂症患者的情感障碍。

锂盐对躁狂症患者有显著疗效,特别是对急性躁狂和轻度躁狂疗效显著,有效率为 80%。碳酸锂主要用于治疗躁狂症,但有时对抑郁症也有效,故有情绪稳定药(mood-stabilizing)之称。碳酸锂还可用于治疗双相抑郁症,该症的特点是躁狂和抑郁双向循环发生。长期重复使用碳酸锂不仅可以减少躁狂复发,对预防抑郁复发也有效,但对抑郁的作用不如躁狂显著。

【分子机制】 碳酸锂主要是锂离子发挥药理作用,治疗剂量对正常人的精神行为没有明显的影响。尽管研究已经发现锂离子在细胞水平具有多方面的作用,但其情绪安定作用的确切机制目前仍不清楚。目前认为其治疗机制主要如下:①在治疗浓度抑制除极化和 Ca^{2+} 依赖的 NA 和 DA 从神经末梢释放,而不影响或促进 5-HT 的释放;②摄取突触间隙中儿茶酚胺,并增加其灭活;③抑制腺苷酸环化酶和磷脂酶 C 所介导的反应;④影响 Na^+、Ca^{2+}、Mg^{2+} 的分布,影响葡萄糖的代谢。

【不良反应】 锂盐不良反应较多,安全范围窄,适宜浓度为 0.8~1.5 mmol/L,超过 2 mmol/L 即出现中毒症状。轻度的中毒症状包括恶心、呕吐、腹痛、腹泻和细微震颤;较严重的毒性反应涉及神经系统,包括精神紊乱、反射亢进、明显震颤、发音困难、惊厥,直至昏迷与死亡。由于该药治疗指数很低,测定血药浓度至关重要。当血药浓度升至 1.6 mmol/L 时,应立即停药。

抗精神分裂药类

以氯丙嗪、氟哌啶醇的疗效较好，有抗躁狂和抗抑郁作用。氯氮平的镇静作用可使许多患者的兴奋、攻击、冲动行为等得以迅速控制，并很少出现锥体外系反应，也用于治疗急性躁狂症患者。

抗癫痫药类

卡马西平的抗躁狂作用及预防抑郁症复发的效果和锂盐相仿，对锂盐疗效差的频发循环也有效。锂盐治疗失败的病例改用卡马西平后可获效。丙戊酸钠具有抗癫痫、抗躁狂-抑郁作用。可用于急性躁狂发作性的治疗，长期服用对双相情感障碍的发作具有预防作用。

章节案例

患者，男，55岁，汉族，小学文化，某市人武部修理工，已婚。爱和别人聊天，说话滔滔不绝；睡得很少，每天睡三更起五更，却还是一副精力旺盛的样子；好激动，常因一点小事和别人吵起来，常在别人面前自夸自赞。然而时间不长却突然从天堂掉进了地狱，变得整日情绪低落，闷闷不乐。他开始对一切事物都感到悲观绝望，变得不爱说话，甚至懒得动，常常窝在床上一整天，家人和朋友怎么劝说都不愿外出，与一个月前阳光灿烂相反，他觉得世界一片灰暗，冷风凄泣，鸟号哀鸣，四面楚歌。2年间他多次穿梭于"天堂"与"地狱"之间，时而阳光灿烂、雄心勃勃，时而阴沉孤僻、灰心丧气，体验过神仙般的快乐，也经受过孤魂野鬼一样的无助和恐惧，尝尽了人间的酸甜苦辣。问：

该患者应该服用什么药物？其药理学作用机制是什么？

章节案例
答案解析

知识拓展

第四节 抗焦虑药

抗焦虑药是一种主要用于缓解焦虑和紧张的药物，主要分为四种：苯二氮䓬类、氨甲酸酯类、二苯甲烷类、其他类。

抗焦虑药以苯二氮䓬类为主，包括氯氮䓬、地西泮、氯氮平、替马西泮、硝西泮、氟西泮等。这类药物治疗效果好，安全度大，副作用小，兼具抗癫痫及抗焦虑、缓解肌紧张、镇静催眠等作用，临床应用最为广泛。其药理作用主要是通过增加 γ-氨基丁酸（GABA）和甘氨酸两种抑制性神经递质的活性而产生的，抗焦虑作用与抑制脑干网状结构及边缘系统活性有关。

氨甲酸酯类，如甲丙氨酯、卡立普多等。本类药物具有镇静和抗焦虑作用，可用于失眠症，主要用于神经官能症的紧张焦虑状态。

二苯甲烷类，如定泰乐。本类药物具有镇静、弱安定及肌肉松弛作用，并有抗组胺作用，因而可用于治疗失眠。一般用于轻度的焦虑、紧张、情绪激动状态和绝经期的焦虑不安等精神、神经症状。

其他类，如氯美扎酮、谷维素。谷维素主要是调整自主神经功能，减少内分泌平衡障碍，改善精神、神经失调症，不仅能改善焦虑状态，对焦虑形成的失眠也有较好的作用。除上述四大类外，还有 β 受体阻断药、吩噻嗪类、三环类抗抑郁药、巴比妥类和其他镇静药等，有时临床也配合运用。

章节案例

患者，男，25岁，本科刚毕业，参加工作，个性要强，进取心很强。但是初到工作岗位，难以适应，见到领导异常紧张、心慌、如坐针毡、手心出汗，总觉得自己进步太慢，以后发展受限。每当看到同事取得成绩，胸口发闷，没有胃口吃东西，绝望感强烈，晚上焦虑失眠，异常关注工作进展和担心工作成败，不能自我缓解，第二天非常疲惫，工作难以集中精力，形成恶性循环。问：

该患者应该服用哪些类型药物？其药理学作用机制是什么？

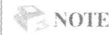

章节案例
答案解析

NOTE

知识拓展

制剂及
用法用量

目标检测
答案

本章小结

　　抗精神分裂药的作用机制主要是阻断中脑-边缘系统及中脑-皮层系统 DA 受体和阻断 5-HT 受体。第一代阻断中枢神经系统多巴胺通路中的 DA 受体而发挥抗精神障碍作用(包括氟哌啶醇、氯丙嗪、奋乃静、舒必利),第二代双重阻断 5-HT 和 DA 受体,在治疗剂量下不产生锥体外系反应,不使血清催乳素浓度升高(包括氯氮平、喹硫平、奥氮平、利培酮、齐拉西酮、舍吲哚)。抗抑郁药主要升高突触间隙的单胺递质浓度而发挥抗抑郁作用。第一代抗抑郁药有两种,即单胺氧化酶抑制剂(MAOI)和三环类抗抑郁药(TCAs)。第二代抗抑郁药为特异性 5-HT 再摄取抑制剂、5-HT$_2$ 受体阻断药、特异性 NA 再摄取抑制剂。第三代抗抑郁药为 5-HT 和 NA 再摄取抑制剂。抗双相抑郁药主要包括抗精神分裂药和碳酸锂,用于控制和治疗躁狂症状,此外,一些抗癫痫药如卡马西平和丙戊酸钠对躁狂也有效。目前临床最常用的是碳酸锂。抗焦虑药是一种主要用于缓解焦虑和紧张的药物。主要分为四种:苯二氮䓬类、氨甲酸酯类、二苯甲烷类、其他类。

目标检测

一、名词解释

锥体外系反应

二、单项选择题

氯丙嗪用药过量引起血压下降时,应选用(　　　　)。

A. 肾上腺素　　　　　　　　　　B. 去甲肾上腺素　　　　　　　　　C. 多巴胺

D. 异丙肾上腺素　　　　　　　　E. 麻黄碱

三、问答题

1. 请简述氯丙嗪的主要临床作用。

2. 试述氯丙嗪的不良反应。

3. 请论述氯丙嗪的药理作用。

(南京医科大学　周其冈)

第十五章 治疗神经退行性疾病的药物

学习目标

1. 掌握：左旋多巴的药理作用及机制、临床应用和不良反应。

2. 熟悉：卡比多巴、司来吉兰、硝替卡朋、溴隐亭、金刚烷胺的药理作用及临床应用。治疗阿尔茨海默病药的分类及各药的特点。

3. 了解：阿尔茨海默病的发病机制及研究进展；其他治疗中枢神经系统退行性疾病药物的应用。

中枢神经系统退行性疾病是指一组由慢性进行性中枢神经系统不同区域神经元退行性变性甚至缺失而产生的疾病的总称。主要包括帕金森病（Parkinson's disease，PD）、阿尔茨海默病（Alzheimer's disease，AD）、亨廷顿病（Huntington disease，HD）、肌萎缩侧索硬化症（amyotrophic lateral sclerosis，ALS）等。虽然本组疾病的病因及病变的部位各不相同，但神经细胞发生退行性病理学改变是其共同的特征，其确切病因和发病机制尚不清楚。在众多假说中，神经兴奋毒性（excitotoxicity）、神经细胞凋亡（apoptosis）和氧化应激（oxidative stress）等假说较受重视。神经兴奋毒性假说认为某些原因引起的兴奋性递质谷氨酸的大量释放，通过激动 AMPA 受体、NMDA 受体和代谢型谷氨酸受体以及通过膜除极化激活电压依赖性钙通道，使 Ca^{2+} 大量内流，导致胞内钙超负荷，后者进一步激活一系列胞内机制，最终导致神经细胞选择性损伤（selective vulnerability）。神经细胞凋亡假说一般认为是由于某种特殊的生长因子缺乏而导致基因转录改变和某种特殊"细胞凋亡蛋白"被激活，其最后死亡过程可能与蛋白酶 caspase 家族激活有关。氧化应激是指细胞内线粒体氧化磷酸化过程中所产生的氧自由基过多或体内氧自由基清除功能减弱所导致的一种失衡状态，过多的氧自由基将会攻击某些关键酶、生物膜类脂和 DNA，最终导致细胞死亡。

流行病学调查结果显示，帕金森病和阿尔茨海默病主要发生于中老年人。随着社会发展，人口老龄化问题日益突出，本组疾病是仅次于心血管疾病和癌症的严重影响人类健康和生活质量的第三位因素。但是，除帕金森病患者通过合理用药可延长其寿命和提高生活质量外，其余疾病的治疗效果还难以令人满意。随着分子生物学、神经科学及行为科学等各科学的快速发展，有关本组疾病的发病原因、发病机制及相应的药物和其他治疗手段在未来数年内将会有新的突破。

本章重点介绍帕金森病和阿尔茨海默病。

第一节 抗帕金森病药

帕金森病（Parkinson's disease，PD），又称震颤麻痹（paralysis agitans），是一种主要表现为进行性的锥体外系功能障碍的中枢神经系统退行性疾病。因英国人 James Parkinson 于 1817 年首先描述而得名。其典型症状为静止震颤（resting tremor）、肌肉强直（muscular rigidity）、运动迟缓（bradykinesia）和共济失调。临床上按不同病因分为原发性、动脉硬化症、脑炎后遗症和化学药物中毒性（如 Mn^{2+}、CO、抗精神病药物中毒）等四类，它们均出现相同的主要症状，总称为帕金森综合征（Parkinsonism）。

PD 的发病原因及机制尚不清楚。1960 年，奥地利医生 Hornykiewics 首先发现原发性 PD 患者的

 NOTE

黑质和纹状体内多巴胺含量极度减少。其后研究又发现PD患者黑质多巴胺能神经元几乎完全脱失,其分布于纹状体的神经末梢发生退行性变性。以此为基础提出的发病机制假说即"多巴胺学说"。该学说认为,帕金森病是因纹状体内多巴胺(dopamine,DA)减少或缺乏所致,其原发性因素是黑质多巴胺能神经元发生退行性病变。黑质多巴胺能神经元发出上行纤维到达纹状体,其末梢与尾-壳核神经元形成突触,以DA为递质,对脊髓前角神经元起抑制作用;此外,尾核中的胆碱能神经元与尾-壳核神经元形成突触,以乙酰胆碱(acetylcholine,ACh)为递质,对脊髓前角运动神经元起兴奋作用。正常时这两条通路功能处于平衡状态,共同调节运动功能。帕金森病患者因黑质病变,DA合成减少,使纹状体DA含量减少,造成黑质-纹状体通路多巴胺能神经功能减弱,胆碱能神经功能相对占优势,因而出现肌张力增高症状。该学说得到许多事实支持:死于帕金森病的患者纹状体中DA含量仅为正常人的5%～10%;提高脑内DA含量或应用DA受体激动药可显著缓解震颤麻痹等症状;耗竭黑质-纹状体内DA、用神经毒素MPTP选择性破坏黑质多巴胺能神经元或长期使用DA受体拮抗剂可导致震颤麻痹;胆碱受体阻断药可缓解帕金森病的某些症状。

目前有关PD的病因,比较肯定的学说是"氧化应激"学说:一般情况下,DA通过单胺氧化酶(MAO)催化氧化脱胺代谢,所产生的过氧化氢(H_2O_2)能被抗氧化系统清除掉。但在氧化应激时,DA的氧化代谢是多途径的,产生大量的H_2O_2和超氧阴离子($\cdot O_2^-$),在黑质部位Fe^{2+}催化下,进一步生成毒性更大的羟自由基($\cdot OH$),而此时黑质线粒体呼吸链的复合物Ⅰ(complex Ⅰ)活性下降,抗氧化物(特别是谷胱甘肽)消失,无法清除自由基,因此,自由基通过氧化神经膜类脂,破坏DA神经元膜功能或直接破坏细胞DNA,最终导致神经元变性。这一学说得到如下事实支持:在PD患者的黑质中发现"两多两少":Fe(尤其是Fe^{2+})增加,$\cdot O_2^-$和$\cdot OH$增加;抗氧化物谷胱甘肽几乎消失,复合物Ⅰ功能严重不足。

现已知,脑内DA受体可分为$D_1 \sim D_5$五个亚型,均为G蛋白偶联受体,分子结构由7个跨膜结构域组成。其中D_1、D_5胞内C段片段较长,被称为D_1受体,总体上起兴奋性作用;D_2、D_3、D_4第三个胞内片段较长,被称为D_2受体,总体上起抑制性作用。

经典的抗帕金森病药主要包括拟多巴胺类药和抗胆碱药两类。前者通过直接补充DA前体物或抑制DA降解而产生作用;后者通过拮抗相对过高的胆碱能神经功能而缓解症状。两药合用可增加疗效,其总体目标是恢复多巴胺能和胆碱能神经系统功能的平衡状态。氧化应激学说为PD的治疗带来新的思路,即从治疗症候群方向转向预防DA神经元自身中毒的问题。如现已证明司来吉兰除具有选择性抑制MAO-B作用外,还是一种有效的自由基清除剂(free radical scavenger)。此外,DA受体及其亚型选择性激动药也已成为PD治疗的亮点。其他新的治疗手段如胚胎干细胞移植、基因干预治疗等正在探索之中。

一、拟多巴胺类药

(一)多巴胺(DA)的前体药

左旋多巴(levodopa,L-DOPA)

L-DOPA是由酪氨酸形成儿茶酚胺的中间产物,即DA的前体,现已人工合成。

【体内过程】 口服后经小肠芳香族氨基酸转运体迅速吸收,0.5～2h达峰值。血浆$t_{1/2}$较短,为1～3h。食物中的其他氨基酸可与L-DOPA竞争同一转运载体,从而减少药物的吸收。胃排空延缓、胃酸pH偏低或高蛋白饮食等,均可降低其生物利用度。口服后极大部分在肠黏膜、肝和其他外周组织被L-芳香族氨基酸脱羧酶(L-amino acid decarboxylase,AADC)脱羧成为DA,仅1%左右的L-DOPA能进入中枢神经系统发挥疗效。L-DOPA在外周脱羧形成DA后,易引起不良反应,主要有恶心、呕吐。若同时合用AADC抑制药,可减少外周DA生成,使DA更多地进入脑内,血和脑内L-DOPA增加3～4倍,转化为DA而生效,并可减少不良反应。L-DOPA生成的DA一部分通过突触前的摄取机制返回多巴胺能神经末梢,另一部分被单胺氧化酶(MAO)或儿茶酚胺-O-甲基转移酶(COMT)代谢,经肾排泄。

【药理作用及机制】 PD 患者的黑质多巴胺能神经元退行性变,酪氨酸羟化酶(tyrosine hydroxylase)同步减少,使脑内酪氨酸转化为 L-DOPA 的量极度减少,但将 L-DOPA 转化为 DA 的能力仍存在。L-DOPA 是 DA 的前体,通过血脑屏障后,补充纹状体中 DA 的不足而发挥治疗作用。但 L-DOPA 究竟是被残存神经元利用而增加 DA 的合成和释放,还是细胞外被转化成 DA 后直接"溢流"(flooding)到突触间隙而激活突触后膜受体,这一点尚不清楚。动物实验显示,即使没有多巴胺能神经末梢存在,L-DOPA 仍有作用。此外,临床上 L-DOPA 疗效随病情发展而降低又提示其作用可能依赖于残存的神经元。DA 因不易通过血脑屏障,不能用于治疗 PD。

【临床应用】 L-DOPA 对于各种类型的 PD 患者,不论年龄、性别差异和病程长短均适用,但对吩噻嗪类等抗精神病药物所引起的帕金森综合征无效。其作用特点如下:①疗效与黑质-纹状体病损程度相关,轻症或较年轻患者疗效好,重症或年老体弱者疗效较差;②对肌肉僵直和运动困难者疗效好,对肌肉震颤者疗效差;③起效慢,用药 2～3 周出现体征改善,用药 1～6 个月后疗效最强。

用药早期,L-DOPA 可使 80%PD 患者的症状明显改善,其中 20%的患者可恢复到正常运动状态。服用后先改善肌肉强直和运动迟缓,后改善肌肉震颤;其他运动功能如姿态、步态联合动作、面部表情、言语、书写、吞咽、呼吸均可改善。也可使情绪好转,对周围事物反应增加,但对痴呆症状效果不明显。随着用药时间的延长,本品的疗效逐渐下降,3～5 年后疗效已不显著。其原因可能与病程的进展、受体下调以及其他补偿机制有关。此阶段,有些患者对 L-DOPA 的缓冲能力(buffering capacity)丧失,疗效出现波动,最后发展为药效消失(wearing-off),同时服用 COMT 抑制药恩他卡朋(entacapone)对此有一定预防作用。据统计,服用 L-DOPA 的 PD 患者的寿命与未服者相比明显延长,生活质量明显提高。

【不良反应】 不良反应分为早期和长期两大类。

1. 早期反应

(1) 胃肠道反应:治疗早期约 80%患者出现厌食、恶心、呕吐,数周后能耐受,应用 AADC 抑制药后可明显减少。此乃 L-DOPA 在外周和中枢脱羧成 DA,分别直接刺激胃肠道和兴奋延髓催吐化学感受器 D_2 受体之故,D_2 受体阻断药多潘立酮是消除恶心、呕吐的有效药。L-DOPA 还可引起腹胀和腹泻等。饭后服药或剂量递增速度减慢,可减轻上述症状。偶见溃疡出血或穿孔。

(2) 心血管反应:治疗初期 30%患者出现体位性低血压,其原因可能是外周形成的 DA 一方面作用于交感神经末梢,反馈性抑制交感神经末梢释放 NA,另一方面作用于血管壁的 DA 受体,舒张血管。还有些患者出现心律不齐,主要是新生的 DA 作用于心脏 β 受体的缘故。可用 β 受体阻断药加以治疗。

2. 长期反应

(1) 运动过多症:异常动作舞蹈症的总称,也称为运动障碍,是由于服用大量 L-DOPA 后,DA 受体过度兴奋,出现手足、躯体和舌的不自主运动,服用两年以上者发生率为 90%。有报道多巴胺受体拮抗剂左旋千金藤啶碱(L-stepholidine)可减轻不自主运动。

(2) 症状波动:服药 3～5 年后,有 40%～80%患者出现症状快速波动,重则出现"开-关反应"(on-off response)。"开"时活动正常或几近正常,而"关"时突然出现严重的 PD 症状。症状波动的发生与 PD 的发展导致 DA 的储存能力下降有关,此时患者更依赖于 L-DOPA 转运入脑的速率以满足 DA 的生成。为减轻症状波动,可使用 L-DOPA/AADC 抑制药缓解剂或用 DA 受体激动药,或加用 MAO 抑制药如司来吉兰等,也可调整用药方法,即改用静脉滴注、增加服药次数而不增加或减少药物剂量等。

(3) 精神症状:出现精神错乱的病例占 10%～15%,有逼真的梦幻、幻想、幻视等,也有抑郁症等精神病症状,可能与 DA 作用于皮质下边缘系统有关,只能用非经典安定药如氯氮平(clozapine)治疗,它不引起或加重 PD 患者锥体外系运动功能失调,或迟发性运动失调。

【药物相互作用】 维生素 B_6 是多巴脱羧酶的辅基,能加速 L-DOPA 在外周组织转化成 DA,可增强 L-DOPA 的外周副作用,降低疗效;抗精神病药物,如吩噻嗪类和丁酰胺类均能阻滞黑质-纹状体 DA 通路功能,利舍平耗竭黑质纹状体中的 DA,它们均能引起锥体外系运动失调,出现药源性 PD,对抗 L-DOPA 的疗效;抗抑郁药能引起体位性低血压,增加 L-DOPA 的副作用。以上药物不能与 L-DOPA 合用。

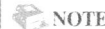
NOTE

（二）左旋多巴的增效药

1. 氨基酸脱羧酶（AADC）抑制药

卡比多巴（carbidopa）

卡比多巴又称 α-甲基多巴肼、洛得新。卡比多巴不能通过血脑屏障,与 L-DOPA 合用时,仅能抑制外周 AADC。此时,由于 L-DOPA 在外周的脱羧作用被抑制,进入中枢神经系统的 L-DOPA 增加,使用量可减少 75%,而使不良反应明显减少,症状波动减轻,作用不受维生素 B₆ 的干扰。本品与 L-DOPA 组成的复方制剂称为心宁美(sinemet),混合比例为 1:4 或 1:10,现有心宁美控释剂(sinemet CR)。

苄丝肼（benserazide）

苄丝肼又称羟苄丝肼、色丝肼,为外周多巴脱羧酶抑制剂。药理作用与卡比多巴类似,不易透过血脑屏障。口服后吸收快,血浆蛋白结合率为 58%。通常以苄丝肼与 L-多巴为 1:4 的比例配制成复方制剂使用,商品名为复方苄丝肼胶囊（多巴丝肼（madopa）,美多芭（madopar））,其作用特性与心宁美相同。

2. MAO-B 抑制药 人体内单胺氧化酶（MAO）分为 A、B 两型,MAO-A 主要分布于肠道,其功能是对食物、肠道内和血液循环中的单胺进行氧化脱氨代谢;MAO-B 主要分布于黑质-纹状体,其功能是降解 DA。

司来吉兰（selegiline）

司来吉兰又称丙炔苯丙胺（L-deprenyl）。低剂量（<10 mg/d）可选择性抑制中枢神经系统 MAO-B,能迅速通过血脑屏障,降低脑内 DA 降解代谢,使 DA 浓度增加,有效时间延长。本品与 L-DOPA 合用后,能增强疗效,降低 L-DOPA 用量,减少外周副作用,并能消除长期单独使用 L-DOPA 出现的"开-关反应"。临床长期试验表明,两者合用更有利于缓解症状,延长患者寿命。近来发现司来吉兰作为抑制神经保护剂能优先抑制黑质-纹状体的超氧阴离子（·O_2^-）和羟自由基（·OH）形成,延迟神经元变性和 PD 发展。临床上将司来吉兰与抗氧化剂维生素 E 联合应用治疗 PD,称 DATATOP 方案,但确切效果尚不肯定,有待大范围临床观察。本品低剂量对外周 MAO-A 无作用,肠道和血液中 DA 和酪胺代谢不受影响,不会产生 MAO 非选择性抑制剂所引起的高血压危象,但大剂量（>10 mg/d）亦可抑制 MAO-A,应避免使用。司来吉兰代谢产物为苯丙胺和甲基苯丙胺,可引起焦虑、失眠、幻觉等精神症状。慎与哌替啶、三胺类抗抑郁药或其他 MAO 抑制药合用。

3. COMT 抑制药 L-DOPA 代谢有两条途径:由 AADC 脱羧转化为 DA,经 COMT 代谢转化成 3-O-甲基多巴（3-OMD）,后者又可与 L-DOPA 竞争转运载体而影响 L-DOPA 的吸收和进入脑组织。因此,抑制 COMT 就显得尤为重要:既可降低 L-DOPA 的降解,又可减少 3-OMD 对其转运入脑的竞争性抑制作用,提高 L-DOPA 的生物利用度和在纹状体中的浓度。近年发现三种 COMT 抑制药:硝替卡朋、托卡朋、恩他卡朋,它们的抑制作用强,毒性低。

硝替卡朋（nitecarpone）

硝替卡朋可增加纹状体中 L-DOPA 和 DA。其不易通过血脑屏障,但与卡比多巴合用时,它只抑制外周的 COMT,而不影响脑内 COMT,增加纹状体中 L-DOPA 的生物利用度。

托卡朋（tolcapone）和恩他卡朋（entacapone）

托卡朋和恩他卡朋为新型 COMT 抑制药,能延长 L-DOPA 半衰期,稳定血浆浓度,使更多的 L-DOPA 进入脑组织,安全而有效地延长症状波动患者"开"的时间。其中托卡朋是唯一能同时抑制外周和中枢 COMT 的药物,比恩他卡朋生物利用度高,半衰期长,COMT 抑制作用也更强,而恩他卡朋仅抑制外周 COMT。两者均可明显改善病情稳定的 PD 患者日常生活能力和运动功能,尤其适用于症状波动的患者。托卡朋的主要不良反应为肝损害,甚至出现暴发性肝功能衰竭,因此仅适用于其他抗 PD 药物无效时,且应用时需严密检测肝功能。

（三）多巴胺受体激动药

溴隐亭（bromocriptine）

溴隐亭又称溴麦角隐亭、溴麦亭,为 D_2 受体（含 D_2、D_3、D_4 受体）强激动药,对 D_1 类受体（含 D_1、D_5 受体）具有部分拮抗作用；对外周 DA 受体、α 受体也有较弱的激动作用。小剂量溴隐亭首先激动结节-漏斗通路 D_2 受体,抑制催乳素和生长激素分泌,用于治疗泌乳闭经综合征和肢端肥大症；增大剂量可激动黑质-纹状体多巴胺通路的 D_2 受体,与 L-DOPA 合用治疗 PD 取得较好疗效,能减少症状波动。不良反应较多,消化系统常见食欲降低、恶心、呕吐、便秘,对消化性溃疡患者可诱发出血。用药初期,心血管系统常见体位性低血压。长期用药可出现无痛性手指血管痉挛,减少药量可缓解；也可诱发心律失常,一旦出现应立即停药。运动功能障碍方面的不良反应类似于 L-DOPA。精神系统的不良反应比 L-DOPA 更常见且严重,如幻觉、错觉和思维混乱等,停药后可消失。其他不良反应包括头痛、鼻塞、腹膜和胸膜纤维化、红斑性肢痛。

利修来得（lisuride）

利修来得为 D_2 受体激动药、D_1 受体弱拮抗剂,激动作用比溴隐亭强 1000 倍,用于治疗 PD 的优点有改善运动功能障碍、减少严重的"开-关反应"和 L-DOPA 引起的运动过多症（即异常动作舞蹈症）。

罗匹尼罗（ropinirole）和普拉克索（pramipexole）

罗匹尼罗和普拉克索均为非麦角生物碱类新型 DA 受体激动药,能选择性激动 D_2 受体（特别是 D_2、D_3 受体）,而对 D_1 受体几乎没有作用。相对溴隐亭和培高利特而言,患者对本类药物耐受性好,用药剂量可很快增加,一周以内即可达治疗浓度,虽也可引起恶心和乏力,但胃肠道反应较小。本类药物的出现给 DA 受体激动药的临床应用带来了新的趋向。由于患者对其耐受性较好,临床上越来越多地将其作为 PD 的早期治疗药物,而不是仅仅作为 L-DOPA 的辅助药物。其主要原因包括：①由于其作用时间较长,较 L-DOPA 更不易引起"开-关反应"和运动障碍；②有观点认为 L-DOPA 会促进氧化应激,因而会加快多巴胺能神经元的脱失。最近的大样本对照试验表明,本类药物作为早期治疗用药较 L-DOPA 更少引起症状波动,如果该结论被进一步证实,将极大提高本类药物在 PD 治疗中的地位。但罗匹尼罗和普拉克索仍具有拟多巴胺类药共有的不良反应,如恶心、体位性低血压和运动功能障碍等。作为辅助用药可引起幻觉和精神错乱。已证实服用罗匹尼罗和普拉克索的患者在驾车时,会出现突发性睡眠（sudden sleep attack）,酿成交通事故,故服药期间禁止从事驾驶和高警觉性工作。

阿扑吗啡（apomorphine）

阿扑吗啡又称去水吗啡,为 DA 受体激动药,可用于治疗 PD,改善严重的"开-关反应",但长期用药会引起 QT 间期延长、肾功能损害和精神症状。仅用于其他药物（如 DA 受体激动药或 COMT 抑制药）对"开-关反应"无效时。

（四）促多巴胺释放药

金刚烷胺（amantadine）

金刚烷胺又称金刚烷。可能通过多种方式加强 DA 的功能,如促进 L-DOPA 进入脑循环,增加 DA 合成、释放和减少 DA 重摄取等,表现出 DA 受体激动药的作用。近年来认为其作用机制与拮抗 NMDA 受体有关。其治疗帕金森病的特点：用药后显效快,作用持续时间短,应用数天即可获得最大疗效,但连用 6～8 周后疗效逐渐减弱,对 PD 的肌肉强直、震颤和运动障碍的缓解作用较强,优于抗胆碱药物,但不及 L-DOPA。长期用药后下肢皮肤出现网状青斑,可能与儿茶酚胺释放引起外周血管收缩有

NOTE

关。此外,可引起精神不安、失眠和运动失调等。偶致惊厥,癫痫患者禁用。

二、中枢 M 胆碱受体阻断药

M 胆碱受体阻断药对早期 PD 患者有较好的治疗效果,对晚期严重 PD 患者的疗效差,可与 L-DOPA 合用,阿托品、东莨菪碱是最早用于治疗 PD 的 M 胆碱受体阻断药,但因外周抗胆碱能作用引起的副作用大,因此现主要使用合成的中枢性 M 胆碱受体阻断药。

苯海索(benzhexol)

苯海索又名安坦,口服易吸收,通过拮抗胆碱受体而减弱黑质-纹状体通路中 ACh 的作用,抗震颤效果好,也能改善运动障碍和肌肉强直;外周抗胆碱能作用为阿托品的 1/10～1/3,对少数不能接受 L-DOPA 或 DA 受体激动药的 PD 患者,可用本药治疗。副作用与阿托品相同,但症状较轻。禁用于青光眼和前列腺肥大患者。对 PD 疗效有限,副作用较多,现已少用。有人认为本类药可加重 PD 患者的痴呆症状,该症状明显者慎用。

本类药物可阻断中枢 M 胆碱受体,抑制黑质-纹状体通路中 ACh 的作用,对帕金森病的震颤和肌肉强直有效,但对动作迟缓无效。其疗效不如 L-DOPA,临床上主要用于早期轻症患者、不能耐受 L-DOPA 或禁用 L-DOPA 的患者、抗精神病药所致的帕金森综合征患者、抗精神病药阻断 DA 受体引起的锥体外系反应(迟发运动障碍除外)及以震颤为主的 PD 患者等,对无震颤的 PD 患者不推荐使用。

苯扎托品(benzatropine)

苯扎托品又名苄托品,作用近似阿托品,具有抗胆碱能作用,同时还有抗组胺、局部麻醉和大脑皮层抑制等作用。临床应用及不良反应同苯海索。

章节案例

患者,男,69 岁,患帕金森病一年。目前用药情况:美多芭,每次半片,一天四次,用药后症状改善,但是一年后效果欠佳,转用心宁美仍不见改善。目前出现主要症状:冻结步态,起步慢,转弯困难。医嘱增加 DA 受体激动药,从小剂量开始逐渐增加,观察症状有无明显变化,然后再调整用药。问:

(1) 美多芭、心宁美治疗帕金森病(PD)的药理学机制各是什么?

(2) DA 受体激动药治疗 PD 的原理是什么? 这一类药物有哪些? 都有哪些不良反应?

第二节 治疗阿尔茨海默病药

老年痴呆症可分为原发性痴呆症、血管性痴呆症(vascular dementia)和两者的混合型,前者又称阿尔茨海默病(Alzheimer's disease,AD),是一种与年龄高度相关的、以进行性认知障碍和记忆力损害为主的中枢神经系统退行性疾病。表现为记忆力、判断力、抽象思维等一般智力的丧失,但视力、运动能力则不受影响。AD 占老年痴呆症患者的 70% 左右,其发病率在 65 岁人群为 5%,在 95 岁人群则高达90% 以上,我国 65 岁以上老年人的患病率为 4% 左右。该病总病程为 3～20 年,确诊后平均存活时间为10 年左右。本病要经历两种死亡,首先是精神死亡,然后是肉体死亡,给患者本人、家庭和社会带来相当沉重的负担。随着人类寿命的延长和社会老龄化问题的日益突出,AD 患者的数量和比例将持续增高。

AD 与老化有关,但与正常老化又有本质区别,其发病机制目前尚未完全明确,学术界提出的假说有十余种,但目前研究较多、比较认可的主要有胆碱能学说、β-淀粉样蛋白毒性学说、Tau 蛋白过度磷酸化和氧化应激学说等。在 AD 患者的大脑中发现胆碱能神经元明显减少,胆碱能活性降低,这些被认为与 AD 的认知症状有关。此外,AD 患者最具特征的两大病理学变化为 β-淀粉样蛋白(β-amyloid

protein，Aβ)沉积形成的老年斑(senile plaques，SP)和细胞内异常磷酸化的 Tau 蛋白聚集形成的神经纤维缠结(NFTs)。最近的研究表明，β-淀粉样蛋白沉积与淀粉样前体蛋白(amyloid precursor protein，APP)的变异及其转化过程发生改变有关。APP 由位于第 21 号染色体上的 APP 基因编码，可由 β-分泌酶(β-secretase)剪切成 Aβ，敲除该酶的编码基因 BACE-1(β-site APP cleaving enzyme 1)可使 Aβ 缺失。但 Aβ 沉积为何导致神经元退行性变则不清楚，有证据提示是通过炎症反应、氧化应激或诱导 Tau 蛋白过度磷酸化实现的，近年来也有人提出细胞内可溶性的 Aβ 可能是 AD 发病的早期诱因。Tau 蛋白是一种神经元微管结合相关蛋白，具有调节和维持微管稳定性的作用。正常状态下人体内 Tau 蛋白等磷酸化/去磷酸化水平保持平衡，从而促进微管蛋白聚集成微管并增强其稳定性。在 AD 患者脑中，Tau 蛋白过度磷酸化，失去与微管结合的能力，聚集形成的 NFT 沉积于脑中则导致神经元变性，引起神经元的凋亡。此外，氧化应激、神经兴奋毒性等假说亦受到重视。上述关于 AD 发病机制的研究进展将为 AD 的药物治疗提供新的靶点。

尽管有关 AD 的研究进展很快，但迄今尚无十分有效的治疗方法。现有的药物治疗基于以下理论：AD 主要表现为认知和记忆障碍，而认知和记忆障碍的主要解剖基础为海马组织结构的萎缩，功能基础主要为胆碱能神经兴奋传递障碍和中枢神经系统内乙酰胆碱受体变性，神经元数目减少等。目前采用的比较特异性的治疗策略是增加中枢胆碱能神经功能，其中胆碱酯酶抑制药效果相对肯定，M 胆碱受体激动药正在临床试验中。其他如 β-分泌酶抑制剂、AD 疫苗、非甾体类抗炎药、氧自由基清除剂、雌激素、神经生长因子及其增强剂也正在研究开发中。

一、乙酰胆碱酯酶抑制药

可逆性乙酰胆碱酯酶抑制药(acetylcholinesterase inhibitor，AChEI)是到目前为止，临床上使用最为广泛的 AD 治疗药物。这一类药物主要包括他克林(tacrine)、多奈哌齐(donepezil)、加兰他敏(galanthamine)和利凡斯的明(rivastigmine)。他克林是美国 FDA 批准的第一种治疗 AD 的药物，属于第一代可逆性 AChEI，但由于肝毒性较大，已逐渐被淘汰。多奈哌齐、加兰他敏、利凡斯的明等属于第二代可逆性 AChEI。

多奈哌齐(donepezil)

【体内过程】 口服后吸收良好，进食和服药时间对药物吸收无影响，生物利用度为 100%，达峰时间为 3～4 h，半衰期长，$t_{1/3}$ 约为 70 h，故可每天服用 1 次。药物主要由肝药酶代谢，代谢产物中 6-O-脱甲基衍生物的体外抗 AChE 活性与母体药物相同，主要经肾脏排泄，少量以原形随尿排出。与他克林相比，外周不良反应很少，患者耐受性较好。

【药理作用】 本品为第二代可逆性中枢 AChE 抑制药。通过抑制 AChE 来增加中枢 ACh 的含量，对丁酰胆碱酯酶无作用。与第一代他克林相比，多奈哌齐对中枢 AChE 有更高的选择性和专属性，半衰期较长，能改善轻度至中度 AD 患者的认知能力和临床综合功能。

【临床应用】 用于改善患者的认知功能，延缓病情发展。用于轻度至中度 AD 患者。对轻度 AD 的作用更佳，能显著改善认知功能障碍，是目前临床治疗 AD 最常用的药物。该药也用于治疗重度 AD、血管性痴呆、帕金森病、精神分裂症、脑震荡等疾病所致的认知功能障碍等。具有剂量小、毒性低和价格相对较低等优点。

【不良反应】 具有肝毒性及外周抗胆碱副作用，较同类药物他克林轻。不良反应：①全身反应，较常见的有流感样胸痛、牙痛等；②心血管系统反应，如高血压、血管扩张、低血压、心房颤动等；③胃肠道反应，如大便失禁、胃肠道出血、腹部胀痛等；④神经系统反应，如谵妄、震颤、眩晕、易怒、感觉异常等；⑤其他，如尿失禁、呼吸困难、视物模糊等。少数患者出现血肌酸激酶轻微增高。

【药物相互作用】 当蛋白结合浓度小于 300 mg/mL 时，与洋地黄、华法林联用会影响后两者的蛋白结合率和疗效。治疗剂量时并不影响其他药物的代谢。

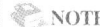

加兰他敏（galanthamine）

【药理作用】 加兰他敏对神经元中的 AChE 有高度选择性，抑制神经元中 AChE 的能力比抑制血液中丁酰胆碱酶的能力强 50 倍，是 AChE 竞争性抑制药。在胆碱能高度不足的区域（如突触后区域）活性最大。

【临床应用】 用于治疗轻、中度 AD，临床有效率为 50%～60%，疗效与他克林相当，但无肝毒性。用药后 6～8 周治疗效果开始明显。本品可能成为 AD 治疗的首选药。还可用于重症肌无力、脊髓前角灰质炎的恢复期或后遗症、儿童脑性瘫痪、面神经麻痹、桡神经麻痹、多发性神经炎等。

【不良反应】 较轻，主要表现为治疗早期（2～3 周）患者可有恶心、呕吐及腹泻等胃肠道反应，稍后即消失。

利凡斯的明（rivastigmine）

【药理作用】 选择性地抑制大鼠大脑皮层和海马中的 AChE 活性，而对纹状体、脑桥以及心脏的 AChE 活性抑制力很小。本品可改善 AD 患者胆碱能神经介导的认知功能障碍，提高认知能力，如记忆力、注意力和方位感，尚可减慢 APP 的形成。利凡斯的明口服吸收迅速，约 1 h 达到 C_{max}，血浆蛋白结合率约为 40%，易通过血脑屏障。

【临床应用】 本品具有安全、耐受性好、不良反应轻等优点，且无外周活性，尤其适用于伴有心脏、肝脏以及肾脏等疾病的 AD 患者，是极有前途的 AD 治疗药。

【不良反应】 主要有恶心、呕吐、乏力、眩晕、精神错乱、嗜睡、腹痛和腹泻等，继续服用一段时间或减量一般可消失。国内临床试验治疗显示，除消化道不良反应率略高于多奈哌齐外，其他不良反应与多奈哌齐相似。禁用于严重肝、肾功能损害患者及哺乳期妇女。病窦综合征、房室传导阻滞、消化性溃疡、哮喘、癫痫、肝或肾功能中度受损患者慎用。

石杉碱甲（huperzine A）

石杉碱甲又名哈伯因，是我国学者于 1982 年从石杉科植物千层塔（huperzia serrata）中分离得到的一种新生物碱。

【体内过程】 口服吸收迅速、完全，生物利用度为 96.9%，易通过血脑屏障。原形药物及代谢产物经肾排出。

【药理作用】 石杉碱甲为强效、可逆性胆碱酯酶抑制药，有很强的拟胆碱活性，能易化神经肌肉接头递质传递。对改善衰老记忆障碍及老年痴呆患者的记忆功能有良好作用；在改善认知功能方面，比高压氧治疗效果显著。

【临床应用】 用于老年性记忆功能减退及 AD 患者，改善其记忆和认知能力。

【不良反应】 常见不良反应有恶心、头晕、多汗、腹痛、视物模糊等，一般可自行消失，严重者可用阿托品拮抗。有严重心动过缓、低血压及心绞痛、哮喘、肠梗阻患者慎用。

美曲磷酯（metrifonate）

美曲磷酯又称敌百虫，是第一个 AChE 抑制药，原用作杀虫剂，直到 20 世纪 80 年代才被试用于治疗 AD，是目前用于 AD 治疗的唯一以无活性前药形式存在的 AChE 抑制药，服用数小时后转化为活性的代谢产物而发挥持久的疗效。本品还能显著增加大鼠脑内 DA 和去甲肾上腺素浓度，易化记忆过程，能同时改善 AD 患者的行为和认知功能，且可使患者的幻觉、抑郁、焦虑、情感淡漠症状明显改善。主要用于轻、中度 AD。不良反应少而轻，偶有腹泻、腿痉挛、鼻炎等症状，继续使用会自行消失。

二、M 胆碱受体激动药

目前研究较多的 M 胆碱受体激动药主要是 M_1 受体激动药。因为 AD 患者病程中脑内的 M_1 受体无损伤,所以 M_1 受体激动药可以通过激活脑内胆碱能神经末梢的突触后膜 M_1 受体,直接增强胆碱能神经功能。此外, M_1 受体激动药还能逆转 Aβ 诱导的神经元损伤,促进神经元生长,减少 Tau 蛋白的磷酸化,所以具有一定的神经保护作用。目前, M_1 受体激动药及变构激动药处于临床研究阶段,具有恢复或者部分恢复 AD 患者的认知功能,改善 AD 患者痴呆症状的作用。

咕诺美林(xanomcline)

咕诺美林是 M_1 受体选择性激动药,对 M_2 、 M_3 受体作用很弱,为目前发现的选择性最高的 M_1 受体激动药。口服易吸收,易通过血脑屏障,大脑皮层和纹状体摄取率较高。临床试验表明,本品高剂量口服可明显改善 AD 患者的认知功能和行为能力。但因易引起胃肠道和心血管方面的不良反应,现拟改为皮肤给药。本品将成为第一个能有效治疗 AD 的 M 胆碱受体激动药。

沙可美林(sabcomeline)

沙可美林常用其盐酸盐,为相对选择性 M_1 受体激动药,对 M_1 受体的选择性比 M_2 受体高 100 倍。动物实验表明,本品能逆转 DA 诱导产生的认知缺陷,提高认知能力。临床试验亦显示,AD 患者服用本品的第 4 周起效,认知能力得到显著提高,具有安全、耐受性好等优点。口服后 1～2 h 血药浓度达峰值, $t_{1/2}$ 为 6～10 h。血药浓度超过 0.3 μg/L 易发生不良反应,常见不良反应有轻微出汗等。

三、非竞争性 NMDA 受体拮抗剂

美金刚(memantine)

美金刚又称美金刚胺。

【药理作用】　可与 NMDA 受体上的苯环己哌啶(phencyclidine)结合位点结合,是一种电压依赖性、中等程度亲和力的非竞争性 NMDA 受体拮抗剂。当谷氨酸以病理量释放时,美金刚可减少谷氨酸的神经毒性作用;当谷氨酸释放过少时,美金刚可改善记忆过程所需谷氨酸的传递。

【临床应用】　该药能显著改善轻度至中度血管性痴呆症患者的认知能力,而且对较严重的患者效果更好;对中度至重度的老年痴呆症患者,还可显著改善其动作能力、认知障碍和社会行为。美金刚是第一个用于治疗晚期 AD 的 NMDA 受体非竞争性拮抗剂,将美金刚与 AChE 抑制药同时使用效果更好。

【不良反应】　①服后有轻微眩晕、不安、头重、口干等。饮酒可能加重不良反应。②肝功能不良、意识紊乱患者以及孕妇、哺乳期妇女禁用。③肾功能不良时减量:对于肾功能轻度损害(血清肌酐水平不超过 130 mmol/L)患者,无须调整剂量;对于中度肾功能损害(肌酐清除率 40～60 mL/(min·1.73 m²))患者,应将本品剂量减至每日 10 mg;目前尚无本品用于严重肾功能损害(肌酐清除率小于 9 mL/(min·1.73 m²))患者的资料,因此不推荐在这种患者中使用本品。

章节案例

患者,男,75 岁。记忆力严重下降 2 年,近来判断力下降,不知道按季节穿衣服,以往的书法水平也急剧下降,开始记不住家人的名字和不认识亲戚。初步诊断为阿尔茨海默病,医嘱开药加兰他敏口服 30～60 mg/d,分 3～4 次服,8～10 周为一个疗程。问:

这一药物治疗阿尔茨海默病的药理学机制是什么?

章节案例
答案解析

本章小结

经典的抗帕金森病药主要包括拟多巴胺类药和抗胆碱药两类。前者通过直接补充 DA 前体物或抑制 DA 降解而产生作用;后者通过拮抗相对过高的胆碱能神经功能而缓解症状。两药合用可增加疗效,

知识拓展

NOTE

其总体目标是恢复多巴胺能和胆碱能神经系统功能的平衡状态。氧化应激学说为 PD 的治疗带来新的思路,即从治疗症候群方向转向预防 DA 神经元自身中毒的问题。如现已证明司来吉兰除具有选择性抑制 MAO-B 作用外,还是一种有效的自由基清除剂(free radical scavenger)。此外,DA 受体及其亚型选择性激动药也已成为 PD 治疗的亮点。其他新的治疗手段如胚胎干细胞移植、基因干预治疗等正在探索之中。现有的药物治疗基于以下理由:AD 主要表现为认知和记忆障碍,而认知和记忆障碍的主要解剖基础为海马组织结构的萎缩,功能基础主要为胆碱能神经兴奋传递障碍和中枢神经系统内乙酰胆碱受体变性,神经元数目减少等。目前采用的比较特异性的治疗策略是增加中枢胆碱能神经功能,其中胆碱酯酶抑制药效果相对肯定,M 受体激动药正在临床试验中。其他如 β-分泌酶抑制剂、AD 疫苗、非甾体类抗炎药、氧自由基清除剂、雌激素、神经生长因子及其增强剂也正在研究开发中。

目标检测

一、名词解释

1. 中枢神经系统退行性疾病

2. "开-关反应"

二、单项选择题

1. 关于抗帕金森病药物说法错误的是(　　　)。

A. L-DOPA 在脑内转化为 DA 后,增强 DA 能神经功能

B. L-DOPA 有时也能治疗急性肝功能衰竭所致的肝昏迷

C. 卡比多巴可以单用,也可以与 L-DOPA 合用

D. 司来吉兰通过抑制中枢神经系统 DA 的摄取和降解发挥作用

E. 金刚烷胺对于重症 PD 无效

2. 以下哪一个药物不属于治疗 PD(帕金森病)的药物?(　　　)

A. 左旋多巴(L-DOPA)　　　　　　　B. 苯海索　　　　　　　　　　C. 溴隐亭

D. 加兰他敏　　　　　　　　　　　　E. 金刚烷胺

3. 左旋多巴抗帕金森病的机制是(　　　)。

A. 抑制 DA 的再摄取　　　　　　　　　　　　B. 激动中枢胆碱受体

C. 阻断中枢胆碱受体　　　　　　　　　　　　D. 补充黑质-纹状体中 DA 的不足

E. 直接激动中枢的 DA 受体

4. 帕金森病主要引起哪个脑区的 DA 功能的异常?(　　　)

A. 中脑-边缘通路　　　　　　　　　B. 黑质-纹状体通路　　　　　　C. 结节-漏斗通路

D. 中脑-皮层通路　　　　　　　　　E. 下丘脑-垂体通路

三、简答题

1. 拟多巴胺类药有哪几个亚类?

2. 目前治疗阿尔茨海默病的药物有哪几类?

四、问答题

左旋多巴增效药有哪几个机制?各举一个代表性药物进行阐述。

(南京医科大学　周其冈)

 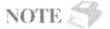

第十六章　其他具有中枢作用的药物

1. 熟悉：咖啡因药理作用，尼可刹米药理作用及临床应用。
2. 了解：中枢兴奋药的分类，大脑功能恢复药的作用特点，三类中枢兴奋药的异同。

扫码看课件

　　中枢兴奋药是一类能选择性地兴奋中枢神经系统，提高其功能活动的药物。药物根据其作用特点分为三类：①精神振奋药，如咖啡因等；②改善脑代谢的药物，如脑蛋白水解物等；③呼吸中枢兴奋药，如尼可刹米等。中枢兴奋药的作用部位可随着剂量的增加而扩大，大剂量可引起中枢神经系统的广泛兴奋导致惊厥。前两类药物能提高大脑皮质、延髓血管运动中枢和呼吸中枢的功能，促进脑功能恢复，具有临床使用价值。而对于中枢性呼吸衰竭，呼吸中枢兴奋药只作为次要的辅助治疗用药。临床资料表明，呼吸中枢兴奋药未能降低中枢性呼吸衰竭患者的死亡率。目前主要采用人工呼吸、吸氧等综合措施进行治疗。

第一节　主要兴奋大脑皮质的药物

　　这一类药物通过不同的机制对大脑皮层具有兴奋作用，但是仍存在特异性问题，剂量较高时对神经系统以外的系统也有作用。主要用于治疗中枢抑制状态及相关疾病。

咖啡因（caffeine）

　　【体内过程】　咖啡因是从茶叶或咖啡豆中提取的一种黄嘌呤生物碱。口服、直肠给药或非肠道给药均能迅速吸收，而后迅速到达中枢神经系统，亦可分布在唾液和乳汁中。血浆半衰期为 3～4 h，在体内不蓄积，经肝代谢后由肾排出。

　　【药理作用】　咖啡因主要阻断腺苷受体、抑制磷酸二酯酶，增加细胞内 cAMP 水平，抑制细胞内钙的运动，从而产生一系列药理作用。

　　（1）兴奋中枢神经系统：小剂量（50～200 mg）咖啡因对大脑皮质有选择性兴奋作用，可使人睡意消失，精神振奋，思维敏捷。较大剂量可兴奋延髓呼吸中枢和血管运动中枢，使呼吸加快，血压升高。中毒量时兴奋脊髓引起动物阵挛性惊厥。

　　（2）对心脏和血管的作用：咖啡因可直接兴奋心脏，扩张血管（冠状血管、肾血管等），还可通过兴奋迷走中枢和血管运动中枢间接引起心率稍降，收缩压、舒张压稍升。

　　（3）可增加肾小球的血流量，减少肾小管对钠离子的重吸收，故亦有利尿作用，但远不及利尿剂作用明显。

　　（4）其他作用：舒张胆道、支气管平滑肌，刺激胃酸分泌，在小剂量下，这些作用较弱。

　　【临床应用】

　　（1）治疗中枢抑制状态：解救因急性感染中毒、镇静催眠药、麻醉药、镇痛药、抗组胺药过量引起的呼吸、循环衰竭，可肌内注射苯甲酸钠咖啡因。

　　（2）治疗神经官能症：与溴化物（咖溴合剂、巴氏合剂）合用，使大脑皮层的兴奋、抑制过程恢复

NOTE

平衡。

（3）与解热镇痛药配伍治疗一般性头痛。

（4）与麦角胺配伍治疗偏头痛，与扩张脑部血管有关。

【不良反应】 较大剂量时可导致激动、不安、失眠。当口服 1 g，血浆药物浓度达到 30 μg/mL 时，即可发生头痛、呕吐、肌肉震颤甚至惊厥，还可出现心动过速和呼吸加快，尿液内可出现红细胞。可增加胃酸分泌，消化性溃疡患者不宜使用。有资料表明孕妇大量摄入本品可引起流产、早产，故应慎用。

哌甲酯（methylphenidate）

哌甲酯又名利他林（ritalin）。

【体内过程】 口服后首过消除明显，2 h 血药浓度达峰值，脑内浓度超过血浆浓度，作用维持 4 h，药物消除半衰期为 2 h，在体内代谢为哌醋甲酯酸从尿中排出。

【药理作用】 促进大脑皮质、脑干网状结构上行激活系统内去甲肾上腺素、5-羟色胺、多巴胺等递质的释放，亦能抑制单胺氧化酶的活性。兴奋中枢的作用较温和，对呼吸中枢有较弱的兴奋作用。小剂量改善精神活动，解除轻度中枢抑制及疲乏感，大剂量可导致惊厥。

【临床应用】

（1）治疗注意缺陷多动障碍，增加大脑皮质儿茶酚胺的水平，使多动症儿童注意力集中，学习能力提高。

（2）治疗小儿遗尿症，可兴奋大脑皮层，使之易于被尿意唤醒。

（3）对抗中枢抑制药中毒，如巴比妥类、水合氯醛、麻醉药等中枢抑制药过量引起的呼吸抑制和昏迷。

（4）亦可治疗发作性睡眠、抑制性抑郁症。

【不良反应】 常见食欲减退、紧张激动、不易入睡。偶有眩晕、心悸、厌食、头痛、恶心等。注射能引起血压暂时明显升高。儿童长期应用可产生食欲减退、失眠，偶见腹痛、心动过速和过敏。孕妇、青光眼患者、激动性抑郁或过度兴奋者及 6 岁以下小儿禁用。癫痫或高血压患者慎用。长期服用可抑制儿童生长发育。

匹莫林（pemoline）

匹莫林又名匹吗啉（苯异妥英，培脑灵（cylert，dynakert））。

【体内过程】 口服易吸收，血浆蛋白结合率为 50%，2～4 h 血药浓度达峰值。多次给药 2～3 日血药浓度达稳态。消除半衰期（$t_{1/2}$）为 12 h。在肝内代谢，代谢产物为匹莫林结合物、匹莫林双酮、扁桃酸等，由肾排泄，24 h 可排出口服药的 75%，其中 50% 为原形药。

【药理作用】 作用似哌甲酯，强度介于苯丙胺和哌甲酯之间。约相当于咖啡因的 5 倍。特点为作用温和，对精神活动作用较明显，而对运动的兴奋作用较弱，对心血管系统的影响小。口服后起效缓慢，但维持时间较长，每日仅服 1 次即可。

【临床应用】 用于儿童多动症、发作性睡眠、性欲低下、轻度抑郁及遗传性过敏性皮炎。

【不良反应】 常见厌食、失眠或体重减轻。少见头昏、头痛、恶心、眼球震颤、运动障碍、易激惹、皮疹、胃痛。罕见粒细胞减少、黄疸。禁用于舞蹈病、抽搐、癫痫、躁狂、肝肾功能损害者及孕妇、6 岁以下儿童。

第二节　改善脑代谢的药物

这一类药物改善脑组织对葡萄糖的提取和利用，恢复有氧代谢，增加细胞的能量供应，从而使脑功能得到改善和加强，恢复脑功能。

吡拉西坦(piracetam)

吡拉西坦又名脑复康。

【体内过程】 口服易吸收,30~40 min 后血药浓度达峰值,消除半衰期为 4~6 h,易通过血脑屏障、胎盘屏障。在体内不降解不被转化,以原形直接由尿和粪便排泄。

【药理作用】 为 γ-氨基丁酸的环化衍生物,可激活腺苷酸激酶,具有激活和保护、修复脑细胞的作用,可提高大脑中 ATP/ADP 值,促进氨基酸和磷脂的吸收、蛋白质合成以及葡萄糖的利用。能促进乙酰胆碱的合成,影响胆碱能神经元的兴奋传递。可拮抗物理和化学因素所致的脑功能损害,改善学习、记忆和回忆能力。无镇静、抗胆碱、抗组胺作用。抑制 AMPA 受体的脱敏和失活。增加脑血流量。增加左、右脑半球间神经信息的传递。

【临床应用】 用于老年精神衰退综合征、老年性痴呆、脑动脉硬化症、脑血管意外所致记忆及思维功能减退,一氧化碳、巴比妥、氰化物、乙醇中毒所致思维障碍,儿童智力下降等。

【不良反应】 个别患者有口干、食欲减退、呕吐、荨麻疹及失眠等,停药后可消失。锥体外系疾病、亨廷顿舞蹈病患者禁用本品,以免加重病情。孕妇、新生儿、肝肾功能不良者禁用。与华法林联合应用时,可延长凝血酶原时间,抑制血小板聚集。同时应用应注意调整抗凝药物的剂量和用法。

单唾液酸四己糖神经节苷脂钠(sodium monosialotetrahexosylganglioside injection)

单唾液酸四己糖神经节苷脂又名施捷因(GM1)。

【体内过程】 本品对神经组织有亲和性,外源性 GM1 可以通过血脑屏障,给药后 2 h 在脑和脊髓测得放射活性高峰。4~8 h 后减半。本品主要经肝脏代谢,通过肾脏排泄,药物的清除缓慢。

【药理作用】 神经节苷脂是含唾液酸的糖神经鞘脂,神经系统中含量尤其丰富,是哺乳动物神经细胞膜的组成成分,具有促进神经再生、促进神经轴突生长和突触形成、神经支配功能恢复,改善神经传导、促进脑电活动及其他神经电生理指标的恢复,保护细胞膜、促进细胞膜各种酶活性恢复等作用。

GM1 是重要的神经节苷脂之一,除具有上述神经节苷脂的共同作用外,还可以通过维持中枢神经细胞膜上的 Na^+-K^+-ATP 酶及 Ca^{2+}-Mg^{2+}-ATP 酶的活性,起到维持细胞内外离子平衡、减轻神经水肿、防止细胞内 Ca^{2+} 积聚的作用;GM1 可以对抗兴奋性氨基酸的神经毒性作用,减少自由基对神经细胞的损害。动物实验显示 GM1 可改善帕金森病所致的行为障碍。

【临床应用】 本品用于中枢神经系统病变包括脑脊髓损伤、脑血管意外、帕金森病等。

【不良反应】 少数患者用本品后出现皮疹样反应,应建议停用。已证实对本品过敏、遗传性糖脂代谢异常(神经节苷脂累积病如家庭性黑蒙性痴呆、视网膜变性病)者禁用。

阿米三嗪-萝巴新联合制剂(almitrine and raubasine)

阿米三嗪-萝巴新联合制剂又名都可喜(duxil),为复方制剂,主要成分为二甲磺酸阿米三嗪和萝巴新。主要通过阿米三嗪发挥其药理作用。

【药理作用】 阿米三嗪作用于颈动脉体化学感受器,兴奋呼吸,从而加强肺泡-毛细血管的气体交换,增加动脉氧分压和血氧饱和度。萝巴新可提高脑血管功能不全者的脑神经元线粒体呼吸控制率,增强阿米三嗪的作用强度和延长作用维持时间。两者合用,可使脑皮质氧分压增高,增加脑组织氧含量,改善脑组织对葡萄糖的摄取和利用,恢复有氧代谢,增加细胞的能量供应,从而使脑功能得到改善和加强。

【临床应用】 适用于亚急性和慢性脑功能障碍症、脑缺血后遗症、老年性轻中度痴呆和良性记忆障碍、神经或脉管性视网膜病、缺血性耳蜗前庭失调等。

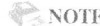

第三节　主要兴奋延髓呼吸中枢的药物

这一类药物主要作用于延髓呼吸中枢,具有兴奋呼吸的作用,当呼吸中枢受到抑制时,作用尤为明显。目前这一类的药物主要包括尼可刹米、洛贝林、贝美格、二甲弗林。

尼可刹米(nikethamide)

尼可刹米又名可拉明、二乙烟酰胺(coramine,nikethylamide)。

【体内过程】　口服、注射吸收好。作用时间短暂,一次静脉注射作用维持 $5\sim10$ min,药物在体内迅速代谢为烟酰胺,再甲基化为 N-甲基烟酰胺,经尿排出。

【药理作用】　选择性地兴奋延髓呼吸中枢,也作用于颈动脉体和主动脉体化学感受器,反射性地兴奋呼吸中枢,使呼吸加深加快。对大脑皮质、脊髓和血管运动中枢有微弱兴奋作用。

【临床应用】　用于中枢性呼吸及循环衰竭、麻醉药及其他中枢抑制药的中毒。对阿片类药物中毒的解救效力较戊四氮好,对吸入麻醉药中毒次之,对巴比妥类药物中毒的解救不如印防己毒及戊四氮。

【不良反应】　少见。大剂量可引起血压升高、心悸、出汗、呕吐、震颤及肌肉僵直,严重者可致癫痫样惊厥,随之出现昏迷,应及时停药以防惊厥。惊厥出现及时注射苯二氮䓬类或硫喷妥钠。

洛贝林(lobeline)

洛贝林又名山梗菜碱、祛痰菜碱(labotox,refrane),是从产于北美的山梗菜科植物山梗菜中提出的一种生物碱,现可人工合成。

【药理作用】　作用维持时间约 1 h,可刺激颈动脉窦和主动脉体化学感受器(均为 N_1 受体),反射性地兴奋呼吸中枢,效率弱于烟碱。作用仅持续数分钟。对迷走神经中枢和血管运动中枢也有反射性的兴奋作用,静脉注射使血压和心率升高。对植物神经节先兴奋而后阻断。通过兴奋延髓极后区的催吐化学感受区,同时激动参与呕吐动作的迷走和脊髓传入通路,引起呕吐。兴奋过度可转入抑制,导致呼吸衰竭。

【临床应用】　用于新生儿窒息、一氧化碳引起的窒息、吸入麻醉药及其他中枢抑制药(如吗啡或巴比妥类)中毒及肺炎、白喉等传染病引起的呼吸衰竭。

贝美格(bemegride)

贝美格又名美解眠(megimide)。中枢兴奋作用类似于戊四氮,对巴比妥类及其他催眠药有对抗作用。用于巴比妥类、格鲁米特、水合氯醛等药物中毒的辅助治疗。亦作为静脉全麻药(如硫喷妥钠)的催醒剂。注射量过大、速度过快可引起恶心、呕吐、反射增强、肌肉震颤及惊厥等。还可引起情绪不安、精神错乱、幻视等迟发毒性。可致卟啉症急性发作。静脉滴注时不可太快,以免惊厥。注射时须准备短时巴比妥类药,以便惊厥时解救。

二甲弗林(dimefline)

二甲弗林又名回苏灵(remefin)。

【药理作用】　对呼吸中枢有较强的兴奋作用,作用比尼可刹米强 100 倍,亦强于贝美格,苏醒率可达 $90\%\sim95\%$,对一切通气功能紊乱、换气功能减退和高碳酸血症均有呼吸兴奋作用,静脉注射后能迅速增大肺通气量,使动脉血氧分压提高,二氧化碳分压降低。具有作用快、维持时间短及疗效明显等特点。

【临床应用】　用于各种原因所致的中枢性呼吸衰竭。也用于外伤手术引起的虚脱、休克。对于肺性脑病有苏醒作用。静脉注射速度必须缓慢,并随时观察病情。剂量过大易致惊厥,应准备短效巴比妥

知识拓展

NOTE

类药作惊厥时急救用。

章节案例

一老年患者具有脑梗死病史,近年来帕金森病症状逐渐显著,经临床诊断后,医嘱唾液酸四己糖神经节苷脂钠注射液,经治疗后病情有所好转。问:

单唾液酸四己糖神经节苷脂钠的药理学作用是什么?

目标检测

一、名词解释

中枢兴奋药

二、问答题

兴奋延髓呼吸中枢的药物有哪些?

（南京医科大学　周其冈）

章节案例
答案解析

制剂及
用法用量

目标检测
答案

第十七章　镇　痛　药

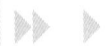

 学习目标

1. 掌握：吗啡的药理作用、临床应用、不良反应、急性中毒及禁忌证。哌替啶、美沙酮的特点及应用。

2. 熟悉：吗啡的作用机制（阿片受体亚型和特性），可待因的药理作用及临床应用。芬太尼、喷他佐辛、曲马多和罗通定的临床应用及不良反应。恶性肿瘤所致疼痛的阶梯治疗。

3. 了解：镇痛药的概念及药物分类，阿片受体及阿片肽，阿片类药物依赖性及其治疗。纳洛酮与纳曲酮的药理作用及临床应用。

镇痛药（analgesics）是一类选择性作用于中枢神经系统特定部位，能消除或减轻疼痛及疼痛引起的精神紧张和烦躁不安等情绪反应，但不影响意识及其他感觉的药物。疼痛是一种因实际的或潜在的组织损伤而产生的复杂的主观感觉，是机体受到伤害性刺激后发出的一种保护性反应，常伴有不愉快的情绪，是临床许多疾病的常见症状。剧烈的疼痛不仅使患者感到痛苦，而且可导致失眠或其他生理功能紊乱，甚至诱发休克而危及生命，因此对已经确诊的剧烈疼痛如心肌梗死、晚期癌症及外伤时出现的剧烈疼痛，及时应用镇痛药，能解除患者痛苦，防止休克发生。因为疼痛发生的部位、疼痛的性质、疼痛发作时患者的体征和表现也是疾病诊断的重要依据，所以疾病未确诊前须慎用镇痛药，以免掩盖病情，延误诊治。

疼痛包括痛觉（sense of pain）与痛反应（pain response）。痛觉是大脑高级部位对传入刺激进行综合分析产生的一种感觉，痛反应可发生在中枢神经系统的各级水平，表现为躯体运动及自主活动的一系列改变，并伴有情绪反应和心理活动。根据痛觉冲动发生的部位，疼痛可分为躯体痛（somatalgia）、内脏痛（encelialgia）和神经性痛（neuralgia）三种类型。躯体痛是由身体表面及深层组织的痛觉感受器受到各种伤害性刺激所致，可分为急性锐痛和慢性钝痛两种。前者为尖锐而定位清楚的刺痛，伤害性刺激达到阈值后立即发生，刺激撤除后很快消失；后者为强烈而定位模糊的"烧灼痛"，发生较慢，持续时间较长。内脏痛是由内脏器官、体腔壁浆膜及盆腔器官组织部位的痛觉感受器受到炎症、压力、摩擦或牵拉等刺激所致。神经性痛是由神经系统损伤或受到肿瘤压迫或浸润所致。

疼痛的调控是一个非常复杂的过程。一般认为，疼痛是由一定的刺激（伤害性刺激）作用于外周感受器（伤害性感受器）换能后转变成神经冲动（伤害性信息），遵循相应的感觉传入通路（伤害性传入通路）进入中枢神经系统，经脊髓、脑干、间脑中继后直至大脑边缘系统和大脑皮质，通过各级中枢整合后产生疼痛感觉和疼痛反应。传导伤害性信息的纤维是较细的 Aδ 和 C 两类纤维，并认为 Aδ 纤维传导快速的刺痛，C 纤维则传导缓慢持久的灼痛。P 物质（substance P，SP）和谷氨酸（glutamic acid，Glu）是伤害性信息传递的信使物质。目前有关疼痛调控机制的学说很多，如特异性学说（specificity or labeled line theory）、强度学说（intensity theory）、模式学说（pattern theory）和闸门控制学说（gate control theory）等。其中 Melzack 和 Wall 于 1965 年提出的"闸门控制学说"占主导地位，该学说认为，外周的伤害性信息通过细的无髓神经 C 纤维和细的有髓 Aδ 纤维传到脊髓，终止于脊髓背角罗氏胶质区（SG）的细胞中，即 SG 细胞构成所谓痛觉控制的闸门。同时，其他感觉信息如触觉、位置觉由粗的 Aβ 纤维传导，这些纤维也终止于脊髓的闸门部位，粗纤维的感觉传入（如触觉和震动觉）会"关闭"细纤维的传入信息，即抑制细纤维的伤害性信息向上传导，这种"关闭"的结果在临床上产生的效果便是镇痛，同时中枢下行抑制系统对闸门也有调节作用。"阿片肽"家族在20世纪70年代被发现,亦提出体内存在内源性镇痛系统,这些内源性阿片样活性物质通过抑制谷氨酸和P物质的释放而发挥镇痛作用,亦是下行痛觉调控系统的重要调节因子。近年有研究表明神经元可塑性变化/中枢敏感化在疼痛的产生和维持中具有关键作用。

广义的镇痛药包括麻醉性镇痛药(narcotic analgesic)和非麻醉性镇痛药(non-narcotic analgesic)。麻醉性镇痛药通过激动中枢神经系统特定部位的阿片受体,从而产生镇痛、镇静及抑制呼吸等作用,同时缓解疼痛引起的不快情绪。因其镇痛作用与激动阿片受体有关,且反复应用可产生依赖性(dependence)或成瘾性,易导致药物滥用及停药后戒断症状,故称阿片类镇痛药(opioid analgesics)或麻醉性镇痛药(narcotic analgesic)、成瘾性镇痛药(addictive analgesics)。非麻醉性镇痛药的镇痛作用与阿片受体无关,如解热镇痛抗炎药。

第一节　阿片类镇痛药

阿片(opium)是罂粟科植物罂粟(*Papaver somniferum*)未成熟蒴果浆汁的干燥物,含20余种生物碱。根据化学结构,将其分为菲类(phenanthrene)和异喹啉(isoquinoline)两大类。前者如吗啡,是阿片生物碱中最重要的一种,约占阿片总生物碱的10%,具有镇痛作用。后者如罂粟碱,具有松弛平滑肌及扩张血管的作用。

【阿片类药物作用靶点研究】

1. 阿片受体的证实　人们很早就发现阿片类药物的作用有以下特点:①高效性和严格的结构选择性:吗啡类化合物的结构与生物效应之间的关系极其密切,微小的结构变化可以使无效或弱效的化合物变成作用很强的化合物,或变成作用截然相反的拮抗剂。②高度立体结构特异性:在天然或合成的吗啡类镇痛剂中,往往是左旋异构体有效,而右旋异构体则无效。③存在特异性的拮抗剂,如烯丙吗啡(nalorphine)、纳洛酮(naloxone)和纳曲酮(naltrexone)等。因此,提出了阿片类药物很可能通过特异性的受体产生作用,推动了科学家们去寻找这种受体,搞清楚其分子结构。1971年Goldstein首先应用3H-左吗喃与脑匀浆的立体专一性结合来显示这种受体,遗憾的是由于比活度低,这种特异性结合只有2%,没有成功,但为阿片受体的研究开辟了前进的道路。1973年,Snyder、Simon和Terenius三个实验室分别独立地用不同的放射配体结合分析法在Goldstein工作基础上证实了大鼠脑内有阿片受体存在,并证明其与药物作用有关。20世纪90年代阿片受体克隆成功。

2. 阿片受体的分布　阿片受体在中枢神经系统(脑和脊髓)的分布广泛而不均匀。脊髓胶质区、丘脑内侧、脑室及导水管周围灰质阿片受体密度较高,边缘系统及蓝斑核阿片受体的密度最高,中脑盖前核、延髓孤束核、迷走神经背核等部位均有阿片受体分布。不同部位的阿片受体调节不同的生理功能。如脊髓灰质胶质区的阿片受体参与感觉输入信息的接收与整合,减弱痛觉传入刺激的强度;丘脑内侧的阿片受体介导定位较难且易受情绪影响的深部痛觉;下丘脑阿片受体影响神经内分泌功能;脑干阿片受体介导的生理功能包括呼吸、咳嗽、恶心和呕吐、血压的维持、瞳孔大小及胃的分泌功能等;边缘系统阿片受体多数位于杏仁核,这些受体可能无镇痛作用,但影响情感行为。研究发现,镇痛药与不同部位阿片受体的亲和力与其镇痛作用和其产生的不良反应之间呈高度相关性,这也为阿片类药物的研发开辟了新的视角。

阿片受体除分布于中枢神经系统外,在外周也存在阿片受体,这些受体统称为外周阿片受体。如激活B淋巴细胞上的阿片受体可影响体液免疫;心肌上的δ型阿片受体与心肌缺血预适应的心脏保护作用有关;外周感觉神经末梢上的阿片受体与阿片类物质的外周镇痛作用有关,其介导的镇痛作用对动物和人的炎性疼痛尤其显著。

3. 阿片受体分型及内源性阿片肽　1976年,Maritn等用狗分析了各种吗啡类药物的药理作用,发现各有特点。其中以吗啡、酮基环唑新(ketocyclazocine)和SKF-10047(N-allylnormetazocine,N-烯丙

NOTE

141

去甲间唑新)的作用最为典型,故提出阿片受体可分为三种亚型,即 μ 受体、κ 受体和 σ 受体,同时证明吗啡是 μ 受体激动药,酮基环唑新是 κ 受体激动药,SKF-10047 是 σ 受体激动药。后来发现与 SKF-10047 相关的 σ 型作用不能被阿片拮抗剂纳洛酮(naloxone)所阻断,因此 σ 受体不再被认为是阿片受体家族的成员。δ 受体是 Kosterlitz 小组在研究内源性阿片肽(脑啡肽和内啡肽)的效应时发现的。目前,对 μ 受体、κ 受体和 δ 受体的认识已比较清楚,在神经和其他组织中已经确定这三种阿片受体的存在,这三种阿片受体被称为"经典型阿片受体"。吗啡的主要药理效应如镇痛、镇静、呼吸抑制、缩瞳、欣快感及依赖性主要由 μ 受体介导。使用基因敲除技术敲除小鼠的 μ 受体后,对其进行吗啡的镇痛实验,发现在野生型小鼠达到强大镇痛作用剂量(50 mg/kg)的吗啡对 μ 受体基因缺失小鼠无镇痛作用,而在同一实验条件下,吗啡对 κ 受体基因及 δ 受体基因缺陷小鼠都有镇痛作用,提示吗啡镇痛作用中 μ 受体是必需的,μ 受体的表达是 κ 受体及 δ 受体发挥镇痛作用的前提条件,但 κ 受体和 δ 受体与吗啡镇痛作用的相关程度,目前尚不清楚。喷他佐辛主要作用于 κ 受体,但也对 μ 受体有一定的部分激动作用,因此在它的镇痛作用中,两种受体所起的作用如何评价,尚待阐明。药理学研究显示,这三种阿片受体又有不同的亚型,如 μ1 受体和 μ2 受体、δ1 受体和 δ2 受体以及 κ1 受体、κ2 受体、κ3 受体,但这些亚型尚未得到分子克隆的证实。三种阿片受体的生理效应见表 15-1,阿片类药物对三种阿片受体的影响见表 15-2。

表 15-1 三种阿片受体的生理效应

亚型	镇痛作用部位	镇静	呼吸抑制	缩瞳	抑制胃肠活动	欣快	依赖性
μ	脑、脊髓、外周	++	+++	++	++	+++	+++
δ	脊髓	++	++	—	++	—	—
κ	外周、脊髓	+	+	+	+	—	+

表 15-2 阿片类药物对三种阿片受体的影响

阿片肽或药物	μ	δ	κ	阿片肽或药物	μ	δ	κ
内源性阿片肽类				美沙酮	+++		
甲硫氨酸脑啡肽	++	+++		芬太尼	+++	+	
亮氨酸脑啡肽	+	+++		部分激动药			
β-内啡肽	+++	+++		喷他佐辛	部分激动药	+	++
强啡肽	+	+	+++	丁丙诺啡	部分激动药	—	++
内吗啡肽	+++			布托诺菲	部分激动药	+	+++
激动药				拮抗剂			
吗啡	+++	+	++	纳洛酮	— — —	— — —	— — —
可待因	+		+	纳曲酮	—		—
哌替啶	++	+	+				

注:"+"代表激动药,"—"代表阻断药。

μ 受体、δ 受体和 κ 受体的基因编码已被克隆,其相应的基因分别为 MOR、DOR 和 KOR。阿片受体属于 G 蛋白偶联受体,该类受体具有相同的基本结构:一个细胞外氨基端区域,七个跨膜域以及一个细胞内羧基端尾区。三种经典阿片受体氨基酸序列同源性高达 60%。阿片受体 C 末端至半胱氨酸残基区域高度保守,通过与百日咳毒素(pertussis toxin)敏感型 G 蛋白偶联而抑制腺苷酸环化酶活性,激活受体门控性 K^+ 通道和抑制电压门控性 Ca^{2+} 通道,从而减少神经递质释放和阻断痛觉传递。

阿片受体的发现强烈提示脑内可能存在相应的内源性阿片样活性物质。1975 年,Hughes 等发现了脑啡肽(enkephalin),它是由 5 个氨基酸残基组成的多肽。由于第五位氨基酸残基有两种不同形式(分别为甲硫氨酸或亮氨酸),因而取名为甲硫氨酸脑啡肽(met-enkephalin)或亮氨酸脑啡肽(leu-enkephalin）。随后在 1976 年发现了 31 肽的 β-内啡肽（β-endorphin），1979 年发现了 17 肽的强啡肽（dynorphin）。脑啡肽对 δ 受体有较强的选择性，被认为是 δ 受体的内源性配体；强啡肽对 κ 受体选择性较强，被认为是 κ 受体的内源性配体；但 μ 受体没有找到专属性较强的内源性配体，因为 β-内啡肽对 μ 受体和 δ 受体均有较强的亲和力，所以科学家们相信一定还存在着其他的内源性阿片肽。1997 年，Zadina 所领导的研究小组发现了一种由 4 个氨基酸残基组成的多肽，作用与吗啡相似，是 μ 受体的专一性配体，被命名为内吗啡肽（endomorphin）。1994 年，3 种经典阿片受体被成功克隆的同时，又克隆出一种与经典阿片受体有较高同源性的受体，其基本结构与阿片受体相似，即与 G 蛋白偶联，具有七个跨膜结构域，被命名为阿片受体样受体（opioid receptor-like receptor，ORL-R），因该受体与当时已知的阿片受体激动药的亲和力极低，故又称孤儿阿片受体（orphan opioid receptor）。1995 年，这种孤儿阿片受体的内源性配体终于找到，即 17 肽的孤啡肽（orphanin FQ）。进一步的研究认为，孤啡肽在脑内引起痛敏，在脊髓内也具有镇痛作用。孤啡肽引起痛敏的作用可能与它能抑制其他阿片肽的合成及释放有关。总之，孤啡肽的发现，丰富了人们对阿片肽参与痛觉调制的认识。至此，内源性阿片肽这一大家族含有 5 个大类：脑啡肽、β-内啡肽、强啡肽、孤啡肽和内吗啡肽。阿片肽在体内广泛分布，除中枢神经系统外，还分布于自主神经节、肾上腺、消化道等组织和器官。阿片肽具有神经递质、神经调质或神经激素的作用，对痛觉、神经内分泌、心血管功能和免疫反应都有重要调节作用。

【阿片类镇痛药的作用机制】 随着阿片受体和阿片肽的发现，阿片类镇痛药的镇痛机制研究也取得了突破性进展。现认为内源性阿片肽和阿片受体共同组成机体的抗痛系统。痛觉传入使感觉神经末梢通过释放谷氨酸、P 物质等递质而将痛觉冲动传向中枢。内源性阿片肽由特定的神经元释放后可激动感觉神经末梢突触前、后膜上阿片受体，通过 G 蛋白偶联机制，抑制腺苷酸环化酶，抑制电压门控性 Ca^{2+} 通道，减少 Ca^{2+} 内流；激活受体门控性 K^+ 通道，促进 K^+ 外流，使突触前膜递质释放减少、突触后膜超极化，从而减弱或阻断痛觉信号的传递，产生镇痛作用。内源性阿片肽亦作用于痛觉信号下行调制通路，激活下行抑制神经元，通过增加中枢下行抑制系统对脊髓背角感觉神经元的抑制作用，进一步增强阿片肽的整体镇痛效果（图 15-1）。阿片类镇痛药的镇痛作用主要是通过激动脊髓胶质区、丘脑内侧、脑室及导水管周围灰质模拟内源性阿片受体对痛觉的调制作用而发挥镇痛效应（表 15-3）。

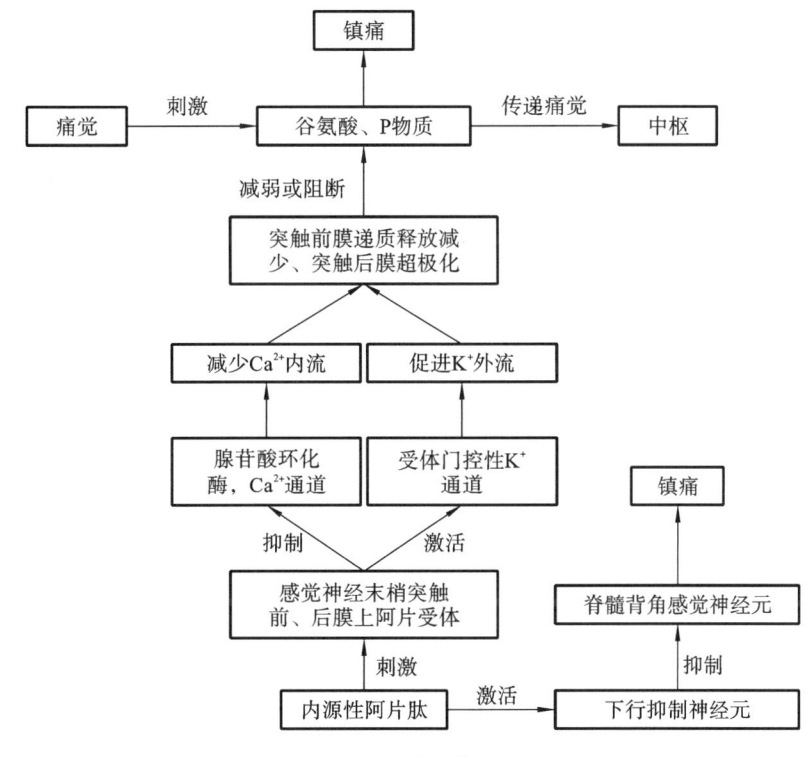

图 15-1 阿片类镇痛药的作用机制

表 15-3　阿片类镇痛药分类

类　别	分　类	代 表 药 物
阿片生物碱类	阿片受体激动药	吗啡,可待因
	阿片受体部分激动药	丁丙诺啡,布托啡诺
人工合成镇痛药	阿片受体激动药	哌替啶,芬太尼,美沙酮,丙氧酚,羟考酮
	阿片受体部分激动药	喷他佐辛
其他镇痛药	—	曲马多,布桂嗪,延胡索乙素,罗通定

一、阿片生物碱类镇痛药

(一)阿片受体激动药

吗啡(morphine)

吗啡属于阿片类生物碱,是阿片中最主要的生物碱,为本类药物的代表药。吗啡镇痛作用强大,并有抑制呼吸、镇静和欣快等中枢作用,长期应用易产生耐受性和依赖性。

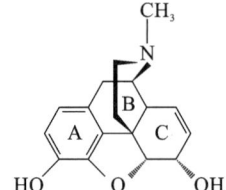

图 15-2　吗啡的化学结构

【构效关系】　1925 年由 Robinson 确定了吗啡的化学结构。吗啡的分子结构由四部分组成(图15-2)。

(1) 保留四个双键的氢化菲核(环 A、B、C)。

(2) 与菲核环 B 稠合的 N-甲基哌啶环。

(3) 连接环 A 与环 C 的氧桥。

(4) 环 A 上的一个酚羟基与环 C 上的醇羟基。

当酚羟基的氢原子被取代,如可待因(codeine)和海洛因(heroin),镇痛作用减弱,且必须在体内代谢生成吗啡或乙酰吗啡发挥作用。当 17 位侧链甲基被烯丙基取代,则变成阿片受体部分激动药或阻断药,如烯丙吗啡(nalorphine)、纳洛酮(naloxone)和纳曲酮(naltrexone)(表15-4)。具有蒂巴因(thebaine)结构的生物碱经结构修饰后也可产生具有强大镇痛作用的药物,如埃托啡(etorphine)。

表 15-4　吗啡及其衍生物的构效关系

药　名	取代部位和取代基团					
	3	6	17	14	7 和 8	效应特点
吗啡	—OH	—OH	—CH3	—	双键	激动药
可待因	—OCH₃	—OH	—CH₃	—	双键	激动药
海洛因	—OCOCH₃	—OCOCH₃	—CH₃	—	双键	激动药
纳洛酮	—OH	=O	—CH₂CH=CH₂	—OH	单键	阻断药
烯丙吗啡	—OH	—OH	—CH₂CH=CH₂	—	单键	部分激动药

【药理作用】

1. 中枢神经系统

(1) 镇痛　吗啡是目前较有效的镇痛药之一。镇痛作用强,皮下注射 5～10 mg 即能明显减轻或消除疼痛,一次给药,镇痛作用可持续 4～6 h。镇痛范围广,对各种疼痛都有效,对持续性慢性钝痛的效力优于间断性锐痛及绞痛,且不影响意识和其他感觉。

(2) 镇静　吗啡可消除或减轻因疼痛引起的焦虑、紧张和恐惧等情绪反应,产生镇静作用,提高机体对疼痛的耐受力,这与吗啡激动边缘系统和蓝斑核的阿片受体有关。因此,使用阿片类镇痛药物之后,即使仍然感到疼痛,但患者的恐惧和焦虑等情绪反应明显减轻,痛阈明显提高,降低对有害刺激的反应性。若外界环境安静,则易入睡,但易醒。与其他镇静药物合用,会产生协同作用。

（3）欣快感 疼痛患者给予吗啡后，可出现欣快感（euphoria），表现为异常舒适、飘飘然，特别轻松、无忧无虑、如释重负等。但也有人用药后感到烦躁不安。欣快感也是吗啡容易成瘾的主要原因。

（4）抑制呼吸 治疗剂量的吗啡对呼吸有抑制作用，使呼吸频率减慢，潮气量降低，每分通气量减少，作用较持久。随着剂量增加，抑制作用增强。急性中毒时，呼吸频率可减至每分钟 3～4 次，从而导致严重缺氧。吗啡急性中毒致死的主要原因是呼吸抑制，但这种作用易被中枢兴奋药对抗。静脉注射吗啡 5～10 min 或肌内注射 30～90 min 时呼吸抑制最明显。吗啡抑制呼吸与其作用于呼吸中枢的阿片受体有关，降低呼吸中枢对 CO_2 张力的敏感性，并抑制脑桥呼吸调节中枢。

（5）镇咳 吗啡对多种原因引起的咳嗽有强大的抑制作用，吗啡通过激动延髓孤束核的阿片受体，抑制咳嗽中枢而产生显著的镇咳效应，但易成瘾，因此临床上多以可待因代替。

（6）缩瞳 吗啡可引起瞳孔括约肌收缩，使瞳孔缩小。吗啡中毒时，瞳孔极度缩小，针尖样瞳孔为其中毒的特征。缩瞳机制可能与吗啡作用于中脑盖前核的阿片受体，兴奋支配瞳孔的副交感神经有关。吗啡缩瞳作用不产生耐受性，这一现象对吗啡中毒有鉴别诊断的意义。

（7）其他中枢作用 吗啡作用于下丘脑体温调节中枢，通过改变调定点而引起体温下降，但长期大剂量应用体温反而升高。兴奋脑干化学感受区，引起恶心和呕吐；抑制下丘脑释放促性腺激素释放激素（GnRH）和促肾上腺皮质激素释放激素（CRH），降低血浆促肾上腺皮质激素（ACTH）、黄体生成素（LH）和卵泡刺激素（FSH）浓度。此外，还可抑制抗利尿激素（ADH）和促甲状腺激素（TSH）的释放。

2. 心血管系统 治疗量的吗啡对心率、心律和心肌收缩力无影响，但可使外周血管扩张，降低外周血管阻力，引起体位性低血压。这种降压作用主要是由吗啡促进组胺释放和激动延髓孤束核的阿片受体而抑制血管运动中枢所致。对于冠心病患者，静脉注射 8～15 mg 吗啡，可使心肌耗氧量、左心室舒张末压和心脏做功降低。另外，吗啡类药物能模拟缺血性预适应对心脏的保护作用，减少心肌细胞死亡，减少心肌梗死面积，其机制可能与吗啡激动心肌上的 δ 受体有关。吗啡对脑循环影响很小，但由于抑制呼吸，引起体内 CO_2 蓄积，使脑血管扩张和阻力降低，导致脑血流增加和颅内压升高。因此，吗啡通常禁用于颅外伤及颅内占位性病变患者。

3. 平滑肌

（1）胃肠道平滑肌 吗啡兴奋胃肠道平滑肌和括约肌，提高胃窦部及十二指肠上部的张力，减慢胃排空速度；提高小肠及结肠平滑肌张力，使推进性蠕动减弱，延缓肠内容物通过，促使水分吸收增加，并抑制消化腺分泌；提高回盲瓣及肛门括约肌张力，使肠内容物通过受阻；同时吗啡对中枢的抑制作用使便意迟钝。这些因素共同作用而致便秘。

（2）胆道平滑肌 治疗剂量的吗啡即可兴奋胆道奥狄括约肌，使胆道和胆囊内压增加，引起上腹部不适，甚至诱发或加重胆绞痛，因此胆绞痛患者不宜单独使用此药，需与阿托品联合应用治疗。

（3）其他平滑肌 吗啡提高输尿管的张力和收缩幅度，能增强膀胱括约肌张力，可导致排尿困难和尿潴留。降低子宫张力可延长产程；治疗量对支气管平滑肌兴奋作用不明显，但大剂量可引起支气管收缩，诱发或加重哮喘发作。可能与其促进组胺的释放有关。因此吗啡禁用于支气管哮喘、慢性呼吸道阻塞性疾病患者。

4. 免疫系统 对细胞免疫和体液免疫均有抑制作用，此作用主要与 μ 受体激动有关，在戒断症状出现期最为明显。吗啡的免疫抑制作用会增加病原体感染的风险，表现为易感染、感染后难治以及复发感染率高，其中以人类免疫缺陷病毒（human immunodeficiency virus，HIV）感染最为典型。在长期使用吗啡造成机体免疫功能缺陷的情况下，感染 HIV 的概率大大增加，同时，HIV 感染也会造成机体免疫功能缺陷，形成恶性循环，这对于感染的患者几乎是致命性的。

【体内过程】 吗啡可经胃肠道黏膜、鼻黏膜及肺部等部位吸收。口服首过消除明显，生物利用度低，仅为 25%。临床上常注射给药，皮下注射 30 min 后吸收量可达 60%，硬脊膜外或椎管内注射可快速渗入脊髓发挥作用。血浆蛋白结合率约为 33%，游离型吗啡迅速分布于全身各组织器官。仅有一小部分可透过血脑屏障，但足以发挥中枢性药理作用。可通过胎盘到达胎儿体内。主要在肝脏代谢，葡糖醛酸代谢产物吗啡-6-葡萄糖苷酸具有药理活性，且活性比吗啡强。吗啡血浆 $t_{1/2}$ 为 2～3 h，吗啡-6-葡萄

糖苷酸的 $t_{1/2}$ 稍长于吗啡。注射给药的吗啡及其代谢产物大部分自肾排出,少量经乳汁及胆汁排出。

【临床应用】

1. 镇痛 吗啡对各种疼痛均有效,但由于易引起成瘾性和耐受性,所以一般仅用于其他镇痛药无效的急性锐痛的短时应用,如严重创伤、烧伤、手术等引起的剧痛。心肌梗死引起的剧痛如果患者的血压正常,亦可用吗啡镇痛。除能缓解疼痛和减轻焦虑等不安情绪外,还可扩张外周血管,减轻心脏负担。对内脏平滑肌痉挛引起的绞痛(如胆绞痛和肾绞痛)需在明确诊断后与解痉药阿托品合用;晚期癌症患者常伴有严重的持续性疼痛,为提高其生存质量,应给予止痛药物治疗。晚期癌症患者定量定时给予药物,使血浆中维持一定的药物浓度,产生的镇痛作用往往优于疼痛发作时给药。

2. 心源性哮喘的辅助治疗 心源性哮喘是由于左心衰竭而突然发生急性肺水肿,导致肺换气功能障碍,引起呼吸困难。临床需强心、利尿、扩血管等综合性治疗,此时除吸氧、应用强心苷和氨茶碱外,可配合应用小剂量的吗啡,使气促和窒息感等症状得以迅速改善,有利于肺水肿的消除。应用吗啡的依据:①吗啡可降低呼吸中枢对 CO_2 的敏感性,使浅快的呼吸变为深慢,改善肺换气功能;②吗啡可扩张外周血管,降低外周阻力,减少回心血量,减轻心脏前、后负荷;③吗啡的镇静作用可消除患者的紧张不安、恐惧情绪,减少耗氧量。

3. 用于麻醉前给药和全麻辅助用药 由于阿片类药物具有镇静、止痛和抗焦虑作用,常作手术前用药。吗啡静脉注射可作为全麻辅助用药,加强麻醉效果。

4. 止泻 常选用阿片酊或复方樟脑酊,用于急、慢性消耗性腹泻,可减轻症状,后者较常用。复方樟脑酊,为阿片酊的复方制剂,每毫升含阿片酊 0.05 mL,此外尚含樟脑、苯甲酸、八角茴香油等。用于腹泻、腹痛等,多用于非细菌性的严重腹泻。伴细菌感染者应合用抗生素。

【不良反应】

1. 一般反应 治疗量吗啡可引起眩晕、恶心、呕吐、便秘、尿少、排尿困难、呼吸抑制、胆道压力升高甚至胆绞痛、嗜睡、体位性低血压(低血容量者易发生)及免疫抑制等。

2. 急性中毒 吗啡过量引起急性中毒,表现为昏迷、深度呼吸抑制以及瞳孔极度缩小。常伴有血压下降、严重缺氧以及尿潴留。呼吸麻痹是致死的主要原因。抢救措施为人工呼吸、适量给氧、补液及静脉注射阿片受体阻断药纳洛酮。

3. 耐受性和依赖性 多次反复应用吗啡类药物可产生耐受性,表现为使用剂量逐渐增大和用药间隔时间缩短。其原因可能与血脑屏障对药物的通透性降低,使吗啡难以通过血脑屏障以及体内产生了吗啡类拮抗物质有关。依赖性包括精神依赖性和身体依赖性。阿片类药物在反复用药过程中,先产生精神依赖性,后产生身体依赖性。吗啡可产生欣快感,使患者感觉心情舒畅,是其产生精神依赖性的基础。身体依赖性即成瘾性,停药后可出现戒断症状,表现为兴奋、失眠、流泪、流涕、出汗、震颤、呕吐、腹泻,甚至虚脱、意识丧失、精神出现变态等。常使成瘾者不择手段地觅药和反复无节制地用药,造成人格丧失、道德沦丧,对社会及其家庭危害极大。故本类药物的生产、销售及使用必须遵守国家颁布的《麻醉药品和精神药品管理条例》,严格进行管理。

【禁忌证】

(1)对诊断未明的疼痛,不应该盲目止痛,以免掩盖病情,贻误诊断。

(2)吗啡能通过胎盘屏障或经乳汁分泌,抑制新生儿和婴儿的呼吸,且能对抗催产素对子宫的兴奋作用而延长产程,故禁用于分娩止痛和哺乳期妇女止痛。

(3)吗啡有呼吸抑制、升高颅内压及释放组胺等作用,支气管哮喘、肺源性心脏病、颅脑外伤者禁用。

(4)血容量减少的患者对吗啡的血管扩张作用敏感性增加,无论何种原因所致的低血压,患者都应该慎用吗啡。

(5)甲状腺功能低下、肾上腺皮质功能不全、消化道及泌尿道阻塞性或感染性疾病以及严重肝、肾功能障碍者应慎用。

【药物相互作用】

（1）与镇静催眠药、三环类抗抑郁药、吩噻嗪类、单胺氧化酶抑制剂、乙醇等中枢抑制性药物合用时可增强吗啡的中枢抑制作用，延长作用时间。这种增强作用的机制尚未完全阐明，可能与阿片类药物代谢转化率的改变，或在阿片类药物的作用中涉及神经递质发生改变有关。

（2）与利尿药氢氯噻嗪合用，可加重体位性低血压。

（3）小剂量的苯丙胺可以极大地加强吗啡的镇痛和欣快作用，因而有可能降低后者的镇静副作用，但加重头晕、恶心及呕吐等症状。

（4）与西咪替丁合用，使吗啡的肝代谢和肝摄取受抑制，血药浓度增加，作用增强。

（5）吗啡可增强香豆素类的抗凝血作用，并延长其作用时间。

可待因（codeine）

可待因又称甲基吗啡，在阿片中含量约占 0.5%。能直接抑制延髓的咳嗽中枢，止咳作用迅速，其作用强度约为吗啡的 1/4。也有镇痛作用，其镇痛作用为吗啡的 1/12～1/10，但强于一般解热镇痛药。其抑制呼吸、导致便秘、耐受性及成瘾性等作用均较吗啡弱。能抑制支气管腺体的分泌，可使痰液黏稠，难以咳出，故不宜用于多痰黏稠的患者。

【体内过程】 口服易吸收，生物利用度为 60%，血浆 $t_{1/2}$ 为 2～4 h。镇痛起效时间为 30～45 min，在 60～120 min 作用最强。作用持续时间：镇痛为 4 h，镇咳为 4～6 h。易于通过血脑屏障，又能通过胎盘屏障。血浆蛋白结合率一般在 25% 左右。大部分在肝脏代谢，主要与葡萄糖醛酸结合，约 10% 脱甲基变为吗啡。代谢产物及少量原形药经肾排泄。

【临床应用】

1. 镇咳 用于各种原因引起的剧烈干咳和刺激性咳嗽，尤其适用于伴有胸痛的剧烈干咳。由于此药能抑制呼吸道腺体分泌和纤毛运动，故对有少量痰液的剧烈咳嗽，应与祛痰药并用。

2. 镇痛 仅用于中等程度疼痛。

【不良反应】

1. 常见的不良反应 ①心率或快或慢、异常；②呼吸微弱、缓慢或不规则；③心理变态或幻想。

2. 少见的不良反应 ①惊厥、耳鸣、震颤或不能自控的肌肉运动等；②荨麻疹、瘙痒、皮疹或脸肿等过敏反应；③精神抑郁和肌肉强直等。

3. 长期应用引起依赖性 常用量引起依赖性的倾向较其他吗啡类药弱。

【注意事项】 下列情况应慎用可待因：①支气管哮喘；②急腹症，在诊断未明确时，可能因掩盖真相造成误诊；③胆结石，可引起胆管痉挛；④原因不明的腹泻，可使肠道蠕动减弱、减轻腹泻症状而误诊；⑤颅脑外伤或颅内病变，本品可引起瞳孔变小，模糊临床体征；⑥前列腺肥大患者应用可待因易引起尿潴留而加重病情；⑦重复给药可产生耐药性，久用有成瘾性；⑧可待因可透过胎盘，使胎儿成瘾，引起新生儿的戒断症状如过度啼哭、打喷嚏、打呵欠、腹泻、呕吐等。分娩期应用可待因可引起新生儿呼吸抑制；⑨可自乳汁排出，哺乳期妇女慎用。

（二）阿片受体部分激动药

丁丙诺啡（buprenorphine）

丁丙诺啡是一种半合成药物，是一种高亲脂性的阿片受体部分激动药，是二甲基吗啡的衍生物。以激动 μ 受体和 κ 受体为主，对 δ 受体有拮抗作用。其镇痛效力为吗啡的 25 倍。丁丙诺啡通过多种途径给药均可以很好吸收，术后患者舌下含服就可以起到很好的镇痛作用。

布托啡诺（butorphanol）

布托啡诺为阿片受体部分激动药，可激动 κ 受体，对 μ 受体有弱的阻断作用，作用与喷他佐辛相似。镇痛效力及呼吸抑制作用为吗啡的 3.5～7 倍，起效时间、达峰时间和持续时间都与吗啡相似。镇痛剂量可引起肺动脉压升高、心脏做功增多及全身动脉压轻微下降。消除急性疼痛的效果好于慢性疼痛。可用于缓解中、重度疼痛,如术后、外伤、癌性疼痛以及内脏绞痛等。也可用于麻醉前给药。布托啡诺的主要副作用是头痛、困倦、乏力、出汗、漂浮感。长期应用也可产生依赖性。

二、人工合成镇痛药

阿片生物碱类镇痛药具有很强的镇痛作用,但结构复杂、全合成难度大,同时均存在毒性大和易成瘾的问题。因此,人们从简化吗啡的基本结构入手,合成一些较好的吗啡代用品如哌替啶、芬太尼、美沙酮等。它们不具有吗啡的基本结构,但仍然作用于阿片受体。

(一)阿片受体激动药

哌替啶(pethidine)

哌替啶又称度冷丁(dolantin),是 1937 年人工合成的苯基哌啶衍生物,是目前临床上应用最广泛的人工合成镇痛药。

【药理作用】 哌替啶的药理作用、作用机制与吗啡基本相同,主要激动 μ 受体。其代谢产物去甲哌替啶对中枢有兴奋作用,且半衰期长,长期应用会蓄积中毒,尤其不适合需长期服药的癌痛患者,WHO已将盐酸哌替啶注射液列为癌症疼痛治疗不推荐药物。

1. 中枢神经系统

(1)镇痛、镇静:镇痛作用弱于吗啡,相当于吗啡的 $1/10\sim1/7$。作用持续时间较短,为 $2\sim4$ h。镇静、致欣快和扩血管作用与吗啡相当。

(2)抑制呼吸:哌替啶与吗啡在等效镇痛剂量时抑制呼吸程度相等,但维持时间较短。对呼吸功能正常者尚无妨碍,但对肺功能不良及颅脑损伤者可危及生命。

(3)其他作用:哌替啶对咳嗽中枢有轻度抑制作用,并能兴奋延髓催吐化学感受区(CTZ)及增加前庭器官的敏感性,易致眩晕、恶心、呕吐等。哌替啶不缩小瞳孔,且由于其阿托品样作用反而能扩大瞳孔。

2. 心血管系统 肌内注射哌替啶不会显著影响心率,静脉给药时,哌替啶可降低外周血管阻力、增加外周血流量,并引起心率显著加快。口服或肌内注射治疗剂量,偶可引起体位性低血压。与吗啡一样,哌替啶可扩张脑血管,提高脑脊液压力。

3. 平滑肌 吗啡对胃肠道平滑肌及括约肌的作用与吗啡相似,但较弱,且作用维持时间短,故无明显止泻和引起便秘作用;治疗剂量对支气管平滑肌无明显作用,大剂量可引起收缩。有轻微的子宫兴奋作用,但对妊娠末期子宫收缩无影响,也不对抗缩宫素的作用,故不延长产程。

【体内过程】 不同于吗啡,哌替啶口服或注射给药均能吸收,口服生物利用度为 $40\%\sim60\%$,通常在 $1\sim2$ h 内达到血浆峰浓度。皮下或肌内注射吸收更迅速,起效更快,故临床常用注射给药。哌替啶的作用持续时间短于吗啡,为 $2\sim4$ h。吸收后 60% 与血浆蛋白结合。能通过胎盘屏障,进入胎儿体内。也有少量经乳腺排出。哌替啶主要经肝代谢为哌替啶酸和有明显中枢兴奋作用的去甲哌替啶,然后以结合型或游离型经肾排泄。去甲哌替啶 $t_{1/2}$ 为 $15\sim20$ h,具有明显的中枢兴奋作用,反复大量使用哌替啶引起的肌肉震颤、抽搐甚至惊厥可能与此有关。肾功能不良或反复大剂量应用可能引起去甲哌替啶蓄积,只有很少的哌替啶以原形排泄。

【临床应用】

1. 镇痛 由于哌替啶成瘾性出现较慢,戒断症状持续时间较短,可代替吗啡用于各种剧痛,如创伤性疼痛、手术后疼痛等。但对胆绞痛和肾绞痛等内脏绞痛需加用阿托品。用于分娩止痛时,由于新生儿对哌替啶的呼吸抑制作用特别敏感,故产前 $2\sim4$ h 不宜使用。

2. 麻醉前给药 可解除患者对手术的紧张和恐惧情绪,减少麻醉药用量及缩短诱导期。

3. 人工冬眠 与氯丙嗪和异丙嗪组成人工冬眠合剂,用于高热、惊厥、甲亢危象和严重创伤等需人工冬眠的患者。氯丙嗪可加强哌替啶的镇痛、镇静、呼吸抑制及血管扩张作用。用后可引起血压降低、心动过速及呼吸抑制等。因此,老年、体弱、呼吸功能不良的患者及婴幼儿所使用的冬眠合剂常不宜加用哌替啶。

4. 心源性哮喘 可代替吗啡作为心源性哮喘的辅助治疗。作用机制同吗啡。

【不良反应】 治疗量时可致眩晕、出汗、口干、恶心、呕吐、心悸和体位性低血压等症状。较少引起便秘和尿潴留症状。反复应用易产生耐受性和依赖性。

剂量过大可明显抑制呼吸,偶可致震颤、肌肉痉挛、反射亢进以致惊厥等中枢兴奋症状,中毒解救用阿片受体阻断药纳洛酮,但由于其不能对抗哌替啶的中枢兴奋作用,需配合应用巴比妥类药物。

【药物相互作用】 给已经使用 MAO 抑制剂的患者使用哌替啶可能引起严重的不良反应,最显著的是兴奋性作用,包括谵妄、头痛、体温过高或低血压、僵直、惊厥、昏迷和死亡。这一反应可能由哌替啶阻断了 5-羟色胺的神经元性重摄取,并导致 5-羟色胺能神经活动过度所致。因此,哌替啶及其同类物不能用于已使用 MAO 抑制剂的患者。

氯丙嗪、异丙嗪、三环类抗抑郁药可增强哌替啶的呼吸抑制作用。配伍应用异丙嗪或氯丙嗪可明显增强哌替啶的镇静作用。苯巴比妥或苯妥英钠诱导肝药酶可增加哌替啶血浆清除率而降低口服生物利用度。哌替啶可加强双香豆素等抗凝血药的作用,合用时应酌情减量。

芬太尼(fentanyl)

芬太尼为人工合成的强效麻醉性镇痛药,化学结构与哌替啶相似,为苯基哌替啶的衍生物。

【药理作用】 镇痛作用机制与吗啡相似,为阿片受体激动药,作用强度为吗啡的 100 倍。与吗啡和哌替啶相比,芬太尼作用迅速,维持时间短,不释放组胺、对心血管功能影响小,能抑制气管插管时的应激反应。芬太尼对呼吸的抑制作用弱于吗啡,但静脉注射过快则易抑制呼吸。有成瘾性。纳洛酮等能拮抗本品的呼吸抑制和镇痛作用。

【体内过程】 口服经胃肠道吸收,但临床一般采用注射给药。静脉注射 1 min 即起效,5 min 作用达高峰,维持 10 min。肌内注射时约 15 min 发生镇痛作用,可维持 1～2 h。肌内注射生物利用度为 67%,血浆蛋白结合率为 84%,消除 $t_{1/2}$ 为 3～4 h。芬太尼主要在肝脏代谢,代谢产物与约 10% 的原形药由肾脏排出。

若大剂量快速静注可引起颈、胸、腹壁肌强直,胸顺应性降低影响通气功能。偶可出现心率减慢、血压下降、瞳孔极度缩小等症状,最后可致呼吸停止、循环抑制或心脏停搏。

【临床应用】 特别适用于癌症止痛治疗;需要应用阿片类止痛药物治疗的各种重度慢性疼痛。

【不良反应】

1. 一般反应 发痒、欣快感、眩晕、视物模糊、尿潴留、便秘、恶心、呕吐、低血压、胆道括约肌痉挛、喉痉挛及出汗等。偶有肌肉抽搐。静注时可能引起胸壁肌肉强直,一旦出现,需用肌肉松弛剂对抗。

2. 严重副反应 呼吸抑制、窒息及心动过缓,如不及时治疗,可发生呼吸停止、循环抑制及心脏停搏等,与所有的强效阿片类制剂相同,最严重的不良反应为肺通气不足。

反复应用具有成瘾性,但较哌替啶轻。

【禁忌证】 禁用于支气管哮喘、呼吸抑制、重症肌无力、颅脑肿瘤或颅脑外伤引起昏迷的患者。孕妇、心律失常患者慎用。禁止与单胺氧化酶抑制剂(如苯乙肼、帕吉林等)合用。

【注意事项】 芬太尼为国家特殊管理的麻醉药品,务必严格遵守国家对麻醉药品的管理条例,不可疏忽;应用芬太尼务必在单胺氧化酶抑制药(如呋喃唑酮、丙卡巴肼)停用 14 天以上方可给药,而且应先试用小剂量(1/4 常用量),否则会发生难以预料的、严重的并发症(临床表现为多汗、肌肉僵直、血压先升高后剧降、呼吸抑制、发绀、昏迷、高热、惊厥,终致循环虚脱而死亡);心律失常、肝、肾功能不良、慢性梗阻性肺疾病,呼吸储备力降低及脑外伤昏迷、颅内压增高、脑肿瘤等易陷入呼吸抑制的患者慎用。应用时还必须认真阅读药品说明书。

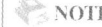

美沙酮(methadone)

美沙酮又称美散酮、阿米酮、非那酮,是阿片受体激动药,主要激动 μ 受体,二次世界大战时由德国化学家合成,1960 年在美国研究发现该药能控制海洛因的戒断症状,开始用于戒毒治疗。

【药理作用】 镇痛强度与吗啡相当,但持续时间较长,镇静、镇咳、缩瞳、致欣快、抑制呼吸、致便秘及升高胆道内压等作用较吗啡弱,耐受性、依赖性发生慢,而且对美沙酮成瘾的患者突然停药所产生的戒断症状明显轻于吗啡,因此美沙酮可以作为吗啡或海洛因的替代品,用来进行戒毒治疗。

【体内过程】 口服易从胃肠道吸收,口服 30 min 起效,约 4 h 血药浓度达到峰值,作用持续时间为 24～36 h。广泛分布,并能透过胎盘屏障。美沙酮可与各种组织包括脑组织的蛋白质牢固结合,反复用药后产生一定的蓄积作用。血浆蛋白结合率为 90%,半衰期约 15 h,长期用药者半衰期为 15～40 h,平均为 25 h。主要在肝脏代谢为去甲美沙酮,经尿和粪便排泄,约 21% 以原形自尿排出。

【临床应用】

1. 镇痛 主要用于创伤、手术及晚期癌症患者镇痛。

2. 脱毒治疗 可用于吗啡、海洛因等阿片类药物成瘾的脱毒治疗。

【不良反应】 常见有头痛、眩晕、便秘、出汗、嗜睡和体位性低血压等症状,但症状较轻。也可引起便秘及药物依赖。美沙酮过量可导致呼吸抑制,表现为昏迷、呼吸变浅变慢、瞳孔缩小呈针尖状(严重呼吸抑制时可因脑缺氧而散大),血压下降,甚至休克,严重者可因呼吸抑制而死亡。

【禁忌证】 呼吸功能不全者、婴幼儿、临产妇(分娩)禁用,妊娠妇女、老年人、肝肾功能不全者慎用。

【注意事项】 ①本品按麻醉药品管理;②本品替代递减戒毒治疗要在严格管理、隔离毒品的戒毒病房中进行;③本品久用也能成瘾,应予警惕;④本品与所有麻醉性镇痛药有协同作用,故联合用药时应酌情减量。本品与纳洛酮、纳曲酮等阿片受体拮抗剂呈拮抗作用。

丙氧酚(propoxyphene)

丙氧酚是美沙酮的衍生物,其右旋体,即右丙氧芬(dextropropoxyphene),具有镇痛作用。用于缓解轻中度疼痛。其左旋体无镇痛活性,但具有镇咳作用。丙氧酚作为镇痛剂口服时,强度为可待因的 1/2～2/3。

羟考酮(oxycodone)

羟考酮是以蒂巴因为原料、半合成的阿片类生物碱,为阿片受体激动药,可激动 μ 受体和 κ 受体。

【药理作用】 镇痛,以及抗焦虑、止咳、镇静等,其镇痛作用无封顶效应。由于其对 κ 受体具有激动作用,因而被认为对内脏痛较之单纯 μ 受体激动药有更好的镇痛效果。羟考酮与吗啡、芬太尼等强阿片类药物相比,免疫抑制作用弱,不促进组胺释放。羟考酮药物滥用的风险远低于其他 μ 受体激动药。

【体内过程】 口服吸收良好,生物利用度高达 60%～80%,高于吗啡,血浆蛋白结合率约为 40%,与吗啡类似。羟考酮主要在肝脏经 P_{450} 酶催化代谢,其主要代谢产物去甲羟考酮也有镇痛活性,且强于羟考酮,代谢产物及原形主要经肾排泄。

【临床应用】 羟考酮现有片剂、控(缓)释片剂、注射剂、栓剂等多种剂型,广泛应用于中、重度急慢性疼痛和癌痛的治疗。在过去 10 年里,由于羟考酮具有生物利用度高、不良反应小等特点,在许多国家中的使用已经超过吗啡。在术后急性疼痛中,静脉使用羟考酮对于躯体创伤性疼痛的疗效与吗啡类似;同时在内脏痛的缓解上,羟考酮优于吗啡。由于慢性疼痛需要长期服药,因此羟考酮一般与其他药物联用,或组成复方制剂应用,如羟考酮阿司匹林复方制剂、羟考酮对乙酰氨基酚复方制剂、羟考酮罗通定复方制剂等。羟考酮纳曲酮复方制剂由羟考酮和纳曲酮两种药物构成,复方中纳曲酮的剂量非常小,为极低剂量,同羟考酮单独给药比较,该复方制剂止痛效果明显增强,身体依赖性和戒断症状也减少。

【不良反应】 可出现与阿片受体激动药类似的不良反应。可产生耐受性和依赖性。服药过量可能发生呼吸抑制。

常见不良反应：便秘(缓泻药可预防便秘)、恶心、呕吐、头晕、瘙痒、头痛、口干、多汗、嗜睡和乏力。如果出现恶心和呕吐反应,可用止吐药治疗。

偶见不良反应：厌食、紧张、失眠、发热、精神错乱、腹泻、腹痛、血管舒张、消化不良、感觉异常、皮疹、焦虑、欣快、抑郁、呼吸困难、体位性低血压、寒战、恶梦、思维异常、呃逆。

【禁忌证】　缺氧性呼吸抑制、颅脑损伤、麻痹性肠梗阻、急腹症、胃排空延迟、慢性阻塞性呼吸道疾病、肺源性心脏病、慢性支气管哮喘、高碳酸血症、对羟考酮过敏、中重度肝功能障碍、重度肾功能障碍(肌酐清除率<10 mL/min)、慢性便秘、同时服用单胺氧化酶抑制剂者禁用。孕妇或哺乳期妇女禁用。

【注意事项】　①本品按照麻醉药品管理。用于癌症止痛时,应遵循 WHO"癌症三阶梯止痛指导原则"。用于非癌症慢性疼痛治疗时,应遵循"强阿片类药物在慢性非癌痛治疗中的指导原则"的各项规定。②由于受用药剂量和个体对药物敏感程度等因素影响,羟考酮可能改变患者的反应能力。因此,如果患者的反应能力受到药物的影响,不得从事开车或操作机器等工作。③根据《反兴奋剂条例》,羟考酮为兴奋剂目录所列禁用物质,因此运动员慎用本品。

（二）阿片受体部分激动药

喷他佐辛(pentazocine)

喷他佐辛又称镇痛新,是苯并吗啡烷类衍生物,是在寻找一种很少或没有滥用的有效镇痛药时发现的。主要激动 κ 受体,对 μ 受体表现为部分激动作用(或称轻度拮抗作用),因而成瘾性很小,在药政管理上已列入非麻醉药品。喷他佐辛镇痛作用为吗啡的 1/3,呼吸抑制作用为吗啡的 1/2,但当剂量超过 30 mg 时,呼吸抑制程度并不随剂量增加而加重,故相对较安全。因激动 κ 受体,较高剂量时可产生烦躁不安、梦魇、幻觉等精神症状。与吗啡不同,大剂量时可使心率加快、血压升高。喷他佐辛适用于各种慢性疼痛,对剧痛效果不及吗啡,口服及注射给药吸收均良好,目前临床应用广泛,但不适用于心肌梗死时的疼痛。

不良反应常见的有镇静、眩晕、恶心、出汗及轻微头痛等,剂量过大可引起呼吸抑制、血压升高、心率加快及心律失常。局部反复注射,可使局部组织产生无菌性脓肿、溃疡和瘢痕形成,注射时应常更换注射部位。

第二节　其他镇痛药

曲马多(tramadol)

曲马多是一种人工合成的中枢性镇痛药,有较弱的 μ 受体激动作用,并能抑制去甲肾上腺素和5-HT的再摄取,故阿片受体阻断药纳洛酮仅能部分拮抗其镇痛作用,其镇痛强度与喷他佐辛相当,镇咳强度为可待因的 1/2,呼吸抑制作用弱,无明显心血管作用。与传统的阿片类药物不同,曲马多临床上无明显的呼吸抑制作用和致平滑肌痉挛作用,也无明显的心血管作用。

【体内过程】　口服易吸收,并有一定的首过消除,绝对生物利用度为68%左右,主要在肝脏代谢,代谢产物O-去甲曲马多具有药理活性,原形药和代谢产物主要经肾脏排泄。曲马多在体内分布广,并能透过血脑和胎盘屏障,乳汁中含有少量活性成分,血浆蛋白结合率低,口服后 2～3 h 达到血药浓度峰值,半衰期约为 6 h,代谢产物的半衰期约为 7 h。晚期肝硬化、肾功能障碍的患者曲马多代谢较缓慢,排泄也缓慢。65～75 岁老年人用药后的药动学与年轻人相仿,超过 75 岁患者用药后血药浓度较高,排出也较慢。

【临床应用】　曲马多耐受性和依赖性较弱,适用于中度以上的急、慢性疼痛,如手术、创伤、分娩及晚期恶性肿瘤疼痛等。

【不良反应】　(1)常见不良反应　用药后可能出现出汗、眩晕、恶心、呕吐、口干、疲劳、嗜睡等

症状。

（2）偶见不良反应　心血管系统的反应。

（3）较少见　头痛、便秘、胃肠功能紊乱、皮肤瘙痒、皮疹。

（4）极少见　精神方面副作用，也因人而异，包括情绪的改变（多数是情绪高昂，但有时也表现为情绪恶劣）、活动的改变（多数是活动减少，有时是增加）、认知和感觉能力的改变（判断和理解障碍）。个别病例报道过惊厥，但这种情况一般出现于注射高剂量的盐酸曲马多或与神经阻断药合用时。在医生推荐剂量下，通常不会发生呼吸抑制和昏迷。

（5）严重不良反应　中毒量可致呼吸抑制，长期应用也可成瘾。

【注意事项】　与酒精、镇静药或其他作用于中枢神经系统的药物合用会引起急性中毒。对阿片类药物过敏者慎用，孕妇与哺乳期妇女应由医生指导决定可否使用。

肝肾功能受损的患者，因其半衰期延长，用药间隔要适当延长。心脏疾病患者酌情慎用。

布桂嗪（Bucinnazine）

布桂嗪又名强痛定，镇痛强度约为吗啡的 1/3，强于解热镇痛抗炎药。对皮肤、黏膜、运动器官（包括关节、肌肉、肌腱等）的疼痛有明显的抑制作用，对内脏器官疼痛的镇痛效果较差。呼吸抑制和胃肠道作用较轻，对平滑肌痉挛的镇痛效果差。与吗啡相比，本药不易成瘾，但有不同程度的耐受性。镇痛机制可能与药物激动中枢阿片受体以及干扰中枢单胺能神经递质如 NA、DA 和 5-HT 的代谢有关。

【体内过程】　布桂嗪口服 10～30 min 或皮下注射 10 min 后起效，作用持续 3～6 h。本药主要以代谢产物形式从尿与粪便中排出。

【临床应用】　本药为中等强度的镇痛药，临床用于偏头痛、三叉神经痛、牙痛、炎症性及外伤性疼痛、月经痛、关节痛及癌症疼痛等。

【不良反应】　少数患者可见有恶心、眩晕或困倦、黄视、全身发麻感等症状，停药后症状可消失。本药引起依赖性的倾向与吗啡类药相比较低，据临床报道，连续使用本品，可耐受和成瘾，故不可滥用。

【注意事项】　本品为国家特殊管理的麻醉药品，必须严格遵守国家对麻醉药品的管理条例，按规定开写麻醉药品处方和供应、管理本类药品，防止滥用。

医疗机构使用该药，医生处方量每次不应超过 3 日常用量。处方留存 2 年备查。

延胡索乙素（tetrahydropalmatine）和罗通定（rotundine）

延胡索乙素（消旋四氢巴马汀）是中药元胡所含生物碱，为消旋体，其有效成分是左旋体，即罗通定。目前提取该药的主要原料是我国千金藤属植物块根，也可人工合成。两药口服吸收良好，10～30 min 起效，作用维持 2～5 h。有镇静、安定、镇痛和中枢性肌肉松弛作用。两药的作用机制尚待阐明，可能与通过抑制脑干网状结构上行激活系统、阻滞脑内多巴胺受体的功能有关，另一方面也证实其可促进中枢阿片肽系统功能而参与镇痛。镇痛作用较度冷丁弱，但比解热镇痛药强，对慢性持续性疼痛及内脏钝痛效果较好，对创伤及术后疼痛效果差。用于胃肠道、肝胆系统疾病引起的疼痛及头痛、月经痛和分娩痛。还具有镇痛催眠作用，故可用于疼痛引起的失眠。

第三节　镇痛药的应用原则与阿片受体阻断药

（一）非麻醉性镇痛药

非麻醉性镇痛药是一类成瘾性小，未列入麻醉药品品种目录的镇痛药物，俗称非成瘾性镇痛药。其镇痛作用弱于成瘾性镇痛药却强于解热镇痛抗炎药。本章中涉及的非麻醉性镇痛药包括喷他佐辛、曲马多、罗通定和四氢巴马汀。

（二）癌症患者止痛的阶梯疗法

①对轻度疼痛患者,给予阿司匹林、对乙酰氨基酚、布洛芬等解热镇痛抗炎药;②对中度疼痛患者,选用可待因、曲马多,或可待因与解热镇痛抗炎药合用;③对剧烈疼痛患者,使用吗啡、哌替啶、芬太尼、美沙酮等。

（三）阿片类药物耐受性、依赖性及毒品的危害

如前所述,药物滥用是阿片类药物产生依赖性的重要原因,阿片类药物对机体产生的身体依赖性和精神依赖性可引起强迫性觅药和反复、无节制地用药。阿片类药物滥用是指阿片类药物非医疗目的的使用,持续性或间断性使用大剂量麻醉药物,这种药物滥用对个人、家庭和社会都造成极大的危害,已构成全球性关注的社会问题。药物滥用者由于无节制地长期用药,使个人健康受到严重损害,使机体产生松弛、沉迷、萎靡不振、冷漠、嗜睡、极度兴奋后的极度软弱等身体、精神、行为的改变,严重者可因药物过量而中毒致死。

对阿片类药物产生耐受性,临床表现为随着阿片类止痛药使用时间的延长,对药物的作用与不良反应产生耐受性,并且可能在一定程度上增加阿片类药物的用药剂量。

毒品是指鸦片、海洛因、吗啡、大麻、可卡因以及其他能够使人形成瘾癖的麻醉药品与精神药品。广义的毒品还包括毒品原植物和毒品直接前体物、如制造鸦片和海洛因的罂粟、提取可卡因的古柯或大麻植物、制造冰毒的麻黄碱等。毒品的社会特征是能对个人和社会造成严重的危害性。毒品的危害,可以概括为"毁灭自己、祸及家庭、危害社会"12个字。毒品滥用不仅对吸毒者本人,而且对家庭、社会都有极大的危害。吸毒者不仅身心健康受损,而且易感染和传播多种传染性疾病,尤其是性病与艾滋病;毒品对家庭的危害主要是家庭经济的消耗、家庭成员间亲情的疏远以及对子女教育的影响;毒品对社会的危害主要表现在诱发违法犯罪、阻碍社会经济正常发展和败坏社会风气方面。

（四）阿片类药物依赖性的机制

阿片类药物依赖性的形成机制非常复杂,多年来虽进行了广泛研究,形成了许多假说,但揭示普遍公认的机制还有待努力。阿片类药物耐受性及依赖性涉及细胞、突触及受体下游信号网络多个水平代偿适应性变化。

1. 受体下调 阿片类药物与培养细胞长时间接触后可使细胞表面受体数量减少,可能与受体降解加快或受体生成减少有关。

2. 受体磷酸化 阿片类药物与阿片受体相互作用,可使受体构象发生改变并激活 G 蛋白,致使被激活的 G 蛋白与受体分离,游离 G 蛋白促进 G 蛋白偶联受体激酶移位至胞膜,使受体羧基端的丝氨酸及苏氨酸磷酸化,导致受体敏感性降低。

3. 受体内陷 上述磷酸化受体与胞质蛋白 β-制动蛋白结合后,使细胞膜上的受体移入细胞质,不与药物结合。

4. G 蛋白脱偶联 阿片受体被激动后通过与其偶联的 G 蛋白激活多条第二信使通路发挥效应。磷酸化的受体与 β-制动蛋白形成复合物可阻止无活性的 G 蛋白与受体偶联。

5. 激活腺苷酸环化酶 正常时阿片类药物可激活 μ 受体,抑制腺苷酸环化酶,继而激活钾通道,抑制钙通道,减少神经递质释放,抑制神经元的放电。多次反复使用阿片类药物,导致腺苷酸环化酶活性上调 2～5 倍,使细胞内 cAMP 浓度升高。cAMP 系统的代偿性增高是阿片类药物耐受性和依赖性的生化基础。阿片类药物耐受性与依赖性的形成机制非常复杂,除涉及上述细胞内多条信号转导途径外,多种神经元和多种神经递质也参与其调节。

（五）阿片类药物依赖性的治疗

毒品的戒毒治疗必须在卫生行政部门批准的机构进行。药物依赖性治疗的最终目标是使药物滥用者彻底戒除毒品,主要包括脱毒治疗、康复治疗和重返社会辅导 3 个阶段,这是一项十分艰巨的工作。这里重点介绍对抗阿片类药物依赖性的戒毒药物的应用。

1. 阿片类替代递减疗法 替代递减脱毒法是目前国内外毒品成瘾脱毒治疗中最常用和最有效的

方法。根据交叉耐受的机制,改用其他阿片类处方药如美沙酮、丁丙诺非等,然后逐渐减量。对于各种类型的躯体依赖来讲,脱毒治疗总的原则是相同的,将短效的阿片类药物改用长效类药物是较为简便的方法。美沙酮常规的初始剂量为 20～30 mg,此为试探性剂量,以确定该剂量是否能减轻戒断症状。然后,根据患者的反应计算第一天所需美沙酮的总量。在整个脱毒治疗过程中,美沙酮的剂量每天递减 20%。

长期吸毒者当毒品中断时,外援性的阿片类药物不能提供,内源性的分泌不能补充会导致戒断症状,此时用一些成瘾性低又有阿片样作用的物质来替代过渡,待其自身的阿片样物质(阿片肽)释放正常,再逐渐停掉替代药品,既可减轻戒断症状,又可以达到脱毒目的。这种方法使戒断症状得到较完全控制,痛苦较少,每日用药一次,无严重不良反应,较易为戒毒者接受。

2. 用可乐定治疗 可乐定属于 α_2 受体激动药,传统上用于治疗高血压。研究证实可乐定可以激活蓝斑核 α_2 受体,抑制阿片类药物撤除后引发的去甲肾上腺素能神经元活动亢进的作用,使蓝斑核神经元放电减少,从而控制阿片类药物撤药后产生的戒断症状,如恶心、呕吐、肌肉痉挛、出汗、心动过速以及高血压。虽然可乐定作用的受体不同,但可以产生与阿片类药物相同的细胞效应。

可乐定脱毒治疗的特点:①作用迅速且疗程短;②作用强度弱,对植物神经功能失调的戒断症状控制较好,对其他戒断症状作用较差;③此类药物最大优点是即使在大剂量时也不产生欣快感,故无成瘾性,可避免形成新的依赖性;④减药及停药较容易;⑤不良反应较重,过量可出现体位性低血压、眩晕、晕厥及心动过缓等症状,脱毒者不愿接受;⑥只能消除患者的身体依赖症状,对渴求感影响小。

3. 拮抗剂治疗 拮抗剂治疗常用纳曲酮。纳曲酮属于阿片受体拮抗剂,与脑内阿片受体具有较高的亲和力,可以竞争性阻断海洛因或其他阿片受体激动药的作用,使阿片类药物的欣快作用丧失,从而达到不复吸的目的。纳曲酮自身几乎没有激动作用,既不能满足患者对药物的渴求,又不能解除患者的戒断症状,且具有催瘾及加重戒断症状的作用。脱毒过程痛苦大,反应重,因此纳曲酮治疗不为大多数海洛因成瘾者所接受。然而,对于脱毒治疗后有强烈戒断要求的患者可以选用。目前,纳曲酮长效缓释制剂的腹部皮下埋植术作为戒毒领域的一种新的戒毒手段已受到普遍关注,其最大优点是抗毒作用维持时间久。

4. 新的治疗方法 近年来在替代脱毒疗法的基础上,"梯度戒毒方案"开始在国内逐渐应用。即在脱毒治疗的前 2～3 天用阿片受体激动药,如美沙酮;之后 2～3 天用部分激动药,如丁丙诺啡;接着用非阿片类药物 1 周,如可乐定及其他各种对症治疗药物;最后用阿片受体拮抗剂,如纳曲酮预防复吸。该方法将整个脱毒过程从激动药、部分激动药、非阿片类药物到拮抗剂,使所有药物对阿片受体的亲和力呈梯度递减,且将防止复吸的治疗紧密地结合在一起。使各药用药时间缩短,不良反应减少,并降低复吸率,为一种合理、高效的戒毒治疗方案。

阿片受体阻断药及应用

纳洛酮(naloxone)和纳曲酮(naltrexone)

纳洛酮和纳曲酮都是阿片受体的完全阻断药。二者的化学结构与吗啡相似,只是其 6 位-OH 被羰基取代,而且叔氮上的甲基分别被较大的烯丙基(纳洛酮)或环丙异丁烷基(纳曲酮)取代。生理情况下,纳洛酮或纳曲酮无明显的药理作用,但能快速对抗阿片类药物过量中毒所致的呼吸抑制和血压下降等。对吗啡过量中毒的患者,阻断药可以有效地消除诸如呼吸抑制、意识模糊、瞳孔缩小、肠蠕动减弱等中毒症状。近年来人们认为内啡肽是一种休克因子,作用于 μ 受体和 κ 受体,引起心血管抑制、血压下降。纳洛酮和纳曲酮可对抗内啡肽的作用,对休克的治疗有一定的意义。

纳洛酮口服无效,一般注射给药,$t_{1/2}$ 为 40～55 min,药效维持时间较短,为 30～60 min。纳曲酮口服生物利用度约为 30%,$t_{1/2}$ 约为 10 h。

纳洛酮和纳曲酮临床应用相似,主要用于阿片类药物过量中毒的抢救,首选用于已知或疑为阿片类药物过量引起的呼吸抑制和昏迷等,可迅速改善呼吸,使意识清醒;对阿片类药物的镇痛效应、心血管效应、胃肠道效应、缩瞳作用及内分泌效应均能对抗,也可用于解除阿片类药物麻醉后的呼吸抑制,阿片类药物成瘾者的鉴别诊断。对其他治疗措施无效的低血容量性、创伤性、过敏性、酒精急性中毒性、感染中毒性及神经源性休克疗效也较好。

烯丙吗啡(nalorphine)

以 N-烯丙基取代吗啡结构式中的 N-甲基,就可以将吗啡转变为烯丙吗啡。其与阿片受体有较强的亲和力,为阿片受体的部分激动药。小剂量即可表现出拮抗吗啡的作用并可促进吗啡成瘾者产生戒断症状,大剂量有一定的镇痛作用,并可引起烦躁和焦虑等精神症状。

章节案例

患者,男,54 岁。车祸外伤,急诊拍片为右股骨干骨折合并同侧髋臼骨折急诊入院。入院当夜,疼痛加剧,难以入睡。查体:大腿肿胀畸形,足背动脉可触及,足趾活动正常。遵医嘱给予吗啡 10 mg 皮下注射,半小时后疼痛缓解,患者情绪好转并入睡。问:

(1) 吗啡对持续性慢性钝痛的效力优于间断性锐痛,这里医嘱为何将吗啡作为首选药物?

(2) 吗啡止痛的特点有哪些?

章节案例
答案解析

知识拓展

本章小结

药　物	阿片受体作用	给药途径	镇痛强度	临床应用	成瘾性
吗啡	μ 受体激动药	口服、注射	高	适用于重度疼痛和心源性哮喘	高
美沙酮	μ 受体激动药	口服、注射	高	适用于创伤、手术或晚期癌症等引起的剧痛。也用于吗啡和海洛因等脱毒的替代递减治疗	高
二氢埃托啡	μ 受体激动药,对 κ 受体、δ 受体作用弱	注射	高	用于哌替啶、吗啡无效的慢性顽固性疼痛和晚期癌症疼痛,也用于诱导麻醉、静脉复合麻醉及内镜检查术前用药	高
芬太尼	μ 受体激动药	注射	高	用于各种剧烈疼痛以及外科、妇科等手术和术中镇痛,以减少麻醉药用量。与氟哌利多合用有镇静、镇痛作用,用于某些小手术,如烧伤换药或医疗检查(如内镜检查)等。也用于防止术后谵妄	高
丙氧酚	μ 受体激动药	口服	很低	经常与阿司匹林或对乙酰氨基酚配伍使用,用于治疗轻到中度疼痛	低
可待因	与阿片受体亲和力低	口服	低	临床用为镇咳药,用于无痰干咳及剧烈、频繁的咳嗽	中等
羟考酮	μ 受体和 κ 受体激动药	口服、注射	高	临床用于中、重度急慢性疼痛和癌症疼痛的治疗	低
喷他佐辛	κ 受体激动药,μ 受体阻断药	口服、注射	中	用于各种慢性疼痛	低

NOTE

续表

药　物	阿片受体作用	给药途径	镇痛强度	临床应用	成瘾性
丁丙诺啡	部分μ受体激动药	口服、注射	高	用于缓解中、重度疼痛,如术后、外伤和癌症疼痛以及肾或胆绞痛等。也可作麻醉前用药。也可用于吗啡或海洛因成瘾的脱毒治疗	低
罗通定	与阿片受体无关	口服	中	对慢性持续性钝痛效果较好,可用于头痛、月经痛、分娩痛及胃肠、肝胆系统疾病引起的钝痛等。镇静、催眠作用较显著,适于疼痛性失眠	无
纳洛酮	拮抗μ受体、δ受体和κ受体	注射		迅速阻断阿片的全部作用,阿片类镇痛药中毒	无

制剂及
用法用量

目标检测
答案

目标检测

一、名词解释

1. 镇痛药　2. 阿片生物碱　3. 吗啡受体阻断药

二、填空题

1. 哌替啶用于胆、肾绞痛时应与_____合用。

2. 吗啡对中枢神经系统的作用包括_____、_____、_____及_____等作用。

3. 抢救吗啡急性中毒可用药物是_____。

4. 哌替啶在中枢神经系统方面与吗啡不同的是_____和_____。

三、选择题(1～11 为单项选择题,12～17 为多项选择题)

1. 吗啡不会产生(　　)。

A. 呼吸抑制　　　　　　　　B. 止咳作用　　　　　　　　C. 体位性低血压

D. 腹泻　　　　　　　　　　E. 支气管收缩

2. 吗啡镇痛的主要作用部位是(　　)。

A. 脊髓胶质区、丘脑内侧、脑室及导水管周围灰质　　　　B. 脑网状结构

C. 边缘系统与蓝斑核　　　　D. 中脑前核　　　　　　　　E. 大脑皮层

3. 吗啡的药理作用为(　　)。

A. 镇痛、镇静、镇咳　　　　B. 镇痛、镇静、抗帕金森病　　C. 镇痛、呼吸兴奋

D. 镇痛、欣快、止吐　　　　E. 镇痛、安定、散瞳

4. 与吗啡作用机制有关的是(　　)。

A. 阻断阿片受体　　　　　　B. 激动中枢阿片受体　　　　C. 抑制中枢 PG 合成

D. 抑制外周 PG 合成　　　　E. 以上均不是

5. 慢性钝痛时,不宜用吗啡的主要理由是(　　)。

A. 对钝痛效果差　　　　　　B. 治疗量即抑制呼吸　　　　C. 可致便秘

D. 易产生依赖性　　　　　　E. 易引起体位性低血压

6. 阿片受体阻断药为(　　)。

A. 二氢埃托啡　　B. 哌替啶　　C. 吗啡　　　　D. 纳络酮　　　　E. 曲马多

7. 吗啡的镇痛作用主要用于(　　)。

A. 胃肠痉挛　　B. 慢性钝痛　　C. 分娩止痛　　D. 肾绞痛　　E. 急性锐痛

8. 哌替啶的特点是( )。

A. 镇痛作用　　　　　　　　　B. 依赖性比吗啡小　　　　　　C. 作用持续时间长

D. 等效镇痛剂量抑制呼吸作用弱　　E. 大量也不引起支气管平滑肌收缩

9. 不属于吗啡禁忌证的是( )。

A. 分娩止痛　　　　　　　　　B. 支气管哮喘　　　　　　　　C. 诊断未明的急腹症

D. 肝功能严重减退患者　　　　　E. 心源性哮喘

10. 骨折剧痛应选用( )。

A. 安定　　　　B. 消炎痛　　　　C. 罗通定　　　　D. 哌替啶　　　　E. 可待因

11. 心源性哮喘可选用( )。

A. 肾上腺素　　　　　　　　　B. 去甲肾上腺素　　　　　　　C. 异丙肾上腺素

D. 吗啡　　　　　　　　　　　E. 多巴胺

12. 吗啡镇痛作用的主要部位是( )。

A. 脊髓胶质区　　　　　　　　B. 大脑边缘系统　　　　　　　C. 中脑盖前核

D. 丘脑内侧核团　　　　　　　E. 脑室及导水管周围灰质

13. 吗啡治疗心源性哮喘,是由于( )。

A. 扩张外周血管,降低外周阻力,减轻心脏负荷

B. 镇静作用有利于消除焦虑恐惧情绪

C. 扩张支气管平滑肌,保持呼吸道通畅

D. 降低呼吸中枢对 CO_2 的敏感性,改善急促浅表的呼吸

E. 加强心肌收缩力

14. 吗啡的药理作用有( )。

A. 镇痛镇静　　　　　　　　　B. 镇咳　　　　　　　　　　　C. 抑制呼吸

D. 止吐止泻　　　　　　　　　E. 体位性低血压

15. 吗啡对消化道的作用是( )。

A. 降低胃、十二指肠张力,抑制蠕动,使胃排空延迟

B. 抑制消化液分泌,使食物消化延缓

C. 抑制中枢神经系统,使患者便意迟钝,引起便秘

D. 抑制消化道机能,能止吐

E. 胆道括约肌痉挛,胆道受阻

16. 吗啡与哌替啶的共性有( )。

A. 激动中枢阿片受体　　　　　B. 用于人工冬眠　　　　　　　C. 引起便秘

D. 引起体位性低血压　　　　　E. 有成瘾性

17. 吗啡的不良反应有( )。

A. 呼吸抑制　　　　　　　　　B. 恶心、便秘　　　　　　　　C. 排尿困难

D. 粒细胞减少或缺乏　　　　　E. 易产生耐受性与成瘾性

四、问答题

1. 吗啡为什么可用于治疗心源性哮喘而禁用于支气管哮喘?

2. 吗啡的主要药理作用及临床应用是什么?

3. 癌症疼痛患者选用镇痛药的原则有哪些?

4. 吗啡最主要的不良反应是什么? 为何禁用于分娩止痛、支气管哮喘和颅脑损伤所致颅内压升高者?

(宁夏医科大学　余建强　杨佳美)

NOTE

第十八章 抗心功能不全药

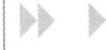 **学习目标**

1. 掌握:治疗心功能不全的药物分类;血管紧张素转化酶抑制药和血管紧张素Ⅱ受体拮抗剂治疗心功能不全的作用及机制;强心苷类的药理作用、临床应用、药动学特点及不良反应与防治。

2. 熟悉:利尿药在治疗心功能不全中的应用及注意事项;β受体阻断药治疗心功能不全的机理及应用。

3. 了解:其他非强心苷类正性肌力药治疗心功能不全的作用;心功能不全时心脏结构与功能、神经内分泌及心肌β受体信号转导的变化。

心功能不全又称心力衰竭(heart failure,HF),是由任何心脏结构或功能异常导致心室充盈或射血能力受损的一组临床综合征。临床表现主要为呼吸困难和乏力(活动耐量受限),以及液体潴留(肺淤血和外周水肿)(图 18-1)。心功能不全是各种心脏疾病严重的终末阶段,发病率高,是当今重要的心血管疾病之一。根据发病缓急,分为急性心功能不全和慢性心功能不全。

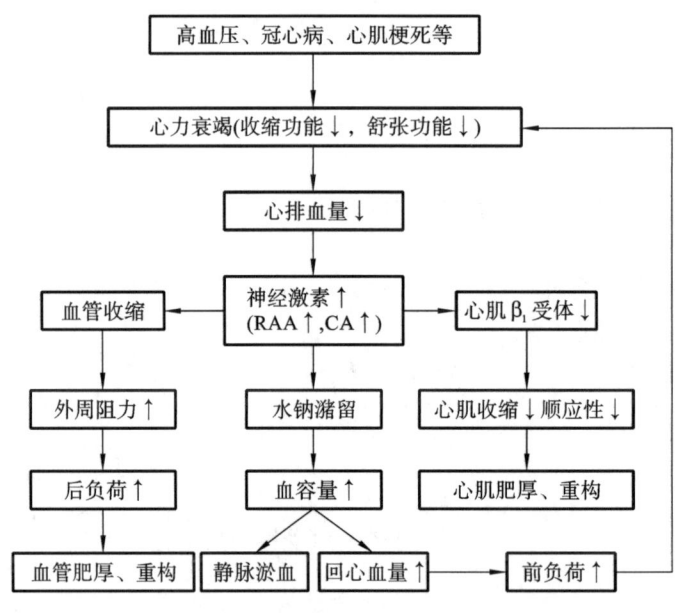

图 18-1 心功能不全的病理生理学机制

第一节 作用于β受体的药物

自 20 世纪 70 年代以来,许多临床试验证实长期应用 β 受体阻断药对心功能不全具有改善作用,改变了以往 β 受体阻断药具有心脏抑制作用,禁用于心功能不全的认识。常用的药物有卡维地洛(carvedilol)、拉贝洛尔(labetalol)及比索洛尔(bisoprolol)等。目前认为,β 受体阻断药是治疗慢性心功能不全的常规药物,可以改善症状、提高射血分数、降低死亡率。

【作用机制】

1. 拮抗交感活性 交感神经系统被激活是 HF 发生时重要的神经变化,β 受体阻断药可降低交感神经张力,拮抗儿茶酚胺对心肌的毒性作用,减少儿茶酚胺过量导致的大量钙离子内流及由此产生的能量消耗和线粒体损伤,减少心肌坏死,逆转重构;减少肾素释放,抑制 RAAS(肾素-血管紧张素-醛固酮系统),防止高浓度血管紧张素 Ⅱ(AngⅡ)对心肌的损害,可扩张血管,减少水钠潴留,降低心脏的前、后负荷,减少心肌耗氧量,改善心肌缺血;上调 β 受体,恢复其信号转导能力,改善 β 受体对儿茶酚胺的敏感性,也可恢复其对正性肌力药的敏感性。此外,卡维地洛等药还有阻断 α₁ 受体、抗氧化等作用。

2. 抗心肌缺血和心律失常 β 受体阻断药减慢心率,延长心舒期和左心室充盈时间,增加心肌供血,降低心肌耗氧量,改善心肌缺血;β 受体阻断药还可减少 HF 时心律失常的发生,可改善预后,降低猝死的发生率。

【临床应用】 β 受体阻断药合并洋地黄类药物、利尿剂和血管紧张素转化酶抑制剂(ACEI)可用于轻度或中度心功能不全,NYHA 分级 Ⅱ 或 Ⅲ 级者。β 受体阻断药也可用于 ACEI 不耐受或不使用洋地黄类药物、肼屈嗪或硝酸酯类药物治疗的心功能不全者。

【不良反应及注意事项】 不良反应见第九章肾上腺素受体拮抗剂。

NYHA Ⅳ 级的失代偿心功能不全、哮喘、伴有支气管痉挛的 COPD、肝肾功能异常、Ⅱ～Ⅲ度房室传导阻滞、心率小于 50 次/分、病态窦房结综合征等患者禁用;β 受体阻断药的应用应从最小剂量开始,在使用初期(第 3～5 周内)可能引起病情加重,需在严密观察下逐渐增加剂量,随着用药时间的延长,心功能改善明显,平均奏效时间约为 3 个月;一般需长期应用,治疗中不能骤停,需逐渐减量。

第二节 肾素-血管紧张素系统抑制药

肾素-血管紧张素-醛固酮系统(renin-angiotensin-aldosterone system,RAAS)在高血压、心功能不全、糖尿病及非糖尿病肾病等心血管疾病中发挥着重要的作用。血管紧张素转化酶抑制剂(angiotensin-converting enzyme inhibitors,ACEI)及血管紧张素 Ⅱ 受体阻断药(angiotensin Ⅱ receptor antagonists,ARB)分别通过抑制 AngⅡ 的产生或阻断其 1 型受体(AT₁)发挥作用。ACEI 除了扩张血管外,还可逆转心肌肥厚、心室重构(ventricular remodeling)及抑制心肌纤维化,从而缓解慢性心功能不全症状、改善预后、降低死亡率,是治疗心功能不全的一线用药。

一、血管紧张素转化酶抑制药

常用药物卡托普利(captopril)、依那普利(enalapril)、赖诺普利(lisinopril)、培哚普利(perindopril)等。

【作用机制】

1. 降低外周血管阻力 抑制血管紧张素转化酶(ACE),抑制血液循环及局部组织中的 AngⅠ 向 AngⅡ 转化,使血浆及组织(如心脏、血管及血管内皮等)中的 AngⅡ 浓度下降;与此同时,ACEI 减慢缓激肽的降解,而体内缓激肽增多又可促进 PGI₂ 和 NO 的合成及释放。缓激肽、PGI₂ 和 NO 均可扩张血管。

2. 减轻水钠潴留 减少 AngⅡ 的生成可使其引起的醛固酮释放减少,减轻水钠潴留,降低心脏的前、后负荷。

3. 抑制或逆转心肌肥厚、重构 ACEI 减少 AngⅡ 和醛固酮的生成,抑制或逆转心肌肥厚、重构,抑制相关原癌基因的表达。另外,ACEI 增加缓激肽含量、促进 PGI₂ 和 NO 的合成及释放,也有助于逆转作用。

4. 降低交感神经活性 ACEI 减少 AngⅡ 的生成,抑制了交感神经突触前膜的 AT₁ 受体,抑制了

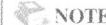
NOTE

去甲肾上腺素等儿茶酚胺类物质的释放,并抑制交感神经节的神经传递活动;ACEI 也能作用于中枢神经系统的 AT_1 受体,抑制中枢交感神经冲动,抑制其引起的心肌负荷加重和心肌损伤。ACEI 的抗交感神经活性作用有利于恢复 β_1 受体的数量,减少加压素、内皮素的释放,从而进一步改善心脏功能。

5. 对血流动力学的影响 ACEI 扩张外周血管,降低外周阻力,使平均动脉压、肺动脉压及肺楔压下降,降低心脏的后负荷,增加心排血量;还能降低左心室充盈压、舒张末压和室壁张力,改善心脏的舒张功能;ACEI 降低肾血管阻力,增加肾血流量和肾小球滤过率,使尿量增加,有助于缓解心功能不全的症状,增加运动耐力。

【临床应用】 血管紧张素转化酶抑制药是治疗心功能不全的一线药物。ACEI 适用于充血性心功能不全,特别是高肾素、高血钙,需要长期用药的高血压患者和洋地黄、利尿药治疗无效的充血性心功能不全的患者。对各阶段的心功能不全均有益,既能消除或缓解症状,又能提高运动耐力,改善生活质量,抑制或逆转心肌肥厚、重构,延缓病情发展,降低病死率。

二、血管紧张素 II 受体阻断药

常用药物有氯沙坦(losartan)、缬沙坦(valsartan)、坎地沙坦(candesartan)、厄贝沙坦(irbesartan)等。

本类药物对 AT_1 受体具有高度选择性,可直接阻断 Ang II 与其受体的结合,对 ACE 及糜酶途径产生的 Ang II 都有拮抗作用,能抑制或逆转 Ang II 引起的心肌肥厚、重构。还能改善肾血流动力学,保护肾脏。由于本类药物对缓激肽代谢无影响,使用后不易引起咳嗽、血管神经性水肿等不良反应,常用于 ACEI 不能耐受的患者,或与 ACEI 合用以提高疗效。

三、醛固酮受体阻断药

常用药物有螺内酯(spironolactone)、依普利酮(eplerenone)。

心功能不全患者血液中醛固酮的浓度可明显增高,达正常时的 20 倍以上,大量的醛固酮具有保钠排钾作用,引起水钠潴留和低钾血症、低镁血症,增加了心肌负荷和心电不稳定性,导致冠状动脉痉挛、心律失常等。醛固酮可与心肌细胞、心脏成纤维细胞、内皮细胞上的醛固酮受体结合,促进心脏细胞的 I 型和 III 型胶原基因表达,刺激心肌间质纤维化,引起心室重构和动脉内膜、中膜组织增厚,平滑肌纤维增生,使心脏舒张和收缩功能进行性恶化、大动脉顺应性降低、压力反射减弱。此外,醛固酮还可阻止心肌摄取去甲肾上腺素,提高血液中去甲肾上腺素浓度,诱发冠状动脉痉挛及心律失常,又进一步促进心肌肥厚、重构。

螺内酯可拮抗醛固酮受体,能利尿、降低血容量,抑制心肌肥厚、重构,降低心肌组织中游离去甲肾上腺素的浓度。但单用螺内酯作用较弱,临床研究证明,在标准治疗的基础上加用螺内酯可降低室性心律失常的发生率,明显降低心功能不全的病死率。

但由于螺内酯有抗雄激素样作用,长期服用可致男性乳房发育、阳痿、性功能低下,女性乳房胀痛、声音变粗、毛发增多、月经失调、性机能下降等。而依普利酮是选择性醛固酮受体拮抗剂,只作用于盐皮质激素受体,而不作用于雄激素和孕酮受体,故除了引起高钾血症外其他不良反应很少。

| 第三节 利 尿 药 |

利尿药在心功能不全的治疗中起着重要作用,为一线治疗药物。利尿药促进 Na^+、水的排出,减少血容量,减轻心脏前、后负荷,改善心功能,增加心排血量,缓解全身水肿及肺水肿等。

利尿药适用于各种心功能不全患者,尤其是左、右心室充盈量高且易发生强心苷中毒的患者。轻度心功能不全患者可选用氢氯噻嗪、环戊噻嗪等噻嗪类利尿药;中度患者,可口服袢利尿药或与噻嗪类和保钾利尿药合用;严重的心功能不全患者,尤其是急性左心功能不全、肾小球滤过率低下(<30 mL/

NOTE

min)时,可静脉注射呋塞米、布美他尼等强效利尿药。严重的心功能不全患者应选用具有抗醛固酮作用的保钾利尿药,不仅能减少 K^+ 的排出,还能减少心肌 K^+ 的外流,在预防强心苷中毒引起的心律失常方面有一定的意义。

应根据病情合理选用,避免滥用利尿药,以免造成电解质紊乱和酸碱平衡失调。特别是噻嗪类与强效利尿药可增加 K^+ 的排出,在使用时除配合低盐膳食外,应注意补钾。目前推荐的利尿药使用方法为小剂量给药,同时合用强心苷、ACEI/ARB 及 β 受体阻断药。

第四节 血管扩张药

血管扩张药可扩张静脉,减少回心血量,降低心脏前负荷,进而降低肺楔压、左心室舒张末压等,减轻静脉淤血;扩张小动脉,降低外周阻力,降低心脏后负荷,增加心排血量,增加动脉供血,缓解组织缺血缺氧症状。血管扩张药能缓解心功能不全症状,改善血流动力学,提高运动耐力和生活质量,但不能降低心功能不全的死亡率。

硝普钠(sodium nitroprusside)

硝普钠在体内代谢为 NO 和氰化物,能迅速扩张小动脉和小静脉。口服无效,需新鲜配制后静脉给药,静脉滴注后 2～5 min 起效,能快速控制危急的心功能不全,适用于需要迅速降低血压和肺楔压的急性肺水肿、高血压危象等情况。但血管扩张药如果过度降低动脉血压,可引起冠状动脉的灌注压降低,不利于心肌供血;如果过度降低前负荷可使左心室充盈不足,影响体循环及冠状动脉的供血。而且血管扩张药的减负荷作用可导致体液潴留,容易产生耐受性,因此限制了本类药物的应用。

硝 酸 酯 类

常用硝酸甘油(nitroglycerin)和硝酸异山梨酯(isosorbide dinitrate)。主要舒张静脉,增加静脉容量,同时也能降低肺循环和体循环系统血管的阻力。硝酸酯类也能选择性舒张心外膜的冠状血管,在缺血性心肌病中增加冠状动脉血流量,提高心室的收缩和舒张功能,解除心功能不全的症状,提高患者的运动耐力。

肼屈嗪(hydralazine)

肼屈嗪对动脉的舒张作用大于对静脉的舒张作用,主要降低后负荷,增加每搏输出量,降低室壁张力。肼屈嗪能促进交感神经末梢释放去甲肾上腺素,有中等强度的正性肌力作用。肼屈嗪还能降低肾血管阻力,增加肾血流量,所以适用于肾功能不全或不能耐受 ACEI 的心功能不全患者。

血管扩张药一般用于正性肌力药和利尿药治疗无效的患者。通常肺静脉压明显升高、肺淤血症状明显者应选用以扩张静脉为主的硝酸酯类;心排血量明显减少而外周阻力升高者,宜选用扩张小动脉的肼屈嗪、哌唑嗪等。心排血量低而肺静脉压高者,应选用硝普钠或合并使用肼屈嗪和硝酸酯类。

第五节 正性肌力药

一、强心苷类

强心苷(cardiac glycosides)是一类具有强心作用的苷类化合物(图 18-2),临床主要用于治疗心功能不全,也可用于治疗某些心律失常。常用的强心苷类药物有地高辛(digoxin)、洋地黄毒苷(digitoxin)、毛花苷丙(lantoside C,西地兰)、毒毛花苷 K(strophanthin K)等。

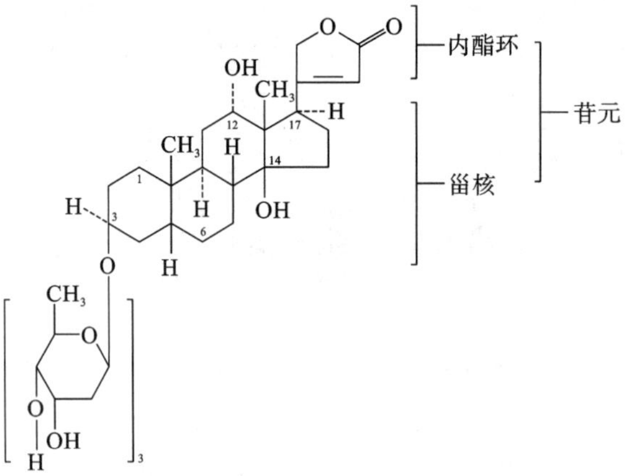

图 18-2　强心苷的化学结构式

【药动学】

1. 吸收　洋地黄毒苷脂溶性高,口服吸收好,生物利用度达 100%。洋地黄毒苷经肝与胆管排入肠道而被重吸收,形成肝肠循环,作用时间延长。地高辛吸收比例波动大,个体差异显著,不同厂家和批号的产品也可能有较大差异。毛花苷丙和毒毛花苷 K 脂溶性低,口服不吸收,需静脉给药。

2. 分布　洋地黄毒苷、地高辛可分布于全身,以心、肾及骨骼肌中浓度较高;毛花苷丙和毒毛花苷 K 在心、肾及肝组织中浓度较高;各药均可分布于乳汁中。地高辛易透过胎盘屏障,胎儿的血药浓度几乎与母体相同。

3. 代谢　洋地黄毒苷主要在肝脏代谢,大部分代谢失活,少部分变为地高辛。地高辛在体内代谢较少,主要与葡萄糖醛酸结合而失效。约 10% 人的肠道细菌可灭活地高辛。

4. 排泄　洋地黄毒苷由于脂溶性高,其代谢产物多数从肾脏排出,少量原形物也经肾排泄,约 26% 经胆道排出,形成肝肠循环;约 2/3 的地高辛以原形从肾脏排出;毛花苷丙和毒毛花苷 K 绝大部分不经转化而以原形经肾排泄。

一些常用强心苷类药物的药动学特点总结如下(表 18-1)。

表 18-1　常用强心苷类药物的药动学

分类	代表药	消化道吸收率/(%)	起效时间/min	达峰时间/h	作用时间/d	半衰期/h	血浆蛋白结合率/(%)	肝肠循环/(%)	消除途径
长效	洋地黄毒苷	90~100	iv 15~30 po>120	6~12	20	140	90~97	25	肝,少量经肾排出
中效	地高辛	50~90	iv 15~30 po 60	2~5	6	40	25	5	肾,少量经肝排出
短效	毒毛花苷 K	不良	iv 5~10	0.5~2	1	21	—	—	肾

注:iv—静脉注射;po—口服。

【药理作用及机制】

1. 对心脏的作用

(1) 正性肌力作用(positive inotropic action):强心苷对心脏具有高度的选择性,可显著加强心肌收缩力,可使心肌纤维张力上升及缩短速度加快,心肌敏捷收缩。因此可明显加强衰竭心脏的收缩力、增加心排血量,从而解除心功能不全的症状。强心苷还具有直接收缩血管的作用,使外周阻力增加,因此,强心苷并不增加正常人心排血量。在心功能不全状态下,强心苷可抑制处于兴奋状态的交感神经,使得外周阻力不增加,心排血量得以保持增加。

强心苷发挥正性肌力作用的机制是它与心肌细胞膜上 Na^+-K^+-ATP 酶结合并抑制其活性。治疗量强心苷抑制 Na⁺-K⁺-ATP 酶,使细胞内 Na⁺增多而 K⁺减少,进而再通过 Na⁺-Ca²⁺交换机制,减少 Na⁺内流和 Ca²⁺外流,或者是在 Na⁺外流增加的同时 Ca²⁺内流增加,结果使细胞内 Ca²⁺增加,肌质网摄取和储存 Ca²⁺也增加。另外,细胞内 Ca²⁺少量增加时,能增强 Ca²⁺离子流,使得动作电位 2 相内流的 Ca²⁺增多,进而这些 Ca²⁺又能促使肌质网的 Ca²⁺释放。因此,在强心苷作用下,心肌细胞内可利用 Ca²⁺量增加,加强心肌收缩力。

但是当 Na⁺-K⁺-ATP 酶活性被过度抑制时,可能出现毒性反应,表现为细胞内的 Ca²⁺超载,心肌细胞内的 K⁺明显减少,心肌细胞的自律性提高,产生各种心律失常。

(2)负性频率作用(negative chronotropic action):这一作用主要是继发于强心苷的正性肌力作用,主要表现在心功能不全而频率加快的患者中。由于心排血量增多敏化了颈动脉窦、主动脉弓,迷走神经兴奋性提高,心率减慢。心率减慢有利于心脏休息,同时又可使舒张期延长,静脉回心血量增多,心排血量增加,同时冠状动脉血液灌注增加,有利于心肌的营养供应。

(3)对心肌耗氧量的影响:决定心肌耗氧量的主要因素有室壁张力、每分钟射血时间、心肌收缩力和收缩速度。虽然强心苷可增强心肌收缩力,增加心肌耗氧量,但其缩短射血时间、减少心室内残余血量、缩小心室容积、降低室壁张力以及负性频率等,使得心肌总耗氧量并不增加,这是强心苷类药物有别于儿茶酚胺类药物的显著特点。

(4)对心肌电生理特性的影响:在治疗剂量下,强心苷增加迷走神经的兴奋性,加速 K⁺外流,增加最大舒张电位(MDP 绝对值增加),从而降低窦房结自律性,减慢房室传导速度,缩短心房有效不应期。对浦肯野纤维及心室细胞,强心苷直接抑制 Na⁺-K⁺-ATP 酶,使细胞内缺 K⁺,降低最大舒张电位(MDP 负值减少),与阈电位距离接近,从而使自律性提高;由于 MDP 的减少,除极速率降低,动作电位振幅缩小,有效不应期缩短。

强心苷中毒时可过度抑制 Na⁺-K⁺-ATP 酶,使细胞失 K⁺,最大舒张电位降低(MDP 负值减少),自律性提高,细胞内 Ca²⁺超载,导致后除极和触发活动等;另外,强心苷中毒剂量下也可增强中枢交感活动。故强心苷中毒时可出现各种心律失常,以室性早搏、室性心动过速多见。

2. 对神经和内分泌系统的作用 强心苷可直接抑制交感神经,由于其具有正性肌力作用,还可间接抑制交感神经。但中毒剂量的强心苷可通过中枢及外周作用提高交感神经活性,还能兴奋延髓催吐化学感受区引起呕吐,也可引起中枢兴奋。

强心苷可抑制肾素-血管紧张素-醛固酮系统,降低血浆肾素活性,进而减少血管紧张素 II 及醛固酮的分泌,对心脏产生保护作用。

3. 对血管的作用 强心苷可直接收缩血管平滑肌,收缩下肢血管、肠系膜血管及冠状血管,增加外周阻力,减少局部血流量。但在心功能不全时,强心苷抑制交感神经活性的作用超过其缩血管效应,外周阻力有所下降,局部血流量增加。

4. 对肾脏的作用 强心苷通过加强心肌收缩力,增加心排血量和肾血流量,产生间接利尿作用。强心苷也可抑制肾小管细胞 Na⁺-K⁺-ATP 酶,减少 Na⁺的重吸收,直接利尿。

【临床应用】

1. 治疗心功能不全 强心苷的应用主要以收缩功能障碍为主,且强心苷对利尿药和 ACEI 等疗效欠佳者也有疗效。对不同病因者疗效有差异:对伴有心房纤颤和心室率快的心功能不全者疗效最好;对瓣膜病、风湿性心脏病(严重二尖瓣狭窄的病例除外)、冠状动脉硬化性心脏病和高血压性心脏病所引起的心功能不全者疗效较好;对伴有机械性阻塞的心功能不全者,如缩窄性心包炎及严重二尖瓣狭窄者疗效很差或无效;对严重贫血、甲状腺功能亢进及维生素 B₁ 缺乏所致能量产生障碍的心功能不全者疗效差;对肺源性心脏病、严重心肌损伤活动性心肌炎者,如风湿活动期的心功能不全者疗效亦差。因缺氧的心肌除能量产生障碍外,还可因儿茶酚胺释放增加而使浦肯野纤维的兴奋性增高。同时,缺氧也促进心肌细胞进一步缺钾,这些都是诱发强心苷中毒的因素。

2. 治疗某些心律失常

(1)心房纤颤:心房肌发生快速而不规则的纤维颤动,每分钟达 400～600 次,此时可有过多的冲动下传到心室,使心室也出现不规则而快速的收缩,心室率过快,心排血量减少。强心苷通过兴奋迷走神经或对房室结的直接作用,减慢房室传导、延长房室结有效不应期、增加房室结中隐匿性传导、减慢心室频率,增加心排血量,从而改善循环障碍。但用药后多数患者心房纤颤并未消失。

(2) 心房扑动:与心房纤颤相比,此时心房的异位节律相对较规则,每分钟达 $250\sim300$ 次,但冲动穿透力强,容易传入心室,使心室率过快而难以控制。强心苷可缩短心房的有效不应期,使心房扑动转为心房颤动,接着发挥其治疗心房纤颤的作用。强心苷停用以后,取消了其缩短不应期的作用,有效不应期相应延长,可使异位节律落入不应期而终止折返,有利于恢复窦性节律。

(3) 阵发性室上性心动过速:强心苷可提高迷走神经活性,降低心房兴奋性,从而终止阵发性室上性心动过速的发作。但强心苷本身引起的室上性心动过速当属禁忌。

对室性心动过速者不宜用强心苷,因为可能引起心室纤颤。

【不良反应及其防治】 强心苷治疗安全范围小,一般治疗量已接近中毒剂量的 60%,由于个体对强心苷的敏感性差异较大,中毒发生率高达 20%。特别是当低血钾、高血钙、低血镁、心肌缺血缺氧、酸碱平衡失调、发热、肾功能不全、高龄及合并用药等因素存在时更易发生。一旦出现中毒先兆,要及时停用强心苷和排钾利尿药。

1. 胃肠道反应 最常见的早期中毒症状,可见厌食、恶心、呕吐及腹泻等。恶心、呕吐主要是兴奋延髓催吐化学感受区所致。应注意与用药不足、疾病未得到控制所致的反应相区别。剧烈呕吐可引起失钾进而加重强心苷中毒,所以剧烈呕吐时可减量或停药。

2. 中枢神经系统反应 可见眩晕、头痛、失眠、疲倦、谵妄、视物模糊、黄视、绿视等。这可能与强心苷分布于视网膜有关。视觉障碍属中毒先兆,可作为停药的指征。

3. 心脏毒性反应 各种不同程度的心律失常是最严重的中毒反应。常见以下几种类型。

(1) 快速型心律失常:强心苷中毒后能高度抑制 Na^+-K^+-ATP 酶,也可引起迟后除极,出现室性早搏、二联律、三联律以及房室结性、房性或室性心动过速,甚至发生心室纤颤。其中室性早搏是强心苷中毒最常见的早期表现,约占心脏毒性反应的 1/3;室性心动过速最为严重,应立即停药并采取治疗措施,以免发展为心室纤颤。

(2) 房室传导阻滞:强心苷能提高迷走神经活性,中毒后高度抑制 Na^+-K^+-ATP 酶,造成细胞内缺 K^+,细胞膜电位减小(负值减小),0 相除极速率降低,可引起各种程度的传导阻滞。

(3) 窦性心动过缓:强心苷可因抑制窦房结,降低其自律性而引起窦性心动过缓,甚至使心率降至 60 次/分以下,是停药的指征之一。

KCl 是治疗由强心苷所引起的快速型心律失常的有效药物。K^+ 能与强心苷竞争心肌细胞膜的 Na^+-K^+-ATP 酶,减少强心苷与酶的结合,从而减轻或阻止中毒反应的发生和发展。钾与心肌的结合远比强心苷与心肌的结合疏松,强心苷中毒后再用钾盐的目的是阻止强心苷继续与心肌结合,并不能置换出已经结合的强心苷,故预防低血钾比中毒后再补钾更重要。另外,补钾时不可过量,同时要注意患者的肾功能情况,以防止高血钾的产生。对并发传导阻滞的强心苷中毒患者,不能补钾,以免心搏骤停。苯妥英钠能使与强心苷结合的 Na^+-K^+-ATP 酶解离下来,恢复酶的活性,且苯妥英钠能降低浦肯野纤维的自律性,对强心苷所引起的频发室性早搏、二联律、室性心动过速等重症快速型心律失常有明显的疗效。利多卡因可用于治疗强心苷中毒引起的严重室性心动过速和心室纤颤。对极严重的地高辛中毒者可用地高辛抗体 Fab 片段静脉注射,Fab 片段对强心苷亲和力极强,能使与 Na^+-K^+-ATP 酶结合的强心苷迅速解离出来。

对强心苷中毒所引起的窦性心动过缓和房室传导阻滞等缓慢型心律失常,可选用 M 受体阻断药阿托品治疗。

二、非强心苷类正性肌力药

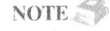

包括 β 受体激动药、磷酸二酯酶Ⅲ抑制药和钙增敏药等。由于这类药物可能增加患者的病死率,故不宜作为常规治疗用药。

1. β受体激动药 β受体激动药可通过心肌 β_1 受体与腺苷酸环化酶系统耦联,激活腺苷酸环化酶,使心肌细胞内 cAMP 升高,增加心肌收缩力。由于心功能不全时交感神经处于激活状态,内源性 β 受体下调,对儿茶酚胺类药物敏感性下降。在心功能不全后期,儿茶酚胺类药物更是病情恶化的主要原因之一,且容易引起心率加快和心律失常。因此 β 受体激动药主要用于强心苷反应不佳或有禁忌证者,尤其是伴有心率减慢或传导阻滞的患者。

多巴胺(dopamine,DA)

小剂量多巴胺选择性激动 D_1、D_2 受体,扩张肾、肠系膜及冠状血管,增加肾血流量和肾小球滤过率,排钠利尿;稍大剂量则激动 β_1 受体,促进去甲肾上腺素释放,加强心肌收缩力,增加心排血量。但大剂量会激动 α_1 受体,血管收缩增强,心脏后负荷增加。故多用于治疗急性心功能不全。

多巴酚丁胺(dobutamine)

多巴酚丁胺主要激动心脏 β_1 受体,对 β_2 受体及 α_1 受体作用较弱。能明显增强心肌收缩力,降低血管阻力,提高衰竭心脏的心脏指数,增加心排血量。主要用于对强心苷反应不佳的严重左心室功能不全和心肌梗死后心功能不全者,但血压明显下降者不宜使用。

异布帕明(ibopamine)

异布帕明的作用与多巴胺相似,可激动 D_1、D_2、β 和 α_1 受体,能改善症状,提高运动耐力。早期应用可减缓病情恶化。

2. 磷酸二酯酶Ⅲ抑制药 磷酸二酯酶Ⅲ抑制药(phosphodiesterase Ⅲ inhibitor,PDEI)通过抑制 PDE-Ⅲ 的活性,减少 cAMP 的灭活,使心肌细胞内 cAMP 含量增加,产生正性肌力作用;同时,PDE-Ⅲ 抑制药能松弛血管平滑肌,扩张血管。但大量的临床研究表明,长期应用本类药物时不良反应较多,可增加病死率,甚至缩短生存时间。

氨力农(amrinone)

氨力农是最早应用的 PDE-Ⅲ 抑制药,通过抑制 PDE-Ⅲ 的作用,增加心肌细胞内 cAMP 的含量,增加心肌收缩力和扩张血管。临床用于重度心功能不全的治疗,可明显改善心功能,对心率和平均动脉压无明显影响。氨力农还可抑制 NO 的过度产生,抑制肿瘤坏死因子-α(TNF-α)及影响神经激素调节,也能抗血栓形成,改善外周血微循环,改善肺顺应性及增加冠状动脉血流量等。本药不良反应较多见,常见食欲不振、恶心、呕吐等消化系统症状,尚可见血压降低、心律失常及肝损伤等。长期应用约 15% 的患者出现血小板减少,可致死。因此仅短期用药。

米力农(milrinone)

米力农是氨力农的类似物,作用与氨力农相似,但抑制 PDE-Ⅲ 的作用更强,现已取代氨力农,用于严重心功能不全的治疗。不良反应有心律失常、低血压、头痛及心绞痛等症状。血小板减少症较少见。

维司力农(vesnarinone)

维司力农与米力农作用相似,尚可增加心肌收缩成分对钙的敏感性,可抑制 TNF-α 及干扰素-γ 等的产生和释放。

三、钙增敏药

钙增敏药(calcium sensitizers)可增加肌钙蛋白 C(troponin C,TnC)对 Ca^{2+} 的敏感性,在不增加细胞内 Ca^{2+} 浓度的情况下能增强心肌收缩力,减少了细胞内 Ca^{2+} 浓度过高引起的细胞损伤,并节约部分供 Ca^{2+} 转运所消耗的能量。大多数钙增敏药还兼具对 PDE-Ⅲ 的抑制作用,可部分抵消钙增敏药的副作用。

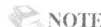

钙增敏药可能通过多种机制调节肌丝对 Ca^{2+} 的反应：①增加 Ca^{2+} 与 TnC 的结合，以增加肌丝对 Ca^{2+} 的反应，如匹莫苯(pimobendan)；②改变 Ca^{2+} 结合信息传递，如 TnC 的氨基末端接近调节 Ca^{2+} 结合的区域被认为是 TnC 与肌钙蛋白 I(TnI)以 Ca^{2+} 依赖方式起反应的区域，左西孟旦(levosimendan)占领并稳定该区域，增加了细肌丝的激活水平；③作用于肌动蛋白-肌球蛋白之间，如噻唑嗪酮(thiadizinone)可直接促进肌动蛋白-肌球蛋白的反应，增加肌丝对 Ca^{2+} 的敏感性。

钙增敏药在心功能不全的治疗中具有正性肌力作用和血管扩张作用，可增加患者的运动耐量及改善症状。但同样可增加患者的病死率，因为该类药物具有延缓舒张和提高舒张期张力的副作用，也能增强血管平滑肌的收缩，可能会对心功能不全患者病情发展带来不利影响。

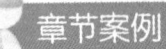 章节案例

章节案例
答案解析

知识拓展

患者，男，63 岁。半年前感冒后出现逐渐加重的胸闷、心悸、气急，近一个月经常出现夜间阵发性呼吸困难，昨晚排便后又出现呼吸困难并加重，无法平卧，咳嗽，咳泡沫样痰及粉红色血色痰而就诊入院。T 37.5 ℃、P 130 次/分、BP 120/70 mmHg，R 30 次/分，明显发绀，大汗，端坐呼吸。颈静脉怒张，心界扩大，第一心音减低，心动过速；心尖区可闻及Ⅲ～Ⅳ级收缩期杂音和舒张期奔马律；双肺布满中小水泡音及哮鸣音；肝肿大、肝静脉反流征阳性；双下肢轻度水肿。诊断为扩张型心肌病、全心功能不全、急性左心功能不全发作。问：

(1) 治疗患者急性左心功能不全的药物主要有哪些类型？

(2) 患者的出院教育中应该交代哪些注意事项？

本章小结

心功能不全的病因较多，临床常常采用联合用药治疗。药物的基本作用为强心肌收缩力、减轻心脏负荷和改善心脏功能(抑制心肌和血管重构等)。

1. 加强心肌收缩力的药物　有强心苷类、β 受体激动药、磷酸二酯酶Ⅲ抑制药和钙增敏药等。

强心苷在临床上主要用于心功能不全的治疗，也可用于治疗心房纤颤、心房扑动、阵发性室上性心动过速等心律失常。常用的强心苷药物有地高辛、洋地黄毒苷、毛花苷丙、毒毛花苷 K 等。其作用机制：适度抑制 Na^+-K^+-ATP 酶，增加细胞内 Na^+。

强心苷安全范围小，血药浓度高时重度抑制 Na^+-K^+-ATP 酶，可致中毒。中毒表现：①胃肠道反应；②心律失常；③中枢兴奋。中毒诱因：低血钾、高血钙、低血镁、心肌缺血缺氧、酸碱平衡失调、发热、肾功能不全、高龄及合并用药等。中毒先兆：偶发性室性早搏，心率低于 60 次/分，恶心、呕吐、黄视、绿视等。中毒预防：去诱因、知先兆、合理用药。中毒治疗：①停药；②测血钾，补钾；③抗心律失常，恢复酶活性。苯妥英钠能使与强心苷结合的 Na^+-K^+-ATP 酶解离下来，恢复酶的活性，且苯妥英钠能降低浦肯野纤维的自律性，对强心苷所引起的频发室性早搏、二联律、室性心动过速等有明显的疗效。利多卡因可用于治疗强心苷中毒引起的严重室性心动过速和心室纤颤。对极严重的地高辛中毒者可用地高辛抗体 Fab 片段静脉注射。强心苷中毒所引起的窦性心动过缓和房室传导阻滞等缓慢型心律失常，可选用 M 受体阻断药阿托品治疗。

其他类型药物：氨力农、米力农等磷酸二酯酶Ⅲ抑制药通过抑制 PDE-Ⅲ 的活性，减少 cAMP 的灭活，使心肌细胞内 cAMP 含量增加，产生正性肌力作用；同时，磷酸二酯酶Ⅲ抑制药能松弛血管平滑肌，扩张血管。

Ca^{2+} 的增敏药左西孟旦、匹莫苯、噻唑嗪酮等可增加肌钙蛋白 C 对 Ca^{2+} 的敏感性，在不增加细胞内 Ca^{2+} 浓度的情况下能增强心肌收缩力，减少了细胞内 Ca^{2+} 浓度过高引起的细胞损伤，并节约部分供 Ca^{2+} 转运所消耗的能量。

2. 减轻心脏负荷的药物　主要有利尿药和血管扩张药物。

(1) 利尿药：适用于各种心功能不全患者，尤其是左、右心室充盈量高者。能促进 Na^+、水的排出，

减少血容量,减轻心脏前、后负荷,改善心功能,增加心排血量,缓解全身水肿及肺水肿等。

(2)扩血管药:扩张静脉,降低心脏前负荷,减轻静脉淤血;扩张小动脉,降低外周阻力,降低心脏后负荷。

3. 改善心脏功能,抑制心肌重构 血管紧张素转化酶抑制剂(ACEI)、氯沙坦等血管紧张素Ⅱ受体阻断药(ARB)、螺内酯等醛固酮受体阻断药和卡维地洛等β受体阻断药。

目标检测

制剂及
用法用量

目标检测
答案

一、选择题(1～9 为单项选择题,10～13 为多项选择题)

1. 地高辛正性肌力作用的机制是( )。

A. 激活心肌细胞膜的 Na^+-K^+-ATP 酶

B. 促进去甲肾上腺素的释放

C. 减慢房室传导速度

D. 抑制心肌细胞膜的 Na^+-K^+-ATP 酶活性

E. 缩短 ERP

2. 能治疗慢性心功能不全、心律失常的药物是( )。

A. 地高辛　　　　B. 米力农　　　　C. 氯沙坦　　　　D. 普萘洛尔　　　　E. 硝普钠

3. 强心苷治疗心功能不全的初始作用是( )。

A. 缩小心室容积　　　　　　B. 负性频率　　　　　　　　　C. 降低心肌耗氧量

D. 正性肌力作用　　　　　　E. 负性传导

4. 强心苷治疗心功能不全的最佳适应证是( )。

A. 严重二尖瓣狭窄诱发的心功能不全　　　　B. 高血压性心力衰竭伴有心房纤颤者

C. 甲状腺功能亢进诱发的心功能不全　　　　D. 重度贫血引起的心功能不全

E. 肺源性心脏病导致的心功能不全

5. 地高辛中毒最多见、早见的心脏毒性反应是( )。

A. 阵发性室上性心动过速　　　　B. 房室传导阻滞　　　　　　C. 室性早搏

D. 室性心动过速　　　　　　　　E. 心室纤颤

6. 强心苷中毒引起的快速型心律失常最好选用( )进行治疗。

A. 苯妥英钠　　　B. 奎尼丁　　　C. 胺碘酮　　　D. 普萘洛尔　　　E. 地尔硫䓬

7. 血管扩张药治疗心力衰竭的主要机制是( )。

A. 扩张动、静脉,减轻心脏的前、后负荷　　　　B. 扩张冠状动脉,增加心肌供氧量

C. 降低血压　　　　　　　　　　　　　　　　D. 减少心排血量

E. 降低心肌耗氧量

8. 血管紧张素转化酶抑制剂逆转心肌肥厚、重构的机制是( )。

A. 抑制 Na^+-K^+-ATP 酶　　　　B. 减少血管紧张素Ⅱ的形成　　　　C. 抑制磷酸二酯酶

D. 促进 Ca^{2+} 内流　　　　E. 阻断 β 受体

9. 沙坦类药物治疗心力衰竭的机制是( )。

A. 抑制血管紧张素Ⅰ的形成　　　　　　　　B. 减少肾素的分泌

C. 阻断血管紧张素Ⅱ与其受体的结合　　　　D. 阻断 α_1 受体

E. 阻断 β 受体

10. 强心苷中毒引起的心律失常可用氯化钾治疗的是( )。

A. 房室结性心动过速　　　　B. 室性心动过速　　　　　　C. 房性早搏

D. 房室传导阻滞　　　　　　E. 房性心动过速

11. 主要通过扩张动、静脉治疗心力衰竭的药物是( )。

NOTE

A. 硝酸甘油　　　B. 依那普利　　　C. 肼屈嗪　　　D. 哌唑嗪　　　E. 硝普钠

12. 属于强心苷类正性肌力药的是(　　)。

A. 氨力农　　　B. 地高辛　　　C. 毒毛花苷 K　　D. 西地兰　　　E. 依那普利

13. 能防止和逆转慢性心功能不全时的心室肌肥厚并降低病死率的药物是(　　)。

A. 血管紧张素 I 转化酶抑制药　　　B. 醛固酮受体拮抗剂　　　C. 利尿药

D. 强心苷　　　　　　　　　　　E. β 受体阻断药

二、问答题

1. 试述强心苷心脏毒性反应的表现和其中毒机制。治疗强心苷中毒的代表药物分别是什么？

2. 心源性哮喘可用什么药物治疗？为什么？

(广西医科大学　焦　杨)

第十九章　抗心律失常药

学习目标

1. 熟悉:抗心律失常药的基本作用。

2. 掌握:抗心律失常药的分类;代表药物利多卡因、普萘洛尔、胺碘酮和维拉帕米的药理作用和临床应用。

3. 了解:抗心律失常药的选药原则及选药。

心律失常是指心脏冲动的起源、频率、节律、传导速度的异常,导致心房和(或)心室的正常激活或运动顺序发生障碍,可产生心脏泵血功能障碍,影响全身器官的供血乃至危及生命的临床综合征,需要及时处理。心律失常多是由心脏跨膜离子转运障碍,干扰了心肌细胞电生理活动而产生的。按心脏跳动的频率可分缓慢型心律失常和快速型心律失常。前者常用异丙肾上腺素或阿托品治疗。后者的发病机制及药物治疗复杂,是本节讨论的重点。

抗心律失常药主要通过影响心肌细胞 Na^+、K^+、Ca^{2+} 的转运,纠正心肌细胞电生理紊乱而发挥抗心律失常作用。根据药物主要作用的离子通道及电生理特点,按照 Vaughan Williams 分类法可将药物分为四个类型:Ⅰ类,钠通道阻滞药;Ⅱ类,β 受体阻断药;Ⅲ类,延长动作电位时程药;Ⅳ类,钙通道阻滞药。

第一节　心律失常的电生理学基础

一、正常心肌细胞电生理

(一) 心肌细胞膜电位

心肌细胞膜电位与离子转运关系密切。根据心肌细胞兴奋时对 Na^+、Ca^{2+} 通道的作用分为快反应细胞和慢反应细胞,动作电位分别称为快反应动作电位和慢反应动作电位(图 19-1A)。正常心肌细胞在静息期,细胞膜的两侧电位呈内负外正极化状态,所测的电位差为静息膜电位。当快反应细胞受到刺激或慢反应细胞自发舒张期自动除极化达到阈电位时,会引起心肌细胞除极和复极过程,形成动作电位。动作电位分为 5 个时相,即 0、1、2、3、4 相。0 相为除极过程,1、2、3 相为复极过程。0 相至 3 相之间的时间称为动作电位时程(action potential duration,APD)(图 19-1B)。

0 相为除极,由 Na^+ 大量快速内流所致。1 相为快速复极早期,由钠通道失活、短暂 K^+ 外流和 Cl^- 内流引起。2 相为缓慢复极期,此期心肌细胞慢 Ca^{2+} 通道开放,Ca^{2+} 缓慢内流,伴少量 Na^+ 内流和 K^+ 缓慢外流,电位维持在较稳定水平,形成平台,故又称平台期。3 相为快速复极末期,由 K^+ 外流增多所致,膜负电位绝对值迅速增大,心肌细胞复极到静息电位水平。4 相为静息期,此期在 Na^+-K^+-ATP 酶的作用下,细胞泵出 Na^+,摄入 K^+,恢复静息电位的离子分布。非自律细胞的静息膜电位较稳定。自律细胞的静息电位(4 相)称为最大舒张电位,此期,自律细胞出现 Na^+ 的缓慢内流和 K^+ 外流,膜电位不稳定,能自发在舒张期除极,达到阈电位时,可再次引起兴奋。心肌细胞舒张期自动除极速度的快慢,表示心肌自律性的高低。

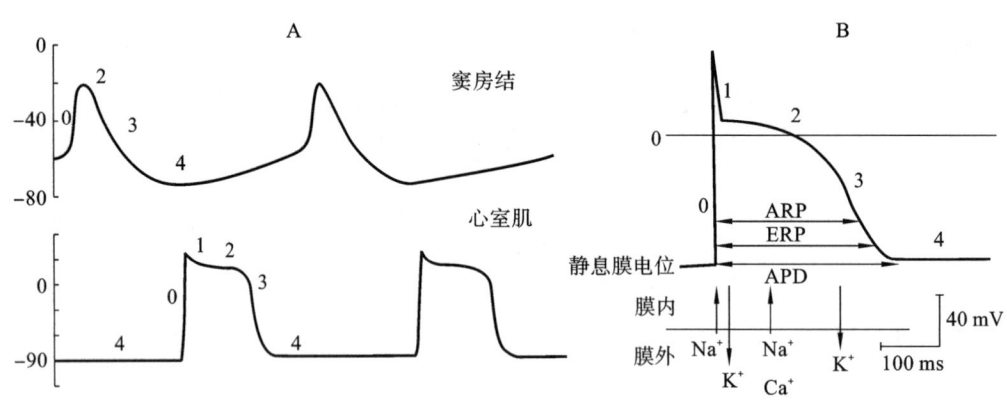

图 19-1　心肌动作电位与离子转运

A：窦房结慢反应动作电位和心室肌快反应动作电位及时相；B：心肌细胞动作电位与离子转运

ARP：绝对不应期；ERP：有效不应期；APD：动作电位时程

（二）膜反应性与传导速度

膜反应性是指细胞膜接受刺激所激发 0 相上升的速率之特性。膜反应性的高低取决于 0 相除极离子通道的激活与失活的速率。一般条件下，膜反应性与其静息电位密切相关，膜静息电位（负值）大，0 相除极速率快，动作电位振幅大，传导速度也快；反之，亦然。可见膜反应性是决定传导速度的重要因素。

（三）有效不应期

心肌除极后必须复极到 $-60\ mV$，细胞才对刺激产生可扩布的动作电位。自除极到引起可扩布性兴奋的时间为有效不应期（effective refractory period，ERP）。有效不应期的长短，多与动作电位时程（action potential duration，APD）一致，但两者的变化程度可有差异，一般用 ERP/APD 来反映。比值增大，意味着心肌对刺激不起反应的时间延长，不易发生快速型心律失常。

二、心律失常的发生机制

心律失常可分为缓慢型心律失常和快速型心律失常。心律失常的发生，与冲动形成异常、冲动传导障碍有关。

（一）冲动形成异常

1. 自律性异常　在自律细胞中，窦房结自律性最高，为正常起搏点，其他自律细胞则为潜在起搏点。窦房结功能增高或降低、潜在（异位）起搏点自律性增强，均可导致冲动形成异常，机体出现心律失常。自律性与 4 相自动除极速度、最大舒张电位水平及阈电位水平有关。若 4 相 K^+ 外流减少，或 Na^+、Ca^{2+} 内流加快，则 4 相自动除极加快、最大舒张电位变小或阈电位增大，均使自律性增高。心房肌、心室肌等非自律细胞在某些因素作用下自律性增高，引起心律失常。

2. 触发活动与后除极　触发活动（triggered activity）指冲动的形成是由紧接着一个动作电位后的第二次阈值除极化即后除极而造成的。

后除极是在一个动作电位中继 0 相除极之后所发生的除极，其频率较快，振幅较小，呈振荡性波动，膜电位不稳定，容易引起异常冲动发放；后除极分早后除极与迟后除极两种（图 19-2、图 19-3）。前者发

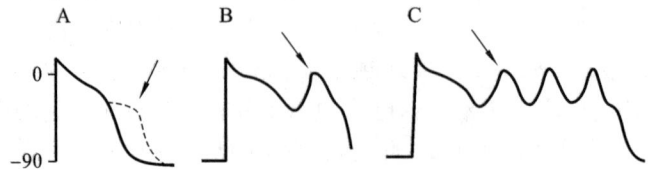

图 19-2　早后除极与触发活动

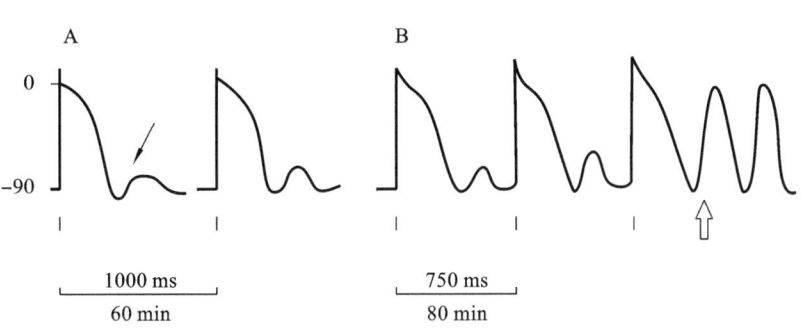

图 19-3 迟后除极与触发活动

生在完全复极之前的 2 相或 3 相中,主要由 Ca^{2+} 内流增多所引起;后者发生在完全复极之后的 4 相中,由细胞内 Ca^{2+} 过多诱发 Na^+ 短暂内流所引起。

（二）冲动传导障碍

1. 单纯性传导障碍 包括传导减慢、传导阻滞、单向传导阻滞等。

2. 折返激动（reentrant excitation） 折返激动是指一个激动下传后,又可顺着另一条途径折回并再次兴奋原已兴奋过的心肌,这样所产生的异常激动称为折返激动（图 19-4）。折返激动是引起各种快速型心律失常的重要原因。

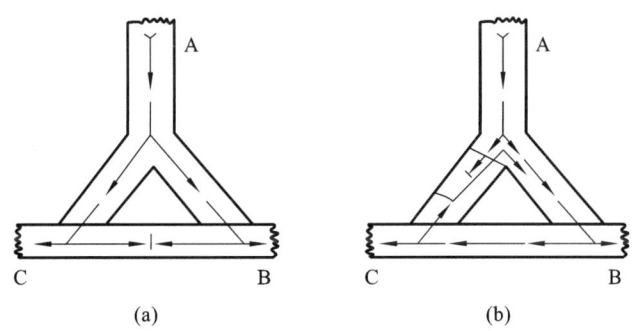

图 19-4 浦肯野纤维末梢的正常冲动传导、单向阻滞和折返形成

（a）浦肯野纤维末梢的正常冲动传导;（b）单向阻滞和折返形成

三、抗心律失常药物的作用机制

心律失常是由冲动的异常发放或异常传导引发的,其治疗的基本原则是减少异常冲动发放,改变传导异常。因此,药物的基本电生理作用均是通过影响心肌细胞电兴奋过程中不同时相的离子通道和离子流,使其自律性、传导性等发生变化而实现的。

（一）降低自律性

药物可通过抑制快反应 Na^+ 内流或抑制慢反应 Ca^{2+} 内流,促进 K^+ 外流而减慢 4 相自动除极化速率,或增大最大舒张电位,或下移阈电位等降低自律性。

（二）减少后除极与触发活动

药物可通过促进或加速复极等方式,以减少早后除极的发生;通过减少细胞内 Ca^{2+} 的蓄积以减少迟后除极的发生。如钙通道阻滞药和钠通道阻滞药分别降低细胞内 Ca^{2+} 和阻断 Na^+ 内流,减少迟后除极所致的触发活动。

（三）改变膜反应性及传导性而消除折返

增强膜反应性改善传导而取消单向阻滞;或减弱膜反应性减慢传导而使单向阻滞变为双向阻滞而终止折返激动。

（四）改变 ERP 及 APD 而减少或终止折返

一般认为 ERP 与 APD 的比值(ERP/APD)在抗心律失常作用中有一定意义,比值较正常大,即说明在一个 APD 中 ERP 占时增多,冲动将有更多机会落入 ERP 中,折返易被取消。药物对此有 3 种可能的影响:①绝对延长 ERP:延长 ERP>APD,ERP/APD 值增大。奎尼丁类药物能抑制 Na^+ 通道,使其恢复重新开放的时间延长,即延长 ERP;②相对延长 ERP:缩短 APD>ERP,ERP/APD 值增大。利多卡因类药物有此作用;③促使邻近细胞 ERP 的不均一(长短不一)趋向均一。

第二节 常用的抗心律失常药

根据药物的电生理效应及作用机制,可将其分为 4 类,其中 I 类药物又根据药物对通道阻滞的强度和阻滞后通道的复活时间常数,分为 Ia、Ib、Ic 三个亚类(表 19-1)。

表 19-1 抗心律失常药的作用机制与分类

分　类	代　表　药
I 类　钠通道阻滞药	
Ia 类　适度阻滞钠通道	奎尼丁
Ib 类　轻度阻滞钠通道	利多卡因
Ic 类　显著阻滞钠通道	普罗帕酮
II 类　β 受体阻断药	普萘洛尔
III 类　延长动作电位时程药	胺碘酮
IV 类　钙通道阻滞药	维拉帕米
其他类	腺苷

一、I 类药——钠通道阻滞药

（一）Ia 类药物

奎尼丁(quinidine)

奎尼丁是从金鸡纳树皮提取的生物碱,为奎宁的右旋体。

【药理作用】　Ia 类药物,具有适度抑制 Na^+ 内流,轻度阻断 Ca^{2+} 内流、K^+ 外流,抗胆碱和 α 受体的作用。奎尼丁为最早的抗心律失常药,作用迅速,疗效显著,但安全范围小,不良反应多,应用受限。

1. 降低自律性　奎尼丁抑制 Na^+ 内向电流,降低 4 相舒张期自动除极化的斜率,降低自律性。治疗浓度的奎尼丁主要抑制心房、心室肌和浦肯野纤维异位节律点的自律性,对正常窦房结的影响很弱。但对病态窦房结综合征患者的窦房结则有明显抑制的作用。

2. 减慢传导　奎尼丁抑制 0 相 Na^+ 内流,降低心房、心室和浦肯野纤维的 0 相上升速度、振幅和膜反应性,从而减慢传导速度,使某些病理情况下的单向阻滞变为双向阻滞,从而消除折返,产生抗心律失常作用。由于奎尼丁的抗胆碱能作用可加快房室结的传导,在治疗心房扑动或心房颤动时,机体出现心室率加快,可先服用强心苷减慢心率,预防该现象的发生。

3. 延长 ERP　奎尼丁抑制 K^+ 外流,延长 ERP,终止原有的折返和期前冲动,使病变区与正常心肌之间的 ERP 趋于均一,抑制折返激动形成。

4. 对自主神经的影响　抗胆碱能作用,使心率增快和房室传导加速。另外,有轻度 α 受体阻滞作用,使血管扩张、血压下降,反射性兴奋交感神经,而使心率增快。

【体内过程】　口服吸收快而完全。口服后 30 min 起效,1~3 h 达峰,持续约 6 h。有效血浓度为

$3\sim6\ \mu g/mL$，中毒血浓度为 $8\ \mu g/mL$。$t_{1/2}$ 为 $5\sim7\ h$，肝功能不全者延长。分布广泛，但以心肌浓度最高，蛋白结合率约 80%。生物利用度个体差异较大（$70\%\sim80\%$）。主要经肝脏 CYP450 氧化代谢，且代谢产物仍有活性，仅约 20% 原形及代谢产物由肾脏排出，酸化尿液可增加其排泄。

【临床应用】 奎尼丁是广谱抗心律失常药，对于房性、室性及房室结性心律失常均有效，临床上常用于治疗室上性和室性心律失常（心房纤颤、心房扑动、心动过速、早搏）。对心房纤颤及心房扑动，目前虽多采用电复律术，但奎尼丁仍有应用价值，复律前合用强心苷可减慢心室率，复律后用奎尼丁维持窦性节律。

【不良反应】 奎尼丁的不良反应较多，约有 1/3 患者可立即出现不良反应而必须终止治疗。

1. 胃肠道反应 较常见，多见于用药初期，包括恶心、呕吐、痛性痉挛及腹泻。

2. 心脏毒性 较为严重，可致心脏停搏、传导阻滞及尖端扭转型心律失常，较多见于原有器质性心脏病患者。也可引起室性早搏、室性心动过速及心室纤颤。

3. 奎尼丁晕厥或猝死 偶见奎尼丁引起患者意识丧失，四肢抽搐，呼吸停止，称"奎尼丁晕厥"。

4. 金鸡纳反应 长期用药者可出现金鸡纳反应，如头晕、耳鸣、失听等。

【禁忌证】 重度房室传导阻滞、心力衰竭、严重窦房病变等患者及孕妇禁用。

普鲁卡因胺（procainamide）

普鲁卡因胺又称普鲁卡因酰胺，是普鲁卡因的衍生物。

【药理作用】 普鲁卡因胺对心肌细胞电生理活动的直接作用与奎尼丁类似，仅程度较弱。对异位搏动的抑制作用较奎尼丁弱。抑制心脏传导作用以房室结以下为主，治疗房性心律失常的作用较差。对心肌收缩力的抑制较弱，抗胆碱效应较轻，无 α 受体阻断作用。

【体内过程】 口服吸收快而完全（$80\%\sim100\%$），生物利用度约 75%。$45\sim90\ min$ 后血浆浓度达峰值。约 40% 经肝脏代谢，其活性代谢产物 N-乙酰普鲁卡因胺有较强的抗心律失常作用。原药的 60% 及代谢产物从尿中排出。

【临床应用】 本药应用的指征和禁忌证与奎尼丁相同，但对心房扑动和心房颤动的转复作用不如奎尼丁，临床上主要用于室性心律失常、室性早搏、室性心动过速等。

【不良反应】

1. 心脏毒性 与奎尼丁类似，可致心搏骤停及传导阻滞。静脉注射过快会使周围血管扩张而血压下降。此外，剂量过大时比奎尼丁更易产生严重及不可逆的心力衰竭。

2. 心外不良反应 主要是红斑狼疮样综合征，停药后症状可消失。其他不良反应包括恶心、腹泻、皮疹、发热等。

（二） Ⅰb 类药物

利多卡因（lidocaine）

利多卡因最初作为局部麻醉药应用，1963 年开始用于治疗心律失常。

【药理作用】 对浦肯野纤维细胞膜具有抑制 Na^+ 内流、促进 K^+ 外流的作用。

1. 降低自律性 治疗浓度（$2\sim5\ \mu g/mL$）的利多卡因由于降低 4 相 Na^+ 内流和促进 K^+ 外流，而降低浦肯野纤维 4 相除极斜率，降低自律性。仅对希氏-浦肯野系统和心室肌发生作用，对心房肌、正常窦房结无明显作用。

2. 对传导速度的影响 对正常的希氏-浦肯野系统和心室肌传导速度无作用。在病理情况下，可减慢或增快传导速度，如在缺血组织（细胞外 K^+ 浓度升高时），利多卡因常减慢传导速度，对已有单向传导阻滞者则能转变成双向阻滞而中断折返通路。当血 K^+ 浓度降低时，利多卡因由于促进 K^+ 外流而引起超极化，能有效地加快或恢复正常传导速度。

3. 缩短不应期 利多卡因促进复极时的 K^+ 外流，并阻止 2 相少量 Na^+ 内流，从而缩短浦肯野纤维和心室肌的 APD、ERP,且缩短 APD 更为显著,相对延长 ERP,减少折返的发生和终止折返。

【体内过程】 口服虽易吸收,但肝脏首过消除明显,且易致胃肠道反应,常静脉给药。肌内注射后,30～45 min 血药浓度达峰值。静脉注射立即达有效浓度,但维持时间短,故多用静脉滴注维持有效浓度。血浆蛋白结合率约为 70%,在肝中代谢失活。严重肝脏疾病或心力衰竭时肝脏淤血,均可延缓或减少药物的消除,应减少用量。

【临床应用】 利多卡因属于窄谱抗心律失常药,主要用于治疗室性心律失常,是防治急性心肌梗死室性心律失常的首选药物,可降低发病率和死亡率。对心脏手术、强心苷中毒及各种原因引起的室性心律失常有效。

【不良反应】 较少,主要表现在中枢神经系统,包括头昏、倦怠、言语不清、感觉异常、肌肉颤动,甚至惊厥、神志不清及呼吸抑制。大剂量可致严重窦性心动过缓、传导阻滞及心肌收缩力下降。

苯妥英钠(phenytoin sodium)

苯妥英钠原为抗癫痫药,20 世纪 50 年代起用于治疗心律失常,尤其在治疗强心苷中毒引起的心律失常方面更优于其他药物。

【药理作用及临床应用】 苯妥英钠的心肌电生理效应与利多卡因相似。降低浦肯野纤维的自律性,相对延长有效不应期。不同之处是苯妥英钠可取消强心苷中毒时浦肯野纤维迟后除极的触发活动,改善房室传导阻滞;缩短浦肯野纤维及心室肌的 APD、ERP,且缩短 APD 更为显著,相对延长 ERP。

主要用于室性心律失常的治疗,尤其对强心苷中毒引起的室性心律失常效果较好。

【体内过程与不良反应】 参见抗癫痫药物章节。

美西律(mexiletine)

美西律的化学结构和细胞电生理效应与利多卡因类似,同属Ⅰb类药物,与利多卡因相比,其最大优点是口服有效,常用于维持利多卡因的疗效。临床适用于各种室性心律失常,如早搏、心动过速等,尤其是洋地黄中毒、心肌梗死或心脏手术所引起的室性心律失常。对反复发作的室性心动过速和室上性心律失常的疗效差。

美西律的安全范围小,血药浓度超过 2 μg/mL 即可出现不良反应。可见神经系统症状,如眩晕、复视、麻木、共济失调及震颤等。另外,口服常见胃肠道反应,如恶心、呕吐等。静脉给药尚可致低血压、心动过缓、传导阻滞等。

(三)Ⅰc 类药物

此类药物明显阻滞钠通道,降低 0 相上升速率而减慢传导。抑制 4 相 Na^+ 内流而降低自律性,对复极过程影响较小。早期应用的氟卡尼因具有致心律失常作用而被严格限制,仅用于威胁生命的严重心律失常者。美国 FDA 将其列为严格限制使用药。

普罗帕酮(propafenone)

普罗帕酮具有Ⅰc类药细胞电生理效应,可以明显阻滞钠通道,较强降低 0 相 Na^+ 上升的最大速率而减慢心房、心室和浦肯野纤维的传导;也可以抑制 4 相 Na^+ 作用,降低浦肯野纤维自律性;延长其 APD、ERP;有轻度 β 受体阻滞作用及 Ca^{2+} 拮抗作用。

口服吸收良好,生物利用度 12%～23%。首过消除明显,服药后 0.5～1 h 起效,2～3 h 达最大效应,作用持续 4～8 h。$t_{1/2}$ 为 2.4～11.8 h,主要经肝代谢,部分代谢产物具有活性作用。本药与地高辛合用可提高地高辛药物浓度,故合用时应将后者减半。

临床主要用于治疗室性心律失常,也可用于治疗室上性心律失常,包括预激综合征合并室上性心律失常。对冠心病、高血压所引起的心律失常有较好疗效,对顽固性心律失常也有效。但对转复心房纤颤或心房扑动成窦性心律的疗效较差。因本品有促心律失常作用,用药需谨慎。

不良反应有消化道反应,一般无须停药。严重不良反应为心脏毒性,如使原有心律失常加重,或新发生心律失常,该药可加重或诱发心力衰竭,引起房室传导阻滞、心室内传导阻滞、窦性心动过缓等。当心电图 QRS 波加宽超过 20% 或 Q-T 间期明显延长者宜减量或停药。

【注意事项】 ①心肌有严重损害者,肝、肾功能不全,孕 3 个月和哺乳期妇女慎用普罗帕酮。②严重心力衰竭、心源性休克、严重心动过缓、心室内传导阻滞、病态窦房结综合征、明显的电解质失调、严重的阻塞性肺部疾病、明显低血压者忌用普罗帕酮;③用药过程中需监测血压和心电。

二、Ⅱ类药——β受体阻断药

β 受体阻断药通过竞争性拮抗 β 受体,抑制儿茶酚胺对心脏的影响。同时具有 I 类抗心律失常药的细胞膜效应,有些尚有内在拟交感活性。通过减慢心率,抑制细胞内钙超载,减少后除极等作用治疗心律失常。

普萘洛尔(propranolol)

普萘洛尔是应用最早、最普遍的 β 受体阻断药。

【药理作用】 除阻断 β 受体外,尚可促进 K^+ 外流,高浓度时还抑制 0 相 Na^+ 内流。

1. 降低自律性 当心脏 β 受体兴奋时,增加 4 相除极速率,使窦房结自律性增加,自发性冲动发放速率加快。普萘洛尔能竞争性阻断这一作用,明显降低其自律性。尤其在运动和情绪激动时,体内儿茶酚胺浓度升高,普萘洛尔的作用更明显。

2. 减慢传导速度 较高浓度的普萘洛尔直接抑制浦肯野纤维的 Na^+ 内流,呈现奎尼丁样的膜稳定作用,减慢房室结及浦肯野纤维的传导速度。

3. 延长不应期 显著延长房室结的有效不应期,消除由房性折返而引起的阵发室上性心动过速等。缩短浦肯野纤维的 APD 和 ERP,加速其复极过程,使整个传导系统的 APD 和 ERP 更趋一致,减少折返的发生。

【临床应用】 广谱抗心律失常药。对窦性心动过速,尤其与交感神经兴奋过高有关者,如运动和情绪激动、甲状腺功能亢进、β 受体反应亢进症和嗜铬细胞瘤等引起的窦性心动过速治疗效果较好。对室上性心动过速,尤其是折返性室上性心动过速的部分患者也有效。对心房扑动、心房颤动者,多数仅减慢其心室率而不能转复。一般在单用强心苷仍不能控制心室率时,可加用本药。

【不良反应】

1. 不良反应 ①心脏毒性可致窦性心动过缓、房室传导阻滞,可能诱发心力衰竭、低血压等;②诱发或加重哮喘;③长期使用对脂质代谢和糖代谢有不良影响;④引起中枢神经系统不良反应,如多梦、头晕、抑郁;⑤肢端发冷:末梢血管收缩,心排血量减少,由肢端血液灌注减少所致。

2. 禁忌证 支气管哮喘、窦性心动过缓、重度房室传导阻滞、心源性休克、低血压者禁用。孕妇及哺乳期妇女禁用美托洛尔。

3. 药物相互作用 不宜与抑制心脏的药物合用;与强心苷类药物同用时,可发生房室传导阻滞而致心率过慢;与肾上腺素等拟交感胺类同用,可引起显著高血压、心率过慢,也可能出现房室传导阻滞;与降糖药同用时,须调整后者的剂量;与单胺氧化酶抑制剂同用,可致极度低血压,禁用。

三、Ⅲ类药——延长动作电位时程药

胺碘酮(amiodarone)

胺碘酮为广谱抗心律失常药。

【药理作用】 胺碘酮主要阻滞 K^+ 通道,也有阻滞 Na^+、Ca^{2+} 通道和阻断 α、β 受体的作用。治疗浓度时,能显著延长心房、房室结和心室的 APD 及 ERP,有利于消除折返性心律失常。降低窦房结和浦肯野纤维的自律性,减慢浦肯野纤维和房室结的传导速度。提高心室致颤阈值,减少心室颤动发作。此外尚可扩张冠状动脉,降低外周血管阻力,减少心肌耗氧量。

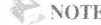
NOTE

【体内过程】 口服吸收慢而不完全,生物利用度为 $40\%\sim50\%$,广泛分布于脂肪组织中,血浆蛋白结合率约为 95% ,主要经肝脏代谢,排泄缓慢,停药后作用可维持 $8\sim10$ 天。半衰期长达数周。

【临床应用】 胺碘酮为广谱抗心律失常药,临床用于治疗各种室上性及室性心律失常。能将阵发性心房扑动、心房纤颤及室上性心动过速转复为窦性心律。对室性心律失常,如早搏、室性心动过速等的有效率可达 80% 左右。常用于顽固性心律失常,静脉注射用于控制室性心动过速和心室纤颤。

【不良反应】 胺碘酮的不良反应较多,且与剂量大小及用药时间的长短成正比。

1. 心脏毒性 窦性心动过缓最常见,也可引起房室传导阻滞、Q-T 间期延长。剂量过大偶可致尖端扭转型室性心动过速、心室纤颤。静脉注射过快,可引起血压下降,甚至心力衰竭,有时需静脉滴注多巴胺维持血压。有房室传导阻滞、Q-T 间期延长综合征者禁用本药。窦房结功能低下及心功能差者慎用本药。

2. 其他 长期服用本药者可有眼角膜微粒沉淀,偶可影响视力,停药或减药即可消失。因结构与甲状腺素相似,少数患者长期用药后可发生甲状腺功能紊乱,故患甲状腺疾病及碘过敏者禁用。个别有肺纤维化改变,一旦发现,应停药,并应用肾上腺皮质激素治疗。长期服药者应定期做胸部 X 线片检查。偶有神经系统不良反应,如感觉异常、共济失调等。

索他洛尔(sotalol)

索他洛尔为非选择性 β 受体阻断药,阻滞 K^+ 通道,明显延长心房肌、心室肌和浦肯野纤维的 APD 和 ERP,属于Ⅲ类抗心律失常药。索他洛尔尚能阻断 β 受体而降低自律性,减慢房室结的传导速度。

索他洛尔口服吸收迅速,生物利用度达 100% ,$t_{1/2}$ 为 $10\sim15$ h,几乎全部以原形经肾排出。

临床用于各种程度的室性心律失常,也可用于治疗阵发性室上性心动过速及心房纤颤。对小儿的室上性和室性心律失常也有效。

不良反应较少,少数 Q-T 间期延长综合征患者偶可出现尖端扭转型室性心动过速。

四、Ⅳ类药——钙通道阻滞药

维拉帕米(verapamil)

维拉帕米为重要的钙通道阻滞药之一。

【药理作用】 维拉帕米通过阻滞心肌细胞膜 L 型钙通道,使 Ca^{2+} 内流受阻,抑制窦房结动作电位 4 相除极化速度,降低窦房结自律性,减慢窦房结和房室结的传导速度,延长房室传导时间,使房室结有效不应期显著延长,使单向阻滞变为双向阻滞,从而消除折返型心律失常。延长窦房结和房室结的 ERP,高浓度时也能延长浦肯野纤维的 APD 和 ERP。

【临床应用】 临床主要用于治疗阵发性室上性心动过速以及缺血再灌型心律失常。静脉注射适用于折返性室上性心动过速者,可减慢快速心房颤动或心房扑动的心室率。口服需较大剂量,因生物利用度低,疗效有限。对室性心律失常的疗效不佳。

【不良反应】 口服给药可引起消化道反应,如便秘、腹胀、腹泻、头痛等。静脉给药可引起血压降低,甚至暂时窦性停搏。

【禁忌证】 患有窦房结疾病、房室传导阻滞、严重心功能不全者以及低血压、心动过缓、心源性休克者应禁用。支气管哮喘患者慎用。该药不宜与 β 受体阻断药合用。

第三节 抗心律失常药的用药原则与药物选择

近年来由于抗心律失常药的广泛应用,治疗过程中新的或恶化的室性快速心律失常情况时有发生,抗心律失常药使用不恰当可导致心律失常。因此,在临床应用时应注意以下几点。

一、一般用药原则

(1)尽量单独用药,必要时联合用药。

(2)在疗效满意的情况下,尽量减小用量。

(3)先考虑降低心律失常引起的危险,后考虑恢复正常节律。

(4)注意药物所导致的心律失常。

二、抗快速型心律失常药的合理应用

(一)明确指征,避免滥用

应根据心律失常性质(良性或恶性),有无器质性心脏病,心功能情况及有无血流动力学障碍引起的症状而定,一般认为室上性心律失常,尤其是偶发、心室率不快、不引起血流动力学障碍、无器质性心血管疾病者,可不用抗心律失常药。

(二)消除心律失常的病因或诱因

常见诱因有心肌缺血、缺氧、酸中毒,电解质紊乱(如低血钾),药物(如强心苷、茶碱类、抗组胺药、红霉素等),疾病(如甲状腺功能亢进)等。临床治疗时应及时纠正并消除诱因及病因,强调用药的个体化,对于某些特殊情况如高龄、肝肾功能不佳者应注意调整剂量。

(三)各种快速型心律失常药的选用

1.窦性心动过速 应针对病因进行治疗,必要时可选用β受体阻断药(如普萘洛尔等)或钙通道阻滞药(如维拉帕米等)治疗。

2.心房纤颤、心房扑动转律 用奎尼丁(先给强心苷)或与普萘洛尔合用,预防复发可加用或单用胺碘酮,控制心室率可选用强心苷、β受体阻断药或钙通道阻滞药治疗。

3.房性早搏 一般不需药物治疗,必要时选用β受体阻断药或维拉帕米。其次选用Ⅰa类抗心律失常药如奎尼丁、普鲁卡因胺等治疗。

4.阵发性室上性心动过速 选用维拉帕米、强心苷类、β受体阻断药治疗。

5.室性早搏 可选用Ⅰ类抗心律失常药如普鲁卡因胺等。急性心肌梗死时可用利多卡因静脉给药,强心苷中毒者常用苯妥英钠或利多卡因治疗。

6.阵发性室性心动过速 选用利多卡因、普鲁卡因胺、美西律等治疗。

7.心室纤颤 选用利多卡因、普鲁卡因胺和胺碘酮治疗。

(四)个体化治疗方案

根据患者的年龄、体质状况、心脏功能、肝肾功能及电解质平衡状况进行选药。同时用药要有明确的指征,强调用药个体化,尽可能发挥治疗效能,把不良反应控制在最小范围。

(五)注意用药禁忌

强心苷类、钙通道阻滞药、β受体阻断药有延缓房室传导的作用,有房室传导阻滞的患者勿用。奎尼丁、索他洛尔延长APD作用明显,则Q-T间期延长综合征患者禁用。慢性类风湿关节炎患者勿用普鲁卡因胺,以减少发生红斑狼疮的可能性。慢性肺部疾病患者勿用胺碘酮,以减少药物所致肺纤维改变。一些抗心律失常药的不良反应与血药浓度有关,因此应监测血药浓度,随时调整用药剂量。

章节案例

患者,男,45岁,阵发性心慌,气短4个月为主诉。4个月前,激动或饮酒后,反复发作心慌,无胸痛、胸闷气短,无头晕、黑蒙、晕厥等发生。每次发作可持续10 min,自动缓解。查体:BP 140/95 mmHg,意识清晰,活动自如,双肺呼吸音清,心率100次/分,无杂音。ECG:窦性心动过速,偶发性室性早搏。诊断:1.高血压;2.阵发性窦性心动过速。问:

请问可选用哪些药物治疗?

章节案例
答案解析

本章小结

一、心律失常的电生理学基础

(1) 冲动形成障碍:①自律性增高,如自律细胞 4 相除极速率加快,最大舒张电位减少及阈电位降低等;②后除极与触发活动。

(2) 冲动传导障碍:除单纯性传导障碍外,折返激动是引起心律失常最重要的原因。折返激动是冲动经传导通路折回原处而反复运行的现象。

二、抗快速型心律失常药的作用

(1) 降低自律性:抑制 Na^+、Ca^{2+} 内流,促进 K^+ 外流而降低自律性。

(2) 减少后除极与触发活动:降低细胞内 Ca^{2+} 浓度,减少后除极与触发活动。

(3) 消除折返:①改变传导:促进 K^+ 外流,增强膜反应性,从而取消单向传导阻滞;抑制 Na^+ 内流,降低膜反应性,使单向传导阻滞变成双向传导阻滞而消除折返激动。②:改变不应期 ERP 及 APD 而消除折返。

三、抗心律失常药的作用机制、分类及代表药

类　　别	作 用 机 制	电生理特点	代　表　药
Ⅰ类	钠通道阻滞药	降低自律性	
Ⅰa	适度阻滞快钠通道,抑制 Na^+ 内流	中度抑制 0 相除极化,减慢传导,延长 APD 和 ERP	奎尼丁、普鲁卡因胺
Ⅰb	轻度阻滞钠通道,抑制 Na^+ 内流,促进 K^+ 外流	轻度抑制 0 相除极化,改善传导,缩短 APD 和 ERP,相对延长 ERP	利多卡因、苯妥英钠
Ⅰc	重度阻滞钠通道,抑制 Na^+ 内流	明显抑制 0 相除极化,减慢传导,对复极影响小	普罗帕酮、氟卡尼
Ⅱ类	β 受体阻断药,阻断心脏 β 受体	抑制 0 相除极速率,降低自律性,延缓传导	普萘洛尔、美托洛尔
Ⅲ类	延长 APD,阻断钾通道、钠通道、钙通道	延缓复极过程,延长 APD 和 ERP	胺碘酮、索他洛尔
Ⅳ类	钙通道阻滞药,阻断慢钙通道,抑制 Ca^{2+} 内流	延长动作电位 1、2 相,抑制 4 相自动除极化,降低自律性,延缓传导	维拉帕米、地尔硫䓬

目标检测

一、选择题(1~8 为单项选择题,9~14 为多项选择题)

1. 治疗窦性心动过速最常用的药物是(　　)。

A.奎尼丁　　　　B.美西律　　　　C.苯妥英钠　　　　D.普萘洛尔

2. 治疗阵发性室上性心动过速适宜选用的药物是(　　)。

A.维拉帕米　　　B.苯妥英钠　　　C.利多卡因　　　　D.普罗帕酮

3. 禁用于慢性阻塞性支气管病变的抗心律失常药是(　　)。

A.胺碘酮　　　　B.普萘洛尔　　　C.普鲁卡因胺　　　D.维拉帕米

4. 可引起甲状腺功能紊乱的抗心律失常药是(　　)。

A.普萘洛尔　　　B.维拉帕米　　　C.胺碘酮　　　　　D.普罗帕酮

NOTE

5. 急性心肌梗死时可用( )。

A. 普萘洛尔　　　　B. 胺碘酮　　　　C. 维拉帕米　　　　D. 利多卡因

6. 甲状腺功能亢进引起的窦性心动过速宜选用( )。

A. 普鲁卡因胺　　　B. 利多卡因　　　C. 普萘洛尔　　　　D. 苯妥英钠

7. 下列关于利多卡因的叙述,哪项是错误的?( )

A. 治疗浓度降低浦肯野纤维的自律性　　　　　B. 相对延长 ERP

C. 低钾时加快传导　　　　　　　　　　　　　D. 抑制 Na^+ 和 K^+ 外流

8. 下列关于抗心律失常药不良反应的叙述,错误的是( )。

A. 利多卡因可引起红斑狼疮样综合征　　　　　B. 普鲁卡因胺静注可致低血压

C. 奎尼丁可引起金鸡纳反应　　　　　　　　　D. 氟卡尼可致心律失常

9. 奎尼丁的正确叙述是( )。

A. 适度阻滞钠通道　　　　　　　　　　　　　B. 兼有 α、M 受体阻断作用

C. 心肌中药物浓度高于血药浓度　　　　　　　D. 为窄谱抗心律失常药

10. 利多卡因可用于治疗哪些心律失常?( )

A. 室性早搏　　　　　　　　　　　　　　　　B. 心室纤颤

C. 室上性心动过速　　　　　　　　　　　　　D. 心肌梗死所致室性心律失常

11. 下列哪项属于奎尼丁的禁忌证?( )

A. 严重低血压　　　B. 心力衰竭　　　C. 房室传导阻滞　　D. 心室纤颤

12. 治疗浓度的普萘洛尔具有哪些作用?( )

A. 阻断心脏的 β 受体　　　　　　　　　　　　B. 可产生膜稳定作用

C. 降低窦房结、房室传导纤维、浦肯野纤维的自律性　　D. 轻度减慢房室传导速度

13. 关于胺碘酮的叙述,下列哪项是正确的?( )

A. 可扩张冠状动脉及降低外周阻力　B. 能阻滞钾、钠、钙通道,延长复极过程,延长 APD 和 ERP

C. 非竞争性地阻断 α、β 受体　　　　D. 顽固的室性心律失常者常选用

14. 有关胺碘酮的不良反应的叙述,下列正确的是( )。

A. 眼角膜微粒沉淀　　　　　B. 肺纤维化

C. 红斑狼疮样综合征　　　　D. 甲状腺功能紊乱

二、名词解释

1. 后除极(after depolarization)　2. 折返激动(reentrant excitation)

三、问答题

1. 简述抗心律失常药的基本电生理作用。

2. 抗快速型心律失常药分为几类? 各举一例代表药。

3. 简述利多卡因的药理作用、作用机制及临床应用。

(河南科技大学　李　艳)

NOTE

第二十章　抗心绞痛药

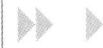

　学习目标

1. 掌握：硝酸酯类药物的药理作用和临床应用；硝酸酯类药物和β受体阻断药联合应用治疗心绞痛的药理学依据。
2. 熟悉：抗心绞痛药的分类；β受体阻断药、钙通道阻滞药抗心绞痛的作用特点。
3. 了解：硝酸酯类药物抗心绞痛的作用机制。

心绞痛是心肌缺血的常见临床表现，多见于冠状动脉粥样硬化性心脏病的患者，系由于冠状动脉供血不足，心肌急剧、暂时的缺血与缺氧所引起的临床综合征。发作时的典型症状是胸骨后紧缩感或压榨性疼痛，并可放射至心前区及左上肢。按照世界卫生组织（WHO）的分类命名标准，心绞痛可以分为以下三类：①劳累性心绞痛，即由体力劳动、过度运动或情绪激动等诱因引发的心绞痛发作，休息或含服硝酸甘油能有效缓解。根据病程又可分为稳定型心绞痛、初发型心绞痛和恶化型心绞痛。②自发性心绞痛，即疼痛发作并无明显诱因，甚至患者在休息或熟睡时亦可发作。疼痛程度较重，含服硝酸甘油不容易缓解，包括卧位型心绞痛（平卧体位时发生）、变异型心绞痛（由冠状动脉痉挛所致）、中间综合征和梗死后心绞痛。③混合性心绞痛，是稳定型心绞痛和心肌梗死之间的过渡状态，临床多采用"不稳定型心绞痛"这一称谓。

心绞痛发作的病理生理基础是心肌血氧的供需失衡：心肌暂时性缺血缺氧，乳酸、组胺、钾离子等代谢产物刺激交感神经传入中枢引发疼痛。血氧供需失衡的主要原因是冠状动脉供血不足和（或）心肌耗氧量增加。冠状动脉的血氧供应变化取决于冠状动脉血流量、冠状动脉灌注压和侧支循环开放情况，而心肌耗氧量取决于心肌收缩力、心率和心室壁张力。正常情况下，心肌供氧和需氧处于动态平衡状态。由于心脏具有强大的储备能力，当心肌耗氧量升高时（如体力劳动），冠状动脉可通过代偿性扩张以及增加侧支循环开放数量，以维持供需之间的平衡。而在冠状动脉粥样硬化或者发生痉挛时，动脉管腔狭窄，加之内皮功能紊乱造成扩张不力，容易诱发心绞痛。

抗心绞痛药可以通过舒张冠状动脉、解除冠状动脉痉挛或促进侧支循环开放而增加冠状动脉血氧供应，亦可通过减慢心率及降低心肌收缩力等作用以降低心肌耗氧量。本章主要介绍临床常用的三类抗心绞痛药，即硝酸酯类药物、β受体阻断药和钙通道阻滞药。

第一节　硝　酸　酯　类

硝酸酯类药物具有相似的药理作用、临床应用和不良反应，但是体内过程和药动学参数有较大差异。硝酸甘油（nitroglycerin）是第一个用于治疗心绞痛的药物，距今已有一百多年历史，因其起效快、疗效确切、方便价廉，目前仍是临床治疗心绞痛发作的常用药物。

硝　酸　甘　油

【药动学】　硝酸甘油舌下含服易经口腔黏膜吸收，且可避免口服首过消除的影响。舌下含服的生物利用度约为80%，而口服时仅为8%。含服后1～2 min起效，持续20～30 min。硝酸甘油也可经皮肤吸收,用2%硝酸甘油软膏或贴膜剂睡前涂抹在前臂或胸部皮肤上,可保持较长时间的有效浓度。硝酸甘油在肝内经谷胱甘肽-有机硝酸酯还原酶生成易溶于水的二硝酸代谢产物,少量为一硝酸代谢产物及无机亚硝酸盐,最后与葡萄糖醛酸结合,终产物为丙三醇,由肾排出。

【药理作用】 硝酸甘油的基本作用是松弛平滑肌,尤其是松弛血管平滑肌,这是防治心绞痛发作的药理学基础。其药理作用主要表现在两个方面,即改变血流动力学和促使心肌血液重分布。

1. 改变血流动力学 硝酸甘油可明显舒张静脉血管,增加静脉血容量,因而减少回心血量,使心室容积减小,心室壁张力降低,从而降低心肌耗氧量。同时,硝酸甘油也可舒张较大的动脉血管,使得心室射血阻力降低,心脏做功减少,连同心室内压力下降,也可有效降低心肌耗氧量。但是,血管扩张可导致血压降低,这会反射性引起心率加快,反而在一定程度上增加心肌耗氧量。

2. 促使心肌血液重分布 冠状动脉由心外膜垂直贯穿心室壁并呈网状分布于心内膜下层,心肌组织氧分压从心外膜到心内膜呈梯度式下降,加之心室内压力和心室壁张力在心动周期变化剧烈,因此心内膜下组织更易发生缺血、缺氧。硝酸甘油可以减小心室容积并降低心室壁张力,因而使得心内膜下的压迫减轻,有利于缓解该区域的血流阻力,使由心外膜向心内膜下缺血部位的血流灌注得以改善。另外,硝酸甘油可使较大的冠状动脉输送血管及侧支血管舒张,对小的阻力血管作用弱。由于缺血、缺氧造成心肌组织局部代谢产物堆积,小血管呈现舒张状态,血管阻力下降,血液即可通过舒张的侧支血管由非缺血区向缺血部位转移,这样也可增加缺血心肌组织的血流灌注(图 20-1)。

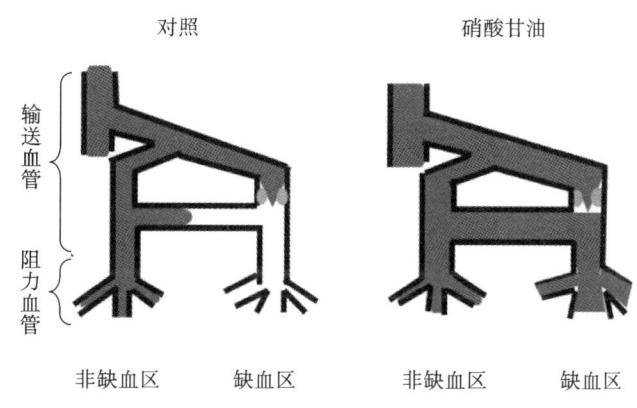

图 20-1 硝酸甘油促使心肌血液重分布

【作用机制】 硝酸甘油作为一氧化氮(nitric oxide,NO)供体,可以增加心肌组织中 NO 以及 cGMP 的含量。硝酸甘油进入机体后,可在血管平滑肌细胞内释放出 NO,后者激活鸟苷酸环化酶,促进 cGMP 的生成。随后 cGMP 进一步激活 cGMP 依赖的蛋白激酶,使得平滑肌细胞内钙离子浓度降低并减弱收缩蛋白对钙离子的敏感性。同时,肌球蛋白轻链激酶发生去磷酸化反应,亦可使血管平滑肌松弛而产生抗心绞痛作用。与内源性的血管内皮舒张因子不同,硝酸甘油松弛血管平滑肌的作用不依赖于血管内皮,因此依然可以对内皮功能障碍的血管组织发挥舒张作用。硝酸甘油对不同节段血管舒张作用的量效关系不同,可能与其在局部血管平滑肌中代谢生成 NO 的效率差异有关。

硝酸甘油释放的 NO 亦可激活血小板的鸟苷酸环化酶,减少纤维蛋白原与血小板膜糖蛋白 IIb/IIIa 受体结合,从而抑制血小板聚集和血栓形成;并且 NO 还可促进降钙素基因相关肽、前列腺素 E 及前列环素(PGI_2)等舒血管物质的生成,这些均有利于冠状动脉粥样硬化和心绞痛的治疗。此外,硝酸甘油可引起膜超级化,增加缺血心肌细胞膜的稳定性,提高室颤阈,消除折返,改善房室传导,减少心肌缺血并发症。

【临床应用】

1. 心绞痛 硝酸甘油用于各类心绞痛发作的治疗,可迅速缓解疼痛症状。对于稳定型心绞痛患者,多采用舌下含服或气雾吸入的方式控制急性发作。通常需采取坐位给药,因直立位易引起体位性低血压,而平卧又可增加回心血量减弱治疗效果。对于不稳定型心绞痛患者,宜采用静脉给药的方式。如需预防心绞痛发作,可选用硝酸甘油贴膜经皮给药。本品无诱发哮喘和加重心功能不全的危险。

2. 急性心肌梗死　早期应用硝酸甘油静脉滴注,可降低心肌耗氧量并增加缺血区域血流灌注,同时抑制血小板聚集,防止血栓形成,能够有效地缩小心肌梗死范围。给药期间应当密切监测患者血压水平,如血压下降过多会造成器官血流灌注不足,冠状动脉血流量减少,反而加重心肌缺血。

3. 充血性心力衰竭　硝酸甘油能够舒张动、静脉,降低外周血管阻力和回心血量,从而减轻心脏后负荷与前负荷,可与强心苷等药物合用治疗慢性充血性心力衰竭。

4. 其他　硝酸甘油尚可用于控制血压以及缓解胆绞痛、幽门痉挛和肾绞痛。

【不良反应】　硝酸甘油的不良反应大多轻微,主要是由血管舒张引起的,患者可出现面颊潮红、心率加快、搏动性头痛、体位性低血压、眼内压升高等,故颅脑外伤、青光眼患者禁用。大剂量给药可能造成高铁血红蛋白血症,患者出现口唇发绀、呼吸急促、意识模糊等症状,须静脉注射亚甲蓝加以治疗。

硝酸甘油连续使用 2~3 周或不间断静脉滴注数小时后可出现耐受性,不同硝酸酯类药物之间也可发生交叉耐受性,停药 1~2 周即可缓解。一旦药物出现耐受性,就需要增加给药剂量或缩短给药间隔时间,这会增加不良反应的发生率,故应该采用间歇给药的方式。硝酸甘油耐受性产生的具体机制尚不清楚,可能是因为该药在细胞内释放 NO 的过程需要巯基,发生巯基氧化反应,造成巯基耗竭。乙酰半胱氨酸可以提供巯基,所以可抵消部分耐受性的发生。另外,鸟苷酸环化酶活性抑制、氧化应激、RAAS系统激活等与硝酸甘油耐受性也有一定关联。

其他硝酸酯类药物

硝酸异山梨酯(isosorbide dinitrate)经过肝脏代谢生成 2-单硝酸异山梨酯(15%~25%)和 5-单硝酸异山梨酯(75%~85%),均具有舒张血管及抗心绞痛的作用。药理作用及机制与硝酸甘油近似,但起效较慢,作用维持时间较长,属于长效硝酸酯类。口服吸收完全,可用于心绞痛的预防、冠心病的长期治疗以及心肌梗死后持续心绞痛的治疗。戊四硝酯亦为长效药物,其缓释制剂的作用时间可长达 12 h,主要用于预防心绞痛发作,不良反应较轻。

第二节　β 受体阻断药

本类药物可用于治疗多种心血管系统疾病,如充血性心力衰竭、高血压、心律失常等。其中,普萘洛尔(propranolol)、美托洛尔(metoprolol)、阿替洛尔(atenolol)和比索洛尔(bisoprolol)常可用于治疗心绞痛。β 受体阻断药能够减少患者心绞痛的发作次数,提高运动耐量,降低心肌耗氧量,改善心肌缺血状况,并缩小心肌梗死面积。

普 萘 洛 尔

【药理作用及机制】

1. 阻断 β 受体,降低心肌耗氧量　心绞痛发作时,由于交感神经兴奋,循环血液和心肌组织局部儿茶酚胺含量明显升高,通过激动心脏 β 受体,可造成心率加快,心肌收缩力增强,因而心肌耗氧量显著增加;同时因为心率加快导致心动周期缩短,舒张期冠状动脉血流灌注不足,会进一步加重心肌缺血;同时儿茶酚胺对血管的收缩作用又可增加外周血管阻力及左心室后负荷,使得心室壁张力及心肌耗氧量进一步增加。普萘洛尔可以阻断心脏 β 受体,从而减弱心肌收缩力,减慢心率,使舒张期延长,能明显降低心肌耗氧量,尤其在运动或劳累的时候更为突出。

但是,普萘洛尔在减弱心肌收缩力的同时却使得心功能有所减弱,心室射血不完全,造成心室容积增加,射血时间延长,反而会增加心肌耗氧量。这种潜在的增加心肌耗氧量的作用是 β 受体阻断药的不足之处,临床常用硝酸酯类药物与之合用,能够抵消这一不良影响,甚至可以协同发挥抗心绞痛作用。

2. 改善心肌缺血区供血　由于能够减慢心率,β 受体阻断药可使心脏舒张期延长,从而增加冠状动脉血流灌注,有利于血液由心外膜血管流向易缺血的心内膜下心肌组织。另外,由于心肌耗氧量降低,

 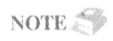

心肌非缺血区的血管阻力升高,也可促使血液流向已代偿性血管舒张的缺血区,从而增加缺血区域的血流量。

【临床应用】

1. 心绞痛 本药对稳定型心绞痛疗效确切,特别适合于伴有心率快或高血压的患者。与硝酸酯类药物合用可以减少硝酸酯类药物的用量,并延缓耐受性的发生。对于变异型心绞痛,本类药物禁忌使用。因为β受体阻断药对冠状动脉血管平滑肌β受体的阻断作用会使α受体介导的作用占优势,从而造成冠状动脉进一步收缩,加重冠状动脉痉挛及心绞痛发作的症状。对不稳定型心绞痛,本药可减少发作次数,降低心肌梗死发生的危险。但如果患者同时伴有冠状动脉痉挛的表现,亦不应单独使用。

2. 急性心肌梗死 药物能够缩小心肌梗死面积,降低患者病死率。由于本药抑制心肌收缩力,应从小剂量开始,谨慎使用。

【不良反应及注意事项】 普萘洛尔给药期间常见疲乏、眩晕、精神萎靡等神经系统症状以及恶心、呕吐、腹泻等消化系统症状,对心脏的抑制作用表现为窦性心动过缓、房室传导阻滞以及心功能下降。外周血管收缩反应在个别患者中可造成末梢循环障碍,对支气管平滑肌的收缩作用可能诱发或加重哮喘。长期用药的患者如果突然停药或减量过快,还可能造成"反跳现象",加重心绞痛症状,甚至引起急性心肌梗死。

临床上为了更加有效地治疗心绞痛,经常将β受体阻断药与硝酸酯类药物联合应用,可获得良好的协同作用。其药理学依据包括:①两药合用可协同降低心肌耗氧量;②两药可互相取长补短,弥补不足,即硝酸酯类药物引起的反射性心率加快和心肌收缩力增加可被普萘洛尔制止,β受体阻断药引起的心室容积增大、心脏射血时间延长可被硝酸酯类药物所抵消;③两药合用可使各药用量减少,不良反应减轻。但是需要注意,两药均可使血压下降,如血压下降过多则冠状动脉血液灌流会减少,对心绞痛患者不利。

第三节 钙通道阻滞药

自 20 世纪 70 年代以来,钙通道阻滞药常用来治疗临床心绞痛发作的患者。常用药物包括硝苯地平(nifedipine)、维拉帕米(verapamil)、地尔硫䓬(diltiazem)、普尼拉明(prenylamine)、哌克昔林(perhexiline)等。不同种类的钙通道阻滞药对心脏和血管组织的选择性不同,且药动学差异较大,故在临床使用中应适当加以选择。

【药理作用及机制】

1. 降低心肌耗氧量 钙通道阻滞药通过阻滞心肌细胞膜钙离子通道减少钙离子内流,降低细胞内钙离子浓度,从而减弱心肌收缩力,减慢心率,使得心肌耗氧量明显下降。其中,维拉帕米对心脏的抑制作用最强,其次是地尔硫䓬,硝苯地平较弱。同时,钙通道阻滞药还可以阻滞血管平滑肌细胞钙离子内流,引起血管平滑肌松弛,外周血管阻力降低,心脏后负荷减轻,这也可以降低心肌耗氧量。相比之下,硝苯地平舒张血管的作用更强,但由于药物引起反射性心率加快的作用,心肌耗氧量反而可能增加。维拉帕米、地尔硫䓬等药物舒张血管的作用相对较弱。

2. 舒张冠状动脉 钙通道阻滞药具有明显的扩冠作用,对较大的冠状动脉输送血管和侧支血管以及较小的阻力血管均有舒张作用,尤其在冠状动脉处于痉挛状态时尤其明显,能够显著改善缺血区域的血流灌注。

3. 保护缺血心肌细胞 心肌细胞在缺血、缺氧时容易发生酸中毒,最终导致细胞内钙离子浓度异常升高,出现钙超载现象。钙超载对心肌细胞尤其是线粒体功能具有极大的损伤作用,容易造成心肌细胞死亡。本类药物通过减少钙离子内流,降低心肌细胞内钙离子浓度,缓解钙超载情况的发生,从而保护缺血的心肌细胞。

4. 抑制血小板聚集 钙通道阻滞药尚可降低血小板内的钙离子浓度,抑制血小板的黏附和聚集效

NOTE

应,对于伴有冠状动脉粥样硬化且斑块易破裂的不稳定型心绞痛患者,具有一定的防治作用。

【临床应用】　本类药物由于具有明显的扩冠作用,故对冠状动脉痉挛引起的变异型心绞痛最为有效,对于其他类型的心绞痛以及急性心肌梗死亦可发挥治疗作用。硝苯地平舒张冠状动脉的作用很强,可解除冠状动脉痉挛,常用于治疗变异型心绞痛,对伴有高血压的患者尤为适用。其降压作用可引起反射性心率加快,使心肌耗氧量增加,需要与β受体阻断药合用以减少副作用。维拉帕米舒张冠状动脉的作用较硝苯地平弱,一般不用于治疗变异型心绞痛。对稳定型心绞痛的疗效近似普萘洛尔,由于具有明显的抗心律失常作用,对伴有心律失常的心绞痛患者效果更好。维拉帕米对心脏的抑制作用不容忽视,为避免发生严重心功能不全,一般不与β受体阻断药合用。地尔硫䓬对心血管系统的作用强度介于硝苯地平和维拉帕米之间,可用于治疗各种类型心绞痛患者,还可降低心肌梗死后心绞痛的发生率。

【不良反应】　钙通道阻滞药常会引起心悸、面部潮红、水肿、便秘等副作用,有时还可能引起血压降低、头痛、乏力等临床表现。加用血管紧张素转化酶抑制剂(ACEI)可扩张静脉血管,促进组织液回流入血而缓解外周水肿。

第四节　其他抗心绞痛药

尼可地尔(nicorandil)

该药是一种ATP敏感性钾通道开放药,能够开放血管平滑肌细胞膜上的钾离子通道,使得钾离子外流增加,从而引起细胞膜超极化反应。松弛血管平滑肌的作用可以增加冠状动脉血流量,并解除平滑肌痉挛。它对血压和心率的影响较小,可用于治疗各种类型的心绞痛发作,且不易产生耐受性。常见不良反应为头痛、失眠、心悸、恶心等,偶尔引起过敏反应。

吗多明(molsidomine)

该药主要舒张静脉和小静脉,引起血压轻度下降,使回心血量减少,心脏负荷减轻,心肌耗氧量降低。另外还能舒张冠状动脉,促进侧支循环开放,有效改善缺血心肌的血液供应,作用迅速而持久。常见不良反应包括眩晕、头痛、颜面潮红等,停药后自行消退。

曲美他嗪(trimetazidine)

该药是第一个用于治疗心绞痛、心肌梗死等缺血性心脏病的哌嗪类药物,属于心肌能量代谢调节药。曲美他嗪通过抑制线粒体长链3-酮脂酰辅酶A硫解酶活性,进而提高丙酮酸脱氢酶活性,使葡萄糖代谢生成的ATP数量增多,以改善心肌能量代谢。主要用于稳定型心绞痛患者的治疗,能够降低心绞痛发作的频率。不良反应主要表现为恶心、呕吐、眩晕、运动障碍、皮疹等。

章节案例

患者,男,38岁。近几个月常在睡梦中因突发胸痛而醒来,有时在午间休息时也会出现胸口紧缩感,伴有心悸。自服硝酸甘油时有缓解,但效果不佳。听闻心得安(普萘洛尔)能够治疗心脏疾病,便改服此药数日,但胸痛症状反而加重。问:

(1)患者的心绞痛属于什么类型?

(2)为何服用心得安会使心绞痛症状加重?

(3)给予该患者什么药物治疗效果更好?

本章小结

心绞痛是心肌缺血的常见临床表现,多见于冠状动脉粥样硬化性心脏病的患者,系由于冠状动脉供血不足,心肌急剧、暂时的缺血与缺氧所引起的临床综合征。按照世界卫生组织(WHO)的分类命名标准,心绞痛可以分为劳累性心绞痛、自发性心绞痛和混合性心绞痛。心绞痛发作的病理生理基础是心肌血氧的供需失衡。抗心绞痛药可以通过舒张冠状动脉、解除冠状动脉痉挛或促进侧支循环开放而增加冠状动脉血氧供应,亦可通过减慢心率及降低心肌收缩力等作用以降低心肌耗氧量。硝酸甘油的基本作用是松弛平滑肌,尤其是松弛血管平滑肌,这是其防治心绞痛发作的药理学基础,其药理作用主要表现在两个方面,即改变血流动力学和促使心肌血液重分布。临床应用包括治疗心绞痛、急性心肌梗死和充血性心力衰竭。硝酸甘油的不良反应大多轻微,主要是由血管舒张引起的。β受体阻断药能够减少患者心绞痛发作次数,提高运动耐量,降低心肌耗氧量,改善心肌缺血状况,并缩小心肌梗死面积。普萘洛尔可以阻断β受体,降低心肌耗氧量;亦可改善心肌缺血区供血。临床应用包括治疗心绞痛和急性心肌梗死。临床上为了更加有效地治疗心绞痛,经常将β受体阻断药与硝酸酯类药物联合应用,可获得良好的协同作用。不同种类的钙通道阻滞药对心脏和血管组织的选择性不同,且药动学差异较大,故在临床使用中应适当加以选择。本类药物可以降低心肌耗氧量,舒张冠状动脉,保护缺血心肌细胞,抑制血小板聚集。由于其具有明显的扩冠作用,故对冠状动脉痉挛引起的变异型心绞痛最为有效,对于其他类型的心绞痛以及急性心肌梗死患者亦可发挥治疗作用。

目标检测

一、选择题(1～5 为单项选择题,6～10 为多项选择题)

1. 硝酸甘油所不具备的作用是( )。

A. 扩张静脉   B. 减少回心血量   C. 加快心率

D. 增加心室壁张力   E. 降低心肌前负荷

2. 对硝酸甘油药理作用的叙述,错误的是( )。

A. 扩张脑血管   B. 扩张冠状动脉   C. 心率减慢

D. 降低外周血管阻力   E. 扩张静脉

3. 关于硝酸甘油的叙述,下列哪项是错误的?( )

A. 扩张冠状动脉的阻力血管   B. 扩张冠状动脉的侧支血管

C. 降低左心室舒张末期压力   D. 口服给药生物利用度低

E. 可以经皮肤吸收获得疗效

4. 对变异型心绞痛最有效的药物是( )。

A. 硝酸甘油   B. 美托洛尔   C. 硝苯地平   D. 普萘洛尔   E. 维拉帕米

5. 普萘洛尔、硝酸甘油、硝苯地平治疗心绞痛的共同作用是( )。

A. 减慢心率   B. 缩小心室容积   C. 扩张冠状动脉

D. 降低心肌耗氧量   E. 抑制心肌收缩力

6. 硝酸甘油的缺点是( )。

A. 颅内压升高   B. 产生耐受性   C. 降低室壁张力

D. 扩张容量血管   E. 产生体位性低血压

7. 关于硝苯地平正确的论述是( )。

A. 治疗高血压   B. 治疗心绞痛

C. 治疗慢性心功能不全   D. 属钙通道阻滞药

E. 用于治疗室性心动过速效果最好

目标检测
答案

NOTE

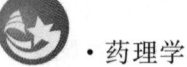

8. 硝苯地平的适应证是（　　）。

A. 稳定型心绞痛　　　　　　　　B. 变异型心绞痛　　　　　　　C. 不稳定型心绞痛

D. 高血压　　　　　　　　　　　E. 室性心动过速

9. 伴有哮喘的心绞痛患者,宜选用（　　）。

A. 硝酸甘油　　　　　　　　　　B. 普萘洛尔　　　　　　　　　C. 单硝酸异山梨酯

D. 噻吗洛尔　　　　　　　　　　E. 硝苯地平

10. 硝酸酯类与普萘洛尔联合应用治疗心绞痛的药理依据是（　　）。

A. 作用机制不同,可产生协同作用　　B. 消除反射性心率加快　　　　C. 降低室壁肌张力

D. 缩短射血时间　　　　　　　　　　E. 协同降低心肌耗氧量

二、问答题

1. 试述硝酸甘油的药理作用。

2. 试述普萘洛尔与硝酸酯类联合应用治疗心绞痛的药理学依据。

（天津医科大学　宋君秋）

第二十一章 抗高血压药

扫码看课件

学习目标

1. **掌握**:抗高血压药的分类及其代表药;血管紧张素转化酶抑制药、β受体阻断药、噻嗪类利尿药的降压机制。

2. **熟悉**:血管紧张素受体阻断药、钙通道阻滞药、中枢性降压药、α受体阻断药、血管扩张药的降压作用特点。

3. **了解**:抗高血压药的应用原则。

高血压是常见的严重危害人类健康的心血管疾病,是由多种病因引起的处于不断发展状态的心血管综合征,可导致心脏和血管功能与结构的改变。目前我国约有 2.7 亿高血压患者。《中国高血压基层管理指南》(2014 年修订版)规定未应用降压药的情况下,非同日 3 次测量血压,收缩压≥140 mmHg(18.7 kPa)和(或)舒张压≥90 mmHg(12.0 kPa)即可诊断为高血压。收缩压≥140 mmHg 和舒张压<90 mmHg 为单纯性收缩期高血压;收缩压<140 mmHg 和舒张压≥90 mmHg 为单纯性舒张期高血压。高血压患者中,绝大多数原因未明,称为原发性高血压;继发性高血压仅占 10% 左右。高血压最大的危害是导致心、脑、肾等重要器官的严重病变,包括脑血管意外、心肌梗死、心功能不全、肾功能不全及外周血管供血不足等。合理应用抗高血压药能够控制血压,推迟动脉粥样硬化的形成和发展,还能减少心、脑、肾等组织并发症的发生,降低病死率和病残率。若配合戒烟限酒、控制体重、合理膳食、体育运动等综合治疗方法,可以收到更好的效果。

第一节 抗高血压药的分类

血压形成的基本因素为心排血量和外周血管阻力,参与血压调节的器官主要为心、脑、血管、肾,而心血管活动的调节涉及神经、体液等因素。抗高血压药物通过作用于上述器官,调整神经、体液紊乱,减少心排血量和(或)降低外周血管阻力而发挥作用。

根据抗高血压药的作用部位及其机制,可将其分为以下几类。

1. 肾素-血管紧张素系统抑制药

(1) 血管紧张素转化酶抑制药(如卡托普利、依那普利等)。

(2) 血管紧张素Ⅱ受体阻断药(如氯沙坦、缬沙坦等)。

(3) 肾素抑制药(如瑞米吉仑等)。

2. 钙通道阻滞药 (如硝苯地平、维拉帕米等)

3. 交感神经抑制药

(1) 中枢性降压药(如可乐定、甲基多巴等)。

(2) 神经节阻断药(如樟磺咪芬等)。

(3) 去甲肾上腺素能神经末梢阻滞药(如利血平等)。

(4) 肾上腺素受体阻断药。

① β受体阻断药(如普萘洛尔、美托洛尔等)。

② α受体阻断药(如哌唑嗪等)。

③ α、β受体阻断药(如拉贝洛尔等)。

4. 利尿药

(1) 噻嗪类利尿药(如氢氯噻嗪等)。

(2) 袢利尿药(如呋塞米等)。

(3) 保钾利尿药(如螺内酯、氨苯蝶啶等)。

5. 血管扩张药

(1) 直接舒张血管平滑肌药(如肼屈嗪、硝普钠等)。

(2) 钾通道开放药(如米诺地尔、二氮嗪等)。

第二节 常用抗高血压药

一、肾素-血管紧张素系统抑制药

肾素-血管紧张素系统(RAS)由肾素、血管紧张素原、血管紧张素转化酶(ACE)、血管紧张素及其相应的受体构成。在多种因素的作用下,肾素释放增加,作用于血管紧张素原,使其生成 10 肽化合物血管紧张素 I;血管紧张素 I 在 ACE 的作用下转化为血管紧张素 II。此外血管紧张素 I 也可经糜蛋白酶、组织蛋白酶 G 的作用转化为血管紧张素 II。血管紧张素 II 与效应器细胞膜上的特异性受体结合产生生物学效应。根据受体蛋白结构、药理特性与信号转导过程的不同,对血管紧张素受体进行分型,现已确定的有 AT_1、AT_2、AT_3 和 AT_4。血管紧张素 II 的绝大多数作用是由 AT_1 受体介导的,而有关 AT_2 ～AT_4 受体介导的生理功能至今尚不清楚。除循环中的 RAS 外,在许多组织如心脏、血管、脑、肾等也存在局部组织的肾素-血管紧张素系统。局部组织的 RAS 对组织生理功能及其结构起重要调节作用。心血管组织中的 RAS 在高血压、心血管重构、动脉粥样硬化及再狭窄等发生和发展过程中起重要作用。

血管紧张素 II 经 AT_1 受体介导,对心脏有明显的正性肌力作用和正性频率作用,并在心肌肥厚与重构中起关键作用。血管紧张素 II 能增加外周血管阻力,升高血压。其作用机制包括直接收缩血管平滑肌、易化外周交感神经冲动的传递、促进肾上腺髓质释放儿茶酚胺及作用于中枢神经系统。血管紧张素 II 经 AT_1 受体介导,激活多种信号转导通路,促进血管平滑肌细胞的肥大与增生。在其长期作用下,血管壁厚度增加,中层/管腔直径比例增加,血管壁顺应性降低,并引起重构。血管紧张素 II 作用于肾上腺皮质球状带,促进醛固酮的释放。醛固酮作用于肾脏远曲小管及集合管,增加水钠潴留。而醛固酮可促进心肌间质的纤维化,在心肌肥厚和心肌重构中起重要作用。

目前可供临床使用的肾素-血管紧张素系统抑制药主要有血管紧张素转化酶抑制药(angiotensin converting enzyme inhibitors,ACEI)和血管紧张素 II 受体阻断药。

血管紧张素转化酶抑制药(ACEI)

自 1981 年卡托普利用于临床以来,ACEI 的发展很快,ACEI 已成为临床上治疗高血压、慢性心功能不全等心血管疾病的重要药物。

【药动学】 ACEI 中许多药物为含乙酯的前体药物,抑制血管紧张素转化酶(ACE)的强度较其活性代谢产物弱 100～1000 倍,但其口服生物利用度却明显大于活性代谢产物。这些前体药物在肝脏经酯酶水解可转化为活性的酸或二酸衍生物,发挥强大的抑制 ACE 的作用。大部分 ACEI 主要经过肾脏排泄,有肾功能损害时应减少剂量。

【药理作用】

1. 降压作用 ACEI 对实验性高血压动物及高血压患者有明显的降压作用。在降压时不引起反射性心率增快,可能是取消了血管紧张素 II 对交感神经冲动传递的易化作用所致。直立性低血压也少见。

NOTE

不出现水钠潴留现象,也不易产生耐药性。不同作用强度的 ACEI,因其药物结构及药动学方面存在差异,在降压作用出现的快慢、作用维持的时间上可不同。多数 ACEI 的作用维持时间较长,一般只需每日服药一次。24 h 动态血压监测资料表明,多数 ACEI 能平稳降压,降压谷/峰值大于 50%。

2. 对血流动力学的影响 ACEI 对动脉及静脉均有扩张作用,使外周阻力降低、血压下降。ACEI 使醛固酮释放减少,从而减少水钠潴留、降低血容量,并能增强其因扩血管而引起的降压作用。对心功能正常者,ACEI 不影响心率、心排血量和肺毛细血管楔压。但对慢性心功能不全者,通过降低前、后负荷,使心率减慢、心排血量增加和心功能改善。ACEI 能扩张冠状动脉和脑部的大血管,降低心、脑血管阻力,增加心、脑血流量。还能增加大血管顺应性,这有利于降低高血压患者的收缩压。对肾脏的出球小动脉也有明显的扩张作用,能增加肾血流量,一般不影响肾小球滤过率。

3. 抑制和逆转心血管重构 ACEI 长期应用能抑制和逆转心血管重构,减轻左心室重量,改善心肌硬度及心脏的收缩和舒张功能,增加冠状动脉血流量;降低动脉壁中层的厚度、中层与管腔直径的比值,从而增加动脉的顺应性和改善组织的血流动力学。ACEI 通过多种作用途径抑制和逆转心血管重构。ACEI 降低高血压、慢性心功能不全患者心脏的前、后负荷;减少血管紧张素 II 的生成,抑制血管紧张素 II 对心肌及血管平滑肌细胞的促增生作用;还能减轻醛固酮的促进心肌间质纤维化作用。

4. 保护血管内皮细胞 在高血压、动脉粥样硬化时,血管内皮受损,对乙酰胆碱(ACh)的扩张反应明显降低。ACEI 对血管内皮细胞有保护作用。ACEI 通过减少氧自由基的产生与抑制缓激肽降解,促进 NO 及 PGI_2 生成,恢复内皮依赖性血管扩张功能。

5. 对肾脏的保护作用 ACEI 通过减少血管紧张素 II 的生成及抑制缓激肽降解而降低动脉血压及扩张肾脏出球小动脉,从而使肾小球毛细血管压力降低。在糖尿病肾病时,由于肾脏入球小动脉血流量和出球小动脉阻力均增加,肾小球毛细血管压力增加。ACEI 因能降低肾小球毛细血管压力及容积,从而延缓糖尿病肾病的进展,长期应用对肾脏有保护作用,能降低肾小球对蛋白的通透性,减少尿蛋白。肾小球血管间质细胞对肾小球滤过率有重要影响,是肾小球损伤、肾小球硬化病变中的关键细胞。肾小球血管间质细胞过度增生及细胞外基质蛋白积聚是糖尿病肾病等肾脏疾病的共同特征。ACEI 能减少血管紧张素 II 的生成,抑制肾小球血管间质细胞增生及基质蛋白积聚,进而防止或减轻肾小球损伤、肾小球硬化病变。ACEI 还有延缓肾功能衰竭发展的作用,ACEI 用于高血压合并肾功能衰竭患者,能使血清肌酐浓度降低。

6. 抗动脉粥样硬化作用 血管紧张素 II 促进低密度脂蛋白(LDL)的氧化及巨噬细胞的吞噬作用,使血管壁泡沫细胞形成增加及胆固醇积聚,从而加速动脉粥样硬化的病变进程。ACEI 能延缓多种动脉粥样硬化动物模型动脉粥样硬化病变的进程。ACEI 对实验动物的抗动脉粥样硬化作用可能与其降低 LDL 的氧化,抑制血管平滑肌细胞的增生和迁移、抑制巨噬细胞功能等作用有关。

【作用机制】

1. 抑制循环及局部组织中的 ACE 由于抑制循环中的 ACE,血浆中血管紧张素 II 和醛固酮浓度降低,从而使血管扩张和血容量降低,这是用药初期外周阻力降低、血压下降的主要原因。ACEI 对局部组织(如血管壁、脑、肾)中的 ACE 也有抑制作用,且与局部组织中的 ACE 结合较持久,对酶的抑制作用时间也较长,这与 ACEI 的长期降压作用有关(图 21-1)。

2. 减少缓激肽的降解 ACE 与激肽酶 II 是同一物质,ACEI 抑制激肽酶 II,使缓激肽的降解减少,局部血管缓激肽浓度增高,激动血管内皮细胞的 β_2 受体,产生 NO,并使前列环素(PGI_2)的合成增加。NO 与 PGI_2 均有扩张血管与抑制血小板聚集的作用(图 21-1)。

3. 抑制交感神经递质的释放 ACEI 能减弱血管紧张素 II 对交感神经末梢突触前膜 AT_1 受体的作用,从而减少去甲肾上腺素能神经递质的释放。并能抑制交感神经中枢,使外周交感神经活性降低,从而减少外周血管阻力。

4. 自由基清除作用 血管紧张素 II 激活 NADH/NADPH 氧化酶,从而使 O_2^- 产生增加。ACEI 减少血管紧张素 II 的生成,有清除氧自由基的作用。NO 的半衰期可被超氧化物歧化酶延长而被 O_2^- 缩短。ACEI 减少氧自由基产生,能使 NO 的降解减慢。心肌缺血再灌注时,释放氧自由基,导致脂质过氧化和心肌损伤加重,ACEI通过清除氧自由基和增加NO,对心肌缺血再灌注损伤起保护作用。

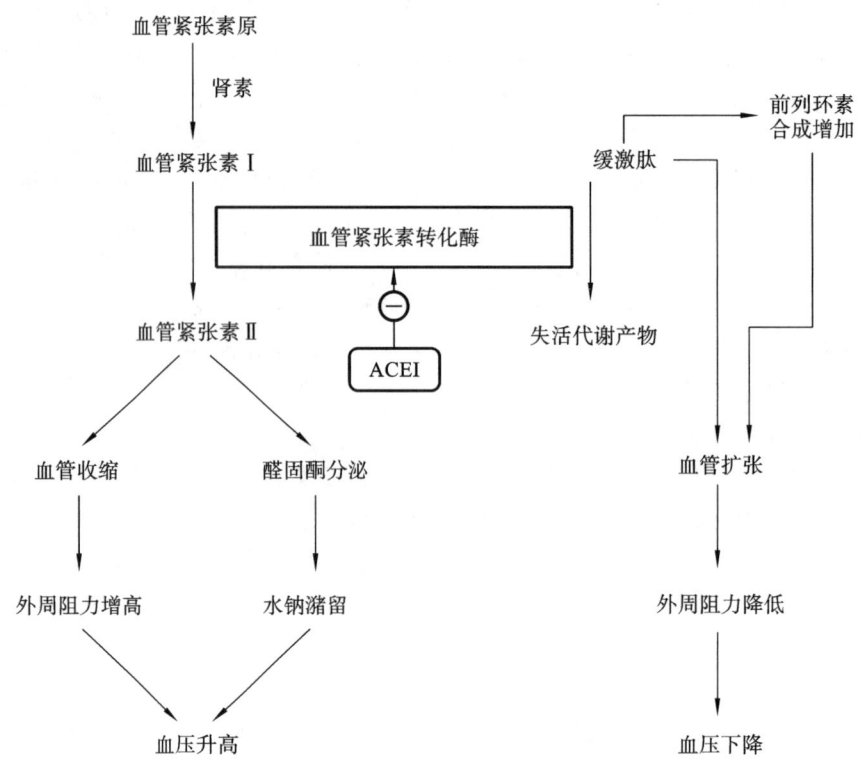

图21-1　ACEI的降压机制

【临床应用】

1. 高血压　ACEI治疗高血压的效果好。轻、中度高血压患者单用ACEI常可控制血压;对高肾素型高血压疗效更好;对心、肾、脑等器官有保护作用;可减轻心肌肥厚,阻止或逆转心血管重构。

2. 慢性心力衰竭　大量的临床研究表明,ACEI能改善慢性心力衰竭患者的预后,延长寿命,降低死亡率,其效果明显优于其他血管扩张药与强心药,为近代慢性心力衰竭治疗的一大进步。

3. 急性心肌梗死与预防心脑血管意外　ACEI能降低急性心肌梗死并发心力衰竭的死亡率,改善全身血流动力学和重要器官的灌流;临床观察证实预防用药还可减少脑卒中的发生。

4. 糖尿病肾病及其他肾病　ACEI对胰岛素依赖性与胰岛素非依赖性糖尿病,无论有无高血压均能改善或阻止肾功能的恶化;对高血压肾病、肾小球肾病、间质性肾炎等也有一定疗效,能减轻蛋白尿;但对肾动脉阻塞或肾动脉硬化造成的双侧肾血管病,ACEI则可加重肾功能损伤。

【不良反应】

1. 首剂低血压　以口服吸收快、生物利用度高的ACEI如卡托普利较为多见。宜从小剂量开始使用,并密切监测血压。

2. 咳嗽　无痰性干咳是ACEI较为常见的不良反应,西方国家报道的发生率为6%～12%,东方女性、不吸烟者与老年人发生率更高,是被迫停药的主要原因。其机制可能与ACEI使缓激肽、P物质、前列腺素等在肺组织内蓄积有关。不同ACEI引起的咳嗽有交叉性,但发生率稍有不同。

3. 急性肾功能衰竭　禁用于肾动脉阻塞或肾动脉硬化造成的双侧肾血管病患者,因其依靠血管紧张素Ⅱ收缩肾出球小动脉而保持肾小球的滤过率,ACEI可减少血管紧张素Ⅱ的生成,取消了这一适应性自动调节机制,可使肾小球滤过率显著降低而致肾功能衰竭。心力衰竭患者应用大量利尿药时,同时服用ACEI也可使肾小球滤过率降低。ACEI用于肾功能不全患者时应适当调整剂量,并在用药后经常检查患者的肾功能。

4. 血管神经性水肿　患者表现为咽喉、唇、口腔等部位急性水肿,常发生于用药后最初几小时内,但停药后症状常会迅速减轻或消失,必要时可用肾上腺素、抗组胺药、肾上腺皮质激素做对症治疗。

5. 高血钾与低血糖　由于 ACEI 减少血管紧张素Ⅱ的生成,依赖血管紧张素Ⅱ的醛固酮排钾减少,血钾升高;同时 ACEI 尤其是卡托普利能增强胰岛素的敏感性,常伴有降血糖作用,在胰岛素依赖性与胰岛素非依赖性糖尿病中均有此作用。

血管紧张素Ⅱ受体阻断药

这一类药是在受体水平阻断 RAS 的作用。AT_1 受体主要位于血管平滑肌、心肌、肝、肾、肺、脑、肾上腺皮质等,可介导血管紧张素Ⅱ几乎所有的生理和病理过程。由于和 AT_1 受体的特异性结合,ACEI 的某些不良反应便可避免,比如干咳、血管神经性水肿等。另外,ACEI 无法抑制组织中由糜酶途径生成的血管紧张素Ⅱ,而血管紧张素Ⅱ受体阻断药则可从受体水平阻断这两种途径生成的血管紧张素Ⅱ,几乎可以完全阻断血管紧张素Ⅱ的各种作用。目前临床常用的有氯沙坦、缬沙坦、伊贝沙坦、替米沙坦等药物。

氯沙坦(losartan)

【药动学】　口服吸收迅速,生物利用度约为 33%,半衰期为 2 h。吸收后的氯沙坦有 14% 在肝脏代谢生成 EXP3174,后者的半衰期为 6~9 h。药物及其代谢产物最终随尿液经肾脏排泄。

【药理作用】　氯沙坦对 AT_1 受体的选择性大于 AT_2 受体选择性的 1000 倍。氯沙坦及其活性代谢产物阻断血管紧张素Ⅱ介导的血管收缩和肾小管对钠、水的重吸收及醛固酮释放的作用,降压作用显著;亦可拮抗血管紧张素Ⅱ促进细胞生长的作用,降低血管平滑肌和心肌细胞的增生,改善心血管重构,恢复血管内皮功能;降低中枢及外周交感神经系统的活性。大剂量时抑制肾近曲小管对尿酸的重吸收,促进尿酸排泄。扩张肾出球小动脉、入球小动脉,但不引起肾小球滤过率降低甚至可能升高,具有肾脏保护作用。

【临床应用】

1. 治疗高血压　对于单纯高血压或伴有糖尿病/肾病的高血压,具有明显的降压作用及器官保护作用,亦能明显降低高血压患者Ⅱ型糖尿病的发生率。

2. 治疗充血性心力衰竭　该药可降低心脏后负荷,增加心排血量,是高血压合并心力衰竭的首选治疗药物。

3. 改善左心室心肌肥厚　对抗血管紧张素Ⅱ促进血管平滑肌细胞增生和心肌细胞肥大的作用,降低血浆钠尿肽水平,改善左心室顺应性。另外,AT_1 受体被阻断后会表现出 AT_2 受体的效应,而 AT_2 受体具有抗增殖的作用,所以给药后有利于缓解心肌肥厚,可作为原发性高血压伴左心室肥厚患者的一线治疗药物。

4. 治疗心肌梗死　研究表明,心肌梗死后数月血管紧张素Ⅱ受体密度明显增加,主要为 AT_1 受体亚型。在研究心肌梗死后心肌重构的实验中,使用氯沙坦治疗 4 周即可使梗死面积明显缩小,左心室壁变薄,纤维组织减少。

5. 延缓肾脏病变发展　对于高血压伴糖尿病的患者,该药可降低蛋白尿的发生率,预防糖尿病肾病。

【不良反应】　氯沙坦的耐受性良好,不良反应短暂且轻微。干咳和血管神经性水肿少见,偶有头晕或直立性低血压。伴有肾脏疾病或使用保钾药物的患者可出现高钾血症。另可出现乏力、胃肠道反应。肝功能不全或循环不足时,应减少初始剂量。由于胎儿从 4 个月起肾脏灌注依赖于 RAS 发育,使用氯沙坦会造成胎儿损伤或死亡,故氯沙坦禁用于妊娠期妇女。

二、钙通道阻滞药

外周血管阻力取决于全身小动脉平滑肌的收缩强度,而这与平滑肌细胞内游离钙离子的浓度密切相关。钙通道阻滞药通过阻滞细胞膜上钙通道开放,减少钙离子内流,进而降低细胞内钙离子浓度,从而降低血管平滑肌对儿茶酚胺的敏感性,使血管平滑肌松弛,外周阻力下降。但是,外周血管阻力的降低会激活机体压力感受器,使得交感神经兴奋,有可能削弱药物的降压效应。临床常用于治疗高血压的钙通道阻滞药有硝苯地平、尼莫地平、尼群地平、维拉帕米、地尔硫䓬等。

【药动学】 口服后吸收完全,各药首过消除不同,生物利用度亦有差异,从10%到90%不等。起效时间通常在给药后0.5～1 h,半衰期长短不一,为1.5～64 h。药物主要经过肝脏代谢,维拉帕米和地尔硫䓬的代谢产物依然具有钙通道阻滞作用。少量药物以原形和代谢产物形式最终由肾脏排出体外。

【药理作用及机制】 二氢吡啶类钙通道阻滞药(如硝苯地平)可与L型钙通道α亚单位结合,使钙通道开放频率降低,钙离子内流减少,导致血管平滑肌松弛及心肌收缩力降低。该药对各型高血压均有降压效应,起效快,作用强,但对血压正常者几乎无影响。降压的同时会引起反射性心率加快,使得心排血量增加,血浆肾素活性升高,减弱一部分降压效果。联合应用β受体阻断药常可避免这一反应,而且能增强降压效应。

【临床应用】 用于治疗轻、中、重度高血压患者,尤其适用于低肾素型高血压患者。可以单用,也可以与血管紧张素转化酶抑制药、β受体阻断药、利尿药等合用,获得满意的降压效果。

【不良反应】 常见头痛、眩晕、心悸、恶心、便秘、颜面潮红、脚踝水肿等,严重的心脏不良反应为心动过缓、房室传导阻滞、心搏骤停等,较为罕见。

三、交感神经抑制药

1. 中枢性降压药 该类药物主要有可乐定(clonidine)、甲基多巴(alpha-methyldopa)、莫索尼定(moxonidine)等,可作用于脑内相应受体,引起外周交感神经活性降低,从而引起血压下降。

可 乐 定

【药动学】 口服容易吸收,给药后30 min起效,作用维持6～8 h。半衰期为7～13 h,生物利用度约75%。因其脂溶性较高,容易透过血脑屏障进入中枢神经系统。主要在肝脏代谢,药物原形和代谢产物经肾脏排泄。

【药理作用及机制】 可乐定通过抑制外周交感神经活性,减少心排血量并降低外周血管阻力,降压作用中等偏强。静脉注射后可见血压短暂升高,随后血压持续下降。升压效应与激动血管平滑肌α₁受体有关,降压效应则是中枢作用的结果。可抑制肾素分泌,但对肾血流量和肾小球滤过率无明显影响。具有一定的中枢抑制效应,同时可减弱胃肠道平滑肌运动,减少胃酸分泌。

可乐定的降压机制比较复杂,主要包括以下三个方面:①作用于延髓腹外侧核吻侧端I_1咪唑啉受体,降低外周交感神经活性,这是可乐定最主要的降压机制;②选择性激动延髓孤束核抑制性神经元突触后膜α₂受体,亦可降低外周交感神经活性,使血压下降;③激动外周交感神经突触前膜α₂受体,引起负反馈效应,减少神经末梢释放神经递质去甲肾上腺素。此外,可乐定尚可激动脑内部分阿片受体,可缓解阿片类药物成瘾后的戒断症状。

【临床应用】 常用于治疗其他降压药物效果不佳的中、重度高血压,可口服,亦可静脉给药(用于高血压危象)。适用于肾性高血压或兼患消化性溃疡的高血压患者,可乐定与利尿药合用具有协同作用,口服可用于预防偏头痛,其溶液剂滴眼用于治疗开角型青光眼,也可用于吗啡等药物的戒毒治疗。

【不良反应】 常见嗜睡、口干等副作用,部分患者出现直立性低血压、心动过缓、睡眠障碍。长期用药可出现水钠潴留,会减弱降压效果,可以合用利尿药加以克服。久用突然停药者可出现交感神经功能亢进的现象,如血压骤升、心悸、出汗等。中枢神经系统处于抑制状态的患者及需高度集中注意力的工作人员禁忌使用。

甲 基 多 巴

该药的作用与可乐定相似,降压效应中等偏强,能明显降低外周血管阻力,不影响肾血流量和肾小球滤过率。降压同时可出现心率减慢、心排血量减少。用于治疗中度高血压,尤其适合肾功能不全的患者。

NOTE

莫索尼定

该药为第二代中枢性降压药,主要通过作用于延髓腹外侧核吻侧端 I_1 咪唑啉受体发挥降压效应。由于对中枢及外周 α_2 受体作用较弱,很少引起镇静等中枢抑制的反应。降压作用中等偏弱,常用于治疗轻、中度高血压患者。

2. 神经节阻断药 本类药物如樟磺咪芬、美加明等由于器官选择性低,不良反应较多,无临床应用价值。

3. 去甲肾上腺素能神经末梢阻滞药 利血平(reserpine)的降压作用较弱,特点为缓慢、温和、持久。具有一定的镇静作用,与耗竭脑内儿茶酚胺和 5-羟色胺有关。其降压机制为使去甲肾上腺素能神经末梢囊泡失去浓缩和储存能力,并降低其再摄取能力,最终导致神经递质耗竭,造成交感神经传导受阻,血压下降。很少单独使用,长期单用易引起抑郁症、胃溃疡等不良反应,后者与增加胃酸分泌有关。常见于复方制剂中,用于治疗轻、中度高血压患者。

胍乙啶(guanethidine)降压作用强而持久,可舒张阻力血管和容量血管,使外周阻力降低,回心血量和心排血量均明显减少。降压机制与利血平不同,胍乙啶可被主动转运到神经末梢囊泡,代替去甲肾上腺素储存并释放,从而使正常递质逐渐耗竭。临床可用于治疗中、重度高血压及其他抗高血压药无效的严重高血压患者。不良反应包括直立性低血压、眩晕、恶心等。

4. 肾上腺素受体阻断药

(1)β 受体阻断药:用于治疗高血压的 β 受体阻断药有普萘洛尔、纳多洛尔、美托洛尔、阿替洛尔等。

【药理作用及机制】 无内在拟交感活性的 β 受体阻断药初用可致心排血量降低,引起外周血管阻力反射性增高,但持续用药可使心排血量保持低水平,并降低总外周阻力,从而产生降压效应;有内在拟交感活性的药物对心率和心排血量影响较小,可激活骨骼肌血管 β_2 受体,舒张血管,使外周阻力降低,血压即时下降。短期应用 β 受体阻断药大多可致肾血流量减少,非选择性 β 受体阻断药可致肾血流量和肾小球滤过率持续轻度降低,但长期用药很少引起肾功能受损。此外,对血脂的影响也存在差异,无内在拟交感活性的 β 受体阻断药可升高血浆甘油三酯浓度,降低高密度脂蛋白胆固醇(HDL-C)浓度,而有内在拟交感活性的药物对血脂影响较少。该类药物起效较慢,连续用药数周后才出现显著疗效。

β 受体阻断药的降压作用可能与下述机制有关:①阻断心脏 β_1 受体,降低心排血量。具有内在拟交感活性的 β 受体阻断药不降低心排血量,但仍能降低外周阻力和血压。②阻断肾小球旁器的 β_1 受体,减少肾素分泌,从而抑制肾素-血管紧张素系统活性。但具有较强内在拟交感活性的药物在降压时并不影响肾素分泌。③β 受体阻断药能通过血脑屏障进入中枢,阻断中枢 β 受体,使外周交感神经活性降低。索他洛尔、阿替洛尔等虽难以通过血脑屏障却仍有确切的降压作用。④阻断外周去甲肾上腺素能神经末梢突触前膜 β_2 受体,抑制正反馈调节作用,减少去甲肾上腺素的释放。⑤促进前列环素的生成。

【临床应用】 β 受体阻断药可用于各型高血压患者,以高肾素活性、高血流动力学的青年高血压患者更为适宜。一般不引起水钠潴留,与利尿药合用可加强降压作用。β 受体阻断药、利尿药与血管扩张药联合应用能有效治疗重度或顽固性高血压。

【不良反应】 普萘洛尔等非选择性 β 受体阻断药可升高甘油三酯水平,降低 HDL-C,其机制尚不十分清楚。非选择性 β 受体阻断药能延缓使用胰岛素后血糖水平的恢复,不稳定型糖尿病和经常发生低血糖反应的患者使用 β 受体阻断药应十分慎重。慢性阻塞性肺病、运动员、周围血管病变或糖耐量异常者慎用。糖脂代谢异常时一般不首选 β 受体阻断药,必要时也需慎重选用高选择性的 β_1 受体阻断药。禁用于严重左心室功能不全、窦性心动过缓、房室传导阻滞及支气管哮喘患者。长期应用该类药物者突然停药,可加重冠心病症状,并可使血压反跳性升高超过治疗前水平,停药前 $10\sim14$ 天宜逐步减量。

(2)α 受体阻断药:非选择性 α 受体阻断药(如酚妥拉明)可反射性激活交感神经和肾素-血管紧张素系统,长期降压效果差,不良反应较多,除用于控制嗜铬细胞瘤患者的高血压危象外,不作为常规应用的抗高血压药物。选择性 α_1 受体阻断药哌唑嗪使用初期,因降低动脉阻力和静脉容量,使交感神经活

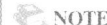

性反射性增高,引起心率加快和血浆肾素活性增高;长期使用时,产生持久的扩血管作用,心排血量、心率和血浆肾素活性可能恢复正常。这可能是因为该类药物对 α_2 受体阻断作用较弱,避免了负反馈减弱促神经递质释放作用,因而降低血压时不易引起反射性心率加快与血浆肾素活性增高。现用于临床的该类药物有哌唑嗪、特拉唑嗪、多沙唑嗪等。

【药理作用】 α_1 受体阻断药舒张小动脉和静脉,对立位和卧位血压均有降低作用。大规模临床试验证明,α_1 受体阻断药治疗高血压安全有效。这类药物降压时不影响心率及肾素分泌,其原因除不阻断 α_2 受体外,可能与其负性频率作用有关。α_1 受体阻断药对肾血流量及肾小球滤过率均无明显影响。长期治疗还可降低血浆甘油三酯、总胆固醇、LDL-C 的浓度,升高 HDL-C 浓度。

【临床应用】 适用于各型高血压,单用治疗轻、中度高血压,对于重度高血压患者可合用利尿药和 β 受体阻断药以增强降压效果。可阻断膀胱颈、前列腺包膜和腺体、尿道等处 α_1 受体,改善前列腺肥大患者排尿困难症状,因此也适用于高血压合并前列腺肥大者。

【不良反应】 哌唑嗪首次给药可致严重的直立性低血压、晕厥、心悸等,称为首剂现象。将首次剂量减为 0.5 mg,睡前服用,可避免发生首剂现象。长期用药可致水钠潴留,加服利尿药可维持其降压效果。

(3) α 及 β 受体阻断药:①拉贝洛尔能阻断 α 和 β 受体,其阻断 β 受体的作用比阻断 α_1 受体的作用强,对 α_2 受体无作用。本药通过阻断 α_1、β 受体,降低外周血管阻力而产生降压作用。降压作用温和,对心排血量与心率的影响较小,适用于各型高血压,静脉注射可治疗高血压危象。无严重不良反应。②卡维地洛能选择性阻断 α_1 受体和非选择性阻断 β 受体,降低外周阻力。可舒张冠状动脉和肾血管,具有抗氧化和钙拮抗作用。此外,还可降低空腹血糖,提高胰岛素敏感性。用于治疗以舒张期血压升高为主的轻、中度高血压或伴有肾功能不全、糖尿病的高血压以及充血性心力衰竭。不良反应与普萘洛尔相似,但不影响血脂代谢。

四、利尿药

利尿药除了具有利尿作用之外,还能发挥明显的降压作用。可单独用于轻度高血压的治疗,也可与其他抗高血压药联合应用,治疗中、重度高血压。

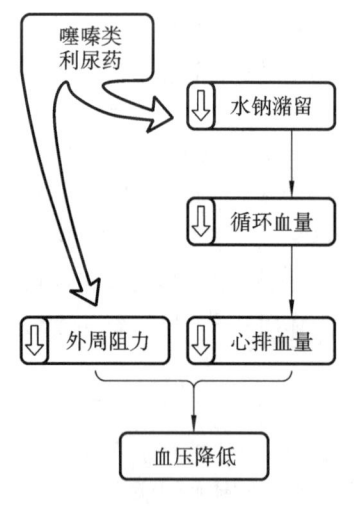

图 21-2 噻嗪类利尿药的降压机制

1. **噻嗪类利尿药** 本类药物是最常用于治疗高血压的利尿药,降压作用温和持久,长期应用无明显耐受性。其降压机制包括:①给药初期,通过排钠利尿作用减少循环血量,使心排血量下降,血压降低;②长期用药后,由于排钠作用导致动脉血管平滑肌细胞内缺钠,进而激活钠-钙交换机制,造成细胞内钙离子浓度下降,血管平滑肌对体内缩血管物质敏感性减弱,加之舒血管物质(如缓激肽、前列环素)生成增多,最终造成外周血管阻力和血压降低(图 21-2)。

2. **袢利尿药** 该类药物作用迅速而短暂,利尿和降压效果明显,并可代偿性激活肾素-血管紧张素系统。通常用于高血压危象的抢救治疗以及伴有慢性肾功能不全的高血压患者。

3. **保钾利尿药** 药物作用温和,适合伴有低钾血症的高血压患者,可与袢利尿药或噻嗪类药物合用,避免这些药物引起的过度排钾、排镁作用。

五、血管扩张药

1. **直接舒张血管平滑肌药** 本类药物能够直接舒张血管平滑肌,降低外周血管阻力而降压。由于不抑制交感神经活性,不会引起直立性低血压。但长期使用会使机体神经内分泌系统激活,表现如下:一方面,交感神经兴奋,心排血量和心率增加,心肌耗氧量增多,容易诱发心绞痛发作;另一方面,血浆肾素活性升高,会增加循环血液中血管紧张素Ⅱ含量以及醛固酮水平,造成水钠潴留,血压上升。这些弊端可以通过联合应用β受体阻断药和利尿药加以纠正。

肼屈嗪(hydralazine)通过直接舒张小动脉平滑肌,降低外周血管阻力而降压,对静脉的作用较弱。具体机制尚不清楚,可能和促进血管内皮细胞释放NO以及血管平滑肌细胞膜发生超极化有关。降压同时能反射性兴奋交感神经,并升高血浆肾素活性,引起心率加快,心肌耗氧量增加,长期用药还会造成水钠潴留。临床用于治疗中、重度高血压,常与β受体阻断药和利尿药合用。不良反应多见头痛、眩晕、心悸、颜面潮红等。

硝普钠(sodium nitroprusside)可舒张小动脉和静脉血管平滑肌,降低外周血管阻力并减少回心血量,因此能同时减轻心脏后负荷与前负荷,具有非常显著的降压效应。口服不吸收,通常静脉滴注给药。起效迅速,给药后2 min可获最大效应,但停药数分钟后血压就会回升。由于遇光照容易分解,给药时须避光。化学结构中还有硝基,故作用机制与硝酸酯类药物近似,通过释放NO激活鸟苷酸环化酶,增加血管平滑肌细胞内cGMP水平,引起血管舒张,血压下降。临床主要用于高血压危象的患者,也可用于外科手术时的控制性降压以及难治性慢性心功能不全。不良反应多为过度降压引起,可见头痛、心悸、恶心、出汗等,连续大剂量给药须注意代谢产物硫氰酸盐过多引起中毒而出现甲状腺功能减退。

2. 钾通道开放药　本类药物可促进ATP敏感性钾通道开放,增加钾离子外流,使得血管平滑肌细胞膜发生超极化,进而抑制电压依赖性钙通道,阻止钙离子内流,导致平滑肌细胞内钙离子浓度降低,因此血管舒张,血压下降。

米诺地尔(minoxidil)口服吸收良好,生物利用度高达90%以上。主要在肝脏代谢,代谢产物具有较高生物活性,半衰期为4 h,药物原形及代谢产物最终由肾脏排出体外。主要用于难治性高血压的治疗,很少单独使用,一般与利尿药和β受体阻断药联合使用。不良反应包括水钠潴留、心悸、多毛症等。

二氮嗪(diazoxide)化学结构与噻嗪类相似,但无利尿作用,只有降压作用。静脉注射降压作用快而强,半分钟即可起效,3~5 min达最大效应。主要用于高血压危象及高血压脑病患者。该药能抑制胰岛β细胞释放胰岛素而升高血糖,其他不良反应较少见。

第三节　抗高血压药物的应用原则

一、根据病情选择药物

对于轻度高血压且尚未稳定者,可采取非药物治疗的方式,即通过限制饮食(低盐、低脂)、体育锻炼等生活习惯的调整来控制血压。如需给药,可首选噻嗪类利尿药进行治疗。对于中度高血压患者,可在利尿药使用的基础上加用或单用β受体阻断药、钙通道阻滞药、血管紧张素转化酶抑制药或血管紧张素Ⅱ受体阻断药等。重度高血压患者常需联合用药,可改用或加用降压效应较强的胍乙啶、米诺地尔等。高血压危象及高血压脑病患者宜静脉给药,如硝普钠静脉滴注或二氮嗪静脉注射均可见效。

二、根据合并症选择药物

高血压合并心力衰竭、心脏扩大者,可选用氢氯噻嗪、硝苯地平、血管紧张素转化酶抑制药等;高血压合并肾功能不全者宜用卡托普利、硝苯地平、甲基多巴;高血压合并消化性溃疡者,宜用可乐定,不宜使用利血平;高血压合并支气管哮喘、慢性阻塞性肺疾病患者,不宜使用β受体阻断药;高血压合并糖尿病或痛风者不宜使用噻嗪类利尿药。

三、抗高血压药物联合使用

联合用药的目的是增加降压疗效,加强靶器官的保护并减少不良反应发生。当一种药物的降压效果不明显时,可改用或联用作用机制不同的另一种药物。切忌将作用机制相同的同类药物联合应用,不仅难于提高疗效,还可能加重不良反应。一般采用二联用药,若效果不佳也可使用三联用药。

四、个体化给药

根据患者的年龄、性别、种族以及伴发疾病的情况,采取个体化治疗方案,能够使患者得到更好的降压效果。须同时防止动脉粥样硬化的发展,控制各项危险因子(如高血脂、吸烟等),力求逆转靶器官损伤,改善患者生活质量。而且不同患者或同一患者在不同病程时期所需的药物剂量亦有不同,同样需要注意调整。

五、平稳降压

一般从小剂量开始给药,逐步增加剂量,达到满意效果后,给予维持剂量巩固疗效。要避免血压下降过快,造成重要器官血流灌注不足。临床主张应用能持续 24 h 平稳降压的药物。一天用药一次,不仅能有效防止靶器官的损害,还能避免清晨突然升压导致意外,并增加患者的用药依从性。

 **章节案例**

患者,女,64 岁,患有高血压二十余年,近年来服用可乐定控制血压。某日午睡后起床时突感眩晕,险些摔倒,测量血压值 85/50 mmHg。问:

(1) 患者为何突然出现血压降低?

(2) 可乐定的降压机制有哪些?

章节案例
答案解析

本章小结

血压形成的基本因素为心排血量和外周血管阻力,参与血压调节的器官主要为心、脑、血管、肾,而心血管活动的调节涉及神经、体液等因素。抗高血压药物通过作用于上述器官,调整神经、体液紊乱,减少心排血量或降低外周血管阻力而发挥作用。

血管紧张素转化酶抑制药抑制循环及局部组织中的 ACE,减少缓激肽的降解,抑制交感神经递质的释放,并具有清除自由基的作用。血管紧张素Ⅱ受体阻断药是在受体水平阻断 RAS 的作用。由于对 AT_1 受体的特异性结合,ACEI 的某些不良反应便可避免。阻断了两种途径生成的血管紧张素Ⅱ,几乎可以完全阻断血管紧张素Ⅱ的各种作用。钙通道阻滞药通过阻滞细胞膜上钙通道开放,减少钙离子内流,进而降低细胞内钙离子浓度,从而降低血管平滑肌对儿茶酚胺的敏感性,使血管平滑肌松弛,外周阻力下降。中枢性降压药作用于脑内相应受体,引起外周交感神经活性降低,从而引起血压下降。β受体阻断药可用于各型高血压患者,以高肾素活性、高血流动力学的青年高血压患者更为适宜。α_1 受体阻断药舒张小动脉和静脉,对立位和卧位血压均有降低作用。利尿药除了具有利尿作用之外,还能发挥明显的降压作用。可单独用于轻度高血压的治疗,也可与其他抗高血压药联合应用,治疗中、重度高血压。血管扩张药通过直接舒张血管平滑肌,降低外周血管阻力而降压;或者促进 ATP 敏感性钾通道开放,增加钾离子外流,使得血管平滑肌细胞膜发生超极化,进而抑制电压依赖性钙通道,阻止钙离子内流,导致平滑肌细胞内钙离子浓度降低,引起血管舒张,血压下降。

抗高血压药物的应用原则包括根据病情选择药物、根据合并症选择药物、抗高血压药物联合使用、个体化给药以及平稳降压。

目标检测

一、选择题(1~9 为单项选择题,10~13 为多项选择题)

1. 高血压合并支气管哮喘者不宜选用(　　　)。

　A. 氢氯噻嗪　　　　B. 利血平　　　　C. 卡托普利　　　　D. 普萘洛尔　　　　E. 拉贝洛尔

目标检测
答案

2. 伴有消化性溃疡的高血压患者应慎用（　　　）。

A. 利血平　　　　　B. 氢氯噻嗪　　　　C. 可乐定　　　　　D. 哌唑嗪　　　　　E. 肼屈嗪

3. 高血压合并糖尿病或痛风者不宜选用（　　　）。

A. 卡托普利　　　　B. 氢氯噻嗪　　　　C. 普萘洛尔　　　　D. 哌唑嗪　　　　　E. 胍乙啶

4. 长期使用血管紧张素转化酶抑制药（ACEI）最常见的副作用是（　　　）。

A. 水钠潴留　　　　B. 心动过速　　　　C. 头痛　　　　　　D. 咳嗽　　　　　　E. 腹泻

5. 可耗竭去甲肾上腺素能神经末梢神经递质的药物（　　　）。

A. 可乐定　　　　　B. 美加明　　　　　C. 利血平　　　　　D. 卡托普利　　　　E. 氢氯噻嗪

6. 高血压危象及高血压脑病宜选用（　　　）。

A. 普萘洛尔　　　　B. 卡托普利　　　　C. 硝普钠　　　　　D. 硝苯地平　　　　E. 氢氯噻嗪

7. 氯沙坦的降压作用原理是阻断以下哪个受体引起的？（　　　）

A. α 受体　　　　　B. β 受体　　　　　C. AT_1 受体　　　D. AT_2 受体　　　E. I_1 受体

8. 对 α 和 β 受体均有阻断作用的药是（　　　）。

A. 酚妥拉明　　　　B. 普萘洛尔　　　　C. 拉贝洛尔　　　　D. 去甲肾上腺素　　E. 哌唑嗪

9. 卡托普利的降压机制是（　　　）。

A. 阻断 β 受体　　　　　　　　　B. 抑制血管紧张素转化酶　　　　　C. 抑制 COMT

D. 耗竭交感神经末梢神经递质　　E. 激动咪唑啉受体

10. 有关氯沙坦的正确叙述是（　　　）。

A. 有促进尿酸的排泄作用　　　　　　B. 对 AT_1 受体有选择性阻断作用

C. 对血中脂质及葡萄糖含量有影响　　D. 避免与补钾药合用

E. 可用于肾动脉狭窄者

11. 用于治疗高血压的钙通道阻滞药有（　　　）。

A. 硝苯地平　　　　　　　　　B. 尼卡地平

C. 美托洛尔　　　　　　　　　D. 硝普钠

E. 维拉帕米

12. 主要用于治疗轻、中度高血压的药物有（　　　）。

A. 氢氯噻嗪　　　　　　　　　B. 硝普钠　　　　　　　　　C. 二氮嗪

D. 硝苯地平　　　　　　　　　E. 莫索尼定

13. 下列哪些药的降压机制与阻断受体有关？（　　　）

A. 利血平　　　　　　　　　　B. 肼屈嗪　　　　　　　　　C. 卡托普利

D. 哌唑嗪　　　　　　　　　　E. 氯沙坦

二、问答题

1. 试述抗高血压药的分类及各类代表药。

2. 简述噻嗪类利尿药的降压机制。

3. 试述普萘洛尔的降压作用机制。

（天津医科大学　宋君秋）

知识拓展

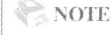

制剂及
用法用量

第二十二章 调节血脂药

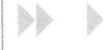

 学习目标

1. 掌握：他汀类药物、考来烯胺、贝特类药物的药理作用、临床应用及主要不良反应。
2. 熟悉：烟酸的药理作用、临床应用及不良反应；多烯脂肪酸的药理学特点。
3. 了解：高脂血症的分型；其他抗动脉粥样硬化药物的特点及应用。

　　动脉粥样硬化（atherosclerosis，AS）是一种慢性炎症过程，主要发生在大动脉及中动脉，尤其是冠状动脉、主动脉和脑动脉，是心、脑血管疾病的主要病理学基础，是动脉血管硬化病中最常见的一种。其主要表现为受累动脉病变，首先是内膜脂质沉积，然后是单核细胞和淋巴细胞的浸润、纤维组织增生及钙质的沉积等形成泡沫细胞、脂纹和纤维斑块，进而引起血管壁硬化、管腔狭窄和血栓形成，从而导致动脉粥样硬化性疾病。由于在动脉内膜积聚的脂质外观呈黄色粥样，因此称为动脉粥样硬化。发生粥样硬化的血管壁增厚变硬，弹性减弱，管腔变小，所支配的器官很容易发生缺血样病变，因此动脉粥样硬化是心、脑血管疾病发生发展的重要原因，防治动脉粥样硬化是防治心、脑血管疾病的重要举措。

　　轻度动脉粥样硬化常常采用饮食治疗，坚持适量体育锻炼；避免高危因素，如吸烟；积极治疗相关疾病，如糖尿病、高血压等。重度患者除采用上述方法外，还需要联合抗动脉粥样硬化的药物进行治疗。此外，目前还有手术治疗、基因治疗等方式。

　　目前，用于防治动脉粥样硬化的药物包括调血脂药（blood-lipid modulators）和抗动脉粥样硬化药。

第一节 血脂异常与动脉粥样硬化

一、正常脂蛋白代谢

　　血脂是指血浆或血清中所含有脂类的总称，包括甘油三酯（triglyceride，TG）、胆固醇（cholesterol，Ch）、磷脂（phospholipid，PL）和游离脂肪酸（free fatty acid，FFA）等。其中 Ch 又分为游离胆固醇（free cholesterol，FC）和胆固醇酯（cholesteryl ester，CE），二者相加为总胆固醇（total cholesterol，TC）。

　　脂蛋白（lipoprotein，LP）是由血浆中的载脂蛋白（apoprotein，Apo）和血浆中的脂类结合而形成的球形大分子复合物，是脂类在血浆中存在、转运及代谢的形式。脂蛋白颗粒内部为非极性分子如胆固醇酯和甘油三酯，颗粒表面由磷脂、游离胆固醇和载脂蛋白组成的单分子层外壳覆盖。脂蛋白根据密度的不同，应用超速离心或者电泳的方法可将其分为乳糜微粒（chylomicron，CM）、极低密度脂蛋白（very low density lipoprotein，VLDL）、低密度脂蛋白（low density lipoprotein，LDL）、高密度脂蛋白（high density lipoprotein，HDL）和脂蛋白（a）[lipoprotein（a），Lp（a）]。此外还有中密度脂蛋白（intermediate density lipoprotein，IDL），是 VLDL 在血浆中的代谢产物。

　　Apo 是一组水溶性多肽，是构成血浆脂蛋白的重要组分，赋予脂类可溶的性质；Apo 主要有 A、B、C、D、E 五类，又各分为若干亚组分，目前为止已从人血浆中分离出 18 种。不同的脂蛋白含有不同的 Apo，它们的主要功能是结合、转运脂质和稳定脂蛋白结构；而且还可以调节脂蛋白代谢关键酶的活性，参与脂蛋白受体的识别，介导血浆脂蛋白同细胞表面受体结合。如 ApoA I 可以激活血浆中的卵磷脂胆固醇脂酰转移酶(lecithin-cholesterol acyltransferase,LCAT),识别 HDL 受体;ApoAⅡ可以激活肝脂肪酶(HL),稳定 HDL 的结构,促进 HDL 的成熟和胆固醇的逆向转运;ApoB48 可以促进 CM 的合成;ApoB100 可以识别 LDL 受体;ApoCⅠ可以激活 LCAT;ApoCⅡ可以激活脂蛋白脂肪酶(lipoprotein lipase,LPL),促进 CM 和 VLDL 的分解;ApoCⅢ则可以抑制 LPL 的活性,并抑制肝细胞 ApoE 受体;ApoD 可以转运胆固醇酯(cholesteryl ester,CE);ApoE 则参与 LDL 受体的识别。

CM 主要含有外源性 TG,是转运外源性 TG 和 TC 到肝脏以及外周组织的主要形式,而 VLDL、LDL、IDL 可将肝脏内合成的内源性脂质转运到肝外组织。一般情况下,CM 和 VLDL 直径较大,不易透过血管内膜,因此均没有致 AS 的作用。但病理情况下 CM 和 VLDL 的分解代谢产物直径较小,胆固醇含量相对较高,因而会产生强烈的致 AS 作用。

VLDL 在肝细胞内合成,是转运肝脏合成的 TG 进入血液循环的主要形式。VLDL 中的载脂蛋白 ApoCⅡ激活 LPL,并水解其内的 TG,进而转变为 IDL。部分 IDL 与肝细胞膜 ApoE 受体结合,由肝细胞摄取代谢;未被肝细胞摄取的 IDL,其 TG 被 LPL 和 HL 进一步水解,转变为 LDL 后继续进行代谢。

LDL 由 VLDL 转变而来,富含胆固醇,主要功能是把胆固醇运输到全身各处细胞。大部分 LDL 是通过其中的 ApoB100 和 ApoE 特异性地结合 LDL 受体而被吞入细胞内降解的。少部分(约 1/3)LDL 被周围组织(包括血管壁)摄取异化。

HDL 是颗粒最小的血浆脂蛋白,主要功能是将外周的胆固醇转给 LDL 或 IDL,然后被肝脏利用。HDL 将内源性胆固醇(以胆固醇酯为主)从组织往肝脏逆向转运,因此具有保护血管的作用。HDL 是抗动脉粥样硬化因子,是冠心病的保护因子,俗称"血管清道夫"。

脂蛋白 a 是一种特殊独立的血浆脂蛋白,由载脂蛋白 a 和 LDL-C 颗粒组成,是从人的 LDL 中提取的脂蛋白,其理化性质和结构与 LDL 有很大的共同性,脂蛋白 a 中除了含有 ApoB 外,尚含有 ApoA 和较多的糖类。20 世纪 80 年代末期,人们发现脂蛋白 a 水平的升高是形成动脉粥样硬化的独立危险因素,可增加患冠心病、心肌梗死的风险,是心血管疾病的高危因素。

二、血脂异常与动脉粥样硬化

1. 血脂异常的类型 各种脂蛋白在血浆中有基本恒定的浓度来维持平衡,如果比例失衡则会导致脂质代谢失常或紊乱,即血脂异常。血脂异常是引起动脉粥样硬化的重要因素。血脂异常主要表现为:易导致动脉粥样硬化的脂蛋白(如 VLDL、IDL、LDL)及其载脂蛋白(如 ApoB)含量过高,或者是抗动脉粥样硬化的脂蛋白(如 HDL)以及载脂蛋白(如 ApoA)的含量过低,前者称为高脂血症(hyperlipemia)或高脂蛋白血症(hyperlipoproteinemia)。血脂异常按照病因可分为原发性和继发性两大类。原发性血脂异常往往是由遗传或者后天的饮食习惯、生活方式以及其他自然环境因素等引起的脂质代谢异常,根据升高的脂蛋白类型不同,同时也为了便于分析病情和选用药物,一般将高脂蛋白血症分为 6 种类型(表 22-1),其中Ⅱa、Ⅱb、Ⅲ、Ⅳ型较易诱发冠心病。继发性血脂异常多是由代谢紊乱性疾病或其他因素所导致,如糖尿病、甲状腺功能减退、肾病综合征、肝脏疾病和药物因素(如应用 β 受体阻断药、噻嗪类利尿药等)。

表 22-1 原发性高脂蛋白血症的分型

分型	脂蛋白变化	脂质变化	发病率	危险因素
Ⅰ	CM↑	TC↑、TG↑↑↑	极低	糖尿病
Ⅱa	LDL↑	TC↑↑	较高	甲状腺功能减退、肾病综合征
Ⅱb	VLDL、LDL↑	TC↑↑、TG↑↑	高	甲状腺功能减退、肾病综合征
Ⅲ	IDL↑	TC↑↑、TG↑↑	低	甲状腺功能减退
Ⅳ	VLDL↑	TG↑↑	高	糖尿病、肾病综合征、阻塞性黄疸
Ⅴ	CM、VLDL↑	TC↑、TG↑↑↑	较低	糖尿病、阻塞性黄疸、胰腺炎

脂质代谢异常除上述高脂蛋白血症外,还应包括 HDL 的降低和脂蛋白 a 的增加等,也是动脉粥样硬化的危险因素。并不是所有的脂蛋白升高都会促进粥样硬化的形成,因此将降血脂药称为调血脂药更为确切。

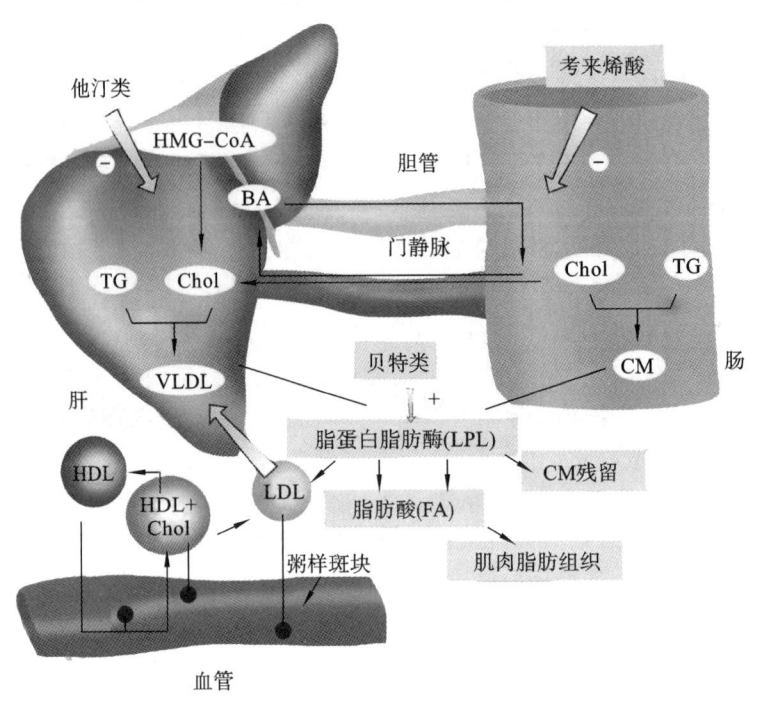

图 22-1　脂转运和调血脂药的作用位点

2. 动脉粥样硬化的危险因素　①高血脂:流行病学调查表明,AS 与血清 HDL-C 的水平呈负相关,与血清 TG、TC 水平的升高呈正相关,脂蛋白及分解产物可沉积于血管内壁并伴有纤维组织的增生,最终血管变窄、弹性降低导致 AS。②高血压:高血压是 AS 发生的重要因素,由于高血压对动脉血管壁形成压力,容易导致血管内膜壁的损伤,进而刺激血管平滑肌的增生和细胞间质的合成增加。③吸烟:吸烟者血中碳氧血红蛋白浓度可达 10%～20%,致使动脉壁内氧不足及内膜下层脂肪酸合成增多。同时,吸烟可使血中 HDL 含量降低,血清胆固醇含量升高,导致易患 AS。④糖尿病:糖尿病患者由于生物调节作用发生障碍,常伴有脂质代谢的紊乱、胰岛素抵抗及血清过氧化物脂质异常,与 AS 的形成密切相关。⑤其他:如年龄、肥胖、长期饮用烈性酒、女性绝经以后以及有高血压、冠心病、糖尿病家族史的患者,AS 发生率都较高。

3. 非药物疗法　①合理膳食:限制热量的摄入,低胆固醇和低动物脂肪饮食;②增加体力活动和运动:体力活动和运动有利于脂肪和碳水化合物的代谢,有利于减轻体重和调节血脂;③戒烟:有关资料表明,吸烟者心血管疾病发病率和死亡率比不吸烟者高 1.6 倍,吸烟是动脉粥样硬化的危险因素之一;④保持心理平衡:现代社会工作、生活节奏加快,竞争日益激烈,精神紧张,压力长期得不到释放,会导致内分泌失调,容易引起高血压、心脏病;⑤对于通过饮食控制、调节生活方式等非药物干预后,血脂水平仍然不能恢复正常者,应该根据血脂异常的类型、动脉粥样硬化病变的症状以及存在的其他心血管疾病危险因素,尽早给予药物进行治疗。

第二节　调血脂药

一、他汀类

3-羟基-3-甲基戊二酰基辅酶 A(HMG-CoA)还原酶在内源性胆固醇合成的早期起催化作用,是肝

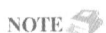

细胞胆固醇合成过程中的限速酶,催化 HMG-CoA 生成甲羟戊酸(mevalonic acid,MVA),MVA 是内源性胆固醇合成的关键步骤,抑制 HMG-CoA 还原酶则可以减少内源性胆固醇的合成。他汀类药物是 HMG-CoA 还原酶的竞争性抑制剂,是目前治疗血脂异常最有效的药物。

早在 1976 年从橘青霉菌中分离出的美伐他汀(compactin)有抑制 HMG-CoA 还原酶的作用,但因其不良反应而未被应用;1979 年从红曲霉菌中发现 monacolin K;1980 年从土曲霉菌中发现 movinolin,后来证明二者为同一物质,即洛伐他汀(lovastatin)。1987 年全球首个他汀类药物洛伐他汀获得 FDA 批准上市,从此调血脂药进入了他汀时代,继而又分离、合成了一系列的他汀类药物。目前临床常用的他汀类药物主要有洛伐他汀、辛伐他汀(simvastatin)、普伐他汀(pravastatin)、阿托伐他汀(atorvastatin)、氟伐他汀(fluvastatin)和瑞舒伐他汀(rosuvastatin)等。其中辛伐他汀是洛伐他汀的甲基化衍生物,而普伐他汀是美伐他汀的活性代谢产物,阿托伐他汀、氟伐他汀和瑞舒伐他汀是人工合成品。

他汀类药物具有二羟基庚酸结构,为内酯环或开环羟基酸,是抑制 HMG-CoA 还原酶的必需基团,但是内酯环必须转换成相应的开环羟基酸形式才有药理活性。一般内酯环型的辛伐他汀和洛伐他汀亲脂性较强,开环羟基酸型的普伐他汀亲水性较强,氟伐他汀介于两者之间。

【药动学】 他汀类药物的肝脏首过效应均较高,生物利用度较低。口服给药后吸收不完全,而且易受到食物的影响;一般以开环羟基酸型吸收较好,内酯环型在肝脏内水解为有活性的开环羟基酸型。洛伐他汀和辛伐他汀是无活性的内酯环型,必须经肝代谢成开环羟基酸型才具有药理活性。氟伐他汀和阿伐他汀为含氟的活性物质,口服后氟伐他汀几乎被完全吸收,其他的他汀类药物吸收率在 40%～75% 之间。除了洛伐他汀主要经胆汁排泄外,其他大部分药物在肝内代谢,经胆汁由肠道排出,5%～20% 由肾脏排出。常用的他汀类药物的药代动力学特点见表 22-2。

表 22-2 常用他汀类药物的药代动力学特点

指 标	洛伐他汀	辛伐他汀	普伐他汀	氟伐他汀	阿托伐他汀	瑞舒伐他汀
口服吸收率/(%)	30	60～85	34	>98	12	20
T_{max}/h	2～4	1.2～2.4	1～1.5	0.6	1～2	3～5
血浆蛋白结合/(%)	>95	>95	50	>98	>98	88
肝摄取率/(%)	>70	>80	45	>70	—	—
活性代谢产物	有	有	无	无	有	有
肾排泄量/(%)	<10	13	20	<6	<2	10
生物利用度/(%)	21	5	17	24	30	20
食物对生物利用度的影响/(%)	+50	0	−30	0	0	−20
$t_{1/2}$/h	3	2	1.5～2.0	1.2	14	20

【药理作用及机制】

1. 调血脂作用 他汀类药物具有明显的调血脂作用。在治疗量下,对 LDL-C 的降低作用最明显,TC 次之,降 TG 的作用很弱。调血脂作用呈剂量依赖性,用药 2 周出现明显疗效,4～6 周达高峰,长期使用可保持疗效。另外,该药大剂量使用可以降低血浆 TG 水平,轻度增高 HDL-C 水平。依据使用药物剂量和药物的不同,他汀类药物对血脂水平的影响是有差别的。常用他汀类药物调血脂的作用特点见表 22-3。

表 22-3 常用他汀类药物调血脂的作用特点

药 物	剂量/(mg/d)	TC 降低/(%)	LDL 降低/(%)	TG 降低/(%)	HDL 升高/(%)
洛伐他汀	20	17	25	10	7
辛伐他汀	10	27	34	15	7
普伐他汀	20	23	25	11	6

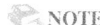

续表

药　物	剂量/(mg/d)	TC 降低/(%)	LDL 降低/(%)	TG 降低/(%)	HDL 升高/(%)
氟伐他汀	40	21	23	5	2
阿托伐他汀	20	34	43	26	9
瑞舒伐他汀	20	35	40	26	9

他汀类药物通过多种途径发挥调血脂作用：①肝脏是合成内源性胆固醇的主要场所(约占总量的70%)，在胆固醇合成过程中 HMG-CoA 还原酶是合成的限速酶，能够使 HMG-CoA 转换为中间产物MVA，进一步生成鲨烯，最终合成胆固醇。他汀类药物本身或其代谢产物与 HMG-CoA 的结构非常相似，而对 HMG-CoA 还原酶的亲和力高出 HMG-CoA 数千倍，可以在胆固醇的合成早期竞争性地抑制HMG-CoA 还原酶的活性，从而阻碍肝脏内源性胆固醇的合成，这是其主要作用机制。②血浆和组织细胞中胆固醇浓度降低，代偿性地增加了肝细胞膜上 LDL 受体的合成，使其活性增强、数量增加，从而加速血浆中 LDL 的分解代谢。③LDL 的分解增加进而导致 VLDL 代谢加快，再加上肝脏合成及释放VLDL 减少，也会导致 VLDL 和 TG 水平的相应降低。他汀类药物对 HDL 的升高作用机制不明，可能是 VLDL 减少的间接结果。由于不同他汀类药物对 HMG-CoA 还原酶的亲和力不同，所以调血脂作用也各有差异。

2. 非调血脂作用　又称他汀类药物的多效性作用(pleiotropic effects)，主要包括：

①调节血管内皮功能，增加内皮细胞一氧化氮(NO)的合成，提高血管内皮对扩血管物质的反应性。

②抗血小板黏附聚集：抑制血小板聚集和提高纤溶活性，发挥抗血栓作用。

③抗炎：降低血浆 C 反应蛋白，减轻动脉粥样硬化过程的炎性反应。

④抑制血管平滑肌细胞(vascular smooth muscle cell，VSMC)的增殖和迁移，促进 VSMC 凋亡。

⑤抑制单核-巨噬细胞的黏附和分泌功能。

⑥促进骨形成和(或)抑制骨吸收。

⑦抗氧化：粥样斑块的主要成分是氧化 LDL，会影响斑块的稳定性；斑块破裂后又会诱发血栓的形成。斑块内 LDL 很容易发生氧化，他汀类药物通过清除氧自由基，发挥抗氧化作用。

⑧稳定粥样硬化斑块：他汀类药物可以通过各种方式稳定和缩小粥样斑块，防止斑块破裂、继发出血、血栓的形成。减少动脉壁巨噬细胞和泡沫细胞的形成；加速细胞凋亡来调节动脉壁细胞的构成；降低巨噬细胞活性，干扰 TNF-α 的转录途径使斑块中 TNF-α 的含量降低等，可以稳定斑块。上述作用均有利于对抗 AS。

3. 肾保护作用　脂质代谢异常易导致慢性肾损伤，他汀类药物可以通过降低胆固醇起到肾保护作用，同时他汀类药物具有抗细胞增殖、抗炎、免疫抑制、抗骨质疏松等作用，也可以减轻肾损害的程度，从而保护肾功能。

【临床应用】

(1) 高脂血症(Ch 升高为主)：主要用于治疗各种原发性高脂血症，杂合子家族和非家族性Ⅱa、Ⅱb和Ⅲ型高脂蛋白血症，也可以用于治疗Ⅱ型糖尿病及肾病综合征引起的高胆固醇血症。对于病情较严重的患者可合用胆汁酸结合树脂类。对纯合子家族性高脂血症无降低 LDL 功能，但可使 VLDL 下降。

(2) 预防心、脑血管急性事件：他汀类药物因能增加粥样斑块的稳定性或者使斑块缩小，所以可降低缺血性脑卒中、稳定型和不稳定型心绞痛发作以及心肌梗死的发生。近年来的大量临床数据表明，他汀类药物对冠心病一级和二级的预防安全有效，可以使冠心病的发病率和致死率明显降低。

(3) 肾病综合征：他汀类药物对肾脏功能有一定的保护和改善作用，除与调节血脂有关外，可能还与他汀类药物抑制肾小球膜细胞的增殖、延缓肾动脉狭窄硬化有关。

(4) 防止经皮冠状动脉腔内成形术(PTCA)后再狭窄、降低器官移植的排异反应、预防老年性痴呆、治疗骨质疏松症等。

【不良反应及注意事项】　不良反应较少而轻，大剂量使用时偶见胃肠道反应、肌痛、皮肤潮红、头痛等暂时性反应;1%～2%的患者出现无症状性肝转氨酶升高、肌酸磷酸激酶(CPK)升高,发生率与剂量相关,需在初始用药及3～6个月时测定谷丙转氨酶(ALT),若ALT正常,每隔6～12个月监测一次;有不到0.1%的患者会发生横纹肌溶解综合征(rhabdomyolysis),以西立伐他汀和辛伐他汀引起肌病的发病率高,氟伐他汀的发病率低,绝大多数为肌病,极少数发展为横纹肌溶解综合征。洛伐他汀可引起约10%的患者出现肌酐升高。超大剂量使用会引起犬的白内障,人体用药需注意。用药期间应定期检查肝功能,有肌痛者应检测CPK;如果出现全身性肌肉疼痛、乏力、僵硬时,应警惕肌病的发生,必要时停药。

【禁忌证】 孕妇、哺乳期妇女、儿童、肝肾功能异常者、活动性肝病患者禁用。有肝病史者慎用。

【药物相互作用】 他汀类药物与胆汁酸结合树脂类联合使用,可增强降低血清TC及LDL-C的效应。烟酸或贝特类药物能增强他汀类药物降低TG的作用,但合用时肌病发生率增加。与某些大环内酯类抗生素(如红霉素)、吡咯类抗真菌药(如伊曲康唑)、环孢素、苯基哌嗪抗抑郁药以及蛋白酶抑制剂合用也会增加肌病的危险性。与香豆素类抗凝药合用,有可能使凝血酶原时间延长,应注意监测凝血酶原时间,及时调整抗凝药的剂量。

洛伐他汀(lovastatin)

洛伐他汀是第一个应用于临床的HMG-CoA还原酶抑制剂。口服吸收率约为30%,与食物同服可增加吸收,口服后2～4 h血药浓度达高峰。一般用药2周后出现明显效应,4～6周达最佳效果并呈剂量依赖性。洛伐他汀为无活性的内酯环型,吸收后在体内水解代谢成开环羟基酸型而呈现药理活性,调血脂作用稳定、可靠,可用于治疗原发性高胆固醇血症(Ⅱa、Ⅱb型),也用于治疗高胆固醇血症为主的混合性高脂血症。

辛伐他汀(simvastatin)

辛伐他汀为洛伐他汀的甲基衍生物,也是无活性的内酯环型。调血脂作用较洛伐他汀强一倍,升高HDL和ApoAⅠ的作用强于阿托伐他汀。临床试验证实,长期应用辛伐他汀可显著延缓AS病变进展和病情恶化,减少心脏疾病和不稳定心绞痛的发生。

普伐他汀(pravastatin)

普伐他汀为开环活性结构,调血脂作用较洛伐他汀强,主要降低Ch,对TG几乎无效。本药除了具有稳定、安全的降脂作用外,还能抑制单核-巨噬细胞向内皮的黏附聚集,具有抗炎作用,说明其能通过抗炎作用减少心血管疾病的发生。研究证实,在急性冠脉综合征早期使用普伐他汀能迅速改善内皮功能,减少冠状动脉再狭窄和心血管疾病的发生。

氟伐他汀(fluvastatin)

氟伐他汀是第一个全合成的、具有氟苯吲哚环的甲羟内酯衍生物,与洛伐他汀、辛伐他汀的结构明显不同,无须代谢转换就具有药理活性。吲哚环模拟HMG-CoA还原酶的底物,MVA内酯模拟产物甲羟戊酸,所以氟伐他汀可以同时阻断HMG-CoA还原酶的底物和产物,进而抑制MVA生成Ch而发挥调血脂作用;同时能够增加NO活性,直接抑制血管平滑肌细胞增殖,改善内皮功能,预防斑块形成;而且此药还能降低血浆Lp(a)水平、抑制血小板聚集和改善胰岛素抵抗。口服吸收完全且不受食物的影响,首过消除明显。几乎全部由肝脏代谢,是轻、中度肾功能不全患者的首选用药,也是他汀类药物中与其他药物相互作用最少、引起肌病发生率最低的药物。

阿托伐他汀(atorvastatin)

阿托伐他汀是全合成的高效他汀类药物,口服吸收快,1～2 h血药浓度达高峰,经肝脏代谢,产生的活性代谢产物占总作用的大部分。作用特性和适应证同氟伐他汀,但降TG作用更强。大剂量对纯合

NOTE

子家族性高胆固醇血症也有效。

瑞舒伐他汀(rosuvastatin)

瑞舒伐他汀是 2003 年上市的新型全合成他汀类药物,抑制 HMG-CoA 还原酶的作用较其他他汀类药物强,能升高 HDL-C,同时能降低 TG、LDL-C,其中降低 LDL-C 效果显著,服药 2 周即可下降 10%。口服给药生物利用度为 20%,半衰期长,药物相互作用少,无肝毒性、肌毒性,被誉为"超级他汀"。用于治疗高脂血症和高胆固醇血症,较常见不良反应是咽痛、头痛。

二、胆汁酸结合树脂

胆汁酸结合树脂是一类主要影响 Ch 吸收的药物,该类药物为碱性阴离子交换树脂,不溶于水,口服后不被消化道吸收,与胆汁酸牢固结合阻断胆汁酸的肝肠循环和反复利用,从而减少胆固醇吸收。代表药有考来烯胺(colestyramine,消胆胺)和考来替泊(colestipol,降胆宁)。

考来烯胺为苯乙烯型强碱性阴离子交换树脂,其氯化物呈白色或淡黄色球状颗粒或粉末,无臭或有氨臭;氯能够与其他阴离子交换,1.6 g 考来烯胺可以结合胆盐 100 mg。考来替泊为二乙基五胺环氧氯丙烷的聚合物,为弱碱性阴离子交换树脂,蛋黄色,无臭无味,有亲水性,含水分约 50%,但不溶于水。

【药理作用及机制】 二者可显著降低血浆 TC 和 LDL-C 水平,且呈剂量依赖性,ApoB 也相应降低,但对 TG 和 VLDL 影响较小,HDL 几乎没有改变。用药后 4～7 天生效,2 周内达最大效应。胆汁酸是胆固醇在体内的主要代谢途径,正常情况下,约 95% 的胆汁酸在空肠和回肠被重吸收,使用胆汁酸结合树脂后,胆汁酸结合树脂在肠道主要和胆汁酸螯合,阻止其重吸收和肝肠循环,减少外源性胆固醇的吸收同时促进内源性胆固醇在体内的代谢。用药后可使胆固醇的排泄量增加 10 倍以上。

胆固醇在肝脏由 7α-羟化酶催化转化为胆汁酸,胆汁酸可反馈性地抑制 7α-羟化酶活性。该类药通过以下作用降低血脂水平:①通过离子交换与胆汁酸结合,形成胆汁酸螯合物而失去活性,减少食物中脂类的吸收;②阻断了肠道对胆汁酸的重吸收,促进其排出;③胆汁酸的大量排出,同时解除了胆汁酸对 7α-羟化酶的抑制作用,加速了肝脏内胆固醇经过 7α-羟化酶向胆汁酸的转变;④肝脏内胆固醇的减少,刺激肝脏表面 LDL 受体数量的增加和活性的增强,大量 LDL-Ch 进入肝细胞,使血浆 TG 和 LDL-Ch 水平下降;⑤该类药物可反馈性地增强 HMG-CoA 还原酶的活性,引起胆固醇的合成增加。另外胆汁酸结合树脂仅能阻止胆汁酸和胆固醇从肠道吸收,对胆固醇的体内合成无影响,但大部分高脂血症的 TC 主要来自体内合成,因此与他汀类合用有协同作用。

【临床应用】 主要治疗 TC 和 LDL-C 水平升高,TG 水平正常,不能使用他汀类的高胆固醇血症患者,如Ⅱa型及家族性杂合子高脂蛋白血症。对于Ⅱb型高脂蛋白血症患者,应与降 TG 和 VLDL 的药物配伍使用。对纯合子家族性高胆固醇血症无效。

临床上主要与其他调血脂药联合使用,与他汀类、贝特类合用可起到协同作用;与普罗布考合用,可协同增效,同时减少不良反应。

【不良反应】 由于应用剂量较大,不良反应较多。考来烯胺有特殊的臭味和一定的刺激性,有些患者出现食欲减退、嗳气、腹胀、消化不良和便秘等,一般在两周后可消失,若便秘时间长,应停药。考来烯胺以氯化物形式给药,长期用药可引起高氯酸血症。偶见短时的转氨酶升高、脂肪痢等。

【药物相互作用】 本类药物长期使用,可干扰脂溶性维生素(A、D、E、K)和一些药物的吸收,如氯噻嗪、保泰松、呋塞米、普萘洛尔、苯巴比妥、甲状腺素、地高辛、双香豆素抗凝药、他汀类、叶酸及铁剂等,应尽量避免配伍使用,必要时应在服用树脂类药物 1 h 前或 4～6 h 后服用上述药物。

三、胆固醇吸收抑制剂

依折麦布(ezetimibe)

依折麦布是第一个上市的胆固醇吸收抑制剂,通过降低胆固醇的吸收来发挥调血脂的作用。

【药动学】 口服吸收迅速,吸收后大部分在小肠和肝脏内进行葡萄糖醛酸化,其代谢物葡萄糖醛酸苷也有活性,原型和代谢产物经胆汁和肾脏排出。由于存在肝肠循环,该药在人体内的 $t_{1/2}$ 为 22 h。

【药理作用及机制】 该药主要阻断胆固醇的外源性吸收途径。吸收后进入肝肠循环并被糖脂化,药物原型及代谢产物反复作用于胆固醇的吸收部位——小肠上皮刷状缘,通过抑制表达胆固醇吸收的 NPC1L1 转运蛋白活性,选择性地抑制食物和胆汁中的胆固醇和植物胆固醇向肝脏转运,持久地抑制胆固醇的吸收,从而降低血浆胆固醇的含量。此外,依折麦布可降低患者的总胆固醇、ApoB 和 TG 水平,并增加 HDL-C 水平,与他汀类合用可以更有效地改善血清中 TC、LDL-C、ApoB、TG 和 HDL-C 水平。

【临床应用】 可单用或与其他调血脂药合用治疗各型高脂血症。多项研究资料证实,依折麦布与他汀类合用可显著降低血脂水平,提高降脂达标率。依折麦布辛伐他汀片是依折麦布和辛伐他汀的合剂,含有依折麦布 10 mg 和辛伐他汀 20 mg,在降脂尤其是降低 LDL-C 方面具有更好的效果。

【不良反应】 不良反应较少,患者对其耐受性好,口服后少数患者出现腹痛、腹泻、乏力、关节和背部疼痛等。妊娠或哺乳期妇女、中重度肝功能损伤患者和 10 岁以下儿童禁用此药。

四、贝特类

贝特类又称苯氧芳酸类,20 世纪 60 年代上市的氯贝丁酯(安妥明,clofibrate)是第一个用于临床的贝特类药物,可以显著降低 TG 和 VLDL 的水平,曾被广泛使用。后来经过大规模和长时间的临床试验发现其不良反应多,尤其是肝胆系统并发症比较严重,而且并不能降低冠心病的死亡率,现已少用。目前临床应用的新型贝特类有吉非贝齐(gemfibrozil)、苯扎贝特(bezafibrate)、非诺贝特(fenofibrate)和环丙贝特(ciprofibrate)等,调脂作用增强,同时不良反应大大减少。

【体内过程】 口服吸收迅速而完全,血浆蛋白结合率达 95%,不易分布到外周组织。吉非贝齐和苯扎贝特为活性酸形式,吸收后作用快,维持时间短,$t_{1/2}$ 仅 1~2 h。非诺贝特和氯贝丁酯需要水解为活性酸形式才发挥作用,$t_{1/2}$ 为 13~20 h。最后大部分在肝脏与葡萄糖醛酸结合,少量以原型经肾脏排出。

【药理作用及机制】

1. 调血脂作用 本类药物能显著降低血浆 TG、VLDL-C 水平,中等程度降低 LDL-C 水平(约 10%)和升高 HDL-C 水平(约 10%)。但各种贝特类的作用强度不同,苯扎贝特、非诺贝特作用较强;吉非罗齐可以增加 HDL-C 而降低冠心病和脑卒中的发生率。

贝特类药物调血脂的作用机制目前尚未完全阐明,可能与类固醇激素受体类的核受体——过氧化物酶增殖激活受体 α(PPARα)有关。该受体家族已鉴定出有 α、β/δ、γ 三种亚型,PPARα 可以升高 HDL,降低 TG;PPARγ 降低 TG,改善胰岛素抵抗;PPARδ 升高 HDL,降低 TG,改善胰岛素抵抗。目前的研究认为:①贝特类药物是 PPARα 的配体,通过激活 PPARα 调节脂蛋白脂肪酶(lipoprotein lipase,LPL)、Apo C Ⅲ、Apo A Ⅰ 等基因的表达,降低 Apo C Ⅲ 转录,增加 LPL 和 Apo A1 的生成和活性,同时促进肝脏摄取脂肪酸,抑制 TG 的合成,使含 TG 的 LP 减少;②PPARα 激活后还能够增加诱导型一氧化氮合酶(iNOS)活性,使 NO 升高,从而抑制巨噬细胞表达基质金属蛋白酶-9(MMP-9),后者与动脉粥样硬化的斑块稳定有关;③PPARα 也是一种炎性调节因子,激活后除了能够调节血脂外,还能够降低 AS 过程中的炎症反应,抑制血管平滑肌细胞增殖和血管成形术后的再狭窄。

2. 非调血脂作用 贝特类药物还可以通过降低某些凝血因子的活性,减少纤溶酶原激活物抑制物(PAI-1)的产生等发挥抗凝血、抗血栓和抗炎等非调血脂的作用。

【临床应用】 主要用于治疗以 TG 或 VLDL 升高为主的高脂血症,如Ⅱb、Ⅲ、Ⅳ型高脂血症;也可用于治疗伴 2 型糖尿病的高脂血症。同时还可以和其他降血脂药物联合应用于严重药物抵抗的血脂障碍患者。非诺贝特还可以降低血尿酸水平,用于伴有高尿酸血症的患者,但对家族性高乳糜微粒血症无效。

【不良反应】 一般耐受性良好,不良反应主要为消化道反应,其次为皮疹、头痛、乏力、阳痿等。可见轻度一过性转氨酶升高,用药早期应监测肝功能。肌炎不常见,一旦发生则可能导致横纹肌溶解综合征,出现肌红蛋白血尿症和急性肾衰竭,尤见于已有肾损伤的患者和易患高 TG 血症的酒精中毒患者。

肝、肾功能不良,孕妇、哺乳期妇女和胆石症患者禁用,小儿慎用。

【药物相互作用】 本类药与他汀类合用可增加肌病的发生率;与口服抗凝药合用,应适当减少抗凝药的剂量;可轻度升高血糖,故对糖尿病患者应适当调整胰岛素或口服降糖药的剂量。

吉非贝齐(gemfibrozil)

吉非贝齐口服吸收迅速而完全,$t_{1/2}$为 1.5~2 h,66%经尿排出。可降低血浆 TG 和 VLDL,起效快、稳定,对血浆 TG 明显增加和伴有 HDL 降低或 LDL 升高类型的高脂血症疗效最好。长期使用可明显降低冠心病死亡率。少数患者出现一过性的转氨酶升高,停药后可恢复。

非诺贝特(fenofibrate)

非诺贝特为第二代苯氧酸类化合物,口服吸收快,50%~75%被吸收,血浆蛋白结合率99%,$t_{1/2}$为 22 h,约 66%随尿排出。肾功能不全者慎用。除了有调血脂作用外,还可以显著改善内皮功能、减少炎症反应、增加胰岛素的敏感性,有助于减少糖尿病并发症,尤其适用于 2 型糖尿病患者。同时能够显著降低血浆纤维蛋白原和血尿酸水平,降低血浆黏稠度,改善血流动力学,冠状动脉造影证明该药能阻止冠状动脉腔的缩小。

苯扎贝特(benzafibrate)

苯扎贝特口服易吸收,$t_{1/2}$为 1.5~2 h,排泄较快,48 h 后 94.6%经尿排出,3%由粪便排出,无蓄积性,肾功能不全者慎用。作用和应用同吉非贝齐。除调血脂作用外还能降低空腹血糖,用于伴有血脂升高的 2 型糖尿病患者。还可降低血浆 FFA、纤维蛋白原和糖化血红蛋白,抑制血小板聚集。长期使用可使血浆 Lp(a)水平降低。

五、烟酸类

烟酸(nicotinic acid)是 B 族维生素之一,是许多重要代谢过程的必需物质。在剂量为克数量级应用时,有调血脂的作用。烟酸是最早使用的广谱调血脂药,现多用烟酸的衍生物,如阿昔莫司、烟酸肌醇酯等。

【体内过程】 烟酸为水溶性维生素,口服吸收迅速而完全,生物利用度 95%,t_{max}为 30~60 min,$t_{1/2}$为 1 h。血浆蛋白结合率低,迅速被肝、肾和脂肪组织摄取,以代谢产物及原型经肾排出。

【药理作用及机制】

1. 调血脂作用 大剂量烟酸能够降低血浆 TG 和 VLDL,服药后 1~4 h 起效;降低 VLDL 作用弱而缓慢,用药 5~7 天生效,3~5 周达最大效应。同胆汁酸结合树脂合用,作用增强,再加上他汀类药物,作用还可以进一步增强;还可以升高血浆 HDL,同时也是目前少有的可以降低 Lp(a)的药物。

烟酸及其衍生物的作用机制目前尚未完全阐明,目前认为:①烟酸降低血浆 TG 和 VLDL 水平是由于烟酸降低细胞内 cAMP 水平,使对激素敏感的脂肪酶活性下降,脂肪组织中的 TG 不易分解出 FFA,从而导致肝脏合成 TG 的原料减少,VLDL 的合成和释放减少,也使得 LDL 的来源减少。②烟酸升高 HDL 是由 TG 浓度降低,导致 HDL 分解代谢减少所致。HDL 的升高有利于胆固醇的逆向转运,防止 AS 的进一步发展。

2. 其他 烟酸还能抑制 TXA_2 的生成,增加 PGI_2 的合成,从而发挥抗血小板聚集和扩张血管作用。

【临床应用】 属于广谱调血脂药,对Ⅱb和Ⅳ型高脂血症效果较好。主要作为他汀类药物和饮食的辅助药物,与他汀类或贝特类合用,可提高疗效。

【不良反应】 由于用量较大,不良反应较多。常见的主要为皮肤潮红及瘙痒,可能是由前列腺素引起的皮肤血管扩张所导致,在用药前 30 min 给予阿司匹林可使反应减轻。长期应用可致皮肤干燥、色素沉着或黑棘皮症。烟酸可刺激胃黏膜,导致消化不良,损伤胃黏膜,餐时或餐后服用可减轻。还可引起血清转氨酶升高、高血糖和高尿酸。溃疡病、糖尿病、肝功能异常者禁用,痛风患者慎用。目前临床多用烟酸的衍生物,如阿昔莫司等。

阿昔莫司(acipimox)

阿昔莫司是 1980 年发现的烟酸异构体。口服吸收迅速而完全,$t_{1/2}$ 约为 2 h,不与血浆蛋白结合,大部分以原型经尿排出。药理作用类似于烟酸,可使血浆 TG 明显降低,HDL 升高,与胆汁酸结合树脂合用可以加强其降低 LDL-C 的作用,作用较强而持久,不良反应少而轻。除适用于 Ⅱb 和 Ⅳ 型高脂血症外,也适用于高 Lp(a)血症和 2 型糖尿病伴有高脂血症的患者,还能降低血浆纤维蛋白和全血黏度。对本品过敏及消化性溃疡者、孕妇、哺乳期妇女、儿童禁用。

第三节 抗 氧 化 药

氧自由基(oxygen free radical,OFR)在动脉粥样硬化的发生和发展中发挥着重要作用。机体自由基与脂质氧化密切相关,已经明确氧化型 LDL(OX-LDL)可以影响 AS 病变发生和发展的多个环节。如:①进一步损伤血管内皮,趋化单核细胞向内皮黏附并向内皮下转移;②阻止进入内皮下的单核细胞所转化的巨噬细胞返回血流;③巨噬细胞可以无限制地摄取 OX-LDL 而成为泡沫细胞;④促进内皮细胞释放血小板衍化生长因子(platelet derived growth factor,PDGF)等,导致 VSMC 增殖和迁移,亦摄取 OX-LDL 成为泡沫细胞;⑤泡沫细胞的脂质积累形成脂质条纹和斑块;⑥被损伤的内皮细胞还可以导致血小板聚集和血栓的形成等。研究还表明,除 LDL 外,Lp(a)和 VLDL 也可被氧化,增强导致 AS 的作用,具有抗动脉粥样硬化的 HDL 也可被氧化而转化为导致动脉粥样硬化的因素。因此,防止氧自由基对脂质蛋白的氧化修饰,已成为阻止 AS 发生和发展的重要措施,抗氧化剂的应用对 AS 的防治有重要意义。常用的抗氧化药物有普罗布考、维生素 E、维生素 C 等,其中普罗布考对 AS 的防治效果较好,临床应用较多。

普罗布考(probucol,丙丁酚)

普罗布考是较早应用的降血脂药物,但因其降低 HDL-C 而未受到重视,近年来发现该药有很强的抗氧化作用,对 AS 有较好的防治效果。

【体内过程】 普罗布考为脂溶性药物,口服吸收率仅为 2%~8%,且不规则,餐后服用吸收增加。吸收后主要分布于脂肪组织(可达血药浓度的 100 倍)和肾上腺,用药后 24 h 达血药峰浓度。消除缓慢,半衰期长,$t_{1/2}$ 约为 47 h,服药后 3~4 个月达 C_{ss}。血清中普罗考布 95% 分布于脂蛋白的疏水核,主要经胆道排泄,仅 2% 经尿排泄,粪便中以原型为主,尿中以代谢产物为主。

【药理作用及机制】 普罗布考在降脂治疗中的地位尚未确定,可能的药理作用主要有以下几个方面。

1. 抗氧化作用 其抗氧化作用强,被摄入后分布于 LDL 并易于进入动脉内膜,本身被氧化成普罗布考自由基,降低血浆氧自由基浓度,阻断脂质过氧化,减少脂质过氧化物(lipid peroxide,LPO)的产生及其引起的单核细胞黏附和迁移、内皮细胞损伤、清道夫受体摄取 OX-LDL 成泡沫细胞等,增强过氧化物酶体增殖物激活受体的表达和活性,清除自由基。

2. 调血脂作用 能竞争性抑制 HMG-CoA 还原酶,使胆固醇的合成减少;并能通过受体和非受体途径增加 LDL 的清除,从而降低血浆 TC 和 LDL-C 水平,而 HDL-C 和 ApoAⅠ水平同时明显下降,对血浆 TG 和 VLDL 水平一般无影响。普罗布考也可增加血浆胆固醇酯转移蛋白和 ApoE 的浓度,使 HDL 颗粒中胆固醇减少,HDL 颗粒变小,提高 HDL 的数量和活性,增加 HDL 的转运效率,使胆固醇逆向转运清除加快。与他汀类或胆汁酸结合树脂合用可增强调血脂作用。

3. 对动脉粥样硬化的影响 普罗布考抗动脉粥样硬化作用可能是抗氧化和调血脂作用的综合

NOTE

效果。

【临床应用】 用于各种类型的高脂血症,包括纯合子和杂合子家族性高胆固醇血症以及黄色瘤患者,对继发于肾病综合征或糖尿病的Ⅱ型高脂蛋白血症也有效。长期使用可使冠心病的发病率降低,已经形成的AS病变停止发展或消退,肌腱黄色瘤明显缩小或消除。还可以预防冠状动脉腔内成形术后的再狭窄。

【不良反应】 不良反应少而轻,以胃肠道反应为主,如恶心、腹胀、腹泻等,偶有嗜酸性粒细胞减少、肝功能异常、高血糖、高尿酸血症、血小板减少、肌痛、感觉异常等。极少数服用本品的患者出现严重的不良反应,如Q-T间期延长,用药期间应注意心电图的变化。禁用于室性心律失常、血钾过低、Q-T间期延长者,不宜与延长Q-T间期的药物(如奎尼丁等)合用。近期有心肌损伤者禁用,孕妇及儿童禁用。

维生素 E

维生素E(vitamin E)主要存在于动物和植物脂肪中,是脂溶性很强的抗氧化剂。其苯环中的羟基失去电子或H^+以清除氧自由基和过氧化物;或抑制磷脂酶A_2和脂氧酶的活性以减少氧自由基的生成,中断脂质过氧化产物丙二醛(malondialdehyde,MDA)及MDA-LDL的生成,使细胞膜免受自由基的损伤,生成的生育醌可被维生素C或氧化还原系统复原,从而继续发挥作用。维生素E还能通过抗氧化作用,阻止OX-LDL的形成,减少由OX-LDL等引起的AS的发生,保护膜结构,减少对动脉内皮的损伤。此外,维生素E还具有抗血小板聚集的作用,临床上多作为AS的辅助用药,可以降低缺血性心脏病的发生率和死亡率。一般无不良反应,大剂量长期服用可出现胃肠功能的紊乱。

第四节 其 他 类

一、多廿烷醇

多廿烷醇(policosanol)是从甘蔗蜡汁中提取的多种脂肪醇的混合物,可以通过降低胆固醇的生物合成,发挥降血脂的作用。

【体内过程】 口服后吸收迅速,口服1h后出现第一个峰值,4h后出现第二个最大峰值。健康受试者单剂量给药,大部分通过粪便排泄,只有约1%通过尿液排出。

【药理作用及机制】 多廿烷醇通过激活腺苷酸激酶,从而调节HMG-CoA还原酶的活性来抑制胆固醇的合成。同时,多廿烷醇还可以通过增加LDL与受体的结合和内化,促进LDL-C的分解代谢,从而降低血浆中LDL-C水平。此外,多廿烷醇还可以增加HDL-C的水平,降低甘油三酯和VLDL-C水平。同时还具有抑制血小板聚集、减轻体重、提高性能力等作用。

【临床应用】 适用于原发性Ⅱ$_a$和Ⅱ$_b$型高脂血症患者。当仅通过饮食调节不能够控制血浆总胆固醇和LDL-C的水平时,推荐使用多廿烷醇进行治疗。同时,多廿烷醇还对Ⅱ型高胆固醇血症合并肝肾功能不全、非胰岛素依赖型糖尿病、高血压、冠心病高危、心力衰竭等患者,以及对他汀类药物耐受的患者、胃肠道不适的患者、绝经期妇女等均有很好的疗效。

【不良反应】 多廿烷醇非常安全并且耐受性良好。在短期和长期双盲对照的临床试验中,用药剂量在5～20 mg/d时,只有0.1%～0.2%患者出现皮疹等轻微的不良反应。

二、多烯脂肪酸

多烯脂肪酸类又称为多不饱和脂肪酸类(polyunsaturated fatty acids,PUFAs),根据其不饱和键在脂肪链中开始出现的位置,可分为n-3型和n-6型多烯脂肪酸两大类。可以降低血浆中的TG和Ch,对AS有抑制作用。

n-3 型多烯脂肪酸

n-3 型多烯脂肪酸主要包括二十碳五烯酸（eicosapentaenoic acid，EPA）和二十二碳六烯酸（docosahexaenoic acid，DHA）。该类脂肪酸在藻类中合成，由海洋生物摄入体内储存，在海鱼脂肪中含量丰富，主要存在于高纯度鱼油制剂中。流行病学调查发现，格陵兰因纽特人心血管疾病的发病率低主要与其食用海鱼等海洋生物有关，后来经证实这些海洋生物的油脂中富含 n-3 型多烯脂肪酸，其调血脂作用强大，临床应用效果显著。

【药理作用及机制】

1. 调血脂作用　EPA 和 DHA 有明显的调血脂作用，能显著降低血浆 VLDL-C 和 TG 水平，轻度升高 HDL-C 水平，对 TC 和 LDL-C 作用较弱。目前认为其作用机制可能是抑制肝脏合成 TG 和 ApoB，以减少 VLDL 的生成，促进 VLDL 转化成 LDL，活化 LPL，加速 VLDL 分解；HDL 的升高主要和激活胆固醇酰基转移酶（LCAT）和 LPL、抑制肝脂肪酶活性有关。

2. 非调血脂作用　EPA 和 DHA 广泛分布于细胞膜磷脂，可取代花生四烯酸（arachidonic acid，AA）作为三烯前列腺素和白三烯的前体，产生相应的活性物质发挥以下作用：①在血管壁形成 PGI_3，发挥与 PGI_2 相似的扩张血管和抗血小板聚集的作用；②取代 AA 形成 TXA_3，减弱 TXA_2 的生成，抑制血小板聚集和血管收缩作用，因此呈现出较强的抗血小板聚集、抗血栓形成和扩张血管的作用；③由于具有抗血小板作用，抑制血小板衍生生长因子（platelet derived growth factor，PDGF）的释放，从而抑制血管平滑肌细胞的增殖和迁移；④红细胞膜上的 EPA 和 DHA 可以增加红细胞的可塑性，改善微循环；⑤EPA 在白细胞中可以转化为五系白三烯的 LTB_5 等，减弱四系白三烯 LTB_4 促白细胞向血管内皮的黏附和趋化；⑥EPA 能够降低血液中 IL-1β 和 TNF 的浓度，抑制黏附因子的活性；⑦EPA 和 DHA 对 AS 早期的白细胞-内皮细胞炎症反应的多种细胞因子表达呈明显的抑制作用。

【临床应用】　适用于以 TG 水平升高为主的高脂血症。对心肌梗死患者的预后有明显的改善作用。亦可用于糖尿病并发高脂血症等患者。

【不良反应】　一般无不良反应。长期或大剂量应用，由于该药抑制 TXA_2 的合成、抑制血小板聚集，可使出血时间延长，免疫反应降低。

n-6 型多烯脂肪酸

n-6 型多烯脂肪酸主要来源于玉米油、葵花籽油、大豆油、红花油、亚麻籽油等植物油，有亚油酸（linoleic acid）和 γ-亚麻酸（γ-linolenic acid，γ-LNA）。常用药物有亚油酸和月见草油（evening primrose oil），目前认为该类药物的降脂作用较弱，临床疗效不确切，已少用。

亚油酸来源于植物油，是人体必需但又不能自行合成的不饱和脂肪酸。亚油酸与 Ch 结合成酯后，可以降低血浆中 Ch 含量，并改善其在体内的分布，使较多的 Ch 沉积在血管外，具有调血脂和抗 AS 的作用，常做成胶丸或与其他调血脂药和抗氧化药制成复方制剂应用。长期使用可引起恶心、腹胀、食欲减退等胃肠道反应。

月见草油是从植物月见草种子中提取的脂肪油，含 70% 亚油酸和 7%～10% γ-亚麻酸。前者经一系列前列腺素代谢产生 PGE_1、PGI_2、PGF_2，呈现调血脂及抗血小板聚集等作用，用于防治冠心病和心肌梗死等，但作用较弱。长期服用后有少数患者出现恶心、胃部不适等症状，偶见肝区疼痛或下肢水肿。

三、PCSK9 抑制剂

前蛋白转化酶枯草溶菌素 9（PCSK9）属于前蛋白转化酶（PC）家族蛋白酶 K 亚家族，主要在人体的肝脏、小肠和肾脏表达。在肝脏细胞中表达产生的 PCSK9 酶原（apo-PCSK9）首先在内质网发生自催化裂解生成成熟的蛋白酶 PCSK9 并被分泌入血。血液中的 PCSK9 可以和细胞表面的 LDL 受体发生特异性结合，形成复合物并转运到溶酶体，从而导致后者降解加速，使 LDL-C 水平升高。因此 PCSK9 对于维持体内胆固醇稳态发挥着重要的调节作用，PCSK9 抑制剂可以显著降低体内 LDL-C 的水平。

目前已经有多种 PCSK9 抑制剂已经完成或者正在进行Ⅲ期临床试验,如以 RGEN727、AMG-145、SAR236553、RN316/PF-04950615 等为代表的单克隆抗体;还有些处于Ⅰ期临床试验或者临床前研究阶段,主要有反义寡核苷酸、模拟抗体蛋白药、干扰小核糖核酸、小分子抑制剂等不同种类。

以 PCSK9 为代表的新的降脂靶点受到越来越多的关注。通过近十年的研究努力,PCSK9 抑制剂的临床研究取得了令人欣慰的进展,有望成为新兴的革命性降脂药物。

章节案例
答案解析

章节案例

患者,男,58 岁。好烟酒和油腻食物,少锻炼。主诉:心前区不适伴乏力 4 日,加重 1 日。查体及检查结果:肥胖。血压 165/96 mmHg,心率 100 次/分;心电图显示 V_2~V_5 ST 段水平下移 0.1~0.2 mV,且 T 波倒置;血脂检查显示:LDL-C 3.19 mmol/L,TG 2.38 mmol/L,TC 8.98 mmol/L,HDL 1.48 mmol/L,血糖正常。诊断:血脂异常;心绞痛;高血压。治疗:辛伐他汀 20 mg,1 次/晚;卡托普利 25 mg,2 次/天;氨氯地平 5 mg,1 次/天。3 周后血压平稳 138/80 mmHg,血清 LDL-C 2.4 mmol/L,TC 3.28 mmol/L,TG 1.18 mmol/L,但出现干咳,夜间加重。请思考以下问题:

1. 高脂血症的分型及降血脂药的分类。
2. 卡托普利不良反应的表现及作用机制。

知识拓展

本章小结

动脉粥样硬化是众多心血管病的主要病理学基础。防治动脉粥样硬化已经成为防治心血管疾病的根本性战略之一,所以几十年来抗动脉粥样硬化药物的研发受到越来越多人的关注和重视。目前临床常用的抗动脉粥样硬化药物主要分为三类:调血脂药、抗氧化药、多烯脂肪酸类等。

调血脂药是临床常用药,种类不同,作用不同,临床应用各有区别:①他汀类是治疗Ⅱ、Ⅲ型高脂蛋白血症的首选药;②胆汁酸结合树脂类药主要适用于Ⅱa 型高脂蛋白血症;③贝特类适用于治疗以 TG或 VLDL 升高为主的高脂蛋白血症,也可用于治疗伴有Ⅱ型糖尿病的高脂蛋白血症;④烟酸及烟酸衍生物常用于Ⅱ、Ⅲ、Ⅳ、Ⅴ型高脂血症患者。

制剂及
用法用量

抗氧化药普罗布考主要用于治疗高胆固醇血症;多烯脂肪酸类与他汀类合用,可治疗混合型高脂蛋白血症。不同种类的调血脂药联合使用,可提高调血脂和抗动脉粥样硬化的效果,还可以减少不良反应的发生。

目标检测

目标检测
答案

一、单项选择题

1. 能明显降低血浆胆固醇水平的药物是( )。

A. 烟酸　　　　　B. 考来烯胺　　　　　C. 多烯康胶囊　　　　D. 洛伐他汀　　　　E. 吉非贝齐

2. 考来烯胺在临床上主要用于治疗下列何种类型高脂血症?( )

A. Ⅰ型　　　　　B. Ⅱa 型　　　　　C. Ⅲ型　　　　　D. Ⅳ型　　　　　E. Ⅴ型

3. 考来烯胺降低血脂的作用机制是( )。

A. 抑制小肠吸收胆固醇　　　　B. 促进胆固醇的分解　　　　C. 促进胆固醇的合成

D. 抑制 HMG-CoA 还原酶　　　　E. 激活 HMG-CoA 还原酶

4. 有关他汀类药物作用的叙述,错误的是( )。

A. 可以降低 TC 水平　　　　B. 可以降低 LDL-C 水平　　　　C. 可以降低 HDL-C 水平

D. 减少肝内胆固醇　　　　E. 使 VLDL 合成减少

5. 明显降低血浆胆固醇水平的药物是( )。

A. 烟酸　　　　　B. 苯氧酸类　　　　　C. 多烯脂肪酸类

NOTE

D.抗氧化剂　　　　　　　　　　E. HMG-CoA 还原酶抑制剂

6. HMG-CoA 还原酶抑制剂最严重的不良反应是(　　)。

A.肌肉触痛　　　B.肝脏损害　　　C.溶血性贫血　　　D.过敏反应　　　E.横纹肌溶解综合征

7. 降低总胆固醇和低密度脂蛋白水平最明显的药物是(　　)。

A.烟酸　　　　　B.多烯脂肪酸　　C.普罗布考　　　D.洛伐他汀　　　E.非诺贝特

8. 主要通过保护动脉内皮而发挥抗动脉粥样硬化作用的药物是(　　)。

A.多烯脂肪酸　　B.考来烯胺　　　C.硫酸软骨素 A　D.洛伐他汀　　　E.吉非贝齐

9. 影响胆固醇吸收的药物是(　　)。

A.考来烯胺　　　B.烟酸　　　　　C.多烯脂肪酸　　　D.硫酸软骨素 A　E.普罗布考

10. 通过抗氧化作用而发挥抗动脉粥样硬化作用的药物是(　　)。

A.考来烯胺　　　B.洛伐他汀　　　C.烟酸　　　　　　D.非诺贝特　　　E.普罗布考

11. HMG-CoA 还原酶抑制剂是(　　)。

A.考来烯胺　　　B.烟酸　　　　　C.非诺贝特　　　　D.乐洛他汀　　　E.普罗布考

12. 患者,男,45 岁,体胖。查体诊断为高胆固醇血症,除调整饮食习惯、加强运动外,可选用下列何药进行治疗?(　　)

A.苯扎贝特　　　B.考来烯胺　　　C.洛伐他汀　　　D.烟酸　　　　　E.阿昔莫司

(13～14 题共用题干)

患者,女,51 岁。健康体检诊断为高脂蛋白血症,经调整饮食习惯、加强运动后复查,血脂仍显著高于正常,且有动脉粥样硬化症状。拟给予 HMG-CoA 还原酶抑制剂和胆汁酸结合树脂类药治疗。

13. 长期治疗应注意补充(　　)。

A.钾盐　　　　　B.钠盐　　　　　C.钙盐　　　　　　D.脂溶性维生素　E.水溶性维生素

14. 如用药过程中出现肌痛应检查(　　)。

A.血常规　　　　B.尿常规　　　　C.转氨酶　　　　　D.肌酸激酶　　　E.肾功能

二、问答题

治疗动脉粥样硬化的药物有哪些类型?请列出每一类的代表药。

(黄河科技学院　马俊远)

第二十三章 利 尿 药

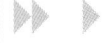

学习目标

1. 掌握：利尿药的临床应用及应用原则，主要不良反应及用药注意事项。
2. 熟悉：各类利尿药的药理作用及作用机制。
3. 了解：利尿药作用的生理基础。

利尿药(diuretics)是一类主要作用于肾脏，增加水和电解质排泄，使尿量增多，消除水肿的药物。临床主要用于治疗多种原因所致的水肿性疾病；也可用于治疗其他非水肿性疾病，如：高血压、肾结石、尿崩症等。

根据作用部位、作用机制、效应强度、化学结构可将利尿药分为 5 类。

1. 袢利尿药　主要作用于髓袢升支粗段，抑制 Na^+-K^+-$2Cl^-$ 同向转运体，干扰肾脏的浓缩和稀释功能，利尿作用强大。常用药物有呋塞米(furosemide)。

2. 噻嗪类利尿药　主要作用在远端小管始段，抑制 Na^+-Cl^- 同向转运体，产生中等强度的利尿作用。常用药物有氢氯噻嗪(hydrochlorothiazide)。

3. 保钾利尿药　主要作用于远曲小管远端和集合管，抑制 Na^+ 排泄和 K^+ 重吸收，产生弱的利尿作用。常用药物有螺内酯(spironolactone)、氨苯蝶啶(triamterene)。

4. 碳酸酐酶抑制剂　主要作用于近端小管，抑制碳酸酐酶活性，干扰 Na^+-H^+ 交换，利尿作用弱。代表药物为乙酰唑胺(acetazolamide)。

5. 渗透性利尿药　主要作用于髓袢及肾小管其他部位，又称渗透性利尿药。通过增加小管液渗透压、减少水的重吸收而产生利尿作用。代表药物甘露醇(mannitol)。

第一节　利尿药作用的生理学和药理学基础

利尿药通过影响肾脏泌尿生理过程的某些环节而产生利尿作用。肾脏结构和功能的基本单位是肾单位，由肾小体和相连的肾小管组成，与集合管共同参与尿液的形成。尿液的生成包括三个环节：肾小球的滤过、肾小管的重吸收和分泌。

一、肾小球的滤过

血液流经肾小球时，除血细胞和大分子量的蛋白不能滤过外，其他成分均可经肾小球滤过形成原尿。正常人的肾小球滤过率为 125 mL/min，24 h 形成原尿 180 L，但排出终尿 1～2 L，即有 99% 原尿被肾小管重吸收。

药物可通过增加肾动脉血流量、肾小球滤过率和提高滤过压差使原尿增加，但由于肾脏具有球-管平衡调节作用，终尿不会明显增加。因此，利尿作用微弱。但对于严重心力衰竭或休克患者，强心苷类(cardiac glycosides)、多巴胺(dopamine)、氨茶碱(aminophylline)等药物可通过增加肾血流量，提高肾小球滤过率，发挥较强的利尿作用。

NOTE

二、肾小管的重吸收

肾小管各段对原尿中水和电解质的重吸收有极大差异(图 23-1)。

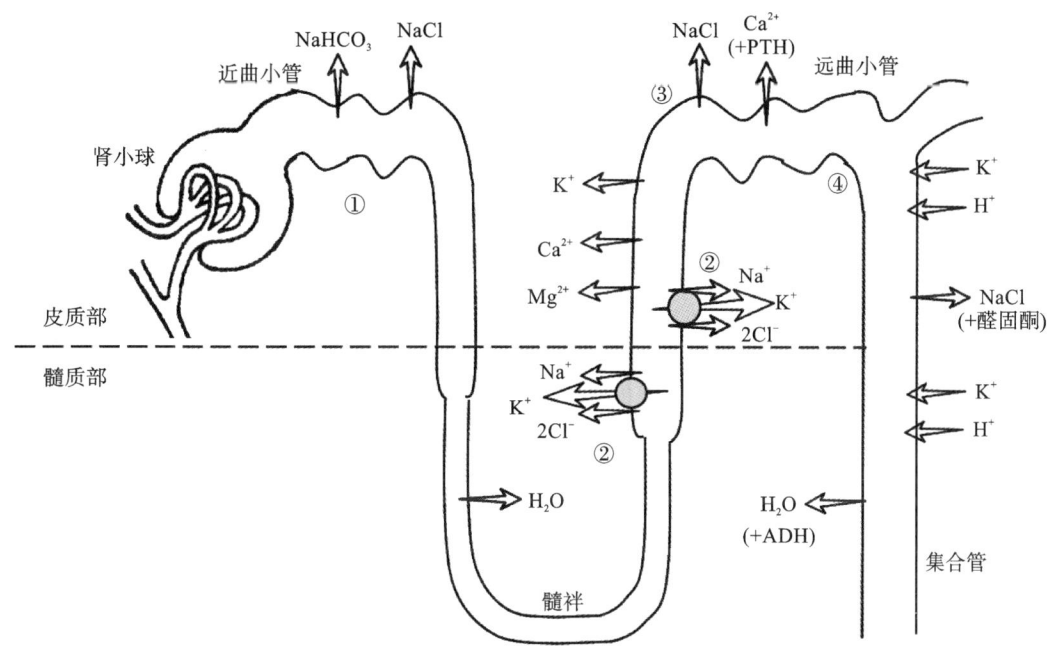

图 23-1　肾小管转运系统及利尿药的作用部位

(一)近端小管

近端小管可以重吸收原尿中 $65\%\sim70\%$ 的 Na^+、Cl^-，85% 的 HCO_3^-，并通过被动转运重吸收 60% 的水，以维持近曲小管渗透压的稳定。

重吸收过程主要由 Na^+-H^+ 交换触发。肾小管上皮细胞基底侧膜上的 Na^+-K^+-ATP 酶将细胞内的 Na^+ 转运至组织间液，造成细胞内低 Na^+，小管液中的 Na^+ 和细胞内的 H^+ 由顶端膜上的 H^+-Na^+ 交换体进行逆向转运，即小管液中的 Na^+ 顺浓度梯度进入上皮细胞内，而 H^+ 则被分泌到小管液中。进入小管液的 H^+ 与 HCO_3^- 形成 H_2CO_3，在上皮细胞顶端膜表面的碳酸酐酶(carbonic anhydrase，CA)的催化下脱水成为 CO_2 和 H_2O(脱水反应)，CO_2 经过简单扩散方式进入细胞内和 H_2O 经 CA 催化生成 H_2CO_3(水化反应)，再解离为 H^+ 和 HCO_3^-(图 23-2)。CA 在脱水反应和水化反应中起重要作用，可以抑制 CA 的活性，导致 H^+ 生成减少，Na^+-H^+ 交换减少，从而抑制 Na^+ 的重吸收，产生利尿作用。因后续各段肾小管代偿性重吸收增加，作用于近曲小管的药物乙酰唑胺(acetazolamide)只能产生较弱的利尿作用。

近端小管后半段，上皮细胞顶端膜 Na^+-H^+ 交换、Cl^--HCO_3^- 交换同时存在，最终 Na^+、Cl^- 进入细胞，H^+、HCO_3^- 进入小管液。HCO_3^- 再以 CO_2 的形式重新进入细胞内。

近端小管对水高度通透，Na^+、HCO_3^- 等的重吸收造成小管液渗透压低于细胞间液渗透压，H_2O 在这一压力差驱动下进入细胞间液被重吸收。该段小管液为等渗液。

(二)髓袢

1. 髓袢降支细段　此段 Na^+-K^+-ATP 酶活性很低，对 Na^+ 不通透，对水通透性较高。因位于髓质高渗区，小管液和髓质间液存在渗透压差，在其作用下，管腔中的水重吸收到髓质间液，小管液由等渗逐渐变为高渗。甘露醇(mannitol)等渗透性利尿药因增加小管液的渗透压，减少水的重吸收，产生利尿作用。

2. 髓袢升支粗段髓质部和皮质部　此段对 Na^+、Cl^-、K^+、Ca^{2+}、Mg^{2+} 等离子通透。重吸收原尿中 35% 的 Na^+，且不伴有水的重吸收。

NOTE

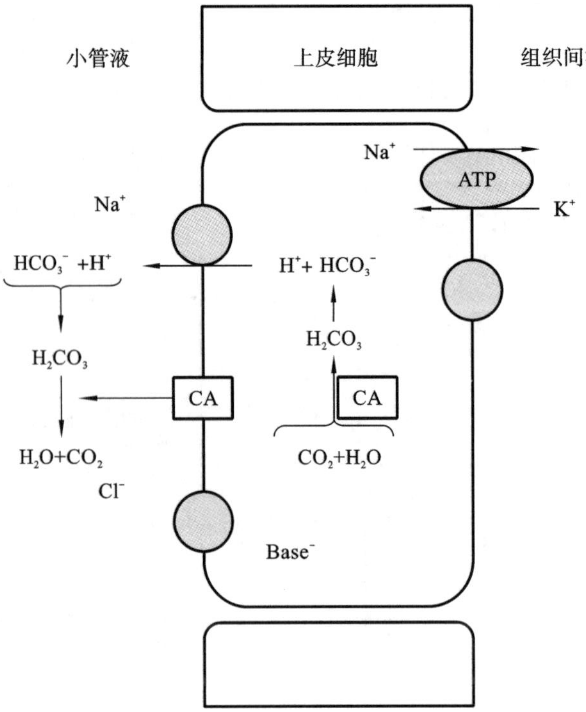

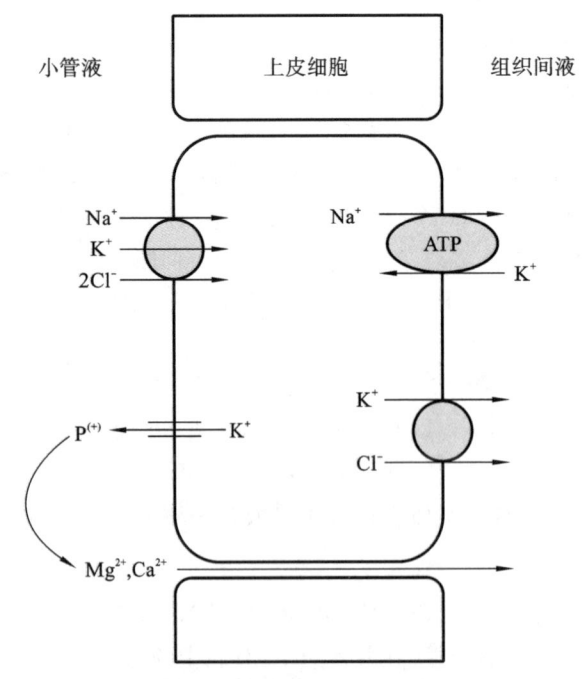

图 23-2　近曲小管上皮细胞 Na^+-H^+ 交换、HCO_3^- 重吸收及碳酸酐酶(CA)的作用

对 NaCl 的重吸收依赖于顶端膜上的 Na^+-K^+-$2Cl^-$ 同向转运体。该转运体可将小管液中的 1 个 Na^+、1 个 K^+、2 个 Cl^- 同向转运至上皮细胞内。进入细胞内的 Na^+ 由基底侧膜上的 Na^+-K^+-ATP 酶主动转运至组织间液,使细胞内的 Na^+ 浓度下降,小管液与上皮细胞内 Na^+ 形成浓度差,驱动 Na^+ 从小管液向细胞内转运。Cl^- 顺浓度梯度经管周膜的氯通道进入组织间液;进入细胞内的 K^+ 大部分通过顶端膜顺浓度差返回小管液,使小管液呈正电位,促进 Ca^{2+}、Mg^{2+} 的重吸收(图 23-3)。

图 23-3　髓袢升支粗段的离子转运

由于髓袢升支粗段对水不通透,随着 Na^+、Cl^- 不断被重吸收,原尿逐渐被稀释,即肾脏稀释功能(renal function of dilution)。同时,进入组织间液的大量 Na^+、Cl^- 与尿素使髓质间液渗透压升高,形成外髓高渗区。当集合管的小管液流至外髓高渗区时，在抗利尿激素（antidiuretic hormone，ADH）作用下，集合管顶端膜的水孔蛋白-2（aquaporin-2，AQP-2）开放，小管液中的水被大量重吸收，形成高渗尿，即肾脏浓缩功能（renal function of concentration）。

呋塞米等高效利尿药通过抑制 Na^+-K^+-$2Cl^-$ 同向转运体，减少 Na^+ 的重吸收，可降低外髓质高渗程度，影响肾脏的稀释和浓缩，产生强大的利尿作用。

3. 远端小管始段 重吸收小管液中 10% 的 Na^+、Cl^-，对水通透性极低。该段通过 Na^+-Cl^- 同向转运体，将 Na^+、Cl^- 从小管液转运至上皮细胞内，使小管液进一步稀释。氢氯噻嗪等利尿药阻断 Na^+-Cl^- 同向转运体，产生中等强度的利尿作用。此外，Ca^{2+} 通过顶端膜上的 Ca^{2+} 通道和基底侧膜上的 Na^+-Ca^{2+} 交换体而被重吸收，甲状旁腺激素（parathormone，PTH）可调节该过程。

4. 远端小管后段和集合管 重吸收原尿中 2%～5% 的 Na^+、Cl^-。远端小管后段和集合管的上皮细胞 90% 为主细胞，主细胞基底侧膜的 Na^+-K^+-ATP 酶使小管液中 Na^+ 进入细胞，并造成小管液负电位，驱动 Cl^- 重吸收、K^+ 分泌。醛固酮（aldosterone）通过基因调节机制，增强顶端膜 Na^+ 通道蛋白和基底侧膜 Na^+-K^+-ATP 酶的活性，促进 Na^+ 的重吸收和 K^+ 的分泌。肾小管上皮细胞钠离子通道抑制剂氨苯蝶啶和醛固酮拮抗剂螺内酯可抑制 Na^+ 的重吸收和 K^+ 的分泌，产生保钾利尿作用。

第二节 常用利尿药

一、袢利尿药

本类药物的作用部位在髓袢升支粗段，干扰 Na^+-K^+-$2Cl^-$ 共同转运系统，抑制 NaCl 的重吸收，产生强大的利尿作用，为高效利尿药。

常用的药物有呋塞米（furosemide）、依他尼酸（etacrynic acid，利尿酸）、布美他尼（bumetanide）、托拉塞米（torasemide）等。

呋塞米（furosemide）

呋塞米又名速尿、呋喃苯胺酸，属于磺酰胺类利尿药。为目前临床应用最广泛的高效、速效利尿药。

【体内过程】 口服吸收迅速但不完全，生物利用度为 50%～70%，30 min 起效，1～2 h 达高峰，作用持续 6～8 h；静脉用药 5～10 min 起效，0.5～1 h 达高峰，作用持续 2～3 h。血浆蛋白结合率为 95%～99%，88% 以原形经肾小管有机酸分泌通道排泄。$t_{1/2}$ 个体差异较大，肾功能正常者约为 60 min，肾功能异常者延长至 8～15 h。

【药理作用与作用机制】

1. 利尿作用 使肾小管对 Na^+ 的重吸收由原来的 99.4% 下降为 70%～80%。正常状态下，持续给予大剂量呋塞米可使成人 24 h 内排尿 50～60 L。作用机制是特异性地抑制分布在髓袢升支的管腔膜侧的 Na^+-K^+-$2Cl^-$ 同向转运体，抑制 Na^+、K^+、Cl^- 的重吸收，降低了肾脏的稀释和浓缩功能，排出大量近于等渗的尿液。

K^+ 重吸收的减少，K^+ 再循环导致的管腔正电位降低以及 Ca^{2+}、Mg^{2+} 重吸收的驱动力减小使 Ca^{2+}、Mg^{2+} 的排泄增加，长期应用可使某些患者产生明显的低镁血症。输送到远端小管和集合管的 Na^+ 增加，促使 Na^+-K^+ 交换增加，进一步增加 K^+ 的排泄。由于排 Cl^- 多于排 Na^+，易导致低氯性碱中毒。大剂量呋塞米可抑制近端小管碳酸酐酶活性，使 HCO_3^- 排泄增加。综上所述，呋塞米可使尿中的 Na^+、K^+、Cl^-、Ca^{2+}、Mg^{2+}、HCO_3^- 排出增加。

2. 调节血管作用 可直接扩张容量血管，使回心血量减少，降低左心室充盈压，减轻肺淤血；扩张肾动脉，促进肾皮质血流分布，改善肾脏的缺血、缺氧症状，其机制可能与促进前列腺素合成、降低血管对缩血管因子血管紧张素Ⅱ及去甲肾上腺素等的反应性有关。

【临床应用】

1. 急性肺水肿和脑水肿 静注呋塞米可迅速扩张容量血管,减少回心血量,降低左心室充盈压,有效缓解急性肺水肿;呋塞米利尿作用强大,使血液浓缩,血浆渗透压升高,有利于消除脑水肿,尤适用于脑水肿合并心力衰竭患者。

2. 其他水肿性疾病 由充血性心力衰竭、肝硬化、肾病等多种原因造成的严重水肿,其他利尿药效果不佳时,本类药物仍可能有效。

3. 急、慢性肾功能衰竭 呋塞米利尿作用强大,能冲刷阻塞的肾小管,减少肾小管的萎缩和坏死;可降低肾血管阻力,增加肾皮质血流量,提高肾小球滤过率,虽能改善肾功能但不延缓肾功能衰竭进程。

4. 高钙血症 静滴呋塞米和生理盐水,可迅速控制高钙血症。其可抑制 Ca^{2+} 的重吸收,增加 Ca^{2+} 的排泄,使血 Ca^{2+} 降低。

5. 加速毒物排泄 配合大量输液,使尿量增加,可尽快排出体内毒物,主要用于经肾排泄的药物(如长效巴比妥类、水杨酸类、溴剂、氟化物、碘化物等)中毒的解救。

【不良反应】

1. 水和电解质紊乱 长期或大剂量应用本类药物可致低血容量、低血钾、低血钠、低氯性碱中毒等。此外,长期应用易导致低血镁,因 Na^+-K^+-ATP 酶的激活需要 Mg^{2+},如低血钾与低血镁同时存在时,应注意纠正低血镁,不可单纯补钾。

2. 耳毒性 为剂量依赖性,主要表现有眩晕、耳鸣、听力减退或暂时性耳聋。其机制可能与药物使内耳淋巴液电解质成分改变,损伤耳蜗管基底膜毛细胞有关。

3. 高尿酸血症 强效利尿后血容量减少,细胞外液浓缩,尿酸经近曲小管重吸收增加;本类药物还可与尿酸竞争有机酸分泌通道,使尿酸分泌减少,诱发痛风。

4. 其他 胃肠道反应、过敏反应(表现为皮疹、嗜酸性粒细胞增多,偶有间质性肾炎,停药后可恢复。与磺胺结构有关,磺胺类药物过敏者对呋塞米、布美他尼和托拉塞米可有交叉过敏);少数患者可有白细胞、血小板减少。本类药物还可升高血糖、低密度脂蛋白(LDL)、胆固醇及甘油三酯水平。

【禁忌证】 禁用于磺酰胺类药物过敏、低钾血症、肝性脑病及超量服用洋地黄类药物患者。

【药物相互作用】 与头孢菌素、氨基糖苷类及两性霉素等合用,可增加肾毒性和耳毒性。同华法林、非诺贝特等竞争与血浆蛋白的结合,合用可增加两药的血药浓度。与阿司匹林竞争肾小管分泌,合用可减少阿司匹林排泄。与巴比妥类药物、麻醉药合用,易引起直立性低血压。

依他尼酸(etacrynic acid,利尿酸)

利尿作用机制同呋塞米,但作用比呋塞米弱,不良反应(如胃肠道反应、耳毒性)较严重,可能导致永久性耳聋,现临床已少用。

布美他尼(bumetanide)

利尿作用强而持久,作用强度为呋塞米的 $40\sim60$ 倍;口服生物利用度为 $80\%\sim95\%$,血浆蛋白结合率为 95%,不良反应较呋塞米轻,大剂量应用可引起肌肉疼痛和痉挛。

托拉塞米(torasemide)

作用机制与呋塞米相似,利尿作用较强而持久,为呋塞米的 $2\sim4$ 倍。具有明显的降血压作用,排 K^+、Ca^{2+} 的作用较呋塞米弱,较少引起低血钾、低血钙反应,对糖代谢、脂代谢无明显不良影响。

二、噻嗪类利尿药

在研究开发更有效的碳酸酐酶抑制剂时发现了本类药物,其化学结构中保留了乙酰唑胺的磺酰胺基($-SO_2NH_2$)。本类药物的作用和机制相似,效能相同,但效价强度不同(表23-1)。

常用噻嗪类药物有氢氯噻嗪(hydrochlorothiazide)、氯噻嗪(chlorothiazide)、苄氟噻嗪

(bendrofluazide)、环戊氯噻嗪(cyclopenthiazide)等；其他类似噻嗪类的药物有氯噻酮(chlortalidone)、吲达帕胺(indapamide)、美托拉宗(metolazone)等，它们无噻嗪环但有磺胺结构，作用及机制与噻嗪类相似。

表 23-1　常用中效利尿药特点

药　　物	相 对 效 价	$t_{1/2}$/h	剂量/(mg/d)	作用维持时间/h
氢氯噻嗪	20	12	25～100	12～18
环戊氯噻嗪	2000		0.25～0.5	24～36
氯噻酮	20	35～50	50～100	48～60
吲达帕胺	20	14～17.8	2.5～10	18
美托拉宗	10	8	2.5～10	12～24

氢　氯　噻　嗪

【体内过程】　口服吸收迅速但不完全，生物利用度为 60%～80%。口服 1～2 h 起效，4～6 h 血药浓度达峰值，作用持续时间为 12～18 h。血浆蛋白结合率为 40%，其余部分进入红细胞、胎盘内。$t_{1/2}$ 为 12 h，95% 以原形经肾小管分泌，可与尿酸竞争分泌通道，减少尿酸排泄，本药还可经乳汁分泌。

【药理作用及作用机制】

1. 利尿作用　可增加 Na^+、Cl^- 和水的排出，主要通过抑制远端小管始段 Na^+-Cl^- 同向转运体，减少 Na^+、Cl^- 重吸收。因转运至远端小管和集合管中的 Na^+ 增多，促使 Na^+-K^+ 交换增多，尿中 K^+ 排泄也增加；本药尚可轻度抑制碳酸酐酶活性，使 H^+-Na^+ 交换减少，略增加 HCO_3^- 的排泄。

可促进远端小管甲状旁腺激素调节 Ca^{2+} 的重吸收，降低尿钙含量，减少钙在管腔内的沉积。其机制可能与 Na^+ 重吸收减少，肾小管上皮细胞内低 Na^+，从而促进基底侧膜上的 Na^+-Ca^{2+} 交换有关；还可以舒张肾血管，增加肾血流量，可能与促进前列腺素的合成有关，也能被非甾体类抗炎药所抑制。

2. 降压作用　作用温和而确切。早期通过利尿作用使血容量减少而降压；长期用药的降压作用则因增加了尿 Na^+ 的排泄，血管壁 Na^+ 含量降低，Na^+-Ca^{2+} 交换减少致血管壁 Ca^{2+} 含量降低，血管对儿茶酚胺类物质的敏感性下降，并诱导动脉壁产生激肽、前列腺素等扩血管物质，发挥降压作用。

3. 抗利尿作用　可明显减少尿崩症患者的尿量，减轻口渴症状，其机制未完全阐明。可能由药物降低血中 Na^+ 浓度，血浆渗透压降低，减轻对口渴中枢渗透压感受器的刺激所致；也可能通过抑制磷酸二酯酶，细胞内 cAMP 浓度增加，使远端小管和集合管对水的重吸收增加，导致尿量减少。

4. 血流动力学作用　用药早期易引起血容量降低，细胞外液减少，心排血量降低，肾血流量减少。

【临床应用】

1. 水肿　氢氯噻嗪常用于治疗各种原因引起的水肿，对轻、中度心源性水肿疗效较好，是慢性充血性心力衰竭的主要治疗药物之一。对于肾性水肿，其疗效与肾功能损害程度有关；对于肝硬化腹水，最好与抗醛固酮药合用，以防低血钾诱发肝性脑病。

2. 高血压　氢氯噻嗪为治疗高血压的一线药，多与其他降压药合用，增强降压效果、减轻因降压而引起的水钠潴留。

3. 尿崩症　氢氧噻嗪可用于治疗肾性尿崩症及加压素无效的垂体性尿崩症。

4. 肾结石　通过增强远端小管对钙的重吸收，减少钙的排泄，防止含钙肾结石的形成。

【不良反应】

1. 电解质紊乱　长期大剂量应用可导致低血钠、低血钾、低血镁、低氯性碱中毒等。以低血钾最为常见，可合用保钾利尿药预防。

2. 高尿酸血症　可与尿酸竞争有机酸分泌通道，抑制尿酸排泄，痛风者慎用。

3. 代谢变化　长期应用可致血糖升高，可能与药物抑制胰岛素的分泌并减少组织对葡萄糖的利用有关，糖尿病患者慎用；长期大剂量使用可明显升高血脂，使血清胆固醇增加 5%～15%、低密度脂蛋白

（LDL）增加，高脂血症患者慎用。纠正低血钾后可部分翻转高血糖效应。

4. 过敏反应　与磺胺类药物有交叉过敏。可见皮疹、皮炎（含光敏性皮炎）等，偶见中性粒细胞减少、血小板减少、坏死性胰腺炎等。

【禁忌证】　禁用于磺酰胺类药物过敏者。

【药物相互作用】　本品可致低血钾，增加洋地黄类药物毒性，并增强非除极型肌松药的肌松作用。可升高尿酸及血糖水平，合用抗痛风药及降血糖药时应注意调整剂量。

吲达帕胺（indapamide）

作用与氢氯噻嗪相似，强度是其10倍。肾功能损害时大部分经胆汁排出，无聚集作用，可用于慢性肾功能衰竭；还可用于治疗轻、中度高血压。不良反应少而轻，不影响血糖、血脂代谢。

美托拉宗（metolazone）

化学结构与噻嗪类不同。利尿作用与氢氯噻嗪相似，无碳酸酐酶抑制作用，长期使用很少影响肾小球滤过率或肾血流量。用于治疗水肿及高血压。

三、保钾利尿药

作用于远端小管远端和集合管，干扰 Na^+-K^+ 交换，抑制 Na^+ 重吸收、减少 K^+ 排泄，产生较弱的利尿作用。单用效果差，常与其他利尿药合用，增加利尿效果，平衡 K^+、Mg^{2+} 排泄。

常用药物有螺内酯、阿米洛利、氨苯蝶啶等。

螺 内 酯

螺内酯（spironolactone，安体舒通）是人工合成的甾体化合物，化学结构与醛固酮相似（图23-4）。

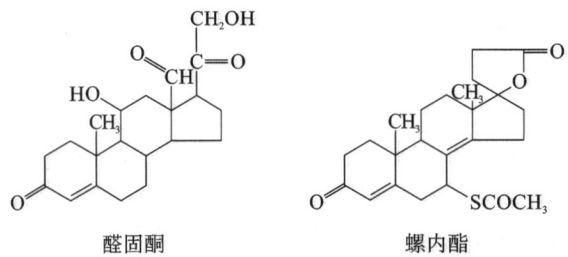

图 23-4　醛固酮及螺内酯的化学结构

【体内过程】　微粒制剂口服易吸收，生物利用度为90%，血浆蛋白结合率大于90%。进入体内后约80%经肝代谢为有活性的坎利酮（canrenone）后才能发挥作用。口服1天左右起效，2～3天达高峰，$t_{1/2}$ 约12 h，停药后作用可持续2～3天。约10%以原形经肾脏排泄，无活性代谢产物经肾脏和胆道排泄。对切除肾上腺的动物则无利尿作用。

【药理作用】　螺内酯化学结构与醛固酮相似，两者在远端小管和集合管的细胞质中竞争醛固酮受体，阻止醛固酮-受体复合物的核转位，拮抗醛固酮促钠重吸收作用，产生排 Na^+、保 K^+ 的利尿作用，作用弱，属低效利尿药。

【临床应用】

1. 与醛固酮增多有关的顽固性水肿　如肝硬化腹水、肾病综合征。常与噻嗪类、袢利尿药合用，增强利尿效果并减少 K^+ 的丢失。

2. 慢性充血性心力衰竭　近年来，人们认识到醛固酮在慢性心力衰竭的发生、发展中有重要作用。螺内酯已经不仅限于通过排 Na^+、利尿消除水肿，还可通过抑制心肌纤维化等多方面作用来改善慢性心力衰竭患者病情。

3. 高血压　可作为原发性或继发性高血压的辅助用药。

4. **低钾血症** 与噻嗪类利尿药合用,增强利尿效果,预防低钾血症。

【不良反应及用药注意事项】

1. **高钾血症** 最常见,长期应用、高钾饮食或肾功能损害、少尿、无尿时易发生。以心律失常为首发症状,用药期间应密切监测血 K^+ 和心电图。

2. **其他** 低钠血症、头痛、嗜睡、运动失调等;还有性激素样作用,引起男性乳房发育、性功能低下,女性多毛症、月经失调等。

氨苯蝶啶和阿米洛利

氨苯蝶啶(triamterene)和阿米洛利(amiloride)两药化学结构不同,但药理作用相同。

【体内过程】 氨苯蝶啶口服吸收迅速,吸收率为 $30\%\sim70\%$,个体差异较大。主要在肝脏代谢,其活性成分和代谢产物经肾脏排泄,$t_{1/2}$ 为 $1.5\sim2$ h,作用可持续 $12\sim16$ h。阿米洛利口服吸收差,仅 $15\%\sim20\%$,主要以原形经肾脏排泄,$t_{1/2}$ 为 $6\sim9$ h。

【药理作用及临床应用】 两药均可作用于远端小管末段和集合管,阻断管腔膜 Na^+ 通道,减少管腔液中 Na^+ 重吸收,小管液负电位降低,K^+ 分泌驱动力减小,从而排 Na^+、利尿、保 K^+,其作用与醛固酮浓度无关。氨苯蝶啶并非竞争性拮抗醛固酮,它对肾上腺切除的动物仍有保钾利尿作用。

阿米洛利在高浓度时,阻滞 Na^+-H^+ 和 Na^+-Ca^{2+} 反向转运体,可减少 H^+、Ca^{2+} 的排泄。

氨苯蝶啶和阿米洛利的利尿作用弱,多与袢利尿药、噻嗪类利尿药合用,以增强利尿效应,维持 K^+ 平衡,常用于顽固性水肿的治疗。

【不良反应及应用注意】 主要为高钾血症,肾功能不良患者、有高钾血症倾向者禁用。少数可出现低钠血症、胃肠道反应、头晕、头痛、光敏感等。有报道氨苯蝶啶与吲哚美辛合用可引起急性肾功能衰竭。

四、碳酸酐酶抑制剂

乙酰唑胺

乙酰唑胺(acetazolamide,diamox,醋唑磺胺),属碳酸酐酶抑制剂,是磺胺类的衍生物,其化学结构中的磺胺基是活性必需基团。

【体内过程】 口服吸收良好,服后 30 min 起效,2 h 作用达高峰,$t_{1/2}$ 为 $3\sim6$ h,作用维持 $8\sim12$ h。绝大部分以原形经肾小管分泌排泄,肾功能不良时排泄减慢。

【药理作用】 抑制肾小管上皮细胞中的碳酸酐酶活性,使近端小管的 H^+ 生成减少,抑制 Na^+-H^+ 交换,Na^+ 重吸收减少,Na^+、H_2O 和 HCO_3^- 排出增加,排出碱性尿。但在集合管部分,Na^+ 重吸收会增加,使 Na^+-K^+ 交换增多,相应增加 K^+ 的分泌。乙酰唑胺利尿作用很弱,易引起代谢性酸中毒,目前很少用于利尿。

乙酰唑胺可抑制眼睛睫状体上皮细胞的碳酸酐酶活性,抑制 HCO_3^- 向房水和脑脊液中转运,故可减少房水和脑脊液的产生。

【临床应用】

1. **治疗青光眼** 可减少房水的产生,降低眼内压,主要用于青光眼的治疗。多佐胺(dorzolamide)和布林佐胺(brinzolamide)为新碳酸酐酶抑制剂,局部应用可降低眼内压,减少全身不良反应。

2. **防治急性高山病** 可减少脑脊液的生成,降低脑脊液及脑组织的 pH 值,减轻高山反应症状,改善机体功能,在开始攀登前 24 h 口服可起预防作用。

3. **碱化尿液** 用药初期可促进胱氨酸、尿酸和弱酸性物质的排泄。但长期用药应注意补充碳酸氢盐。

4. **纠正代谢性碱中毒** 可用于心力衰竭患者过多使用利尿药造成的代谢性碱中毒,或呼吸性酸中毒继发的代谢性碱中毒。

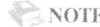

5. 其他 可用于癫痫小发作的辅助治疗、伴有低血钾的周期性麻痹的预防。可用于治疗严重高磷酸盐血症,增加磷酸盐的尿排泄。

【不良反应及禁忌证】

1. 神经系统毒性 大剂量应用可引起四肢及面部麻木感、嗜睡和感觉异常等。

2. 代谢性酸中毒 长期用药使体内大量的 HCO_3^- 储存减少,可导致高氯性酸中毒。

3. 失钾 可增加 K^+ 的排泄,故应注意在用药的同时补钾。

4. 其他 HCO_3^- 排泄增加,可致磷酸盐尿和高钙尿;长期用药时,肾脏排泄可溶性物质(如枸橼酸盐)的能力下降,在碱性环境下,钙盐相对难溶,易形成肾结石;可引起过敏反应如骨髓抑制、皮疹、药热、间质性肾炎等。

肝硬化患者禁用,因尿液碱化后 NH_4^+ 的排泄减少,小管液流速减慢,易导致肝昏迷。

五、渗透性利尿药

静脉注射后,能通过肾脏,升高肾小管渗透压,增加水和部分离子的排出的药物为渗透性利尿药(osmotic diuretics)。本类药物可使血浆渗透压升高,产生组织脱水作用,故又称为脱水药。

其特点如下:①静脉注射后不易由毛细血管渗入组织;②在人体内不易被代谢;③易自肾小球滤过,不易被肾小管重吸收。

甘露醇(mannitol)

甘露醇为白色结晶粉末,易溶于水,一般配成 20% 高渗水溶液静脉注射或静脉滴注。

【体内过程】 口服吸收很少,一般静脉给药,迅速进入细胞外液。利尿作用在静脉注射后 0.5~1 h 出现,维持 3 h;降低眼内压和颅内压作用在静脉注射后 15 min 出现,维持 3~8 h。仅不到 20% 可进入肝脏,转变为糖原。主要以原形随尿液排泄,$t_{1/2}$ 约为 1.5 h,急性肾功能衰竭时可延长至 6 h。

【药理作用】

1. 组织脱水作用 静脉注射后不易通过毛细血管渗入组织,可迅速提高血浆渗透压,促使组织内水分向血液内转移,减轻组织水肿。对脑、眼前房等具有屏障功能的组织,脱水作用更明显。甘露醇是安全而有效地治疗脑水肿,降低颅内压的首选药物,也可用于青光眼患者的急性发作和术前应用以降低眼压。

2. 利尿作用 可使组织间液进入血液,增加循环血容量,促进 PGI_2 分泌,扩张肾血管,进而使肾血流增加,肾小球毛细血管压升高,肾小球滤过率增加;自肾小球滤过后极少在肾小管被重吸收,提高了小管腔内渗透压,肾小管对水及 Na^+、Cl^-、K^+、Ca^{2+} 等的重吸收减少,产生利尿作用;由于可增加排尿速度,减少了尿液与肾小管上皮细胞接触的时间,电解质的重吸收减少,髓质高渗区渗透压下降,也有助于利尿。

【临床应用】

1. 脑水肿 可降低颅内压,为治疗脑水肿的首选药。

2. 青光眼 可降低眼内压,青光眼患者急性发作或手术前短期内应用。

3. 急性肾功能衰竭 肾功能衰竭少尿期及时应用甘露醇,通过其脱水作用,可减轻肾间质水肿;输注甘露醇后小管液流量增加,可稀释肾小管内有害物质,发挥保护肾小管的作用。另外,还能治疗肾病综合征、肝硬化腹水,尤其是伴有低蛋白血症时效果较好。

【不良反应】

1. 水和电解质紊乱 最常见,因快速大量静脉注射可使血容量骤增而导致心力衰竭、稀释性低钠血症,偶可致高钾血症。

2. 渗透性肾病 主要见于大剂量快速静脉滴注时,表现为肾小管上皮细胞肿胀、空泡形成、尿量减少,甚至急性肾功能衰竭。

3. 其他 静脉注射过快可出现一过性头痛、眩晕、视力模糊、寒战、发热。

章节案例

章节案例
答案解析

患者,女,45岁,心悸、气急10年,既往患咽喉肿痛,行"扁桃体摘除术",后时有膝关节肿痛。近2个月胸闷、心悸症状加重,伴乏力、气促、夜间喘憋、不能平卧。半个月来食欲不振,尿量减少,下肢水肿。诊断:风湿性心脏病,二尖瓣狭窄,慢性心功能不全。给予地高辛、卡托普利、氢氯噻嗪进行治疗,尿量明显增多及浮肿开始消退时减少氢氯噻嗪用量,服用氯化钾并加用螺内酯。问:

(1) 氢氯噻嗪治疗心功能不全的机制是什么?

(2) 尿量明显增多时,为何要减少氢氯噻嗪用量并服用氯化钾?

(3) 加用螺内酯有何治疗意义?

知识拓展

本章小结

分类及代表药	主要作用部位	药理作用	临床应用
袢利尿药 (高效能利尿药) 呋塞米	髓袢升支粗段髓质部和皮质部	(1) 利尿作用:特异性地抑制髓袢升支管腔膜侧的 Na^+-K^+-$2Cl^-$ 同向转运体,使肾稀释、浓缩功能破坏 (2) 扩张血管	急性肺水肿和脑水肿 其他水肿性疾病 急、慢性肾功能衰竭 高钙血症 加速毒物排泄
噻嗪类利尿药 (中效能利尿药) 氢氯噻嗪	髓质升支粗段皮质部和远端小管近端	(1) 利尿作用:抑制远曲小管近端 Na^+-Cl^- 同向转运体,对碳酸酐酶有抑制作用 (2) 降压作用 (3) 抗利尿作用	水肿:各种原因引起的水肿。对轻、中度心源性水肿疗效较好 高血压 尿崩症 尿结石
保钾利尿药 (低效能利尿药) 螺内酯	远端小管和集合管	抑制 Na^+ 排泄和 K^+ 重吸收	与醛固酮增多有关的顽固性水肿 慢性充血性心力衰竭
碳酸酐酶抑制剂 乙酰唑胺	近端小管	抑制碳酸酐酶活性,干扰 Na^+-H^+ 交换,利尿作用弱	治疗青光眼 防治急性高山病 纠正代谢性碱中毒 辅助治疗癫痫小发作、预防伴有低血钾的周期性麻痹
渗透性利尿药 甘露醇	髓袢及其他部位肾小管	(1) 组织脱水作用 (2) 利尿作用	脑水肿 青光眼 急性肾功能衰竭

目标检测

制剂及
用法用量

一、选择题(1~5为单项选择题,6~10为多项选择题)

1. 氢氯噻嗪的利尿作用机制是( )。

A. 抑制远曲小管近端 Na^+-K^+-$2Cl^-$ 同向转运体

B. 对抗醛固酮的 K^+-Na^+ 交换过程

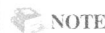

NOTE

C. 抑制 Na^+-Cl^- 同向转运体

D. 抑制肾小管碳酸酐酶

E. 抑制磷酸二酯酶,使 cAMP 增多

2. 呋塞米的利尿作用是由于( )。

A. 抑制肾稀释功能　　　　　　B. 抑制肾浓缩功能　　　　　　C. 抑制肾浓缩和稀释功能

D. 抑制尿酸的排泄　　　　　　E. 抑制 Ca^{2+}、Mg^{2+} 的重吸收

3. 下列不属于氢氯噻嗪适应证的是( )。

A. 轻度高血压　　B. 心源性水肿　　C. 轻度尿崩症　　D. 特发性高钙尿　　E. 痛风

4. 下列关于甘露醇的叙述,不正确的是( )。

A. 临床须静脉给药　　　　　　B. 体内不被代谢　　　　　　C. 不易通过毛细血管

D. 易被肾小管重吸收　　　　　E. 能提高血浆渗透压

5. 关于螺内酯的叙述,不正确的是( )。

A. 与醛固酮竞争受体产生作用　　　　　　　　B. 用于无肾上腺动物有效

C. 利尿作用弱、慢、持久　　　　　　　　　　D. 用于醛固酮增多性水肿

E. 产生保钾排钠的作用

6. 高效利尿药的不良反应有( )。

A. 引起低镁血症和低钾血症　　B. 引起高尿酸血症　　　　　C. 可有耳毒性

D. 大剂量可致低血容量　　　　E. 偶可引起胃肠出血

7. 可竞争性抑制尿酸排泄的利尿药有( )。

A. 呋塞米　　　B. 氢氯噻嗪　　C. 氨苯蝶啶　　D. 螺内酯　　　E. 乙酰唑胺

8. 呋塞米可治疗下列哪些疾病?( )

A. 急性肺水肿　　　　　　　　B. 急性心功能衰竭　　　　　　C. 特发性高尿钙症

D. 尿崩症　　　　　　　　　　E. 各型水肿

9. 甘露醇的特点是( )。

A. 口服只有导泻作用

B. 静脉注射给药,主要通过改变血浆渗透压发挥治疗作用

C. 静脉注射后,不易从毛细血管渗入组织

D. 在体内不易被代谢

E. 在肾小管不被重吸收,可产生渗透性利尿作用

10. 下列哪些药物可引起低氯性碱中毒?( )

A. 噻嗪类　　　B. 高效利尿药　　C. 螺内酯　　　D. 乙酰唑胺　　E. 阿米洛利

二、问答题

1. 氢氯噻嗪的药理作用、临床应用有哪些?

2. 强效利尿药的作用机制及主要不良反应有哪些?

(长治医学院　张晓京)

第二十四章 解热镇痛抗炎药

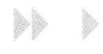 学习目标

1. 掌握：解热镇痛抗炎药的共同药理作用与作用机制；阿司匹林的药理作用、临床应用、不良反应；小剂量阿司匹林对血栓形成的影响及临床意义。

2. 熟悉：环氧酶的类型及其作用；阿司匹林的药物相互作用；对乙酰氨基酚的作用和应用特点；吲哚美辛、舒林酸、萘普生、布洛芬的特点；选择性环氧酶-2抑制剂的特点。

3. 了解：阿司匹林的体内过程；保泰松、双氯芬酸的特点。

扫码看课件

解热镇痛抗炎药(antipyretic analgesic and anti-inflammatory drugs)是一类具有解热、镇痛作用，多数还兼有抗炎和抗风湿作用的药物。由于在化学结构和抗炎作用机制上与肾上腺皮质激素(甾体激素)不同，故亦称非甾体抗炎药(non-steroidal anti-inflammatory drugs，NSAIDs)。阿司匹林是这类药物的代表，因此，也将这类药物称为阿司匹林类药物。

19世纪以来，全人工合成的解热、镇痛、抗炎药相继问世，1950年保泰松(phenylbutazone)作为第一个非水杨酸类的NSAIDs问世，此后，有许多抗炎作用较强，或副作用较低的NSAIDs陆续上市。1960年吲哚类化合物吲哚美辛(indomethacin)被引入类风湿关节炎的治疗；1970年合成布洛芬(ibuprofen)、萘普生(naproxen)、炎痛喜康(吡罗昔康，piroxicam)、双氯芬酸(diclofenac)；1980年合成舒林酸(sulindac)、阿西美辛(acemetacin)；1990年合成萘丁美酮(nabumetone)、美洛昔康(meloxicam)、尼美舒利(nimesulide)。多数药物以抗炎、抗风湿作用为主，同时具有解热、镇痛作用。对乙酰氨基酚(acetaminophen)由于具有较好的解热、镇痛作用，无明显的抗炎作用，是目前临床常用的人工合成的解热镇痛药物之一。

一、药物的作用及作用机制

本类药物虽然化学结构各异，但都可以抑制花生四烯酸代谢过程中环氧酶(又称环氧合酶，COX)的作用，使体内的前列腺素(prostaglandin，PG)合成受阻，这是它们发挥解热、镇痛、抗炎作用的共同机制(图24-1)。

花生四烯酸经环氧酶作用生成前列腺素(PG)和血栓素 A_2(TXA$_2$)；经脂氧酶作用生成白三烯(LT)、脂氧素(LX)及羟基环氧素(HX)。增加的PGs可以扩张血管、增加毛细血管的通透性；具有致痛作用，并能增加局部痛觉感受器对缓激肽等致痛物的敏感性；调节血小板的聚集，促进炎症细胞的趋化和游走；收缩支气管；同时作为重要的内源性致热原作用于下丘脑体温调节中枢，引起机体发热。而生理量的PG又发挥重要的生理作用，可以抑制胃酸分泌，保护胃黏膜；调节肾血流量，增加肾小球的滤过率，促进 Na^+ 排除，调节外周血管的阻力，维持血压。LT也是花生四烯酸代谢途径中生成的重要生物活性物质，对嗜酸性粒细胞、中性粒细胞、单核细胞有极强的趋化作用；增加血管通透性；收缩支气管，从而参与机体包括炎症反应在内的多种病理过程。HX则具有诱导细胞聚集的作用，并有信使样作用。可见，花生四烯酸的多种代谢产物参与了细胞的炎症反应、发热和疼痛反应的形成过程，药物则可以通过抑制花生四烯酸的代谢，发挥解热、镇痛、抗炎作用。

1. 解热作用 人体体温调节中枢位于下丘脑，调控产热和散热过程，维持动态平衡，使体温维持正常。病理条件下，发热原(外热原)如病原微生物(细菌、真菌、病毒)、非微生物抗原、炎症渗出物、致热性

NOTE

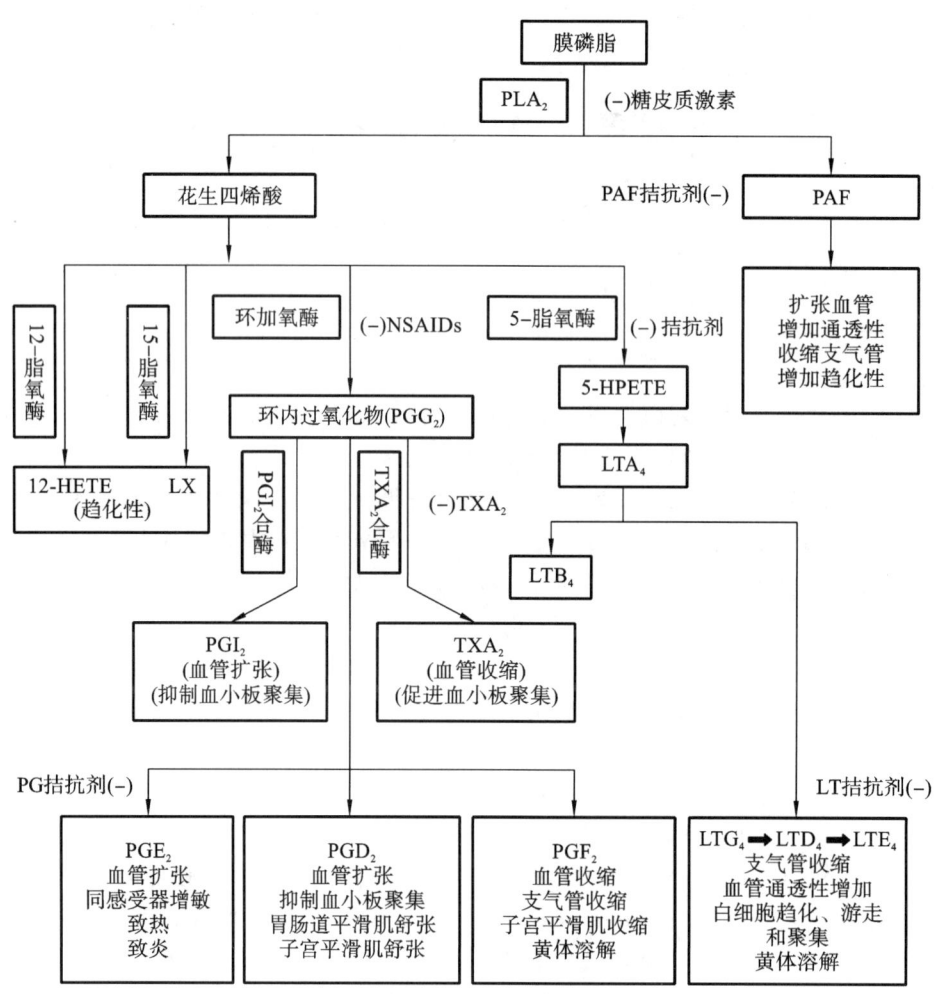

图 24-1　自膜磷脂生成的各种物质及其作用以及抗炎药物的作用部位示意图

PLA₂：磷脂酶 A₂；NSAIDs：非甾体类抗炎药；PAF：血小板活化因子；5-HPETE：5-氢过氧化二十碳四烯酸；LX：脂氧素（Lipoxin）；PGI₂：前列环素；PG：前列腺素；TXA₂：血栓素 A₂；LT：白三烯

类固醇等，刺激机体血液中的单核细胞和组织中的巨噬细胞产生并释放内生性致热原（简称内热原），如 IL-1、TNF、IL-6 等。传统的观点认为，内热原直接作用于下丘脑，使产热增加，散热减少，从而引起发热。而 John Vane 在研究中发现，内热原不能直接作用于下丘脑引起发热，而是引起下丘脑 PGs 的合成和释放，将微量的 PGE₂ 直接注入脑室或下丘脑前部，即可引起体温升高。而且在发热同时，脑脊液中 PGE 样物质增高 2.5～4 倍。因此，内热原作用于下丘脑视前区引起 PGE₂ 合成和释放增加，PGE₂ 作为中枢性致热原作用于体温调节中枢，使调定点上移，引起发热。实验证明，NSAIDs 对脑室内注射微量 PGE₂ 引起的机体发热无效，而对内热原所致的发热有效，这说明 NSAIDs 的解热作用部位在下丘脑，通过抑制下丘脑 COX，阻断 PGE₂ 合成，使体温调节中枢的调定点恢复正常，发挥解热作用（见图 24-2）。因此，NSAIDs 只能降低发热者的体温，不影响正常人的体温。

　　研究证明，IL-1 不能穿透血脑屏障到达下丘脑，但仍能引起发热，因而提出了终板血管器（organum vasculosum of lamina terminalis）也参与中枢体温调节的新观点。此外，PGE₂ 并非唯一的发热介质，NSAIDs 可能还有其他的解热作用机制，有待进一步研究。

　　发热为一种防御反应，但高热可引起并发症，此时需要解热药对症治疗。对乙酰氨基酚、阿司匹林是临床常用的解热药，吲哚美辛对长期发热及癌性发热有效。解热药用量不可过大，以免出汗过多引起虚脱。

　　2．镇痛作用　NSAIDs 的镇痛作用依疼痛的种类和程度而有所不同，该类药物仅有中等程度的镇痛作用，如对于关节痛、肌肉痛、头痛、牙痛、神经痛、痛经等慢性钝痛效果较好。对急性锐痛、严重创伤

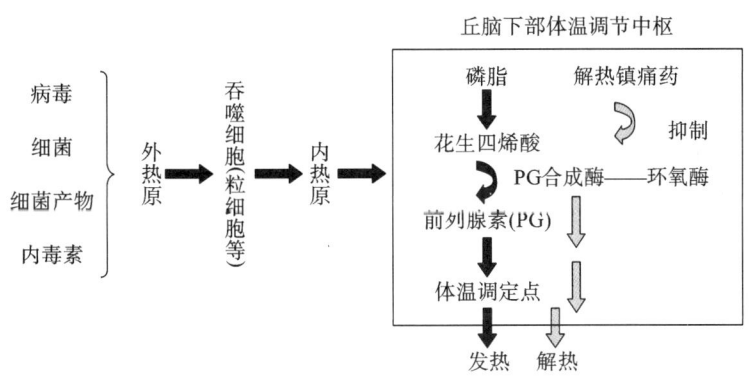

图 24-2 NSAIDs 解热作用机制示意图

的剧痛、平滑肌绞痛无效,长期应用一般不产生欣快感和成瘾性。对轻度癌性疼痛也有较好的镇痛作用,是 WHO 和我国卫生部(现为国家卫生健康委员会)推荐的"癌症三阶梯治疗方案"中治疗轻度疼痛的主要药物。NSAIDs 主要作用于组织损伤和炎症引起的疼痛,这些病理过程均涉及致痛物质缓激肽、PGs 的产生和释放增多。PGs 本身作为致痛物质有一定的致痛作用,PGI_2 和 PGE_2 还可以提高痛觉感受器对组胺、缓激肽等致痛物质的敏感性,加重疼痛。NSAIDs 通过抑制外周病变部位的 COX,使 PGs 合成减少而减轻疼痛(图 24-3),而对创伤因子直接刺激感觉神经末梢引起的急性锐痛无效。其与阿片样物质联用可抑制术后疼痛,且可以减少阿片样物质的用量。新的研究发现,NSAIDs 能进入脂质双分子层,阻断信号转导,从而抑制疼痛。

NSAIDs 镇痛作用部位主要在外周,近年来研究发现它们也可以通过脊髓和其他皮层下中枢发挥镇痛作用。主要与其阻碍中枢神经系统 PGs 的合成或干扰伤害感受系统的介质和调质的产生与释放有关。

3. 抗炎和抗风湿作用 除对乙酰氨基酚等苯胺类药物外,NSAIDs 均具有抗炎作用,对控制风湿性和类风湿性关节炎的症状有肯定的疗效,可以明显缓解关节的红、肿、热、痛等炎症反应,但不能根除病因,也不能防止疾病的发展和合并症的发生。NSAIDs 的抗风湿作用主要是由于其有明显的抗炎作用,另外与其解热、镇痛作用亦有关。对于炎性疼痛,使用吲哚美辛、双氯芬酸、甲氯芬酸效果较好,其次为保泰松、氨基比林、阿司匹林。抗炎、抗风湿作用以阿司匹林、保泰松、氨基比林和吲哚美辛较强,其中阿司匹林疗效确切、不良反应少,为抗风湿的首选药。

PGs 在风湿性疾病等的炎症反应中占重要地位,炎症局部产生大量的 PGs,其本身作为一种致炎剂,可以扩张血管和增加白细胞趋化性,同时与其他炎症介质如缓激肽、组胺和白三烯有协同作用,使炎症进一步加重(图 24-3)。NSAIDs 可抑制炎症部位 COX-2,使 PGs 合成减少,炎症减轻。此外,通过抑制 COX-2 间接发挥抑制炎症反应中的白细胞游走、聚集,减少缓激肽形成,稳定溶酶体膜并抑制溶酶体释放等多种作用。

4. 其他作用 某些 PGs 如 PGI_2 和 PGE_2 本身也具有抑制溶酶体酶释放、抑制氧自由基产生、抑制淋巴细胞激活的作用。因此,长期使用 NSAIDs 可能会加重组织损伤,国外一项临床研究结果表明,与 COX 弱抑制药阿扎丙宗(apazone)相比,给予强抑制药吲哚美辛进行治疗,患者关节炎的病理恶化程度加重。可见,NSAIDs 的抗炎作用有明显的局限性。

最新的研究发现,在炎症反应过程中,除了有 PGs、缓激肽等炎症介质参与外,来自循环血液中的血管内皮细胞的黏附分子、细胞间黏附分子(intercellular adhesion molecule 1,ICAM-1)、血管细胞黏附分子-1(vascular cell adhesion molecule-1,VCAM-1)和白细胞整合素(Leukocyte integrin)也是炎症反应初期的关键性因素。NSAIDs 的抗炎作用同抑制 PGs 合成,同时抑制某些细胞黏附分子的活性表达有关。

新的资料显示,NSAIDs 对肿瘤的发生、发展、转移可能均有抑制作用。其抗肿瘤作用与抑制 PGs 合成有关,还与其激活半胱氨酸天冬氨酸酶-3(caspase-3)和半胱氨酸天冬氨酸酶-9(caspase-9),诱导肿瘤细胞凋亡,抑制肿瘤细胞增殖,以及抗新生血管形成有关。此外,NSAIDs 尚有预防和缓解阿尔茨海

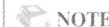
NOTE

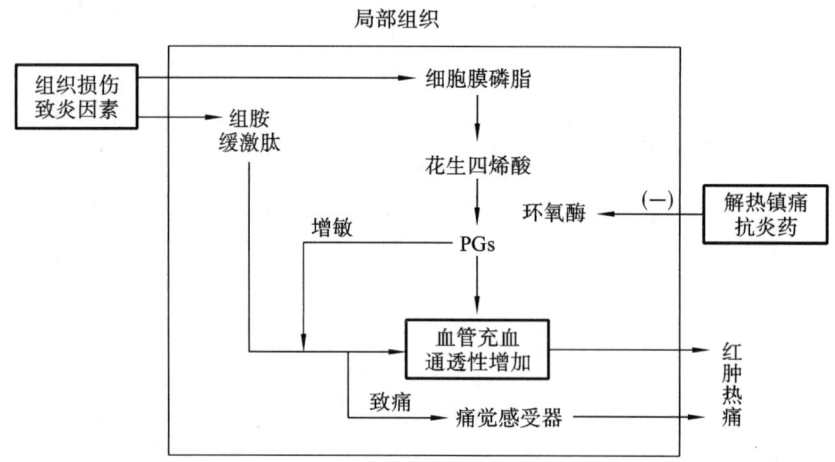

图 24-3　解热镇痛抗炎药镇痛、抗炎作用

默病发病、延缓角膜老化等作用。

二、药物的治疗作用与不良反应

NSAIDs 的抗炎作用在临床上主要用于治疗风湿及类风湿性关节炎、强直性脊柱炎、骨关节炎等；其解热、镇痛作用主要适用于治疗各种慢性钝痛，如头痛、牙痛、肌肉痛、痛经、产后疼痛、关节炎、黏液囊炎、肌肉血管起源的疼痛，对癌症骨转移痛也有较好的镇痛作用，NSAIDs 是感冒发热首选的退热药。

NSAIDs 抑制 COX 可产生解热镇痛抗炎作用，但不能消除炎症产生的根本原因。同时 PGs 具有抑制胃酸分泌、保护胃黏膜、调节肾血流、增加肾小球滤过滤、抑制血小板聚集、降低血压等作用。因此，应用 NSAIDs 会产生胃肠道反应、肾脏损害，还可引起血液系统、中枢神经系统、皮肤和肝脏等处的副作用，其中以胃肠道反应最常见。

1. 胃肠道反应　胃肠道反应的主要原因是 COX-1 被阻断，抑制了胃黏膜组织生成 PGs；此外，一些 NSAIDs 如阿司匹林口服后可直接刺激胃黏膜或刺激延髓催吐化学感受区。胃肠道反应主要表现为上腹不适、恶心、呕吐、胃溃疡、出血甚至穿孔。餐后服药、同服止酸药、合用 PGE_1 的衍生物米索前列醇可减少胃肠道反应的发生率。

2. 皮肤反应　皮肤反应是 NSAID 应用的第二大常见不良反应，主要表现为皮疹、荨麻疹、瘙痒、剥脱性皮炎等皮肤反应。以使用舒林酸、萘普生、甲氯芬酸和吡罗昔康等药物多见。

3. 肾损害　少见。主要是易感人群会出现急性肾脏损害，停药后可恢复。某些病理情况或合并其他肾脏危害因素时，如充血性心力衰竭、肝硬化、高血压、糖尿病等患者有肾功能下降，合用利尿剂时更易发生。临床长期服用 NSAIDs 可引起"镇痛药性肾病"，表现为慢性肾炎和肾乳头坏死。小剂量日常服用未见明显肾损害。

4. 肝损害　肝损害发生率较低，不可逆性肝损害罕见。高龄、肾功能损害、长期大剂量应用者可增加肝损害程度。

5. 心血管系统的不良反应　选择性 COX-2 抑制剂与非选择性 COX 抑制剂相比，前者胃肠道反应明显减少，但却有心血管系统改变的潜在风险，特别是长期大量应用时可出现心律不齐、血压升高、心悸等症状。主要是由于 NSAIDs 具有抑制 PG 及抗利尿和收缩血管作用，从而影响血压。NSAIDs 可下调基础肾素水平从而影响 β 受体阻滞药的作用。

6. 血液系统反应　NSAIDs 几乎都可以抑制血小板聚集，延长出血时间，但仅阿司匹林引起不可逆反应。

7. 其他不良反应　可见中枢神经系统的反应，如头晕、头痛、嗜睡等；其他不良反应如耳鸣、耳聋、视力模糊、味觉异常等。

三、NSAIDs 的作用与抑制 COX 的关系

NSAIDs 的作用主要通过抑制 COX 实现。COX 有两种同工酶,分别是固有型 COX 即 COX-1 和诱生型 COX 即 COX-2(表 24-1)。COX-1 表达于血管、胃、肾及血小板等绝大多数正常组织细胞中,负责细胞间信息传递和维持细胞正常生理功能,特别是胃组织中的 COX-1 构成了重要的胃黏膜保护机制。COX-2 则存在于炎症环境中,主要由 IL-1 和肿瘤坏死因子刺激炎症细胞而产生。因此,人们认为 COX-2 与炎症反应中炎症介质 PGs 的生成等病理反应有关。目前认为,NSAIDs 对 COX-1 的抑制构成了此类药物不良反应的基础,对 COX-2 的抑制被认为是此类药物发挥治疗作用的基础。选择性抑制 COX-2 被认为是减少此类药物不良反应,增强疗效的一种新途径。近来新的亚型 COX-3 已被发现,但其作用还有待进一步研究。

表 24-1 两种环氧酶(COX)同工酶的生理学和病理学意义

区别要点	COX-1	COX-2
生成调节	固有表达	诱导产生
来源	绝大多数组织	炎症反应细胞为主
含量变化范围	能增加 2~4 倍	能增加 10~80 倍
主要生理学功能	"看家基因",负责基础 PGs 合成,参与细胞生理活动:保护胃黏膜、调节血小板功能、调节外周血管阻力、调节肾血流量和肾功能	有一定的生理学作用:细胞间信息传递、骨骼肌细胞生长、分娩
病理学意义	尚不清楚,但其在炎症反应中的作用尚未排除	"炎症反应基因",负责炎症反应及其他病理状态下产生 PGs,参与炎症反应

为了保留治疗作用而减少胃肠道不良反应,选择性 COX-2 抑制剂研发迅速,近年来研制开发出许多选择性 COX-2 抑制药。但是,最新的研究资料显示,COX-2 在正常的肾脏和脑组织中也有表达,在分娩、骨骼肌生长等生理过程中发挥重要作用;对维持胃、肾脏的生理功能也具有一定的作用。此外,COX-1 在炎症反应中的作用尚未排除。因此,NSAIDs 对 COX-2 的选择性抑制是否较非选择性抑制剂具有更优越的疗效与安全性还有待于进一步观察。

四、解热镇痛抗炎药的分类

临床常用的 NSAIDs 按化学结构不同分为水杨酸类、苯胺类、吡唑酮类等;按照其对 COX 抑制的选择性不同可分为非选择性 COX 抑制药和选择性 COX-2 抑制药两类(表 24-2)。非选择性 COX 抑制药在临床上的应用比较广泛,选择性 COX-2 抑制药则是近几年来刚刚投入临床使用的新型 NSAIDs。

表 24-2 NSAIDs 的分类及代表药

分 类	代 表 药
非选择性 COX 抑制药	
水杨酸类	水杨酸钠、乙酰水杨酸
苯胺类	对乙酰氨基酚
吲哚乙酸类	吲哚美辛、舒林酸
芳基乙酸类	双氯芬酸
芳基丙酸类	布洛芬、萘普生、芬布芬、奥沙普秦
烯醇酸类	吡罗昔康、美洛昔康
吡唑酮类	保泰松、羟基保泰松

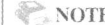
NOTE

分　类	代　表　药
烷酮类	萘丁美酮
异丁芬酸类	舒林酸
选择性 COX-2 抑制药	
二芳基吡唑类	塞来昔布
二芳基呋喃酮类	罗非昔布、尼美舒利

也可根据药物对 COX-2 的 IC_{50} 与药物对 COX-1 的 IC_{50} 的比值进行分类，比值越大，说明其对 COX-1 选择性抑制作用越强，该药的不良反应越大；比值越小，说明其对 COX-2 的选择性抑制作用越强，胃肠道不良反应则降低。主要有以下几类。

1. COX 无选择性抑制药　萘普生(0.6)、氟比洛芬(1.3)、双氯芬酸(0.7)、萘丁美酮(1.4)。

2. COX-1 低选择性抑制药　布洛芬(15)、对乙酰氨基酚(7.5)。

3. COX-1 高选择性抑制药　阿司匹林(166)、吲哚美辛(60)、舒林酸(100)、吡罗昔康(250)、托美丁(175)。

4. COX-2 选择性抑制药　塞来昔布(0.003)、罗非昔布(0.0018)、尼美舒利(<0.007)。

目前市场上共有 50 多种 NSAIDs 类药物，但是没有一种理想的 NSAIDs，即使是经典的 NSAIDs 也有明显的副作用，如胃肠道不良反应较明显。为了减少 NSAIDs 的不良反应，临床采用多种措施寻找安全有效的 NSAIDs。COX-2 选择性抑制药已经投入临床使用，虽使 NSAIDs 胃肠道不良反应降低，但却增加了患者心血管系统更严重的不良反应的发生。NO 作为信使物质，发挥着与 PG 相似的维持黏膜完整和调节黏膜血流量的作用，因此，由阿司匹林衍生得到的 NO-Aspirin 具有良好的抗炎和抗血栓作用，且对胃肠道的损害较原药明显减小，NO-Aspirin 有望成为治疗风湿性、类风湿性关节炎等疾病的理想药物。除此之外，COX/5-LO 双重抑制剂、特异性 5-LO 抑制剂也将是未来抗炎药物研究的重点方向。

第一节　水杨酸类

水杨酸类药物包括阿司匹林(aspirin)、水杨酸钠(sodium salicylate)、二氟尼柳(diflunisal)和水杨酸(salicylic acid)。阿司匹林最常用。水杨盐酸刺激性大，仅外用作为抗真菌药和角质溶解药。

水杨酸　　　　水杨酸钠　　　　乙酰水杨酸

阿司匹林(asipirin)

阿司匹林又名乙酰水杨酸(acetylsalicylic acid)，早在 1853 年人们用水杨酸与醋酐合成了乙酰水杨酸，但未引起重视；1898 年德国化学家费利克斯·霍夫曼又进行了合成，并以他患有风湿性关节炎的父亲作为第一个试验者，用于治疗风湿性关节炎，疗效极好。1899 年由德莱赛(Dreser)介绍到临床，至今已有 110 余年的历史。随着阿司匹林在临床上的不断应用，一些新作用和新用途不断被发现，而且人们还研制出多种新剂型，如目前临床常用剂型有阿司匹林肠溶片、注射用阿司匹林赖氨酸盐等。

【体内过程】　阿司匹林口服后易被胃和小肠上部吸收，吸收过程中和吸收后可被胃肠黏膜、血浆、红细胞和肝脏的酯酶迅速水解，产生水杨酸，因此，阿司匹林的血浆浓度低，血浆半衰期短，仅有 15 min 左右，代谢产物水盐酸以盐的形式存在，具有药理活性。水杨酸与血浆蛋白结合率为 80%～90%，游离型可分布于全身组织,也能进入关节腔、脑脊液、乳汁和胎盘。体内水杨酸盐约 25％被氧化代谢,25％以原形的形式由肾脏排泄,其余与甘氨酸和葡萄糖醛酸结合后随尿液排出。

肝脏对水杨酸的代谢能力有限,阿司匹林的用量直接影响血中代谢产物水杨酸盐含量及其 $t_{1/2}$。当阿司匹林用量<1 g 时,代谢产物水杨酸盐按一级动力学消除,$t_{1/2}$ 为 2~3 h;当用量≥1 g 时,由于水杨酸盐生成量增加,超过机体消除能力,按零级动力学消除,$t_{1/2}$ 延长为 15~30 h。当血中药物浓度下降达到机体能消除的水平时,又可转为一级动力学消除。

水杨酸盐是弱酸性药物,一旦因血中含量过高引起中毒,可服用碳酸氢钠以碱化尿液增加其解离,减少水杨酸盐的重吸收,加速其排泄,是解救中毒的有效方法之一。

【药理作用与临床应用】　阿司匹林与其他 NSAIDs 不同,可使 COX 分子中的一个丝氨酸残基(COX-1 的丝氨酸 530 和 COX-2 的丝氨酸 516)乙酰化,这种共价修饰不可逆性抑制酶活性。其他 NSAIDs 包括水杨酸盐是可逆性竞争性抑制剂。

1. 解热镇痛作用　作用较强,用于头痛、牙痛、肌肉痛、痛经、神经痛和癌症患者的轻、中度疼痛及感冒发热等,常用量为 1 次 0.3~0.6 g,一日 3 次,必要时可每 4 h 服用 1 次。

2. 抗炎抗风湿作用　作用较强,是风湿热、急性风湿性关节炎和类风湿性关节炎的首选药物,但用量要比解热镇痛剂量大 1~2 倍,最好用至最大耐受量(口服每日 3~4 g)。可使急性风湿热患者服用后 24~48 h 退热,缓解关节红肿剧痛、血沉减慢。因控制急性风湿热疗效确切,因此可用于该病的鉴别诊断。治疗类风湿性关节炎可使关节炎症消退,疼痛减轻。用药量已接近轻度中毒水平,应监测患者的血药浓度,以保证治疗的安全性和有效性。

3. 抗血栓作用　血小板聚集可导致血栓。实验研究中,将 PGE_2 直接注入动物血管中,对血小板聚集的影响不明显,而将花生四烯酸静脉注射到家兔的血管中,家兔就会在 3 min 内死亡。解剖发现家兔毛细血管中有大量微血栓形成,并在其动脉血中分离出能促进血小板聚集的 PGH_2,进一步研究发现 PGH_2 不稳定,可在血栓素 A_2 合成酶的作用下进一步代谢形成具有强大血小板聚集作用及收缩血管作用的血栓素 A_2(TXA_2)。阿司匹林不可逆性抑制血小板 COX,减少 TXA_2 合成而抑制血小板聚集。血小板缺乏合成蛋白质的能力,无法自身更新 COX,因此对阿司匹林的不可逆性抑制作用极为敏感,小剂量(成人 50 mg/d)即可抑制血小板一个生存周期(8~11 d)的功能,主要作用于酶活性中心的丝氨酸,使酶发生共价修饰,TXA_2 合成减少,发挥抗血栓形成作用。大剂量阿司匹林可抑制血管壁中前列环素的生成,易促进血小板聚集和血栓形成,故常采用小剂量阿司匹林(50~100 mg/d)预防血栓形成(图 24-4)。

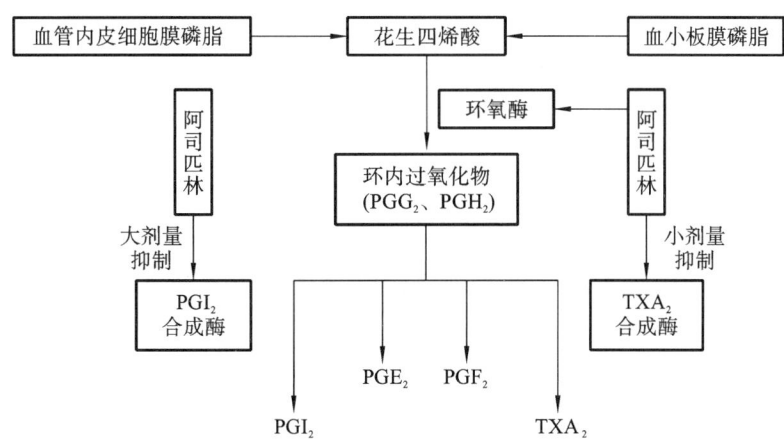

图 24-4　阿司匹林抑制血小板聚集示意图

阿司匹林可治疗缺血性心脏病和心肌梗死,降低其病死率和再梗死率;也可用于心绞痛、血管成形术、有脑血栓倾向的一过性脑缺血等患者血栓形成的预防。大量的临床试验显示,对于大部分慢性稳定性或不稳定心绞痛患者,阿司匹林 75 mg/d 可有效降低发生急性心肌梗死和死亡的危险。这一剂量也可降低一过性脑缺血发作患者脑卒中和死亡的发生率。欧洲一项脑卒中预防研究显示,既往有一过性脑缺血发作和脑卒中病史的患者使用阿司匹林,每次 25 mg,每日 2 次,即每日 50 mg 可降低脑卒中或死亡的危险。临床实践证明,患者即使服用更高剂量的阿司匹林,疗效不会进一步增加,但副作用的发生率却大大增加。

4. 其他作用 流行病学研究结果表明,长期并规律性服用阿司匹林可降低结肠癌(直肠癌)发生风险。初步研究资料显示,阿司匹林可能延缓阿尔茨海默病的发生。此外,阿司匹林还可用于治疗放射诱发的腹泻,以及驱除胆道蛔虫等。

【不良反应与禁忌证】 阿司匹林用于解热镇痛时所用剂量较小,且服药时间短,不良反应少;长期大量用于抗风湿治疗时则不良反应较大。

1. 胃肠道反应 上腹部不适、恶心、呕吐、厌食为常见症状,主要与药物直接刺激胃黏膜和延髓催吐化学感受区有关。抗风湿治疗时,用药剂量大、疗程长,易引起胃溃疡、胃出血(无痛性出血)或诱发加重胃溃疡发作,除药物对胃黏膜的直接刺激作用外,还与抑制胃黏膜 PGs(主要是 PGE_2)合成有关。内源性 PGs 具有保护胃黏膜的作用。应餐后服用,同服抗酸药或选用肠溶阿司匹林片。合用 PGE_2 的衍生物米索前列醇可减少胃溃疡的发生率。

2. 凝血障碍 一般剂量对血小板合成 TXA_2 有强大而持久的抑制作用,而对血管内皮合成 PGI_2 的抑制作用弱而短暂,导致血液中 TXA_2 与 PGI_2 的比值下降,抑制血小板聚集,出血时间延长;大剂量(每日 5 g 以上)或长期使用还可抑制凝血酶原生成,从而导致凝血时间延长,加重出血倾向。补充维生素 K 可以预防。严重肝病患者、有出血倾向者如血友病患者、产妇和孕妇禁用。手术患者应术前一周停服阿司匹林。

3. 水杨酸反应 阿司匹林剂量过大(每日 5 g)或敏感者可出现头痛、眩晕、恶心、呕吐、耳鸣、视力及听力减退,严重者可出现高热、精神错乱,甚至昏迷、惊厥,将上述症状总称为水杨酸反应,是水杨酸中毒的表现。一旦出现应立即停药,加服或静脉滴注碳酸氢钠,碱化尿液加速药物排泄。

4. 过敏反应 偶见皮疹、荨麻疹、血管神经性水肿、过敏性休克。

5. 阿司匹林性哮喘 指某些患者服用阿司匹林或其他 NSAIDs 后诱发的哮喘,称"阿司匹林性哮喘"。它不是以抗原-抗体反应为基础的过敏反应,而是由于药物抑制了 COX,使 PGs 合成受阻,导致脂氧酶途径生成的白三烯增加,内源性支气管收缩物质增加,引起支气管痉挛,诱发哮喘。肾上腺素仅部分对抗阿司匹林所致的支气管哮喘或无效,可用抗组胺药和糖皮质激素治疗。哮喘、鼻息肉、慢性荨麻疹患者禁用阿司匹林。

6. 瑞氏综合征(Reye syndrome) 国外报道,儿童患病毒性疾病如流感、水痘、麻疹、流行性腮腺炎等,使用阿司匹林退热时,偶可引起急性肝脂肪变性-脑病综合征,以肝衰竭合并脑病为突出表现,虽少见,但预后恶劣。病毒感染者不宜用阿司匹林治疗,可用对乙酰氨基酚替代。

此外,阿司匹林在少数老年人,特别是伴有心、肝、肾功能损害的患者中,即使用药前肾功能正常,也可引起水肿、多尿等肾小管功能受损的症状。可能是由于患者本身存在隐匿性肾损害或肾小球灌注不足,阿司匹林抑制 PGs,取消了前列腺素的代偿机制而引起,偶见间质性肾炎、肾病综合征,甚至肾功能衰竭。

【药物相互作用】 阿司匹林可通过竞争性与白蛋白结合,从而提高游离血药浓度,引起药物相互作用(图 24-5)。

【用药监护】

1. 规避禁忌证 严重肝病患者、有出血倾向者如血友病患者、产妇和孕妇,以及哮喘、鼻息肉、慢性荨麻疹患者禁用阿司匹林,病毒感染者不宜用阿司匹林。

2. 选择最佳剂量 阿司匹林发生消化性溃疡及消化道出血的危险性与其剂量密切相关,用药时应选择最佳剂量。

3. 注意阿司匹林与其他药物的联合应用 与抗凝血药合用可增加出血的风险,与抗痛风药丙磺舒、苯磺唑酮合用可降低促尿酸排泄的作用,与非甾体抗炎药布洛芬合用使阿司匹林的心血管保护作用受限。

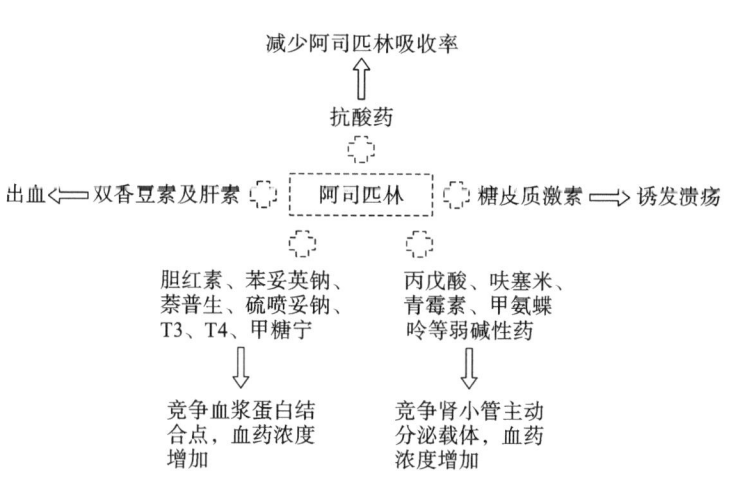

图 24-5　阿司匹林与各种药物相互作用示意图

注：阿司匹林抑制凝血酶原合成，合用肝素及双香豆素类抗凝药物可能引起出血；合用糖皮质激素可加重胃黏膜损伤，甚至引起溃疡；其具有较高的血浆蛋白结合率，可同胆红素等竞争血浆蛋白结合点，导致血药浓度增加，从而产生毒性；同丙戊酸等药物竞争肾小管主动分泌载体，减少药物排出，增强药物疗效。

4. 监护严重不良反应　由于阿司匹林易导致出血和消化性溃疡等不良反应，因此应注意识别高危人群，如有溃疡、出血病史者，联合应用抗血小板药、抗凝血药、非甾体抗炎药、糖皮质激素治疗者。长期应用阿司匹林与华法林时，应将剂量调至最低或同时联合服用胃黏膜保护剂硫糖铝、米索前列醇、雷尼替丁。

第二节　苯　胺　类

苯胺类代表药物是对乙酰氨基酚（acetaminophen），又名扑热息痛（paracetamol），是非那西丁（phenacetin）在体内的代谢产物，二者都是苯胺的衍生物，其结构及代谢见图 24-6。

对乙酰氨基酚（acetaminophen）

【药理作用】　几乎不具有抗炎抗风湿作用，而解热、镇痛作用与阿司匹林相似。新的研究发现，对乙酰氨基酚仅在过氧化物含量很低的环境（如下丘脑）中才能抑制 COX。这可以部分解释本药几乎无抗炎作用的原因，因为在炎症部位通常含有大量白细胞产生的过氧化物。新型抗风湿药贝诺酯（benorilate）是对乙酰氨基酚与乙酰水杨酸相结合形成的酯化物，弥补了上述不足。

【临床应用】　对乙酰氨基酚为儿童病毒感染发热、头痛需使用 NSAIDs 时的首选药；也可用于阿司匹林性过敏、哮喘或溃疡者，为阿司匹林的替代品，亦可单独应用于感冒发热、关节痛、头痛、神经痛和肌肉痛。成人每次可服用 0.5～1.0 g，每日 3～4 次。6～12 岁儿童口服每次 0.25～0.5 g，每日服用 3～4 次。6 岁以下儿童不使用。常用的剂型有片剂（0.1 g、0.3 g、0.5 g）、咀嚼片（160 mg）、控释片（650 mg）以及颗粒剂（160 mg）。

【不良反应及注意事项】　不良反应很少，偶见过敏反应，过量急性中毒（成人 10～15 g）可致肝损害，长期应用可导致依赖和肾损害。给药前应注意检查肝、肾功能，长期较大剂量用药者应定期复查血常规及肝、肾功能等；3 岁以下儿童及新生儿应避免使用；对乙酰氨基酚可通过胎盘，孕妇使用时应考虑其可能对胎儿造成的不良影响。

有关非那西丁和新型抗风湿药贝诺酯的药理作用、临床应用及不良反应见表 24-3。

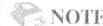

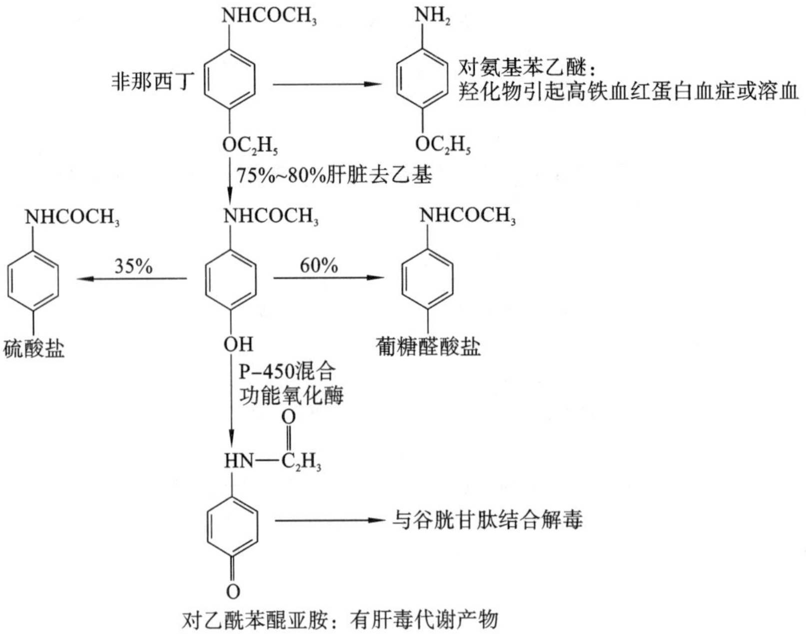

图 24-6 非那西丁及对乙酰氨基酚的体内代谢

表 24-3 苯胺类药物的作用、应用和不良反应

药　物	药　理　作　用	临　床　应　用	不　良　反　应
非那西丁 （phenacetin）	解热镇痛作用缓和持久；抗 炎作用弱，无实际疗效；其作 用是其本身和醋氨酚作用的 总和	不单独使用；和其他解热镇 痛药配成复方药用于一般解 热镇痛，如复方阿司匹林、复 方扑尔敏等	偶见过敏，如皮疹、药物热及 黏膜损害； 　高铁血红蛋白血症及溶血 性贫血
贝诺酯 又名扑炎痛 （benorilate）	兼有阿司匹林和对乙酰氨 基酚两种药物的作用	用于风湿性疾病和轻中度 疼痛，如慢性风湿性关节炎、 头痛、神经痛、术后疼痛等；肝 肾损害者慎用	轻度消化道反应，如恶心、上 腹不适等；嗜睡、眩晕、耳鸣

第三节　吡唑酮类

吡唑酮类药物包括氨基比林（aminophenazone）、保泰松（phenylbutazone）及其代谢产物羟基保泰松（oxyphenbutazone，羟布宗）。氨基比林可引起致命性粒细胞缺乏症，已不再单独使用，仅用于某些复方制剂。

保泰松（phenylbutazone）的抗炎、抗风湿作用强，而解热镇痛作用较弱；其抗炎作用也是通过抑制PG生物合成而实现的。临床上主要用于风湿性和类风湿性关节炎、强直性脊柱炎。较大剂量保泰松可减少肾小管对尿酸盐的再吸收，促进尿酸盐排泄，可用于治疗痛风。但本药毒性大，10％～45％患者有不同程度的不良反应，其中 10％～15％患者必须中断服药，故用药剂量不宜过大，用药时间不宜过长。

NOTE

第四节 吲哚衍生物及其类似物

吲哚衍生物及其类似物主要包括吲哚美辛（indomethacin）、阿西美辛（acemetacin）、舒林酸等。舒林酸（sulindac）属于吲哚类似物，具有亚砜样结构，适应证和吲哚美辛相似。此类药物的药理作用、适应证、应用注意见表24-4。

吲哚美辛（indomethacin，消炎痛）是较强的 PG 合成酶抑制药之一。对 COX-1 和 COX-2 有强大的抑制作用，也能抑制磷脂酶 A2 和磷脂酶 C，减少粒细胞游走和淋巴细胞增殖。其抗炎及镇痛作用强于阿司匹林，对炎性疼痛有明显的镇痛效果。具有较好的解热作用。吲哚美辛对急性风湿性和类风湿性关节炎的疗效似保泰松；对强直性脊柱炎、关节炎也有效，对癌性发热有解热作用。主要不良反应有食欲减退、恶心、腹痛、腹泻、上消化道溃疡、穿孔、出血等胃肠道反应；偶可引起急性胰腺炎。有粒细胞减少、血小板减少、再生障碍性贫血等造血系统反应，常见皮疹，严重者可致哮喘、血管神经性水肿及休克等。35%～50%患者治疗量发生不良反应，其中 20%患者必须停药。主要有片剂（25 mg）、肠溶片（25 mg）、控释片（25 mg，50 mg，75 mg）、胶囊（25 mg）、控释胶囊（25 mg）等剂型。用药时，可选用普通片剂 25 mg，每天 2～3 次，饭时或饭后服，必要时可增至每次 100～150 mg，每日 3～4 次；若选用控释胶囊，可每次口服 25 mg，每日 2 次，必要时可增至 50 mg，每日 2 次。

其他主要吲哚衍生物的作用比较见表 24-4。

表 24-4 其他主要吲哚衍生物的作用比较

药 物	药 理 作 用	适 应 证	应 用 注 意
阿西美辛（acemetacin）	具有解热、镇痛、抗炎作用	类风湿性关节炎、骨关节炎、软组织损伤、急性痛风、术后疼痛	和吲哚美辛相似，并有明显的肝、肾损害
舒林酸又名硫茚酸（sulindac）	前体药，在组织中或肠道中还原为硫醚化合物后发挥作用。作用同吲哚美辛，但强度不及其一半，作用时间长	用于风湿性疾病，如骨关节炎、类风湿性关节炎、强直性脊柱炎、痛风等	不良反应少，胃肠道反应相当于 1/16 吲哚美辛；肾毒性低于其他 NSAIDs，其他不良反应发生率和吲哚美辛相似
托美丁又名痛灭定（tolmetin）	具有抗炎、镇痛、解热作用，是速效短效的镇痛消炎药	用于类风湿性关节炎、慢性多发性关节炎，疗效优于水杨酸类，但弱于消炎痛、保泰松	胃肠道及肾毒性小

第五节 邻氨基苯甲酸类

双氯芬酸（diclofenac）

双氯芬酸为邻氨基苯甲酸（灭酸）类衍生物，是环氧化酶抑制药。为强效抗炎镇痛药，解热、镇痛、抗炎作用强于吲哚美辛、萘普生等。此外，可通过改变脂肪酸的释放和摄取，降低白细胞间游离花生四烯酸的浓度。临床上适用于各种中等程度疼痛、类风湿关节炎、粘连性脊柱炎、非炎性关节痛、椎关节炎等引起的疼痛，各种神经痛、手术及创伤后疼痛，以及各种疼痛所致的炎症反应等。不良反应轻，除与阿司匹林相同外,偶见肝功能异常,白细胞减少。

第六节 芳基烷酸类

此类药物均具有解热、镇痛、抗炎作用。由于胃肠道反应低,患者耐受性好,临床主要用于风湿性及类风湿性疾病的治疗。布洛芬(ibuprofen)是第一个应用到临床的丙酸类的 NSAIDs,以后又相继出现了萘普生(naproxen)、酮洛芬(ketoprofen)、吡洛芬(pirprofen)、舒洛芬(suprofen)、氟比洛芬(flurbiprofen)和奥沙普秦(oxaprozin)等。此类药物除效价存在差别外,各药的半衰期略不相同,氟比洛芬 3~6 h,萘普生 13 h,奥沙普秦最长为 40~60 h。此类药物的药理作用性质及用途非常相似,仅氟比洛芬的抗炎镇痛作用强于布洛芬,且毒性较低,鉴于患者对该药耐受性较好,对阿司匹林无反应或不能耐受者可选用。现将常用的药物布洛芬、萘普生介绍如下。

布洛芬(ibuprofen)

又名异丁苯丙酸,解热、镇痛、抗炎作用强;主要用于风湿性及类风湿骨关节炎、强直性脊柱炎、急性肌腱炎、滑液囊炎;也可用于一般发热,疗效与阿司匹林相似。剂型主要有片剂(0.1 g,0.2 g,0.3 g)、控释片(0.2 g,0.3 g)、胶囊(0.1 g,0.2 g,0.3 g)、缓释胶囊(0.2 g)、颗粒剂(0.1 g,0.2 g)、栓剂(50 mg,100 mg)。抗风湿治疗时可用片剂 200~400 mg/次,每日 3 次;用于止痛时每次 200~400 mg,每 4~6 h 一次,成人用药最大限量一般为每日 2.4 g。布洛芬胃肠道反应轻,易耐受,其严重不良反应发生率低于阿司匹林,少数患者出现过敏、血小板减少、视力模糊等。

萘普生(naproxen)

又名甲氧萘丙酸,具有解热、镇痛、抗炎作用,还可抑制血小板聚集。主要用于风湿及类风湿关节炎、骨关节炎、强直性脊柱炎、各种类型风湿性肌腱炎;可较好地缓解各种疾病引起的发热和疼痛。萘普生毒性低,胃肠道和神经系统不良反应明显少于阿司匹林和吲哚美辛,但多于布洛芬。

第七节 烯醇酸类(昔康类)

吡罗昔康(piroxicam)

烯醇酸类衍生物,主要用于治疗风湿性及类风湿性关节炎;对急性痛风、腰肌劳损、肩周炎、原发性痛经也有一定疗效,其疗效与阿司匹林、吲哚美辛及萘普生相似。还可抑制软骨中的黏多糖酶和胶原酶活性,减轻炎症反应及对软骨的破坏。但吡罗昔康只能缓解疼痛和炎症,不能改变各种关节炎症疾病的进程,所以必要时还须联用糖皮质激素进行治疗。

美洛昔康(meloxicam)

对 COX-2 抑制作用比 COX-1 高 10 倍,$t_{1/2}$ 较长,为 20 h。主要用于风湿性及类风湿性关节炎、急性痛风、腰肌劳损、肩周炎、痛经等;疗效与阿司匹林、吲哚美辛、萘普生相同。剂型主要有片剂(7.5 mg,15 mg)、栓剂(15 mg)、胶囊(7.5 mg)。最大推荐剂量为每天 15 mg,根据治疗反应,剂量可减至每天7.5 mg。对不良反应有可能增加的患者,治疗开始时的剂量为每天 7.5 mg。治疗量不良反应少,但剂量大或长期服用可致消化道出血、溃疡,用药前后及用药时应监测肝肾功能。

NOTE

第八节 选择性环氧酶抑制剂

选择性环氧酶抑制剂的作用机制已见前述,目前已投入临床的制剂主要是尼美舒利(nimesulide)、塞来昔布(celecoxib)、罗非昔布(rofecoxib)等。其作用特点、应用、不良反应见表24-5。

表 24-5　选择性环氧酶抑制剂药物的作用特点、应用及不良反应

药　物	作用特点	临床应用	不良反应
塞来昔布	治疗剂量对人体内 COX-1 无明显影响,也不抑制 TXA_2 合成,但可以抑制 PGI_2 合成	风湿性、类风湿性关节炎和骨关节炎;手术后镇痛、牙痛、痛经;家族性腺瘤性息肉	胃肠道不良反应、出血、溃疡(较其他非选择性非甾体抗炎药低);血栓形成倾向患者慎用;磺胺类过敏的患者禁用
罗非昔布	对 COX-2 有高度的选择性抑制作用,具有解热、镇痛和抗炎作用,但不抑制血小板聚集	关节炎	胃肠道不良反应、心血管不良反应
尼美舒利	对 COX-2 的选择性抑制作用较强,具有抗炎、镇痛和解热作用	类风湿性关节炎和骨关节炎、腰腿痛、牙痛、痛经	儿童发热用药的选择上需谨慎,禁止其口服制剂用于 12 岁以下儿童

尼美舒利(nimesulide)

属新型 NSAIDs,选择性抑制 COX-2 作用强,具有抗过敏、抗血小板聚集、抑制金属蛋白酶作用。主要用于类风湿性关节炎、骨关节炎、腰痛、牙痛、痛经等。主要剂型有片剂(50 mg,100 mg)、颗粒剂(100 mg)、栓剂(200 mg),常用剂量为 $100\sim200$ mg,每天 2 次。用药期间应监测全血细胞计数和肝肾功能。

塞来昔布(celecoxib)

选择性抑制 COX-2,不影响 TXA_2 合成,但可抑制 PGI_2 合成。具有解热、镇痛、抗炎作用。用于风湿性及类风湿性关节炎、术后疼痛、牙痛、痛经。主要剂型为胶囊制剂(100 mg,200 mg),成人口服 $100\sim200$ mg,2 次/天。疑有 P450CYP2C9 代谢不良者,塞来昔布的血药浓度可能升高而致毒性反应,应慎用。

罗非昔布(Rofecoxib)

罗非昔布为果糖衍生物,选择性抑制 COX-2,但不抑制血小板聚集,具有解热、镇痛、抗炎作用,胃肠道不良反应轻微,但由于其可引起心血管系统不良反应,已不再使用。

其他解热镇痛抗炎药物的作用特点、应用及不良反应见表24-6。

表 24-6　其他解热镇痛抗炎药物的作用特点、应用及不良反应

药　物	作用特点	应　用	不良反应
甲芬那酸 又名甲灭酸 (mefenamic acid)	抑制 PG 合成,镇痛作用较强;解热作用持久;消炎作用较弱	头痛、牙痛、神经痛、痛经、创口痛;也用于风湿性及类风湿性关节炎等	溃疡、出血的消化道反应;头晕、眩晕、疲倦等神经系统反应;皮疹、哮喘等过敏反应;贫血、粒细胞减少等造血功能损害;肝肾损害

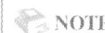

药 物	作 用 特 点	应 用	不 良 反 应
氯芬那酸 又名氯灭酸 （clofenamic acid）	同甲芬那酸	主要用于风湿性和类 风湿性关节炎	不良反应少,个别出现头晕、 头痛
吡罗昔康 （piroxicam）	抑制 PG 合成,作用迅速而持 久;抑制软骨中黏多糖酶和胶原 酶活性,减轻了软骨的破坏,抑 制炎症反应,$t_{1/2}$ 为 45 h	主要用于风湿性及类 风湿性关节炎;急性痛 风、腰肌劳损、肩周炎、 痛经等;疗效同阿司匹 林、吲哚美辛、萘普生	胃肠道反应发生率为 20%,5% 需停药,消化性溃疡发生率为 1%
氯诺昔康 又名劳诺昔康 （lornoxicam）	对 COX-2 有高度选择性,镇痛 抗炎作用强大,解热作用弱,$t_{1/2}$ 为 3～5 h;食物可影响其吸收	术后痛、剧烈坐骨神 经痛及强直性脊柱炎的 疼痛,效果和吗啡、曲马 多相当;风湿性及类风 湿性关节炎	胃肠道不良反应;中枢神经系 统不良反应;肝肾损害
萘丁美酮 （nabumetone）	前体药,代谢为活性物质 6-甲 氧基-2-萘基乙酸,为强效 COX 抑制剂	各类风湿性及类风湿 性关节炎	不良反应较轻

第九节　解热镇痛抗炎药的复方制剂

一、解热镇痛抗炎药的复方制剂

临床常用的解热镇痛抗炎药多配伍成复方制剂,其主要成分多为阿司匹林、非那西丁、氨基比林、安乃近等,或配伍巴比妥类、咖啡因或抗组胺药(氯苯那敏),复方配伍的主要依据是人们认为巴比妥类可增强解热镇痛药的镇痛作用;咖啡因能收缩头痛时扩张的脑血管;抗组胺药可对抗一些过敏症状。因此,应用复方制剂的目的在于提高其疗效,降低不良反应。这些解热镇痛抗炎药的复方制剂在临床上的应用已有较久的历史。

由于非那西丁久用可致肾乳头坏死等不良反应,少数患者服用氨基比林出现粒细胞缺乏,目前已淘汰了非那西丁及氨基比林单方制剂,但含有以上成分的复方制剂仍在使用。多数复方中尚含有中枢兴奋药咖啡因,长期使用也会对机体产生不利影响。因此在连续服用不同复方制剂但含有同样成分时,也可能引起严重不良反应,尤其小儿,须慎用含有金刚烷胺、咖啡因的解热镇痛抗炎药的复方制剂。临床常用的解热镇痛抗炎药的复方制剂的组成见表 24-7。

表 24-7　常用的解热镇痛抗炎药的复方制剂成分

名　称	成分及含量(g/片,g/2 mL)							
	乙酰 水杨酸	非那 西丁	氨基 比林	安替 比林	咖啡 因	苯巴 比妥	巴比 妥	扑尔 敏
复方阿司匹林片 （复方乙酰水杨酸片, APC,止痛片）	0.2268	0.162			0.035			

续表

名　称	成分及含量(g/片,g/2 mL)							
	乙酰水杨酸	非那西丁	氨基*比林	安替*比林	咖啡因	苯巴比妥	巴比妥	扑尔敏
复方扑尔敏片 (扑尔感冒片)	0.2268	0.162			0.324			0.002
氨基比林咖啡因片 (PPC,伤痛宁片)			0.15		0.04			
去痛片 (镇痛片、索密痛片)		0.15	0.15		0.05	0.015		
安痛定注射液(2 mL)			0.1	0.04			0.18	

* :属吡唑酮类,单方制剂已被淘汰

二、解热镇痛抗炎药的研究进展及展望

非甾体抗炎药(NSAIDs)是临床上广泛应用的一类具有解热、镇痛、抗炎、抗风湿作用的药物,是目前临床抗风湿作用的首选药。但 NSAIDs 的不良反应如消化道损害、肝肾损害发生率较高,使其在预防血栓形成、抗风湿性疾病中的长期应用中受到一定限制。因此,为了克服这些不良发应,提高药物疗效,开发新型的非甾体药物,成为此类药物研究的重要方向。目前的研究主要集中在以下几方面。

1. 剂型改造 纳米技术和亚微米技术已经用于 NSAIDs 的制备,2013 年 10 月,美国食品药品监督管理局(FDA)批准了第 1 个利用纳米技术生产的药物双氯芬酸。利用该技术生产出的药物干粉颗粒比现有的要小 10 倍,因此可提高药品的溶解度,从而改进口服药的生物利用度,提高其吸收度,与传统剂型相比达到有效血药浓度的时间更短,起效时间更快。FDA 同时也接受了吲哚美辛的新药申请,其他几种亚微米的新药品种包括萘普生、美洛昔康、塞来昔布和优布芬也正在研制中。

2. 开发新的无活性前体药 无活性的 NSAIDs 前体,对胃黏膜生理性 PGs 的合成影响小,不良反应发生率低。萘丁美酮(nabumetone)属于一种无活性的前体药,临床报道该药的不良反应较双氯芬酸、吡罗昔康明显减少。

3. 研制复方制剂 根据 NSAIDs 不良反应发生机制,将防治 NSAIDs 不良反应的药物与其制成复方制剂,可减少不良反应的发生。将传统的非甾体类抗炎药和胃肠道保护剂联合制成复方制剂,这样既保留了前者的抗炎作用,又大大降低了药物的不良反应,尤其是胃肠道的不良反应,如奥斯克(原名:奥湿克,arthrotec),每片(50 mg/片)含有双氯芬酸钠 50 mg 的肠溶片芯,外层含米索前列醇 200 μg,临床试验证明奥斯克与双氯芬酸钠具有同样的抗炎、抗风湿作用,而对胃肠道的副作用则明显减少。

4. 结构修饰 在 NSAIDs 的结构基础上进行加工修饰,产生了一些新药,如一氧化氮释放型非甾体类抗炎药萘普西诺(naproxcinod),由于 NO 的生理作用和 PGs 相似,参与调节多种生理功能,如调解血管张力、抑制单核细胞及血小板的黏附,更重要的是,NO 和 PG 同样是胃黏膜防卫的重要介质,因此NO 型 NSAIDs 的抗炎、镇痛活性比其母体药物强,而对胃及肾的不良反应则明显降低。该药暂时未被FDA 批准上市,但具有很好的发展前景。

5. 5-LOX/COX 双重抑制剂 近些年已阐明 PGs 合成只是花生四烯酸(arachidonic acid,AA)代谢的一部分,AA 还能生成别的脂代谢产物,如 LTs 和脂毒素(lipoxins,LXs)。LTs 在炎症的存在和发生中起主要作用,现在已清楚 PGs 和 LTs 有互补作用,而 LXs 能抵消 LTs 的炎性作用。在这些认识基础上,推断阻断 LTs 和 PGs 的产物可能会产生协同作用,取得最佳的抗炎作用。利克飞龙是第一个 5-LOX/COX 双重抑制剂,动物实验研究结果表明利克飞龙的抗炎作用与甲泼尼龙相当,其降低 PGE2 的作用与塞来昔布相当,由于其为 COX/5-LOX 双靶标抑制剂,理论上安全性更高,患者可长期服用。5-

NOTE

237

LOX/COX 双重抑制剂是继选择性 COX2 后的正在研究的很有应用前景的抗炎类新药。

第十节　解热镇痛药用药原则

1. 解热用药原则

（1）中暑高热不宜用解热药,可采用冰袋外敷、酒精擦浴、头部冷敷、输液降温。遇高热患者时,除使用退热药以外,应配合物理降温。

（2）在发热的诊断未明之前,不随便使用解热药,以免延误病情。

（3）在使用解热镇痛药之前仔细询问患者有无过敏史,应用中注意有无白细胞减少的现象,以便及时调整用药。若患者有胃病或溃疡出血则不宜应用阿司匹林及其复方制剂等,可选用对胃肠道刺激性较小的其他解热镇痛药。在诊疗过程中,一旦发现大便有隐血,应立即停止用药,防止病情恶化。此外,解热镇痛药对肝脏和肾均有一定程度的损害,所以妊娠早期或有严重肝、肾功能损害的患者要慎用或禁用。

（4）解热镇痛药用量不能太大。如果用量过大,可因大量出汗、体温急剧下降等引起虚脱。年老体弱和幼儿在用药时更应慎重,对于此类患者可先考虑物理降温。

（5）解热药的退热作用是通过扩张血管和排汗增多而实现的,应在服药期间多喝水,以利于排汗和解热。

2. 镇痛用药原则

（1）宜小剂量多次。大剂量只能延长镇痛时间,不能增加镇痛效果,反而增加不良反应。

（2）应首选毒性较低、比较安全的阿司匹林等。

（3）解热镇痛药有中等程度的止痛作用。对头痛、牙痛、肌肉痛、关节痛、神经痛等有慢性镇痛效果,而对创伤性剧烈疼痛、平滑肌痉挛引起的剧烈疼痛几乎无效。应根据疼痛性质选择镇痛药。

 **章节案例**

患者,男,66 岁,1 年前无诱因出现右手指间关节肿痛,三个月后受累关节增多,双手指间关节、双手掌指关节、双腕关节均受累,且伴有明显晨僵感,寒冷刺激时病情明显加重,于 2018 年 10 月 23 日入院。入院时情况:双手指间关节、掌指关节及双腕关节中度肿胀压痛,双手功能严重受限,双腕关节活动受限。诊断:类风湿性关节炎。治疗:阿司匹林每日 3～4 g,分 3～4 次服用,同时给予功能锻炼指导及精心护理,入院 17 天后双手关节肿胀、压痛明显减轻,双腕关节活动明显好转。问:

1. 阿司匹林为什么可以治疗类风湿性关节炎? 除了选用阿司匹林治疗外,还可选用那种药物?

2. 对于该患者阿司匹林可能会产生哪种副作用? 如何最大限度发挥药物疗效并减少不良反应的发生?

本章小结

阿司匹林:①解热镇痛和抗风湿作用:解热镇痛疗效明显可靠,可用于感冒发热、头痛、牙痛、神经痛、关节痛、肌肉痛等。抗风湿作用强,较大剂量可治疗急性风湿性关节炎,疗效迅速确实,亦可作为鉴别诊断;对类风湿关节炎、青少年特发性关节炎、骨关节炎和强直性脊柱炎等也可迅速镇痛、消炎,目前仍为首选药。②抑制血小板聚集、防止血栓形成:小剂量可用于预防脑血栓及心肌梗死。

不良反应:①胃肠道反应:恶心、呕吐、上腹不适,大剂量可诱发和加重溃疡及无痛性出血,故溃疡患者应禁用。②凝血障碍:延长出血时间,对严重肝损害、凝血酶原过低、维生素 K 缺乏及血友病患者可引起出血,故这些患者应避免使用。③变态反应:以荨麻疹和哮喘最为常见。哮喘的发生与抑制 PG 合成有关,故有哮喘史者禁用,对"阿司匹林哮喘"无效者可用糖皮质激素治疗。④水杨酸反应:大剂量服用可出现眩晕、恶心、呕吐、耳鸣、听力下降等症状。应停药并静滴碳酸氢钠以促进药物排泄。⑤肝、肾损害。

对乙酰氨基酚：①解热镇痛作用强度相当于阿司匹林，作用缓慢持久。临床上主要用于阿司匹林不耐受者的解热、镇痛，是小儿退热的首选药。②抗炎作用弱，无实际疗效。

不良反应：①治疗量不良反应少，偶见过敏。②大剂量使用可致高铁血红蛋白血症、溶血性贫血、肝肾损害。

保泰松及羟基保泰松：①解热、镇痛作用弱，一般不用，但对某些顽固性发热有效。②抗风湿作用很强，常用于风湿性关节炎、类风湿性关节炎、强直性脊柱炎等。③较大剂量可促进尿酸排泄，可用于治疗急性痛风。

不良反应：不良反应较多，毒性较大，可出现胃肠道损害、水钠潴留、过敏反应和肝、肾损害等。

目标检测

制剂及
用法用量

目标检测
答案

一、选择题（1~12 为单项选择题，13、14 为多项选择题）

1. 解热镇痛药的镇痛作用的部位是（   ）。

A. 脊椎胶质层　　　　　　　　B. 外周部位　　　　　　　　C. 脑干网状结构

D. 脑室与导水管周围灰质部　　　E. 丘脑内侧核团

2. 解热镇痛药的镇痛原理，目前认为是（   ）。

A. 激动阿片受体　　　　　　　B. 抑制末梢痛觉感受器

C. 抑制前列腺素（PG）的生物合成　　D. 抑制传入神经的冲动传导

E. 主要抑制中枢神经系统

3. 解热镇痛药的解热作用，主要是由于（   ）。

A. 抑制缓激肽的生成　　　　　　B. 抑制内热原的释放

C. 作用于中枢，使 PG 合成减少　　D. 作用于外周使 PG 合成减少

E. 以上均不可

4. 阿司匹林不具有下列哪项作用？（   ）

A. 解热镇痛　　　　　　　　　　B. 抗风湿

C. 治疗量抗血小板聚集及抗血栓形成

D. 高剂量抑制 PGI2 合成，反而促进血栓形成

E. 直接抑制体温调节中枢

5. 关于阿司匹林的作用与应用，不正确的叙述是（   ）。

A. 降低正常人体与发热患者的体温，用于各种发热

B. 常与其他解热镇痛药配成复方制剂，用于头痛、牙痛、神经痛

C. 抗炎抗风湿作用较强

D. 抑制 PG 合成酶，减少血小板中 TXA_2 的生成

E. 治疗缺血性心脏病，降低病死率与再梗死率

6. 阿司匹林预防血栓形成的机理是（   ）。

A. 激活抗凝血酶　　　　　　　　　B. 使环氧酶失活

C. 加强维生素 K 的作用　　　　　　D. 直接对抗血小板聚集

E. 降低凝血酶活性

7. 关于阿司匹林的不良反应，错误的叙述是（   ）。

A. 胃肠道反应最为常见　　　　　　B. 凝血障碍，术前 1 周应停用

C. 过敏反应，哮喘、慢性荨麻疹患者不宜用　　D. 水钠潴留引起局部水肿

E. 水杨酸反应是中毒

NOTE

8. 不用于治疗风湿性关节炎的药物是（   ）。

A.阿司匹林　　　　　　　　B.对乙酰氨基酚与非那西丁　　　C.保泰松与羟保泰松

D.吲哚美辛　　　　　　　　E.布洛芬

（9～10题共用选项）

A.保泰松　　　　B.芬太尼　　　　C.镇痛新　　　　D.度冷丁　　　　E.颅痛定

9. 能缓解内脏绞痛的药物是（   ）。

10. 镇痛作用最强,显效快,持续时间短的药物是（   ）。

（11～12题共用选项）

A.吸收与排泄均增加　　　　B.吸收与排泄均减少　　　　C.吸收增加,排泄减少

D.吸收减少,排泄增加　　　　E.无影响

11. 阿司匹林在碱性环境中（   ）。

12. 阿司匹林在酸性环境中（   ）。

13. 具有抗炎抗风湿作用的药物是（   ）。

A.布洛芬　　　B.吲哚美辛　　　C.保泰松　　　D.对乙酰氨基酚　E.阿司匹林

14. 阿司匹林的不良反应有（   ）。

A.胃肠道反应

B.甲状腺肿大与黏液性水肿

C.荨麻疹、血管神经性水肿等过敏反应

D.促进氯化钠与水的再吸收,引起水肿

E.瑞氏(Reye)综合征

二、问答题

1. 与阿司匹林比较,对乙酰氨基酚在作用与应用方面有何特点?

2. 比较阿司匹林与氯丙嗪对体温影响的特点。

3. 吗啡、阿司匹林的镇痛作用与临床应用有何区别?

（宁夏医科大学　余建强　杨佳美）

第二十五章 抗风湿病药

学习目标

1. 掌握:非生物类抗风湿病药的分类。
2. 熟悉:生物类抗风湿病药的分类及代表药。
3. 了解:生物类抗风湿病药代表药的作用机制。

扫码看课件

风湿是指关节及其周围软组织不明原因的慢性疼痛。风湿性疾病(简称风湿病,rheumatic disease)是一组侵犯肌肉骨骼系统、关节、关节周围软组织的慢性自身免疫病,症状以疼痛为主,同时患者可出现关节致残和(或)内脏损害。目前将风湿病分为十类:①弥漫性结缔组织病,如系统性红斑狼疮(systemic lupus erythematosus,SLE)、多发性硬化症(multiple sclerosis,MS)、系统性硬化症(systemicscleroderma,SSc);②与脊柱炎相关的关节炎,如强直性脊柱炎(ankylosing spondylitis,AS)、银屑病、炎症性肠病(inflammatory bowel disease,IBD);③骨关节炎;④感染所致风湿综合征,如急性风湿热;⑤伴有风湿性疾病的代谢或内分泌病,如痛风、淀粉样变、血友病;⑥肿瘤;⑦神经血管疾病;⑧骨及软骨疾病;⑨关节外疾病;⑩其他有关节病变表现的疾病。风湿病成因复杂,至今未完全明了。一般认为,其发病是在遗传易感性的基础上,受性激素、环境、社会、生理、心理等因素影响机体免疫功能紊乱而引起的慢性炎症性疾病。

目前还没有一种特效药物能根治风湿病,但根据其发病机制,通过阻滞不同关键环节,能有效缓解疾病进程,改善预后。本章将抗风湿病药分为非生物类抗风湿病药和生物类抗风湿病药两类并逐一介绍。其中常用的非生物类抗风湿病药按其功能或作用靶点不同可分为四类:改善症状抗风湿病药[非甾体抗炎药(NSAIDs)]、改善病情的抗风湿病药(DMARDs)、糖皮质激素、多靶点抗风湿病药。NSAIDs在其他章节有重点介绍,本章不再一一赘述。

第一节 非生物类抗风湿病药

(一)改善症状抗风湿病药

NSAIDs 是治疗类风湿关节炎(rheumatoid arthritis,RA)和强直性脊柱炎(ankylosing spondylitis,AS)等自身免疫病的常用药物,能有效减轻患者的临床症状和体征,消除关节局部炎症反应,但是该类药只能治标,不能治本,不能控制疾病的活动及进展。NSAIDs 共有的不良反应包括中枢神经系统症状(疼痛、眩晕、耳鸣等)、心血管损害(高血压、水肿、心肌梗死、心衰等)、胃肠道症状(上腹痛、纳差、呕吐、溃疡、出血等)、造血系统改变(血小板减少)、肝肾功能不全、哮喘和皮肤药疹等。继阿司匹林之后,众多NSAIDs 被研发用于临床。

关节肿痛是很多风湿病的共有症状,NSAIDs 通过抑制组织细胞产生环氧合酶(COX),减少前列腺素等炎症介质的生成,达到镇痛、抗炎疗效。NSAIDs 是治疗风湿性疾病的传统药物,属于对症治疗,要联合应用其他药物。此类药物之间不能联合使用,且应注意用药个体化。

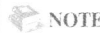
NOTE

水 杨 酸 类

本类药物以阿司匹林为代表,解热镇痛效果迅速确切,消炎抗风湿作用较强,由于其引起的胃肠道不良反应,已较少用于抗风湿。目前制剂中有肠溶衣片,能适当减少其胃肠道不良反应。

吡 唑 酮 类

本类药物主要有保泰松、羟基保泰松,对急性痛风、强直性脊柱炎(AS)疗效较好。但因对造血系统的危害,本类药物已很少应用。

芬 那 酸 类

这类药物作用温和,比其他 NSAIDs 作用弱。本类药物包括氟灭酸、甲灭酸、甲氯灭酸。

吲 哚 类

本类药物有较好的抗炎及解热作用,对炎性疼痛有明显的镇痛作用。主要包括吲哚美辛、舒林酸、阿西美辛等。吲哚美辛常用于痛风、AS 患者,由于胃肠道不良反应而不能耐受者可用栓剂。舒林酸副作用少,作用维持时间长,但疗效不如吲哚美辛。

芳基烷酸类

此类药物对 COX-1 和 COX-2 的作用没有选择性,它们对 COX-1 和 COX-2 均有明显抑制作用,既有较强的抗炎镇痛作用,也有较明显的胃肠道副作用。这类药物包括布洛芬(ibuprofen)、萘普生(naproxen)、酮洛芬(ketoprofen)、吡洛芬(pirprofen)、舒洛芬(suprofen)、氟比洛芬(flurbiprofen)和奥沙普秦(oxaprozin)等,其中萘普生是国际公认的高效 NSAIDs;洛索洛芬是新型 NSAIDs,对胃肠道不良反应较轻;奥沙普秦是长效 NSAIDs,起效快,半衰期长。

异芳基乙酸类

本类药物以托美丁钠为主,主要用于肌肉关节损伤所致的疼痛,但由于此类药可发生严重不良反应已很少使用。

邻氨基苯甲酸类

本类药物主要有双氯芬酸,其消炎、镇痛、抗风湿作用较吲哚美辛强,其作用比阿司匹林强 20 倍,副作用较少。

昔 康 类

这类药物主要有吡罗昔康、美洛昔康、氯诺昔康。该类药物在常规剂量时主要抑制 COX-2,对 COX-1 作用较弱,引起胃肠道不良反应少,但较大剂量时也会因抑制 COX-1 而引起胃肠道不良反应。

昔 布 类

本类药物主要有塞来昔布和依托昔布。这类药物在应用最大治疗剂量时特异性抑制 COX-2,而几乎不抑制 COX-1,因此引起的胃肠道不良反应与安慰剂相似。

(二)改善病情的抗风湿药

弥漫性结缔组织病的共同特点为组织血管周围或血管壁内有大量炎症细胞浸润,抑制这些炎症细胞增殖则可阻断疾病进展,防止和延缓脏器结构和功能被破坏。DMARDs 能有效抑制炎症细胞增殖,临床诊断为类风湿关节炎(rheumatoid arthritis,RA)后应尽早采用本类药物与 NSAIDs 联合应用的方案。

甲氨蝶呤(methotrexate, MTX)

MTX 是联合用药中的基本药物。2002 年美国风湿病学会发表的治疗指南中建议,3 个月内确诊的类风湿性关节炎应进行以甲氨蝶呤为中心的抗风湿药物治疗。

【作用机制】 四氢叶酸是在体内合成嘌呤核苷酸和嘧啶脱氧核苷酸的重要辅酶,甲氨蝶呤作为一种叶酸还原酶抑制剂,主要抑制二氢叶酸还原酶而使二氢叶酸不能还原成有生理活性的四氢叶酸,从而使嘌呤核苷酸和嘧啶核苷酸的生物合成过程中一碳基团的转移作用受阻,导致 DNA 的生物合成受到抑制。此外,甲氨蝶呤也有对胸腺核苷酸合成酶的抑制作用,但抑制 RNA 与蛋白质合成的作用则较弱,主要作用于细胞周期的 S 期,属细胞周期特异性药物,对 G_1/S 期的细胞也有延缓作用,对 G_1 期细胞的作用较弱。

【临床应用】

(1) 全身用药治疗绒毛膜上皮癌、恶性葡萄胎、各类急性白血病、乳腺癌、肺癌、头颈部癌、消化道癌、宫颈癌及恶性淋巴瘤等。

(2) 动脉插管灌注对头颈部癌和肝癌有较好疗效。

(3) 大剂量甲氨蝶呤辅以甲酰四氢叶酸钙(HDMTX-CFR 疗法),对于骨肉瘤、软组织肉瘤、恶性淋巴瘤、急性淋巴细胞性白血病、乳腺癌、卵巢癌、小细胞肺癌等术后辅助化疗或晚期病变全身治疗有一定疗效。

(4) 甲氨蝶呤于 1988 年开始用于治疗 RA。甲氨蝶呤与阿达木单抗等生物制剂联合用药,可以更有效地缓解 RA 患者的疾病症状,减缓关节损伤的进展,并且可以改善身体功能。与传统药物相比,阿达木单抗等生物制剂的疗效强而持久,且耐受性良好。

(5) 异位妊娠局部胎囊注射可缓解出血。

【不良反应】 胃肠道反应、口腔炎、脱发、皮疹、骨髓抑制、肝损害、间质性肺炎等,停药后多能恢复。

【药物相互作用】

(1) 补充叶酸可以减轻或预防 MTX 引起的黏膜损害、胃肠道反应和全血细胞减少,口服 1 mg/d 叶酸即可减轻 MTX 的毒性而不影响其疗效。

(2) 在 MTX 半衰期内,亚叶酸会降低 MTX 疗效,因此亚叶酸应在使用 MTX 24 h 后服用。

来氟米特(leflunomide, LEF)

LEF 是一种新的免疫抑制剂,于 1998 年在美国率先上市。

【作用机制】 LEF 作用机制主要是抑制二氢乳清酸脱氢酶的活性,从而影响活化淋巴细胞的嘧啶合成,使 RA 进展显著延缓;LEF 还可以抑制酪氨酸激酶的活性从而抑制白细胞在血管内皮的细胞黏附,阻止白细胞渗出及由此而致的局部炎症反应,可直接抑制抗体的分泌。

【临床应用】 适用于成人类风湿关节炎,有改善病情作用。

【不良反应】

(1) 血液系统:白细胞增多、血小板增多或全血细胞减少。

(2) 心血管系统:高血压、胸痛。

(3) 中枢神经系统:头痛、头晕。

(4) 胃肠道:恶心、腹泻、腹痛。

(5) 肝:一过性谷丙转氨酶(ALT)和谷草转氨酶(AST)升高。

(6) 皮肤:常见皮疹,罕见多形性红斑、Stevens-Johnson 综合征、中毒性表皮坏死松解症。

(7) 肌肉骨骼系统:骨痛、肌肉疼痛、肌肉痉挛。

(8) 其他:泌尿系感染、呼吸道感染、瘙痒、脱发、体重减轻、发热等。

【注意事项和临床用药监护】

(1) 临床试验发现来氟米特可引起一过性的谷丙转氨酶(GPT)升高和白细胞下降,服药初始阶段

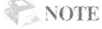

应定期检查 GPT 和白细胞。检查时间的间隔视患者情况而定。

（2）严重肝脏损害和明确的乙肝或丙肝血清学指标的患者慎用。用药前及用药后每月检查 GPT，检测时间的间隔视患者具体情况而定。

（3）免疫缺陷、未控制的感染、活动性胃肠道疾病、肾功能不全、骨髓发育不良的患者慎用。

（4）准备生育的男性应该考虑中断治疗，同时服用消胆胺。

（5）如果剂量过大或出现毒性时，可给予消胆胺或活性炭。

环磷酰胺（cyclophosphamide，CTX）

CTX 可抑制体液免疫和细胞免疫反应，降低自身免疫，减少免疫复合物的形成，改善风湿的症状，作用强而持久。

【作用机制】　CTX 在体外无抗肿瘤活性，进入体内后先在肝脏中经微粒体功能氧化酶转化成醛磷酰胺，而醛磷酰胺不稳定，在肿瘤细胞内分解成磷酰胺氮芥及丙烯醛，磷酰胺氮芥对肿瘤细胞有细胞毒作用。环磷酰胺是双功能烷化剂及细胞周期非特异性药物，可干扰 DNA 及 RNA 功能，尤对前者的影响更大，它与 DNA 发生交叉联结，抑制 DNA 合成，对 S 期细胞作用最明显。

【临床应用】

（1）用于恶性淋巴瘤、多发性骨髓瘤、白血病、乳腺癌、卵巢癌、宫颈癌、前列腺癌、结肠癌、支气管癌、肺癌等的治疗。

（2）用于类风湿关节炎、儿童肾病综合征以及自身免疫疾病的治疗。

【不良反应】

（1）骨髓抑制为最常见的毒性反应，白细胞通常在给药后 10～14 天最低，多在第 21 天恢复正常，血小板减少比其他烷化剂少见；常见的不良反应还有恶心、呕吐。严重程度与剂量有关。

（2）环磷酰胺的代谢产物可引起严重的出血性膀胱炎，大量补充液体可避免。环磷酰胺也可致膀胱纤维化。

（3）当大剂量环磷酰胺（按体重 50 mg/kg）与大量液体同时给予时，可引起水中毒，可同时给予呋塞米以预防。

（4）常规剂量的环磷酰胺不产生心脏毒性，但应用高剂量时可引起心肌坏死，偶有发生肺纤维化者。

（5）环磷酰胺可引起生殖系统毒性，如停经或精子缺乏，妊娠初期时给予可致畸胎。

（6）长期给予环磷酰胺可引起继发性肿瘤。

（7）环磷酰胺可引起中等至严重的免疫抑制。

（8）用于白血病或淋巴瘤治疗时，易引起高尿酸血症及尿酸性肾病。

（9）少见的副作用有发热、过敏、皮肤及指甲色素沉着、黏膜溃疡、谷丙转氨酶升高、荨麻疹、口咽部感觉异常或视力模糊、食欲不振、恶心、脱发、骨髓抑制、白细胞及血小板减少、肝损害，大剂量可引起膀胱刺激症状或膀胱炎、血尿、蛋白尿、呕吐，个别有头晕、幻觉、不安等。

应用此药治疗恶性病如多发性骨髓瘤、慢性淋巴性白血病、卵巢癌时，可引起急性白血病。用它治疗非恶性病如类风湿性关节炎时，可引起膀胱癌。应用大剂量环磷酰胺的患者可发生心肌坏死、急性心肌炎，并可致心衰，甚至死亡。应用此药治疗不常见肺纤维化，罕见肝损害伴肝酶暂时性升高。此药可引起口炎；可致睾丸损害并伴有男性不育症，并与剂量有关；也可引起卵巢功能紊乱，也与剂量及年龄有关。有报告指出护士处理此药时可发生过敏反应。

【药物相互作用】

（1）环磷酰胺可使血清中假胆碱酯酶减少，血清尿酸水平增高，因此与抗痛风药如别嘌呤醇、秋水仙碱、丙磺舒等同用时应调整抗痛风药物的剂量。

（2）环磷酰胺可加强琥珀胆碱的神经肌肉阻滞作用，使呼吸暂停延长。

（3）环磷酰胺可抑制胆碱酯酶活性，延长可卡因的作用并增加毒性。

（4）大剂量巴比妥类、皮质激素类药物可影响环磷酰胺的代谢,同时应用可增加环磷酰胺的毒性。

硫唑嘌呤(azathioprine,AZA)

AZA 是嘌呤类似物,主要作用于细胞周期的 S 期,是细胞周期特异性的抗代谢药,几乎对所有的免疫细胞都有作用。主要作用于 T 细胞,抑制单核细胞的产生及其功能,抑制迟发型超敏反应和 IgG 的合成,使补体升高、类风湿因子生成减少。近年来,随着 MTX、CTX 在风湿性疾病中的疗效进一步得到肯定,AZA 的应用有所减少,现临床主要用于 CTX 治疗无效、糖皮质激素减量或停药的维持治疗。

【作用机制】 AZA 是 6-硫基嘌呤的咪唑衍生物,为具有免疫抑制作用的抗代谢剂。可产生烷基化作用阻断 SH 组群,抑制核酸的生物合成,防止细胞的增生,并可引起 DNA 的损害。动物实验证实,AZA 可使胸腺、脾内的 DNA、RNA 减少,影响 DNA、RNA 以及蛋白质的合成。主要抑制 T 细胞而影响免疫,所以可抑制迟发过敏反应和器官移植的排斥反应。

【临床应用】

（1）AZA 与其他药物联合应用于器官移植患者的抗排斥反应,例如肾移植、心脏移植及肝移植,亦减少肾移植受者对皮质激素的需求。

（2）可单独使用于严重的风湿性关节炎、系统性红斑狼疮、皮肌炎/多发性肌炎、自体免疫性慢性活动性肝炎、寻常天疱疮、结节性多动脉炎、自体免疫性溶血性贫血、慢性顽固自发性血小板减少性紫癜。

【不良反应】

（1）过敏反应:如全身不适、头晕、恶心、呕吐、腹泻、发热、寒战、肌痛、关节痛、肝功能异常和低血压。应立即停药和给予支持疗法,可使大部分病例恢复。

（2）造血功能:可能产生剂量相关性、可逆性骨髓抑制,常见白细胞减少症,偶见贫血及血小板减少性紫癜。

（3）感染:使用本药和肾上腺皮质激素的器官移植受者对病毒、真菌和细菌感染的易感性增加。

（4）胃肠道反应:偶有恶心,餐后服药可缓解。罕见胰腺炎。

（5）肺部反应:罕见可逆性肺炎。

【药物相互作用】

（1）AZA 可增强除极化药物(如琥珀酰胆碱)的神经肌肉阻滞作用,减弱非除极化药物(如筒箭毒碱)的神经肌肉阻滞作用。

（2）AZA 可阻碍华法林的抗凝作用。

（3）AZA 可增强骨髓抑制剂作用,导致严重的血液学异常,还可加强西咪替丁及吲哚美辛的骨髓抑制作用。

柳氮磺吡啶(sulfasalazine,SSZ)

SSZ 为含水杨酸盐的磺胺药,通过促进炎症部位腺苷释放、抑制组胺释放、抑制白三烯等起抗炎作用。SSZ 通过抗菌作用、抗炎作用、免疫抑制作用发挥抗风湿效应。

【作用机制】 SSZ 为磺胺类抗菌药。属口服不易吸收的磺胺药,吸收部分在肠微生物作用下分解成 5-氨基水杨酸和磺胺吡啶。5-氨基水杨酸与肠壁结缔组织络合后较长时间停留在肠壁组织中起到抗菌消炎和免疫抑制作用,如减少大肠埃希菌和梭状芽孢杆菌,同时抑制前列腺素的合成以及其他炎症介质如白三烯的合成。因此,目前认为 SSZ 对炎症性肠病产生疗效的主要成分是 5-氨基水杨酸。由 SSZ 分解产生的磺胺吡啶对肠道菌群显示出微弱的抗菌作用。

【临床应用】

（1）主要用于治疗炎症性肠病(急、慢性溃疡性结肠炎和克罗恩病),并可预防溃疡性结肠炎的复发。

（2）肠道手术后预防感染。

（3）用于类风湿性关节炎和强直性脊柱炎的治疗。

NOTE

【注意事项】

(1) 慎用人群:肝肾功能不全者及支气管哮喘患者,妊娠最后 1 个月和产后第 1 个月女性,慢乙酰化者,肝、肾功能损害者,青少年类风湿性关节炎需全身用药者,纤维化肺泡炎患者。

(2) 其他:对磺胺药过敏的患者对柳氮磺吡啶也会有交叉过敏。对呋塞米、磺酰基类、噻嗪类利尿剂、碳酸酐酶抑制剂或水杨酸类过敏者对柳氮磺吡啶也会过敏。

(3) 治疗过程中应注意检查血常规、尿中有无磺胺结晶,长期服用者可出现尿路结石,应定期进行直肠镜检查。

(4) 出现皮肤症状和血液紊乱时应立即停止给药。

(5) 用药期间应保障足够的水分供给。

【不良反应】

(1) 发热和皮疹:严重者引起皮肤坏死(Lyell 综合征)。

(2) 呼吸系统:呼吸系统的不良反应不多见。有纤维性肺泡炎的报道,但应与溃疡性结肠炎的症状如发热、呼吸困难、嗜酸性粒细胞增多、肺浸润相区别。这类不良反应一般出现在服药后 1~6 个月,停药后即可恢复,但也有死亡报道。对这类患者可用水杨酰偶氮水杨酸类代替。

(3) 血液系统:柳氮磺吡啶最需引起注意的不良反应是对造血系统的抑制。①可发生血小板减少症(严重者可引起出血倾向)和白细胞减少症(严重者可发生感染);②柳氮磺吡啶亦可使叶酸吸收减少,引起巨幼红细胞贫血症;③对于缺乏 6-磷酸葡萄糖脱氢酶的患者,血细胞溶解的倾向比较严重;④也有由造血系统的损伤致死的报道。

(4) 消化系统:常见恶心、呕吐、腹部不适,也可出现咽痛、吞咽困难,罕见胰腺炎、中毒性肝炎及结肠炎加重。对于慢乙酰化代谢的患者,消化系统不良反应的发生率较高。

(5) 生殖系统:柳氮磺吡啶可引起男性精子数减少、活动能力下降、畸形比例增高,致使生育力下降或不育。

(6) 精神神经系统:对某些异常过敏的患者,服用柳氮磺吡啶可能出现精神神经症状。有报道可出现严重抑郁。

(7) 泌尿系统:柳氮磺吡啶所含的磺胺吡啶吸收后可引起排尿困难、结晶尿和血尿。

(8) 耐药性:有研究发现柳氮磺吡啶能诱发细菌的耐药性。

(9) 其他:罕见甲状腺肿大。

【药物相互作用】

(1) 与保泰松合用时,柳氮磺吡啶的作用可能加强。

(2) 柳氮磺吡啶与丙磺舒合用时,可降低肾小管对磺胺的排泌量,使血中磺胺浓度上升,容易引起中毒。

(3) 与抗凝药、苯妥英钠、口服降糖药、硫喷妥类、甲氨蝶呤等合用时,柳氮磺吡啶的作用延长,毒性增加,要注意调整用量。

(4) 利鲁唑有潜在的肝毒性,与柳氮磺吡啶合用可增加肝脏损害的危险性。至今尚无二者合用的安全性资料。

(5) 柳氮磺吡啶与尿碱化药合用时,可增加磺胺在尿液中的溶解度,促使其排出。

(6) 柳氮磺吡啶与洋地黄类药物合用时,后者的吸收减少,血药浓度降低,因此须随时观察洋地黄类药物的作用与疗效。

(7) 柳氮磺吡啶与氰钴胺片合用时,将影响后者的吸收。

(8) 抑制肠道菌群的药物,尤其是各种广谱抗菌药物,可抑制肠道菌群,影响柳氮磺吡啶在肠内的分解,使柳氮磺吡啶作用降低。

(9) 氨苄西林可影响柳氮磺吡啶的吸收程度,降低其利用度,但对吸收开始时间、峰浓度时间及吸收半衰期和分布半衰期无明显影响(其作用机制不清楚)。两者合用时,应注意观察柳氮磺吡啶的疗效是否降低。

（10）与四环素类抗生素合用时，柳氮磺吡啶的抗炎作用减弱（其机制为四环素类抗生素抑制肠道菌群，阻碍柳氮磺吡啶分解为 5-氨基水杨酸，使其抗炎作用减弱）。故应用柳氮磺吡啶治疗期间最好避免应用四环素类广谱抗生素。

（11）由于络合作用，硫酸亚铁可能干扰柳氮磺吡啶在体内的吸收。

（12）对大鼠进行的体内研究表明，考来烯胺在肠道中可与柳氮磺吡啶结合，使柳氮磺吡啶不能被肠道中的细菌分解，故使其以原型随粪便排出量增加。该相互作用在人体内是否发生，尚有待进一步证实。但为避免此相互作用的发生，建议两药服用的间隔时间尽可能长一些。

（13）柳氮磺吡啶与叶酸合用时，后者的吸收减少，血药浓度降低（其机制尚不清楚）。需要同时用药的炎症性肠病患者，非肠道给予叶酸可避免此种相互影响。

（14）与葡萄糖酸钙合用，可导致柳氮磺吡啶的吸收延迟。

（15）柳氮磺吡啶可诱导细胞色素 P450 介导的环孢素的代谢，从而降低环孢素的药效。

（16）柳氮磺吡啶与伤寒活疫苗合用，可降低后者的抗伤寒沙门氏菌的抗菌活性。故应在最后一次使用柳氮磺吡啶 24 h 后或更长的时间以后再给予伤寒活疫苗。

环孢素 A（cyclosporin A，CsA）

环孢素 A 由具有 11 个氨基酸的环状多肽组成，属于强效免疫抑制剂，直接抑制细胞介导的免疫反应，选择性地抑制辅助 T 细胞，干扰白细胞介素-2（IL-2）的生成，间接地抑制 B 淋巴细胞，使抗体生成减少。

【临床应用】

（1）预防同种异体肾、肝、心、骨髓等器官或组织移植所发生的排斥反应。

（2）预防及治疗骨髓移植时发生的移植物抗宿主反应，常与肾上腺皮质激素等免疫抑制剂联合应用，以提高疗效。

（3）适用于治疗眼色素膜炎、重型再生障碍性贫血及难治性自身免疫性血小板减少性紫癜、银屑病、难治性狼疮肾炎等。

【不良反应】

（1）较常见的有厌食、恶心、呕吐等胃肠道反应，牙龈增生伴出血、疼痛，约 1/3 用药者有肾毒性，可出现血清肌酐、尿素氮增高、肾小球滤过率减低等肾功能损害，高血压等。牙龈增生一般在停药 6 个月后消失。慢性、进行性肾中毒多于治疗后约 12 个月发生。

（2）不常见的有惊厥，其原因可能为本品有肾脏毒性及低镁血症有关。此外，本品尚可引起氨基转移酶升高、胆汁淤积、高胆红素血症、高血糖、多毛症、手震颤、高尿酸血症伴血小板减少、微血管病性溶血性贫血、四肢感觉异常、下肢痛性痉挛等。有研究报告本品可促进 ADP 诱发血小板聚集，增加血栓烷 A_2 的释放和凝血活酶的生成，增强因子 $Ⅶ$ 的活性，减少前列环素产生，诱发血栓形成。

（3）罕见的有过敏反应（过敏反应一般只发生在经静脉途径给药的患者，表现为面、颈部发红，气喘、呼吸短促等）、胰腺炎、白细胞减少、雷诺综合征、糖尿病、血尿等。各种严重不良反应大多与使用剂量过大有关，防止不良反应的方法是经常监测本品的血药浓度，调节本品的全血浓度，使其能维持在临床能起免疫抑制作用而不致有严重不良反应的范围内。有报道认为如在下次服药前测得的本品全血药浓度为 $100\sim200$ ng/mL，则可达上述效应。如发生不良反应，应立即给予相应的治疗，并减少本品的用量或停用。

【药物相互作用】

（1）与雌激素、雄激素、西咪替丁、地尔硫草、红霉素、酮康唑等合用，可增加环孢素 A 的血浆浓度。因而可能使肝、肾毒性增加。故与上述各药合用时须慎重，应监测患者的肝、肾功能及环孢素 A 的血药浓度。

（2）与吲哚美辛等非甾体消炎镇痛药合用时，可使发生肾功能衰竭的危险性增加。

（3）用环孢素 A 时如输注储存超过 10 日的库存血或本品与保钾利尿剂、含高钾的药物等合用，可使血钾增高。

（4）与肝酶诱导剂合用会诱导肝微粒体的酶而增加环孢素 A 的代谢。

（5）与肾上腺皮质激素、硫唑嘌呤、苯丁酸氮芥、环磷酰胺等免疫抑制剂合用，可能会增加引起感染和淋巴增生性疾病的危险性，故应谨慎。

（6）与洛伐他汀合用于心脏移植患者，有可能增加横纹肌溶解和急性肾功能衰竭的危险性。

（7）与能引起肾毒性的药合用，可增加对肾脏的毒性。如发生肾功能不全，应减低药品的剂量或停药。

（8）与非洛地平联用时，可以使非洛地平的 C_{max} 和 AUC 升高，但是非洛地平对环孢素的药代动力学影响有限。

他克莫司（tacrolimus，FK506）

他克莫司又名 FK506，是从链霉菌属（streptomyces tsukubaensis）中分离出的发酵产物，其化学结构属大环内酯类抗生素，为一种强力的新型免疫抑制剂，主要通过抑制白介素-2（IL-2）的释放，全面抑制 T 细胞的作用，较环孢素（CsA）强 100 倍。

【作用机制】 在分子水平，他克莫司的作用显然是通过与细胞性蛋白质（FKBP12）相结合，而在细胞内蓄积产生效用。FKBP12-他克莫司复合物会专一性地结合以及抑制 calcinurin，其会抑制 T 细胞中所产生钙离子依赖型信息传导路径作用，因此防止不连续性淋巴因子基因的转录。本药是具有高度免疫抑制作用的药物，其活性在体外及体内试验中都已被证实。本药抑制发挥主要移植排斥作用的细胞毒性淋巴细胞的生成。本药抑制 T 细胞的活化作用以及 T 辅助细胞依赖 B 细胞的增生作用。也会抑制如白介素-2、白介素-3 及 γ-干扰素等淋巴因子的生成与白介素-2 受体的表达。在分子水平，本药的效应似乎是由其与细胞性蛋白质（FKBP12）结合所产生，此蛋白质也会造成该化合物累积在细胞间。在体内试验中，本药显示出对肝脏及肾脏移植后排斥反应有效。

【临床应用】

（1）肝脏、心脏、肾脏及骨髓移植后发生排斥反应的患者的首选免疫抑制药物，对传统免疫抑制方案耐药者也可选用该药物。

（2）治疗特应性皮炎（AD）、系统性红斑狼疮（SLE）、自身免疫性眼病等自身免疫性疾病。

【不良反应】 和静脉给药相比，口服给药发生不良反应的频率明显较低。心血管系统的不良反应多见。经常性：高血压。偶发性：心绞痛、心悸、渗液（如心包积液、胸膜积液）。罕见性：包含休克、心电图异常、心律失常、心房/心室颤动以及心脏停搏、血栓静脉炎、出血（如胃肠道出血、脑出血）、心力衰竭、心脏扩大、心跳缓慢。

吗替麦考酚酯（mycophenolate Mofetil，MMF）

MMF 为次黄嘌呤单核苷酸脱氢酶抑制剂，直接抑制 B 细胞增殖，抑制抗体产生，阻断细胞表面黏附分子合成。

【作用机制】 MMF 是霉酚酸（MPA）的 2-乙基酯类衍生物。MPA 是高效、选择性、非竞争性、可逆性的次黄嘌呤单核苷酸脱氢酶（IMPDH）抑制剂，可抑制鸟嘌呤核苷酸的经典合成途径。MPA 对淋巴细胞具有高度选择作用。

【临床应用】

（1）预防同种肾移植患者的排斥反应及治疗难治性排斥反应，可与环孢素和肾上腺皮质激素同时应用。

（2）用于狼疮性肾炎的治疗，系统性血管炎的巩固治疗，难治性 RA、对其他药物无反应的系统性硬皮病、DM 等。

【不良反应】 由于原发性疾病的存在和其他药物的同时使用，往往难以确定免疫抑制剂的不良反应。

（1）主要不良反应：腹泻、白细胞减少、败血症、呕吐和某些类型的感染。全身性：败血症、感染、腹痛、发热、胸痛、头痛、背痛、乏力、疝、腹水、寒战、腹膜炎、腹部膨隆。

（2）血液淋巴系统：贫血、白细胞减少、血小板减少、低色素性贫血、白细胞增多、淤斑。

（3）泌尿生殖系统：泌尿系统感染、泌尿系统功能失常、肾小管坏死、血尿、少尿。

（4）心血管系统：高血压、低血压、心血管病变、心动过速、心律失常、心动过缓、心包渗出、心力衰竭。

（5）代谢营养系统：高钾血症、高血糖、低血糖、低钾血症、高胆固醇血症、外周性水肿、水肿、肌酐增加、血尿素氮增加、乳糖酸脱氢酶增加、SGOT 升高、血容量增多、低镁血症、酸中毒、SGPT 升高、低钙血症、体重增加、高尿酸血症、胆红素血症。

（6）消化系统：腹泻、呕吐、便秘、恶心、消化不良、口腔念珠菌病、肝功能检查异常、胃肠胀气、厌食、胆囊炎、肝炎、黄疸。

（7）呼吸系统：肺气肿、感染、呼吸困难、气管炎、咽炎、咳嗽、鼻窦炎、胸膜炎、哮喘、肺炎、肺扩张不全。

（8）皮肤及附属器官：单纯疱疹、粉刺、皮肤病、瘙痒、多汗。

（9）神经系统：眩晕、失眠、震颤、焦虑、感觉异常、张力亢进、沮丧、兴奋、嗜睡、精神紧张。

（10）骨骼肌肉系统：腿痉挛、肌无力、肌痛。

抗 疟 药

作为抗风湿病药的抗疟药目前仅有氯喹（chloroquine，CQ）和羟氯喹（hydroxychloroquine，HCQ），抗疟药在组织中的浓度较高，主要通过降低磷脂酶 A 等多种酶的活性以减少前列腺素合成，抑制 RNA 和 DNA 多聚酶而妨碍 DNA 复制。

氯喹（chloroquine，CQ）

氯喹具有免疫抑制功能，可抑制免疫抗体的形成，使免疫球蛋白在合成中结构变异，失去吸附靶细胞功能，终止过敏反应。

【临床应用】

（1）用于治疗对氯喹敏感的恶性疟、间日疟及三日疟。

（2）用于治疗肠外阿米巴病、结缔组织病、光敏感性疾病（如日晒红斑）等。

（3）用于治疗类风湿性关节炎、掌跖脓疱病、支气管哮喘等。

【不良反应】

（1）用于治疗疟疾时不良反应较少，口服一般可能出现的反应有头晕、头痛、眼花、食欲减退、恶心、呕吐、腹痛、腹泻、皮肤瘙痒、皮疹，甚至剥脱性皮炎、耳鸣、烦躁等。反应大多较轻，停药后可自行消失。

（2）在治疗肺吸虫病、华支睾吸虫病及结缔组织病时，用药量大，疗程长，可能会有较重的不良反应，常见者为对眼的毒性，因氯喹可由泪腺分泌，并由角膜吸收，在角膜上出现弥漫性白色颗粒，停药后可消失。

（3）本品相当部分在组织内蓄积，久服可致视网膜轻度水肿和色素聚集，出现暗点，影响视力，常为不可逆。

（4）氯喹还可损害听力，妊娠妇女大量服用可造成小儿先天性耳聋、智力迟钝、脑积水、四肢缺陷等。

（5）氯喹偶可引起窦房结的抑制，导致心律失常、休克，严重时可发生阿-斯综合征而导致死亡。

（6）可导致药物性精神障碍、白细胞减少、紫癜、皮疹、皮炎、光敏性皮炎乃至剥脱性皮炎、牛皮癣、毛发变白、脱毛、神经肌肉痛、轻度短暂头痛等。

（7）罕见溶血、再生障碍性贫血、可逆性粒细胞缺乏症、血小板减少等。

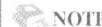

羟氯喹(hydroxychloroquine,HCQ)

羟氯喹是一种温和、缓慢起效的长效抗风湿药,已被证实可用于治疗对其他药物无效的急性和慢性类风湿关节炎患者。中华医学会《临床诊疗指南·风湿病分册》将羟氯喹作为治疗类风湿关节炎的抗疟药之一。FDA批准硫酸羟氯喹用于治疗成人类风湿关节炎。

【临床应用】

(1) 类风湿关节炎。

(2) 青少年慢性关节炎。

(3) 盘状红斑狼疮和系统性红斑狼疮以及由阳光引发或加剧的皮肤病变。

【不良反应】

(1) 中枢神经系统影响:易怒、神经质、情绪改变、噩梦、精神障碍、头痛、头昏、眩晕、耳鸣、眼球震颤、感音性耳聋、惊厥、共济失调。

(2) 神经肌肉影响:骨骼肌瘫痪或肌病或神经肌病导致进行性无力和近端肌群萎缩,可合并轻度感觉异常、腱反射减弱和神经传导异常。

(3) 眼部影响:①睫状体:调节障碍可出现视物模糊,此反应有剂量依赖性,停药后可逆转。②角膜:一过性角膜水肿和混浊、角膜敏感性下降。有或无症状的角膜改变(视觉模糊、光晕、光过敏)较常见,但为可逆性。角膜沉积最早可在使用药物3周后出现。③视网膜:黄斑、水肿、萎缩,异常色素沉积(从轻度点状沉积至弥漫性),中心凹反射消失,暴露于强光后黄斑恢复时间延长(光应激试验),黄斑、黄斑旁及周围视网膜区对红光的阈值增加。

④其他眼底改变包括视盘苍白和萎缩,视网膜动脉变细,视网膜周围细颗粒样色素沉积,以及病变进展期脉络膜改变(凸出型脉络膜)。

(4) 皮肤反应:头发变白、脱发、瘙痒症、皮肤黏膜色素变化、光过敏和皮损(荨麻疹、多形红斑、苔藓样变、斑丘疹、紫癜、离心性环状红斑、Stevens-Johnson综合征、急性泛发性发疹性脓疱病和剥脱性皮炎)。

(5) 血液系统影响:多种血液系统异常,如再生障碍性贫血、粒细胞缺乏症、白细胞减少、贫血、血小板减少(G-6-PD缺陷的患者出现溶血)。

(6) 肠胃道影响:可出现厌食、恶心、呕吐、腹泻、腹部痉挛。可引起肝功能异常,国外文献甚至有暴发性肝衰竭的个例报道。

(7) 过敏反应:荨麻疹、血管性水肿和支气管痉挛。

(8) 心血管系统影响:心肌病罕见报道,仅发生于大剂量应用羟氯喹的患者。当发现有心脏传导异常(束支传导阻滞/房室传导阻滞)及双侧心室肥大时,应怀疑为药物的慢性毒性。停药后可能恢复。

(9) 其他影响:体重下降,倦怠,卟啉病和非光敏感的银屑病病情恶化。

【注意事项】

(1) 在一些长期大剂量服用4-氨基喹啉的盘状红斑狼疮和系统性红斑狼疮或类风湿关节炎的患者中出现了不可逆的视网膜损害。视网膜病变与剂量相关。如出现任何视觉灵敏度、视野异常,或视乳头区(如色素改变、中央凹反射消失)或任何视觉症状(如眼前闪光和划线),当上述情况不能用其他原因解释时应立即停用本药并密切观察病变的可能进展。视网膜改变(以及视力障碍)在停药后也可能有进展。

早期诊断羟氯喹相关的视网膜病变的方法包括以下几种。

①眼底镜检查提示清晰的黄斑色素沉积或中央凹反射消失;

②用小的红色视标检查旁中心暗点,进行中心视野或视网膜红色阈值的测定。任何眼部症状,包括眼前闪光或划线均应考虑为可能的视网膜病变。

(2) 在治疗类风湿关节炎时,如果在6个月内仍无客观的病情改善(如关节肿胀减轻,活动度增加),应停用该药。该药在幼年类风湿患者中使用的安全性尚未确定。

（3）银屑病的患者使用羟氯喹可能促使银屑病严重发作，卟啉病患者服用后可能导致病情恶化。上述情况应尽量避免使用该药，只有当医生判断患者接受该药治疗的受益大于可能的危害时才能进行处方用药。

（4）所有长期使用本品的患者均应定期接受询问并检查，包括膝反射和踝反射检查，作为判断是否有肌无力的依据。如发生肌无力应停药。

（5）本品可能引起皮疹，因此对于既往发生药疹的患者应给予适当观察。

（6）儿童对 4-氨基喹啉化合物特别敏感。有国外文献报道，儿童在意外服用氯喹后发生致命事件，有时为相对小的剂量。因此，强调父母应该将此药放置于远离儿童的地方。

（7）如因药物过量或过敏导致严重中毒症状，可使用氯化铵直至治疗停止后数月，酸化尿液可增加 20％～90％从肾脏的排泄的 4-氨基喹啉。但该方法用于肾功能不全和（或）代谢性酸中毒患者时必须谨慎。

（8）正在服用可能引起眼或皮肤不良反应药物的患者应谨慎使用本品。

（9）当患有肝脏或肾脏疾病的患者或那些正在服用已知可影响这些器官的患者以及有严重胃肠系统、神经系统和血液系统异常的患者也应谨慎使用本品。对肝肾功能严重受损的患者应进行血浆羟氯喹水平的估测以便调节所用剂量。如出现与原发病无关的严重血液异常时应考虑停用该药。

（10）尽管骨髓抑制的风险很低，因为贫血、再生障碍性贫血、粒性白细胞缺乏症、白细胞减少症和血小板减少症都曾有报道，建议进行定期的血细胞计数，如出现异常应停用本品。

（11）患有半乳糖不耐受、Lapp 乳糖酶缺陷或葡萄糖-半乳糖吸收不良的罕见的遗传疾病的患者不应服用本品。

（12）有开始治疗后不久发生视力调节受损的报道。应提醒有关的驾驶人员和操作机器的人员。如果症状不能自限，应减少剂量或停止治疗。

【孕妇及哺乳期妇女用药】 羟氯喹可通过胎盘。有关羟氯喹在妊娠期的应用资料有限。应该指出的是，治疗剂量中的 4-氨基喹啉与中枢神经系统损害有关，包括耳毒性（听觉和前庭毒性，先天性耳聋）、视网膜出血和视网膜色素沉着。所以，妊娠期妇女应避免使用羟氯喹，只有经医生判断患者在接受该药预防和治疗的受益大于可能的危害时方可使用。将具有放射活性标记的羟氯喹经静脉注射至怀孕的 CBA 小鼠后，药物可快速穿过胎盘，选择性地聚集在胎盘眼睛黑色素结构部位，且一直存留在眼部组织中直至该药从身体其他部位排除后 5 个月。

哺乳期妇女应慎用羟氯喹，因为母乳中可分泌有少量的羟氯喹，并且已知婴儿对 4-氨基喹啉的毒性作用非常敏感。

青霉胺（D-penicillamine，D-PEN）

青霉胺是青霉素的代谢产物，可通过水解青霉素制备，是治疗铜代谢障碍所引起的肝豆状核变性的有效驱铜剂。其治疗风湿病的机制还不十分清楚，目前已知其能使类风湿因子滴度下降，能抑制淋巴细胞转化，使抗体产生减少，稳定溶酶体膜而发挥抗炎作用，它还能抑制胶原的合成。

【临床应用】
（1）用于治疗重金属中毒、肝豆状核变性（wilson 病）。
（2）其他药物治疗无效的严重活动性类风湿关节炎。

【不良反应】 本药不良反应与给药剂量相关，发生率较高且较为严重，部分患者在用药 18 个月内因无法耐受而停药。最初的不良反应多为胃肠道功能紊乱、味觉减退、中等程度的血小板计数减少，但严重者不多见。长期大剂量服用者皮肤胶原和弹性蛋白受损，导致皮肤脆性增加，有时出现穿孔性组织瘤和皮肤松弛。大多数不良反应可在停药后自行缓解和消失。

（1）过敏反应：可出现全身瘙痒、皮疹、荨麻疹、发热、关节疼痛和淋巴结肿大等过敏反应。重者可发生狼疮样红斑和剥脱性皮炎。

（2）消化系统：可有恶心、呕吐、食欲减退、腹痛、腹泻、味觉减退、口腔溃疡、舌炎、牙龈炎及溃疡病

复发等。少数患者出现肝功能异常(氨基转移酶升高)。

(3)泌尿生殖系统:部分患者出现蛋白尿,少数患者可出现肾病综合征。用药 6 个月后,有的患者出现严重的肾病综合征。

(4)血液:可导致骨髓抑制,主要表现为血小板和白细胞减少、粒细胞缺乏,严重者可出现再生障碍性贫血。也可见嗜酸性粒细胞增多、溶血性贫血。

(5)神经系统:可有眼睑下垂、斜视、动眼神经麻痹等。少数患者在用药初期可出现周围神经病变。长期服用可引起视神经炎。治疗肝豆状核变性时,易加重神经系统症状,可导致痉挛、肌肉萎缩、昏迷甚至死亡。

(6)代谢/内分泌系统:本药可与多种金属形成复合物,可能导致铜、铁、锌或其他微量元素的缺乏。

(7)呼吸系统:可能加重或诱发哮喘发作。

(8)其他:本药可使皮肤变脆和出血,并影响创口愈合。据报道,本药尚可导致狼疮样综合征、重症肌无力、Goodpasture 综合征、多发性肌炎、耳鸣。也可导致 IgA 检验值降低。

【注意事项】

(1)青霉素过敏患者,对本品可能有过敏反应。使用本品前应做青霉素皮肤试验。

(2)本药应在餐后 1.5 h 服用。

(3)如患者需使用铁剂,则宜在服铁剂前 2 h 服用本药,以免降低本药疗效。如停用铁剂,则应考虑到本药吸收量增加而可能产生的毒性作用,必要时应适当减少本药剂量。

(4)白细胞计数和分类、血红蛋白、血小板和尿常规等检查应在服药初 6 个月内每 2 周检查 1 次,以后每个月 1 次。

(5)出现轻微蛋白尿、轻微白细胞减少或皮疹等较轻的不良反应时,常常可以采用"滴定式"方法逐步调整本药的用量,当尿蛋白排出量每日大于 1 g,白细胞计数低于 3×10^8/L 或血小板计数低于 100×10^9/L 时应停药。

(6)出现味觉异常时(肝豆状核变性患者除外),可将 5~10 滴 4% 硫酸铜溶液加入果汁中口服,一日 2 次,有助于恢复味觉。

(7)肝功能检查应每 6 个月 1 次,以便早期发现中毒性肝病和胆汁潴留。

(8)Wilson 病患者初次应用本品时应在服药当天留 24 h 尿以测尿酮,以后每 3 个月如法测定 1 次。

(9)本品应每日连续服用,即使暂时停药数日,再次用药时亦可能发生过敏反应,因此又要从小剂量开始。长期服用本品应加用维生素 B_6 每日 25 mg,以补偿所需要的增加量。

(10)手术患者在创口未愈合时,每日剂量限制在 250 mg。

(11)出现不良反应时要减少剂量或停药。

(12)造血系统和肾功能损害应视为严重不良反应,此时患者必须停药。

(13)Wilson 病患者服本品 1~3 个月才见效。类风湿关节炎患者服本品 2~3 个月奏效,若治疗 3~4 个月无效时,则应停服本品,改用其他药物治疗。

【孕妇及哺乳期妇女用药】 本品可影响胚胎发育。动物实验发现有骨骼畸形和腭裂等。患有类风湿关节炎和胱氨酸尿的孕妇,在妊娠期服用本品可能导致其出生婴儿有发育缺陷,因此,孕妇应忌服。若必须服用,则每日剂量不超过 1 g。预计孕妇需做剖宫产者,应在妊娠末 6 周起至产后伤口愈合前,将剂量每日限制在 250 mg 以内。尚不明确本药是否可分泌入乳汁,建议哺乳期妇女禁用。

沙利度胺(thalidomide)

沙利度胺具有免疫调节作用和抗炎作用,具体机制尚未明确。

【临床应用】

(1)用于控制瘤型麻风反应症。

(2)用于治疗轻型系统性红斑狼疮。

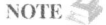

（3）白塞病。

（4）多发性骨髓瘤。

【不良反应】 本品对胎儿有严重的致畸性，常见的不良反应有口鼻黏膜干燥、倦怠、嗜睡、眩晕、皮疹、便秘、恶心、腹痛、面部浮肿，可能会引起多发性神经炎、过敏反应等。有文献报道，服用本品者可能出现血栓栓塞现象，较少见。

【禁忌证】

（1）孕妇及哺乳期女性禁用。

（2）儿童禁用。

（3）对本品有过敏反应的患者禁用。

（4）本品可导致倦怠和嗜睡，从事危险工作者禁用，如驾驶员、机器操纵者等。

【注意事项】 患者在使用沙利度胺前应被告知本品对育龄期女性存在的风险。育龄期女性在进行沙利度胺治疗前至少 4 周、治疗期间和停药后 4 周内应采取有效的避孕措施，避免妊娠。

因在妊娠期间服用沙利度胺会引起未出生胎儿严重的出生缺陷和死亡，所以在妊娠期间不应服用本品。

因沙利度胺可分布到精液中，男性患者在沙利度胺治疗期间和停药后 4 周内，在与有生育能力的女性，包括既往有不孕史的患者发生任何性接触时，即使已经做了输精管切除术，也必须使用避孕套。

如果女性治疗期间妊娠或男性患者治疗期间伴侣妊娠，必须立即停止使用沙利度胺，并咨询医生对胎儿做相应的处理。

服用本品可能会引起外周神经病变，其早期有手足麻木、麻刺感或灼烧样痛感，出现上述情况应及时告知医师。如不及时告知而采取干预和正确处理可能会造成不可逆损害，影响患者的生活质量。

患者在服用本品期间以及停药后 4 周内不可以献血，女性不可以哺乳，男性不可以献精。

具有生育能力的女性应避免接触沙利度胺片表面，一旦不小心接触到，接触区域应用香皂和清水洗净。

金诺芬（auranofin）

【临床应用】 成人中典型或肯定的活动性类风湿关节炎患者，服用一种或多种非甾体抗炎药物效果不显著或无法耐受时，可接受金诺芬治疗。金诺芬不能消除已出现的骨关节破坏，但有可能阻止或减缓关节的进一步损害。不适用于非类风湿性关节炎（如退行性骨关节炎等）患者。

【不良反应】

（1）常见副作用：腹泻、稀便，偶伴有腹痛、恶心或其他胃肠道不适，通常较轻微短暂，无须停药，必要时可对症治疗。

（2）较常见副作用：皮疹、瘙痒，一般不需停药，但严重的皮疹需停药。

（3）偶见副作用：口腔炎、结膜炎。

国外资料显示少数患者服药期间可出现白细胞和血小板数下降以及紫癜，单纯红细胞发育不全，暂时性蛋白尿或血尿，肾小球肾炎和肾病综合征，间质性肺炎，角膜、晶状体金盐沉积，肝功能偶有轻微及短暂的异常。

【注意事项】

（1）下列情况不宜服用金诺芬：对金诺芬有过敏反应，患有坏死性小肠结肠炎、肺纤维化、剥脱性皮炎、骨髓再生障碍、进行性肾病、严重肝病和其他血液系统疾病。

（2）治疗开始前应做下列检查：血常规、尿常规、血小板计数、肝肾功能。前三项在服药后至少每个月检查一次。其余检查也应定期进行。

（三）糖皮质激素（glucocorticosteroid）

糖皮质激素又名肾上腺皮质激素，是由肾上腺皮质分泌的一类甾体激素。糖皮质激素是抗风湿病治疗中应用较多的药物之一，其强大的抗炎作用及免疫抑制作用奠定了其在抗风湿病治疗中的地位。

NOTE

目前,临床常用药物有泼尼松、泼尼松龙、曲安缩松、甲泼尼龙等。不同类型的风湿病的免疫炎症反应的程度不同,给予糖皮质激素的剂量亦有差异,给药的原则是在有效的前提下,剂量越小越好,疗程越短越好。AS、风湿性多肌痛一般选用小剂量;轻型 SLE、风湿热、过敏性紫癜等一般选用中剂量;重症 SLE、系统性血管炎、DM 等自身免疫性疾病的疾病活动期一般选用大剂量;当患者出现狼疮危象时,临床上主要用甲泼尼龙进行大剂量激素冲击治疗。

【作用机制】 糖皮质激素通过抑制中性粒细胞及单核细胞在炎症局部的聚集,降低毛细血管壁通透性,减轻充血与液体外渗,抑制炎症介质释放及某些细胞因子的作用,抑制肉芽组织形成等发挥抗炎作用。

【临床应用】

(1) 替代疗法:用于急、慢性肾上腺皮质功能不全,垂体前叶功能减退和肾上腺次全切除术后的补充替代疗法。

(2) 严重急性感染或炎症:①治疗严重急性感染。对严重急性细菌感染者在应用足量有效抗菌药物的同时,配伍糖皮质激素(GCS),利用其抗炎、抗毒作用缓解症状,帮助患者度过危险期。对病毒感染者,一般不用 GCS,水痘和带状疱疹患者用后可加剧症状。但重度肝炎、腮腺炎、麻疹和乙脑患者用后可缓解症状。②防止炎症后遗症。对脑膜炎、心包炎、关节炎及烧伤等患者,用 GCS 后可减轻瘢痕与粘连及炎症后遗症。对于虹膜炎、角膜炎、视网膜炎患者,GCS 除具有上述作用外,尚可产生消炎止痛作用。

(3) 呼吸疾病:支气管哮喘是由单纯气道平滑肌功能性过度痉挛深化的一种气道慢性炎症性疾病。此种炎症是由多种炎症细胞如肥大细胞、嗜酸性粒细胞、T 细胞参与的。其主要的作用:抑制花生四烯酸的代谢,减少白三烯和前列腺素的合成;促使小血管收缩,增高其内皮的紧密度,减少血管渗漏;抑制炎症细胞的定向移动;活化并提高呼吸道平滑肌 β 受体的反应性;阻止细胞因子生成;抑制组胺酸脱羧酶,减少组胺的形成等。但不同激素使用疗效的差异有显著性。地塞米松虽在临床上广泛应用但起效慢,因在体内由肝脏转化为泼尼松后起效,且半衰期长,对 HPA 抑制作用强而持久,对糖代谢的影响大。与甲强龙相比,甲强龙起效快、半衰期适中、抗炎作用强、疗效显著,值得推广使用。

(4) 自身免疫性疾病和过敏性疾病:①自身免疫性疾病:GCS 可缓解风湿热、类风湿性关节炎、系统性红斑狼疮等多种自身免疫性疾病症状。在器官移植术后应用,可抑制排斥反应。②过敏性疾病:GCS 可缓解荨麻疹、枯草热、过敏性鼻炎等过敏性疾病症状,但不能根治。

(5) 治疗休克:对感染中毒性休克效果最好。其次为过敏性休克,对心源性休克和低血容量性休克也有效。

(6) 血液系统疾病:对急性淋巴细胞白血病疗效较好。对再生障碍性贫血、粒细胞减少、血小板减少症、过敏性紫癜等也有明显缓解作用,但需长期大剂量用药。

(7) 皮肤病:对牛皮癣、湿疹、接触性皮炎患者,GCS 可局部外用,但对天疱疮和剥脱性皮炎等严重皮肤病患者则需全身给药。

(8) 恶性肿瘤:对恶性淋巴瘤、晚期乳腺癌、前列腺癌等均有效。

(9) 急性淋巴细胞白血病。

【注意事项】

1. 长期大量应用引起的不良反应

(1) 皮质功能亢进综合征:满月脸、水牛背、高血压、多毛、糖尿、皮肤变薄等,为 GCS 使代谢紊乱所致。

(2) 诱发或加重感染:主要原因为激素降低机体对病原微生物的抵抗力。

(3) 诱发或加重消化性溃疡。

(4) 诱发高血压和动脉硬化。

(5) 诱发骨质疏松症、肌肉萎缩、伤口愈合延缓。

(6) 诱发精神障碍和癫痫。

(7) 抑制儿童生长发育。

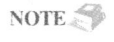

(8) 其他:负氮平衡,食欲增加,低血钙,高血糖倾向,消化性溃疡,欣快。

(9) 股骨头坏死。

2. 停药反应

(1) 肾上腺皮质萎缩或功能不全:长期用药者减量过快或突然停药,可引起肾上腺皮质功能不全。当久用 GCS 后,可致皮质萎缩。突然停药后,如遇到应激状态,可因体内缺乏 GCS 而引发肾上腺危象。

(2) 反跳现象与停药症状。

(四) 多靶点抗风湿药

锝[^{99}Tc]亚甲基二膦酸盐

锝[^{99}Tc]亚甲基二膦酸盐注射液已被初步证实能抑制炎症细胞因子 TNF-α、IL-1β 的产生,可清除体内自由基、抑制破骨细胞的功能,具有较强的抗炎、镇痛、免疫抑制作用,可用于治疗 RA、AS、骨关节炎等。本品用法用量因人因病而异,没有固定的给药模式。

【临床应用】 类风湿性关节炎等自身免疫性疾病及骨科疾病。

【不良反应】 偶见皮疹,注射局部红肿、纳差、乏力、月经增多,罕见全身水肿,严重时需停药处理。

第二节 生物类抗风湿病药

在生物制剂出现之前,风湿病的治疗主要依靠非甾体类药物、传统的改善病情抗风湿药物(DMARDs)。21 世纪生物制剂的出现给风湿病患者带来了曙光,生物制剂正是针对免疫细胞和细胞因子的靶向治疗药物,也是治疗自身免疫性疾病的有效药物。这类药物以阻断免疫反应中某个环节而起效,不同制剂具有不同的药效和功能。主要包括:①TNF-α 抑制剂:依那西普,英夫利昔单抗,阿达木单抗;②IL-1 受体拮抗剂:阿那白滞素;③IL-6 抑制剂:托珠单抗;④B 细胞清除剂:利妥昔单抗;⑤T 细胞抑制剂:阿巴西普。

(一) TNF-α 拮抗剂

依他西普(etanercept)

依他西普是第一个被批准的抗 TNF 治疗药物,也是唯一获准用于幼年强直性脊柱炎(ankylosing spondylitis,RA)治疗的 TNF 拮抗剂。根据美国风湿病学会指标,此药对传统 DMARDs 无效患者治疗是有效的。

【药理作用】 依他西普是一种典型的生物制剂,即重组人Ⅱ型肿瘤坏死因子抗体-受体融合蛋白,此制剂可将肿瘤坏死因子受体予以封闭,通过靶向治疗,对发病机制中核心关节加以影响,使其发挥出抗滑膜增殖及抗炎的效果。

【体内过程】 主要作用机制是竞争性地与 TNF-α 结合,阻断 TNF-α 和细胞表面 TNF 受体结合,降低 TNF-α 的活性。

【临床应用】

(1) 活动性类风湿性关节炎。

(2) 牛皮癣及关节性牛皮癣。

(3) 幼年特发性关节炎。

(4) 活动性强直性脊柱炎。

【不良反应】

(1) 常见注射部位的局部反应,包括轻至中度红斑、瘙痒、疼痛和肿胀等。注射部位反应通常发生在开始治疗的第 1 个月内,在随后的治疗中发生频率降低。注射部位反应平均持续 3～5 天。

(2) 在临床试验中出现的其他不良反应包括头痛、眩晕、皮疹、咳嗽、腹痛、白细胞计数减少、中性粒细胞减少、鼻炎、发热、关节酸痛、肌肉酸痛、困倦、面部肿胀、面部过敏、肝功能异常、肾结石、肺纤维化等。

【注意事项】

(1) 本品会诱发感染,患者有反复发作的感染史,尤其是老年患者,使用本品时应慎重。

(2) 在使用过程中患者出现感染,应及时停药并密切观察。

【药物相互作用】 在治疗类风湿关节炎时宜与甲氨蝶呤联合应用以提高疗效。

【用药临床监护】

(1) 在使用过程中,应注意过敏反应的发生,包括血管性水肿、荨麻疹以及其他严重反应,根据情况给予抗过敏药物或停药。

(2) 使用本品期间不可接种活疫苗。

(3) 本品曾导致充血性心力衰竭的患者病情恶化,因此,重度心力衰竭患者不宜使用本品。

(4) 治疗前要接受结核分枝杆菌感染筛查(皮肤试验、胸透),对有结核分枝杆菌感染或感染可疑者应首先进行 3 个月抗结核治疗,再考虑用本品治疗。

(5) 治疗前要筛查乙型及丙型肝炎病毒感染,属活动期者不宜应用本品。

英夫利昔单抗(infliximab)

英夫利昔单抗是 1998 年美国食品药品监督管理局(FDA)批准的第一个生物治疗药物。

【药理作用】 TNF-α 是一种炎性细胞因子,可诱导细胞因子如白细胞介素-1(IL-1)和白细胞介素-6(IL-6);增加内皮层通透性,促进内皮细胞及白细胞表达黏附分子以增强白细胞迁移;活化中性粒细胞和嗜酸性粒细胞;诱生急性期反应物和其他肝脏蛋白质,诱导滑膜细胞和(或)软骨细胞产生组织降解酶。英夫利昔单抗为抗 TNF-α 的人鼠嵌合单克隆抗体,能与 TNF-α 的可溶形式及跨膜形式高度结合,抑制 TNF-α 与 p55/p75 受体的结合,从而使 TNF-α 失去活性,但不抑制 TNF-β(淋巴毒素 α)的活性。

在类风湿关节炎、克罗恩病和强直性脊柱炎患者的相关组织和体液中可测出高浓度的 TNF-α。对于类风湿关节炎,英夫利昔单抗可减少炎症细胞向关节炎症部位的浸润;减少介导细胞黏附的分子[内皮细胞选择素、细胞间黏附分子-1(ICAM-1)和血管细胞黏附分子-1(VCAM-1)]的表达;减少化学诱导作用[白细胞介素-8(IL-8)和单核细胞趋化蛋白(MCP-1)]及组织降解作用[基质金属蛋白酶(MMP)1 和 3]。

【体内过程】 单次静脉输注英夫利昔单抗 3～20 mg/kg,最大血药浓度与剂量呈线性关系。稳态时的分布容积与剂量无关,说明英夫利昔单抗主要分布于血管腔隙内。类风湿关节炎治疗剂量为 3～10 mg/kg,同克罗恩病治疗剂量为 5 mg/kg 时的药动学结果显示,本药半衰期为 8～9.5 日。每次治疗中,在英夫利昔单抗首剂给药后的第 2 周和第 6 周重复输注,可得到预期的药-时曲线。继续重复给药,未出现全身蓄积,未发现清除率和分布容积在年龄或体重分组中有明显差异,尚不知在不同性别或有明显肝脏或肾脏功能损害的患者中是否存在差异。

【临床应用】

(1) 活动性强直性脊柱炎。

(2) 常规治疗效果不佳的中重度克罗恩病、瘘管性克罗恩病。

(3) 与甲氨蝶呤合用,治疗中重度活动性类风湿关节炎。

(4) 中重度慢性斑块型银屑病和关节病型银屑病。

(5) 常规治疗效果不佳的溃疡性结肠炎。

(6) Still 疾病(详见知识拓展)。

【不良反应】

(1) 心血管系统:可见面部潮红、血肿、高血压、低血压、心悸、心动过缓、心包积液、脉管炎(如血栓性静脉炎)。

(2) 代谢/内分泌系统:可见发热、乏力、潮热、寒战、水肿、出汗增加。

（3）呼吸系统：可见呼吸困难、鼻窦炎、胸膜炎、肺水肿、上呼吸道感染、下呼吸道感染（包括肺炎）、间质性肺炎、间质性肺纤维化。

（4）肌肉骨骼系统：可见肌肉痛、关节痛。

（5）泌尿生殖系统：可见泌尿道感染。

（6）免疫系统：可产生自身抗体（罕见狼疮样综合征），可能与输液反应有关。

（7）神经系统：可见头痛、眩晕、胸痛、癫痫发作、神经性病变、横贯性脊髓炎、格林-巴利综合征、中枢神经系统脱髓鞘性疾病（如多发性硬化症和视神经炎）。

（8）精神：可见失眠、嗜睡。

（9）肝脏：可见肝功能异常、肝细胞损害、黄疸、肝炎（自身免疫性肝炎）、乙型肝炎再活化和肝衰竭。

（10）胃肠道：可见消化不良、恶心、呕吐、腹痛、腹泻、便秘、肠梗阻。

（11）血液：可见贫血、败血症、血清病、淋巴结病、各类血细胞减少症（如中性粒细胞减少症）、特发性血小板减少性紫癜、血栓性血小板减少性紫癜。

（12）皮肤：可见淤斑、瘙痒、脱发、皮肤干燥、湿疹、荨麻疹、甲真菌病、真菌性皮炎、脂溢性皮炎。

（13）眼：可见结膜炎。

（14）过敏反应：可见过敏性休克、输液反应（为患者停药的主要原因）。

（15）其他：可见肿瘤、脓肿、结核病（临床常见播散性或肺外结核病）、沙门菌病、蜂窝组织炎、病毒性感染和条件性感染（如曲霉病、非结核病、球孢子菌病、隐球菌病、念珠菌病、组织胞浆菌病、李斯特杆菌病、肺囊虫病）、侵袭性真菌感染，有些甚至是致死性感染。

【国外不良反应参考】

（1）心血管系统：有引起低血压、高血压、胸痛，甚至导致血管迷走性晕厥的报道。

（2）中枢神经系统：有引起脱髓鞘性疾病、多发性硬化症、癫痫和并发结核性脑膜炎的报道。可见疲劳、头痛、头晕，但与本药的关系不明确。

（3）代谢/内分泌系统：有幼年型慢性关节炎患者使用本药出现外周水肿和体重增加的报道。

（4）呼吸系统：曾有引起上呼吸道感染、肺炎、支气管炎、咽炎、鼻窦炎、咳嗽及鼻炎的报道。有引起呼吸困难的报道。亦有强直性脊柱炎患者用药后引起气管中央变态反应性肉芽肿病、高热伴淋巴结肿大与肺损伤的个案报道，停药后症状可缓解。

（5）免疫系统：罕见肝脾 T 细胞淋巴瘤。

（6）肌肉骨骼系统：有引起关节痛、肌痛、背痛的报道。

（7）泌尿生殖系统：有引起尿路感染的报道，可能与同时使用皮质激素有关。

（8）肝脏：可引起轻至中度肝酶一过性升高。有报道指出，在用药 2 周至 1 年后，患者可出现严重肝脏损害，包括黄疸、肝炎、胆汁淤积及急性肝衰竭，部分患者可发生自身免疫性肝炎，严重者可致死亡或肝移植。

（9）胃肠道：有引起恶心、呕吐、腹痛的报道。

（10）血液：有引起贫血、全血细胞减少及噬血细胞综合征的报道。

（11）皮肤：可见皮疹、瘙痒、荨麻疹、蜂窝织炎、疖、念珠菌病，罕见面红。严重克罗恩病患者用药时滴注过快可引起红人综合征（red man syndrome，静脉给予抗组胺药可迅速缓解症状）。

（12）眼：有引起视神经炎和中毒性视神经病的报道。

（13）过敏反应：有克罗恩病患者用药时引起严重的输液相关反应（如发热与寒战）、过敏反应甚至致死性过敏反应的报道。

（14）其他：有引起超敏反应、免疫学不良反应（如狼疮样综合征）、细菌感染（如败血症）、真菌感染（如曲霉病、组织胞浆菌病、球孢子菌病）、结核病，甚至恶性肿瘤的报道。

【注意事项】

（1）对英夫利昔单抗或鼠源蛋白质过敏者。

（2）有严重的临床活动性感染者。

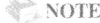

（3）中至重度充血性心力衰竭（NYHA 分级为Ⅲ～Ⅳ级）者。

【药物相互作用】

（1）英夫利昔单抗与免疫调节药（如硫唑嘌呤、氨甲蝶呤）可能有协同作用。

（2）与阿那白滞素合用可增加严重感染的发生风险，故不建议本药与阿那白滞素合用。

（3）虽无资料显示本药与活疫苗合用会引起接种反应或感染，但不推荐用药期间接种活疫苗。

【临床用药监护】

（1）治疗前，患者应接受结核菌素皮试。如有潜伏期结核病，应先进行抗结核治疗。

（2）本药静脉滴注时间不得少于 2 h，输液装置上应配有一个内置的、无菌、无热原、低蛋白结合率的滤膜（孔径≤1.2 μm）。

（3）如患者出现狼疮样综合征征兆，应立即停药。

（4）对轻度充血性心力衰竭（NYHA 分级为Ⅰ～Ⅱ级）患者，应密切监测其心脏状态；一旦出现新的心力衰竭症状与体征，或原症状与体征加重，应立即停止治疗。

（5）对有肝功能不全体征和症状的患者，如其黄疸指数和（或）谷丙转氨酶升高至正常范围上限的 5 倍以上，应停药并针对患者病情进行全面检查。对于乙肝病毒慢性携带者，在使用本药之前和使用本药过程中均应监测其病情。

（6）本药过敏多数出现在输液过程中或输液后 2 h 内，症状包括荨麻疹、呼吸困难和（或）支气管痉挛（罕见）、喉头水肿、咽部水肿和低血压。预防性使用对乙酰氨基酚和（或）抗组胺药可减少过敏反应的发生，对以前有过敏史的患者，可减慢输液速度。如一旦发生过敏，应立即采取治疗措施，病情严重时应立即停药。

（7）如用药过量（单次给药 20 mg/kg 时未出现直接毒性反应），建议立即监测不良反应，并采取适当的对症治疗措施。

（8）静脉给药时溶液的配制：①将 100 mg 本药用 10 mL 无菌注射用水溶解。将无菌注射用水沿本药瓶壁注入并轻柔旋转，使本药溶解（不得振荡），如溶解过程中出现泡沫，需静置 5 min，稀释后的溶液应为无色或淡黄色，泛乳白色光，可能会有半透明颗粒；②用 0.9% 氯化钠注射液将重新配制后的溶液稀释到 250 mL。滴注时本药的终浓度应在 0.4～4 mg/mL。建议配制的溶液在 3 h 内使用。

阿达木单抗（adalimumab）

阿达木单抗是第一个人抗 TNF-α 单抗，为完全人源性高亲和力重组抗 TNF 单抗，因此免疫原性低。阿达木单抗是一种可自我注射的生物治疗药物，单独使用就有较好的抗风湿作用，和 MTX 合用时效果更优。它先后在国家药品监督管理局获批了两个适应证，分别是类风湿关节炎、强直性脊柱炎。

【药理作用】　TNF 是一种在炎症和免疫应答中自然出现的细胞因子。研究发现在 RA 患者的滑膜液中，TNF 水平升高，并在病理性炎症和关节破坏方面起重要作用。阿达木单抗可特异性地与 TNF-α 结合并阻断其与 p55 和 p75 细胞表面 TNF 受体的相互作用。在体外有补体存在的情况下，阿达木单抗可溶解表面 TNF 表达细胞。阿达木单抗不与淋巴毒素（TNF-β）结合或使之失活。阿达木单抗还对由 TNF 诱导或调节的生物应答起到调控作用，使造成白细胞位移的粘连分子的水平发生改变。

【临床应用】

（1）类风湿关节炎。

（2）强直性脊柱炎。

【不良反应】

（1）严重的不良反应：重度感染、神经功能影响以及淋巴系统的某些恶性肿瘤。

（2）常见的不良反应：感染（如鼻咽炎、上呼吸道感染和鼻窦炎）、注射部位反应（红斑、瘙痒、出血、疼痛或肿胀）、头痛和骨骼肌疼痛。大多数注射部位反应轻微，无须停药。常见注射部位局部反应，包括轻至中度红斑、瘙痒、疼痛和肿胀等。注射部位反应通常发生在开始治疗的第 1 个月内，在随后的治疗中发生频率降低。注射部位反应平均持续 3～5 天。

NOTE

【注意事项和临床用药监护】 必须严密监测患者是否出现感染,包括结核病,在感染未得到控制之前均不能开始阿达木单抗治疗。当患者出现新的严重感染或乙肝再激活时,应中断本品治疗,直到感染得到控制。具有感染复发病史或具有易于感染的情况、中枢神经系统脱髓鞘疾病、恶性疾病、轻度心力衰竭的患者应慎用。治疗期间出现血液系统异常、狼疮综合征的症状且双链 DNA 抗体阳性的患者应立即停用。阿达木单抗对驾驶和操作机器有轻微的影响。不推荐儿童、妊娠或哺乳期女性使用,在用药期间至结束治疗后至少 5 个月内,育龄期女性应避孕,哺乳期妇女不能哺乳。

(1) 感染:使用 TNF 拮抗剂的患者更易发生严重感染。肺功能受损可能增加感染发生的风险。

(2) 严重感染:临床研究数据表明,患者接受本品治疗使其增加了严重感染的发生风险,包括由细菌、侵袭性真菌、寄生虫和病毒引起的脓毒症或其他机会感染,如李斯特氏菌和肺孢子菌。

(3) 结核病:在接受本品治疗的患者中出现了有关结核病的报告,值得注意的是,在绝大多数报告中,所出现的结核病属于肺外型,即播散性。

(4) 其他机会感染:在接受本品治疗的患者中观察到包括侵袭性真菌感染在内的机会感染。由于此类感染在以往使用 TNF 拮抗剂的患者中未被认识而延误了适当治疗,可能会致命。

(5) 乙型肝炎再激活:接受肿瘤坏死因子(TNF)拮抗剂治疗慢性乙肝的病毒携带者曾经被报道过出现乙肝的再激活。一些病例已出现危及患者生命的结果。在接受本品治疗之前,患者应进行乙肝病毒感染检测。对于乙肝病毒检测结果为阳性的患者,建议咨询有治疗乙肝经验的相关专业医生。

(6) 神经系统:从临床症状和(或)放射学检查结果而言,包括本品在内的 TNF 拮抗剂极少引起中枢神经系统脱髓鞘病变的发生和恶化,包括多发性硬化、外周脱髓鞘病变如格林-巴利综合征。对以往存在或近期患有中枢及外周神经系统脱髓鞘病变的患者,医生在给予本品治疗时应格外小心。

(7) 过敏反应:在临床研究阶段没有关于本品皮下注射造成患者过敏反应的严重不良事件的报告,因本品造成的非严重过敏反应也不常见。在上市销售后,因使用本品造成的严重过敏反应(包括过敏)罕有报道。如果患者出现了过敏反应,应该立即停止本品用药,并且采取适当的治疗。

(8) 免疫抑制:在进行本品研究的 64 名类风湿关节炎患者中,没有迹象表明本品对迟发型过敏反应、免疫球蛋白的水平产生抑制作用,也不会改变 T 细胞、B 细胞、NK(自然杀伤)细胞、单核-巨噬细胞和中性粒细胞的数量。

(9) 恶性疾病和异常淋巴细胞增生:在 TNF 拮抗剂临床研究中,与对照组相比,接受 TNF 拮抗剂治疗的患者中出现了恶性病变(包括淋巴瘤),但是发生率很低。上市后有接受 TNF 拮抗剂的患者中出现白血病病例的报道。对于那些长期患有高活动性的炎性病变的类风湿关节炎患者,出现淋巴瘤和白血病的机会增加,上述情况使风险评估变得复杂。根据目前所知,尚不能排除接受 TNF 拮抗剂患者罹患淋巴瘤、白血病或其疾恶性病变的风险。

(10) 血液学反应:在使用 TNF 拮抗剂的病例中,罕有包括再生障碍性贫血在内的全血细胞减少的报告。少数报告指出使用本品时会出现的血液系统不良反应,其中包括具有临床意义的血细胞减少(例如血小板减少、白细胞减少)。如果患者出现了恶液质的体征和症状(例如持续发热、挫伤、出血、皮肤苍白)应该立即诊治。对于那些已经确诊血液系统异常的患者,应该立即停止本品的使用。

(11) 疫苗接种:在接受阿达木单抗和安慰剂治疗的 226 名成年类风湿关节炎受试者中,出现与标准 23 价肺炎球菌多糖疫苗以及 3 价流感病毒疫苗相似的抗体反应。尚无在本品治疗的患者中出现因活疫苗造成继发感染传播的报告。除活疫苗以外,使用本品的患者可以同时接受疫苗接种。

(12) 充血性心力衰竭:在另外一项关于 TNF 拮抗剂的临床研究中,可以观察到充血性心力衰竭的恶化,以及由于充血性心力衰竭所造成的死亡率上升。在接受本品治疗的患者中,也报告了充血性心力衰竭恶化的病例。对于那些患有轻度心力衰竭(NYHA 分类 Ⅰ/Ⅱ级)的患者,在使用本品时应当加以小心。中重度心力衰竭是本品的禁忌证。如果患者出现充血性心力衰竭的症状,或者以往的症状出现恶化应该停止使用本品。

(13) 自身免疫过程:本品药物治疗会导致自身抗体的形成。长期使用本品进行治疗对自身免疫性疾病的影响尚不清楚。如果在使用本品治疗后,患者出现狼疮样综合征的症状,并且双链 DNA 抗体阳性时,应该立即停止本品的使用。

(14) 同时使用 TNF 拮抗剂和阿那白滞素(anakinra):在同时使用阿那白滞素和其他 TNF 拮抗剂——依那西普(etanercept)的临床研究中观察到严重的感染,并且与单独使用依那西普比较,同时使用并不能提高临床疗效。根据依那西普与阿那白滞素联合使用中出现的不良反应特性,在阿那白滞素与其他 TNF 拮抗剂联合使用时也可能产生相似毒性。因此,不推荐本品和阿那白滞素联合使用。

(15) 同时使用 TNF 拮抗剂和阿巴他塞(abatacept):与单独使用 TNF 拮抗剂相比,同时使用 TNF 拮抗剂和阿巴他塞增加了感染包括严重感染的风险,但并不能提高临床疗效。不推荐本品和阿巴他塞联合使用。

(16) 手术:关于接受本品治疗患者手术安全性的经验很有限。在对患者计划实行手术时,应考虑到阿达木单抗具有较长的半衰期。接受本品治疗的患者需要手术时,应该密切关注患者的感染情况,并且采取适当措施。接受本品治疗患者的关节成形术的安全性经验也很有限。

(17) 小肠梗阻:对克罗恩病治疗无效,表明肠腔内可能存在固定的纤维性狭窄,需要手术治疗。现有的数据表明,本品不会造成肠腔狭窄或导致其加重。

(18) 老年人群:接受本品治疗的 65 岁以上的患者(3.7%)发生严重感染的频率高于 65 岁以下的患者(1.4%)。其中一些还会出现致命的后果。因此,老年患者接受该药治疗时应特别注意有关的感染风险。

(19) 对驾驶和操作机器能力的影响:本品对驾驶和操作机器有轻微的影响。接受本品治疗可能会引起头晕(包括眩晕、视觉障碍和疲劳)。

【药物相互作用】

(1) 在类风湿关节炎,幼年特发性关节炎和银屑病关节炎患者中,将本品作为单一药物治疗,不与甲氨蝶呤同时使用。

(2) 不推荐本品和阿那白滞素联合用药。

(3) 不推荐本品和阿巴他塞联合用药。

(二) IL-1 受体拮抗剂

目前有 3 种 IL-1 抑制剂,分别是阿那白滞素、利那西普和卡那单抗。

阿那白滞素(anakinra、kineret)

【药理作用】　阿那白滞素为重组、非糖基化的人白介素-1 受体拮抗剂(IL-1Ra),与天然的人 IL-1Ra 的不同之处在于其 N 末端增加了一个蛋氨酸残基。炎症刺激诱导 IL-1 产生,进而调节各种生理反应包括炎症反应和免疫应答。IL-1 具有广泛活性,包括通过诱导蛋白多糖迅速衰减而降解软骨以及刺激骨吸收。RA 患者滑膜和滑囊液中天然产生的 IL-1Ra 水平不足以对抗局部增加的 IL-1 量。阿那白滞素竞争性地抑制 IL-1 与 IL-1 Ⅰ型受体(IL-1R Ⅰ)相结合,从而阻滞 IL-1 在多个组织和器官中表达的生物活性。

【体内过程】　健康志愿者接受阿那白滞素 70 mg,大剂量皮下注射,绝对生物利用度为 95%。RA 患者接受阿那白滞素临床相关剂量为 1~2 mg/kg 时,皮下注射后 3~7 h 达血药峰值,终末半衰期为 4~6 h。RA 患者每天接受阿那白滞素皮下注射,用药 24 周,未见药物蓄积。患者每天 30 mg、75 mg 和 150 mg 皮下注射,用药 24 周,清除率随肌酐清除率升高和体重增加而升高,严重或末期肾病患者(肌酐清除率低于 30 mL/min)的平均血浆清除率下降 70%~75%。

【临床应用】　适用于对其他缓解病症的抗风湿性药物(DMARDs)治疗无效的 18 岁及以上中重度活动性类风湿性关节炎患者,以减轻体征和症状。阿那白滞素用于治疗斯蒂尔病,这是一种罕见的全身性多器官自体炎症性疾病,该疾病在欧盟影响大约 2.5 万名儿童和成人。新的适应证可以让阿那白滞素用于具有中高疾病活动度的全身性青少年特发性关节炎(SJIA)和成人发作性斯蒂尔病(AOSD),适用于成人、青少年、儿童及 8 个月龄及以上,并且体重 10 kg 或以上的婴儿,或用于以非甾体类抗炎药(NSAIDs)或糖皮质激素治疗后疾病持续活跃的患者。阿那白滞素可作为单药使用,或与其他抗炎药物

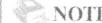

及改善病情的抗风湿药物(DMARDs)联合使用。

【不良反应】

(1)严重不良反应:严重感染和中性粒细胞减少。

(2)常见不良反应:注射部位反应通常为轻至中度,表现为发红、肿胀和疼痛。阿那白滞素使严重感染的危险增加。因此,如果患者发生严重感染,应停用阿那白滞素。

(3)其他不良反应:发生率≥5%且高于安慰剂组,有头痛、恶心、腹泻、鼻窦炎、流感样症状和腹痛。

【注意事项】

(1)儿童用药安全性尚未评价。

(2)阿那白滞素生殖毒性分级为B,孕妇慎用。

(3)尚不知阿那白滞素是否经乳汁分泌,哺乳期妇女慎用。

(4)老年人使用阿那白滞素诱发感染的危险性更大,应慎用。

(5)肾功能不全者毒性增加,应慎用。对阿那白滞素及大肠杆菌衍生蛋白过敏者禁用,发生感染的患者禁用。

【药物相互作用】

(1)与单用相比,阿那白滞素与依那西普合用引起的严重感染和中性粒细胞减少症的发生率较高(分别为7%和3%),应尽量避免阿那白滞素与TNF阻断药合用。

(2)阿那白滞素可干扰患者对新的抗原如疫苗的正常免疫反应,因此使用阿那白滞素时接种疫苗无效。

(3)与甲氨蝶呤合用无药物相互作用。

卡那单抗(canakinumab)

冷吡啉相关周期性综合征(CAPS)由一种基因突变引起,导致患者体内产生过多的白介素-1β(interleukin-1β),从而引发持续性炎症。CAPS为一种罕见病,与三种疾病相关:家族性寒冷型自身炎症综合征(FCAS)、淀粉样变性-耳聋-荨麻疹-肢痛综合征(MWS,穆-韦综合征,常染色体显性遗传)、新生儿时期多系统炎症综合征(NOMID)。CAPS为一种终身自身免疫疾病,疾病主要侵犯神经系统、肾脏、关节等。

Regenero公司的IL-1受体阻滞剂洛纳塞冻干粉针是FDA批准的第一个治疗成人及12岁以上儿童的FCAS和MWS的药物。2009年6月18日,诺华公司的卡那单抗成为FDA批准的第二个治疗CAPS的药物,且适应人群扩大到4岁及4岁以上的患者。

【药理作用】

(1)作用机制:CAPS是编码调节免疫系统的冷吡啉蛋白的基因CIAS-1自发性突变引起的,呈常染色体显性遗传,家族病史呈阳性,男女发生的概率相同。这种突变会导致患者体内产生过多的IL-1β,而过量的IL是多种炎症疾病的致病因素,是形成CAPS炎症的关键诱发剂。在多数情况下,冷吡啉调节IL-1β转换酶并控制IL-1β活性。CIAS-1基因突变导致炎症因子过于活跃,进而导致IL-1β的过量释放。

IL-1β引起CAPS中的炎症表现:全身炎症如发热、头痛或疲劳、皮疹、眼部疾病、进行性感觉神经性听力损伤、肌肉骨骼表现和中枢神经系统症状(仅限CINCA或NOMID)。

卡那单抗是一种完全人源性单克隆抗体,选择性地阻滞IL-1β与IL-1受体的相互作用,使其活性失效,与其他具有IL-1特性的家族性成员无交叉反应。

(2)药效学:CAPS患者体内C反应蛋白(CRP)和血清淀粉样蛋白A(SAA)活性的增高是炎症性疾病的指示器,这将导致患者出现全身淀粉样病变。接受卡那单抗治疗8日后,患者CRP和SAA值恢复正常。

【不良反应】

(1)常见的不良反应:上呼吸道感染、腹泻、流行性感冒、头痛和恶心。

（2）极少数患者注射部位出现疼痛、红斑、肿胀、瘙痒、淤伤和炎症。

【药物相互作用】

（1）卡那单抗与TNF阻断药合用引起严重感染和嗜中性粒细胞减少症的发生率较高。

（2）由于卡那单抗与重组人IL-1受体阻滞剂（IL-1ra）有潜在的毒理学交互作用，因此应避免该药与其他阻滞IL-1或其受体的重组体药物合用。

（3）卡那单抗可干扰患者对新的抗原（如疫苗）的正常免疫反应，在接种疫苗期间不应给予本品。

（三）IL-6抑制剂

托珠单抗（tocilizumab）

托珠单抗是一种重组人源化抗人白介素-6（IL-6）受体单克隆抗体，是将中国仓鼠卵巢（CHO）细胞经DNA重组技术所制。

【作用机制】 托珠单抗是免疫球蛋白IgG1亚型的重组人源化抗人白介素-6（IL-6）受体单克隆抗体。托珠单抗特异性结合可溶性的及与膜结合的IL-6受体（sIL-6R和mIL-6R），并抑制sIL-6R和mIL-6R介导的信号传导。

IL-6是一种多功能细胞因子，由多种类型的细胞产生，其具有局部的旁分泌功能，可以调节全身的生理和病理过程，如诱导分泌免疫球蛋白，激活T细胞，诱导分泌肝脏急性反应蛋白及刺激红细胞生成。IL-6还与一些疾病的发病机制相关，包括炎性疾病、骨质疏松症及肿瘤。

【临床应用】 用于治疗对改善病情的DMARDs治疗应答不足，中到重度活动性类风湿关节炎的成年患者。

【注意事项】

（1）感染（包括严重感染）：接受托珠单抗治疗类风湿关节炎的患者发生了因细菌、侵袭性真菌、病毒、原虫或其他机会性病原体引起的严重感染，甚至导致致死性感染。常见的严重感染包括肺炎、尿道感染、蜂窝织炎、带状疱疹、胃肠炎、憩室炎、脓毒症和细菌性关节炎。使用托珠单抗治疗发生的机会性感染包括结核分枝杆菌、隐球菌、念珠菌和肺孢子虫感染。临床试验中未报告的其他严重感染也可能发生（如组织胞浆菌、球孢子菌、李斯特菌感染）。患者表现为播散性而非局部感染，通常在合并使用免疫抑制剂，如甲氨蝶呤或皮质类固醇时常见，因为这类药物除治疗类风湿关节炎以外，还可使患者易感。

（2）憩室炎并发症：已有RA患者发生憩室炎的并发症憩室穿孔事件的报道。对于既往有肠溃疡或憩室炎病史的患者，在使用托珠单抗时应格外注意。若患者出现潜在憩室炎并发症的征象（如腹痛），则应立即进行检查以早期诊断是否出现胃肠穿孔。

（3）肺结核：按照对类风湿关节炎患者给予其他生物制剂疗法的建议，在开始托珠单抗治疗前，应对潜伏性结核分枝杆菌感染的患者进行筛选。对于患有潜伏性结核病的患者，在采用托珠单抗治疗之前，应用标准抗分枝杆菌疗法进行治疗。

（4）疫苗：活疫苗和减毒活疫苗不应与托珠单抗同时使用。

（5）超敏反应：已有托珠单抗引起严重超敏反应的报道，包括过敏反应。在上市后的治疗病例中，接受各种剂量托珠单抗的患者均可发生严重超敏反应和速发过敏反应事件，这与是否合用其他关节炎治疗药物，是否于输注托珠单抗前接受预防超敏反应药物，以及是否曾发生过超敏反应无关。在上市后，静脉注射托珠单抗治疗期间有死亡病例报告。这些情况最早可发生在托珠单抗的首次输注。注射托珠单抗治疗期间如发生速发过敏反应，应立即采取适当的治疗。如发生速发过敏反应或其他严重超敏反应，应立即停止注射托珠单抗，并永久终止托珠单抗治疗。

（6）活动期肝病和肝功能损伤：应用托珠单抗，特别是合用甲氨蝶呤时，可能会使肝氨基转移酶水平升高。所以需慎重考虑对有活动期肝病或肝功能损伤的患者进行治疗。

（7）病毒激活：用生物疗法治疗类风湿关节炎时，可致病毒激活（如乙肝病毒）。在托珠单抗临床研究中，对于筛选出的肝炎阳性患者应予以排除。

（8）脱髓鞘：应警惕患者在治疗中出现的中枢脱髓鞘病发作的潜在征象。目前有关托珠单抗是否会导致潜在中枢脱髓鞘病发作的情况尚不清楚。

（9）实验室检查：中性粒细胞减少症、血小板减少症、肝脏氨基转移酶水平升高、总胆固醇水平升高、甘油三酯和（或）低密度脂蛋白胆固醇水平升高。

（10）心血管风险：RA 患者心血管疾病风险增加，风险因素（如高血压、高脂血症）应作为日常标准护理的一部分进行管理。

【药物相互作用】 体外试验数据表明，IL-6 可降低多种细胞色素 P450（CYP450）同工酶（包括 CYP1A2、CYP2B6、CYP2C9、CYP2C19、CYP2D6 和 CYP3A4）的 mRNA 表达水平，通过与临床相关浓度的托珠单抗共同培养可逆转这种表达水平的下降。相应地，使用托珠单抗治疗的 RA 患者可抑制 IL-6 信号传导，使 CYP450 活性恢复至较高水平，高于不使用托珠单抗治疗的患者，结果导致 CYP450 底物药物的代谢增加。托珠单抗对 CYP2C8 或转运蛋白（如 P-糖蛋白（P-gp））的作用未知，这对治疗指数窄、需进行个体化剂量调整的 CYP450 底物可能有临床相关性。使用这类药物治疗的患者在开始托珠单抗治疗时，应对其药效（如华法林）或药物浓度（环孢素或茶碱）进行治疗监测，需要时对这类药物进行个体化剂量调整。当托珠单抗与不能降低疗效的药物（如口服避孕药（CYP3A4 底物））合并用药时应慎重。

（1）辛伐他汀：辛伐他汀是 CYP3A4 和有机阴离子转运蛋白（OATP1B1）的底物。未使用托珠单抗治疗的 12 例 RA 患者接受辛伐他汀 40 mg，其辛伐他汀及其代谢物（辛伐他汀酸）的暴露比健康受试者分别高 4～10 倍和 2 倍。单次输注托珠单抗（10 mg/kg）后一周，辛伐他汀和辛伐他汀酸的暴露分别下降 57％和 39％，达到类似于或略高于健康受试者的水平。RA 患者停止托珠单抗治疗后，辛伐他汀和辛伐他汀酸的暴露增加。在为 RA 患者选择一种特殊的辛伐他汀给药剂量时，应考虑到开始托珠单抗治疗后（因 CYP3A4 水平恢复正常）可能降低辛伐他汀的暴露或终止托珠单抗治疗后可能增加辛伐他汀的暴露。

（2）奥美拉唑：奥美拉唑是 CYP2C19 和 CYP3A4 的底物。RA 患者接受奥美拉唑 10 mg，其奥美拉唑的暴露比健康受试者约高 2 倍。RA 患者在开始托珠单抗（8 mg/kg）输注前和输注后 1 周接受奥美拉唑 10 mg，奥美拉唑 AUCinf（从 0 至无穷大的血清药物浓度时间曲线下面积）弱代谢者（N＝5）和中等代谢者（N＝5）下降 12％，强代谢者（N＝8）下降 28％，略高于健康受试者。

（3）右美沙芬：右美沙芬是 CYP2D6 和 CYP3A4 的底物。13 例 RA 患者接受右美沙芬 30 mg，其右美沙芬的暴露与健康受试者相似，但其代谢物去甲右美沙芬（dextrorphan）（CYP3A4 底物）的暴露远低于健康受试者。单次输注托珠单抗（8 mg/kg）后 1 周，右美沙芬暴露下降了约 5％。但托珠单抗输注后，去甲右美沙芬水平下降较大（29％）。

（四）B 细胞清除剂

利妥昔单抗（rituximab）

利妥昔单抗是一种将小鼠单克隆抗体的恒定部分置换为人型的嵌合抗体，广泛用于 CD20 阳性的非霍奇金淋巴瘤的治疗，目前认为该药不仅对 MTX 无效的病例有效，对抗 TNF 疗法无效的 RA 病例也有效果。在美国，利妥昔单抗自 2006 年起用于 RA 的治疗，并和阿巴西普一同被列为继抗 TNF 疗法之后的第二选择生物学制剂。FDA 批准其与 MTX 联用治疗对 TNF 拮抗剂无效的难治性中重度 RA。

【药理作用】 利妥昔单抗是一种嵌合鼠/人的单克隆抗体，该抗体与纵贯细胞膜的 CD20 抗原特异性结合。此抗原位于前 B 细胞和成熟 B 细胞，但在造血干细胞、正常血浆细胞或其他正常组织中不存在。该抗原表达于 95％以上的 B 细胞型非霍奇金淋巴瘤。在与抗体结合后，CD20 不被内在化或从细胞膜上脱落。CD20 不以游离抗原形式在血浆中循环，因此也就不会与抗体竞争性结合。利妥昔单抗与 B 细胞上的 CD20 结合，并引发 B 细胞溶解的免疫反应。细胞溶解的可能机制包括补体依赖性细胞毒性（CDC）和抗体依赖性细胞的细胞毒性（ADCC）。此外，体外研究证明，利妥昔单抗可使药物抵抗性的人体淋巴细胞对一些化疗药的细胞毒性敏感。

NOTE

【临床应用】

(1) CD20 阳性的非霍奇金淋巴瘤。

(2) 对 TNF 拮抗剂无效的难治性中重度 RA。

【体内过程】　给患者按每平方米体表面积 125 mg、250 mg 或 375 mg 的本药静脉滴注,每周 1 次,共 4 次,患者的血清抗体浓度随剂量的增加而增加。在给予每平方米体表面积 375 mg 的患者中,在第一次滴注后,利妥昔单抗的平均血清半衰期为 68.1 h,最大浓度为 238.7 $\mu g/mL$,平均血浆清除率为 0.0459 L/h。在第四次滴注后,平均血清半衰期、最大浓度和血浆清除率分别是 189.9 h、480.7 $\mu g/mL$ 和 0.0145 L/h。此外,利妥昔单抗的血清浓度在症状缓解患者中的增高具有统计学意义,其典型意义是在 3～6 个月后仍可测到利妥昔单抗。在第一次给药后,中位外周 B 细胞数明显降低至正常水平以下,6 个月后开始恢复,在治疗完成的 9～12 个月后恢复正常。

【不良反应】

(1) 滴注相关症候:首先表现为发热和寒战,主要发生在第一次滴注时,通常在 2 h 内。其他随后的症状包括恶心,荨麻疹/皮疹,疲劳,头痛,瘙痒,支气管痉挛/呼吸困难,舌或喉头水肿(血管神经性水肿),鼻炎,呕吐,暂时性低血压,潮红,心律失常,肿瘤性疼痛。其次常见的是原有的心脏病加重,如心绞痛和充血性心力衰竭。用药的不良反应随着滴注的继续而减轻。

(2) 出血性副作用:常常是轻微和可逆性的。严重的血小板减少和中性粒细胞减少的发生率为 1.8%,严重贫血的发生率为 1.4%。

(3) 较常见副反应:

全身反应:腹痛,背痛,胸痛,颈部痛,腹胀,滴注部位疼痛。

心血管系统:高血压,心动过缓,心动过速,体位性低血压,血管扩张。

胃肠道:腹泻,消化不良,厌食。

血液和淋巴系统:白细胞减少,淋巴结病。

代谢和营养紊乱:高血糖,周围性水肿,LDH 增高,水肿,体重减轻,面部水肿,低血钙,尿酸升高。

肌肉骨骼系统:关节痛,肌痛,骨痛,肌肉张力过高。

神经系统:眩晕,焦虑,抑郁,感觉异常,躁动,失眠,紧张,嗜睡,周围神经炎。

呼吸道:咳嗽,哮喘,喉痉挛。

皮肤及附件:盗汗,出汗,皮肤干燥。

特殊感觉:泪腺分泌紊乱,耳痛,味觉障碍。

泌尿生殖系统:排尿困难,血尿。

(4) 少见的严重副作用:凝血功能紊乱、肌酸磷酸激酶增加、高血钙、自发性骨折、皮肤肿瘤复发。

【禁忌证】

(1) 禁用于已知对该产品的任何成分及鼠蛋白高度敏感的患者。

(2) 哺乳期妇女、儿童。

【注意事项】

(1) 在与本药治疗的相关症候中,曾发生过暂时性低血压和支气管痉挛。曾患有肺部疾病的患者发生支气管痉挛的危险性可能会增高。此时应当暂时停止使用本药滴注,并给予止痛剂、抗过敏药,或必要时静脉输入生理盐水或支气管扩张药,症状均可减轻。由于在本药输入中可能发生暂时性低血压,所以需考虑在输入本药前 12 h 及输入过程中停止抗高血压药治疗,对有心脏病(如心绞痛,心律不齐或心力衰竭)病史的患者应密切监护。

(2) 患者在被静脉给予蛋白制品治疗时,可能会发生过敏样或高敏感性反应。若用本药时发生过敏反应,应给予抗过敏治疗,如肾上腺素、抗组胺药和皮质类固醇。

(3) 对中性白细胞数少于 1.5×10^9/L 和(或)血小板数少于 75×10^9/L 的患者,使用该药要谨慎,因为这类患者的临床用药经验有限。在本药治疗期间,应注意定期观察患者的全血细胞数,包括血小板数。

（五）T 细胞抑制剂

阿巴西普（abatacept）

阿巴西普是人 CTLA-4（CD152）分子的细胞外结构域与人 IgG 的 Fc 段的融合蛋白（CTLA-4-Ig），可以抑制 T 细胞活化。阿巴西普不但对于 MTX 无效的病例有确切疗效，而且对于抗 TNF 疗法效果不显著的患者也有效，2005 年 12 月美国批准该药用于 RA 的治疗。本品影响 G 蛋白偶联受体信号转导和 Ras-丝裂原激活的蛋白激酶信号转导，针对整合素 aVp3 位点单克隆抗体、重组 OPG、IL-10 等生物制剂的研究已取得初步成果，其明确疗效及潜在不良反应仍在进一步研究中。

章节案例

患者：陈××，男，53 岁，务农。

主诉：急性胆囊炎后出现双手指关节肿痛，伴晨僵，渐及双肩双膝、双踝肿痛，双侧腹股沟疼痛。

体格检查：患者双肩重困疼痛、不能抬举，双肘疼痛、不能伸直，双腕肿胀疼痛，双手指肿痛、不能拿捏东西，腰骶部疼痛且压痛明显，不能久坐，双胯不适，双膝肿痛，双踝、双胫、双足部肿胀疼痛，全身困重乏力，不能站立。

辅助检查：类风湿因子阳性，C 蛋白反应阳性。

诊断：类风湿性关节炎。

1. 本病例中患者可以服用哪几类药物？其机制是什么？

2. 患者经济条件无法负担生物类抗风湿病药物，那么为了提高疗效，缓解病情，有几种药物联合使用的方案？

章节案例
答案解析

本章小结

风湿性疾病是一类以局部或全身性异常免疫反应为特征的炎性疾病，是在遗传易感性的基础上，受性激素、环境、社会、生理、心理等因素的相互作用引起的机体免疫功能紊乱。根据其发病机制，通过阻滞不同关键环节改善预后，抗风湿病药分为非生物类抗风湿病药和生物类抗风湿病药。

非生物类抗风湿病药包括：①改善症状的抗风湿病药，这类药物主要是指非甾体抗炎药（NSAIDs），NSAIDs 通过抑制组织细胞产生环氧合酶（COX），减少前列腺素等炎症介质的生成，消除关节局部炎症反应，达到镇痛、抗炎疗效，减轻患者临床症状和体征，代表药有阿司匹林、保泰松、羟基保泰松、氟灭酸、甲灭酸、甲氯灭酸、吲哚美辛、舒林酸、阿西美辛、布洛芬、萘普生、酮洛芬、吡洛芬、舒洛芬、氟比洛芬、奥沙普秦、托美丁钠、双氯芬酸、吡罗昔康、美洛昔康、氯诺昔康、塞来昔布和依托昔布；②改善病情的抗风湿药（DMARDs），这类药物的主要作用机制是抑制炎症细胞增殖和调节炎症反应，主要有甲氨蝶呤、来氟米特、环磷酰胺、硫唑嘌呤、柳氮磺胺吡啶、环孢素 A、他克莫司、吗替麦考酚酯、氯喹、羟氯喹、青霉胺、沙利度胺、金诺芬；③糖皮质激素，主要通过发挥其抗炎及免疫抑制作用治疗抗风湿病。临床常用药物有泼尼松、泼尼松龙、曲安缩松、甲泼尼龙等；④多靶点抗风湿药的代表药为锝[99Tc]亚甲基二膦酸盐，主要抑制炎症细胞因子 TNF-α、IL-1β 的产生，清除体内自由基，抑制破骨细胞的功能，发挥抗炎、镇痛、免疫抑制作用。

TNF-α、IL-1、IL-6 等免疫反应中的关键靶点过量表达时可以启动和触发慢性炎症反应，相比非生物类抗风湿病药，生物制剂可以通过靶向阻断上述反应轴中某个途径来发挥作用。代表药包括：①TNF-α抑制剂：依那西普，英夫利昔单抗，阿达木单抗；②IL-1 受体拮抗剂：阿那白滞素；③IL-6 抑制剂：托珠单抗；④B 细胞清除剂：利妥昔单抗；⑤T 细胞抑制剂：阿巴西普。

知识拓展

制剂及
用法用量

目标检测

一、单项选择题

1. 几乎没有抗炎、抗风湿作用的药物是(　　)。

A. 保泰松　　　　B. 阿司匹林　　　C. 对乙酰氨基酚　D. 吲哚美辛　　　E. 酮咯酸

2. 能引起系统性红斑狼疮的药物是(　　)。

A. 氯喹　　　　　B. 环磷酰胺　　　C. 肼苯达嗪　　　D. 雷公藤　　　　E. 强的松

3. 类风湿关节炎最常侵犯的关节是(　　)。

A. 手、足小关节　B. 脊柱小关节　　C. 颈椎及肩关节　D. 腕、踝、肘关节　E. 髋关节

4. 下列不属于生物类抗风湿病药物的是(　　)。

A. 阿达木单抗　　B. 阿那白滞素　　C. 戈利木单抗　　D. 托美丁钠　　　E. 利妥昔单抗

5. 特异性阻断 TNF-α 的药物是(　　)。

A. 阿那白滞素　　B. 托珠单抗　　　C. 利妥昔单抗　　D. 阿巴西普　　　E. 英夫利昔单抗

(6~7 题共用选项)

A. 不规则发热　　B. 蝶形红斑　　　C. 关节畸形　　　D. 血沉增快　　　E. 关节肿痛

6. 系统性红斑狼疮患者不会有(　　)。

7. 类风湿关节炎患者不会有(　　)。

(8~10 题共用选项)

A. 强的松　　　　B. 异烟肼　　　　C. 阿司匹林　　　D. 硝苯地平　　　E. 环磷酰胺

8. 类风湿关节炎患者常选用(　　)。

9. 系统性红斑狼疮患者常选用(　　)。

10. 能诱发系统性红斑狼疮的是(　　)。

二、问答题

请问使用生物类抗风湿病时不推荐用药期间接种活疫苗的原因有哪些?

(宁夏医科大学　余建强　杨佳美)

NOTE

第二十六章 抗 痛 风 药

扫码看课件

痛风(gout)是由单钠尿酸盐(monosodium urate,MSU)沉积所致的晶体相关性关节病,是因血尿酸增高及尿酸盐结晶在关节和组织沉积而引起的一组综合征,与嘌呤代谢紊乱和(或)尿酸排泄减少所致的高尿酸血症直接相关,特指急性特征性关节炎和慢性痛风石疾病,主要包括急性发作性关节炎、痛风石形成、痛风石性慢性关节炎、尿酸盐肾病和尿酸性尿路结石,重者可出现关节残疾和肾功能不全。痛风最重要的生化基础是高尿酸血症,长期有效地把血尿酸控制在正常水平是治疗痛风的基础和成败的关键。

抗痛风药物按药理作用机制(图 26-1)分为以下几类。

①抑制尿酸合成的药物,如别嘌醇;

②增加尿酸排泄的药物,如丙磺舒、苯溴马隆、苯磺吡酮;

③抑制白细胞游走进入关节的药物,如秋水仙碱等;

④一般的解热镇痛抗炎药物,如 NSAIDs。

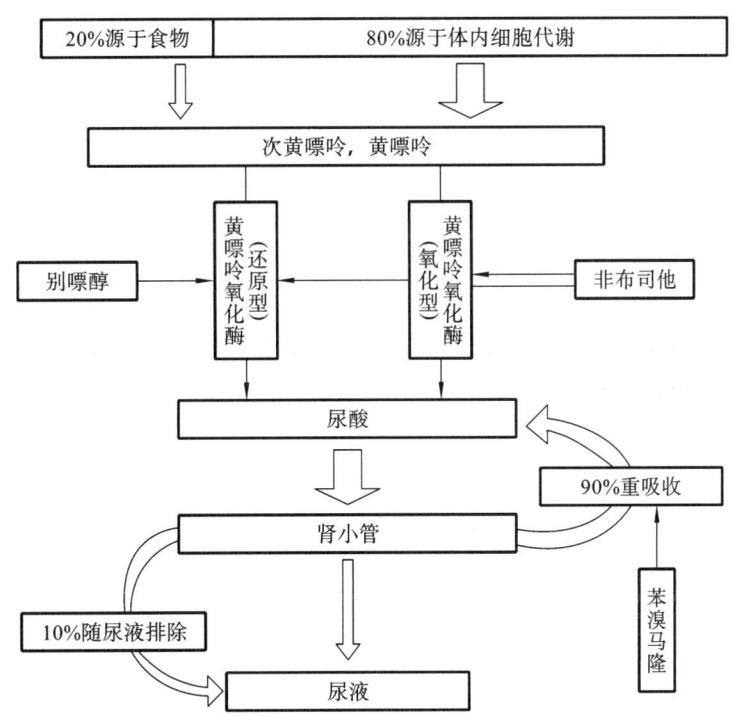

图 26-1 别嘌醇、非布司他、苯溴马隆的抗痛风药作用机制

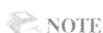

一、抗痛风药物

别嘌醇（allopurinol）

别嘌醇（别嘌呤醇）为次黄嘌呤的异构体。次黄嘌呤及黄嘌呤可被黄嘌呤氧化酶催化而生成尿酸。别嘌醇也被黄嘌呤氧化酶催化而转变成别黄嘌呤；别嘌醇和别黄嘌呤都可抑制黄嘌呤氧化酶（图 26-2）。

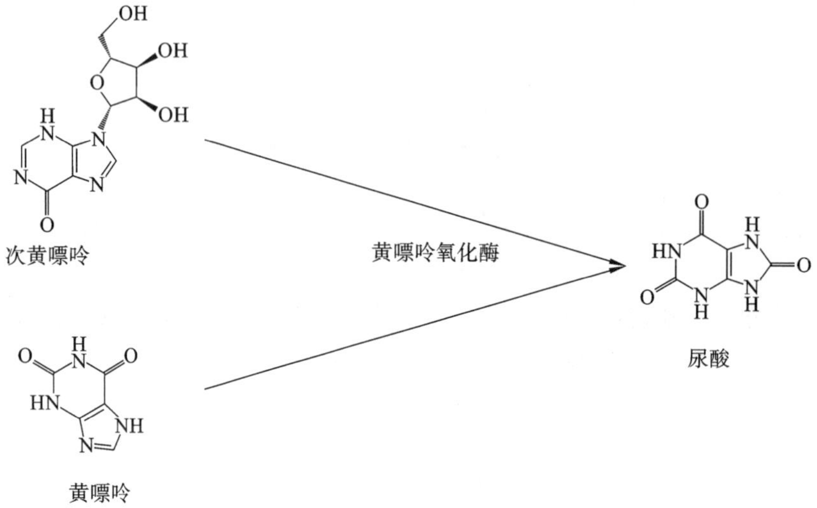

图 26-2　尿酸的合成途径

【药理作用】　别嘌醇可以抑制尿酸合成，主要通过抑制黄嘌呤氧化酶，从而阻断次黄嘌呤向黄嘌呤、黄嘌呤向尿酸的代谢转化。别嘌醇在低浓度时对酶为竞争性抑制药，而在高浓度时则为非竞争性抑制剂。其在肝脏的代谢产物奥昔嘌醇也是酶的非竞争性抑制药，且在组织中停留时间较长，使尿酸生物合成受阻，血浆中尿酸浓度降低，尿中排出减少，并能使痛风患者组织内的尿酸盐微结晶重新溶解，使痛风症状得到缓解。别嘌醇抑制痛风石和肾结石的形成，并促进痛风石溶解，能够防止痛风发展为慢性痛风性关节炎或肾病变。别嘌醇本身亦由黄嘌呤氧化酶代谢为羟嘌呤醇，而羟嘌呤醇对黄嘌呤氧化酶亦有抑制作用。

【体内过程】　本药口服易吸收，自胃肠道可吸收 80%～90%。近 70% 的在肝内代谢为具有活性的氧嘌呤醇，两者都不与血浆蛋白结合。口服后 2～6 h 达血浆峰浓度，$t_{1/2}$ 为 2～8 h，氧嘌呤醇为 18～30 h，肾功能损害者作用时间增长。本药经肾排泄，约 10% 以原形、70% 以代谢物形式随尿排出。

【临床应用】　适用于慢性原发性或继发性痛风的治疗，对急性痛风发作无效，因本药无消炎作用，并能延长急性发作过程，适用于尿酸生成过多，对排尿酸药过敏或无效以及不适宜使用排尿酸药的患者。本药尤其对患有痛风性肾病或尿酸性肾结石者具有良效，对于已经形成的尿酸结石，也有助于结石的重新溶解。还可用于预防白血病、淋巴瘤或其他肿瘤在化疗或放疗后继发的组织内尿酸盐沉积、肾结石等。

【不良反应】　别嘌醇不良反应少，偶见皮疹、胃肠反应及转氨酶升高、白细胞减少等；个别患者可出现腹泻、腹痛、低热、肌痛、暂时性转氨酶升高或粒细胞减少。常见的不良反应是超敏反应，可能在给药后数月或数年出现，一般在停药后几天就可缓解。其他典型的不良反应有剥脱性皮炎、血小板计数减少、少尿、尿频、间质性肾炎。

【注意事项】　服药期间应多饮水，并维持尿液呈中性或微碱性，以减少黄嘌呤结石及肾脏内尿酸沉积的危险。本药可使肝内铁含量增多，特发性血色病患者应慎用。肾功不良的患者体内别黄嘌呤蓄积，使用本药不良反应增多。禁用于会出现严重不良反应或超敏反应的患者，儿童和哺乳期妇女禁用，但患有恶性肿瘤或有先天性嘌呤代谢障碍者除外。

【药物相互作用】　别嘌醇与氯噻酮、呋塞米、依他尼酸或噻嗪类利尿剂同用，可降低其控制痛风和高尿酸血症的效力。与氨苄西林同用时，皮疹的发生率增高，尤其多见于高尿酸血症的患者。与 6 巯嘌呤(6MP)同用时，使后者分解代谢减慢而毒性增加。与抗凝血药如双香豆素等同用时，抗凝血药的效应可加强，应注意凝血酶原时间并调整剂量，以防出血。与环磷酰胺同用时，对骨髓的抑制可更加明显，故不宜合用。别嘌醇不能与氧化钙、维生素 C、磷酸钾(钠)同服。

【用药临床监护】

1. 坚持按痛风的分期给药

(1)缓解期在关节炎症控制后 1～2 周开始抑酸药别嘌醇治疗。

(2)缓解期尽快排酸和抑制尿酸合成。

(3)慢性期应使用抑制尿酸合成药并用促进尿酸排泄药。

2. 痛风关节炎急性发作期禁用抑酸药

(1)别嘌醇在急性期应用无直接疗效，可引起痛风性关节炎急性发作。

(2)服用初期诱发痛风，开始 4～8 周内可与小剂量的秋水仙碱联合使用。

3. 依据肾功能选择抑酸药

(1)尿酸≥1000 mg/24 h，肾功能受损、有泌尿系结石史或排尿酸药无效时可选择抑酸药别嘌醇。

(2)肾功能不全者可导致别嘌醇在体内蓄积，使不良反应增多。

丙磺舒(probenecid)

又名羧苯磺胺，是一种高脂溶性的苯甲酸衍生物。丙磺舒为抑制无机酸转运，增加尿酸排泄的药物。

【药理作用】 丙磺舒经肾小管主动分泌，可竞争性抑制肾小管对有机酸的转运。能被丙磺舒增加其排泄的重要内源性物质只有尿酸，丙磺舒抑制尿酸在肾近曲小管的主动再吸收，增加尿酸盐的排泄，降低血中尿酸盐的浓度，从而减少尿酸在组织中沉积，缓解或防止尿酸盐结节的生成，促进已形成的尿酸盐溶解。

【体内过程】 主要与白蛋白结合。本品在肝内代谢为成羧化代谢物及羟基化合物，这些代谢物均具有促尿酸排泄的活性。代谢物主要经肾排出，在 24～48 h 中有 5％～10％的给药量以原型由尿排出。

【不良反应】 丙磺舒不良反应较少见，可有头痛、食欲减退、恶心、呕吐等，还有尿酸结石、头晕、面部潮红、尿频、牙龈疼痛等，高剂量时危险增加，有消化性溃疡史者应该慎用。与阿司匹林或其他水杨酸盐同用时，可抑制本药的排尿酸作用，故不宜同服。与吲哚美辛、氨苯砜、萘普生等同用时，后者的血药浓度增高，毒性增加。与各类青霉素、头孢菌素同用时，后者的血药浓度增高，作用时间延长，毒性增加，尤其是对肾脏的毒性。

【禁忌证】 ①有磺胺药过敏史及对本品过敏者禁用；②肾功能不全者，尤其是肾小球滤过率低于 30 mL/min 者禁用；③2 岁以下儿童禁用。

【适应证】 丙磺舒适用于痛风发作间歇期和与痛风有关的高尿酸血症，肾功能尚好、每日尿排出尿酸不多的患者，还可用于治疗慢性痛风。因无镇痛及消炎作用，故不适用于急性痛风，可作为抗生素治疗的辅助用药，增加青霉素、头孢类抗生素的血浓度和延长它们的作用时间。

苯溴马隆(benzbromarone)

又名苯溴香豆素，是一种苯并呋喃衍生物，为增加尿酸排泄的药物。本药较丙磺舒具有更强的降低血尿酸的作用。具有抑制肾小管对尿酸的再吸收作用，促进尿酸的排泄，从而降低血中尿酸的浓度。其不会阻断嘌呤核苷酸代谢，适用于长期性高尿酸血症及痛风病患者。

【体内过程】 口服本药 50～100 mg，吸收约 50％，在肝内去溴离子后以游离型或结合型从胆汁中排出，其余以原形从粪便中排出。口服后 6 h 血药浓度达峰值，而在 6～12 h 稍降。其代谢产物为有效型，服药后 24 h 血中的尿酸量为服药前的 66.5％。

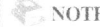

【临床应用】

（1）用于治疗原发性和继发性高尿酸血症，以及各种原因引起的痛风。

（2）对别嘌醇无效的痛风患者，苯溴马隆的疗效明显优于丙磺舒，不良反应亦明显少于丙磺舒。

（3）具有痛风史的高尿酸血症、慢性痛风性关节炎或痛风石伴高尿酸血症患者。

（4）由于在肠内排泄，此药也可用于血肌酐含量至 5 mg/100 mL 的肾功能不全者。

【不良反应】 本药不良反应较少。少数患者可出现粒细胞减少，故应定期检查血常规。极个别病例出现抗药性持续性腹泻。

【注意事项】

（1）中等或严重肾功能损害者不宜使用，孕妇避免使用。

（2）在治疗期间，出现持续性腹泻应立即停药。

（3）苯溴马隆需在痛风性关节炎急性发作症状控制后使用，定期检测肾功能、血尿酸和尿酸变化。每日用量为 20～100 mg，宜从每日 20 mg 开始逐渐递增。

（4）高尿酸血症及尿酸结石的患者，其尿液 pH 应调节在 6.2～6.8。

【药物相互作用】

（1）阿司匹林及其他水杨酸制剂、吡嗪酰胺等药同用可拮抗本药的促尿酸排泄作用，因此不宜合用。

（2）服药期间，如果痛风发作，建议剂量减半，必要时可服用秋水仙碱或吲哚美辛等非甾体抗炎药，以减轻疼痛。

（3）苯溴马隆可增强口服抗凝血药的作用，可与双香豆素等同用。

【用药临床监护】

（1）服用苯溴马隆过程中应多饮水，碱化尿液。

（2）肾功能正常或轻度受损者宜选苯溴马隆。

（3）对肾功能下降，血肌酐大于 130 μmol/L 者仍然有效，但必须保持每日尿量在 2000 mL 以上。

秋水仙碱（colchicine）

秋水仙碱是一种生物碱，因最初从百合科植物秋水仙（colchicum autumnale）中提取，故得名。秋水仙碱对急性痛风性关节炎有选择性的消炎作用，对一般的疼痛、炎症及慢性痛风均无效。秋水仙碱的作用：①和中性粒细胞微管蛋白的亚单位结合而改变细胞膜功能，包括抑制中性粒细胞的趋化、黏附和吞噬作用；②抑制磷酸酯酶 A_2，减少单核细胞和中性粒细胞释放前列腺素和白三烯；③抑制局部细胞产生白细胞介素-6 等，从而达到控制关节局部的疼痛、肿胀及炎症反应。

痛风急性发作是由于尿酸盐结晶沉积于关节组织引起炎性反应，尿酸盐沉积越多炎性反应越严重；炎性反应包括局部粒细胞浸润，吞噬尿酸盐结晶。局部 pH 降低可促使尿酸沉淀。秋水仙碱可能是通过降低白细胞的活动和吞噬作用及减少乳酸形成，从而减少尿酸结晶的沉积，减轻炎性反应，抑制粒细胞浸润，产生止痛作用的。但它对血中尿酸浓度及尿酸的排泄没有影响，其作用是抑制急性发作时的粒细胞浸润。

秋水仙碱属于一种典型的有丝分裂毒素，与粒细胞的微管蛋白结合妨碍粒细胞的活动，秋水仙碱能抑制细胞菌丝分裂，有一定的抗肿瘤作用。对分裂旺盛的细胞抑制作用更强，属周期特异性药物。

【体内过程】 秋水仙碱口服后迅速吸收，1～2 h 血药浓度达高峰，血浆蛋白结合率低（10%～34%），白细胞内药物浓度比血清中高 10 倍。治疗急性痛风时，口服后 12 h 开始起作用，疗效持续 48～72 h。本品有首过效应，大部分被代谢为去乙酰衍生物。由胆汁排出，20%～30%以原型由尿排出。肝病患者从肾脏排泄增加。

【临床应用】

（1）主要用于缓解痛风急性发作时的疼痛。

（2）间歇性用药可预防痛风的急性发作。

（3）对急性痛风性关节炎有选择性消炎作用，用药后数小时关节的红、肿、热、痛消退；但对一般性的疼痛、炎症、慢性痛风及其他类型关节炎并无作用。

（4）用于白血病、皮肤癌、霍奇金病、再生障碍性贫血的治疗。

【不良反应】 秋水仙碱的毒性较大，不良反应较多。

（1）常见消化道反应，如恶心、呕吐、腹泻、腹痛、胃肠反应是严重中毒的前驱症状。

（2）中毒时出现水样腹泻及血便，脱水、休克症状出现时必须立即停药。

（3）对肾及骨髓也有损害作用，肾脏损害可见血尿、少尿；对骨髓有直接抑制作用，可引起粒细胞缺乏、再生障碍性贫血。

（4）骨髓抑制，胃肠反应，并可有麻痹性肠梗阻，漏于血管外可引起局部坏死（静脉注射时用）。

【注意事项】

（1）老年患者用药容易发生蓄积中毒，应格外谨慎。

（2）本药可致胎儿畸形，孕妇禁用。

（3）骨髓造血功能不全、严重心脏病及胃肠道疾病患者慎用。

（4）治疗急性痛风，每个疗程间应停药 3 天，以免发生蓄积中毒。

（5）用药后出现不良反应，尤其是无力、食欲减退、恶心、腹泻时应减小用量。

【药物相互作用】

（1）本品可导致可逆性的维生素 B_{12} 吸收不良。

（2）与维生素 B_6 合用，可以减轻本品毒性。

（3）可使中枢神经系统抑制药增效，拟交感神经药的反应加强。

（4）可降低口服抗凝血药、抗高血压药的作用。

【用药临床监护】

（1）长期应用可引起骨髓抑制，如粒细胞和血小板计数减少、再生障碍性贫血、脱发等；晚期中毒症状有血尿、少尿、肾功能衰竭。在治疗期间应定期检查肝肾功能、血常规、造血功能。

（2）对严重肾功能不全者、妊娠期妇女禁用；年老、体弱者、骨髓造血功能不全者，严重肾、心功能不全者，胃肠疾病者慎用。

（3）在治疗急性痛风期间，每个疗程期间应停药 3 天，以免发生蓄积性中毒，患者疼痛一旦消失立即停药。胃肠道反应是严重中毒的前驱症状，一旦出现时应立即停药，否则会引起剧毒反应。治疗期间应定期检查肝肾功能、血常规、造血功能。一日剂量不得超过 6 mg。

（4）在炎症控制后 1~2 周开始，用抑制尿酸合成药别嘌醇治疗。对不能耐受秋水仙碱者可应用非甾体抗炎药，但不应超过 6 周。

（5）秋水仙碱需经肝脏解毒，当肝功能不全时肝脏对其解毒能力下降，易使毒性加重；对肝、肾功能有潜在损伤者易致蓄积中毒，应酌减剂量。

（6）静脉注射仅适合于术后痛风发作或禁食者，注射前必须以 0.9% 氯化钠注射液 20 mL 稀释，否则会引起局部静脉炎。

抗痛风药的研究进展

秋水仙碱、别嘌醇和苯溴马隆等仍然是临床上治疗痛风的主要药物，但均具有一定的毒副作用。近年来，越来越多的研究者着手于抗痛风药物的开发，虽其疗效与毒副作用尚待进一步的临床验证，但在实际治疗过程中已产生了显著的疗效。现将国内外治疗痛风的药物进行综述。

【抑制尿酸生成的药物】 国外研究显示，一种新型的 XOD 抑制剂 febuxostat（TMX 67）对治疗高尿酸血症引起的痛风安全有效。临床试验显示，患者分别口服 febuxostat 40、80、120 mg/kg，4 周后血清尿酸盐水平均显著降低，患者耐受性良好，值得推广。

【促尿酸排泄的药物】 氯沙坦（losartan）兼有降尿酸作用，是一种既能降压又能改善和纠正高尿酸血症的药物，属于非肽类血管紧张素受体（AT_1）拮抗剂，其降低血尿酸的机制为阻断尿酸重吸收的阴离

NOTE

子交换途径,使尿酸在近曲小管的重吸收比例达 40%,尿酸排泄增加。这类药作用靶点为肾近曲小管上尿酸盐转运体,是降尿酸药研发的重要靶标。

重组黄曲霉菌氧化酶聚乙二醇(PEG)和重组尿酸氧化酶两者均有快速、强大的降尿酸作用,主要用于治疗重度高尿酸血症难治性痛风。有痛风石并可能逐渐溶解的患者因降尿酸作用快,易诱发痛风急性发作,这类药具抗原性,易引起超敏反应和耐药。

雌二醇和己烯雌酚具有促进肾脏排出尿酸的作用,患高尿酸血症的绝经后妇女应用激素替代治疗,亦可降低血尿酸水平。

【缓解症状的药物】 临床上常用的 NSAIDs 包括环氧化酶-1(COX-1)抑制剂和 COX-2 抑制剂两种,如吲哚美辛、布洛芬、萘普生、塞来昔布及戊地昔布等。其主要通过抑制环氧化酶(cyclo-oxygenase,COX),减少花生四烯酸的代谢产物(前列腺素)的产生,从而发挥抗炎、解热、镇痛的功效。该类药物作为治疗痛风急性发作的一线用药,疗效确切,且患者耐受良好,相对较安全。

氨基葡萄糖(glucosamine)选择性作用于骨性关节炎,具有治疗与修复结缔组织、消炎止痛作用,其消炎止痛作用与非甾体类消炎药相似,但无胃出血等不良反应,且耐受性良好,它能缓解痛风等引起的骨关节炎、关节肿胀与疼痛、关节僵硬等症状,显著改善患者的生活质量。

糖皮质激素类药物如甲基强的松龙、强的松等并非治疗痛风的常用药,主要用于严重的急性痛风发作并伴有较重的全身症状,且秋水仙碱或非甾体抗炎药治疗无效的患者。

炎症细胞因子在痛风的发病过程中起着重要作用,如肿瘤坏死因子(TNF-α)、血小板活化因子(PAF)受体等。研究表明,白介素-1(IL-1)、TNF-α 作为炎症趋化因子和激活因子在痛风性关节炎的发生、发展过程中起着重要作用。抗 TNF-α 疗法治疗痛风,可减少中性粒细胞聚集和炎性损伤,缓解关节炎症状。

诺华公司开发的注射用 IL-1 阻滞剂卡那单抗(Ilaris,即人抗-IL-1-单克隆抗体),能显著降低痛风的急性发作率,对于预防痛风的急性发作有更持久的作用。利纳西普(Rilonacept)是由美国食品药品管理部门在 2008 年批准上市的 IL-1 受体拮抗剂;IL-1 抗体卡那单抗于 2009 年被批准上市;另外还有阿那白滞素,实验表明它们对急性痛风具有良好的治疗效果。

章节案例

患者,女,63 岁。食用较多海鲜后以"脚趾疼痛 3 日"之主诉入院,查体:大致正常。辅助检查:尿蛋白(+),血肌酐 165 μmol/L,血尿酸 650 μmol/L,余无明显异常。诊断:高尿酸血症,慢性肾脏病。医嘱治疗用药:秋水仙碱片 0.5 mg,口服,3 次/日;碳酸氢钠片 0.3 g,口服,3 次/日;塞来昔布胶囊 200 mg,口服,1 次/日。问:

1. 医生为什么要选择秋水仙碱?它主要对抗患者什么症状?
2. 痛风急性发作期禁用的药物有哪些?
3. 患者痛风症状控制后,可长期服用哪种药物预防痛风发作?
4. 塞来昔布的禁忌证是什么?
5. 该患者使用秋水仙碱和塞来昔布后,症状控制不佳时还可选用哪类药物?

本章小结

选择性抗痛风性关节炎的代表药秋水仙碱,作用机制为抑制粒细胞浸润和白细胞趋化、抑制磷脂酶 A₂,使单核细胞和中性粒细胞减少释放前列腺素和白三烯、抑制局部细胞产生 IL-6;抑制尿酸生成的代表药物别嘌醇、非布索坦,作用机制为抑制黄嘌呤氧化酶,使尿酸生成受阻,防止尿酸形成结晶并沉淀在关节及其他组织内,抗氧化,使再灌注期氧自由基的产生减少;促进尿酸排泄的代表药物丙磺舒、苯溴马隆,作用机制为抑制尿酸盐的重吸收,增加尿酸排出,降低血尿酸浓度,减少尿酸沉积,亦促进尿酸结晶的重新溶解。

目标检测

单项选择题

1. 秋水仙碱用于痛风关节炎的（　　　）。

A. 急性发作期　　　B. 间歇期　　　　　C. 慢性期　　　　　D. 缓解期　　　　　E. 长期症状控制

2. 秋水仙碱可导致下列哪种维生素可逆性的吸收不良？（　　　）

A. 维生素 B_1　　　B. 维生素 B_{12}　　　C. 维生素 C　　　D. 维生素 B_6　　　E. 维生素 A

3. 丙磺舒的作用机制是（　　　）。

A. 抑制肾近端小管对尿酸盐的重吸收

B. 促进尿酸分解，将尿酸转化为尿囊素

C. 抑制粒细胞浸润和白细胞趋化

D. 抑制磷脂酶 A_2，减少单核细胞和中性粒细胞释放前列腺素和白三烯

E. 防止尿酸形成结晶并沉积在关节及其他组织内

4. 关于秋水仙碱的描述，错误的是（　　　）。

A. 尽量避免静脉注射和长期口服给药　　　　　B. 老年人应减少剂量

C. 秋水仙碱过量口服可能导致死亡　　　　　　D. 与维生素 B_{12} 合用可减轻本品毒性

E. 静脉注射只可用于禁食患者

5. 关于使用丙磺舒时的注意事项，下列说法错误的是（　　　）。

A. 服用丙磺舒应保证摄入足量水　　　　　　B. 适当补充碳酸氢钠

C. 维持尿道通畅　　　　　　　　　　　　　D. 必要时服用枸橼酸钾

E. 与阿司匹林合用可促进丙磺舒的排酸作用

6. 痛风慢性期可用下列哪种药物维持治疗（　　　）。

A. 秋水仙碱　　　B. 丙磺舒　　　C. 尼美舒利　　　D. 塞来昔布　　　E. 吲哚美辛

（7~8 题共用选项）

A. 秋水仙碱　　　B. 对乙酰氨基酚　　　C. 塞来昔布　　　D. 卡托普利　　　E. 奎尼丁

7. 选择性抑制 COX-2 的药物是（　　　）。

8. 非选择性抑制 COX-2 的药物是（　　　）。

（宁夏医科大学　余建强　杨佳美）

NOTE

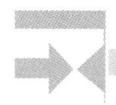

第二十七章 影响免疫功能的药物

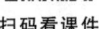

 学习目标

1. 了解:免疫抑制剂的作用机制;常用免疫抑制剂(环孢素、霉酚酸酯、硫唑嘌呤、环磷酰胺及糖皮质激素等)的主要适应证和不良反应。

2. 了解:免疫兴奋药的作用机制;常用免疫兴奋药(卡介苗、左旋咪唑、异丙肌苷、白介素-2、干扰素、肿瘤坏死因子、转移因子、胸腺素)的主要适应证和不良反应。

案例导入27-1

患者,女,25岁,因"双侧膝关节肿胀疼痛伴发热、乏力1周"入院。入院查体示:蝶形红斑对称性分布于双侧面颊和鼻梁,边缘清楚。辅助检查示:血常规白细胞 $3 \times 10^9/L$;抗 dsDNA 抗体阳性、抗 Sm 抗体阳性、抗核抗体阳性;肾功能未见明显异常。经医生诊断为系统性红斑狼疮。给予环磷酰胺 $0.8 \sim 1.2 \, g$,加入液体中静脉滴注,每 $3 \sim 4$ 周1次;甲基强的松龙 $1 \, g$,加入液体中静脉滴注,3 h 内滴完,1 次/d,连续3天。治疗第二天患者出现水中毒现象。问:

1. 医生使用环磷酰胺的目的是什么?
2. 使用环磷酰胺的注意事项有哪些?
3. 什么情况使用环磷酰胺可出现水中毒,如何处理?

人体免疫功能的调节是通过机体免疫系统应答反应调节实现的,而免疫应答反应调节包括免疫抑制和免疫增强两种类型。本章主要介绍免疫抑制剂和免疫增强药对免疫功能调节的影响。临床常用的免疫抑制剂有环孢素、糖皮质激素、烷化剂、抗代谢药、抗淋巴细胞球蛋白及单克隆抗体等。免疫增强药有卡介苗、左旋咪唑、白介素-2、干扰素、转移因子、胸腺素等。此外,市场上现有很多影响免疫功能的药物,但临床应用效果远未达到预期理想的水平。

第一节 免疫应答和免疫病理反应

一、免疫应答

免疫系统由各种免疫器官、细胞及免疫分子组成。机体免疫系统在受到抗原刺激后,淋巴细胞特异性识别抗原,发生多步骤连续的复杂过程,可分为3个阶段:①免疫应答阶段,指抗原递呈和识别阶段,即巨噬细胞和免疫活性细胞处理和识别抗原的阶段;②诱导阶段,即免疫活性细胞被抗原激活后活化、增殖、分化,并产生免疫活性物质的阶段;③效应阶段,是效应细胞和免疫分子发挥生物效能的阶段。

二、免疫病理反应

正常的免疫应答反应在抗感染、抗肿瘤及抗器官移植排斥方面具有重要意义。但当机体免疫功能异常时,可出现免疫病理反应,包括变态反应(过敏反应)、自身免疫性疾病、免疫缺陷病和免疫增殖病等,表现为机体的免疫功能低下或免疫功能过度增强,严重时可导致广泛的组织器官损伤,甚至机体死亡。

第二节 免疫抑制剂

免疫抑制剂的作用机制虽各异,但具有共同的特点:①多数药物的免疫抑制作用选择性低,对免疫病理反应、正常免疫反应均抑制;②对正在增殖的免疫细胞抑制作用强,对已分化成熟的免疫细胞作用较弱;③药物作用取决于给药时间与抗原刺激时间的间隔和先后顺序,如硫唑嘌呤在抗原刺激后24～48 h给药抑制作用强;④免疫病理反应类型不同,对药物的敏感性也不同,如Ⅰ型过敏反应对细胞毒类药物不敏感,Ⅳ型过敏反应则对免疫抑制剂敏感;⑤对免疫性炎症反应有抑制作用。临床上主要用于:①结缔组织病或其他自身免疫性疾病,只缓解病情,不能根治,首选糖皮质激素,无效加用或改用其他免疫抑制剂;②器官移植的排斥反应。

临床常用的免疫抑制剂有以下共同的不良反应:①致畸胎、不育,以细胞毒类药物最为严重;②长期应用增加肿瘤的发病风险;③长期应用显著降低机体抗感染免疫力,常见细菌、病毒、真菌的感染。

一、肾上腺皮质激素类药物

糖皮质激素作用于免疫反应的各期,抑制免疫反应的多个环节。如抑制巨噬细胞和其他抗原提呈细胞,减弱其对抗原的反应;抑制了白介素-1(IL-1)的合成与分泌,抑制淋巴细胞DNA合成和有丝分裂,破坏淋巴细胞,减少外周淋巴细胞数量;抑制辅助性T细胞和B细胞,减少抗体生成;抑制细胞因子如IL-2、IL-6、IFN-γ和TFN-α等的表达,减轻效应期的免疫性炎症反应等。此外,还能阻止免疫复合物通过基底膜,降低免疫球蛋白的浓度及减少补体成分。

临床上主要用于器官移植排斥反应和自身免疫性疾病。长期大剂量使用可导致严重不良反应,如诱发感染、恶性肿瘤等。临床常用药物有泼尼松、泼尼松龙、地塞米松等。

二、微生物代谢产物类药物

环孢素 A(ciclosporin A)

环孢素 A 是从真菌代谢产物中分离的中性多肽。

【体内过程】 生物利用度较低,仅为20%～30%,食物影响吸收;体内分布广泛,其在脂肪、肝、脾、肺、淋巴结、肾上腺组织中的浓度高于血药浓度,血浆蛋白结合率为30%。$t_{1/2}$为10～30 h,94%经胆汁排泄。肝功能不良时需慎调用药剂量。约6%从肾脏排泄。

【药理作用】 本品与T细胞胞质受体蛋白亲环蛋白形成复合物,再与钙调磷酸酶(神经钙蛋白)结合,抑制该酶活性,从而抑制T细胞对特异性抗原刺激的反应。对B细胞作用弱,对巨噬细胞作用不明显,此外间接通过增加转化生长因子的表达,抑制白介素-2(IL-2)的产生、释放,阻止依赖IL-2的T细胞的增殖和功能,减少细胞毒T细胞的产生。

【临床应用】

(1) 器官移植:抑制器官移植引起的排斥反应,可以与西罗莫司或糖皮质激素联用,提高其疗效。

(2) 自身免疫性疾病:临床常用于治疗难治性弥漫性结缔组织病、狼疮肾炎、活动性红斑狼疮等,也可以用于治疗难治性肾病综合征。

【不良反应】 不良反应发生率较高,严重程度和持续时间与剂量或血药浓度有关,多为可逆性。主要不良反应有肾毒性(血肌酐和尿素氮水平呈剂量依赖性升高,多见于用药最初的4个月),其次为肝毒性,其他不良反应有高血压、消化道反应、多毛症、震颤、感觉异常、牙龈增生、胃肠道反应、过敏反应等。

NOTE

他克莫司(tacrolimus,FK506)

他克莫司是从链霉菌属分离提取的二十三环大环内酯类抗生素,口服吸收快但脂肪饮食影响吸收,个体差异大;主要经肝代谢,从胆道排泄。本品作用机制与环孢素 A 相似,与他克莫司细胞内结合蛋白(FKBP)结合形成复合物,抑制 IL-2 基因转录,免疫抑制作用强,不良反应严重。临床主要用于预防器官移植排斥反应或其他免疫抑制剂无效的排斥反应。其不良反应较环孢素 A 严重。本品可延长环孢素 A 的半衰期,合用增加肾毒性。

西罗莫司(siroliums)

西罗莫司仅可口服,吸收快,经 CYP 和 P-糖蛋白代谢,91%经粪便排泄。本品进入细胞首先与他克莫司结合蛋白结合形成复合物,特异性干扰钙离子依赖性通道,但不影响钙调磷酸酶功能;抑制抗原和 IL-2、IL-4、IL-15 所激发的 T 细胞活化和增殖,即抑制细胞周期中 G_1 期细胞向 S 期细胞转化。此外尚可抑制 B 细胞的增殖和抗体的产生以及血管内皮细胞的增殖。免疫抑制作用较他克莫司强,而毒性小于他克莫司。临床主要与环孢素、糖皮质激素联合使用,用于器官移植的排斥反应。

三、细胞毒类

硫唑嘌呤(azathioprine,aza)

本品为 6-巯嘌呤的咪唑衍生物,在体内迅速分解为甲基硝化咪唑和 6-巯嘌呤。口服吸收良好,$t_{1/2}$ 为 4～6 h,代谢产物多数有活性,主要以 6-巯基嘌呤从肾脏排泄。硫唑嘌呤主要作用于 S 期细胞,其活性代谢物 6-巯嘌呤进入胞内转化为多种硫代嘌呤类似物,阻止嘌呤合成,从而抑制核酸合成;硫代嘌呤类似物还能进入 DNA,破坏 DNA,阻止参与免疫识别和免疫放大的细胞的增殖,对 T 细胞有较强抑制作用。

临床主要用于治疗器官移植排斥反应、多系统的自身免疫性疾病(如系统性红斑狼疮、白塞综合征等)。主要不良反应有骨髓抑制(白细胞减少最常见)、感染易感性增加、肝毒性、过敏反应等。本品与别嘌醇合用时可增加药物的毒性反应,减弱华法林的抗凝作用,增强去极化骨骼肌松弛药的神经肌肉阻滞作用等。

环磷酰胺(cyclophosphamide)

环磷酰胺属于双功能烷化剂、细胞周期非特异性药物。进入体内经肝脏水解为醛磷酰胺,在组织中形成磷酰胺氮芥,与 DNA 交叉联结,抑制 DNA 合成与细胞分裂,对快速增殖组织的细胞毒性最强。可减少 T 细胞和 B 细胞数目(对 B 细胞较 T 细胞更为敏感),减少抗体产生,抑制淋巴细胞增殖,降低 NK 细胞活性,抑制免疫反应。临床常用于预防排斥反应与移植物抗宿主反应,以及治疗糖皮质激素不能长期缓解的多种自身免疫性疾病。不良反应主要是骨髓抑制、胃肠道反应、出血性膀胱炎。

霉酚酸酯(mycophenolate mofetil)

霉酚酸酯是霉酚酸的酯类衍生物。口服迅速吸收,生物利用度高。吸收后迅速分解为霉酚酸(mycophenolic acid),进食可降低 40%的浓度,在肝脏代谢为葡萄糖苷酸酚,$t_{1/2}$ 为 16～17 h,主要通过肾脏排泄。起效慢,一般为 3～6 个月。

霉酚酸能与 MPA 选择性、可逆性地抑制次黄嘌呤单核苷酸脱氢酶(inosine 5-monophosphate dehydrogenase,IMPDH)该酶为鸟嘌呤核苷酸合成必需的酶,尤其是淋巴细胞,使鸟嘌呤核苷酸合成减少,从而选择性抑制 T、B 淋巴细胞的合成与增殖。此外,本药还可诱导活化 T 细胞凋亡,抑制一氧化氮合成,抑制血管平滑肌细胞和系膜细胞的增殖作用(缓解肾小球疾病)等。

临床上主要用于防治同种异体器官移植引起的急性排斥反应及移植物抗宿主反应,宜与环孢素 A、肾上腺皮质激素类药物联用。主要不良反应为消化道反应、继发感染等。无明显肝脏和肾脏毒性作用。

四、生物制剂类

抗淋巴细胞球蛋白（antilymphocyte globulin，ALG）

抗淋巴细胞球蛋白为提纯的免疫球蛋白 G（immune globulin G，Ig G）制剂，因来源不同（如人的胸腺细胞、胸导管淋巴细胞或人的淋巴样细胞、免疫马和兔等所获得的抗血清），效价及毒性也不同。本品可抑制经抗原识别后的淋巴细胞激活过程，特异性破坏淋巴细胞。其去淋巴细胞的途径有直接的淋巴细胞毒性；补体依赖性细胞溶解；调理素作用；网状内皮系统破坏；抑制免疫应答反应中的酶链从而灭活细胞。

临床上主要用于耐激素排斥反应和器官移植后防治移植排斥反应及急性移植物抗宿主病。常见不良反应如下：①中性粒细胞和淋巴细胞减少，继发感染；②末梢血栓性静脉炎；③寒战、发热、过敏性休克等。禁用于接种减毒活疫苗者。本品仅能静脉给药，给药期间需密切观察临床症状、监测血细胞计数（停药后仍需观察 2 周），避免与血液制品同用。

五、中药提取物

雷公藤总苷（tripterygiumglucoside）

雷公藤总苷是卫茅科植物雷公藤属木质藤本植物雷公藤的提取物。祖国医学文献记载雷公藤可杀虫、解毒、祛风湿，现代医学研究发现其具有抑制免疫、抗炎的作用。雷公藤总苷可以抑制体液免疫和细胞免疫，诱导活化的淋巴细胞凋亡，减少淋巴细胞，还能抑制 IL-2 生成、不同程度影响自然杀伤细胞和巨噬细胞，有较强的抗炎作用。

临床上主要与其他免疫抑制剂联合治疗自身免疫性疾病（如类风湿性关节炎、结缔组织病、肾病综合征等），对银屑病、湿疹等有一定疗效。本品影响卵巢、睾丸精子发育，抑制骨髓，引起白细胞、血小板减少，机体可出现皮肤黏膜反应（如皮肤变薄、色素沉着、皮疹、痤疮等）、消化道反应等。

第三节　免疫增强药

免疫增强药对细胞的作用方式各不相同，但其出发点都是促进、调节某些类型的免疫细胞增殖、分化，产生细胞因子和表达功能。其主要作用如下：①作用于细胞免疫：激活胸腺系统，促进 T 细胞增殖，产生淋巴因子，促进巨噬细胞的增殖、分化和活化；②作用于体液免疫：促进 B 细胞增殖，诱导其对 Th 细胞的敏感性，增强免疫应答；③作用于巨噬细胞：增强其吞噬功能，激活免疫应答；④加强自然杀伤细胞、抗体依赖性杀伤细胞的活性；⑤调节神经、内分泌系统，抑制病原体、肿瘤细胞的生长。临床上主要用于治疗：①免疫缺陷病；②恶性肿瘤辅助治疗；③艾滋病；④慢性细菌及病毒感染。在使用时应注意药物潜在的危险性如过敏反应、毛细血管渗漏综合征、引起自身免疫性疾病等。

一、微生物来源的药物

卡介苗（bacillus calmette-guerinvaccine，BCG）

卡介苗是牛结核分枝杆菌减毒的活菌苗，为非特异性免疫增强剂。本品具有免疫佐剂作用，可增强抗原的免疫原性，加速诱导免疫应答，增强细胞免疫和体液免疫；增强巨噬细胞吞噬功能，促进 IL-1 生成和 T 细胞增殖，增强 T 细胞、自然杀伤细胞的功能。

临床除用于预防结核病外，主要用于治疗恶性黑色素瘤，或作为急性白血病、肺癌、膀胱癌等恶性肿瘤的辅助治疗。常见不良反应有皮内接种局部易致红肿甚至溃疡、过敏反应、发热、盗汗、骨关节痛等。

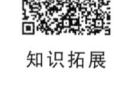

用药时避免注射到皮下,禁日光曝晒,活动性结核病患者禁用。

二、人或动物免疫系统产物

胸腺素(thymosin)

胸腺素来源于小牛胸腺分离精制的一组活性多肽(多种胸腺激素:胸腺素、胸腺因子、胸腺增生素等),现用的主要为生物合成品。其主要作用有促进 T 细胞分化、成熟,增强成熟 T 细胞对抗原或其他刺激的反应,促进 IL-2 生成,增强免疫排斥反应和移植物抗宿主反应。对体液免疫影响不大。

临床上主要用于胸腺依赖性免疫缺陷性疾病(包括艾滋病)、自身免疫性疾病、病毒感染性疾病、晚期肿瘤等。常见不良反应有发热、皮肤变态反应等。

白介素-2(interleukin-2,IL-2)

白介素-2 也称 T 细胞生长因子,它由 T 细胞和 NK 细胞产生,是由 133 个氨基酸组成的多肽,现用品为基因工程生产,称作人重组白介素-2。

白介素-2 在体内主要分布于肾、肝、肺、脾,主要通过肾细胞中的组织蛋白酶分解,血清 $t_{1/2}$ 为 85 min。目前使用的是通过基因重组获得的重组人白细胞介素-2(recombinant human interleukin-2)。

本品通过作用于 IL-2 受体,促进 T 细胞增殖、分化,诱导并增强杀伤细胞(依赖于 IL-2 的淋巴因子活化)的细胞毒样作用;增强单核-巨噬细胞、杀伤性细胞的活性;增强 B 细胞增殖及抗体的分泌;诱导干扰素生成。通过上述作用提高机体免疫功能和抗感染能力。

临床上主要用于治疗肿瘤(如肾细胞癌、黑色素瘤等)、免疫缺陷病(如艾滋病)、感染性疾病(细菌、病毒感染)等。本品不良反应与剂量、输液速度、疗程有关,大剂量应用时患者可出现毛细血管渗漏征(低血压、末梢水肿、暂时性肾功能不全等)、肺水肿、骨髓抑制、嗜睡、谵妄等。为预防患者出现发热,给药前使用解热镇痛药。

干扰素(interferon,IFN)

干扰素是宿主细胞受到感染或干扰素诱生剂等激发后,通过受阻遏的基因而产生的一种糖蛋白,无抗原性,但有高度的种属特异性,只有人的干扰素对人有效。干扰素对酸、碱、热具有较强的抵抗力,但易被胰蛋白酶破坏。

根据其理化及抗原特性分为 IFN-α(来源于人白细胞)、IFN-β(来源于人成纤维细胞)、IFN-γ(来源于大肠杆菌、酵母菌基因工程重组)。IFN-α 与 IFN-β 具有共同受体,无协同作用;IFN-β 或 IFN-α 与 IFN-γ 均有协同作用。

【体内过程】 肌肉或皮下注射 IFN-α 的达峰时间为 4~8 h。IFN-γ 吸收不稳定,但全身给药后有再分布现象(呼吸道、脑脊液、眼、脑等),IFN-α、IFN-β、IFN-γ 三者的 $t_{1/2}$ 分别为 2 h、1 h、0.5 h。IFN-α 从肾内代谢,IFN-β 从肝内代谢。

【药理作用】 研究表明干扰素与细胞膜结合后,在细胞间产生一系列复杂变化,可阻止受病毒感染细胞中的病毒复制、保护未感染细胞,还可增强吞噬细胞的吞噬活性及淋巴细胞对靶细胞的毒性。

1. 广谱抗病毒作用 IFN-α 与 IFN-β 的抗病毒作用较 IFN-γ 强。对 RNA 和 DNA 病毒几乎都有抑制作用。干扰素不能直接中和病毒,主要抑制病毒的蛋白质合成,从而抑制病毒繁殖。

2. 抗肿瘤增殖作用 通过直接抑制肿瘤细胞生长,抑制肿瘤病毒的繁殖,抑制癌基因(C-fos)的表达和转化,激活抗肿瘤免疫功能等综合性作用,达到抗肿瘤的目的。

3. 免疫调节作用 IFN-γ 通过对免疫效应细胞的作用,调整人体的三大基本免疫功能。作用效果视剂量及注射时间不同而异,大剂量给药可抑制体液免疫,相反致敏后或小剂量给药可增强体液免疫功能。

【临床应用】

1. 病毒性疾病 临床上使用的重组人干扰素 α1b、重组人干扰素 α2a、重组人干扰素 α2b 均具有广谱抗病毒、抗肿瘤和增强免疫作用,主要用于治疗病毒性疾病(如带状疱疹、慢性乙型肝炎等)、某些肿瘤(成骨瘤、肾细胞癌、黑色素瘤等)。

2. 主要用于类风湿性关节炎、骨髓增生异常综合征、尖锐湿疣、肾细胞癌等　重组人干扰素 γ 仅具有较强的免疫调节功能,增强抗原提呈细胞功能,加快免疫复合物的清除和提高吞噬作用;对淋巴细胞具有双向调节作用,抑制胶原合成,促进胶原分解。主要用于类风湿性关节炎、骨髓增生异常综合征、尖锐湿疣、肾细胞癌等。

【不良反应】　本品主要不良反应有流感样症状、血液毒性(如白细胞、粒细胞减少)、神经毒性(如嗜睡、精神错乱)、胃肠道反应等。禁用于患有心脏疾病,癫痫,中枢神经系统功能受损,严重肝肾、骨髓功能异常,正在或近期接受免疫抑制剂治疗的慢性肝炎患者。

转移因子(transfer factor,TF)

转移因子是一种从健康人白细胞中提取的一种小分子核酸肽,不被 DNA 酶、RNA 酶、胰酶破坏,无抗原性,可皮下注射或口服。

本品免疫调节作用无明显的种属特异性,其活性成分是 T 辅助细胞的产物,具有活化效应,可加强效应细胞对肿瘤细胞的攻击反应,抑制或破坏肿瘤细胞的生长。在 TF 作用下,非致敏淋巴细胞转化为致敏 T 细胞,增强了细胞免疫功能,同时还促进干扰素的释放,增强机体抗感染的能力。

本品临床主要用于原发或继发性细胞免疫缺陷性疾病的替代疗法,对自身免疫性疾病、急性病毒感染、恶性肿瘤(如骨肉瘤、肾母细胞瘤等)有一定疗效。例如抗乙型肝炎转移因子具有调节和增强特异性抗乙型肝炎病毒感染的细胞免疫和体液免疫功能,可用于乙型肝炎的治疗。

本品不良反应少,注射局部可有明显的痛感等。

肿瘤坏死因子(tumor necrosis factor,TNF)

肿瘤坏死因子能增强 T 细胞产生以 IL-2 为主的淋巴因子,提高 IL-2 受体的表达水平,促进 T 细胞增殖;促进 B 细胞增殖、分化和产生抗体;诱导单核-巨噬细胞系统的前体细胞分化,增强吞噬能力,提高巨噬细胞的抗原递呈能力,从而增强免疫功能。此外,TNF 对多种肿瘤细胞具有细胞毒性和抑制生长作用;呈剂量依赖性地抑制病毒介导的细胞病变的发展,抑制 RNA 病毒、DNA 病毒;刺激成骨细胞内碱性磷酸酶活性,抑制新骨形成。目前临床上使用的是重组人肿瘤坏死因子,可与抗肿瘤药联合治疗多种晚期肿瘤,如与 CAP 化疗方案联合可试用于经其他方法治疗无效或复发的晚期非小细胞肺癌患者,但需密切观察本药远期和潜在不良反应。

本品不良反应较轻,可有头痛、发热、寒战等,解热镇痛抗炎药可减轻,静脉注射可出现低血压。

三、化学合成药

左旋咪唑(levomisole,LMS)

左旋咪唑为四咪唑左旋体,其结构中的咪唑环与含硫部分为其活性的主要成分。口服吸收迅速,$t_{1/2}$ 为 4 h,在肝内代谢,代谢产物 $t_{1/2}$ 为 16 h,主要经肾脏排泄。

LMS 是一种合成的口服有效的免疫调节药物。作用可能与激活核苷酸磷酸二酯酶降低巨噬细胞和淋巴细胞内的 cAMP 浓度有关;此外,LMS 还能诱导 IL-2 的产生,增强免疫应答反应。该药几乎不影响正常人抗体的产生,但对免疫功能低下者,能够促进其抗体的生成(使被抑制的巨噬细胞、T 细胞恢复功能,通过 T 细胞间接作用于 B 细胞),恢复免疫缺陷或免疫抑制的宿主的免疫功能。

临床上主要用于恢复免疫功能低下者的免疫功能。还可用于肺癌、乳腺癌术后或急性白血病、恶性淋巴瘤化疗后的辅助治疗,对自身免疫性疾病、呼吸道感染、支气管哮喘有一定作用。

主要不良反应有消化道反应、过敏反应等,长期应用可见粒细胞减少(如类风湿性关节炎),停药可恢复。肝炎活动期间禁用。

异丙肌苷(isoprinosine,ISO)

异丙肌苷为 1∶3 的肌苷和乙酰氨基苯甲酸二甲胺基异丙醇酯组成,作为抗病毒药,对疱疹、流感、鼻病毒感染有效。在抗病毒的同时,还具有免疫增强作用,主要增强细胞免疫,诱导 T 细胞分化成熟;对 B 细胞无直接作用,但可促进 T 细胞依赖性抗原的抗体产生;还能诱导抑制性 T 细胞活性。

临床主要用于病毒感染,如急性病毒性脑炎、带状疱疹等。与放疗、化疗药物联用能增强肿瘤患者的免疫功能。

四、天然植物提取物

云芝多糖 K(polysaccharide K)

云芝多糖 K 来源于担子菌纲云芝的菌丝体的提取物,是一种蛋白质多糖,蛋白质含量占 25%。动物实验发现,本品为非特异性增强细胞免疫功能的药物,可促进淋巴细胞增殖和淋巴因子的生成,增强巨噬细胞、自然杀伤细胞的功能,抑制和消灭被感染的细胞,对正常细胞影响小。此外本品还能保护肝细胞,提高食欲。

临床上主要用于胃癌、食道癌、肺癌、乳腺癌、结肠癌等,与抗恶性肿瘤药联用,能增强抗肿瘤作用,改善食欲,减轻疼痛。与小剂量局部放疗联合治疗子宫颈癌时,可增强肿瘤细胞对放射线的敏感性。

香菇多糖(lentinan)

香菇多糖系香菇子实体或菌丝体提取的高分子葡聚糖。对动物移植性肿瘤有抗肿瘤作用,但无直接细胞毒作用,可能通过胸腺依赖性免疫机制介导。本品能增强淋巴细胞增殖反应,促进 IL-1、IL-2 产生,诱导干扰素生成;促进 Th、细胞毒性 T 细胞(cytotoxic T cell,Tc)的功能恢复;增强单核-巨噬细胞、自然杀伤细胞的活性。

临床上主要用于肿瘤(如白血病、胃癌、肺癌等)的辅助治疗,提高患者的免疫功能,减少放疗、化疗的不良反应;对乙型肝炎有一定作用。偶见胸闷、皮疹、恶心、休克等不良反应。本品剂量过大疗效反而降低。

本章小结

影响免疫功能的药物:①免疫抑制剂。免疫抑制剂多数选择性低,对正在增殖的免疫细胞抑制作用强,药物作用取决于给药时间与抗原刺激时间的间隔和先后顺序,免疫病理反应类型不同,对药物的敏感性也不同,对免疫性炎症反应有抑制作用;临床上主要用于治疗器官移植的排斥反应、某些自身免疫性疾病;长期应用显著降低机体抗感染免疫力,增加肿瘤的发病风险。②免疫增强药。免疫增强药能促进、调节某些类型的免疫细胞增殖、分化,产生细胞因子和表达功能;临床上主要用于治疗免疫缺陷疾病,增强患者的免疫功能,治疗某些自身免疫性疾病,改善异常的免疫功能;使用时应注意药物潜在的危险性,如过敏反应、毛细血管渗漏综合征、引起自身免疫性疾病等。合理用药原则如下:明确诊断;确定个体化的治疗方案;严密监测,及时调整治疗方案,合理评估疗效。

目标检测

问答题

1. 简述免疫抑制剂的临床应用。

2. 简述免疫抑制剂的特点。

目标检测
答案

制剂及
用法用量

(河南科技大学   李   艳)

第二十八章　影响自体活性物质的药物

 学习目标 ┆┄

　　1. 掌握:H_1 受体和 H_2 受体阻断药的药理作用和临床应用;影响细胞膜磷脂-花生四烯酸通路及影响前列腺素、5-羟色胺、白三烯、一氧化氮、血管紧张素和内皮素受体或功能的药物的药理作用、临床应用和不良反应。

　　2. 熟悉:组胺的生理作用;组胺受体分类、分布及其效应;利尿钠肽、激肽类、P 物质药物的作用特点及应用。

　　3. 了解:腺苷等药物的作用和应用。

　　自体活性物质(autacoids)是一类由体内多种组织产生,作用于局部或附近的靶器官,产生特定的生理或病理作用的内源性活性物质,亦称局部激素(local hormone)。自体活性物质包括组胺、5-羟色胺、前列腺素、白三烯、一氧化氮、腺苷、激肽类、P 物质、血管紧张素、利尿钠肽、降钙素基因相关肽、血管活性肠肽、神经肽 Y 等。

第一节　膜磷脂代谢产物类药物及其拮抗剂

一、膜磷脂-花生四烯酸代谢通路

　　细胞膜磷脂在磷脂酶 A_2(PLA_2)的作用下衍生为花生四烯酸(arachidonic acid,AA)和血小板活化因子(platelet activating factor,PAF),进而构成了具有广泛、高效生物活性的庞大化合物家族。廿碳烯酸类主要包括花生四烯酸及其代谢产物前列腺素类(prostaglandins,PGs)、血栓素类(thromboxanes,TXs)和白三烯类(leukotrienes,LTs)等。花生四烯酸是在 5、8、11、14 位含有双键的廿碳烯酸,有四个代谢途径,包括环氧合酶(cyclooxygenase,COX)途径,脂氧合酶(lipoxygenase,LOX)途径,P450 表氧化酶(epoxygenase)途径和异十二烷(isododecane)途径,其中以 COX 途径为主,其次是 LOX 途径。

　　1. COX 途径　AA 经 COX 途径生成 PGs 及其类似物。PGs 是一类具有 20 个碳原子的不饱和脂肪酸,基本骨架是前列烷酸,由五碳环(环戊烷)和两条侧链组成。

　　AA 在 COX 的催化作用下形成不稳定的环内过氧化物 PGG_2 和 PGH_2,并很快在不同的酶的催化作用下产生各种 PGs 及其类似物。在异构酶和合成酶的作用下,形成较稳定的 PGE_2、$PGF_{2\alpha}$ 和 PGD_2;在血栓素合成酶的作用下生成 TXA_2;在前列环素合成酶的作用下生成前列环素(prostacyclin,PGI_2)。

　　COX 存在多种同工酶,COX-1 和 COX-2 是其主要形式。COX-1 存在于许多正常细胞、组织中,如胃黏膜、肾脏和血小板等,具有参与胃黏膜保护、维持凝血与抗凝平衡等生理功能;COX-2 也存在于一些正常的细胞和组织,但更主要的是在炎症时由细胞因子和炎症介质大量诱导表达,参与发热、炎症、疼痛和肿瘤发生等过程。

　　2. LOX 途径　LOX 途径包括 1-LOX、3-LOX、5-LOX、12-LOX 和 15-LOX 等多种脂氧酶代谢类型,其中最重要的是 5-LOX 途径。5-LOX 在体内主要分布于白细胞、肺和气管等细胞组织,可催化 AA 产生 LTA、LTB、LTC、LTD 和 LTE 等,其中 LTC4 和 LTD4 是支气管强烈收缩剂和引起过敏反应的慢反应物质。12-LOX 途径生成 12-羟基甘碳四烯酸(12-HETE),在低浓度下促进血管平滑肌的增殖和迁移,促进醛固酮的释放。15-LOX 途径生成的脂氧素(lipoxin)在体外可致冠脉收缩。研究还发现 5-LOX 在多种癌细胞如前列腺癌、口腔癌、结肠癌和膀胱癌中过量表达,TLB4 在这些癌细胞中的含量也较高。

3. P450 表氧化酶途径和异十二烷途径 前者主要生成表氧-二十碳三烯酸(EETs),可导致血管平滑肌舒张。后者主要经非酶过程转化为异前列烷等异十二烷类。

二、前列腺素类药物

（一）前列腺素和血栓素的主要作用

前列腺素和血栓素的作用复杂,对血管、呼吸道、消化道和生殖器官等平滑肌,以及血小板、单核细胞、传出神经和中枢神经系统均有明显作用。前列腺素通过 G 蛋白效应机制发挥作用。

1. 血管平滑肌 TXA_2 和 $PGF_{2\alpha}$ 能收缩血管,以收缩静脉血管更为显著;TXA_2 还能促进血管平滑肌分裂、增生。PGE_2 和 PGI_2 可激活腺苷酸环化酶,升高 cAMP 水平,松弛小动脉。

2. 内脏平滑肌 多数前列腺素、血栓素和白三烯能收缩胃肠平滑肌,但由于受体的亚型不同,其作用可能相反。如 PGE_2 收缩纵肌和松弛环肌,$PGF_{2\alpha}$ 收缩纵肌和环肌,PGI_2 有弱的环肌收缩作用。PGE 和 PGI_2 松弛呼吸道平滑肌,TXA_2、PGD_2 和 $PGF_{2\alpha}$ 则可使其收缩。$PGF_{2\alpha}$ 和低浓度的 PGE_2 收缩子宫平滑肌,而 PGI_2 和高浓度的 PGE_2 则松弛子宫平滑肌。

3. 血小板 低浓度 PGE_2 促进血小板聚集,而高浓度则抑制。PGD_2 和 PGI_2 抑制血小板聚集,而 TXA_2 促进其聚集。

4. 中枢和外周神经系统 致热原促使白细胞介素 1(IL-1)释放,IL-1 又使 PGE_2 的合成和释放增加,而 PGE_2 使体温升高,此途径可被阿司匹林类药物阻断。外源性 PGI_2 和 $PGF_{2\alpha}$ 也可诱导体温升高。多种动物实验表明,向脑室注入 PGD_2 可致自然睡眠。向下丘脑后部注射 PGE_2 可致失眠。PGE_2 可抑制交感神经节后神经末梢释放去甲肾上腺素。

5. 炎症与免疫 PGE_2 和 PGI_2 是与炎症相关的主要 PGs,由局部 COX-2 催化生成。PGE_2 抑制免疫应答,其机制是抑制 B 淋巴细胞转化为浆细胞,也抑制丝裂原刺激导致 T 细胞的增殖。

6. 骨代谢 PGs 在骨中含量丰富,主要是刺激骨转化,如骨再吸收和成骨,以 PGE_2 作用为主。抑制 PGs 合成将影响骨折愈合。

7. 肿瘤 动物肿瘤模型研究表明,多种肿瘤如结肠癌、乳癌和肺癌等肿瘤的发生与 COX-2 的表达有关。

（二）常用前列腺素类药物

天然 PGs 药物具有合成难、代谢快、作用广泛、不良反应多等缺点。一些合成药在心血管系统、消化系统和生殖系统疾病中有一定的应用价值。

贝前列素钠(beraprost)

具有扩张血管和抑制血小板聚集黏附的作用,防止血栓形成。对于末梢循环障碍的患者,可改善其红细胞变形能力。用于慢性动脉闭塞症引起的溃疡、疼痛及冷感。不良反应为有出血倾向等。

前列地尔(alprostadil)

可直接扩张血管和抑制血小板聚集,增加血流量,改善微循环。静脉滴注后经肺循环迅速被代谢,经肾脏排泄,血浆 $t_{1/2}$ 为 5～10 min。静脉或动脉输注 50～100 ng/(kg·min)可治疗动脉导管未闭和急性心肌缺血。与抗高血压药和血小板聚集抑制剂有协同作用。阴茎注射 10～20 μg 可用于诊断和治疗阳痿。不良反应有食欲减退、腹泻、头痛、低血压、心动过速、可逆性骨质增生和注射局部红肿热痛等。妊娠和哺乳期妇女禁用。

依前列醇（epoprostenol）

依前列醇（前列环素，PGI_2）能明显舒张血管和抑制血小板聚集，是作用较强的抗凝血药。$t_{1/2}$ 为 2～3 min，经肺循环时不被代谢。依前列醇可替代肝素用于体外循环和肾透析时防止血栓形成，也可用于缺血性心脏病、多器官功能衰竭、外周血管痉挛性疾病和肺动脉高压。副作用主要为低血压、颜面部潮红、头痛和胃肠道反应等。

伊洛前列素（iloprost）

伊洛前列素是 PGI2 衍生物，作用和应用与 PGI2 相同，但性质稳定。

米索前列醇（misoprostol）

米索前列醇（PGE1）为 PGE1 的 15-脱氧、16-羟基化衍生物，能抑制基础胃酸分泌和组胺、五肽胃泌素及食物刺激等引起的胃酸分泌。与食物同服，治疗十二指肠溃疡和胃溃疡，治愈率与 H_2 受体阻断药近似，对 H_2 受体阻断药无效者也有效。对吸烟者的溃疡愈合也有良好疗效。其不升高血清胃泌素水平，对防止溃疡复发较其他抗溃疡药效果更佳。还可用于终止早孕。不良反应有轻度恶心、呕吐、下腹痛等，个别早孕妇女可出现面部潮红、发热及手掌瘙痒。

地诺前列酮（dinoprostone）

孕妇使用地诺前列酮（PGE_2）在整个孕期均可引起子宫收缩，其阴道栓剂可用于 2～3 个月妊娠的流产，一般使用剂量是 20 mg，每隔 3～5 h 一次，流产预计时间为 17 h。

卡前列素（carboprost）

卡前列素（15-甲基-PGE2α）活性比 PGE2α 高 10 倍，作用时间长，副作用小，安全而简便，有扩张宫颈和刺激子宫收缩的双重作用。终止妊娠后能很快恢复月经和生育能力，对下丘脑-垂体-卵巢轴没有明显影响，主要作用于终止妊娠以及宫缩无力导致的产后顽固性出血。不良反应有恶心、呕吐、头晕、腹泻等。

三、白三烯及其拮抗剂

（一）白三烯的药理作用

白三烯包括 LTA_4、LTB_4、LTC_4、LTD_4 和 LTE_4 等，后三者又称为半胱氨酸白三烯（Cys-LTs），为体内重要的炎症介质。

1. 呼吸系统 LTs 特别是 LTC_4 和 LTD_4，可引起支气管的强烈收缩，促进呼吸道黏液分泌，导致黏膜水肿，其作用是组胺的 1000 倍以上。

2. 心血管系统 纳摩尔水平的 LTs 可以收缩冠状动脉、肺和肠系膜血管。但 LTC4 和 LTD4 可引起低血压，可能与其减少冠状动脉血流量，从而抑制心肌收缩力和减少血容量有关。LTs 还可使毛细血管和微静脉通透性增加，造成局部水肿，其作用是组胺的 1000 倍以上。

3. 过敏和炎症反应 LTs 是引起变态反应的重要介质。LTs 属于单核-巨噬细胞趋化因子，促进白细胞向炎症部位游走聚集。较高浓度下还能使嗜酸性粒细胞黏附、脱颗粒，释放细胞因子和化学因子，产生氧自由基。LTs 通过增加血管内皮细胞的通透性，促进炎症细胞向炎症区域的移行，从而参与急性炎症反应。LTs 与慢性炎症的发病密切相关，如哮喘、炎症性肠病等。

4. 肾脏 LTs 使肾血管收缩，减少肾小球滤过率，增强血管通透性，引起蛋白尿，是肾脏炎性疾病的病理介质。

（二）白三烯拮抗剂

白三烯（LTs）受体组织分布广泛，但种属差异较大，目前对 LTB_4、LTC_4、LTD_4 和 LTE_4 受体阻断药的研究较为深入。LTB$_4$ 受体有 BLT$_1$ 和 BLT$_2$ 两种亚型,BLT$_1$ 主要表达在白细胞尤其是中性粒细胞、单核细胞和嗜酸性粒细胞中,参与白细胞趋化,介导炎症反应和变态反应;BLT$_2$ 组织分布广泛,尤其在粒细胞和淋巴细胞中高表达,其功能尚不清楚,可能与免疫有关。LTB$_4$ 对 BLT$_1$ 的亲和力较高。Cys-LTs 受体有 CysLT$_1$ 和 CysLT$_2$ 两种受体亚型,前者对经典拮抗剂敏感。Cys-LTs 为 Cys-LT$_1$ 的完全激动药。白三烯拮抗剂主要包括 5-LOX 活性抑制剂和 LTs 受体拮抗剂,可用于哮喘、鼻炎、风湿性关节炎、银屑病、肠炎等多种炎症性疾病。

1. LTD$_4$ 结构类似物　竞争性阻断 LTD$_4$ 受体,松弛支气管平滑肌。扎鲁司特(zafirlukast)、孟鲁司特(montelukast)用于治疗季节性过敏性鼻炎。普鲁斯特(pranlukast)主要用于治疗哮喘。

2. 白三烯合成抑制药　5-LOX 能催化 LTs 的生成,齐留通(zileuton)为 5-LOX 抑制剂,可预防或减轻支气管哮喘的发作,减少糖皮质激素的用量。

四、血小板活化因子

血小板活化因子(platelet activating factor,PAF)是一类生物活性强的磷脂,可由血小板、中性粒细胞、单核-巨噬细胞、肥大细胞、内皮细胞、肾球膜细胞和髓细胞等经 PLA$_2$ 途径或非酶促途径产生,通过作用于 PAF 受体,产生广泛的生理和病理作用。

1. PAF 的生物效应　PAF 强烈扩张血管,增加血管通透性,促进血小板聚集,刺激多形核白细胞、单核细胞聚集,促进嗜酸性粒细胞脱颗粒,介导炎症和过敏反应;收缩胃肠道、子宫和支气管平滑肌;降低肾血流量、肾小球滤过率和尿量。PAF 在支气管哮喘、中毒性休克、动脉粥样硬化、心脑缺血、肾脏疾病、变态反应、消化性溃疡、银屑病等疾病发生、发展过程中具有重要的地位。

2. PAF 拮抗剂　PAF 与许多炎症相关的病理过程密切相关,PAF 受体拮抗药物可能有抗炎作用,寻找和研究 PAF 的选择性拮抗剂对防治炎症相关性疾病有重要意义。具有 PAF 选择性抑制作用的药物主要有结构上与 PAF 类似的天然药物,如银杏内脂 B(ginkgolide B)、海风藤酮(kadsurenone)等和以植物成分木质素类等为母体的合成药物等,该类药在哮喘、脓毒症等动物模型上有较好的疗效,但目前在人体临床研究中的疗效有限。

第二节　组胺与抗组胺药

一、组胺

组胺(histamine)即 β-咪唑乙胺,是广泛存在人体内各组织中的一种自体活性物质,由组氨酸在组氨酸脱羧酶的催化下脱羧产生(图 28-1)。新合成的组胺以无活性的复合物形式储存在肥大细胞、嗜碱性粒细胞和肠嗜铬样细胞(enterochromaffin-like cell,ECL 细胞)的分泌颗粒中。在 IgG 介导的速发型变态反应中,肥大细胞脱颗粒释放出组胺,后者在过敏性鼻炎、荨麻疹和血管神经性水肿等过敏性疾病中发挥重要的病理生理学作用。ECL 细胞兴奋释放出的组胺是引起胃酸分泌的主要生理刺激物;脑中的组胺作为神经递质或影响递质释放的物质存在。

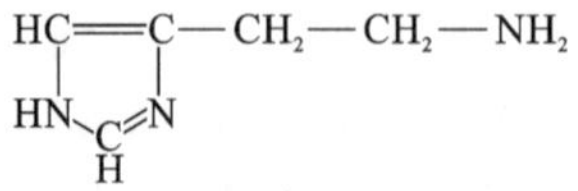

$$HC = C - CH_2 - CH_2 - NH_2$$
$$HN \quad \quad N$$
$$\quad \backslash \quad C \quad /$$
$$\quad \quad H$$

图 28-1　组胺的化学结构

组胺通过作用于靶细胞膜表面的组胺受体而发挥其生物学功能。迄今为止所确定的四个不同亚型的组胺受体被分别命名为 H$_1$、H$_2$、H$_3$ 和 H$_4$ 受体(表 28-1)。

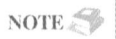

表 28-1　组胺受体分布及其主要生理效应

受体	偶联 G 蛋白	分布	效应	激动药	阻断药
H_1	G_q	支气管、胃肠道平滑肌、血管平滑肌、血管内皮细胞、中枢神经	支气管、胃肠道平滑肌收缩；血管扩张、通透性高、渗出增加、水肿、觉醒反应	2-甲基组胺	苯海拉明异丙嗪
H_2	G_s	胃壁细胞、血管、心肌、中枢神经、肥大细胞	胃酸分泌、血管扩张、心脏兴奋、抑制肥大细胞释放组胺	英普咪定	西咪替丁、雷尼替丁、法莫替丁
H_3	G_i	中枢组胺能神经末梢突触前膜	负反馈性调节，抑制组胺释放	α-甲基组胺	氨砜拉嗪
H_4	G_i	白细胞（尤其是嗜酸性粒细胞）、肥大细胞	趋化反应、分泌细胞因子	布立马胺	氨砜拉嗪

【药理作用】

（1）心血管：组胺对人体心血管系统最突出的作用是扩张小血管。H_1 和 H_2 受体均参与介导小动脉和小静脉的扩张，但二者机制有所不同。激动 H_1 受体引起 Ca^{2+} 依赖的 eNOS（内皮一氧化氮合酶）激活，血管内皮细胞释放 NO，升高血管平滑肌细胞中的 cGMP，产生快速而短暂的扩张作用。而激动 H_2 受体则通过 cAMP-PKA 途径产生缓慢而持久的扩张作用。血管扩张使外周阻力降低，血压下降，并伴有潮红、头痛等症状。

组胺可增加毛细血管的通透性，使渗出增加，引起水肿，严重时甚至会导致循环血量减少，引起休克。该作用主要是由于微循环中血管内皮细胞上的 H_1 受体兴奋后，细胞内肌动蛋白与肌球蛋白收缩，使相邻的内皮细胞相互分离、间隙增大所致。

组胺对心脏的直接作用包括增强心肌收缩力、加快心率和减慢房室传导。除房室传导的减慢主要由 H_1 受体介导外，其心脏兴奋作用主要与 H_2 受体兴奋有关。但在静脉注射组胺时，所见到的心脏兴奋主要是继发于血压降低的反射效应。

（2）平滑肌：组胺通过 H_1 受体兴奋支气管平滑肌，使支气管收缩，但正常人使用常规剂量的组胺并不引起气道阻力明显增加，而哮喘患者对组胺比正常人敏感 $100\sim1000$ 倍，组胺可引起支气管痉挛导致呼吸困难。组胺还可兴奋胃肠平滑肌和子宫平滑肌，引起痉挛性腹痛。

（3）腺体：组胺可刺激胃壁细胞的 H_2 受体，是胃酸分泌的一种强烈刺激物。组胺也可刺激胃的主细胞使胃蛋白酶分泌增加。常规剂量的组胺对其他腺体的分泌无明显影响，大剂量可引起肾上腺髓质素释放。组胺促进胃酸分泌的作用可用于诊断真、假性胃酸缺乏症。注射组胺后无胃酸分泌者为真性胃酸缺乏症，常见于胃癌或恶性贫血患者。

（4）神经末梢：组胺对感觉神经末梢有强烈的刺激作用，尤其对于调节痛感和痒感的神经，该效应由 H_1 受体所调节。

三联反应（triple response）：皮下注射小剂量组胺，首先于注射部位因毛细血管扩张而出现红斑，随后因毛细血管通透性增加而在红斑位置形成丘疹，继而因组胺刺激神经末梢引起的冲动通过轴索反射引起小动脉舒张而出现范围较广的红晕，即所谓三联反应。对于局部神经受损者，如麻风患者皮内注射组胺不产生三联反应，可作为麻风病的辅助诊断。

（5）中枢：激动中枢组胺受体，引起中枢兴奋，参与维持觉醒。

（6）血小板：血小板膜上存在 H_1 和 H_2 两种受体，导致其对血小板的聚集存在双重作用。

组胺在临床上曾用于诊断性试验，但因不良反应明显，现已少用。

二、组胺受体阻断药

根据其对组胺受体亚型选择性的不同，又分为 H_1、H_2、H_3 和 H_4 受体阻断药，目前仅有前两种阻断

NOTE

药在临床应用,其代表性药物的结构如图 28-2 所示。

H₁受体阻断药

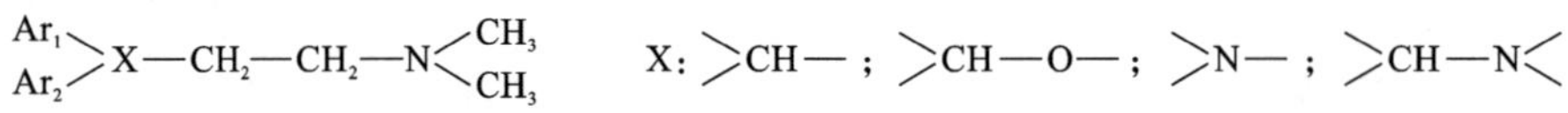

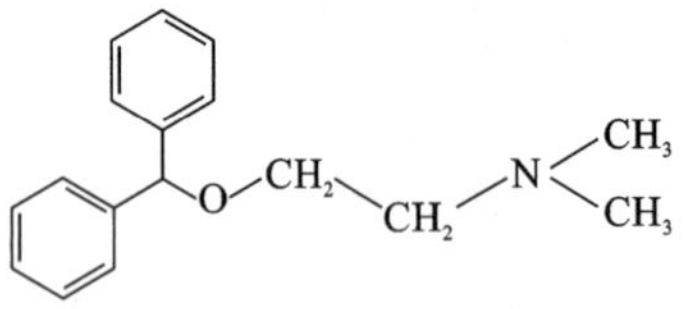

苯海拉明

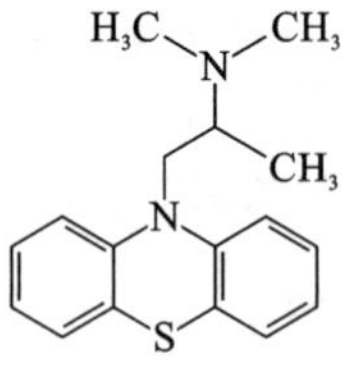

异丙嗪

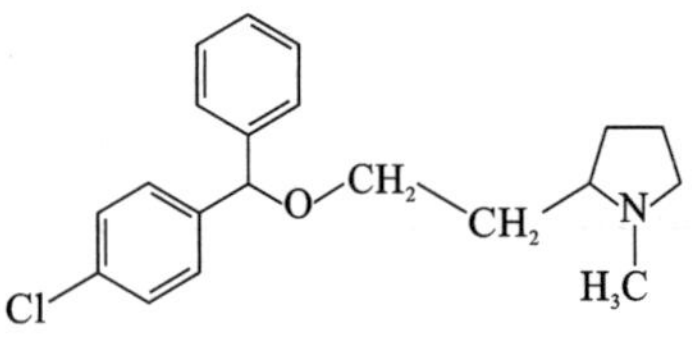

吡咯醇胺

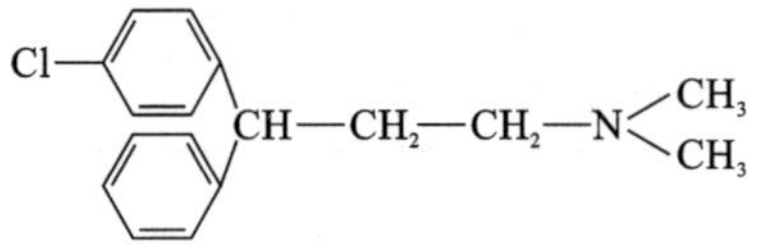

氯苯那敏

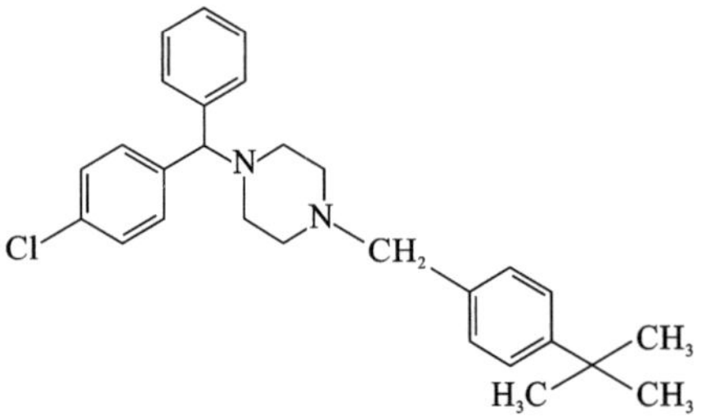

氯苯丁嗪

H₂受体阻断药

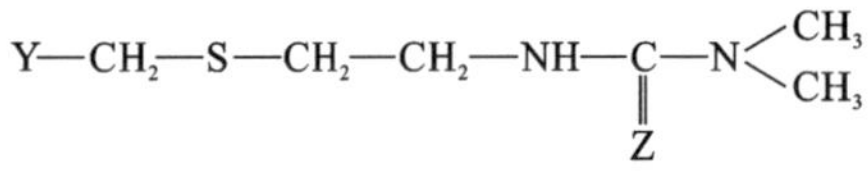

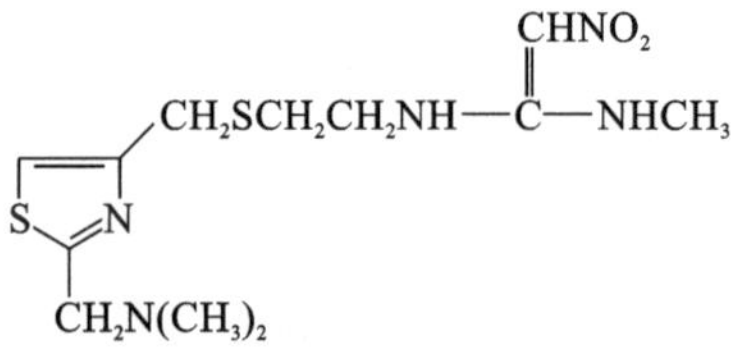

尼扎替丁

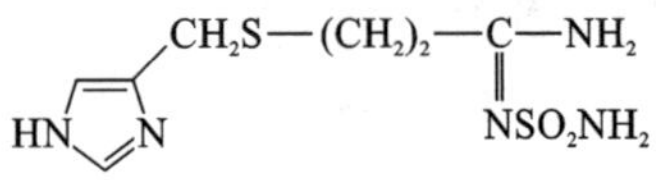

法莫替丁

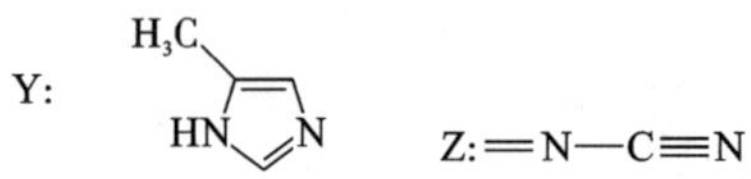

西咪替丁

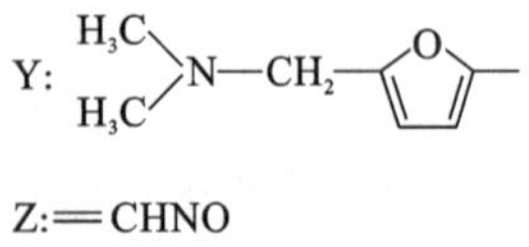

雷尼替丁

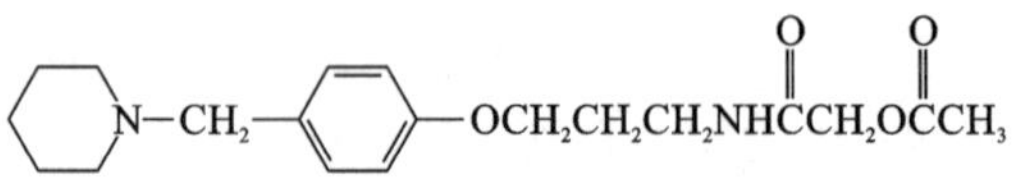

罗沙替丁

图 28-2　组胺 H₁、H₂ 受体阻断药的化学结构

(一) H₁ 受体阻断药

　　H₁ 受体阻断药多属乙基胺类,乙基胺与组胺侧链相似,与组胺共同竞争 H₁ 受体而产生拮抗组胺的作用。第一代 H₁ 受体阻断药(如苯海拉明、异丙嗪等)多有明显的中枢镇静作用,成为抗过敏治疗时的主要副作用。第二代 H₁ 受体阻断药(如氯雷他定、西替利嗪等)难以透过血脑屏障,没有中枢镇静作

用。常用的 H_1 受体阻断药见表28-2。

【药动学】 多数 H_1 受体阻断药口服吸收完全，15～30 min 生效，1～2 h 到达 C_{max}，第一代 H_1 受体阻断药效应维持时间一般为 4～6 h，而第二代 H_1 受体阻断药的作用可长达 12～24 h（表28-2）。第一代 H_1 受体阻断药在体内分布广泛，能透过血脑屏障，主要在肝脏代谢灭活。第二代 H_1 受体阻断药不易透过血脑屏障，阿司咪唑和氯雷他定在体内可分别代谢成活性代谢物去甲阿司咪唑和去羧乙氧基氯雷他定，使作用维持时间延长。H_1 受体阻断药在儿童中消除较快，其 $t_{1/2}$ 短于成人，严重肝脏疾病患者的 $t_{1/2}$ 延长。本类药物具有肝药酶诱导作用，可加速自身代谢。

表 28-2 常用的 H_1 受体阻断药及其作用特点

药　物	作 用 特 点				维持时间/h	口服剂量/(mg/次)
	H_1 阻滞	镇静催眠	抗晕止吐	抗胆碱		
苯海拉明 (diphenhydramine)	++	+++	++	+++	4～6	25～50
异丙嗪 (promethazine)	+++	+++	++	+++	4～6	12.5～25
氯苯那敏 (chlorpheniramine)	+++	+	+	++	4～6	4
赛庚啶 (cyproheptadine)	+++	++	+	++	4～6	4
去氯羟嗪 (decloxizine)	+++	+		+	4～6	25～50
左卡巴斯汀 (levocabastine)	+++	—	—	—	4	滴鼻
氯雷他定[*] (loratadine)	+++	—	—	—	24	10
西替利嗪[*] (cetirizine)	+++	—	—	—	12～24	5～10

注：[*] 第二代 H_1 受体阻断药。

【药理作用】

（1）H_1 受体阻断作用：H_1 受体阻断药对组胺引起的胃肠道、支气管和子宫平滑肌的痉挛性收缩均有拮抗作用。对组胺引起的血管扩张、血压下降、毛细血管通透性增加、局限性水肿有一定的对抗作用（因 H_2 受体也参与心血管功能调节）。

（2）中枢作用：多数第一代 H_1 受体阻断药因阻断中枢的 H_1 受体，拮抗了中枢的内源性组胺介导的觉醒反应，而产生镇静催眠作用，其作用强度因患者对药物的敏感性和药物的品种不同而异，以异丙嗪、苯海拉明作用较强，曲吡那敏次之，氯苯那敏较弱。第二代 H_1 受体阻断药几乎无中枢镇静作用。

（3）抗胆碱作用：中枢抗胆碱作用表现为镇静、镇吐。镇吐作用与抑制延髓化学催吐感受器有关。抗晕动病作用可能与其减少前庭兴奋和抑制迷路冲动有关。外周性抗胆碱作用可引起阿托品样副作用。第二代 H_1 受体阻断药的抗胆碱作用很弱或没有。

（4）其他：本类药品尚有微弱的 α 受体阻断作用和局麻作用。

【临床应用】

（1）过敏性疾病：用于防治因组胺释放所致的荨麻疹、过敏性鼻炎，可减轻鼻痒、喷嚏、流涕、流泪等症状，对鼻阻力影响较弱。对昆虫咬伤、药物性和接触性皮肤炎及其他疾病所致的瘙痒、水肿也有较强的抑制作用。人的支气管哮喘发作有多种炎症介质参与，H_1 受体阻断药作用有限，不作为单独治疗药物。同样在过敏性休克的治疗中,应以肾上腺素为主,本类药物仅能起到辅助性治疗作用。近年上市的第二代 H_1 受体阻断药氮卓斯汀,除抗组胺作用外,还能阻止白三烯、5-HT、血小板活化因子(PAE)等炎症介质释放,故对过敏性哮喘有效。

(2)晕动病和呕吐:用于晕动病、放射病、妊娠及药物所致的恶心、呕吐,其中以苯海拉明、异丙嗪、氯苯丁嗪、美克洛嗪镇吐作用较强。

(3)镇静、催眠:中枢抑制作用较强的异丙嗪、苯海拉明可短期应用治疗失眠。

【不良反应】 常见不良反应有头晕、嗜睡、乏力,驾驶员和高空作业者工作时间不宜使用。还可以引起恶心、呕吐、腹泻、尿潴留等。局部外敷可致过敏性鼻炎。偶见粒细胞减少及溶血性贫血。孕妇忌用。

早期研制的第二代 H_1 受体阻断药特非那定和阿司咪唑在高浓度时可阻滞心肌细胞钾通道,使心脏复极化过程延缓,QT 间期延长,引起致死性的尖端扭转型室性心动过速。两药均在肝脏经 CYP3A4 酶催化,转化成活性代谢物而发挥 H_1 受体阻断作用。因此当药物转化受阻,如肝脏疾病或与 CYP3A4 酶抑制剂合用时,会诱发严重的心律失常。这一潜在风险限制了它们的临床应用,其中特非那定已由其活性代谢产物非索非那定取代。非索非那定、氯雷他定、西替利嗪及氮卓斯汀没有延迟心脏复极化的作用。

(二)H_2 受体阻断药

H_2 受体阻断药能特异性阻断胃壁细胞 H_2 受体,拮抗组胺或组胺受体激动药所致的胃酸分泌。该类药物的化学结构特点是以甲硫乙胺的侧链取代 H_1 受体阻断药的乙基胺链。常见的药物有西咪替丁(cimetidine)、雷尼替丁(ranitidine)、法莫替丁(famotidine)、尼扎替丁(nizatidine)、罗沙替丁(roxatidine)。

【药动学】 本类药物大多口服吸收良好,部分药物有首关效应,在体内代谢成 S-氧化物、N-氧化物等,大部分以原形经肾排出。肝功能不良者,雷尼替丁的 $t_{1/2}$ 延长。

【药理作用和临床应用】 组胺与胃壁细胞的 H_2 受体结合,激活腺苷酸环化酶,使 cAMP 增加,进一步激活胃壁细胞的 H^+-K^+-ATP 酶(H^+泵),促进胃酸分泌。H_2 受体阻断药通过阻断 H_2 受体而抑制胃酸分泌。对五肽胃泌素、胆碱受体激动药及迷走神经兴奋所致的胃酸分泌也有明显的抑制作用,患者用药数周后,其胃酸和胃蛋白酶下降。对心血管系统无影响,但可部分拮抗组胺的舒张血管作用。

主要用于治疗胃和十二指肠溃疡、病理性胃酸分泌增多症。连续用药 8 周以上,溃疡愈合率明显增加,症状改善后,停药易复发,显效后给予维持量可减少复发(详见第三十五章 消化系统疾病药物)。本药亦用于卓-艾综合征的高分泌状态,但所需用量较大,也可用于胃食管反流病、胰腺分泌不足、应激性溃疡等引起的胃酸分泌增多患者。

【不良反应】 偶见便秘、腹泻、腹胀、皮疹、头痛、头晕等症状。西咪替丁副作用较多,长期应用可致男性阳痿,乳房肿大;抑制肝药酶,减弱华法林、苯妥英钠、茶碱、苯巴比妥、地西泮、普萘洛尔等药物的代谢,合用时应适当调整剂量。小儿肝、肾功能不全者慎用西咪替丁和雷尼替丁。孕妇忌用。

第三节 5-羟色胺类药物

一、5-羟色胺及其受体

5-羟色胺(5-hydroxytryptamine,5-HT),又名血清素(serotonin),为吲哚乙胺,由色氨酸羟化、脱羧而来,可被单胺氧化酶分解。机体 90% 5-HT 合成并分布于肠嗜铬细胞,作为自体活性物质,其功能目前尚不清楚。部分释放入血的 5-HT 可被血小板摄取和储存。在中枢神经系统和肠道神经丛,5-HT 作为神经递质,通过作用其受体,参与多种生理功能的调节。在外周组织,5-HT 是强血管收缩剂和平滑肌收缩刺激剂,主要经单胺氧化酶代谢成 5-羟色醛和 5-羟吲哚乙酸随尿液排出体外。

5-HT 受体非常复杂,有 7 个亚型,5-HT_3 亚型是与离子通道相偶联的受体,其余均为与 G 蛋白相偶联的受体。

【药理作用】

（1）心血管系统：激活 5-HT 受体可使多数血管平滑肌收缩，其中肾、肺血管尤为明显，但是内皮完整的心脏血管和骨骼肌血管平滑肌舒张。静注 5-HT，血压呈三相反应，首先通过化学感受器 5-HT$_3$ 受体使心率减慢、输出量减少、血压短暂下降；其次，缩血管效应引起持续数分钟的血压升高；最后，由于骨骼肌血管舒张导致长时间的低血压。此外，通过激动 5-HT 受体可引起血小板聚集。

（2）平滑肌：通过激动胃肠道平滑肌的 5-HT$_2$ 受体和肠神经系统神经节细胞的 5-HT$_4$ 受体，可收缩胃肠道平滑肌，增加胃肠道张力，加快肠蠕动。通过直接作用于支气管平滑肌和刺激 Ach 释放，可兴奋支气管平滑肌。

（3）神经系统：尽管 5-HT 不能通过血脑屏障，但在许多脑区有分布。通过作用于受体，5-HT 可能参与睡眠、食欲、体温、痛觉和血压等多种生理功能的调节，并可能与焦虑、抑郁、偏头痛等多种疾病有关。蚊虫叮咬后可引起局部 5-HT 的释放。

二、5-羟色胺受体激动药

5-HT 本身无重要的临床药用价值，而几种受体亚型的激动药已应用于临床。

（1）普坦类 5-HT$_{1B}$ 和 5-HT$_{1D}$ 受体激动药：代表药物有舒马普坦（sumatriptan），为 5-HT 的衍生物，能选择性激动脑和脑脊膜血管平滑肌的 5-HT$_{1B}$ 和 5-HT$_{1D}$ 受体，导致血管收缩。主要用于治疗急性偏头痛，其作用与麦角类相当或更强，已成为最主要的抗偏头痛药物。主要不良反应包括感觉异常等，禁用于缺血性心脏病患者。舒马普坦半衰期为 $2 \sim 4$ h，那拉曲普坦（nalatriptan）半衰期为 5.5 h，夫罗曲普坦（frovatriptan）半衰期为 25 h。

（2）5-HT$_{1A}$ 受体激动药：代表药物有丁螺环酮（buspirone）、伊沙匹隆（ipsapirone）等，可选择性激动 5-HT$_{1A}$ 受体，为有效的非苯二氮草类抗焦虑药。

（3）5-HT$_{2C}$ 受体激动药：代表药物有芬氟拉明（fenfluramine）和右芬氟拉明（dexfenfluramine），可选择性激动 5-HT$_{2C}$ 受体，由于其强大的抑制食欲作用而被广泛用于控制体重和治疗肥胖症。右芬氟拉明是消旋体芬氟拉明作用的 2 倍。但此种类型的药物由于可致严重的肺动脉高压而撤出市场。

（4）5-HT$_4$ 受体激动药：代表药物有西沙必利（cisapride）和伦扎必利（renzapride），可选择性激动肠壁神经节丛细胞的 5-HT$_4$ 受体，促进神经末梢释放乙酰胆碱，具有增加胃肠动力作用，临床用于治疗胃食管反流等胃肠动力失调疾病。西沙必利由于不良反应严重，目前在美国被限制性使用。替加色罗（tegaserod）为 5-HT$_4$ 受体部分激动药，主要用于治疗女性便秘型肠易激综合征，国内尚未用于临床。

（5）选择性 5-HT 再摄取抑制剂：氟西汀（fluoxetine）、西酞普兰（citalopram）、舍曲林（sertraline）、帕罗西汀（paroxetine）和氟伏沙明（fluvoxamine）等代表药物可选择性抑制 5-HT 再摄取，间接激动 5-HT受体。广泛用于抑郁症治疗，能明显改善抑郁症状，而无明显的心脏毒性，亦无抗胆碱副作用。

（6）麦角生物碱：麦角生物碱（ergot alkaloids）按化学结构分为胺生物碱和肽生物碱两类，可影响 5-HT、α 受体和 DA 受体。美西麦角（methysergide，二甲基麦角新碱）和麦角新碱（ergometrine）属于胺生物碱。美西麦角是 5-HT$_2$ 受体的部分激动药，对子宫平滑肌影响小，用于偏头痛的预防和缓解偏头痛初期的血管强烈收缩。麦角新碱主要激动 5-HT$_2$ 受体，其次是 α 受体，为 DA 受体的部分激动药，因能明显兴奋子宫平滑肌而被广泛用于治疗产后出血。麦角胺（ergotamine）属肽生物碱，为 α 受体的部分阻断药，5-HT 受体的部分激动药，能明显收缩血管，减少动脉搏动，可显著缓解偏头痛，可用于偏头痛的诊断和急性发作时的治疗。

三、5-羟色胺受体拮抗剂

赛庚啶和苯噻啶

赛庚啶（cyproheptadine）和苯噻啶（pizotifen）可选择性阻断 5-HT$_2$ 受体，兼具 H$_1$ 受体阻断作用和

较弱的抗胆碱作用。可用于荨麻疹、湿疹、接触性皮炎、皮肤瘙痒和过敏性皮炎等疾病的治疗。也可用于预防偏头痛发作,其作用机制尚不清楚。其不良反应相似,均可致口干、恶心、乏力、嗜睡。可兴奋下丘脑摄食中枢,使食欲增加,体重增加。青光眼、前列腺肥大及尿闭症患者忌用。驾驶员及高空作业者慎用。

酮色林(ketanserin)

酮色林选择性阻断平滑肌等组织的 5-HT$_2$ 受体,兼具较弱的血管 α$_1$ 受体阻断作用,还可对抗 5-HT 引起的血小板聚集。主要用于治疗高血压和血管痉挛性疾病。

昂丹司琼(ondansetron)

昂丹司琼选择性阻断 5-HT$_3$ 受体,镇吐作用强大,主要用于手术和癌症患者化疗伴发的严重恶心、呕吐。同类药物还有格拉司琼(granisetron)、托烷司琼(tropisetron)、阿扎司琼(azasetron)、多拉司琼(dolasetron)等。

第四节 多 肽 类

多肽类(polypeptide)是一类生物活性多肽,在自主神经系统和中枢神经系统中起着重要作用。有的产生收缩血管的作用,如血管紧张素Ⅱ(angiotensinⅡ)、抗利尿激素(antidiuretic hormone)、内皮素(endothelin)、神经肽 Y(neuropeptide Y),有的产生舒张血管的作用如激肽类(kinins)、利尿钠肽(natriuretic peptide)、血管活性肠肽(vasoactive intestinal peptide)、P 物质(substance P)、神经降压肽(neurotensin)、降钙素基因相关肽(calcitonin generelated peptide)和肾上腺髓质素(adrenomedulin)等。

一、激肽类

【生物合成和代谢】 激肽是一类作用较强的血管扩张肽,包括缓激肽(bradykinin)、胰激肽(kallidin)和甲二磺酰赖氨酰缓激肽(methionyl lysyl bradykinin)。缓激肽由血浆中高分子量激肽原经血浆激肽释放酶(plasma kallikrein)催化裂解而成,是血中激肽的主要形式;低分子量的激肽原透过毛细血管壁成为组织中激肽原,经组织中的激肽释放酶催化生成胰激肽,而经胃蛋白酶或胃蛋白酶样物质催化生成甲二磺酰赖氨酰缓激肽。胰激肽是尿中激肽的主要形式。

激肽被激肽酶水解而失活。激肽酶包括激肽酶Ⅰ和激肽酶Ⅱ,前者只存在于血液中,后者又名血管紧张素Ⅰ转化酶(ACE),存在于血液和组织中。ACE 除了水解激肽,也可将血管紧张素Ⅰ(AngⅠ)转化为血管紧张素Ⅱ(AngⅡ)。

【药理作用】 激肽通过作用于激肽受体发挥作用,激肽受体有 B$_1$ 和 B$_2$ 亚型。B$_1$ 受体分布局限,可能参与了炎症反应过程;B$_2$ 受体组织分布广泛,与钙动员、氯离子转运、NO 产生以及磷脂酶 C(PLC)、PLA$_2$ 和腺苷酸环化酶(AC)的激活有关。

激肽能使心、肾、肠、骨骼肌和肝内动脉血管扩张,提高毛细血管通透性,其强度是组胺的 10 倍;激肽能收缩静脉血管平滑肌,其机制可能与直接刺激静脉血管平滑肌,或促进 PGF$_{2α}$ 的释放有关。

激肽可引起呼吸道、子宫和胃肠等内脏平滑肌收缩,引发哮喘。组织损伤可迅速产生激肽,通过作用于皮肤和内脏感觉传入神经末梢,引起剧烈疼痛。也有证据表明,激肽对某些心血管疾病、缺血性脑损伤有细胞保护作用。

【影响激肽释放酶-激肽系统的药物】

(1)抑肽酶(aprotinin):提自牛肺,为一种由 58 个氨基酸组成的激肽释放酶抑制剂,使激肽原不能形成激肽,也能抑制胰蛋白酶、糜蛋白酶等蛋白水解酶。用于治疗急性胰腺炎、中毒性休克等血浆激肽过高症和改善肿瘤症状。

（2）激肽酶Ⅱ抑制剂：卡托普利等抑制激肽酶Ⅱ，减少缓激肽的降解，增强缓激肽的作用（详见第二十一章 抗高血压药）。

（3）作用于激肽受体的药物：第一代 B_2 受体阻断药几乎没有临床价值。第二代 B_2 受体阻断药艾替班特（icatibant）对 B_2 受体作用强、选择性高，作用持续时间大于 1 h，口服有效，已用于治疗遗传性血管水肿的急性发作；第三代 B_2 受体阻断药 FR173657 在炎症、疼痛、哮喘等疾病的治疗方面有良好的应用前景。B_2 受体激动药可能对高血压、心肌肥厚等有疗效，处于开发研究中。B_1 受体阻断药 SSR240612 在炎症、神经性疼痛方面的应用也处于研究中。

二、内皮素

内皮素（endothelin，ET）为含 2 个二硫键的 21 个氨基酸多肽。前内皮素原在内肽酶作用下生成大内皮素，然后在内皮素转化酶（endothelin converting enzyme，ECE）作用下生成 ET。ET 有 ET_1、ET_2 和 ET_3 亚型。ET 是迄今为止发现的较强的血管收缩物质之一，可调节心血管系统、胃肠道系统、泌尿生殖系统、内分泌系统等。ET_1 主要由血管内皮细胞产生，但神经元、星形胶质细胞以及子宫内膜、肾小球系膜、乳腺内皮等细胞也可生成 ET_1；ET_2 主要由肾脏和小肠产生；ET_3 在脑内呈高浓度，也产生于胃肠道、肺和肾。ET 主要被中性内肽酶降解。

ET 受体可分为 ET_A、ET_B 和 ET_c 三种亚型，但对于 ET_c 的研究较少。ET_A 和 ET_B 均主要分布在平滑肌细胞，介导血管收缩，而 ET_B 还分布于血管内皮，介导 PGI_2 和 NO 的释放；ET_c 受体仅分布于中枢神经系统，特别是存在于脑垂体细胞抑制催乳素的释放。

【药理作用与机制】

（1）血管血压：静脉注射 ET_1 者先出现血压短暂下降，后出现血压持久升高。前者与 PGI_2 和 NO 的释放有关，后者是血管平滑肌收缩所致。

（2）心脏：增强心肌收缩力，作用强大而持久，使心肌耗氧量增高，收缩冠状动脉，加重心肌缺血。

（3）肾脏：收缩肾小球血管，使肾小球滤过率下降，尿量减少。

（4）呼吸系统：对气管、支气管平滑肌有很强的收缩作用。

（5）细胞分裂：促使血管平滑肌、心肌和肾小球系膜细胞增殖。

内皮素抑制剂

ET 参与了高血压、心肌肥厚、心力衰竭、冠心病、心肌梗死、呼吸系统疾病（如哮喘、肺动脉高压），以及肾功能衰竭等多种疾病的病理过程，因而内皮素抑制剂可能存在良好的临床价值。

（1）内皮素转化酶抑制剂（ECE inhibitor，ECEI）：一类具有良好开发前景的心血管类药物，磷酸阿米酮（phosphoramidone）为第一个 ECEI，但特异性较低，几乎无临床应用价值。一些选择性更高的药物尚在研究中。

（2）内皮素受体阻断药：波生坦（bosentan）为非选择性 ET_A 和 ET_B 阻断药，主要用于肺动脉高压的治疗。选择性 ET_A 阻断药西他生坦（sitaxsentan）和安贝生坦（ambrisentan）正在研究中，可能对高血压、慢性肾功能衰竭等疾病有较好疗效。

内皮素抑制剂的不良反应主要表现为低血压、心率加快、皮肤潮红、水肿、头痛、恶心、呕吐、致畸等，波生坦还可致肝损伤。

三、P 物质

P 物质（substance P，SP）是由 11 个氨基酸组成的多肽，作为神经递质主要分布于中枢，作为局部激素主要分布于胃肠道。

SP 的功能并不完全清楚，可能与行为、焦虑、抑郁、恶心、呕吐有关。生理功能主要包括参与痛觉的传递和调节，调节锥体外系功能和神经内分泌，参与学习记忆过程，参与调节情感行为和应激反应；在外周的作用包括参与免疫反应、炎症反应、哮喘的发生及肠肌反射等。通过作用于血管内皮细胞释放

NOTE

NO,产生强大的血管舒张作用,降压作用显著;也能引起静脉血管、胃肠道、子宫和支气管平滑肌的强烈收缩;刺激唾液分泌、排钠利尿等。

SP 主要通过激动神经激肽 1(neurokinin-1,NK-1)受体发挥作用。能通过血脑屏障的 NK-1 受体拮抗剂正在研究中,用于化疗药物引起的呕吐等。阿瑞匹坦(aprepitant)是第一个被批准用于治疗化疗药物引起呕吐的 NK-1 受体拮抗剂。

四、利尿钠肽

利尿钠肽主要包括心房利尿钠肽(ANP)、脑利尿钠肽(BNP)、C 型利尿钠肽(CNP)和尿扩张素(urodilatin,Uro)。ANP 主要在心房合成,其次是心室、神经元和肺;BNP 主要在心脏合成;CNP 主要在中枢神经系统(CNS)合成,其次是血管内皮、肾和小肠。血液循环中的利尿钠肽主要为 ANP,BNP 浓度很低,几乎无 CNP。Uro 为肾远曲小管分泌的仅存在于尿液的利尿钠肽。利尿钠肽受体有 ANP_A、ANP_B、ANP_C 三种亚型,ANP_A 和 ANP_B 有鸟苷酸环化酶活性,ANP、BNP 和 Uro 为 ANP_A 的内源性配体,CNP 为 ANP_B 的内源性配体。利尿钠肽主要被肝、肾和肺中的中性内肽酶分解。

通过作用于 ANP 受体,ANP 可以增加肾小球滤过率,减少近曲小管 Na^+ 的重吸收,具有很强的排钠、利尿、舒张血管、降低血压等作用;BNP 和 Uro 的作用与 ANP 相似,Uro 的利尿作用更强;CNP 排钠、利尿作用弱,扩血管作用强。

奈西立肽(nesiritide)为重组人 BNP,持续静脉给药用于严重心力衰竭的治疗,但可引起致命性肾脏损害。乌拉立肽(ularitide)为人工合成的 Uro,可用于严重心力衰竭和伴水钠潴留的肝硬化,并对肾功能有益。血管肽酶抑制剂如山帕曲拉(sampatrilat)等可同时抑制中性内肽酶和 ACE,增加利尿钠肽水平、降低 Ang Ⅱ 的含量,正在开发用于高血压和心力衰竭的治疗。国内尚未应用。

五、血管紧张素

肾素-血管紧张素系统(RAS)与循环功能的调节密切相关,可导致血管收缩,血压升高,心血管重构。血管紧张素转化酶抑制剂(ACEI)和 AT_1R 的阻断药主要用于高血压、充血性心力衰竭的治疗,对糖尿病肾病等也有明显改善作用,具体介绍见第十八章和第二十一章。

第五节　一氧化氮及其影响药物

一氧化氮(nitric oxide,NO)广泛存在于机体组织器官,由血管内皮细胞产生并释放,其化学性质活泼、半衰期短,作为第二信使参与机体多种生理和病理过程。

一、NO 的产生及其生物学效应

在体内 L-精氨酸经一氧化氮合酶(NOS)催化转变为 L-瓜氨酸,并释放出 NO。NOS 有三种亚型,神经元型 NOS(nNOS),主要表达于神经元和骨骼肌,为结构型 NOS;诱导型 NOS(iNOS),主要表达于巨噬细胞和平滑肌细胞,为诱导型 NOS;内皮细胞型 NOS(eNOS),主要表达于内皮细胞和神经元,为结构型 NOS。在 nNOS 和 eNOS 的调节通路中,NO 的合成被药物和胞质钙离子浓度的增加所调控,胞质钙离子与钙调蛋白形成复合物,然后激活 nNOS 和 eNOS。iNOS 不受钙离子调节,而炎症介质可诱导 iNOS 基因的转录激活,导致 iNOS 的堆积和 NO 的产生。NO 可被超氧化物和超氧化阴离子灭活。

NO 能与 GC 的血红素结合并激活 GC,催化 GTP 生成 cGMP,cGMP 作为第二信使,进一步激活 cGMP 激酶,导致细胞内 Ca^{2+} 浓度下降,从而发挥一系列作用。

1. 血管和血液　NO 增加细胞内 cGMP 含量,舒张血管平滑肌,抑制血小板黏附于内皮细胞;抑制单核细胞、中性粒细胞的黏附,降低氧化型 LDL 的形成,抑制动脉粥样硬化的形成。

2. 呼吸系统　NO 能扩张肺血管,降低肺动脉和静脉的张力;改善肺通气/换气功能障碍患者的肺

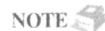

氧合能力。

3. 神经系统 NO为中枢神经系统的神经递质,突触释放的NO扩散至突触前膜,作为逆向信使增加神经递质的释放,调节突触可塑性,参与脑发育和学习记忆过程。在外周组织,特别是胃肠道和生殖道,NO为非胆碱能/非肾上腺素能神经元的调质,舒张阴茎海绵体血管平滑肌,引起阴茎勃起。

4. 炎症 NO激活COX-2,刺激炎症性前列腺素的产生,扩张血管,增加血管通透性,引起水肿等急性炎症反应;NO对慢性炎症过程也有明显影响。

二、一氧化氮供体及一氧化氮抑制剂

某些药物可作为NO供体,如硝普钠、硝酸甘油、呋喃唑酮、亚硝酸盐,可释放出NO扩张血管,适用于高血压、心绞痛和阳痿等疾病的治疗。

1. 磷酸二酯酶-5(PDE-5)抑制剂 NO主要通过激活GC,增加cGMP浓度而发挥作用,而PDE抑制剂能抑制cGMP的降解,同样可以增加cGMP的水平,产生NO类似作用。选择性PDE-5抑制剂西地那非(sildenafil)用于治疗男性勃起功能障碍,其主要的不良反应与NO扩张血管、食管等平滑肌有关,并可能增强NO供体药物的作用而增加心血管风险。

2. NOS抑制剂 由于NO参与了急、慢性炎症反应,选择性iNOS抑制剂对关节炎可能有治疗作用。

第六节 腺苷类

腺苷(adenosine)在细胞内、外均由腺苷酸裂解产生,也可来自腺苷同型半胱氨酸。腺苷在体内浓度为$20\sim200$ nmol/L,而在损伤和应激状态下可明显增加,如缺血可使其浓度升高到30 μmol/L。胞内腺苷水平升高可作为氧消耗增加和兴奋性递质释放增加的判定指标。胞内腺苷可经腺苷平衡转运体转运至胞外,双嘧达莫(dipyridamole)对其有抑制作用。腺苷脱氨酶(adenosine deaminase,ADA)和腺苷激酶(adenosine kinase,ADK)是降解腺苷的关键酶。腺苷主要作用于G蛋白偶联的腺苷受体,腺苷受体有A_1、A_{2A}、A_{2B}和A_3四种亚型,A_1和A_3为G_i家族,而A_{2A}和A_{2B}为G_s家族。咖啡因为A_1、A_{2A}和A_{2B}受体的阻断药。

通过作用于腺苷受体,腺苷产生比较复杂的生物学效应,如改变血管反应性,调节体温、炎症和免疫反应等,特别是参与缺血预适应的调节。

1. A_1受体 激动A_1受体,使肾入球小动脉收缩,降低肾血流量;抑制脂肪分解,抑制兴奋性递质释放和细胞除极化,降低细胞的兴奋性;抑制胰岛素和胰高血糖素释放;降低体温,实验发现A_1受体缺失的小鼠体温明显升高,生存率下降;降低自律性、减慢心率,治疗心律失常;具有催眠、镇痛作用;介导缺血预适应,但是具体信号通路的调节并不清楚。

2. A_{2A}受体 维持觉醒,参与神经元退变,抑制免疫反应,舒张血管,抑制血小板聚集,参与血管生成。

3. A_{2B}受体 保持血管完整性,参与缺血预适应和疼痛调节。

4. A_3受体 使肥大细胞活化、脱颗粒,收缩气管、支气管平滑肌,引起炎症性疼痛、白细胞趋化。

由于腺苷受体分布广泛,效应复杂,激动药的开发难度较大,以拮抗剂的开发为主,如A_{2A}受体拮抗剂被开发用于神经元退变的治疗,抑制缺血性损伤引起的炎症反应性免疫细胞过度激活;A_1受体拮抗剂被开发用于改善肾功能。

章节案例
答案解析

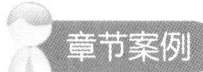

患者,女,33岁,主诉于3日前食用海鲜后出现双上肢多处红色丘疹伴剧烈瘙痒,经抓挠后皮疹迅速增大并呈风团样扩散至全身,遂入院。

NOTE

体格检查:全身出现红色风团,以头面部、上肢及臀部居多,其他部位有散在分布。部分风团融合为大片状,边界清楚,压之褪色,触之有热感,皮肤划痕症(十)。辅助检查:总 IgE 升高,过敏原测试(十)。

诊断为急性荨麻疹。采用口服强的松片和盐酸左西替利嗪治疗,配合服用维生素 C,外用赛庚啶软膏治疗。

1. 盐酸左西替利嗪属于第几代抗组胺药?

2. 盐酸左西替利嗪治疗急性荨麻疹的药理学机制如何?

知识拓展

本章小结

前列腺素类药物:前列地尔主要用于治疗动脉导管未闭、急性心肌缺血、阳痿;依前列醇主要用于治疗血栓形成、缺血性心脏病、多器官功能衰竭、外周血管痉挛性疾病和肺动脉高压;米索前列醇主要用于治疗十二指肠溃疡和胃溃疡。

白三烯类药物:孟鲁司特主要用于哮喘和季节性过敏性鼻炎的治疗;齐留通可抑制 5-LOX,主要用于减轻支气管哮喘发作,减少糖皮质激素的用量。

5-羟色胺类药物:舒马普坦可激动 $5-HT_{1H}$ 和 $5-HT_{2B}$ 受体,用于偏头痛;丁螺环酮可激动 $5-HT_1$ 受体,用于焦虑症的治疗;西沙必利和伦扎必利可激动 $5-HT_4$ 受体,用于治疗胃食管反流等胃肠动力失调疾病;氟西汀可选择性抑制 $5-HT_2$ 的再摄取,用于抑制症的治疗;赛庚啶和苯噻啶可阻断 $5-HT_2$ 受体,用于过敏和偏头痛的治疗;酮色林可阻断 $5-HT_2$ 受体,用于高血压和血管痉挛的治疗;昂丹司琼可阻断 $5-HT_3$ 受体,用于手术和化疗伴发呕吐的治疗。

激肽类药物:抑肽酶可抑制激肽释放酶,用于急性胰腺炎、中毒性休克等血浆激肽过高症的治疗;艾替班特可阻断 B_2 受体,用于遗传性血管水肿的治疗。

内皮素类药物:波生坦可阻断 ET_A 和 ET_B 受体,用于肺动脉高压的治疗。

P 物质类药物:阿瑞匹坦拮抗 NK_1 受体,用于化疗引起的呕吐的治疗。

利尿钠肽类药物:乌拉立肽为合成的 Uro,用于严重心力衰竭和肝硬化的治疗;山帕曲拉可抑制血管肽酶,用于高血压和心力衰竭的治疗。

NO 类药物:吸入 NO 可用于肺动脉高压、急性缺氧和心肺复苏的治疗;硝普钠为 NO 供体,用于高血压、心绞痛和阳痿等的治疗;西地那非可选择性抑制 PDE_5,用于勃起功能障碍的治疗。

制剂及
用法用量

目标检测
答案

目标检测

一、选择题(1~5 为单项选择题,6~10 为多项选择题)

1. 组胺主要存在于人体何种细胞中?(   )

A.嗜酸性粒细胞   B.巨噬细胞   C.中性粒细胞   D.肥大细胞   E.内皮细胞

2. H_1 受体激动后引起血管扩张、血压下降的机制是(   )。

A.激活磷脂酶 C   B.产生三磷酸肌醇   C.增加细胞内钙离子

D.使蛋白激酶活化   E.释放 EDRF 及 PGI_2

3. H_1 受体、H_2 受体激动后均可引起的效应是(   )。

A.支气管平滑肌收缩   B.胃酸分泌增加   C.心率加快

D.血管扩张   E.肠蠕动增加

4. H_1 受体阻断药的最佳适应证是(   )。

A.过敏性哮喘   B.过敏性休克   C.晕动病呕吐

D.失眠   E.荨麻疹、过敏性鼻炎等皮肤黏膜变态反应

5. 下列哪种药物镇吐作用最强?(   )

A.异丙嗪   B.吡苄明   C.氯苯那敏   D.特非那定   E.布可立嗪

6. H₁ 受体激动后产生的效应有(   )。

A. 激活磷脂酶 C

B. 产生三磷酸肌醇(IP_3)

C. 使细胞内钙离子增加

D. 活化蛋白激酶 C

E. 抑制 EDRF 及 PGI_2 释放

7. H₁ 受体阻断药的作用有(   )。

A. 抗过敏

B. 抗胆碱

C. 中枢抑制

D. 抑制胃酸的分泌

E. 局部麻醉

8. H₁ 受体阻断药可用于治疗(   )。

A. 荨麻疹　　　　B. 枯草热　　　　C. 十二指肠溃疡　　D. 妊娠呕吐　　　E. 失眠

9. 下列哪些药物为 H₂ 受体阻断药?(   )

A. 特非那定　　　B. 法莫替丁　　　C. 西米替丁　　　D. 雷尼替丁　　　E. 尼扎替丁

10. H₂ 受体阻断药的作用有(   )。

A. 抑制基础胃酸分泌

B. 抑制组胺引起的胃酸分泌

C. 部分对抗组胺引起的血管扩张

D. 抑制胃泌素引起的胃酸分泌

E. 阻断组胺引起的支气管、胃肠平滑肌收缩

二、问答题

1. 简述 H₁ 受体阻断药的临床应用。

2. 简述 H₁ 受体阻断药的不良反应及用药注意事项。

（中国医科大学　于丽凤）

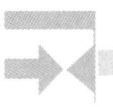

第二十九章　肾上腺皮质激素类药物

扫码看课件

学习目标

1. 掌握：糖皮质激素的体内过程、药理作用及机制、临床应用、不良反应及注意事项、禁忌证、用法与用量、不良反应与药物滥用的危害。

2. 熟悉：皮质激素的构效关系；有机物的特性、分类及有机反应类型。

3. 了解：盐皮质激素、促皮质素及皮质激素抑制剂的作用特点及临床应用。

肾上腺皮质激素(adrenocortical hormone)是肾上腺皮质所分泌的激素的总称，属甾体类化合物(图29-1)。按作用不同可分为三类：①盐皮质激素(mineralocorticoid)，由球状带分泌，有醛固酮(aldosterone)和去氧皮质酮(desoxycortone)等；②糖皮质激素(glucocorticoids)，由束状带合成和分泌，有氢化可的松(hydrocortisone)和可的松(cortisone)等；③性激素，由网状带分泌。肾上腺皮质激素的分泌和生成受促皮质素(adrenocorticotropic hormone，ACTH)调节，ACTH 的分泌有昼夜节律性。临床常用的皮质激素是指糖皮质激素。

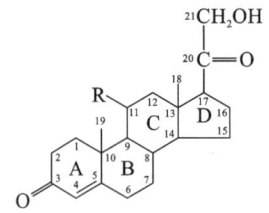

图 29-1　肾上腺皮质激素的化学结构

肾上腺皮质激素类药物除天然的激素制剂外，还包括许多人工合成的，结构、功能与激素类似的制剂以及一些能对抗激素作用的制剂。它们或在靶细胞上干扰激素的作用，或通过影响激素的合成与释放而干扰激素的作用。大量应用这类药物有可能扰乱激素分泌的自然调节而出现一系列内分泌功能紊乱的副作用。

第一节　糖皮质激素

糖皮质激素生理状态下具有调节糖、蛋白质和脂肪代谢的功能，可影响葡萄糖的合成和利用、脂肪的动员及蛋白质合成。应激状态下，机体分泌大量糖皮质激素，通过其允许作用，机体适应内、外环境的剧烈变化所引发的强烈刺激。超生理剂量的糖皮质激素则还有抗炎、抗过敏和免疫抑制等多种药理作用，临床应用非常广泛。

【药动学】

1. 吸收　可的松、氢化可的松和泼尼松等口服后吸收快而完全，在 1～2 h 血药浓度达高峰，作用可维持 8～12 h。混悬液制剂肌内注射可维持 12～24 h，关节腔内注射可维持一周。长期大面积应用局部制剂，其吸收可致全身性不良反应。

2. 分布　血浆蛋白结合率为 90%，其中 75% 与皮质类固醇结合球蛋白(corticosteroid-binding

NOTE

globulin,CBG)结合,15%与白蛋白结合。CBG 在肝脏合成,雌激素有促进其合成的作用。

3. 代谢 主要在肝脏中以 Ⅱ 相结合反应进行代谢。可的松与泼尼松需在肝内分别转化为氢化可的松与泼尼松龙而生效,严重肝功能不全者需给予氢化可的松与泼尼松龙。与肝药酶诱导剂合用需加大皮质激素的剂量。

4. 排泄 代谢物绝大部分从尿中排泄,另有少量经粪便排出。

【药理作用及机制】

1. 调节物质代谢 生理剂量下,糖皮质激素对物质代谢具有调节作用,具体如下。

(1)糖代谢:糖皮质激素可增高肝糖原、升高血糖。其机制为:①抑制外周组织对葡萄糖的摄取和利用;②增加糖原异生,因而能使血糖升高、糖耐量降低。

(2)蛋白质代谢:可促进胸腺、淋巴组织、皮肤、肌肉和骨组织中的蛋白质分解,抑制蛋白质的合成,形成负氮平衡。长期大量使用可导致生长减慢、淋巴组织萎缩、皮肤变薄、肌肉消瘦、骨质疏松症和伤口愈合延缓等。

(3)脂肪代谢:能促进脂肪分解、抑制其合成。短期应用本类药物对脂肪代谢无明显影响。大剂量长期应用会提高血中胆固醇的含量,并可激活四肢皮下的脂酶,使四肢脂肪减少及重新分布在面部、上胸、颈、背及臀部,患者出现水牛背、满月脸、向心性肥胖。对糖尿病患者,可能诱发酮症。

(4)水和电解质代谢:有较弱的盐皮质激素样作用,可保钠排钾。可增加肾小球滤过率、拮抗抗利尿激素的作用,使肾小管对水的重吸收减少,产生利尿作用。可抑制钙、磷在肠道和肾小管的重吸收。皮质激素过多时可引起低血钙,而肾上腺皮质功能不全时,则常伴有高血钙。

2. 抗炎作用 对各种原因(物理、化学、生物、免疫等)引起的炎症都有很强的作用,炎症早期,可抑制毛细血管扩张、渗出及白细胞浸润、吞噬反应,并减少炎症因子的释放,从而改善炎症早期的红、肿、热、痛等症状;炎症后期,可抑制毛细血管和成纤维细胞的增生,延缓胶原蛋白和黏多糖的合成,抑制肉芽组织生成,防止粘连及瘢痕的形成,减轻后遗症。但应注意,炎症是机体的一种防御反应,炎症后期的反应更是组织修复的重要过程。因此,皮质激素在抑制炎症、减轻症状的同时,也使机体防御功能降低,可致感染扩散、创口愈合延迟。

糖皮质激素的抗炎作用机制包括基因组效应和非基因组效应。

(1)基因组效应:糖皮质激素为脂溶性激素,可穿过细胞膜与胞质内的糖皮质激素受体(glucocorticoid receptor,GR)结合。GR 由约 800 个氨基酸组成,含激素结合区(hormone binding domain,HBD)、DNA 结合区(DNA binding domain,DBD)和免疫原区(immunogenic domain,ID)3 个功能区。GR 分为 GRα 和 GRβ 两种亚型,糖皮质激素主要通过结合 GRα 发挥其生物学效应;GRβ 可干扰 GRα 与 DNA 结合,起负性调节作用。未活化的 GRα 与热休克蛋白 90(heat shock protein 90,HSP 90)等结合为受体复合体,阻碍 GRα 与核内 DNA 相互作用。当糖皮质激素与受体复合体结合后,构象发生改变,HSP 90 等分离,形成的糖皮质激素-GRα 复合物迅速自胞质进入细胞核,在核内结合糖皮质激素反应元件(glucocorticoid response element,GRE)或负性糖皮质激素反应元件(negative glucocorticoid response element,nCRE),使相应基因的转录增多或减少,进而影响蛋白质的合成。具体包括:①影响炎症抑制蛋白或某些靶酶:诱导脂皮质素-1(lipocortin-1)的合成,继而抑制磷脂酶 A_2(phospholipase A_2),从而影响花生四烯酸的级联反应,抑制炎症介质 PGE_2、PGI_2 和白三烯类、血小板活化因子(platelet activating factor,PAF)等炎症介质的合成;抑制诱导型一氧化氮合成酶(nitric oxide synthetase,NOS)、环氧合酶-2 的表达,阻断相关介质的生成等。②影响细胞因子和黏附分子:抑制炎性细胞因子 IL-1、IL-2、TNF-α、IL-6、IL-8 等基因的转录,从而抑制相应蛋白的合成;抑制黏附分子 E 选择素、细胞间黏附分子-1(intercellular adhesion molecule-1,ICAM-1)等的表达。

(2)非基因组效应:糖皮质激素还可能通过非基因组效应产生作用,其特点是起效时间短、产生疗效快,具体机制可能包括细胞膜类固醇受体介导的非基因效应、影响细胞膜生化特性从而直接影响细胞能量代谢、胞质受体的细胞外成分介导的信号通路。基因组效应和非基因组效应存在交互调节。

3. 免疫抑制与抗过敏作用

（1）免疫抑制作用：糖皮质激素对免疫过程的许多环节有抑制作用，T 细胞较 B 细胞更敏感，小剂量主要抑制细胞免疫，大剂量抑制 B 细胞转化为浆细胞，减少抗体产生而干扰体液免疫。在人体主要干扰在抗原作用下淋巴组织的分裂和增值，阻断致敏 T 细胞诱发的单核-巨噬细胞的聚集，发挥免疫抑制作用。机制包括影响淋巴细胞物质代谢，阻碍淋巴细胞的 DNA、RNA 和蛋白质的合成；诱导淋巴细胞 DNA 降解；诱导淋巴细胞凋亡；抑制核转录因子 NF-κB，减少炎性因子的形成。由于抑制机体的免疫系统，机体抵抗力下降，易引起细菌扩散而致全身感染，故在细菌性感染时要加服抗生素。

（2）抗过敏作用：可抑制抗原-抗体反应所致的肥大细胞脱颗粒现象，减少组胺、5-羟色胺、慢反应物质（SRS-A）、缓激肽等过敏介质的释放，减轻过敏性症状。

4. 抗休克作用　大剂量糖皮质激素可用于治疗中毒性、心源性和过敏性休克，尤其是感染中毒性休克。可能机制如下：①抑制某些炎症因子的产生，减轻炎症反应及损伤，恢复微循环血流动力学；②稳定溶酶体膜，阻止蛋白水解酶释放，减少心肌抑制因子（myocardial depressant factor，MDF）的形成，增强心肌收缩力；③降低血管对某些缩血管活性物质的敏感性，一方面可以解除小血管痉挛，改善微循环，另一方面可以兴奋心脏，加强心肌收缩力；④提高机体对细菌内毒素的耐受力，但对外毒素则无防御作用。

5. 其他作用

（1）允许作用（permissive action）：即糖皮质激素对有些组织细胞虽无直接作用，但可给其他激素发挥作用创造有利条件。如糖皮质激素可增强儿茶酚胺的血管收缩作用、增强胰高血糖素的升血糖作用。

（2）退热作用：退热作用迅速良好，可能与其抑制体温调节中枢对致热原的反应性、稳定溶酶体膜及减少内源性致热原的释放有关。

（3）血液与造血系统：可刺激骨髓的造血功能，增加红细胞和血红蛋白含量；大剂量可使血小板增多、纤维蛋白原浓度增高；可刺激骨髓中性粒细胞的释放，但其游走、吞噬、消化及糖酵解功能减弱，因此对炎症区域的浸润及吞噬活动减弱。此外，临床发现肾上腺皮质功能减退者，使用该类药物可致其淋巴组织增生、淋巴细胞增多；但肾上腺皮质功能亢进者则淋巴细胞减少、淋巴组织萎缩。

（4）中枢神经系统：长期大剂量应用可兴奋中枢，使患者出现欣快、激动、失眠，甚至诱发精神失常或癫痫发作；大剂量可致儿童惊厥，可能与其减少脑内抑制性神经递质 γ-氨基丁酸有关。

（5）骨骼：长期大剂量应用易导致骨质疏松症，多发生在脊椎，患者出现腰背痛，严重者可导致压缩性骨折、鱼骨样及楔形畸形。主要因糖皮质激素抑制成骨细胞活性、减少骨中的胶原合成、促进胶原及骨基质的分解，从而导致骨质形成障碍；此外，糖皮质激素促进钙、磷排出以及骨盐进一步减少也是其原因之一。

（6）消化系统：可使胃酸和胃蛋白酶分泌增多，增强食欲、促进消化；长期大剂量应用可诱发或加重胃及十二指肠溃疡。

【临床应用】

1. 严重感染或炎症

（1）严重急性感染：主要用于中毒性感染或同时伴有休克症状者，如中毒性肺炎、中毒性菌痢、流行性脑脊髓膜炎、结核性脑膜炎及败血症等。但糖皮质激素仅作为辅助治疗药物，利用其抗炎、抗休克等作用，可迅速缓解严重症状，有助于患者度过危险期。同时，必须合用有效而足量的抗生素，以免感染病灶扩散。待急性症状缓解后，先停用糖皮质激素，直至感染完全控制，再停用抗生素。对一般性病毒性感染，因无特效抗病毒药物，不宜使用糖皮质激素；但对于重症感染，如严重传染性肝炎、流行性腮腺炎、乙型脑炎及麻疹等，糖皮质激素可有效缓解症状。

（2）炎症及炎症后遗症：机体的重要器官发生炎症，如结核性脑膜炎、胸膜炎、腹膜炎、心包炎、风湿性心瓣膜炎、睾丸炎及烧伤等，早期使用糖皮质激素可减少炎性渗出，防止炎症修复中产生粘连及形成瘢痕而引起的功能障碍；眼科疾病，如虹膜炎、角膜炎、视网膜炎及视神经炎等非特异性眼炎，糖皮质激素可迅速消炎止痛、防止角膜混浊和瘢痕粘连。对眼前部炎症可局部应用,眼后部炎症则需全身用药。有角膜溃疡者禁用。此外,糖皮质激素类药物也可用于脑创伤、脑出血、蛛网膜下腔出血等疾病的治疗。

2. 免疫相关性疾病

(1)自身免疫性疾病:对风湿热、风湿性及类风湿性关节炎、风湿性心肌炎、系统性红斑狼疮、肾病综合征、自身免疫性贫血等疾病,应用糖皮质激素可缓解其症状但不能根治,多采用综合疗法,不宜单用,以免引起严重的不良反应。对多发性皮肌炎、重症全身性红斑狼疮,本类药物为首选药。

(2)过敏性疾病:如顽固性荨麻疹、药物性皮炎、血管神经性水肿、过敏性血小板减少性紫癜、支气管哮喘及过敏性休克等,用肾上腺素受体激动药和抗组胺药治疗无效者,可加用糖皮质激素,抑制抗原-抗体反应所导致的炎症和组织损害,可有效缓解症状。吸入型糖皮质激素类药物已作为防治支气管哮喘的一线用药,效果较好且安全可靠,副作用少。

(3)器官移植排斥反应:异体器官移植手术后使用糖皮质激素,可抑制免疫性排斥反应,与环孢素等免疫抑制剂合用,疗效更好,并能减少两药的剂量。

3. 休克 大剂量糖皮质激素对各种休克均有一定的疗效,但须采用综合性治疗措施。感染性休克,在有效足量的抗生素治疗下,及早、短时间、大量突击使用糖皮质激素可改善微循环,脱离休克状态后即可停药;过敏性休克,应首选肾上腺素,病情较重或进展较快者需合用糖皮质激素;心源性休克,须结合病因治疗;低血容量性休克,在补充水电解质或输血后效果不显著者,可合用超大剂量糖皮质激素。

4. 血液病 对儿童急性淋巴细胞性白血病,可与抗肿瘤药合用,采取联合化疗方案进行治疗;对再生障碍性贫血、粒细胞减少症、血小板减少症和过敏性紫癜等患者,可改善其症状,但停药后易复发。

5. 皮肤病 对接触性皮炎、湿疹、牛皮癣、肛门瘙痒等患者,可选软膏、霜剂、洗剂外用制剂局部应用;天疱疮及剥脱性皮炎等较严重的皮肤病,则需全身用药。

6. 替代疗法 又称补充疗法,用于急、慢性肾上腺皮质功能减退症(艾迪生病)、脑垂体前叶功能减退症、肾上腺危象和肾上腺次全切除术后。

【不良反应及注意事项】

1. 长期大剂量应用引起的不良反应

(1)医源性肾上腺皮质功能亢进:长期过量使用糖皮质激素引起的物质代谢和水盐代谢紊乱,又称类肾上腺皮质功能亢进综合征。表现为满月脸、水牛背、皮肤变薄、水肿、多毛、血钾降低、高血压、糖尿病等,一般不需特殊治疗,停药后可自行消退。必要时可对症治疗,如用抗高血压药、降血糖药,并采用低盐、低糖、高蛋白饮食及加用氯化钾等方式减轻症状。

(2)诱发或加重感染:由于糖皮质激素抗炎不但抗感染,且抑制机体的免疫功能,长期应用可诱发或加重感染,如抵抗力减弱的白血病、再生障碍性贫血、肾病综合征及肝病患者,或体内原有病灶如结核病灶、化脓性病灶等。应警惕感染的发生并及早诊断、及时停药,必要时配合足量、有效、敏感的抗菌药。

(3)消化系统并发症:因可刺激胃酸或胃蛋白酶的分泌,降低胃肠黏膜对胃酸的抵抗力,诱发或加重胃、十二指肠溃疡,甚至导致上消化道出血或穿孔。少数患者可诱发胰腺炎或脂肪肝。

(4)心血管系统并发症:长期用药时,由于糖皮质激素具有水钠潴留和血脂升高等作用,可引起高血压、动脉粥样硬化。还可引起脑卒中、高血压性心脏病等。

(5)骨质疏松症、延缓伤口愈合等:儿童、绝经期妇女、老年人较多见,严重者引起自发性骨折;长期应用可使脂肪在肝脏沉积,造成高脂血症和全身脂肪栓塞,栓子黏附于血管壁,阻塞股骨头软骨下骨终末动脉,造成股骨头无菌性缺血坏死;糖皮质激素可抑制蛋白质合成,故使伤口愈合迟缓;可抑制生长素分泌和造成负氮平衡,影响儿童生长发育。

(6)糖尿病:糖皮质激素可以升高血糖,长期超生理剂量使用可导致糖代谢紊乱,发生糖耐量异常或类固醇糖尿病(steroid diabetes)。应根据原发疾病,考虑停用或减量使用糖皮质激素;如无法减量,则采用饮食、运动、药物等多种治疗方法综合运用,控制血糖、缓解症状、预防并发症。

(7)青光眼:糖皮质激素可诱发青光眼或高眼压,由于激素高反应者小梁网水肿或阻塞,房水流出通道阻力增加。用药期间应监测眼内压、视神经、视功能状况,一旦发现眼内压升高,立即停药;无法停用者,原则上选用非甾体类抗炎药物,或选用较弱、较少引起眼内压升高的糖皮质激素。

(8)其他:可诱发精神障碍或癫痫;儿童大剂量应用可致惊厥;孕妇偶可引起畸胎。

2. 停药反应

(1)医源性肾上腺皮质功能不全:长期大量应用糖皮质激素的患者,外源性糖皮质激素可通过负反馈抑制下丘脑-垂体-肾上腺皮质轴,使 ACTH 分泌减少,引起肾上腺皮质萎缩和功能不全。当突然停药、减量过快或停药后半年内遇到严重应激情况(如严重感染、创伤、出血等),可发生肾上腺皮质功能不全或危象,表现为肌无力、低血压、低血糖,甚至昏迷或休克等症状。因此,长期用糖皮质激素者需缓慢减量,在停药后仍连续应用 ACTH 7 天左右;停药 1 年内遇应激情况(如感染或手术),要及时给予足量的糖皮质激素。

(2)反跳现象:指患者症状基本控制后,突然停药或减量过快引起原病复发或恶化的现象。需加大剂量再行治疗,症状缓解后再逐渐减量、停药。原因可能是患者对激素产生了依赖性或症状尚未被充分控制。

【禁忌证】 抗生素不能控制的感染,如水痘、麻疹、真菌等;创伤或手术修复期、骨折、骨质疏松症;胃或十二指肠溃疡;严重高血压、动脉硬化;糖尿病;角膜溃疡;肾上腺皮质功能亢进症;严重的精神病(过去或现在)和癫痫;孕妇。

【用法与疗程】

1. 大剂量冲击疗法 用于严重中毒性感染等危及生命疾病的抢救。用法:氢化可的松,首次静脉滴注 200～300 mg,1 日量可达 1 g 以上,疗程 3～5 天。注意预防急性消化道出血。

2. 一般剂量长期疗法 用于反复发作或累及多器官的慢性疾病,如肾病综合征、结缔组织病、顽固性支气管哮喘等。用法:开始口服泼尼松 10～20 mg,每日 3 次。显效后,逐渐减至最小有效量,持续治疗。

糖皮质激素的分泌具有昼夜节律性,上午 8～10 时为分泌高峰,随后逐渐下降,午夜 12 时分泌最少,这是由 ACTH 昼夜节律引起的。根据这种生理的节律性,临床对需长期服药的某些患者,采取特殊给药方法,以减轻对下丘脑-垂体-肾上腺轴的抑制。具体如下。

(1)每日晨给药法:采用短效的可的松、氢化可的松,每日晨 7～8 时给药 1 次。

(2)隔晨给药法:中效类药物强的松、强的松龙,每隔 1 日,早晨 7～8 时给药 1 次。

3. 小剂量替代疗法 用于脑垂体功能减退症、艾迪生病及肾上腺皮质次全切除术后。用法:可的松每日 12.5～25 mg 或氢化可的松每日 10～20 mg。

第二节 盐皮质激素

盐皮质激素(mineralocorticoid)是由肾上腺皮质球状带细胞分泌的类固醇激素,包括醛固酮(aldosterone)、去氧皮质酮(desoxycorticosterone)。

醛固酮可促进肾远曲小管和集合管上皮重吸收 Na^+、排泄 K^+,即保 Na^+ 排 K^+ 作用,同时等渗性地重吸收水,与下丘脑分泌的抗利尿激素相互协调,共同维持体内水和电解质的平衡。去氧皮质酮的储钠作用为醛固酮的 1‰～3‰,但远强于糖皮质激素(氢化可的松)。

醛固酮的分泌主要受肾素-血管紧张素系统、血 K^+ 浓度、血 Na^+ 浓度的调节。当失血、失水、血 K^+ 升高或血 Na^+ 降低时,可通过肾小球旁压力感受器和钠敏感受器促进肾小球旁细胞释放肾素,进而通过血管紧张素Ⅱ直接刺激肾上腺皮质球状带细胞合成和分泌醛固酮。

临床上常以去氧皮质酮与糖皮质激素合用,治疗慢性肾上腺皮质功能减退症,以纠正患者失 Na^+、失水和 K^+ 潴留等,从而恢复水和电解质平衡。可采用小剂量替代疗法,同时每日补充食盐 6～10 g。

第三节 促皮质素及皮质激素抑制剂

一、促皮质素

促肾上腺皮质激素（adrenocorticotropic hormone，ACTH）简称促皮质素，是腺垂体嗜碱细胞分泌的含有 39 个氨基酸残基的多肽，其合成及分泌受下丘脑促肾上腺皮质激素释放激素（corticotropin releasing hormone，CRH）的调节，起到维持肾上腺形态及功能的作用。ACTH 缺乏，可引起肾上腺皮质萎缩、分泌功能减退。

家畜垂体提取制得的 ACTH，过敏反应多；人工合成的 ACTH 仅有 24 个氨基酸残基，免疫原性低，引起的过敏反应小。口服因被蛋白分解酶破坏而无效，只能注射；给药 2 h 后，肾上腺皮质开始分泌氢化可的松。临床用于：①兴奋肾上腺皮质功能，在长期应用皮质激素停药前或肾上腺皮质功能亢进术后，短期应用 ACTH（3～7 日）可促进肾上腺皮质的功能；②促皮质素试验，用于判断肾上腺皮质病变类型及了解肾上腺皮质的储备功能。

二、皮质激素抑制剂

米 托 坦

米托坦（mitotane，双氯苯二氯乙烷）是一种 DDT 同类化合物。可选择性使肾上腺皮质束状带、网状带细胞萎缩、坏死。口服可吸收，分布广泛，主要储存于脂肪组织中，停药 10 周后仍可在血中测出。60% 以原型从粪便中排出。主要用于不可切除的皮质癌、切除后复发癌、皮质癌术后的辅助治疗。不良反应主要为胃肠道反应、神经肌肉毒性、皮肤病变等，肝病患者慎用。毒副作用严重者出现肾上腺皮质萎缩、坏死，用药期间为避免肾上腺皮质功能不足，可适当补充糖皮质激素。

美 替 拉 酮

美替拉酮（metyrapone）又称甲吡酮，可抑制 11β-羟化反应，干扰 11-去氧皮质酮转化为皮质酮及 11-去氧氢化可的松转化为氢化可的松；并反馈性使 ACTH 分泌增多、11-去氧氢化可的松的合成和释放增加，11-去氧皮质酮和脱氢异雄酮也增多，使尿中 17-生酮类固醇排泄增加。可治疗肾上腺皮质肿瘤和产生 ACTH 的肿瘤所引起的氢化可的松过多症和皮质癌。

氨 鲁 米 特

氨鲁米特（aminoglutethimide）又称氨基苯哌啶酮，可抑制胆固醇转变为 20α-羟胆固醇酮，阻断类固醇生物合成，使氢化可的松、醛固酮等的合成减少。与美替拉酮合用，治疗由垂体 ACTH 分泌过多所致的库欣综合征。

章节案例

患者，女，68 岁，确诊为类风湿性关节炎，5 年来应用小剂量强的松治疗。现因肺炎就诊，入院后用强的松，并合用抗生素进行治疗。一月后突发股骨骨折。X 线片显示右股骨颈骨折伴骨质疏松症。问：

1. 患者为什么会发生股骨骨折？
2. 长期大剂量应用糖皮质激素有哪些主要不良反应及注意事项？

本章小结

肾上腺皮质激素包括盐皮质激素、糖皮质激素和性激素。糖皮质激素的生理作用主要为影响物质

章节案例
答案解析

知识拓展

代谢,对体内糖、脂肪和蛋白质代谢均有明显影响。糖皮质激素还参与机体的应激反应,提高机体对有害刺激的耐受能力。此外,糖皮质激素可影响的组织器官活动包括血细胞、循环系统、胃肠道及水盐代谢等。超生理剂量下,糖皮质激素还有抗炎、抗过敏和免疫抑制、抗休克等多种药理作用,临床用于严重感染或炎症、免疫相关性疾病、休克、血液病、局部炎症及替代治疗。长期大剂量应用会导致医源性肾上腺皮质功能亢进、诱发或加重感染、消化性溃疡、高血压、动脉粥样硬化、骨质疏松症等多种不良反应;长期大剂量用药突然停药则会发生医源性肾上腺皮质功能不全和反跳现象。临床通常针对不同疾病,采取不同给药方式:①大剂量冲击疗法:选择短效制剂,用于严重中毒性感染等生命疾病的抢救;②一般剂量长期疗法:选择短、中效制剂,用于反复发作或累及多器官的慢性疾病,具体有每日晨给药法、隔晨给药法;③小剂量替代疗法,用于垂体或肾上腺功能异常者。盐皮质激素包括醛固酮、去氧皮质酮,主要作用是保钠排钾、促进水分重吸收,维持体内水和电解质的平衡。促皮质素可维持肾上腺形态及功能。皮质激素抑制剂米托坦可使肾上腺皮质束状带、网状带细胞萎缩、坏死;美替拉酮和氨鲁米特通过干扰肾上腺皮质激素的转化与合成,使体内醛固酮和氢化可的松减少。

制剂及
用法用量

目标检测
答案

目标检测

一、选择题(1~5 为单项选择题,6~10 为多项选择题)

1. 关于糖皮质激素药理作用的叙述,错误的是(   )。
A. 对各种刺激所致炎症有强大的特异性抑制作用   B. 有刺激骨髓作用
C. 对免疫反应的许多环节有抑制作用   D. 超大剂量有抗休克作用
E. 能缓和机体对细菌内毒素的反应

2. 糖皮质激素和抗生素合用治疗严重感染的目的是(   )。
A. 增强机体防御能力   B. 增强抗生素的抗菌作用   C. 增强机体应激性
D. 拮抗抗生素的某些不良反应   E. 用激素缓解症状,度过危险期,用抗生素控制感染

3. 糖皮质激素对血液系统的作用是(   )。
A. 刺激骨髓造血机能   B. 使红细胞与血红蛋白减少   C. 使血小板减少
D. 使中性粒细胞减少   E. 淋巴细胞增加

4. 下列疾病不宜使用糖皮质激素的是(   )。
A. 严重支气管哮喘发作   B. 急性淋巴细胞性白血病   C. 水痘
D. 风湿性心肌炎   E. 类风湿关节炎

5. 糖皮质激素类药物与水盐代谢相关的不良反应是(   )。
A. 痤疮   B. 高血压   C. 胃、十二指肠溃疡
D. 向心性肥胖   E. 多毛

6. 糖皮质激素的抗休克作用及机制为(   )。
A. 扩张痉挛收缩的血管,加强心脏收缩   B. 降低血管对缩血管物质的敏感性
C. 稳定溶酶体膜,减少心肌抑制因子的形成   D. 提高机体对细菌内毒素的耐受力
E. 糖皮质激素在常用治疗量时即可应用于中毒性休克等各种严重休克的治疗

7. 糖皮质激素禁用于(   )。
A. 严重精神病
B. 活动性消化性溃疡,新近胃肠吻合术
C. 严重高血压,糖尿病
D. 骨折,创伤修复期,角膜溃疡
E. 抗菌药物不能控制的感染,如水痘、真菌感染

8. 糖皮质激素的禁忌证有(   )。
A. 败血症   B. 癫痫   C. 糖尿病   D. 肾病综合征   E. 骨质疏松症

9. 糖皮质激素的抗炎作用表现在( )。

A. 改善急性炎症的红、肿、热、痛症状 　　　　　B. 抑制细菌和病毒的生长繁殖

C. 抑制炎症后期毛细血管和成纤维细胞的增生 　　D. 促进肉芽组织形成

E. 抑制粘连和瘢痕形成

10. 长期大量应用糖皮质激素可引起( )。

A. 高血压、高血糖 　　　　　B. 水钠潴留、低血钾 　　　　　C. 溃疡病

D. 骨质疏松症、肌肉萎缩 　　E. 诱发感染

二、问答题

1. 糖皮质激素的临床应用有哪些?

2. 糖皮质激素的不良反应有哪些?

(长治医学院　张晓京)

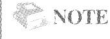

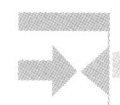

第三十章 性激素类药及避孕药

扫码看课件

学习目标

1. 掌握：雌、孕激素的生理、药理作用，临床应用和主要不良反应；避孕药的分类和主要临床应用。

2. 熟悉：抗雌激素药、蛋白同化激素的药理作用和临床应用。

3. 了解：性激素的来源和分类；性激素的分泌和调节。

性激素（sex hormone）是性腺分泌的一类甾体激素，包括雌激素、孕激素和雄激素三大类，临床使用的性激素制剂主要是人工合成品及其衍生物，大多数也属于甾体类化合物。性激素除用于治疗某些疾病外，主要用作避孕药（contraceptive），目前常用的避孕药大多数为雌激素和孕激素的复合制剂。

【性激素的作用机制】 性激素受体位于细胞核内，是一类可溶性的 DNA 结合蛋白，可以通过调节特定的基因进行转录。性激素通过与受体结合形成复合物之后作用于 DNA，最终通过影响转录和蛋白质合成来产生生理和药理作用。

【性激素分泌的调节】 性激素的产生和分泌受下丘脑-垂体前叶-性腺轴的调控。下丘脑分泌促性腺激素释放激素（gonadotropin-releasing horrnone，GnRH），促进垂体前叶分泌促卵泡激素（follicle-stimulating hormone，FSH）和黄体生成素（luteinizing hormone，LH）。对于女性，FSH 可以刺激卵巢中卵泡的发育和成熟，并使其分泌雌激素；同时可以使 LH 受体数目增加，LH 则可促进卵巢黄体的生成，并促进卵巢黄体分泌孕激素。对于男性，FSH 可促进睾丸曲细精管的成熟和睾丸中精子的生成，对生精过程有启动作用，LH 可促进睾丸间质细胞分泌雄激素，加速睾酮的合成，维持生精过程。

反过来，性激素对下丘脑和腺垂体的分泌功能具有正、负反馈调节作用，从而能够维持体内性激素水平的稳定和正常的生殖功能。这种调节作用主要通过三种途径完成，以女性为例：①长反馈：性激素对下丘脑和腺垂体的反馈作用。如在排卵前期，雌激素水平较高，可直接或间接通过下丘脑促进垂体分泌 LH，导致排卵（正反馈）。而在黄体期（月经周期的分泌期），血中雌激素、孕激素水平升高，导致 GnRH 的分泌减少，抑制排卵（负反馈）。绝大多数常用甾体避孕药就是根据这一负反馈而设计的。②短反馈：腺垂体分泌的 FSH、LH 通过负反馈使下丘脑 GnRH 的释放减少。③超短反馈：腺体内的自行正反馈调节。如下丘脑分泌的 GnRH 作用于自身，促进 GnRH 的分泌，来实现自行调节；雌激素可以局部刺激成熟的卵泡，增加卵泡对促性腺激素的敏感性来促进雌激素的合成（图 30-1）。

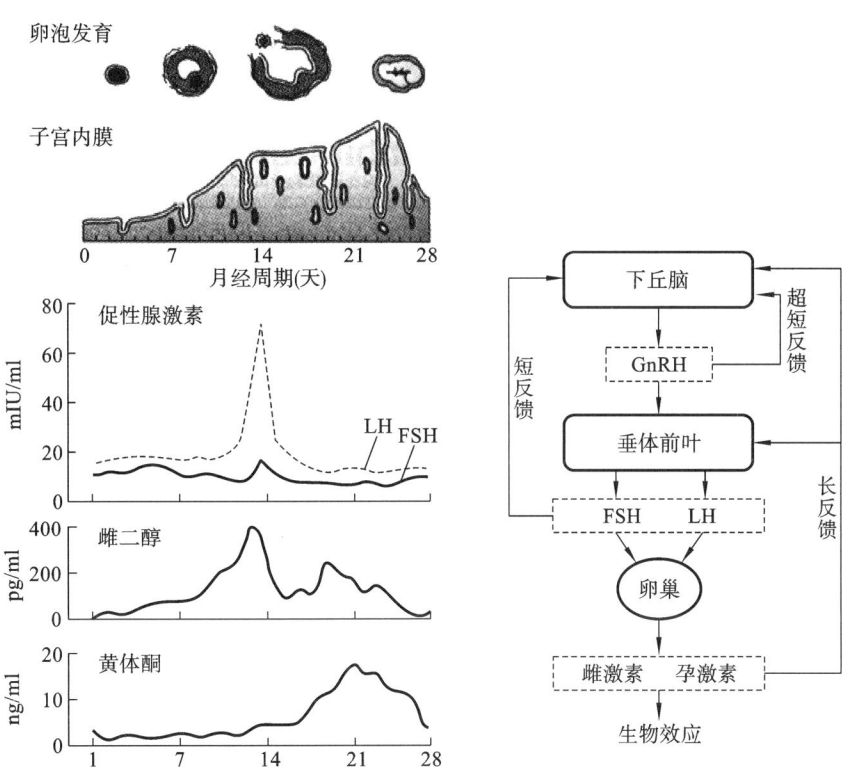

图 30-1 女性激素的分泌与调节示意图

第一节 雌激素类药及抗雌激素类药

一、雌激素类药

雌激素(estrogen)具有广泛的生物学活性,在心血管系统、中枢神经系统、骨骼系统、生殖系统等的生长、发育和功能的调节方面都具有重要意义。人体内主要有 3 种内源性雌激素:雌二醇(estradiol,E_2)、雌酮(estrone,E_1)和雌三醇(estriol,E_3)。雌二醇是卵巢和睾丸分泌的主要天然雌激素,从孕妇尿中提取得到的雌酮和雌三醇等多是雌二醇的肝脏代谢产物,三者以雌二醇的活性最强。

天然雌激素活性较低,临床上常用的多以雌二醇为母体,人工合成的强效长效甾体类衍生物,主要包括口服强效雌激素药——炔雌醇(ethinylestradiol)、口服长效雌激素药——炔雌醚(quinestrol)及肌注一次之后药效可持续数周的戊酸雌二醇(estradiol valerate)等。此外,还合成了一些具有雌激素样作用的药物,如己烯雌酚(diethylstilbestrol)和己烷雌酚(hexestrol)等。替勃龙(tibolone)是人工合成的组织特异性甾体激素,主要用于绝经后妇女的激素替代治疗,其代谢产物有雌、孕、雄激素 3 种激素活性。近年来结合雌激素如妊马雌酮(conjugated estrogens,雌酮硫酸盐和马烯雌酮硫酸盐的混合物),因可口服,使用方便,高效,长效,不良反应少等优点被临床应用广泛。

【药动学】 天然雌激素口服后经胃肠道吸收,迅速在肝内被破坏,生物利用度低,主要采用注射给药。入血后主要与性激素结合球蛋白结合,也可与白蛋白结合,结合率可达 50% 以上。代谢产物雌酮和雌三醇大部分以葡萄糖醛酸或硫酸结合的形式从肾脏排出,也有部分从胆道排泄并形成肝肠循环。雌二醇透皮贴片可以通过皮肤缓慢稳定地被吸收,避免首关消除现象,其血药浓度比口服给药更稳定。

人工合成的炔雌醇、炔雌醚或己烷雌酚等乙炔衍生物被吸收后储存于脂肪组织中再逐渐缓慢释放,不易被肝脏代谢,故口服效果好,作用较持久。油溶液制剂可与脂肪酸化合成酯如苯甲酸雌二醇、戊酸雌二醇和环戊丙酸雌二醇,在肌内注射局部缓慢吸收,可延长其作用时间。大多数雌激素易从皮肤和黏

NOTE

膜吸收,故可制成贴片经皮给药,也可制成霜剂或栓剂用于阴道发挥局部作用。

【药理作用】

1. 对生殖系统的影响 对未成年女性,雌激素能促进女性第二性征和性器官发育成熟,如子宫发育、乳腺腺管增生及脂肪分布变化等。对成年女性,除保持女性性征外,它可使子宫肌层和内膜增殖变厚,与孕激素共同参与形成月经周期。

2. 对排卵的影响 小剂量雌激素在孕激素配合下,能促进促性腺激素分泌,促进排卵;但大剂量可通过负反馈机制减少其释放,从而抑制排卵。

3. 对乳腺的作用 小剂量雌激素能促进乳腺导管增生及腺泡生长发育;大剂量时可抑制催乳素对乳腺的刺激作用,减少乳汁分泌。

4. 对神经系统的影响 雌激素可以促进神经细胞的生长、分化、存活和再生,而且能够促进神经胶质细胞的发育和突触的形成;此外,雌激素还可以促进乙酰胆碱、多巴胺、5-羟色胺等神经递质的合成。

5. 对心血管系统的影响 雌激素可以增加一氧化氮和前列腺素的合成,舒张血管,抑制血管平滑肌细胞的异常增殖和迁移,减轻心肌缺血-再灌注损伤来保护心脏。

6. 对代谢的影响 雌激素能激活肾素-血管紧张素-醛固酮系统,使醛固酮的分泌增加,可导致轻度水钠潴留和血压升高;雌激素可增加儿童的骨骼钙盐沉积,加速骨骺闭合,对成人则能增加其骨量从而改善骨质疏松症;此外,雌激素还可降低低密度脂蛋白含量,升高高密度脂蛋白含量;减少胆酸的分泌,降低女性结肠癌的发病率;雌激素还可以降低糖耐量。

7. 其他 雌激素可使凝血因子Ⅱ、Ⅶ、Ⅸ和Ⅹ的活性增加,促进凝血过程,还能增加纤溶活性。雌激素还可使真皮增厚,结缔组织内胶原分解减慢,从而保持皮肤弹性和改善血液供应。

【临床应用】

1. 围绝经期综合征 又称更年期综合征,是更年期妇女由于卵巢功能降低,雌激素分泌减少,而下丘脑 GnRH 分泌增多,引起内分泌平衡失调所导致的一系列症状,如面颈红热、恶心、失眠、肥胖和情绪不安等。应用雌激素替代疗法,可反馈抑制 GnRH 的分泌而减轻各种症状。

2. 功能性子宫出血 由于体内雌激素水平低,子宫内膜创面修复不良,可引起阴道持续少量出血。雌激素类药物可促进子宫内膜增生,修复出血创面,使不规则出血停止。也可以适当和孕激素制剂合用,以调整月经周期,止血效果会更明显。

3. 卵巢功能不全和闭经 原发性或继发性卵巢功能低下患者,以雌激素替代治疗可促进其外生殖器、子宫及第二性征的发育。与孕激素类合用能形成人工月经周期。

4. 乳房胀痛和退乳 部分妇女停止授乳后,乳汁继续分泌可导致乳房胀痛,大剂量的雌激素能干扰催乳素对乳腺的刺激作用,使乳汁分泌减少而退乳消痛。

5. 绝经后晚期乳腺癌 乳腺癌的发生可能与内源性雌酮有关,但雌二醇和雌三醇并不致癌。绝经期妇女卵巢雌二醇的分泌减少,肾上腺皮质分泌的雄烯二酮可以转化为雌酮,后者对乳腺的持续作用,可能是导致乳腺癌的重要原因。大剂量雌激素可以抑制垂体分泌促性腺激素,减少雌酮的产生,对于绝经 5 年以上的晚期乳腺癌患者,缓解率可达 40%。但绝经期以前和绝经期 5 年以内的患者禁用,因这时应用雌激素反而可能促进肿瘤生长。一些研究指出绝经后激素补充治疗连用 5 年不增加乳腺癌的危险性,大于 5 年乳腺癌的危险性有轻度增加。用药间可以采取自查、定期临床检查。

6. 前列腺癌 大剂量雌激素可抑制垂体促性腺激素分泌,导致睾丸萎缩及雄激素的生成减少,同时因其本身又有抗雄激素作用,故可用于前列腺癌的治疗。

7. 痤疮 多见于青年男女,青春期痤疮(粉刺)主要是由于雄激素分泌过多,刺激皮脂腺分泌,引起局部腺管阻塞以及继发感染所致。雌激素可以抑制雄激素分泌,且有抗雄激素作用,可用于青春期痤疮的治疗。

8. 避孕 雌激素与孕激素合用可用于避孕。

9. 骨质疏松症 雌激素能阻止绝经早期的骨丢失,在绝经前 5～10 年开始应用激素疗法对预防骨质疏松症效果最佳。对绝经后或老年女性骨质疏松症的患者,应用雌激素可减少骨质吸收,防止骨折的发生。但长期使用外源雌激素仍存在很大的隐患,接受激素疗法的妇女,其心脏病、脑卒中、浸润性乳腺癌的发病风险都有所增加,因此这也是目前限制激素疗法仅做短期治疗的主要原因。

10. 其他 对因缺乏雌激素所引起的老年性阴道炎及女性外阴干燥,局部用药有效;对于绝经期妇女,小剂量长期应用可有效预防冠心病和心肌梗死等心血管疾病的发生;雌激素尚有升高白细胞作用,可用于治疗放射线引起的白细胞减少症;因小剂量雌激素可促进神经元突触的形成,因此对阿尔茨海默病有一定的治疗作用。

【不良反应及注意事项】

(1) 常见恶心、食欲不振,早餐多见,口服时多见。减小剂量或从小剂量开始,逐渐增加剂量可减轻上述症状;还可加重偏头痛和诱发抑郁。

(2) 大剂量雌激素可导致水钠潴留引起水肿,因此高血压患者慎用。

(3) 长期大量应用可引起子宫内膜过度增生,从而导致子宫出血,故有子宫出血倾向及子宫内膜炎者慎用。

(4) 本品在肝灭活,并可能引起胆汁淤积性黄疸,故肝功能不良者慎用;肿瘤患者(绝经期后乳腺癌除外)不用;妊娠期不用。

(5) 雌激素可增加子宫癌的发生率。

二、抗雌激素类药

抗雌激素类药(antiestrogens)是指能与雌激素受体结合,竞争性拮抗雌激素作用的一类药物。目前临床常用药有氯米芬(clomiphene)、他莫昔芬(tamoxifen)、雷洛昔芬(raloxifene)等,统称为抗雌激素类药或选择性雌激素受体调节剂(selsctive estrogen receptor modulators,SERM)。上述药物的一个显著的特点是对生殖系统表现为雌激素拮抗作用,面对骨骼系统及心血管系统则发挥似雌激素样作用,这对雌激素的替代治疗具有重要意义。

氯米芬(clomiphene,克罗米酚)

氯米芬是三苯乙烯衍生物,其化学结构与己烯雌酚相似,有较弱的雌激素活性和中等程度的抗雌激素作用。该药可竞争性地与雌激素受体结合,阻止雌二醇的正常负反馈调节,促进 GnRH 和垂体前叶分泌促性腺激素,刺激卵巢分泌雌激素,诱发排卵。临床可用于治疗功能性不孕、功能性子宫出血、月经不调、绝经后晚期乳腺癌及长期使用避孕药后发生的闭经等。主要不良反应是多胎和视觉异常。长期大剂量使用可引起卵巢肥大。卵巢囊肿、妇科肿瘤和肝肾功能不全者禁用。多囊卵巢综合征患者慎用。动物实验证明本品可致畸胎。在用药期间应每日测量基础体温,以监测患者的排卵与受孕,一旦受孕立即停药。

他莫西芬(tamoxifen,三苯氧胺)

他莫西芬是雌二醇竞争性拮抗剂,能与乳腺癌细胞的雌激素受体结合,不刺激转录或作用极微弱,却能抑制一直依赖雌激素才能持续生长的肿瘤细胞。本药为乳腺癌激素治疗的一线药物,常用于姑息治疗已绝经的晚期乳腺癌患者,一般疗效较好。但 5 年跟踪研究表明,他莫西芬对乳腺癌的预后并无明显改善,用药后部分患者可发生潮热、恶心和呕吐等轻微不良反应,偶见月经不规则、阴道出血、皮炎等。

雷洛昔芬(raloxifene)

雷洛昔芬是选择性雌激素受体调节剂的第二代产品,该药对乳腺和子宫内膜上的雌激素受体没有作用,但能够特异性拮抗骨组织的雌激素受体来发挥作用。临床多用于治疗骨质疏松症。

第二节　孕激素类药及抗孕激素类药

一、孕激素类

天然孕激素（natural progestogent）主要是指由卵巢黄体分泌的黄体酮（progesterone，孕酮），妊娠四个月后，黄体逐渐萎缩而由胎盘分泌黄体酮，直至分娩。睾丸和肾上腺皮质也能少量分泌。天然孕激素的含量极低，且口服无效。临床应用的孕激素多是人工合成品及其衍生物。按照化学结构可分为两类。

1. 17 α-羟孕酮类　由黄体酮衍生而来，活性与黄体酮相似。包括甲羟孕酮（medroxyprogesterone，安宫黄体酮，普维拉）、甲地孕酮（megestrol）、氯地孕酮（chlormadinone）等。在此类孕激素的 17 位加上长的酯链，其作用时间会延长。

2. 19-去甲睾酮类　由炔孕酮（ethisterone）衍生而来，结构与睾酮相似。包括炔诺酮（norethisterone）、炔诺孕酮（norgestrel）、左炔诺孕酮（levonorgestrel）等。这类药物除有孕激素作用外，还都具有轻微的雄激素样作用。

【药动学】　黄体酮口服后会在胃肠道和肝脏迅速代谢，首过消除明显，故口服无效，需肌内注射或舌下给药。17 位带酯链的黄体酮往往制成油溶液或微晶体混悬液做肌内注射，吸收延缓，可发挥长效作用。血浆蛋白结合率高，游离型仅为 3％，在肝脏代谢，代谢产物多与葡萄糖醛酸结合，从肾排出。人工合成的高效的炔诺酮、甲地孕酮等，肝脏代谢较慢，可口服给药。

【生理及药理作用】

1. 生殖系统　主要为助孕安胎的作用。在月经后期，黄体酮在雌激素作用的基础上，促进子宫内膜继续增厚、充血、腺体增生并产生分支，由增殖期转为分泌期，有利于孕卵着床与胚胎发育；在妊娠期，孕激素能抑制子宫的收缩，并降低子宫对缩宫素的敏感性，有保胎作用；大剂量时可抑制垂体前叶 LH 的分泌，抑制排卵。

2. 乳腺　在月经周期后半期及妊娠期，孕激素与雌激素一起促进乳腺腺泡发育，为哺乳做准备。

3. 代谢　黄体酮的结构和醛固酮相似，可竞争性地对抗醛固酮的作用，促进 Na^+、Cl^- 的排泄从而产生利尿作用；还可促进蛋白质的分解代谢，增加尿素氮的排泄；可增加血中低密度脂蛋白，对高密度脂蛋白几乎没有影响；此外，黄体酮是肝药酶的诱导剂，可加速药物的代谢。

4. 体温　影响下丘脑体温调节中枢，使体温轻度升高。月经周期中期排卵时体温比平时约高 0.56 ℃，持续到月经来临，此作用和孕激素密切相关。

【临床应用】

1. 功能性子宫出血　由于黄体功能不足，导致子宫内膜不规则脱落，子宫持续性出血，或因雌激素持续刺激子宫内膜，导致子宫内膜增生过度而引起子宫出血。在月经前应用孕激素类替代治疗，可使增生期子宫内膜协调一致地转为分泌期内膜，停药后内膜在 3～5 天内比较完整地脱落，从而维持正常的月经。

2. 痛经和子宫内膜异位症　常使用雌、孕激素复合物避孕药抑制排卵并减轻子宫痉挛性收缩从而止痛，治疗痛经；长期大剂量使用可使异位的子宫内膜萎缩退化，治疗子宫内膜异位症。

3. 先兆流产与习惯性流产　对黄体功能不足引起的先兆流产，可用大剂量孕激素安胎；但对于习惯性流产疗效不确切。因 19-去甲基睾酮类激素具有雄激素样作用，可使女性胎儿男性化，故不宜使用。黄体酮有时也可能引起生殖器畸形，须注意。

4. 子宫内膜腺癌　大剂量孕激素可使子宫内膜腺癌细胞的分泌耗竭从而导致瘤体萎缩、退化，部分患者的病情缓解。但目前疗效并不确切。

5. 前列腺肥大和前列腺癌　可以反馈性地抑制垂体前叶分泌促黄体素，减少睾酮分泌，促进前列腺细胞萎缩、退化,可用于治疗前列腺肥大和前列腺癌。

6. 闭经的诊断与治疗 孕激素和雌激素合用可用于诊断和治疗闭经,闭经女性使用孕激素 5～7 天后,如果子宫内膜对内源性雌激素有反应,则发生撤退性出血。

【不良反应】 较少,偶见头晕、恶心、呕吐及乳房胀痛。长期应用可引起子宫内膜萎缩,月经量减少甚至停经,并诱发阴道真菌感染。19-去甲基睾丸酮类大剂量应用时可导致肝功能障碍和女性胎儿男性化。大剂量黄体酮可导致胎儿生殖器畸形。

地屈孕酮(dydrogesterone,达芙通)

地屈孕酮来源于植物,是一种口服孕激素,可使子宫内膜进入完全分泌期,从而减少由雌激素引起的子宫内膜增生和癌变的风险。主要用于治疗内源性孕酮不足引起的疾病,如痛经、子宫内膜异位症、继发性闭经、功能性子宫出血、月经周期不规则、孕激素缺乏导致的先兆流产、黄体不足导致的不孕症等。

二、抗孕激素类药

抗孕激素类药可干扰黄体酮的合成和代谢。主要包括孕三烯酮(gestrinone)、环氧司坦(epostane)、曲洛司坦(trilostane)和阿扎斯丁(azastene)等。

米非司酮(mifepristone)是孕激素受体阻断药,同时具有抗孕激素和抗皮质激素活性,还具有较弱的雄激素活性。口服有效,生物利用度高,血浆半衰期长,可以有效延长至下一个月经周期,故不宜持续给药。由于米非司酮可对抗黄体酮对子宫内膜的作用,具有明显的抗着床作用,可作为房事后避孕的有效措施;具有抗早孕作用,可用于终止早期妊娠,可能出现阴道出血等,但一般不需特殊处理。贫血、正在接受抗凝治疗和糖皮质激素治疗的患者不宜使用。

第三节 雄激素类药和蛋白同化激素类药

一、雄激素类药

天然雄激素(natural androgen)主要是由睾丸间质细胞分泌的睾酮(testosterone,睾丸素),也可由肾上腺皮质、卵巢和胎盘少量分泌。目前临床使用的雄激素多为人工合成的睾酮衍生物,如甲睾酮(methyltestosterone,甲基睾丸素)、丙酸睾酮(testosterone propionate,丙酸睾丸素)、苯乙酸睾酮(testosterone phenylacetate)和十一酸睾酮(testosterone undecanoate)等。

【药动学】 睾酮口服后极易被肝脏破坏,生物利用度极低。临床多使用其油溶液进行肌内注射或植入皮下给药。其酯化衍生物吸收缓慢,作用强,维持时间长,如丙酸睾酮。睾酮的代谢产物与葡萄糖醛酸结合后随尿排出。甲睾酮不易被肝脏破坏,故可口服给药。

【生理及药理作用】

1. 生殖系统 睾酮促进男性生殖器官的发育成熟,形成并维持男性的第二性征,促进精子的生成与成熟。较大剂量的雄激素还能抑制下丘脑与垂体前叶分泌促性腺激素,使睾丸的雄激素合成和精子的发生功能受阻,对女性可减少其卵巢雌激素的分泌,并有直接对抗雌激素的作用。

2. 同化作用 睾酮能明显促进蛋白质的合成(同化作用),减少蛋白质的分解(异化作用),形成正氮平衡,从而促进生长发育,使肌肉发达,体重增加,尿排氮量减少;并可出现水、钠、钙、磷潴留现象,促进骨质形成。

3. 增强骨髓造血功能 骨髓功能低下时,较大剂量的雄激素可促进肾脏分泌促红细胞生成素,也可直接刺激骨髓的造血功能,使红细胞的生成增加。

4. 免疫增强作用 睾酮能促进免疫球蛋白的合成,增强机体的免疫功能和巨噬细胞的吞噬功能,具有一定的抗感染能力,此外尚有类似糖皮质激素的抗炎作用。

5. 心血管系统调节作用 通过激活雄激素受体和偶联 K^+ 通道,对心血管系统进行良好的调节。主要表现为降低胆固醇;调节凝血和纤溶过程;还可舒张血管平滑肌,降低血管张力等。

【临床应用】

1. 替代疗法 适用于无睾症(先天或后天两侧睾丸缺损)或类无睾症(睾丸功能不足)的患者,男性性功能低下的患者。可用睾丸素作为补充治疗。

2. 围绝经期综合征和功能性子宫出血 通过其抗雌激素的作用,收缩子宫平滑肌及其血管,逐渐使子宫内膜萎缩而止血。更年期患者更为合适。对严重出血病例,临床应用三合激素(乙烯雌酚、黄体酮和丙酸睾丸素三种激素的混合物)注射,可达到止血目的,停药时应逐渐减量,因突然停药后易出现撤退性出血。于月经期结束后每 5～7 天肌内注射 25 mg 丙酸睾酮 1 次,处在月经期改为每日 1 次,连用3天。

3. 晚期乳腺癌 对晚期乳腺癌或乳腺癌转移者,采用雄激素治疗可缓解部分患者的症状。此外,雄激素还能对抗催乳素对癌组织的刺激作用,其治疗效果与癌细胞中雌激素的受体含量有关,受体浓度高者,疗效较好。

4. 再生障碍性贫血及其他贫血 甲睾酮和丙酸睾酮可使骨髓造血功能得到明显的改善,但起效较慢,一般在用药后 2～4 个月才出现疗效。

5. 虚弱 由于雄激素的同化作用,各种消耗性疾病、骨质疏松症、生长延缓、放疗等状况可用小剂量的雄激素进行治疗,增加患者的食欲,加快患者的体质恢复。

【不良反应】

(1) 女性长期使用后,可引起多毛、痤疮、声音变粗、闭经、乳腺退化等男性化现象。男性患者则可能出现性欲亢进,但长期用药后的负反馈作用可导致睾丸萎缩,精子生成减少。

(2) 17α 位有烷基取代的睾酮类药物会干扰肝内毛细胆管的排泄功能,引起胆汁淤积性黄疸。如发现黄疸或肝功能异常应立即停药。

【禁忌证】 因其有水钠潴留作用,故肾炎、肾病综合征、心力衰竭及高血压患者慎用。孕妇及前列腺癌患者禁用。

二、蛋白同化激素类药

雄激素虽有同化作用,但用于女性或非性腺功能不全的男性,常可出现雄激素作用,故其临床使用受到限制。而人工合成得到的一些睾丸素衍生物,如苯丙酸诺龙(nandrolone phenylpropionate)、司坦唑醇(stanozolol,康立龙)和美雄酮(metandienone,去氢甲基睾丸素)等,这些睾丸素衍生物的同化作用较强,而雄激素作用较弱,因此被称为同化激素(anabolic hormone)。

本类药物主要用于蛋白质同化不足,以及蛋白质分解亢进或损伤过多的患者,如严重烧伤、手术后恢复期、慢性消耗性疾病、老年骨质疏松症和肿瘤恶病质等患者。也用于纠正糖皮质激素引起的负氮平衡。使用时应同时增加食物中蛋白质的量。在体育竞赛时属禁服药。

本类药物长期应用可引起水钠潴留,女性患者男性化,偶见胆汁淤积性黄疸。其余不良反应同雄激素药。肾炎、心力衰竭和肝功能不良患者应慎用,孕妇及前列腺癌患者禁用。

第四节 避 孕 药

计划生育是我国的一项基本国策。药物避孕是控制生育的主要方法之一。生殖是一个复杂的生理过程,主要包括精子和卵细胞的形成、成熟、排放、受精、着床、胚胎发育和分娩等多个环节,阻断其中任何一个环节均可达到避孕或终止妊娠的目的。避孕药是指阻碍受孕或终止妊娠的一类药物,使用避孕药是一种安全、有效、方便的避孕方式。现有的避孕药大多为女用避孕药,男用避孕药较少。

一、女用避孕药

（一）主要抑制排卵和着床的避孕药

目前应用的此类药物,多由不同类型的孕激素和雌激素以不同的种类与剂量配伍而成的复方制剂。目前常用的甾体避孕药多属于此类药物。该类药物的使用不受月经周期的限制,排卵前、排卵期和排卵后服用均可影响受精卵着床,具有高度有效、使用方便、停药后恢复生育能力快、调节月经周期、降低某些癌症发病率等优点。目前国内几种常用的避孕药可分为口服避孕药、注射避孕针、缓释系统避孕药及避孕贴膜剂等,常见种类及成分见表30-1。

表 30-1 常见避孕制剂的种类及成分

制 剂 名 称	孕激素/mg	雌激素/mg
短效口服避孕药		
复方炔诺酮片(口服避孕药1号)	炔诺酮 0.625	炔雌酮 0.035
复方甲地孕酮片(口服避孕药2号)	甲地孕酮 1.0	炔雌酮 0.035
复方左炔诺孕酮甲片	左炔诺孕酮 0.3	炔雌酮 0.03
去氧孕烯炔雌酮片	去氧孕烯 0.15	炔雌酮 0.03
炔雌醇环丙孕酮片	醋酸环丙孕酮 2.0	炔雌酮 0.035
长效口服避孕药		
复方炔诺孕酮二号片(复甲2号)	炔诺孕酮 10.0	炔雌醚 3.0
复方炔雌醚片	氯地孕酮 12.0	炔雌醚 3.0
三合一炔雌醚片	氯地孕酮 6.0	炔雌醚 3.0
	炔诺孕酮 6.0	
探亲避孕药		
甲地孕酮片(探亲避孕片1号)	甲地孕酮 2.0	
炔诺酮片(探亲避孕片)	炔诺酮 5.0	
双炔失碳酯片(53号避孕针)	双炔失碳酯 7.5	
长效注射避孕药		
复方己酸孕酮注射液(避孕针1号)	己酸孕酮 250.0	戊酸雌二醇 2.0
复方甲地孕酮注射液	甲地孕酮 25.0	17β-雌二醇 3.5
复方庚炔诺酮注射液	庚炔诺酮 50.0	戊酸雌二醇 5.0
复方甲羟孕酮注射液	醋酸甲羟孕酮 25	环戊丙酸雌二醇 5.0
缓释避孕药		
Norplant Ⅰ皮下埋植剂	左炔诺孕酮 36×6	
Norplant Ⅱ皮下埋植剂	左炔诺孕酮 75×2	
缓释阴道避孕环	甲地孕酮 250或200	
庚炔诺酮微球针剂	庚炔诺酮 65或100	
左炔诺孕酮微球针剂	左炔诺孕酮 50	
避孕贴剂		
OvthoEvra	17-去酰炔肟酯 6	炔雌醇 0.75

NOTE

311

【药理作用及机制】

1. 抑制排卵 外源性雌激素类药通过干扰下丘脑-垂体-卵巢轴的正常功能,经负反馈机制抑制丘脑下部GnRH,使垂体分泌的FSH和LH减少,卵泡的生长成熟过程受到抑制;同时孕激素分泌减少,两者协同抑制排卵的发生。

2. 改变宫颈黏液稠度 本类药可使宫颈黏液的分泌减少、黏稠度增加,不利于精子穿透,从而阻止精子进入宫腔。

3. 抗着床作用 抑制子宫内膜的正常增殖,使内膜变薄、萎缩、退化,最终使受精卵着床困难。

4. 改变输卵管的正常功能 雌激素有增强输卵管节律性收缩的作用,孕激素则相反。避孕药可改变正常月经周期内的雌激素和孕激素水平,影响输卵管的正常收缩和受精卵的运行速度,使其不能按时到达子宫从而干扰受精卵的着床。

按规定服药,避孕成功率可高达99%以上,停药后生殖能力很快恢复。

【不良反应】

1. 类早孕反应 少数妇女在用药初期可出现头晕、恶心、呕吐、食欲减退、白带增多等轻微的类早孕反应。轻者不需处理,一般在坚持用药2~3个月后该症状可自然减轻或消失。症状严重者可考虑更换制剂。

2. 子宫不规则出血 按时服药可以防止其发生,多因漏服、迟服、服药方法错误等所致。也可由于个人体质不同,服药后体内激素水平不平衡,不能维持子宫内膜正常生长的完整性。如出现不规则出血,可加服炔雌醇。部分患者长期使用可出现月经量减少、经期偏短,如出现连续两个月闭经,应立即停药。

3. 乳汁分泌减少 哺乳期妇女服用后可使乳汁减少,还可通过乳汁影响胎儿,故哺乳期妇女不宜使用。

4. 凝血功能异常 有报道指出该类药物可引起血栓性静脉炎和血管栓塞。吸烟可增加其发生率,使用过程中应注意。

5. 其他 用药后也可能出现痤疮、皮肤色素沉着,个别患者可能出现血压升高等现象。服药妇女每年应做防癌检查,对有癌前病变者忌用。

【禁忌证】 严重心血管疾病患者,急慢性肝炎或肾炎患者,血液病或血栓性疾病患者,糖尿病患者,恶性肿瘤患者,癌前病变患者,子宫或乳房肿块患者,哺乳期妇女,不明原因阴道异常流血者禁用。

【药物相互作用】 肝药酶诱导剂,如苯巴比妥、苯妥英钠等,可加速本类避孕药在肝内的代谢,影响避孕效果,甚至导致突破性出血。

（二）抗早期妊娠药

避孕失败可采用刮宫、电吸等手段进行人工流产,也可采用流产药终止妊娠。临床常用的药物主要有米非司酮(mifepristone)、前列腺素衍生物米索前列醇(misoprostol)等序贯配伍使用。

米非司酮口服可以拮抗孕激素活性,一般在妊娠早期使用,可破坏子宫脱膜,增强子宫平滑肌的收缩,使宫颈软化、扩张,从而诱发流产。在临床用于抗早孕、房事后紧急避孕,也可以用于诱导分娩。少数患者用药后可发生严重出血,应在医师指导下使用本类药物。

前列腺素类可强力收缩子宫平滑肌和扩张宫颈,临床可用于抗早孕、扩宫颈和中期引产。目前常用的主要为人工合成的PG衍生物,如米索前列醇、卡前列甲酯(carboprost methylate)等,性质更为稳定、对子宫肌选择性强、不良反应少,肌内注射和阴道给药即可,不需要静脉滴注或反复给药,尤其是米索前列醇因用量小、可口服、不良反应少而轻微,更受患者欢迎。

（三）外用避孕药

目前常用的外用避孕药多是一些具有较强杀精作用的药物,如壬苯醇醚(nonoxynol)、辛苯醇醚(octoxynol)等,可以制成胶浆、片剂或栓剂等剂型。将此类药物放入阴道后,药物可自行溶解而散布在宫颈表面和阴道壁,发挥杀精作用;还可以形成黏液,阻碍精子的运动,从而达到避孕目的,因此又称为杀精剂。这种避孕方法副作用少,又不杀伤阴道杆菌,极少产生全身性反应。使用简便、有效、不影响性功能,不论长期或短期使用均对机体无害,对胚胎和胎儿的发育无不良影响。但杀精剂的避孕失败率明显高于其他的屏障避孕法。

二、男用避孕药

棉酚(gossypol)

棉酚是从棉花的根、茎和种子中提取的一种黄色酚类物质。临床应用的制剂主要有乙酸棉酚、普通棉酚和甲酸棉酚等。

动物实验证实棉酚的作用部位在睾丸细精管的生精上皮,用药4～5周后最先观察到精细胞核空泡形成和肿胀,以后可见次级精母细胞核固缩和破裂,精子数减少,直到无精子生成。停药后逐渐恢复生育功能。每天服用20 mg,连服2个月可达节育标准,避孕有效率高达99％以上。

不良反应有食欲减退、乏力、恶心和性功能减低,少数病例有低钾血症和肝功能改变等。但因棉酚可引起不可逆性精子生成障碍,因此限制了其作为常规避孕药的使用。

孕激素-雄激素复合剂

较大剂量的孕激素和雄激素可反馈性抑制垂体前叶促性腺激素的分泌,从而抑制精子的生成。两者合用有协同作用,可减少各药剂量,减少副作用的发生。孕激素还可以直接作用于睾丸,影响精子的生成;某些孕激素还能产生抗雄激素作用,导致精子发生停滞。而雄激素可补充体内睾酮的不足,用以维持正常性功能。目前这种类型的男用避孕药推荐的有雄激素＋长效醋酸甲羟孕酮、雄激素＋左炔诺孕酮、雄激素＋庚酸炔诺酮等。

环丙氯地孕酮(cyproterone acetate)

环丙氯地孕酮是一种强效孕激素,为抗雄激素药物,可在雄激素的靶器官竞争性对抗雄激素。大剂量时可抑制促性腺激素的分泌,减少睾丸内雄激素结合蛋白的产生,抑制精子的生成,干扰精子的成熟过程。环丙氯地孕酮可影响肝、肾功能及糖代谢,用药期间应做相应监测。同时由于环丙氯地孕酮可抑制性功能,未成年人禁用。

📖 章节案例

患者,女,30岁。采用口服避孕药避孕,因患急性粟粒性肺结核,以下是医生为她开的处方。请分析该处方是否合理,为什么?

取:

利福平片 0.3 g×30 片 用法:一次 0.6 g,一日 1 次,清晨空腹顿服

异烟肼片 0.1 g×90 片 用法:一次 0.2 g,一日 3 次

乙胺丁醇片 0.25 g×45 片 用法:一次 0.25 g,一日 3 次

口服避孕药 用法:一日 1 片,睡前服

章节案例
答案解析

本章小结

性激素类药物主要包括雌激素类药和抗雌激素类药、孕激素类药和抗孕激素类药、雄激素类药和蛋白同化激素类药和避孕药。

雌激素类药主要用于绝经期综合征、卵巢功能不全和闭经、功能性子宫出血等;孕激素类药主要用于黄体功能不足和绝经期综合征的治疗;雄激素类药主要用于睾丸功能不全的治疗等;抗雌激素类药主要用于乳腺癌的治疗;抗孕激素类药主要用于抗早孕;同化激素类药是一类以同化作用为主而雄激素样作用较弱的睾酮衍生物,如苯丙酸诺龙、司坦唑醇、美雄酮等。

知识拓展

NOTE

制剂及
用法用量

目标检测
答案

抗生育药可抑制排卵、抑制着床、杀死精子,主要用于避孕和抗早孕。

目标检测

单项选择题

1. 哺乳妇女退乳时宜选用(　　　)。
A. 黄体酮　　　　B. 甲睾酮　　　　C. 己烯雌酚　　　　D. 甲地孕酮　　　　E. 苯丙酸诺龙

2. 治疗卵巢功能不全和闭经宜选用(　　　)。
A. 甲睾酮(甲基睾丸酮)　　　　　　B. 黄体酮　　　　　　C. 己烯雌酚
D. 甲地孕酮　　　　　　　　　　　E. 苯丙酸诺龙

3. 治疗绝经期综合征应选用下列何药?(　　　)
A. 炔雌醇　　　　B. 甲地孕酮　　　　C. 黄体酮　　　　D. 甲睾酮　　　　E. 炔诺酮

4. 治疗前列腺癌宜选用(　　　)。
A. 炔雌醇　　　　　　　　　B. 丙酸睾酮(丙酸睾丸素)　　　　　　C. 氯米芬
D. 苯丙酸诺龙　　　　　　　E. 炔诺酮

5. 先兆流产患者宜选用(　　　)。
A. 己烯雌酚　　　　B. 丙酸睾酮　　　　C. 苯丙酸诺龙　　　　D. 黄体酮　　　　E. 炔雌醇

6. 苯丙酸诺龙禁用于(　　　)。
A. 严重烧伤　　　　B. 严重高血压　　　　C. 术后恢复期　　　　D. 骨折不易愈合　　　　E. 小儿发育不良

7. 治疗老年性骨质疏松症可选用(　　　)。
A. 黄体酮　　　　B. 甲地孕酮　　　　C. 泼尼松龙　　　　D. 苯丙酸诺龙　　　　E. 氢化可的松

8. 雌激素禁用于(　　　)。
A. 绝经后乳腺癌　　　　　　B. 前列腺癌　　　　　　C. 青春期痤疮
D. 功能性子宫出血　　　　　E. 子宫肿瘤

9. 雄激素禁用于(　　　)。
A. 功能性子宫出血　　　　　B. 冠心病　　　　　　C. 乳腺癌
D. 再生障碍性贫血　　　　　E. 老年骨质疏松症

10. 有关孕激素的作用的描述,错误的是(　　　)。
A. 可降低子宫对缩宫素的敏感性　　　　　　　　B. 促进乳腺腺泡的生长发育
C. 抑制黄体生成素的分泌　　　　　　　　　　　D. 对抗雄激素作用
E. 在月经期促使子宫内膜由增生期转变为分泌期

11. 主要抑制排卵的避孕药是(　　　)。
A. 前列腺素　　　　　　B. 雌激素与孕激素复方制剂　　　　　　C. 大剂量炔诺酮
D. 复方双炔失碳酯　　　E. 己烯雌酚

12. 患者,女,35岁。近发现右乳房内有单个无痛性肿块,质坚实,境界不甚清楚,经活检诊断为乳腺癌,治疗宜选用下列何药?(　　　)
A. 己烯雌酚　　　　B. 黄体酮　　　　C. 丙酸睾酮　　　　D. 苯丙酸诺龙　　　　E. 泼尼松

13. 患者,女,40岁。主诉停经50天后来潮,血量特多,持续2周,停止一段时间后再度出血,妇科检查并无异常,诊断为功能性子宫出血,治疗宜选用下列何药?(　　　)
A. 己烯雌酚　　　　B. 黄体酮　　　　C. 丙酸睾酮　　　　D. 炔雌醇　　　　E. 以上均可

(黄河科技学院　马俊远)

NOTE

第三十一章 甲状腺激素及抗甲状腺药

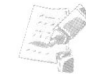 **学习目标**

1. 掌握:硫脲类药物作用的机制、临床应用及丙硫氧嘧啶的作用特点。

2. 熟悉:甲状腺激素的合成、储存、分泌与调节、药理学作用、临床应用;不同剂量的碘及碘化物的药理学作用、临床应用及不良反应。

3. 了解:放射性碘、β受体阻断药的作用及临床应用。

甲状腺激素是由甲状腺合成并分泌的,也是机体维持正常代谢和生长发育所必需的激素,其分泌过多或过少均可引起疾病。甲状腺激素分泌过少会导致甲状腺功能减退(简称甲减),分泌过多则会引起甲状腺功能亢进(简称甲亢)。临床用于治疗甲亢的药物被称为抗甲状腺药,包括硫脲类、碘化物、放射性碘及β受体阻断药。

第一节 甲状腺激素

甲状腺激素为碘化酪氨酸的衍生物,包括甲状腺素(thyroxin,即四碘甲状腺原氨酸,tetraiodothyronine,T_4)和三碘甲状腺原氨酸(triiodothyronine,T_3)。甲状腺激素的合成、储存、分泌与调节的主要步骤如下。

【甲状腺激素的合成、储存、分泌与调节】

1. 碘的摄取 甲状腺腺泡上皮细胞基底膜上的碘泵可主动从血液循环中摄取碘及碘化物。正常人每天摄入的碘约有一半被甲状腺所摄取,甲状腺中碘的浓度为血浆中碘浓度的 $20\sim50$ 倍,甲亢时甚至可高达 250 倍。

2. 合成 分两步进行。①碘的活化和酪氨酸碘化:碘化物在过氧化物酶的作用下被氧化成活性碘(I^+),活性碘与甲状腺球蛋白(thyroglobulin,TG)上的酪氨酸残基结合,生成一碘酪氨酸(monoiodotyrosine,MIT)和二碘酪氨酸(diiodotyrosine,DIT);②偶联:在过氧化物酶作用下,一分子MIT 与一分子 DIT 偶联生成 T_3;两分子 DIT 偶联生成 T_4。合成的 T_3、T_4 仍结合于 TG 分子上,储存于腺泡腔内的胶质中。

3. 释放 在垂体分泌的促甲状腺激素(thyroid stimulating hormone,TSH)刺激下,甲状腺腺泡细胞将 TG 吞入细胞内,在蛋白水解酶作用下,TG 分解并释放 T_3、T_4 进入血液,其中 T_4 占总分泌量的90%以上。在外周组织中,有一部分的 T_4 在脱碘酶作用下转化为 T_3,T_3 的生物活性比 T_4 强 5 倍。

4. 调节 垂体分泌的 TSH 全程调控甲状腺激素的合成与分泌,而 TSH 又受下丘脑分泌的促甲状腺激素释放激素(thyrotropin-releasing hormone,TRH)的调节。正常情况下,下丘脑释放 TRH 调节腺垂体 TSH 的分泌,TSH 则刺激甲状腺细胞分泌 T_4 和 T_3;当血液中 T_4 和 T_3 浓度过高时,又可对 TSH 和 TRH 的释放产生负反馈调节作用。

【药动学】 T_4、T_3 口服易吸收,生物利用度分别为 50%～75% 及 90%～95%,二者的血浆蛋白结合率均在 99% 以上。目前临床常用的甲状腺素片为左甲状腺素钠。T_3 与血浆蛋白的亲和力低于 T_4,其游离量为 T_4 的 10 倍。T_3 作用快而强,维持时间短,$t_{1/2}$ 为 2 天;T_4 作用弱而慢,维持时间长,$t_{1/2}$ 为 5

 NOTE

天。甲状腺激素主要在肝、肾线粒体内脱碘并与葡萄糖醛酸或硫酸结合经肾排出体外。甲状腺激素可以通过胎盘和进入乳汁,因此妇女在妊娠期和哺乳期应慎用。

【药理学作用】

1. 维持正常生长发育 甲状腺激素是机体维持正常生长发育和成熟所必需的激素,对中枢神经系统与骨的生长发育尤为重要。在脑发育期,甲状腺激素可促进轴突、树突生长,突触发生和髓鞘的形成。甲状腺激素还可以刺激骨化中心发育、软骨骨化,促进长骨的生长。因此,发育期的甲状腺功能减弱会导致胎儿出现智力低下、身材矮小的呆小病(克汀病,cretinism)。T_3 和 T_4 还可加速胎儿肺的发育,新生儿呼吸窘迫综合征常与 T_3、T_4 的分泌不足有关。

2. 促进代谢和产热 促进物质氧化,增加耗氧量,提高基础代谢率,增加产热。因此甲亢患者怕热,易出汗。在糖代谢中,甲状腺激素可促进葡萄糖吸收,增加糖原分解和糖异生;在脂肪代谢中,甲状腺激素可加速脂肪氧化分解;在蛋白质代谢中,适量的 T_3、T_4 促进其合成。甲状腺激素分泌不足时,蛋白质合成减少,但组织间黏蛋白增多,引起黏液性水肿。甲状腺激素分泌过多时,蛋白质分解加速,特别是骨骼蛋白质分解,导致患者出现肌肉乏力和骨质疏松症。

3. 心血管效应 甲状腺激素能提高机体对儿茶酚胺类的敏感性,显著影响心脏的活动,可使心率增快、心肌收缩力增强,心输出量增加。甲状腺功能亢进患者会出现心动过速、心肌肥大、脉压差增大等表现。

4. 对神经系统的影响 甲状腺激素不但影响胚胎中枢神经系统的发育,对成人的中枢神经系统也具有兴奋作用。在甲状腺功能亢进时,患者常出现易激动、烦躁不安、注意力不易集中、睡眠质量低下等表现。而甲状腺功能减弱时,则出现表情淡漠、嗜睡、言语和行动迟缓、记忆力减退等表现。

【作用机制】 甲状腺激素通过与其受体结合发挥效应。垂体、心、肝、肾、骨骼肌、肺和肠组织细胞的胞膜、线粒体和细胞核内均存在甲状腺激素受体(thyroid hormone receptor,TR)。T_3 与 TR 的亲和力比 T_4 大 10 倍,约 90% 的 TR 与 T_3 结合。T_3 可与膜受体结合,也可被动进入胞内并与胞质结合蛋白(cytosol binding protein,CBP)结合。T_3 与细胞核内受体结合并启动靶基因转录,加速相关蛋白和酶的生成,从而产生效应。此外,甲状腺激素还可通过与线粒体或细胞膜上的 TR 结合,通过"非基因作用",影响能量代谢及膜的转运功能。

【临床应用】

1. 甲状腺功能减退 ①呆小病:甲状腺功能减退始于胎儿或新生儿,若尽早诊治,则仍可正常发育。若治疗过晚,则智力仍然低下。②黏液性水肿:口服甲状腺片,从小剂量开始,逐渐增大至足量。老年及心血管系统疾病患者需谨慎用药,以防过量诱发或加重心脏疾患。垂体功能低下的患者宜先用肾上腺皮质激素再给予甲状腺激素。否则,易发生急性肾上腺皮质功能不全。

2. 单纯性甲状腺肿 碘是合成甲状腺激素的重要成分,因缺碘导致的甲状腺肿大应及时补碘。原因不明者可给予适量甲状腺激素治疗,以补充机体内源性激素的不足,并可抑制机体 TSH 的过多分泌,缓解甲状腺组织代偿性增生肥大。

3. 其他 ①甲亢患者应用抗甲状腺药物时,加服 T_4 有利于减轻突眼、腺体肿大症状并可防止甲状腺功能减退。②甲状腺癌术后给予 T_4 治疗可抑制残余甲状腺癌变组织生长及扩散,减少癌症复发。③T_3 抑制试验中对摄碘率高的患者做鉴别诊断用。服用 T_3 后,摄碘率比用药前对照值下降 50% 以上者,为单纯性甲状腺肿;摄碘率下降小于 50% 者为甲亢。

【不良反应】 过量可引起心悸、多汗、失眠、手震颤、体重减轻等甲亢症状,重者可出现发热、腹泻、呕吐,甚至心绞痛、心力衰竭等症状。一旦出现上述症状应立即停药,必要时给予 β 受体阻断药与之对抗。

第二节　抗甲状腺药

抗甲状腺药是治疗各种原因引起的甲亢及其症状的有效药物,目前常用的有硫脲类、碘化物、放射

性碘及 β 受体阻断药。

硫脲类(thioureas)

硫脲类是最常用的抗甲状腺药,分为两类:①硫氧嘧啶类,包括甲硫氧嘧啶(methylthiouracil),丙硫氧嘧啶(propylthiouracil);②咪唑类,包括甲巯咪唑(thiamazole,他巴唑),卡比马唑(carbimazole,甲亢平)。

【药动学】 口服吸收迅速,2 h 血药浓度达到峰值。生物利用度约为 80%,血浆蛋白结合率约为75%。全身各组织均有分布,但以甲状腺浓集较多,可通过胎盘且易进入乳汁。约有 60% 在肝内代谢,部分药物可与葡萄糖醛酸结合而排出。硫氧嘧啶 $t_{1/2}$ 为 2 h,甲巯咪唑的血浆 $t_{1/2}$ 为 6~13 h,但在甲状腺组织中,药物作用可维持 16~24 h。卡比马唑为甲巯咪唑的衍化物,在体内转化成甲巯咪唑后发挥作用。

【药理作用及作用机制】

1. 抑制甲状腺激素的合成 抑制甲状腺过氧化物酶所介导的酪氨酸的碘化及偶联,从而抑制 T_3、T_4 的生物合成。硫脲类药物既不影响甲状腺摄碘,也不影响已合成的甲状腺激素释放及其作用的发挥,需待已合成的甲状腺激素被消耗后才能完全生效,故起效较缓慢。一般用药 2~3 周甲亢症状开始减轻,1~3 个月基础代谢率才恢复正常。

2. 抑制外周组织的 T_4 转化为 T_3 丙硫氧嘧啶还能抑制外周组织中的 I 型脱碘酶,减少 T_4 转化为 T_3,从而迅速控制血清中 T_3 的水平,在重症甲亢、甲亢危象时,丙硫氧嘧啶可作为首选药物。

3. 免疫抑制作用 甲亢的发病与自体免疫机制的异常有关。硫脲类药物能轻度抑制免疫球蛋白的生成,减少血液循环中甲状腺刺激性免疫球蛋白(thyroid stimulating immunoglobulin,TSI)。因此,硫脲类药物对于甲亢患者除能控制高代谢症状外,对病因也有一定的治疗作用。

【临床应用】

1. 甲亢的内科治疗 适用于轻症和不宜手术的患者或放射性碘治疗者,如儿童、青少年及术后复发及中重度患者而年老体弱或兼有心、肝、肾、出血性疾病的患者。

2. 甲亢手术前准备 目的是降低血清甲状腺激素水平,减少麻醉和手术后的合并症,防止术后发生甲状腺危象。血清甲状腺激素水平降低可反馈性增加 TSH 分泌,引起腺体增生,组织质脆而充血,因此需在术前两周加服大剂量碘剂。

3. 甲状腺危象的辅助治疗 甲亢患者在感染、外伤、手术或情绪激动等诱因下,大量的 T_3、T_4 突然释放入血,使患者发生高热、虚脱、心力衰竭、肺水肿、电解质紊乱,严重时可致患者死亡,称为甲状腺危象。此时除需对症治疗外,还应给予大剂量碘剂抑制 T_3、T_4 释放,同时应用硫脲类药物(常选用丙硫氧嘧啶)阻断新激素的合成。

【不良反应】 硫脲类和咪唑类药物均可出现不良反应,丙硫氧嘧啶和甲巯咪唑不良反应较少,甲硫氧嘧啶不良反应较多。

1. 过敏反应 最为常见,多为瘙痒、药疹等,少数伴有发热,多数情况下不需停药其症状也可消失。

2. 消化道反应 表现为厌食、呕吐、腹痛、腹泻等。

3. 粒细胞缺乏症 为最严重的不良反应,易发生于老年患者。一般发生在治疗后的 2~3 个月内,故应定期检查血常规。若用药后出现咽痛或发热,立即停药即可恢复。特别要注意与甲亢本身所引起的白细胞总数偏低相区别。

4. 肝功能损害 丙硫氧嘧啶在体内形成的活性代谢产物具有肝毒性,能引起不同程度的肝细胞损伤,导致转氨酶升高。甲巯咪唑肝损害以肝内胆汁淤积为主,表现为黄疸和胆红素升高。

5. 甲状腺肿及甲状腺功能减退 长期应用本类药物可使血清甲状腺激素水平显著下降,反馈性增加 TSH 分泌而引起甲状腺肿大充血。此外,本类药物还可诱导甲状腺功能减退,若及时发现并停药即可恢复。

【禁忌症】 硫脲类药物能通过胎盘并易进入乳汁,因此妊娠或哺乳期妇女应慎用或不用。丙硫氧

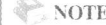

嘧啶具有更高的血浆蛋白结合率,通过胎盘的量相对较少,故为妊娠期抗甲状腺推荐药;结节性甲状腺肿合并甲亢及甲状腺癌患者禁用。

【药物相互作用】 磺胺类、对氨基水杨酸、对氨苯甲酸、巴比妥类、磺酰脲类、锂、维生素 B_{12} 等药物均能不同程度地抑制甲状腺功能,如与硫脲类药物合用,可能增加抗甲状腺效应。碘剂可明显延缓硫脲类起效时间,二者一般不应同用。

碘及碘化物(iodine and iodide)

碘及碘化物是治疗甲状腺疾病最古老的药物。常用的有碘化钾、碘化钠和复方碘溶液(又称卢戈液)等。

【药理作用】 不同剂量的碘化物对甲状腺功能可产生不同的作用。

碘是合成甲状腺激素的原料,小剂量的碘可促进甲状腺激素合成,用于治疗单纯性甲状腺肿。

大剂量碘(>6 mg/d)有抗甲状腺作用。大剂量的碘作用如下:①抑制谷胱甘肽还原酶对甲状腺球蛋白水解时二硫键的还原,使甲状腺球蛋白对蛋白水解酶不敏感,从而减少 T_3、T_4 的释放;②拮抗 TSH 促进甲状腺激素释放的作用;③抑制甲状腺过氧化物酶活性,从而抑制酪氨酸碘化及碘化酪氨酸的偶联,减少 T_3、T_4 的合成。

大剂量碘的抗甲状腺作用快而强。用药 1~2 天起效,10~15 天达最大药效。此时若继续用药,反而使碘的摄取受到抑制、胞内碘离子浓度下降,因此失去抑制激素合成的效应,导致甲亢症状复发。所以,碘化物不宜单独用于甲亢的治疗。

【临床应用】

1. 甲亢的术前准备 一般在术前 2 周给予复方碘溶液以使甲状腺腺体缩小变韧、充血症状减轻,有利于手术进行及减少出血。

2. 甲状腺危象的治疗 可将碘化物加到 10% 葡萄糖溶液中静脉滴注,或口服复方碘溶液。其抗甲状腺作用发生迅速,应在两周内逐渐停药,需同时配合服用硫脲类药物。

3. 单纯性甲状腺肿 小剂量碘剂可用于治疗单纯性甲状腺肿,在食盐中加入碘化钾或碘化钠可有效防止发病。碘化钾或复方碘溶液对早期患者疗效好,对晚期患者疗效差。

【不良反应】

1. 一般反应 咽喉不适、呼吸道刺激、口内金属味、鼻窦炎症和眼结膜炎症以及唾液腺肿大等,停药后可消退。

2. 过敏反应 可于用药后立即或数小时后发生,主要表现为发热、皮疹,严重者可出现血管神经性水肿、上呼吸道水肿、喉头水肿甚至窒息。一般停药后可消退,加服食盐和增加饮水量可促进碘排泄,必要时应采取抗过敏措施。

3. 诱发甲状腺功能紊乱 长期服用碘化物可诱发甲亢。已用硫脲类药物控制症状的甲亢患者也可因服用少量碘剂而复发。碘化物还可诱发甲状腺功能减弱和甲状腺肿大。此外,碘还可进入乳汁并通过胎盘引起新生儿甲状腺肿,故孕妇及哺乳期妇女应慎用。

放 射 性 碘

临床应用的放射性碘是 ^{131}I,$t_{1/2}$ 为 8 天。甲状腺具有很强的摄碘能力,^{131}I 可被甲状腺摄取,并可放射出 β 射线(占 99%)和少量的 γ 射线(占 1%)。β 射线在组织内的射程仅约 2 mm,因此其辐射作用只限于甲状腺内,破坏甲状腺实质而很少波及周围组织,可起到类似于手术部分切除甲状腺的作用。少量的 γ 射线可穿透组织而不引起损伤,可在体外测得,故可用于甲状腺摄碘功能的测定。

^{131}I 仅适用于不宜手术或术后复发及硫脲类药物无效或过敏的患者,其作用缓慢,一般用药后 1 个月见效,3~4 个月后甲状腺功能恢复正常。放射性碘能使腺泡上皮细胞萎缩,剂量过大易致甲状腺功能低下,故应严格掌握剂量和密切观察有无不良反应,一旦发生甲状腺功能低下可补充甲状腺激素与之对抗。儿童甲状腺组织由于处于生长期,对辐射效应更为敏感;卵巢也可浓集放射性碘,因而可能对遗

传产生影响。因此,20 岁以下患者、孕妇、哺乳期妇女及肾功能不全的患者不宜使用。

β 受体阻断药

无内在拟交感活性的 β 受体阻断药如普萘洛尔等,通过其拮抗 β 受体可改善过多的甲状腺激素引起的心悸、手颤抖、易激动等交感神经活性增强的症状,可作为有价值的辅助治疗药,用于不宜用抗甲状腺药、不宜手术及 ^{131}I 治疗的甲亢患者。此外,普萘洛尔还能抑制外周 T_4 脱碘成为 T_3,因 T_3 是主要的外周激素,故这一作用也有助于控制甲亢。

β 受体阻断药不干扰硫脲类药物对甲状腺的作用,且作用迅速,对甲亢所致的心率加快,心收缩力增强等交感神经活动增强的症状很有效,但单用时其控制症状的作用有限。若与硫脲类药物合用则疗效迅速而显著。

章节案例

患者,女,55 岁,一个多月前开始出现心慌、怕热、消瘦、体重减轻近 4 kg。在乡卫生院诊断为冠心病,具体用药不详,症状缓解不明显。经门诊复查甲状腺功能显示:FT_3 19.8 pmol/L,FT_4 56.8 pmol/L,TSH 0.02 U/mL,确诊为甲状腺功能亢进。给予丙硫氧嘧啶和普萘洛尔治疗,并嘱其定期检查血常规及肝功能。问:

1. 为什么采用丙硫氧嘧啶和普萘洛尔联合应用进行治疗?
2. 为什么需要定期检查血常规及肝功能?

章节案例
答案解析

本章小结

甲状腺激素是机体维持正常代谢和生长发育所必需的激素。分泌过少可致甲状腺功能减退,需给予甲状腺激素替代治疗;分泌过多则引起甲亢,内科治疗药物以硫脲类药物为主,其他药物包括碘化物、放射性碘和 β 受体阻断药。硫脲类药物通过抑制过氧化物酶所介导的酪氨酸的碘化及偶联,抑制甲状腺激素的生物合成。其作用的发挥需待已合成的激素耗竭后才能生效,故起效缓慢。丙硫氧嘧啶还能抑制外周组织 T_4 转化为 T_3,可首选用于治疗重症甲亢及甲状腺危象。小剂量碘剂作为合成甲状腺素的原料,可预防和治疗单纯性甲状腺肿;大剂量的碘有抗甲状腺的作用,但不能作为常规的抗甲状腺药。无内在拟交感活性的 β 受体阻断药可改善甲亢时交感神经活性增强的症状,可作为有价值的辅助治疗药。

知识拓展

目标检测

一、选择题(1~5 为单项选择题,6~10 为多项选择题)

1. 下列关于甲状腺激素的叙述,正确的是( )。

A. 使机体对儿茶酚胺类的反应性降低　　　　　B. 外周血液中的甲状腺激素以 T_3 为主

C. 促进物质氧化代谢,降低耗氧量　　　　　　D. 主要用于治疗呆小病和黏液性水肿

E. T_4 的活性强于 T_3

2. 治疗黏液性水肿的主要药物是( )。

A. 他巴唑　　　　B. 丙硫氧嘧啶　　　C. 甲状腺素　　　D. 大剂量碘剂　　　E. 卡比马唑

3. 下列药物中,主要用于甲亢术前准备和甲状腺危象的是( )。

A. 甲巯咪唑　　　B. 放射性碘　　　C. 小剂量碘　　　D. 复方碘溶液　　　E. 普萘洛尔

4. 硫脲类药物的基本作用是( )。

A. 抑制碘泵　　　　　　　　　　　　　　　　B. 抑制 Na^+-K^+ 泵

C. 抑制甲状腺过氧化物酶　　　　　　　　　　D. 抑制甲状腺蛋白水解酶

制剂及
用法用量

目标检测
答案

NOTE

E. 阻断甲状腺激素受体

5. 下列药物中可用于改善甲亢患者交感神经活性增强症状的是(   )。

A. M 受体阻断药 　　　　　　　　 B. α 受体阻断药 　　　　　　　　 C. β 受体阻断药

D. D₂ 受体阻断药 　　　　　　　　 E. 5-HT 受体阻断药

6. 丙硫氧嘧啶抗甲亢的作用机制包括(   )。

A. 抑制甲状腺激素的合成 　　　　　　　　 B. 抑制甲状腺激素的释放

C. 抑制外周组织 T_4 转化为 T_3 　　　　　　 D. 减少甲状腺刺激性免疫球蛋白的水平

E. 拮抗 TSH 的作用

7. 以下关于甲状腺激素的药理学作用说法正确的是(   )。

A. 促进蛋白质代谢和产热 　　　　　　　　 B. 促进骨骼和中枢神经系统的生长发育

C. 提高机体交感-肾上腺系统的反应性 　　　 D. 负反馈抑制 TSH 和 TRH 的释放

E. 可用于治疗黏液性水肿

8. 下列药物中不能用于甲状腺危象治疗的是(   )。

A. 丙硫氧嘧啶 　　 B. 放射性碘 　　 C. 小剂量碘 　　 D. 复方碘溶液 　　 E. 普萘洛尔

9. β 受体阻断药普萘洛尔作为甲亢辅助治疗药物的机制是(   )。

A. 抑制 TG 水解酶,从而抑制甲状腺激素释放 　　 B. 抑制外周 T_4 转化为 T_3

C. 改善甲亢所致的交感神经性增强的症状 　　　　 D. 抑制酪氨酸的碘化及偶联

E. 通过 β 射线的内照射损伤甲状腺组织

10. 硫脲类药物的不良反应包括(   )。

A. 过敏 　　 B. 厌食、腹痛 　　 C. 肝功能损害 　　 D. 粒细胞缺乏 　　 E. 甲状腺功能减退

二、问答题

1. 不同剂量的碘化物对甲状腺功能的作用如何?

2. 临床用于治疗甲状腺功能亢进的药物有哪几类?

(南京医科大学　张爱霞)

第三十二章　胰岛素及降血糖药

扫码看课件

学习目标

　　1. 掌握：胰岛素的药理作用、作用机制、临床应用和不良反应；掌握磺酰脲类药物的药理作用、作用机制、临床应用和不良反应；掌握噻唑烷二酮类药物的药理作用、作用机制；掌握二甲双胍的药理作用特点、临床应用和主要不良反应。

　　2. 熟悉：氯茴苯酸类药物和 α-葡萄糖苷酶抑制剂的药理作用特点及临床应用。

　　3. 了解：其他新型降血糖药物的药理作用。

　　糖尿病（diabetes mellitus）是由于多种病因引起的以高血糖为特征的代谢性疾病，其主要病理学基础是体内胰岛素绝对或相对缺乏以及靶组织对胰岛素不敏感。糖尿病通常分为以下两类：①1 型糖尿病（type 1 diabetes mellitus，T1DM）：由于自身免疫机制紊乱，胰岛 β 细胞受损，胰岛素分泌绝对不足，需外源性给予胰岛素治疗，因此又称为胰岛素依赖型糖尿病（insulin-dependent diabetes mellitus，IDDM）。②2 型糖尿病（type 2 diabetes mellitus，T2DM）：遗传因素与环境因素共同作用，致使胰岛素分泌不足或胰岛素作用障碍，亦称为非胰岛素依赖性糖尿病（non-insulin-dependent diabetes mellitus，NIDDM），占糖尿病患者 90% 以上。

　　现阶段糖尿病的临床治疗药物主要有胰岛素促泌剂、胰岛素增敏剂、减少糖类来源药物、胰岛素及其类似物以及新型降血糖药物。T1DM 的常规治疗为定时给予胰岛素，T2DM 常采用口服降血糖药治疗，包括磺酰脲类、双胍类、α-葡萄糖苷酶抑制剂、胰岛素增敏剂噻唑烷酮类等药物。近年来，相继有胰高血糖素样肽-1（glucagon-like peptide-1，GLP-1）受体激动药、二肽基肽酶-Ⅳ（dipeptidyl peptidase Ⅳ，DPP-Ⅳ）抑制剂和普兰林肽等新型药物上市，为糖尿病的治疗提供了更多的用药选择。

第一节　胰岛素及胰岛素类似物

　　胰岛素（insulin）是由胰岛 β 细胞分泌的蛋白质激素，分子量为 5808。胰岛素由 51 个氨基酸组成，含有 A 链（20 个氨基酸）、B 链（31 个氨基酸）两条多肽链，通过二硫键以共价键相连接。胰岛素的氨基酸序列具有种属差异，猪胰岛素与人胰岛素最为接近，仅在 B 链第 30 位氨基酸不同。种属差异虽然并不直接影响动物来源的胰岛素在人体发挥作用，但具有抗原性，可引起过敏反应。目前可通过 DNA 重组技术生产人胰岛素，还可将猪胰岛素 B 链第 30 位的丙氨酸用苏氨酸代替而获得人胰岛素。

　　【药动学】　胰岛素口服易被消化酶破坏，因此必须注射给药。皮下注射吸收快，血浆蛋白结合率为 1%～10%，$t_{1/2}$ 约为 10 min，但作用可维持数小时。胰岛素主要在肝、肾灭活，经谷胱甘肽转氨酶还原二硫键成巯基，A、B 两条链分开，进而被蛋白水解酶水解成短肽或氨基酸，也可被肾胰岛素酶直接水解。因此，严重肝、肾功能不全能影响胰岛素灭活。

　　【药理作用】　胰岛素是体内最为重要的一类激素，影响着机体的能量代谢和生长过程。胰岛素对糖代谢的调控作用最为显著，也影响脂肪和蛋白质代谢，其作用的主要靶器官是肝、肌肉和脂肪组织。

　　1. 糖代谢　组织细胞对糖的代谢取决于其对葡萄糖的摄取量，而这一过程需借助于细胞膜上的葡萄糖转运体（glucose transporter，GLUT）来完成。胰岛素可使 GLUT 从细胞内向细胞膜再分布，增加

 NOTE

GLUT 的合成并提高其活性,从而加速葡萄糖转运,促进全身组织(脑组织除外)特别是肝、肌肉和脂肪组织对葡萄糖的摄取和利用,加速葡萄糖的氧化和酵解,促进糖原的合成和储存。此外,胰岛素还可抑制糖原分解和糖异生。上述作用的共同结果是使血糖浓度降低。

2. 脂肪代谢　胰岛素可增加脂肪酸的转运,促进脂肪合成;抑制对激素敏感的脂肪酶活性,进而抑制脂肪分解,减少游离脂肪酸和酮体的生成。

3. 蛋白质代谢　胰岛素可增加氨基酸的转运和蛋白质的合成,抑制蛋白质的分解。

4. 其他　胰岛素可加速心率,加强心肌收缩力和减少肾血流量;促进钾离子进入细胞,降低血钾浓度。

【作用机制】　胰岛素属于多肽类激素,一般认为其不易进入靶细胞,需通过与靶细胞膜上的胰岛素受体(insulin receptor,IR)结合而发挥作用。胰岛素受体是由两个 α 亚单位和两个 β 亚单位组成的大分子跨膜糖蛋白。α 亚单位位于胞外,含胰岛素结合部位,β 亚单位为跨膜蛋白,其胞内区具有酪氨酸蛋白激酶活性。胰岛素与受体的 α 亚单位结合后,迅速激活 β 亚单位的酪氨酸蛋白激酶,催化受体蛋白发生自身磷酸化,继而导致细胞内其他活性蛋白的连续性磷酸化反应,产生了胰岛素一系列的受体后生物学效应。如胰岛素加速靶组织内 GLUT 从细胞内储存库向细胞表面的再分布,促进肝、肌肉、脂肪组织对葡萄糖的摄取。另外,胰岛素促进钾离子内流则是由于其激活 Na^+-K^+-ATP 酶所致。

【临床应用】

1. 糖尿病　胰岛素可用于治疗各型糖尿病,特别是 1 型糖尿病,是其最重要的治疗药物。目前胰岛素主要用于下列情况:①1 型糖尿病;②2 型糖尿病需迅速降低血糖至正常水平者的初始治疗;③经饮食控制或口服降血糖药物未能控制的 2 型糖尿病;④糖尿病发生各种急性或严重并发症者,如酮症酸中毒及高渗性非酮症糖尿病昏迷。酮症酸中毒治疗原则是立即给予足量的胰岛素,纠正失水、电解质紊乱等异常和去除诱因。高渗性非酮症糖尿病昏迷的治疗原则是纠正高糖、高渗状态及酸中毒,适当补钾,但不宜贸然使用大剂量胰岛素,以免血糖下降过快,细胞外液中的水分向高渗的细胞内转移,导致或加重脑水肿;⑤合并重度感染、消耗性疾病、高热、妊娠、创伤以及手术的各型糖尿病。

2. 其他　葡萄糖与胰岛素同用(GI 溶液)可促使钾内流,用于治疗高血钾。将葡萄糖、胰岛素和氯化钾(GIK 极化液)静脉滴注,促进 K^+ 进入细胞,用于心肌梗死的早期治疗,可防治心律失常,降低病死率。

【制剂】　胰岛素含酸性氨基酸较多,等电点为 pH 5.3～5.8,在体液偏碱性条件下易吸收,皮下注射后起效迅速但作用时间短。为延长胰岛素作用时间,可与碱性蛋白(精蛋白或珠蛋白)结合,使其等电点提高至与体液的 pH 相接近,再加入微量锌使之稳定,经皮下注射后,易在注射部位形成沉淀,再缓慢吸收、释放,成为中效或长效制剂。根据胰岛素作用时间及特点,可将胰岛素制剂分为超短效胰岛素类似物、短效胰岛素、中效胰岛素、长效胰岛素。短效胰岛素溶解度高,不仅可皮下注射用于控制餐后高血糖,还可静脉注射抢救糖尿病急症。所有中效、长效制剂均为混悬剂,只能采用皮下给药,不可静脉注射。常用胰岛素制剂的特点见表 32-1。

表 32-1　常用胰岛素制剂的特点

类别	制　剂	作 用 时 间			给药途径
		起效	达峰	维持	
超短效	门冬胰岛素	15 min	0.5～1.5 h	2～4 h	皮下或静脉注射
	赖脯胰岛素	5～15 min	1～2 h	4～5 h	皮下或静脉注射
短效	普通胰岛素	30～60 min	2～3 h	5～8 h	皮下或静脉注射
中效	低精蛋白锌胰岛素	2～4 h	4～10 h	12～18 h	皮下注射
	珠蛋白锌胰岛素				
	精蛋白锌胰岛素	4～6 h	10～16 h	18～24 h	皮下注射
长效	地特胰岛素	2～4 h	无明显高峰	18～24 h	皮下注射
	甘精胰岛素	2～4 h	无明显高峰	20～24 h	皮下注射

【不良反应】

1. 低血糖反应 胰岛素过量所致,是最常见也是最严重的不良反应。低血糖症状与血糖降低程度和下降速度有关。早期表现为饥饿感、出汗、心跳加快、焦虑、震颤等症状,严重者可引起昏迷、惊厥及休克,甚至脑损伤及死亡。中效、长效制剂降血糖作用较慢,通常不出现上述症状,而以头痛和精神情绪、运动障碍为主要表现。

为防止低血糖反应的严重后果,应使患者熟知反应,以便及早发现。轻者可及时摄食或饮用糖水等,严重者应立即静脉注射 50% 葡萄糖溶液。临床应用时必须注意将低血糖昏迷和酮症酸中毒性昏迷及非酮症糖尿病昏迷相鉴别。

2. 过敏反应 由动物来源的胰岛素与人胰岛素结构差异或制剂纯度较低、含有杂质所致。一般反应轻微,如皮肤瘙痒、红斑、丘疹等,少数有血管神经性水肿,偶见过敏性休克。可改用高纯度制剂或人胰岛素。过敏症状可给予 H_1 受体阻断药,重症者可用糖皮质激素。

3. 胰岛素抵抗

(1)急性型:多因并发感染、创伤、手术、情绪激动等应激状态时血中抗胰岛素物质增多,或因酮症酸中毒时,血中大量游离脂肪酸和酮体的存在妨碍了葡萄糖的摄取和利用;pH 的降低减少了胰岛素与受体的结合等诱发因素使得胰岛素的效应下降,需短时间内增加胰岛素剂量达数百甚至数千单位。正确处理诱因,调整酸碱及水、电解质的平衡,加大胰岛素剂量,常可取得良好疗效。

(2)慢性型:临床每日需用胰岛素 200 U 以上,且无并发症者。产生慢性抵抗的原因较为复杂,主要包括体内胰岛素抗体的产生;胰岛素受体数量的变化,如高胰岛素血症时,靶细胞膜上胰岛素受体数目减少;还可能是靶细胞膜上葡萄糖转运系统失常。此时换用其他动物胰岛素或改用高纯度胰岛素,并适当调整剂量常可有效。

4. 其他 皮下注射局部可出现红肿、硬结和皮下脂肪萎缩,改用高纯度制剂可减少此现象。此外,尚可出现体重增加、屈光不正等不良反应。

第二节 口服降血糖药

根据药物作用的基本方式和化学结构,常用的口服降血糖药可分为促胰岛素分泌剂、双胍类、胰岛素增敏剂、α-葡萄糖苷酶抑制剂等。口服降血糖药使用较胰岛素方便,但作用弱而慢,主要用于轻、中度 2 型糖尿病的治疗,尚不能完全替代胰岛素。

一、促胰岛素分泌剂

(一)磺酰脲类药物

磺酰脲类(sulfonylureas)药物是具有磺酰脲结构的一类口服降血糖药物,为目前临床控制 2 型糖尿病高血糖的主要用药。本类药物作用及毒性相似,但作用强度、起效时间及持续时间不尽相同。第一代磺酰脲类药物包括甲苯磺丁脲、氯磺丙脲等,因不良反应明显,现已基本被淘汰。目前临床常用的新一代磺酰脲类药物具有降血糖作用强、不良反应少等优势,包括格列本脲(glibenclamide)、格列齐特(gliclazide)、格列吡嗪(glipizide)、格列喹酮(gliquidone)、格列美脲(glimepiride)等。

【药动学】 本类药物口服吸收迅速而完全,与血浆蛋白结合率都很高。其中多数药物在肝内氧化成羟基化合物,并迅速从尿中排出。甲苯磺丁脲作用最弱、维持时间最短,而氯磺丙脲 $t_{1/2}$ 最长,且排泄慢、每日只需给药一次。因其约有 20% 以原型经肾小管分泌排出,肾功能不良者不宜应用。格列本脲口服后 15~20 min 起效,2~6 h 血药浓度达到峰值,作用可维持 15~24 h,每日只需给药 1~2 次。格列吡嗪服后 1~2 h 达峰浓度,$t_{1/2}$ 为 3~4 h,作用维持 6~10 h,灭活及排泄快,较少发生低血糖。格列喹酮吸收快,血药浓度在 2~3 h 达峰值后迅速下降,$t_{1/2}$ 只有 1.5 h 左右,作用维持 8 h,95% 以上的代谢产物不经肾排泄,适用于肾功能不良的糖尿病患者。

【降血糖作用与机制】 本类药物对正常人与胰岛功能尚存的糖尿病患者均具有降血糖作用,但胰岛中至少存在 30% 正常 β 细胞是其产生作用的必要条件。磺酰脲类药物最主要的降血糖机制为刺激胰岛 β 细胞释放胰岛素。胰岛 β 细胞膜分布有磺酰脲受体和与之相偶联的 ATP 敏感 K^+ 通道以及电压依赖性 Ca^{2+} 通道。该类药物与胰岛 β 细胞膜磺酰脲受体结合,引起与之偶联的 ATP 敏感性 K^+ 通道关闭而阻止细胞内 K^+ 外流,细胞膜去极化,进而引起电压依赖性 Ca^{2+} 通道开放,促进胞外 Ca^{2+} 内流。胞内游离 Ca^{2+} 浓度增加触发胰岛素的释放。本类药物降血糖作用机制还可能包括:①增强胰岛素与靶组织及受体的结合能力;②减慢肝脏对胰岛素的消除;③促进生长抑素的释放,抑制胰高血糖素的分泌。

【临床应用】 磺酰脲类药物适用于饮食控制无效且胰岛功能尚存的 2 型糖尿病患者、2 型糖尿病应用双胍类等药物治疗后血糖控制仍不满意的患者和胃肠道反应不耐受者。

【不良反应】

1. 低血糖 磺酰脲类药物最常见的不良反应,单药治疗或与其他降血糖药物联合治疗均可能发生。为减少低血糖风险,临床上使用磺脲类药物应从小剂量开始,根据血糖监测结果逐渐调整用量。在肝、肾功能不全患者中使用时,亦要注意药物剂量的调整。

2. 体重增加 氯磺丙脲、格列本脲对肥胖患者体重影响较大,治疗 3 年平均增加 3～5 kg。格列美脲和格列齐特缓释片对体重影响较小。

3. 其他 胃肠道反应、皮肤过敏、眩晕、神经痛、黄疸和肝损害。少数患者可见白细胞和血小板减少,因此需定期检查肝功能和血常规。

【药物相互作用】 磺酰脲类药物血浆蛋白结合率高,表观分布容积小,因此与水杨酸钠、吲哚美辛、青霉素、双香豆素等药物合用可竞争性结合血浆蛋白,使游离药物浓度上升而相互增强作用,引起低血糖反应。消耗性患者血浆蛋白含量低,黄疸患者血浆胆红素水平升高,也能竞争血浆蛋白结合部位,更易发生低血糖。此外,氯丙嗪、糖皮质激素、噻嗪类利尿药、口服避孕药均可降低磺酰脲类药物的降血糖作用。

(二)氯茴苯酸类

氯茴苯酸类是化学结构不同于磺酰脲类,但降血糖作用机制与磺酰脲类相似的一类降血糖药。主要通过与胰岛 β 细胞膜上的 ATP 敏感性 K^+ 通道结合,阻滞 K^+ 通道,抑制细胞内 K^+ 外流,使细胞膜去极化,进而引起 Ca^{2+} 通道开放,Ca^{2+} 内流促进胰岛素分泌。该类药物主要刺激胰岛素的早时相分泌,起效快,在餐后血糖高峰时,刺激分泌的胰岛素也同时达到高峰,用于控制餐后高血糖,且对胰岛细胞有保护作用。氯茴苯酸类药物的作用时间短,当餐后血糖浓度下降后,药物作用基本消失,此时胰岛素分泌的量也相应减少,低血糖的风险程度较磺脲类药物轻。该类药物主要包括瑞格列奈、那格列奈和米格列奈。

瑞格列奈(repaglinide)

瑞格列奈为苯甲酸的衍生物,是最早上市的非磺脲类促胰岛素分泌剂。口服吸收迅速,15 min 起效,1 h 内血浆药物浓度达到峰值,$t_{1/2}$ 约为 1 h,这一特点允许多次餐前用药。瑞格列奈主要通过肝药酶 P450 系统代谢,其中 92% 随胆汁进入消化道经粪便排出,其余 8% 经尿排泄。临床主要用于 2 型糖尿病患者,且适用于糖尿病肾病患者。该药的突出优点是可以模拟胰岛素的生理性分泌,有效控制餐后高血糖,故有"餐时血糖调节剂"之称。其主要不良反应为低血糖。

那格列奈(nateglinide)与米格列奈(mitiglinide)

那格列奈为 D-苯丙氨酸衍生物,米格列奈是苯基延胡索衍生物。两药的作用方式类似于瑞格列奈,但作用更为迅速而短暂。餐前 1～10 min 口服给药,用于控制 2 型糖尿病的餐后高血糖。其可减少胰岛素的总释放量,减弱餐后的葡萄糖波动,因而诱发低血糖反应的风险更低。

二、双胍类

双胍类（biguanides）药物的基本结构是双胍，目前临床应用的主要是二甲双胍（metformin，又称甲福明、降血糖片）。二甲双胍的发现源自人们对草药山羊豆与天然产物山羊豆碱的长期研究探索，自20世纪 50 年代上市至今仍作为治疗 2 型糖尿病的一线药物在临床广泛使用。该药物可明显降低糖尿病患者的血糖，但对正常人血糖无明显影响。二甲双胍作用机制复杂，不是通过刺激胰岛 β 细胞释放胰岛素降低血糖，其可能作用机制：①减少肠道对葡萄糖的吸收；②抑制肝糖原异生；③改善胰岛素的敏感性，促进肌肉、脂肪等组织摄取和利用葡萄糖；④抑制胰高血糖素的释放。此外，其还可降低体重，减少脂肪酸氧化，改善血脂谱，具有保护心血管作用。现在二甲双胍已成为 2 型糖尿病高血糖治疗的首选药物和全程用药，尤其适用于有胰岛素抵抗的肥胖患者。二甲双胍吸收快，作用时间短，$t_{1/2}$ 约为 1.5 h，主要以原型药物经肾排泄。常见不良反应为恶心、呕吐、腹胀、腹泻等消化道症状，严重的不良反应是乳酸酸中毒。近年来研究发现了二甲双胍的某些新功能，其临床价值有待进一步研究。

三、胰岛素增敏剂

胰岛素抵抗和胰 β 细胞功能受损是导致 2 型糖尿病的主要病理机制，改善患者的胰岛素抵抗状态对治疗糖尿病具有重要意义，因此 2 型糖尿病的治疗策略从单纯增加胰岛素数量拓展到增强靶组织对胰岛素敏感性。噻唑烷二酮类（thiazolidinediones，TZDs）是一类具有 2,4-二酮噻唑烷结构的化合物，包括吡格列酮（pioglitazone）、罗格列酮（rosiglitazone）、曲格列酮（troglitazone）、恩格列酮（englitazone）等，能改善胰岛 β 细胞功能，显著改善胰岛素抵抗及相关代谢紊乱。

TZDs 改善胰岛素抵抗及降血糖作用的机制与竞争性激活核内过氧化物酶体增殖物激活受体 γ（peroisomal proliferator-activated receptor γ，PPAR-γ），调节胰岛素反应性基因的转录有关。PPAR-γ 是一种转录因子，主要表达于胰岛素的靶组织如脂肪、肌肉和肝脏中，激活后通过多个途径增强靶组织对胰岛素的敏感性，减轻胰岛素抵抗。TZDs 的主要药理作用：①增强靶组织对葡萄糖的摄取并降低其对胰岛素的抵抗，降低高血糖；②改善脂肪代谢紊乱；③防治 2 型糖尿病心血管并发症；④改善胰岛 β 细胞功能。本类药物临床主要用于治疗 2 型糖尿病，尤其是有胰岛素抵抗的肥胖患者。

常见的不良反应为肝功能异常，体重增加和水肿，在某些患者中还存在增加发生骨折与心力衰竭的风险。因此，心力衰竭、活动性肝病或转氨酶升高超过正常上限 2.5 倍及严重骨质疏松症和有骨折病史的患者应禁用。此类药物中，曲格列酮因可引起转氨酶升高，甚至导致肝功能衰竭，现已被撤出市场。罗格列酮由于存在潜在的心血管事件风险，2010 年和 2011 年先后在欧盟和美国下架。基于其良好的降血糖优势，罗格列酮在我国仍作为治疗 2 型糖尿病的主要药物，但严格限制其使用范围。在无法使用其他降血糖药或使用其他降血糖药无法达到血糖控制目标的情况下，才可考虑使用罗格列酮及其复方制剂。

四、α-葡萄糖苷酶抑制剂

α-葡萄糖苷酶抑制剂（α-glucosidase inhibitors）可竞争性抑制小肠上皮刷状缘 α-葡萄糖苷酶，减慢淀粉等多糖水解为葡萄糖的速度，从而延缓肠道内葡萄糖的吸收，降低餐后高血糖。临床常用药物有阿卡波糖（acarbose）、伏格列波糖（voglibose）和米格列醇（miglitol），可单独或与其他降血糖药物联合用于各型糖尿病。本类药物阻碍碳水化合物在肠道的分解和吸收，使之滞留时间延长，酵解产气，可致腹胀、排气增多，甚至腹泻等胃肠道不良反应。

第三节　其他新型降血糖药

随着对糖尿病发病机制研究的深入，不断地有抗糖尿病的新型药物作用靶点被发现，由此研发出大

NOTE

量新型降血糖药物,如基于胰高血糖素样多肽-1 的药物、胰淀粉样多肽类似物和钠-葡萄糖协同转运蛋白-2 抑制剂。

一、胰高血糖素样多肽-1 受体激动药和二肽基肽酶-4 抑制剂

胰高血糖素样多肽-1(glucagon-like peptide 1,GLP-1)是由人胰高血糖素基因编码,并由肠道 L 细胞分泌的一种肽类激素,具有以下生理作用:①以葡萄糖依赖的方式作用于胰岛 β 细胞,刺激胰岛素的生物合成和分泌;②刺激胰岛 β 细胞的增殖和分化,抑制胰岛 β 细胞凋亡,从而增加胰岛 β 细胞数量;③抑制胰高血糖素的分泌;④抑制食欲及摄食,延缓胃排空等。这些功能都有利于降低餐后血糖并使血糖维持在恒定水平。然而 GLP-1 在体内可被二肽基肽酶-4(dipeptidyl peptidase 4,DPP-4)快速降解而失去活性,$t_{1/2}$ 仅为 1~2 min,限制了其临床应用。目前上市的以 GLP-1 为靶点的药物包括 GLP-1 受体激动药和 DPP-4 抑制剂。

GLP-1 受体激动药

GLP-1 受体激动药为 GLP-1 拟似物,具有 GLP-1 样的生物活性,且不容易被 DPP-4 快速降解,半衰期更长,作用更强。艾塞那肽(exenatide)为短效 GLP-1 激动药,是赫拉毒蜥唾液中多肽 Exendin-4 的人工合成多肽,与人的 GLP-1 具有 53% 同源性,$t_{1/2}$ 为 2.4 h。利拉鲁肽(liraglutide)是长效人 GLP-1 类似物,与体内天然 GLP-1 的氨基酸序列有 97% 同源性,$t_{1/2}$ 约为 13 h。本类药物均需采用皮下注射给药,可单用亦可与二甲双胍或磺酰脲类药物联用治疗 2 型糖尿病。主要不良反应为恶心、呕吐、腹泻及低血糖反应。需警惕 GLP-1 激动药有增加胰腺炎和甲状腺癌的潜在风险。

DPP-4 抑制剂

DPP-4 抑制剂主要通过抑制 DPP-4 活性,有效减少体内 GLP-1 降解,增加活性 GLP-1 水平,以葡萄糖依赖的方式增加胰岛素释放并抑制胰高血糖素的分泌,降低空腹血糖和餐后血糖。本类药物包括西格列汀(sitagliptin)、沙格列汀(saxagliptin)、维格列汀(vildagliptin)、阿格列汀(alogliptin)和利格列汀(linagliptin),可单独使用或与其他降血糖药物联合用于 2 型糖尿病。DPP-4 抑制剂能有效降低糖化血红蛋白水平,其低血糖发生率低且不增加体重,安全性较好。主要不良反应有鼻咽炎、上呼吸道感染、低血糖等,极少数患者可出现超敏反应、血管神经性水肿。

二、胰淀粉样多肽类似物

胰淀粉样多肽(amylin)是由 37 个氨基酸残基组成的多肽类激素,在摄入食物后由胰岛 β 细胞分泌,具有延缓葡萄糖吸收,抑制胰高血糖素分泌、减少肝糖原生成和释放等作用。然而,天然胰淀粉样多肽易水解、黏稠性大、易凝集,不能作为临床治疗用药。普兰林肽(pramlintide)是人工合成的胰淀粉样多肽类似物,是将胰淀粉样多肽 25 位的丙氨酸、28 位和 29 位的丝氨酸用脯氨酸替代,形成稳定的水溶性物质。普兰林肽的作用与胰淀粉样多肽相似,绝对生物利用度为 30%~40%,达峰时间为 20 min,$t_{1/2}$ 约为 50 min,作用维持约 3 h。本品可作为 1 型和 2 型糖尿病的辅助治疗药物,但不能取代胰岛素。

三、钠-葡萄糖协同转运蛋白-2 抑制剂

钠-葡萄糖协同转运蛋白-2(sodium-dependent glucose transporters 2,SGLT-2)抑制剂是一类新型口服降血糖药物,以完全非胰岛素依赖性机制降血糖。本类药物通过抑制 SGLT-2 的功能,抑制肾小管重吸收葡萄糖的能力,促进尿葡萄糖的排泄而降血糖。该作用在血糖水平较低时明显减弱,因此大大降低了低血糖风险。SGLT-2 抑制剂单药应用具有较好的血糖控制效果和代谢稳定性,与其他降血糖药联合应用可达到更好的血糖控制效果,同时还具有保护胰岛 β 细胞、降低血压、减轻体重及保护心血管等作用。现在临床使用的药物包括达格列净(dapagliflozin)、恩格列净(empagliflozin)和坎格列净(canagliflozin)。SGLT-2 抑制剂的主要不良反应包括泌尿系生殖道感染、正常血糖性酮症酸中毒、下肢

截肢风险增加等。

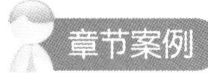 **章节案例**

患者,男,50 岁,身高 178 cm,体重 80 kg,BMI 25.2 kg/m²。于 1 个月前无诱因出现口干、多饮、多尿、多食、易饥饿,未予以重视。近一周上述症状加重,烦渴、多饮,每日饮水量达 3000 mL 以上,伴有明显乏力。实验室检查:空腹血糖 17.46 mmol/L,餐后 2 h 血糖 30.16 mmol/L。尿常规:尿糖(一),酮体(一)。糖化血红蛋白 9.0%。临床诊断为 2 型糖尿病,入院。查体:T 36.2 ℃,P 79 次/分,BP 132/80 mmHg。神志清,精神尚可。呼吸无烂苹果味,双肺呼吸音清。辅助检查:空腹胰岛素 8.09 μIU/mL,餐后胰岛素 41.97 μIU/mL。胰岛素抗体、胰岛细胞抗体均为阴性。肝肾功能正常。问:

入院后应给予的治疗药物及理由?

章节案例
答案解析

本章小结

临床常用的降血糖药物有胰岛素、磺酰脲类、双胍类、α-葡萄糖苷酶抑制剂、噻唑烷二酮类等药物。胰岛素可用于各型糖尿病,特别是 1 型糖尿病,在应用中要注意低血糖反应的发生及预防。磺酰脲类药物可促进胰岛素分泌,降低血糖,其对正常人与胰岛功能尚存的糖尿病患者均具有降血糖作用;双胍类药物可明显降低糖尿病患者的血糖且其作用不依赖于胰岛的功能,对正常人血糖无明显影响;噻唑烷二酮类药物为胰岛素增敏剂,可竞争性激活 PPAR-γ 增强靶组织对胰岛素的敏感性,减轻胰岛素抵抗,主要用于治疗 2 型糖尿病,尤其是有胰岛素抵抗的肥胖患者;α-葡萄糖苷酶抑制剂如阿卡波糖等可减慢多糖水解为葡萄糖的速度,延缓肠道内葡萄糖的吸收,降低餐后高血糖。氯茴苯酸类药物降血糖作用机制与磺酰脲类药物相似,突出优点是可模拟胰岛素的生理性分泌,控制餐后高血糖。新型降血糖药物包括 GLP-1 受体激动药、DPP-4 抑制剂(列汀类药物)、胰淀粉样多肽类似物和 SGLT-2 抑制剂。

知识拓展

目标检测

一、选择题(1~6 为单项选择题,7~10 为多项选择题)

1. 糖尿病酮症酸中毒时可静脉注射( )。

A. 地特胰岛素   B. 普通胰岛素   C. 珠蛋白锌胰岛素

D. 甘精胰岛素   E. 低精蛋白锌胰岛素

2. 下列药物中,能够改善胰岛素抵抗,改善脂肪代谢紊乱的是( )。

A. 阿卡波糖   B. 罗格列酮   C. 氯磺丙脲   D. 瑞格列奈   E. 二甲双胍

3. 胰岛素最常见且最严重的不良反应是( )。

A. 过敏反应   B. 低血糖反应   C. 体重增加   D. 皮下脂肪萎缩   E. 屈光不正

4. 噻唑烷二酮类药物降血糖的主要机制是( )。

A. 阻断 ATP 敏感性 K⁺ 通道

B. 抑制肝糖原异生

C. 抑制 α-葡萄糖苷酶

D. 竞争性激活 PPAR-γ,增强靶组织对胰岛素的敏感性

E. 抑制食欲及摄食,延缓胃排空

5. 下列药物中,能够模拟胰岛素的生理性分泌,有效控制餐后血糖的是( )。

A. 米格列醇   B. 格列美脲   C. 瑞格列奈   D. 西格列汀   E. 罗格列酮

6. 下列属于阿卡波糖常见不良反应的是( )。

A. 严重低血糖   B. 过敏   C. 腹胀和排气增多

D. 增加胰腺炎的风险   E. 增加心力衰竭风险

制剂及
用法用量

目标检测
答案

7．下列关于二甲双胍的叙述正确的是（　　　　）。

A.刺激胰岛 β 细胞释放胰岛素降低血糖

B.降血糖作用机制复杂，不刺激胰岛素的释放

C.对正常人与胰岛功能尚存的糖尿病患者均有降血糖作用

D.对糖尿病患者有降血糖作用，对正常人血糖无影响

E.还可降低体重，减少脂肪酸氧化，保护心血管

8．下列关于磺酰脲类降血糖药的叙述正确的是（　　　　）。

A.刺激胰岛 β 细胞释放胰岛素降低血糖

B.对正常人与胰岛功能尚存的糖尿病患者均有降血糖作用

C.与华法林合用易发生低血糖反应

D.久用可诱发乳酸酸中毒

E.适用于胰岛素抵抗的 2 型糖尿病

9．下列药物中，属于胰高血糖素样肽-1 激动药的是（　　　　）。

A.利拉鲁肽　　　B.艾塞那肽　　　C.沙格列汀　　　D.普兰林肽　　　E.达格列净

10．噻唑烷二酮类药物的主要药理作用包括（　　　　）。

A.增强靶组织对葡萄糖的摄取并降低其对胰岛素的抵抗

B.改善胰岛 β 细胞功能

C.改善脂肪代谢紊乱

D.促进尿葡萄糖的排泄

E.防治 2 型糖尿病心血管并发症

二、问答题

1．常用的口服降血糖药包括哪几类？各自的降血糖特点是什么？

2．胰岛素最常见的不良反应是什么？如何预防？

（南京医科大学　　张爱霞）

第三十三章　调节骨代谢与形成药

学习目标

1. 掌握：双膦酸盐类、雌激素、降钙素和甲状旁腺对骨代谢的作用、作用机制和应用。
2. 熟悉：钙剂的作用和应用。
3. 了解：维生素 D 制剂。

本章主要介绍调节骨吸收、促进骨形成以及促进骨钙化的药物，临床上主要用于治疗骨质疏松症。

骨的主要成分是钙和磷酸盐，骨代谢的主要形式是骨重建，在破骨细胞作用下不断吸收旧骨，在成骨细胞作用下又再合成新骨，这种骨吸收和骨形成的协调活动形成了体内骨转换的稳定状态。

骨质疏松症（osteoporosis，OP）是一种以骨量降低和骨组织微结构破坏为特征，导致骨骼脆性增加和易发生骨折的全身代谢性疾病。可分为原发性、继发性和特发性骨质疏松症。原发性骨质疏松症包括Ⅰ型和Ⅱ型：Ⅰ型常见于绝经不久的妇女，由破骨细胞介导，小梁骨快速丢失，为雌激素缺乏所致；Ⅱ型多在 65 岁以后发生，与高龄、慢性钙缺乏有关，因骨松质（小梁骨）和骨密质（骨质）缺失而易导致骨折。继发性骨质疏松症多由其他疾病引起，如甲亢、性腺功能减退症、糖尿病、骨髓瘤、白血病、胃肠道疾病、长期卧床或长期使用糖皮质激素类药物等。特发性骨质疏松症多发生在 8～14 岁的青少年，多数有骨质疏松症家族史，女性高于男性。

我国老年人群总数逐年增多，目前约占人口总数的 10%。我国现有骨质疏松症患者为 3000 万～6000 万，已成为严重影响老年人健康的高发性疾病。骨质疏松症目前尚无任何方法或药物能从根本上治愈，需要采取综合措施积极预防和治疗。根据作用机制，目前治疗骨质疏松症的药物可分为 3 大类：骨吸收抑制药、骨形成促进药和骨矿化促进药。

钙剂在消化道吸收可增加血钙水平，维生素 D 和 $1,25-(OH)_2-D_3$ 促进钙在肠道的吸收，并和甲状旁腺激素（PTH）同样抑制尿钙排泄，降钙素促进尿钙排泄。维生素 D 和 $1,25-(OH)_2-D_3$ 促进血钙到骨的转移，PTH 促进骨钙到血的转移，降钙素抑制骨钙到血的转移。双膦酸盐类药物、雌激素类药物和降钙素抑制骨吸收，PTH 促进骨形成，此外维生素 D 和 $1,25-(OH)_2-D_3$ 具有促进骨矿化的作用（图 33-1）。

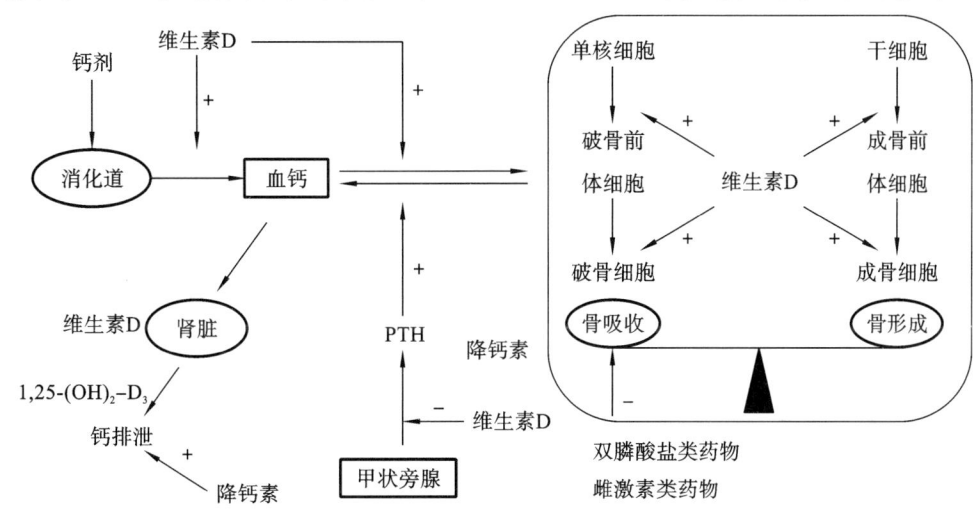

图 33-1　影响钙代谢的部分药物作用

第一节　骨吸收抑制药物

一、双膦酸盐类药物(bisphosphonates)

双膦酸盐类药物为一种人工合成的焦膦酸盐类似物,是将焦膦酸盐中的P—O—P结构用P—C—P取代而成。这种变化使双膦酸盐类药物可抵抗生物酶的水解作用而不易降解,增强在体内的稳定性。依替膦酸是第一个用于治疗人类骨病的双膦酸盐类药物,目前已发展到第三代。第一代主要代表药物为依替膦酸(etidronic acid),效价低;第二代主要有阿仑膦酸(alendronic acid)、帕米膦酸(pamidronic acid),效价是第一代的10~100倍;第三代药物有利塞膦酸(risedronic acid)、唑来膦酸(zoledronic acid)、奥帕膦酸(olpadronic acid)、伊班膦酸(ibandronic acid)等,效价约为第一代的10000倍。双膦酸盐类药物作用机制相同,主要是药动学特性有差别。

双膦酸盐与骨有很强的亲和性,选择性吸附在骨基质表面,被破骨细胞摄入后产生抑制骨吸收的作用。其作用机制:在分子水平可代谢转换为ATP类似物堆积于破骨细胞内,影响多种酶的活性,并可抑制破骨细胞甲羟戊酸代谢和蛋白质的异戊烯化(含氮双膦酸盐类),在细胞水平表现为抑制破骨细胞的骨吸收功能,抑制破骨细胞的增殖、分化和募集,促进破骨细胞的凋亡。此外也有刺激成骨细胞增殖和分化的作用。

主要用于治疗骨质疏松症和变形性骨炎(Paget's disease),也用于恶性肿瘤及其骨转移引起的高钙血症和骨质溶解破坏。

依替膦酸钠(etidronate disodium)

依替膦酸钠又名羟乙膦酸钠,于1977年上市。

【药动学】　口服吸收为1%~6%,食物或Ca^{2+}可降低其吸收,可餐前或餐后2 h服用。血浆蛋白结合率约为5%,吸收后主要分布在骨组织和肾脏。8%~16%在体内不经生物转化由肾脏直接排出体外,24 h内能够清除吸收量的50%。血浆$t_{1/2}$为2~6 h,在骨中的$t_{1/2}$长达90天。未吸收的药物经粪便排出。

【临床应用】　主要用于治疗原发性和各种继发性骨质疏松症。本品需间歇周期服用,即口服每次200 mg,每日2次,或5~10 mg/(kg·d),连续应用2周,然后停药11周为1个疗程,停药期间需补充适量钙剂和维生素D类制剂。根据病情确定给予一个或数个疗程。通常用药后3个月骨吸收与骨形成达到新的平衡,可有效地逆转脊椎骨质进行性丢失,减慢脊椎变形程度,降低骨折的危险性。

【不良反应与注意事项】　不良反应主要包括消化道反应和骨矿化受损。消化道反应主要表现为腹部不适、恶心、呕吐、腹泻、口炎、咽喉灼热感等,还可引起食管炎,用药后应直立至少30 min。骨矿化受损表现为骨痛、骨软化,甚至骨折。该药是双膦酸盐类药物中唯一可致骨软化的药物。不良反应发生率与用药剂量有关,小剂量[5 mg/(kg·d)]的骨痛发生率约为10%。服用本品2 h内,应避免高钙进食或服用含矿物质的维生素和抗酸药。肾功能不良患者、妊娠期和哺乳期妇女慎用。出现皮肤瘙痒、皮疹等过敏症状或发生骨折时应停药。

阿仑膦酸钠(alendronate sodium)

阿仑膦酸钠的骨中消除半衰期为10年以上,主要用于绝经后妇女的骨质疏松症,可使96%的患者椎骨重量增加,改善椎体畸变、身高缩短,降低骨折发生率。本品耐受性良好,少数患者出现消化道反应。为避免腐蚀性或溃疡性食管炎发生,服药时饮清水200~300 mL,应采取立位或坐位至少30 min。低钙血症患者、食管动力障碍者、对本品过敏者、孕妇及哺乳期妇女禁用。

NOTE

帕米膦酸钠(pamidronate sodium)

帕米膦酸钠用于变形性骨炎、原发性和继发性骨质疏松症、骨肿瘤引起的骨痛。恶性肿瘤转移引起的高钙血症及骨质溶解破坏,也用于甲状旁腺功能亢进症。

唑来膦酸钠(zoledronate sodium)

唑来膦酸钠主要用于恶性肿瘤引起的高钙血症。用药后1/3患者出现不良反应。常见流感样症状(约10%),也可引起恶心、味觉倒错、口渴、便秘、各类血细胞减少、疲劳、关节痛、心动过缓、肌酐升高、低钙血症、低磷酸盐血症、精神错乱和呼吸困难等。

利塞膦酸钠(risedronate sodium)

利塞膦酸钠主要用于防治绝经后骨质疏松症,也可用于糖皮质激素诱发的骨质疏松症。常见消化道不良反应和流感样症状,对本品过敏和低钙血症患者禁用。

二、雌激素类

常用的雌激素有雌二醇、尼尔雌醇(nilestriol)、妊马雌酮(conjugated estrogen)、甲羟孕酮(medroxyprogesterone)、替勃龙(tibolone)。

【药理作用】 雌激素能有效预防绝经后骨丢失,增加骨质,保持骨量,减缓骨质疏松症的进程,对骨的各个部位有保护作用,减少骨折发生率。其防治绝经后骨质疏松症的机制:①通过钙代谢激素调节系统,增加血中 $1,25-(OH)_2-D_3$ 水平,促进降钙素的分泌,从而增加肠道钙吸收,抑制骨钙转移入血;②抑制 PTH 调节的骨吸收作用;③作用于成骨细胞和破骨细胞的雌激素受体,并能促进破骨细胞凋亡,从而直接影响骨重建,有效防止骨质的丢失。

【临床应用】 防治原发性 I 型骨质疏松症的首选药。此疗法称为激素替代疗法,用于 50 岁以前存在原发性卵巢功能衰竭,在绝经期出现骨质稀少或骨质疏松症的妇女,以及有骨质疏松症家族史和心血管疾病家族史的患者。也用于预防或延缓未到自然绝经期而切除卵巢的妇女发生骨质疏松症。与孕激素合用对骨质疏松症的防治作用增强,用药半年可使骨密度增加 8%～10%。

【不良反应】 大剂量服用可引起子宫内膜增生,长期使用增加乳腺癌、子宫内膜癌、深静脉血栓形成及肺栓塞的发生率。需注意应用适宜的剂量和疗程。雌激素依赖性肿瘤、雌激素可能促进生长的肿瘤(肝、肾肿瘤,黑色素瘤)、孕妇以及有异常阴道出血、严重肝肾功能障碍、凝血异常等患者禁用。

替勃龙(tibolone)

替勃龙及其 3 种代谢产物分别具有弱的雌激素、孕激素和雄激素活性。代谢产物 3α-OH 替勃龙和 3β-OH 替勃龙具有雌激素活性,而 $\Delta^④$ 异构体和母体化合物具有孕激素和雄激素样作用。主要用于自然绝经和手术绝经引起的各种症状及骨质疏松症的防治。不良反应较轻,偶有体重变化、眩晕、阴道出血、肝功能异常等,伴有肾功能障碍、偏头痛、癫痫患者可引起体液潴留。禁用于妊娠、已确诊或怀疑有激素依赖性肿瘤、血栓性静脉炎、不明原因的阴道出血和严重肝病患者。

三、其他药物

降钙素(calcitonin)

降钙素是含 32 个氨基酸残基的多肽激素,可来自鲑鱼、鳗鱼或人工合成。

【药动学】 可注射、口服或鼻腔喷雾给药。皮下注射或肌内注射给药的生物利用度约为 70%,1 h 浓度达峰值,作用持续 8～24 h,95% 经肾脏排出。

【药理作用】

（1）降低血钙：降钙素通过激动骨骼、肾脏和肠道的降钙素受体，使血钙浓度降低。①直接抑制破骨细胞的骨吸收，使骨骼释钙减少；促进骨骼吸收血浆中的钙；对抗 PTH 促进骨吸收的作用。②抑制肾小管近端对钙的重吸收，增加尿钙排泄。③抑制肠道对钙的转运等。

（2）其他作用：能抑制前列腺素的合成和增强 β-内啡肽作用，具有镇痛作用，能缓解或减轻骨痛、腰背和四肢疼痛。也可抑制胃壁细胞分泌胃酸。

【临床应用】

（1）停经后骨质疏松症：能有效抑制骨质疏松症的骨吸收亢进，增加肠道钙吸收，维持骨矿化含量，降低骨折发生率，并能缓解骨痛，缩短卧床时间，减少并发症。适用于不能接受雌激素治疗或骨痛明显的骨质疏松症患者。

（2）变形性骨炎：可缓解骨痛，改善骨畸形。

（3）高钙血症和高钙血症危象：适用于甲状腺和甲状旁腺功能亢进、甲状旁腺癌、维生素 D 中毒等所致的高钙血症和高钙血症危象的早期治疗。

（4）其他：用于骨生成缺陷症、高磷酸血症及甲状腺髓样癌的早期诊断。

【不良反应和注意事项】 可引起恶心、呕吐、腹泻、面部潮红、手部麻刺感，继续用药或减少用量可减轻。也可出现皮疹、口中异味、食欲减退、尿频、头痛、头晕、气短等反应。局部注射可出现炎症反应。大剂量可出现继发性甲状腺功能低下。本品为多肽，可能引起过敏反应，过敏体质慎用。

依普黄酮（ipriflavone）

依普黄酮属植物性雌激素类药物，也可合成。

【药动学】 口服吸收率约为 60%，90 min 浓度达峰值，主要分布于胃、肠、肝和骨中，经肝脏氧化代谢后由肾脏排泄，$t_{1/2}$ 为 9.8 h。代谢产物也具有一定的生物活性。

【药理作用和临床应用】 依普黄酮具有雌激素样作用，能增强成骨细胞的增殖，促进骨胶原的形成和矿化，增加骨量；减少破骨前体细胞的增殖和分化，抑制破骨细胞活性，降低骨吸收；也能增加降钙素的分泌，间接产生抗骨吸收作用。对人和动物的生殖系统无明显影响。适用于原发性骨质疏松症的防治，提高骨量减少者的骨密度。

【不良反应】 仅有轻微的胃肠道反应。但重度食管炎、胃炎、消化性溃疡、胃肠功能紊乱、中重度肝肾功能不良和高龄患者慎用，低钙血症患者禁用。

第二节　骨形成促进药物

一、甲状旁腺激素

甲状旁腺激素（parathyroid hormone，PTH）由甲状旁腺主细胞分泌，人甲状旁腺素为 84 个氨基酸组成的单链多肽，分子量为 9000，临床应用的有家畜甲状旁腺的提取物，重组人甲状旁腺激素 1～34 片段特立帕肽（teriparatide）具有与 PTH 相似的作用。

【药理作用】 PTH 通过两种 G 蛋白偶联受体 PTH-1 和 PTH-2，作用于骨骼、肾脏和胃肠道等靶器官，使血钙浓度增加，磷酸盐浓度降低。①对骨骼的作用：能高效、选择性地增加成骨细胞的活性及数量，刺激成骨细胞形成新骨。不仅可预防雌激素水平下降而导致的骨量丢失，且能逆转骨量丢失，增加骨密度，显著降低绝经后妇女发生骨折的危险。但 PTH 对骨重建具有双重作用，小剂量时促进骨形成，而大剂量时则抑制成骨细胞，同时动员骨钙入血，提高血钙浓度。②对肾脏的作用：促进远曲小管对钙的重吸收；抑制近曲小管对磷酸盐的重吸收并加速其排泄；促进肾脏的 25-(OH)-D_3 羟化为 1,25-(OH)$_2$-D_3，使肠道对钙的吸收增加，血钙浓度增加。

【临床应用】 适用于男性骨质疏松症和绝经期后妇女骨质疏松症,可显著增加椎体骨小梁的体积、骨密度、骨松质的骨量,使整个骨骼的强度和质量提高,减少骨折的危险。也可用于假性和原发性甲状旁腺功能减退症的鉴别诊断,若静脉注射后患者尿磷增多,血钙浓度升高,血中 $1,25\text{-}(OH)_2\text{-}D_3$ 生成增多,可初步诊断为甲状旁腺功能减退症。

【不良反应】 大剂量可引起骨溶解,增加骨质疏松性骨折的危险。过量导致血钙浓度过高,引起肾脏和血管骨化,心肾疾病患者应慎用。也可引起过敏反应,用药前应先做皮试。用药期间应测定血钙浓度,在医生严密监护下使用。

二、雄激素及同化激素类

临床应用的雄激素和同化激素主要有苯丙酸诺龙(nandrolone phenylpropinate)、司坦唑醇(stanozolol)、甲睾酮(methyltestosterone)、丙酸睾酮(testosterone propinate)、达那唑(danazol)、普拉睾酮(prasterone)和十一酸睾酮(testosterone undercanoate)。这类药物能通过促进成骨细胞的产生,抑制骨吸收,从而增加骨量和骨密度。临床适用于因衰老、运动减少、服用糖皮质激素导致的骨质疏松症。主要不良反应是肝毒性、男性化、血清脂蛋白异常等。

第三节 骨矿化促进药物

一、钙剂

临床应用的钙制剂可分为两类:① 无机钙:包括碳酸钙(calcium bicarbonate)、磷酸钙(calcium phosphate)、氧化钙(calcium oxide)等。② 有机酸钙:包括葡萄糖酸钙(calcium gluconate)、乳酸钙(calcium lactate)等。

钙是骨质矿化的主要原料,有了足够的钙才能有效地发挥维生素 D_3 的催化效果,达到增强骨质正常钙化的作用。服用钙剂对于绝经后的妇女,尤其是钙摄入低者,有防止骨丢失和骨折的作用。钙剂是治疗骨质疏松症的基础药物,也可用于佝偻病、骨软化病等的治疗。但单纯补钙往往达不到理想的效果,常需与维生素 D、雌激素等药物联合应用,以增强疗效。

钙剂过量可引起高钙血症、高钙尿症,表现为厌食、恶心、呕吐、腹痛、肌无力、精神紊乱、烦渴、多尿、骨痛、肾结石等。用药期间应定期监测血清钙、尿钙水平。

二、维生素 D 及其活性代谢产物

本类药物包括天然维生素 D,即维生素 D_2(calciferol)和维生素 D_3(cholecalciferol);维生素 D 活性代谢产物为骨化三醇(calcitriol)和阿法骨化醇(alfacalcidol)。

【药动学】 天然维生素 D 无生理活性,需经肝细胞微粒体的 25-羟化酶催化转为骨化二醇 $[25\text{-}(OH)\text{-}D_3]$,后者与血浆中的 α-球蛋白结合转运至肾脏,再经肾小管上皮细胞线粒体内 1α 羟化酶催化,羟化生成具有活性的骨化三醇 $[1,25\text{-}(OH)_2\text{-}D_3]$。具有活性的维生素 D 与其靶器官(小肠、骨及肾)的受体结合而发挥作用。阿法骨化醇需经肝脏羟化为骨化三醇发挥作用。

【药理作用】 维生素 D 能促成骨形成、提高骨密度、稳定骨量、增加肌肉张力,从而有效地预防骨质疏松症,缓解骨质疏松症患者的疼痛,并降低骨折发生率。其作用机制是维生素 D 作用于维生素 D 受体,调节基因转录,在维持正常骨钙化、钙平衡及促进肠道钙吸收等方面具有重要作用。①促进小肠和肾小管对钙、磷的吸收;②抑制甲状旁腺激素过度分泌造成的骨吸收增强及促进破骨细胞增生的作用;③提高成骨细胞的功能,促进钙、磷沉积于骨组织中,使骨钙化,并促进牙齿健全;④在甲状旁腺激素协同作用下,促进骨钙入血,维持血浆钙、磷平衡;⑤通过靶器官上的骨化三醇受体参与细胞内钙调节,控制细胞的生长和分化等。

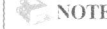

【临床应用】 适用于原发性骨质疏松症及糖皮质激素诱发的继发性骨质疏松症,尤其适用于老年患者,是治疗骨质疏松症的基础药物。临床上,天然维生素D或活性维生素D制剂常与钙剂合用以加速小肠对钙的转运,提高疗效。也用于佝偻病、骨软化病等的治疗。

【不良反应与主要事项】 天然维生素D的主要不良反应有食欲不振、恶心、呕吐、胃痛、腹泻等消化道反应。亦可出现皮疹、失眠和头痛。活性维生素D过量或合用钙剂时易发生高钙血症、高钙尿症及肾结石。需定期复查血钙和尿钙,及时调整剂量。大量或注射使用维生素D可发生中毒,早期症状为厌食、恶心、倦怠、烦躁不安、低热、呕吐、顽固性便秘和体重下降。严重时出现惊厥、血压升高、心律失常、烦躁、尿频、夜尿、脱水酸中毒、蛋白尿和管型尿,甚至出现慢性肾功能衰竭。一旦出现中毒症状,应立即停用维生素D。如血钙浓度过高可静脉注射呋塞米以加速钙的排泄,或每日口服泼尼松抑制肠腔内钙的吸收,一般1~2周后血钙浓度可降至正常。重症患者可口服氢氧化铝或依地酸钠以减少肠钙吸收,亦可皮下或肌内注射降钙素,并需维持水、电解质平衡。

维生素 D₂(calciferol)与维生素 D₃(cholecalciferol)

口服吸收良好,但须依赖于胆汁的帮助。服药后12~24 h显效,作用持续时间可达数月。主要用于治疗佝偻病、婴儿手足搐搦症、维生素D缺乏症、骨软化症和骨质疏松症等,其用量根据血钙浓度决定。

骨化三醇(calcitriol)

本品为活性维生素D。主要用于慢性肾功能衰竭所致的肾性骨病(尤其是长期血液透析的患者)、骨质疏松症、维生素D依赖性佝偻病、甲状旁腺功能减退症等。用药期间应每周测定血钙浓度2次,同时给予足量的钙剂。

阿法骨化醇(alfacalcidol)

本品需经过肝脏羟化为骨化三醇而发挥作用。主要用于慢性肾功能衰竭合并骨质疏松症、甲状旁腺功能减退症、抗维生素D佝偻病、老年性或绝经后骨质疏松症等的治疗。

章节案例
答案解析

章节案例

患者,男,76岁,主述全身疼痛,不能负重,行走十来分钟即觉腰腿酸痛,上楼艰难。X线检查显示全身骨密度降低,骨质的骨小梁稀疏和明显脱钙现象。骨密度明显减低:腰椎0.745 g/cm²,T-score值为−2.5,骨转化率升高,骨质疏松症。血清学检查:骨钙素12 ng/mL,骨碱性磷酸酶18 ng/mL。诊断:老年性骨质疏松症,给予降钙素鼻喷剂,200 μL喷鼻,qd;骨化三醇,0.5 mg,qd;特乐定每次1片,每日3次,连续用药3个月。复查结果显示:X线腰椎片显示骨小梁明显增多,骨密度明显减低;腰椎0.961 g/cm²,T-score值为−1.5,血清学检查骨钙素17 ng/mL,骨碱性磷酸酶22 ng/mL,骨痛消失,行走无障碍。问:

1. 目前防治骨质疏松症的药物有哪些?

2. 使用降钙素需要注意哪些问题?

3. 简述特乐定的药理作用。(每片含葡萄糖酸钙500 mg,枸橼酸钙500 mg,单氟磷酸谷氨酰胺134.4 mg。)

知识拓展

NOTE

•••••••• **本章小结** ••••••••

骨吸收抑制药物分为双膦酸盐类药物、雌激素类药物和其他药物。

双膦酸盐类药物有依替膦酸钠、氯膦酸、阿仑膦酸钠等,能抑制破骨细胞活性,从而抑制骨吸收,临床应用有骨质疏松症、变形性骨炎、恶性肿瘤及其骨转移引起的高钙血症和骨质溶解破坏,不良反应有骨矿化受损,骨痛、骨软化、甚至骨折,消化道反应。

雌激素类药物有尼尔雌醇、妊马雌醇、甲羟孕酮等,能增加血 $1,25-(OH)_2-D_3$ 水平,促降钙素分泌,抑制 PTH 调节的骨吸收作用,促进破骨细胞凋亡,从而抑制骨吸收,临床应用有绝经后骨质疏松症、预防未到自然绝经期而切除卵巢的妇女发生骨质疏松症,长期应用会增加乳腺癌、子宫内膜癌、深静脉血栓的形成和肺栓塞的发生率。

骨形成促进药物分为甲状旁腺激素及其多肽片段、雌激素及其同化激素、骨矿化促进药物、钙剂、维生素 D 及其活性代谢产物等。

甲状旁腺激素及其多肽片段类药物有甲状旁腺激素、特立帕肽等,能激动甲状旁腺激素受体、增强成骨细胞的活性,从而促进骨形成,临床应用于骨质疏松症的治疗、假性和原发性甲状旁腺功能减退症的鉴别诊断,不良反应有大剂量骨溶解、高血钙等。

雌激素及其同化激素类药物有苯丙酸诺龙、司坦唑醇、甲睾酮等,可激动雌激素受体,促进成骨细胞的产生和骨形成,临床用于骨质疏松症,不良反应有肝毒性、男性化、血清脂蛋白异常。

骨矿化促进药物:钙剂类药物有碳酸钙、葡萄糖酸钙等,可调节多种酶的功能,补充钙源,从而提供骨矿化的原料,增强骨质正常钙化,临床用于骨质疏松症、佝偻病、骨软化病,不良反应有高钙血症、高钙尿症等。

维生素 D 及其活性代谢产物类药物有维生素 D_2、维生素 D_3、骨化三醇、阿法骨化醇,能激动维生素 D 受体,调节基因转录,维持正常骨钙化和钙平衡;促进小肠和肾吸收钙,抑制 PTH 过度分泌,提高成骨细胞功能,临床用于骨质疏松症、佝偻病、骨软化病,不良反应有高钙血症、维生素 D 中毒等。

制剂及
用法用量

目标检测

一、选择题(1~5 为单项选择题,6~10 为多项选择题)

目标检测
答案

1. 长期大剂量服用碳酸钙可导致的不良反应是( )。

A.腹泻　　　　　B.低钙血症　　　　C.高钙血症　　　　D.骨质疏松症　　　E.肾功能异常

2. 服用时必须保持坐位和立位、空腹、服用 30 min 内不宜进食和卧床的药物是( )。

A.依降钙素　　　B.依普黄酮　　　　C.雷洛昔芬　　　　D.阿仑膦酸钠　　　E.阿法骨化醇

3. 长期大剂量服用维生素 D,可能引起的不良反应是( )。

A.血栓性静脉炎　B.高钙血症　　　　C.高胆红素血症　　D.颅内压升高　　　E.乳腺肿大

4. 用于治疗恶性肿瘤骨转移所致的大量骨溶解和高钙血症的是( )。

A.依普黄酮　　　B.依替膦酸钠　　　C.阿法骨化醇　　　D.葡萄糖酸钙　　　E.降钙素

5. 下列不属于双膦酸盐类药物的是( )。

A.氯屈膦酸二钠　B.依替膦酸二钠　　C.帕米膦酸二钠　　D.阿法骨化醇　　　E.阿仑膦酸钠

6. 属于防治骨质疏松症的药物是( )。

A.依替膦酸二钠　B.阿仑膦酸钠　　　C.胰岛素　　　　　D.雌激素类　　　　E.降钙素

7. 治疗老年骨质疏松症的常用药物包括( )。

A.钙制剂　　　　B.维生素 D　　　　C.维生素 E　　　　D.阿仑膦酸钠　　　E.左甲状腺素钠

8. 阿仑膦酸钠适宜给药方法包括( )。

A.早餐前空腹给药　　　　　　　　　　　　B.用大量温开水送服

C.服药后 30 min 保持立位　　　　　　　　D.早餐后 30 min 服用

E.宜与碳酸钙服用

9. 降钙素的禁忌证包括( )。

A.低钙血症　　　B.高钠血症　　　　C.高钙血症　　　　D.骨质疏松症　　　E.14 岁以下儿童

10. 下列关于降钙素的叙述中,正确的有( )。

A.使用前应做皮试　　　　　　　　　　　　B.可用于低钙血症

NOTE

C.在骨质疏松症治疗时宜同时补钙   D.不宜肌内注射

E.可诱发哮喘

二、问答题

1.简述防治骨质疏松症的药物种类并举例。

2.简述双膦酸盐类药物的作用特点。

（中国医科大学　于丽凤）

第三十四章 呼吸系统疾病药物

 **学习目标** ...

1. 掌握：平喘药糖皮质激素、β_2 肾上腺素受体激动药、茶碱类、色甘酸钠的药理作用、作用机制、临床应用和主要不良反应。
2. 熟悉：常用镇咳药的作用特点及临床应用。
3. 了解：常用祛痰药的作用特点及临床应用。

呼吸系统疾病（respiratory diseases）是临床常见病、多发病。由于大气污染、抽烟、人口老龄化等综合因素作用，近年来支气管哮喘（bronchial asthma）、慢性阻塞性肺疾病（chronic obstructive pulmonary disease，COPD）的发生率明显增加。呼吸系统疾病的临床常见症状有咳嗽、咳痰及喘息。本章主要介绍呼吸系统疾病对症治疗的常用药物：中枢性镇咳药（central antitussive）、外周性镇咳药（peripheral antitussive）、祛痰药（expectorant）、支气管扩张药（bronchodilator agent）、抗炎抗过敏平喘药物。

第一节 镇 咳 药

咳嗽（cough）是呼吸系统疾病的主要症状之一。咳嗽能够促进呼吸道的痰液等异物排出，帮助机体清洁呼吸道并保持呼吸道通畅，是机体自我保护的一种反射。但频繁、强烈的咳嗽会严重影响患者的生活，甚至使病情加重或引起其他并发症。因此使用镇咳药（antitussive）之前，首先需要确定咳嗽的原因，针对病因选择药物进行治疗。例如患者由于感染引起咳嗽，单纯使用镇咳药是不合适的，应该积极控制感染。同时用药应根据咳嗽的性质来选择，对于慢性咳嗽或对因治疗后咳嗽仍剧烈者，为避免剧烈咳嗽引发并发症如气胸，可选用镇咳药进行治疗。但是，如若咳嗽伴有大量黏痰或存在咳痰困难者，应避免或慎用镇咳药，否则可能出现痰液积聚，导致继发性感染或感染加重，甚至出现痰栓阻塞呼吸道，引起缺氧、窒息。

镇咳药按其作用机制可分为两大类：中枢性镇咳药和外周性镇咳药。中枢性镇咳药通过直接抑制延髓咳嗽中枢发挥镇咳作用；而外周性镇咳药通过抑制咳嗽反射弧中的效应器、传出神经、传入神经或感受器中的一个或多个环节发挥镇咳作用。同时具有中枢性镇咳作用和外周性镇咳作用的镇咳药被称为兼性镇咳药（facultative antitussive）。

（一）中枢性镇咳药

中枢性镇咳药根据其是否具有成瘾性，进一步可分为麻醉性中枢性镇咳药（成瘾性镇咳药）和非麻醉性中枢性镇咳药（非成瘾性镇咳药）两类。麻醉性中枢性镇咳药以可待因为代表，理论上该类药物具成瘾性，但只是短期小剂量应用很少能产生成瘾性。非麻醉性镇咳药常用的有右美沙芬、喷托维林等，非麻醉性镇咳药的镇咳作用相对于成瘾性镇咳药弱，但几乎不具有成瘾性。

可待因（codeine）

可待因属于麻醉性中枢性镇咳药（成瘾性镇咳药）。因为可待因是吗啡的甲基衍生物，可以在体内经过脱甲基形成吗啡，进而发挥镇咳作用，其作用强度大约是吗啡的 1/10。可待因口服或注射均吸收

快而完全,它的生物利用度可达 40%～70%。口服 1 次可待因,大约 1 h 能够达到血药浓度高峰,可待因的 $t_{1/2}$ 为 3～4 h,约 10% 的可待因经体内代谢转化成为吗啡。可待因的临床用途:各种原因所致的剧烈干咳和刺激性咳嗽,尤其是干咳伴有胸痛的患者。可待因常见的不良反应:①服用常用剂量时,偶见头晕、恶心、便秘、眩晕等不良反应,停药后不适症状可自行缓解;②有大量黏痰且剧烈咳嗽的患者不宜使用,因为可待因可以抑制呼吸道的腺体分泌和纤毛的运动,容易造成气道阻塞并继发感染;③剂量较大或过量时,可抑制呼吸中枢,出现呼吸衰竭等,儿童剂量过大可出现惊厥;④长期用药可出现成瘾性。可待因中毒解救方案:过量服用可待因时可以通过洗胃或催吐的办法,排出胃中存留的药物,同时需要保持呼吸道通畅,静脉给予纳洛酮可以拮抗可待因中毒。

福尔可定(pholcodine)

福尔可定属于麻醉性中枢性镇咳药(成瘾性镇咳药),其作用与可待因相似,但福尔可定在体内代谢不产生吗啡,故它的成瘾性较可待因弱。福尔可定口服吸收良好,生物利用度约为 40%,约 10% 的福尔可定与血浆蛋白结合,$t_{1/2}$ 为 37 h。福尔可定临床上用于剧烈干咳。福尔可定常见不良反应:除新生儿及儿童易于耐受此药外,个别敏感患者可出现嗜睡、头晕、恶心、口干、胃肠不适等症状。福尔可定服用过量可出现神经过敏、眩晕、恶心、头痛等症状,停药后不适症状会逐渐消失。

右美沙芬(dextromethorphan)

右美沙芬属于非麻醉性中枢性镇咳药(非成瘾性镇咳药),是吗啡类左吗喃甲基醚的右旋异构体。右美沙芬的镇咳强度等于或略强于相等剂量的可待因,但无镇痛作用,长期应用未见耐受性和成瘾性。治疗剂量的右美沙芬不抑制呼吸。右美沙芬口服吸收好,15～30 min 起效,疗效可维持 3～6 h,$t_{1/2}$ 为 5 h。右美沙芬临床用途:各种原因引起的干咳。右美沙芬常见不良反应:偶见头晕、口干、嗳气等阿托品样作用,停药后不适症状可自行缓解。妊娠 3 个月内妇女及有精神障碍史的患者禁用。

喷托维林(pentoxyverine)

喷托维林属于非麻醉性中枢性镇咳药(非成瘾性镇咳药),选择性抑制咳嗽中枢,且有轻微的阿托品样作用和局麻作用。大剂量的喷托维林对支气管平滑肌还具有解痉作用,所以它同时兼有中枢性和末梢性镇咳作用。喷托维林镇咳作用的强度大约是可待因的 1/3,但无成瘾性,儿童的疗效优于成人。喷托维林一次给药后药效作用可持续 4～6 h。喷托维林临床用途:无痰干咳和百日咳等。喷托维林常见不良反应:偶有轻度头晕、口干、恶心、腹胀、便秘等症状,乃其阿托品样作用所致。青光眼、前列腺肥大或心功能不全的患者应慎用。

(二)外周性镇咳药(peripheral antitussive)

外周性镇咳药发挥镇咳作用是通过抑制咳嗽发射弧中的感受器、传入神经、传出神经及效应器中的一个或多个环节。

那可丁(narcotine)

那可丁是在 1804 年由 Parisian Derosen 从罂粟属植物鸦片中提取得到的,临床上作为镇咳药已使用了一百多年。那可丁属于支气管解痉性镇咳药,镇咳机制与罂粟碱相似:解除支气管平滑肌痉挛并抑制肺牵张反射所致咳嗽。那可丁镇咳效果与可待因相当,达浓度峰值为 1 h,疗效可维持 4 h。那可丁临床用途:刺激性干咳。那可丁常见不良反应:有时可见轻微的恶心、头痛、嗜睡。那可丁服药后无耐受性和依赖性,具有一定的兴奋呼吸中枢作用。

(三)兼性镇咳药

苯丙哌林(benproperine)

苯丙哌林属于非麻醉性外周性强效镇咳药,同时具备抑制外周传入神经和咳嗽中枢的作用。镇咳强度是可待因的 2～4 倍。苯丙哌林口服易吸收且起效快,口服后在 15～20 min 内发挥镇咳作用,药效持续 4～7 h。苯丙哌林临床用途:刺激性干咳及各种原因引起的剧烈咳嗽,同时具有一定的祛痰作用。苯丙哌林常见不良反应:偶有一过性的口咽部麻木感觉,此外还可能出现乏力、头晕、上腹部不适等不良反应。

第二节　祛　痰　药

当机体呼吸道发生炎症病变时,其分泌的成分及分泌量均发生改变而形成痰液。痰的主要成分包括黏液、异物、病原微生物、各种炎症细胞和坏死脱落的黏膜上皮细胞等。其中黏液主要由支气管黏膜上皮黏液腺体和杯状细胞分泌,痰可加重感染。根据作用机制,祛痰药(expectorant)可分为稀释性祛痰药(diluent expectorant)和黏痰溶解药。祛痰药可通过稀释痰液或液化黏痰,以改变痰的黏性成分,降低痰液的黏滞度,使痰易于咳出,进而可减轻咳嗽症状。

(一)稀释性祛痰药

稀释性祛痰药可以通过增加痰液中水分的含量来使痰液稀释,而稀释后的痰液易于咳出,减轻对支气管黏膜的刺激,咳嗽也随之减轻。稀释性祛痰药又可以分为恶心性祛痰药(nauseous expectorant)和刺激性祛痰药(irritating expectorant)。

1. 恶心性祛痰药　恶心性祛痰药能刺激胃黏膜迷走神经的末端,反射性引起支气管腺体分泌增多、分泌量可增加两倍以上,使痰液稀释便于咳出。具有代表性的药物是氯化铵、愈创甘油醚等。

氯化铵(ammonium chloride)

氯化铵口服后可能出现恶心、呕吐等不适症状。氯化铵临床用途:常与其他镇咳祛痰药组成复方制剂,适用于痰黏稠不易咳出者。服用大量氯化铵的患者可出现胃疼、高氯性酸中毒和低钾血症。消化性溃疡患者和肝肾功能不全者慎用,孕妇及哺乳期妇女禁用。

愈创甘油醚(guaifenesin)

愈创甘油醚不仅可以祛痰,而且具有消毒、防腐、镇咳、解痉、抗惊厥作用。临床用途:适用于痰多不易咳出患者。肺出血、急性胃肠炎和肾炎患者禁用。

2. 刺激性祛痰药　刺激性祛痰药是一些具有挥发性的物质,例如桉叶油、安息香酊等,将其加入沸水中,随蒸气蒸发可以刺激呼吸道黏膜,增加腺体分泌,使得痰液稀释易于咳出。刺激性祛痰药适用于急性呼吸道炎症初期痰少而黏滞,不易咳出的情况。

(二)黏痰溶解药

黏痰溶解药是一种溶解性祛痰药,通过溶解痰液中的黏性成分,使痰液液化且降低痰液的黏滞度,从而使痰液易于排出。

乙酰半胱氨酸(acetylcysteine)

乙酰半胱氨酸属于黏痰溶解药,主要在细胞水平影响支气管腺体的分泌,其分子结构中的巯基可破坏黏蛋白的双硫键,从而降低痰液的黏滞度,使痰液易于咳出。乙酰半胱氨酸还能够使脓性痰液中的DNA 断裂,因此它不仅能溶解白色黏痰,而且也能溶解脓性痰。可通过口服或雾化吸入给药。乙酰半胱氨酸临床用途:感染及非感染性疾病所引起的稠厚痰液、呼吸困难以及痰液阻塞气道引起的肺通气功能不全的患者。乙酰半胱氨酸常见不良反应:用药过程中可出现呛咳、支气管痉挛、恶心、呕吐、胃炎等不适症状,减量后不适症状可缓解,部分患者可出现恶心、呕吐,需要停药。支气管痉挛严重者可使用异丙肾上腺素缓解症状。

NOTE

羧甲司坦(carbocisteine)

羧甲司坦又名醋硫丙氨酸、S-羧甲基-L-半胱氨酸,其作用机制与乙酰半胱氨酸相同。羧甲司坦口服起效快,给药 4 h 后即可见明显疗效。羧甲司坦与乙酰半胱氨酸的临床用途相同。羧甲司坦常见不良反应:偶有头晕、恶心、胃部不适、腹泻、胃肠道出血、皮疹等不良反应。消化性溃疡活动期患者禁用。

脱氧核糖核酸酶(deoxyribonuclease)

脱氧核糖核酸酶又称 DNA 酶(DNAase),是从哺乳动物中提取的核酸内切酶,它能够将 DNA 水解成小核苷酸片段。脱氧核糖核酸酶雾化吸入后,使原来与 DNA 结合的蛋白质失去保护作用,蛋白质进而发生溶解,降低痰液的黏滞度,利于痰液咳出。脱氧核糖核酸酶临床用途:支气管扩张、肺脓疡等疾病的患者。脱氧核糖核酸酶常见不良反应:使用脱氧核糖核酸酶雾化后可出现咽部疼痛感,需立即漱口,长期使用可出现发热、皮疹等过敏反应。急性化脓性蜂窝织炎、出现支气管胸膜瘘的活动性肺结核的患者禁用。

溴己新(bromhexine)

溴己新是半合成的鸭嘴花碱衍生物,属于黏痰调节剂,它的作用机制:①裂解痰液中的多糖纤维素,稀释痰液;②抑制气管、支气管黏膜中的杯状细胞和黏液腺体分泌,减少糖蛋白合成,减少痰液中唾液酸,增加小分子黏蛋白分泌,改善分泌物的流变学特性,降低痰液的黏滞度,促进痰液咳出;③促进呼吸道黏膜纤毛运动,刺激胃黏膜,引起呼吸道腺体反射性分泌增加,稀释痰液。

溴己新口服 1 h 即可起效,而且祛痰效果维持 6～8 h,但是溴己新需要连续使用 3～5 天才能达到最佳效应。溴己新临床用途:慢性阻塞性肺疾病(COPD)、支气管哮喘、支气管扩张、硅沉着病等疾病所致痰液黏稠不易咳出的患者。溴己新常见不良反应:偶有恶心、胃部不适及血清转移酶升高,减量或停药后不适症状可消失。胃炎及胃溃疡患者慎用。

氨溴索(ambroxol)

氨溴索又称溴环己胺醇、沐舒坦等,是溴己新的第八个活性代谢产物,具有良好的溶解痰液和润滑呼吸道的作用。氨溴索的作用机制与溴己新相近,主要包括:①能够促使形成呼吸道表面活性物质;②调节浆液性与黏液性物质的分泌——中性黏多糖的分泌增加,酸性黏多糖的合成减少;③促进代谢,使呼吸道黏液理化性质趋于正常,使痰液的黏滞度降低,利于痰液咳出。氨溴索临床用途:急、慢性呼吸道疾病及痰液分泌异常等的治疗。氨溴索常见不良反应:通常耐受性良好,偶尔出现皮疹、恶心、胃部不适、腹痛等。过敏体质的患者慎用氨溴索,同时对氨溴索过敏的患者禁用氨溴索。

第三节 平 喘 药

哮喘(asthma)又称支气管哮喘(bronchial asthma,BA),是一种呼吸道常见的慢性变态反应性炎症,其中涉及多种炎症细胞和结构细胞。哮喘的临床表现主要是反复发作的呼吸急促、喘息、胸闷等症状,并常常伴有咳嗽症状,常在夜间和(或)早晨发作、加重,季节变换、运动等均可成为哮喘发作或加重的诱因。

按药理作用,平喘药分为两大类:①抗炎性平喘药:针对病因治疗,有效缓解哮喘患者的疾病进展。抗炎性平喘药包括糖皮质激素、白三烯调节及过敏反应介质阻释剂。②支气管扩张药(bronchodilator):针对症状治疗,包括非选择性 β 受体激动药、$β_2$ 受体激动药、抗胆碱药和茶碱类药物。

(一)抗炎性平喘药

抗炎性平喘药是通过抑制气道的炎症反应来发挥平喘作用的,并且可以用于长期防治哮喘发作,在临床上已成为一线的平喘药。

糖皮质激素（glucocorticoids）

糖皮质激素类抗炎性平喘药是治疗哮喘的有效药物之一，但不良反应多，雾化吸入方式给药可充分发挥其局部抗炎作用，避免或减少全身性的不良反应。故雾化吸入糖皮质激素具有速效性、简易性和安全性的特点；静脉给药只在吸入给药无效时选用。吸入型糖皮质激素主要有丙酸氟替卡松（fluticasone propionate）、二丙酸倍氯米松（beclomethasone dipropionate）、布地奈德（budesonide）等。

糖皮质激素抑制哮喘炎症反应的多个环节，发挥平喘作用。与靶细胞内受体结合，影响炎症相关基因的转录，改变炎症介质相关蛋白水平，影响炎症细胞和炎症因子。糖皮质激素临床用途：支气管扩张药不能有效控制病情的慢性哮喘患者。长期使用可减少或终止慢性哮喘患者的哮喘发作，但不能缓解哮喘急性症状。哮喘持续状态的患者，因吸入的气雾量达不到有效药物量，故不宜使用。糖皮质激素常见不良反应：常用剂量的糖皮质激素雾化使用时一般不产生不良反应。但长期用药时药物在咽部和呼吸道残留并积聚，可引起声音嘶哑、声带萎缩变形等，并可诱发口咽部念珠菌感染。局部大剂量应用时可抑制下丘脑-垂体-肾上腺皮质轴的功能，但作用远比全身用药轻微。

白三烯调节剂（leukotriene modifiers）

白三烯（leukotrienes）是白细胞的一种代谢产物，是具有共轭三烯结构的二十碳不饱和酸，它是哮喘发病过程中一种重要的炎症介质。白三烯在体内含量很少，但具有很强的生物活性，不仅能收缩呼吸道平滑肌，而且能促进炎症细胞在呼吸道聚集，促进呼吸道上皮细胞、成纤维细胞等细胞的增殖，改变毛细血管及微血管的通透性，从而造成局部水肿。白三烯调节剂于 20 世纪 90 年代中期开始上市，是除吸入剂型激素外，唯一可单独应用的长效控制哮喘药物，但其作用较糖皮质激素类吸入剂弱，更不能取代糖皮质激素，可作为中重度哮喘患者联合治疗的药物。白三烯调节剂包括半胱氨酰白三烯受体拮抗剂（cysteinyl leukotriene receptor antagonist）和 5-脂氧化酶抑制剂（5-lipoxygenase inhibitor），是一类新的哮喘治疗药物，我国目前应用的主要是半胱氨酰白三烯受体拮抗剂，包括扎鲁司特（zafirlukast）、孟鲁司特（montelukast）及普仑司特（pranlukast）等。

半胱氨酰白三烯受体拮抗剂治疗哮喘的主要机制：①抑制支气管收缩；②显著降低过敏原引起的速发期和迟发期过敏反应；③抑制炎症细胞的聚积和炎症介质的释放，从而降低气道高反应性，抑制运动诱发的气道痉挛，抑制气道重塑，明显改善肺功能，缓解咳喘症状并减少 β_2 受体激动药用量，减少激素依赖型哮喘患者的哮喘发作及减少吸入型激素的用量。半胱氨酰白三烯受体拮抗剂临床用途：作为中重度哮喘患者联合治疗中的一种药物，可减少每天吸入型激素的剂量并提高吸入型激素治疗的临床疗效。由于服用方便，尤其适用于阿司匹林哮喘、运动性哮喘和伴有过敏性鼻炎哮喘患者的治疗。半胱氨酰白三烯受体拮抗剂常见不良反应：本品使用较为安全。有文献报道部分使用半胱氨酰白三烯受体拮抗剂的患者可出现 Churg-Strauss 综合征，但与该药物使用的因果关系尚未确定。

过敏反应介质阻释剂

过敏反应介质阻释剂通过稳定肥大细胞膜，阻止肥大细胞脱颗粒和释放介质来起到抗炎平喘作用。代表药：①肥大细胞膜稳定剂：色甘酸钠（sodium cromoglicate）、奈多罗米钠（nedocromil sodium）。②抗组胺药（antihistamine）：酮替芬（ketotifen）等。

1. 肥大细胞膜稳定剂　肥大细胞膜稳定剂，顾名思义，这类药物的主要作用机制：①稳定肺组织肥大细胞膜；②抑制肥大细胞及嗜酸性粒细胞及巨噬细胞释放炎症介质；③阻断引起支气管痉挛的神经反射，降低哮喘患者的气道高反应性。肥大细胞膜稳定剂临床用途：防治过敏性哮喘、运动性哮喘等。肥大细胞膜稳定剂应用的不良反应极少，可长期安全使用。

色甘酸钠（sodium cromoglicate）

色甘酸钠又名色甘酸二钠，是最常用的过敏反应介质阻释剂，不良反应少，因其不能直接平喘，一般

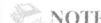

使用吸入方式用于预防哮喘发作。使用色甘酸钠偶有恶心、呕吐、头痛、头晕及关节痛和肿胀不适的症状。

奈多罗米钠(nedocromil sodium)

奈多罗米钠抗炎平喘作用比色甘酸钠更强,抑制炎症介质释放的范围更广,同时还能抑制气道感觉神经 C 纤维的传递,降低非特异性气道反应性。对过敏性哮喘及运动性哮喘均有效。奈多罗米钠临床用途:慢性哮喘的维持治疗,其在哮喘缓解期内能够替代或减少糖皮质激素吸入剂及支气管扩张药的用量。

2. 抗组胺药(antihistamine) 抗组胺药中的酮替芬(ketotifen)、西替利嗪(cetirizine)、氯雷他定(loratadine),不仅能够高度选择性地抑制 H_1 受体,降低组胺诱导的气道高反应性,同时兼有稳定肥大细胞和拮抗其他炎症介质,降低急、慢性哮喘反应的效果。抗组胺药临床用途:轻中度哮喘的防治。抗组胺药常见不良反应:嗜睡、头晕、疲倦等,故从事危险作业人员和驾驶人员禁用。

(二)支气管扩张药(bronchodilator)

支气管扩张药是临床常用的一类平喘药,作用机制:通过激动支气管 β 受体或阻断 M 受体,使支气管平滑肌松弛,气道扩张,缓解气流受限,平喘。其主要包括非选择性 β 受体激动药、β_2 受体激动药(β_2 adrenergic receptor agonist)、茶碱类药物(theophylline)以及抗胆碱药(anticholinergic agent)。支气管扩张药是目前控制慢性阻塞性肺疾病症状的主要治疗药物。

非选择性 β 受体激动药(见第八章肾上腺素受体激动药)

β_2 受体激动药(β_2 adrenergic receptor agonist)

β 受体激动药包括非选择性 β 受体激动药、选择性心脏 β_1 受体激动药及选择性 β_2 受体激动药,临床应用 β 受体激动药治疗哮喘已有近百年的历史,其中选择性较强、疗效好且副作用少的短效 β_2 受体激动药逐渐进入临床,20 世纪 80 年代后期,随着长效 β_2 受体激动药的出现,尤其是通过吸入方式给药,β_2 受体激动药在缓解哮喘症状、提高哮喘患者生活质量方面取得了良好的效果。依据对 β_2 受体兴奋作用方式不同可分为选择性 β_2 肾上腺素受体激动药(selective β_2 adrenergic receptor agonist)和非选择性 β_2 肾上腺素受体激动药(non-selective β_2 adrenergic receptor agonist)。非选择性 β_2 肾上腺素受体激动药包括肾上腺素(epinephrine)、异丙肾上腺素(isoprenaline)和麻黄碱(ephedrine),是以往治疗哮喘的主要药物,但因为其产生一系列心血管系统的不良反应,并且由于其作用时间短、剂量大,近年来已逐渐被选择性 β_2 肾上腺素受体激动药所取代。

根据选择性 β_2 肾上腺素受体激动药起效时间及维持时间不同,可分为四大类:第 1 类起效快、作用时间长(>12 h),如吸入型福莫特罗(formoterol);第 2 类起效慢、作用时间长,如吸入型沙美特罗(salmeterol)、口服班布特罗(bambuterol);第 3 类起效慢、作用时间短,如口服特布他林(terbutaline)、沙丁胺醇(salbutamol);第 4 类起效快、作用时间短,如吸入型特布他林(terbutaline)或沙丁胺醇(salbutamol)。

β_2 肾上腺素受体激动药平喘机制:①舒张支气管:兴奋气道平滑肌和肥大细胞膜表面 β_2 受体→激活腺苷酸环化酶→催化合成细胞内 cAMP→活化蛋白激酶 A(PKA)、降低细胞内游离 Ca^{2+} 浓度→肌球蛋白轻链激酶失活及开放钾通道。②抑制炎症介质释放:抑制肥大细胞、嗜酸性粒细胞脱颗粒,从而减少白三烯(LTs)、前列腺素(PGs)、组胺(histamine)及血小板活化因子(PAF)等炎症介质的释放。③增加纤毛摆动频率和运送速率,增强纤毛清除功能,三个途径同时作用使气道平滑肌松弛。β_2 肾上腺素受体激动药临床用途:用于治疗和预防呼吸系统疾病,如哮喘、支气管炎等,其不良反应有头痛、恶心、心动过速和心悸、肌肉震颤、代谢紊乱、低钾血症等,不良反应与用药剂量呈正相关,多在口服和静脉用药时表现,而吸入给药时不良反应亦明显降低。本类药物对心律失常、心功能不全及糖尿病患者应慎用。临床常用 β_2 受体激动药见表 34-1。

表 34-1 临床常用 β₂ 受体激动药

类型	药物	给药量		受体作用强度*			药效维持
		吸入/μg	口服/mg	α	β₁	β₂	时间/h
短效 非选择性	沙丁胺醇 (salbutamol)	200~400	2~4	—	+	+++	3~6
	特布他林 (terbutaline)	200~500	2.5~5.0	—	+	+++	4~8
	氯丙那林 (clorprenaline)	500	5~10	+—	++	+++	4~6
	克伦特罗 (clenbuterol)	10~20	20~40		+—~+	+++	4~8
长效 选择性	沙美特罗 (salmeterol)	50~100	—	—	+—~+	+++	12
	福莫特罗 (formoterol)	4.5~9	40~80	—	+—~+	+++	12~20
	班布特罗 (bambuterol)	—	10		+—~+	+++	24

注：* 药物对 β₂ 肾上腺素受体的作用强度按照－、＋－、＋、＋＋、＋＋＋顺序依次增强。

茶碱类(theophylline)

茶碱类属于甲基黄嘌呤衍生物,同时具备强心、利尿、平喘、扩血管及兴奋中枢的作用。作为平喘药物,它的作用机制:①舒张气道平滑肌;②增加内源性儿茶酚胺的释放;③抗炎和免疫调节作用;④增强膈肌收缩力、减轻膈肌疲劳;⑤促进纤毛摆动、提高纤毛清除功能等。

茶碱类药物临床用途:①慢性哮喘的维持治疗,防治急性发作;②茶碱类药物能够增强糖皮质激素的抗炎作用,故对于大剂量糖皮质激素不能控制的哮喘可取得理想的治疗效果;③吸入 β₂ 受体激动药不能显著控制哮喘急性发作时,可加用茶碱类药物;④COPD 患者;⑤中枢型睡眠呼吸暂停综合征(central sleep apnea syndrome)患者。

茶碱类药物血药浓度大于 20 μg/mL 时,容易发生不良反应,主要不良反应:胃肠道反应如恶心、呕吐、腹痛等;中枢神经兴奋反应如烦躁、失眠、头痛、抽搐等。当血药浓度大于 30 μg/mL 时,可引发严重心血管系统不良反应,如心动过速、心律失常、心搏骤停等,严重者可致死。出现急性心肌梗死、低血压和休克的患者禁用茶碱类药物。

1. 氨茶碱(aminophylline) 氨茶碱是茶碱与二乙胺形成的一种复盐,氨茶碱的药理作用依靠茶碱,而水溶性强依靠二乙胺,依据此特性可制成注射剂型。氨茶碱碱性较强,故口服该药时容易引起消化道刺激症状。氨茶碱适用于支气管哮喘、喘息型支气管炎、COPD 等疾病,用以缓解喘息症状,也可用于心源性哮喘。对急性重度哮喘或哮喘持续状态患者可采用氨茶碱静脉给药,可以迅速缓解喘息及呼吸困难等症状。

2. 二羟丙茶碱(diprophylline) 二羟丙茶碱是茶碱的一种中性制剂,故其口服对消化道刺激小,并且在胃液中稳定,所以主要通过口服给药。二羟丙茶碱的临床用途与氨茶碱相似,同时由于其具有扩张支气管、冠状动脉及利尿作用。尤其适用于伴有心动过速的哮喘患者。

3. 胆茶碱(cholinophylline) 胆茶碱则是茶碱与胆碱形成的一种复盐,水溶性比氨茶碱更强,同时口服吸收快,对胃肠道的刺激小,所以患者耐受性及依从性更好。

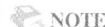

抗胆碱药(anticholinergic agent)

胆碱能受体包括两种:毒蕈碱型受体(M受体)和烟碱型受体(N受体),而呼吸道的胆碱受体主要是M受体,M受体亚型有M_1、M_2和M_3。近年来人们关注胆碱能神经系统对于气道调节的作用,所以胆碱能受体拮抗剂的地位也逐渐上升。美国胸科协会(ATS)和欧洲呼吸协会(ERS)的COPD指南中推荐M胆碱受体阻断药为首选药物,可长期规律使用。

抗胆碱药故又名为M胆碱受体阻断药(M-choline receptor blocker),其对于呼吸系统疾病的作用:①舒张支气管;②抑制气道黏液分泌;③抑制炎症反应和气道重塑。其作用机制:通过与乙酰胆碱或M受体激动药竞争M受体→抑制细胞内环磷酸鸟苷(cGMP)的转化→提高环磷酸腺苷(cAMP)的活性→降低细胞内钙离子浓度→松弛气道平滑肌,舒张支气管并抑制呼吸道的腺体分泌黏液。抗胆碱药常见不良反应:少数患者有口干、咽部刺激感、恶心和咳嗽等不适。阿托品类药物过敏者应避免使用,患有青光眼及前列腺肥大者应慎用。

1. 异丙托溴铵(ipratropium bromide) 异丙托溴铵又名异丙托品(ipratropium),是阿托品的异丙基衍生的季铵盐。异丙托溴铵为目前临床上使用最为广泛的季铵类抗胆碱药,对M受体亚型无选择性。吸入异丙托溴铵后约5 min起效,药效持续可达4~6 h。临床研究表明,异丙托溴铵对于COPD患者的肺功能、呼吸困难及生活质量等方面有明显改善。异丙托溴铵雾化吸入给药后能够特异性地作用于呼吸道,故抗胆碱作用为阿托品的1.4~2倍,由于异丙托溴铵为非脂溶性化合物,血药浓度低,不良反应如口干、口苦、震颤、排尿困难等大大减少。青光眼患者及阿托品过敏者禁用。

2. 噻托溴铵(tiotropium bromide) 噻托溴铵的结构与异丙托溴铵一样,也属于季铵盐。它是一种长效的新的季铵类抗胆碱药,但它的作用机制与异丙托溴铵不同:①与各M受体亚型的亲和力相同,但又能够选择性抑制M_1、M_3受体,特别是M_3受体,所以噻托溴铵抑制胆碱能受体的强度是异丙托溴铵的6~20倍;②噻托溴铵与M_1和M_3受体的解离时间与异丙托溴铵相比,延长了约100倍。单次使用后90~120 min达到最大效应,对肺功能的改善作用可达24 h以上,所以每天只需要给药1次;③噻托溴铵与异丙托溴铵相比,不良反应也很少,仅仅是口干的发生率略高。

 **章节案例**

患者,男,22岁。因气候变化而出现咳嗽、气短就诊,诊断为支气管哮喘。问:

1. 该患者首选的治疗药物是什么?
2. 该药物作用机制及常见不良反应是什么?
3. 该患者如需联合用药,请给出药方案。

本章小结

呼吸系统疾病主要临床症状有咳嗽、咳痰及喘息。本章主要介绍呼吸系统疾病对症治疗的常用药物:中枢性镇咳药、外周性镇咳药、祛痰药、支气管扩张药及抗炎性平喘药物。其中镇咳药分为中枢性镇咳药和外周性镇咳药。中枢性镇咳药分为麻醉性中枢性镇咳药(成瘾性镇咳药)和非麻醉性中枢性镇咳药,麻醉性中枢性镇咳药以可待因为代表,非麻醉性中枢性镇咳药主要有右美沙芬、喷托维林等。祛痰药分为稀释性祛痰药和黏痰溶解药。稀释性祛痰药包括恶心性祛痰药和刺激性祛痰药。平喘药包括抗炎性平喘药及支气管扩张药,为本章重点,需要重点掌握糖皮质激素、抗白三烯药物及选择性β_2受体激动药等临床应用的药理机制。

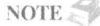

目标检测

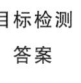

目标检测
答案

一、选择题(1～5 为单项选择题,6～10 为多项选择题)

1. 对哮喘急性发作患者无效的药物是( )。

A.丙酸倍氯米松 B.色甘酸钠 C.麻黄碱 D.沙丁胺醇 E.异丙托溴铵

2. 不能激动骨骼肌上 β_2 受体产生肌肉震颤的平喘药有( )。

A.沙丁胺醇 B.特布他林 C.麻黄碱 D.异丙托溴铵 E.克仑特罗

3. 可待因临床主要应用于( )。

A.剧烈的刺激性干咳 B.多痰、黏痰引起的剧咳

C.支气管哮喘 D.肺炎引起的咳嗽

E.上呼吸道感染引起的急性咳嗽

4. 哮喘持续状态的患者应选用( )。

A.气雾吸入丙酸倍氯米松 B.口服麻黄碱 C.气雾吸入色甘酸钠

D.口服特布他林 E.静滴氢化可的松

5. 最宜预防 Ⅰ 型变态反应所致哮喘发作的药物是( )。

A.色甘酸钠 B.肾上腺素 C.氨茶碱 D.地塞米松 E.异丙托品

6. β_2 受体激动药平喘作用的特点是( )。

A.心血管系统的不良反应小 B.可引起手指震颤的不良反应

C.可用于哮喘急性发作的治疗 D.可激动 α 受体

E.口服无效

7. 具备平喘作用的肾上腺素受体激动药有( )。

A.沙丁胺醇 B.特布他林 C.麻黄碱 D.去甲肾上腺素 E.克仑特罗

8. 具有中枢兴奋作用的药物是( )。

A.沙丁胺醇 B.异丙托溴铵 C.氨茶碱 D.丙酸倍氯米松 E.麻黄碱

9. 减少过敏介质释放的药物是( )。

A.麻黄碱 B.异丙托溴铵 C.沙丁胺醇 D.丙酸倍氯米松 E.色甘酸钠

10. 茶碱类药物的平喘机制是( )。

A.可松弛平滑肌,兴奋心肌 B.对处于痉挛状态的支气管作用更明显

C.可抑制儿茶酚胺类物质的释放 D.对喘息性的慢性支气管炎有效

E.可阻断腺苷受体

二、问答题

简述糖皮质激素平喘的作用机制。

(宁夏医科大学 李 娟)

NOTE

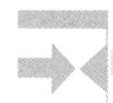

第三十五章　作用于消化系统的药物

学习目标

1. 掌握：常用的抗消化性溃疡药物的药理作用、临床应用、主要不良反应及用药注意事项。
2. 熟悉：各类常用抗消化性溃疡药物的作用机制。
3. 了解：消化功能调节药的概念、分类及药理作用。

消化道、消化腺组成消化系统，其功能为摄入、吸收食物中的营养成分，并排出废物。消化系统受到中枢神经系统以及复杂的激素调节。本章主要介绍以胃肠道为主要作用靶点的药物，包括抗消化性溃疡药物和消化功能调节药两大类。

第一节　抗消化性溃疡药物

消化性溃疡（peptic ulcer）由消化道黏膜受损造成。胃酸产生过量、胃蛋白酶分泌过多、黏液-碳酸氢盐屏障受损是消化性溃疡的常见因素。幽门螺杆菌感染是消化性溃疡久治不愈的最主要原因。目前临床上主要以抑制胃酸，增强胃黏膜保护，消灭幽门螺杆菌感染为主要治疗手段。

一、抗酸药

抗酸药（antacids）为弱碱性物质，药物进入胃内后升高胃内容物的 pH，缓解疼痛、促进溃疡面愈合。药物应在餐后 $1\sim3$ h 及临睡前各服一次，一天 7 次。理想的抗酸药应具有起效快、作用长、消化道不吸收、不产气、不引起大便性状改变、保护消化道溃疡面等药物特性。单一药物很难达到这些要求，故常用复方制剂。常用药物见表 35-1。

表 35-1　常用抗酸药

名称	作用	不良反应
氢氧化镁	作用较强，起效快	易引起腹泻、肾功能不全患者镁离子排出减少，导致血液中镁离子浓度升高
三硅酸镁	作用弱，起效慢，时间长，在胃内生成二氧化硅，其性状为冻胶状，覆盖溃疡面	肾功能不全患者镁离子排出受影响，导致血液中镁离子浓度升高
氢氧化铝	作用强、起效慢，时间长，在胃内形成的氧化铝具有收敛、止血作用	长期口服可导致便秘，并影响磷酸盐在肠道的吸收
碳酸钙	抗酸作用强、作用快	钙离子进入小肠，引起胃泌素增加
碳酸氢钠	抗酸作用强、起效快、作用时间短	被肠道吸收后，可引起血液、尿液 pH 升高

二、胃酸分泌抑制剂

胃酸的分泌受中枢和外周的内分泌、旁分泌共同调控。迷走神经释放乙酰胆碱递质、内分泌细胞释放胃泌素、旁分泌细胞（paracrine cell）释放组胺均可导致胃酸分泌增加。它们与胃壁细胞上的受体结合,使 H^+-K^+-ATP 酶被激活,胃酸分泌增加,这是分泌胃酸的最终环节(图 35-1)。被激活的 H^+-K^+-ATP 酶在胃黏膜腔中排出 H^+,使胃液的 pH 维持在 0.8 左右。促进胃酸分泌最重要的途径是旁分泌细胞释放组胺,作用于壁细胞 H_2 受体,激活 H^+-K^+-ATP 酶。现今,抑制胃酸分泌的药物分为 H_2 受体阻断药、H^+-K^+-ATP 酶抑制剂、M 胆碱受体阻断药和胃泌素受体阻断药,而 H_2 受体阻断药和 H^+-K^+-ATP 酶抑制剂已成为临床上常用的胃酸分泌抑制剂。

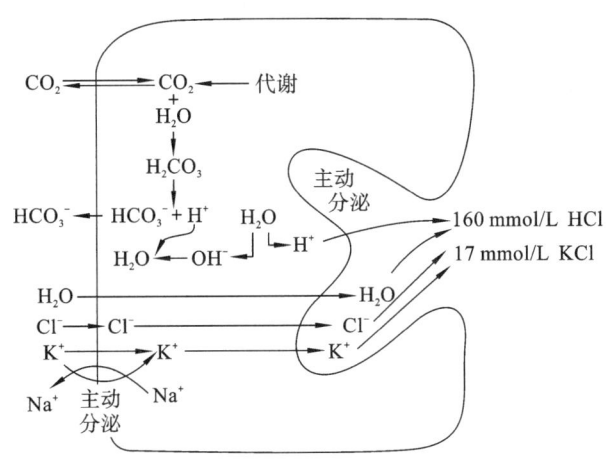

图 35-1　胃酸分泌过程

(一)H_2 受体阻断药

【药动学】　该药物口服后 1～3 h 可达到血药浓度峰值,不易与白蛋白结合。不到 35% 的药物可经肝脏代谢,肝功能不全者慎用,其余以药物原型经肾排出。该药物只有少量能通过血液透析排出。

【药理作用及机制】　H_2 受体阻断药进入体内后识别壁细胞上的 H_2 受体,与其结合,竞争性阻断组胺、M 胆碱受体激动药、五肽胃泌素与 H_2 受体的结合,降低夜间胃酸、基础胃酸分泌。但是对因迷走神经、低血糖等原因造成的胃酸分泌作用效果不明显。用药后胃液量及胃内酸度下降。H_2 受体阻断药可有效地减轻消化性溃疡夜间、空腹疼痛,是治疗十二指肠溃疡的首选药物,可在睡前口服。该药物同时对胃食管反流症、消化道出血有良好的作用,可预防应激性消化性溃疡。

H_2 受体阻断药还能够调节免疫功能。组胺能够抑制体内免疫反应,这可能与组胺与免疫活性细胞 H_2 受体结合,使之产生组胺诱生抑制因子(HSF)有关。H_2 受体阻断药竞争性地与 H_2 受体结合,抑制 HSF 分泌,降低因组胺造成的免疫抑制作用。

【临床应用】

1. 胃溃疡及十二指肠溃疡　减少胃溃疡及十二指肠溃疡引起的疼痛,促进溃疡面愈合。

2. 胃食管反流症　治疗无并发症的胃食管反流症。

3. 其他　对消化道出血、食管炎有一定作用,也可预防应激性消化性溃疡。

【不良反应及注意事项】　不良反应发生率约为 3%,较多见腹泻、乏力、便秘、皮疹、眩晕、脱发、皮肤干燥。静脉注射后可能发生中枢神经系统反应,如嗜睡、幻觉,但少见。少数患者出现血细胞数下降。长时间大量使用西咪替丁,可造成西咪替丁与雄激素受体结合,拮抗雄激素,偶尔出现男性性功能减退、乳腺发育、精子数量减少,女性溢乳等现象,偶尔出现心动过缓、肝肾功能减退现象,儿童、肝肾功能不全者慎用,孕妇禁用。

【药物相互作用】　西咪替丁可抑制肝药酶,抑制苯二氮䓬类、苯妥英钠、华法林、奎尼丁、普萘洛尔及茶碱类药物在体内的代谢转化,造成体内药物浓度上升。

【常用药物】　西咪替丁(cimetidine)、雷尼替丁(ranitidine)、法莫替丁(famotidine)、尼扎替丁(nizatidine)等。

(二)H^+-K^+-ATP 酶抑制剂(质子泵抑制剂)

【药物动力学】　单次奥美拉唑口服生物利用度达 35%,反复口服达 60%。一次口服 30 mg 的血药

峰浓度为 0.56 mg/L,服用 60 mg,可达到 1.67 mg/L。兰索拉唑生物利用度可达 85%。胃内容物可影响该药物吸收,故应餐前空腹口服。

【药理作用及机制】 H^+-K^+-ATP 酶位于胃壁细胞的黏膜腔,它能够将 H^+ 泵出,进入胃黏膜腔降低胃内 pH,作为交换将 K^+ 泵入胃壁细胞,又称为质子泵。该药物被吸收后,弥散入胃壁细胞内,与 H^+-K^+-ATP 酶共价结合,使质子泵永久失活。只有当新的 H^+-K^+-ATP 酶合成并运输到胃壁细胞膜,才能重新开始分泌胃酸。该药物在减少胃酸分泌的同时能够减少胃蛋白酶的分泌,作用效果强,持续时间久,同时能够有效抑制幽门螺杆菌。质子泵抑制剂作用于胃酸分泌的最终环节,无论何种因素,如中枢神经刺激、迷走神经刺激释放乙酰胆碱、进食等,均能够有效抑制胃酸的分泌。同时,该药物可以使胃黏膜血流量增加,促进胃黏膜修复,现已成为胃酸抑制剂的首选药物。

但是该药物在酸性环境易被破坏。现今临床上为避免该药物在胃内被胃酸降解,常采用肠溶剂及胶囊制剂。

【临床应用】 消化性溃疡、反流性食管炎、幽门螺杆菌感染、卓-艾综合征、上消化道出血等疾病。

【不良反应及注意事项】 不良反应发生率为 1.1%～2.8%,多见于头晕、失眠、外周神经炎、口干、恶心、腹胀、皮疹、男性乳腺发育。偶见溶血性贫血。肝功能受损患者应减量。患者在长期、大量应用后需要定期查看有无消化道黏膜瘤样增生的发生。

【药物相互作用】 可减慢地西泮、华法林、苯妥英钠在体内的代谢。

【常用药物】

奥美拉唑(omeprazole)

口服奥美拉唑后,药物成分在壁细胞分泌小管四周聚集,在体内转化为有活性的次磺酰胺衍生物。其硫原子与 H^+-K^+-ATP 酶上的巯基结合,形成酶-抑制剂复合物,从而抑制 H^+ 泵功能,降低基础胃酸与最大胃酸分泌量。十二指肠溃疡患者每日可服用 10～30 mg,连续服药 1 周,服药 1～3 天后疼痛缓解。经 4～6 周,胃镜观察溃疡愈合率达 97%。其他药物无效者用药 4 周,愈合率也高达 90%左右。可以使幽门螺杆菌数量下降。胃酸分泌抑制,使胃窦 G 细胞分泌胃泌素增加。用药 4～6 周,血浆中胃泌素增加 2～4 倍。奥美拉唑可抑制胃泌素引起的胃酸分泌,并可增加胃黏膜血流,促进胃黏膜生长而加速溃疡创口愈合。

兰索拉唑(lansoprazole)

第二代质子泵抑制剂,其作用机制及药理作用与奥美拉唑一致。但相较于奥美拉唑,它的副作用更小,同时减少胃酸分泌、抑制幽门螺杆菌的作用更强。每次口服 30 mg,作用可维持 24 h。

(三)M 胆碱受体阻断药

M 胆碱受体阻断药不仅能够抑制 M 胆碱受体激动药、减少胃酸分泌,还可以减轻消化道痉挛。但作用效果差,不良反应多,临床已不再单独使用。哌仑西平(pirenzepine)对引起胃酸分泌的 M 胆碱受体亲和力高,对唾液腺、平滑肌、心房的 M 胆碱受体亲和力低。治疗效果与西咪替丁相似,但副作用较小。

(四)胃泌素受体阻断药

胃泌素受体阻断药丙谷胺(proglumide)与胃泌素受体结合,减少胃酸分泌。可用于治疗胃溃疡,十二指肠溃疡和胃炎。对急性上消化道出血有一定作用。

三、胃黏膜保护药

【药理作用及机制】 胃黏膜保护屏障包括黏液-碳酸氢盐屏障、细胞屏障。黏液-碳酸氢盐屏障是含有碳酸氢盐和糖蛋白的冻胶样黏液,分为可溶性黏液(位于胃液内)及可见性黏液(覆盖于黏膜细胞表面)。其作用机制:①增加胃黏膜血流;②增加胃黏膜细胞黏液和碳酸氢盐的分泌;③增加胃黏膜细胞前列腺素的合成;④增加胃黏膜和黏液中磷脂的含量。常用药物见表35-2。

表 35-2 常用胃黏膜保护药

药 物	作用机制及特点	临 床 应 用	不 良 反 应
米索前列醇	口服后能抑制基础胃酸和组胺、胃泌素、食物刺激所致的胃酸分泌,减少胃蛋白酶分泌	用于难治性或反复发作的溃疡以及长期应用非甾体类抗炎药物引起的消化性溃疡、上消化道出血	稀便或腹泻。因能引起子宫收缩,可用于产后止血,孕妇禁用
恩前列醇	使基础胃酸分泌量下降,也可明显抑制组胺、胃泌素引起的胃酸分泌	用于治疗胃溃疡	肾功能不全者慎用
硫糖铝	碱式铝盐,在酸性环境分解为氢氧化铝和硫酸蔗糖阳离子。硫酸蔗糖阳离子可在黏膜溃疡表面形成保护膜	适用于老年性胃溃疡	便秘,肾功能不全者慎用
胶体碱式枸橼酸铋	该药物在酸性环境中与蛋白质螯合,构成一层防止胃酸和胃蛋白酶侵袭的屏障。同时减少胃蛋白酶的分泌及降低其活性,促进前列腺素合成	临床上应用广泛,能够在保护胃黏膜的同时抑制幽门螺杆菌	铋在体内少量吸收,不宜长期使用,用药时间<8 周。服药后粪便变为黑色,停药后即可消退

四、抗幽门螺杆菌药

人群中幽门螺杆菌感染率已达 50%。感染部位主要集中在胃及十二指肠球部。幽门螺杆菌与慢性胃炎、消化性溃疡、胃癌、胃黏膜相关性淋巴样组织样恶性淋巴瘤关系密切。抗幽门螺杆菌不仅是治疗溃疡反复发作的必要手段,也是预防胃癌的一个可行措施。

目前,幽门螺杆菌对硝基咪唑和大环内酯类抗生素产生的耐药性较常见,对四环素和阿莫西林的耐药性较少。临床常以四环素、阿莫西林、克拉霉素、甲硝唑等抗生素与 H^+-K^+-ATP 酶抑制剂和枸橼酸铋钾等 3~4 种药物联合应用,其根治率能达到 80%~90%。

第二节 消化功能调节药

消化功能调节药能促进食物的消化,增进食欲。有些药物能阻止肠道的过度发酵,也用于消化不良的治疗。

胃蛋白酶(pepsin)

胃蛋白酶得自牛、猪、羊等动物的胃黏膜,常与稀盐酸配合口服,可治疗因胃蛋白酶缺乏造成的不思饮食、消化功能减退症状。避免与碱性药物同服。

胰酶(pancreatin)

胰酶得自动物的胰腺,含胰蛋白酶、胰淀粉酶及胰脂肪酶。在酸性环境中可被破坏,一般制成肠衣片吞服。可促进食欲。

乳酶生(biofermin)

干燥活乳酸杆菌制剂。该药物进入肠道后分解糖类产生乳酸,增加肠内酸性,减少腐败菌的繁殖、发酵和产气。常用于小儿积食引起的腹泻、腹胀等。与抗菌药物或药用炭等吸附类药物同用,可使该药物作用下降。

NOTE

第三节　止吐药与促胃肠动力药

延髓的呕吐中枢可接受来自前庭器官、化学催吐感受区（CTZ）、内脏区传来的神经冲动而引发呕吐。前庭器官中组胺、胆碱能神经纤维与呕吐中枢关联；CTZ 中胆碱、多巴胺、组胺受体数量众多。5-羟色胺的 5-HT$_3$ 亚型受体通过外周、中枢神经与呕吐相关。临床常用的止吐药主要有组胺 H$_1$ 受体阻断药、M 胆碱受体阻断药、多巴胺 D$_2$ 受体阻断药和 5-HT$_3$ 受体阻断药。

一、组胺 H$_1$ 受体阻断药

如苯海拉明（diphenhydramine）、茶苯海明（dimenhydrinate）有较强的止吐作用和中枢镇静作用，用于预防和治疗晕动病（常见于晕车和晕船）、内耳性眩晕病等。

二、M 胆碱受体阻断药

阿托品（atropine）、东莨菪碱（scopolamine）、苯海索（trihexyphenidyl）等胆碱受体阻断药可阻断呕吐中枢和外周途径的 M 胆碱受体，降低迷路感受器敏感性并抑制前庭小脑传导，达到抗晕动病和预防恶心、呕吐的作用。

三、多巴胺 D$_2$ 受体阻断药

甲氧氯普胺（metoclopramide）

可阻断多巴胺 D$_2$ 受体，通过阻断 CTZ 的 D$_2$ 受体引起从食管至近段小肠平滑肌运动，加速胃的正向排空及肠内容物从十二指肠向回盲部推进，促进胃动力。口服生物利用度为 75%，易通过血脑屏障和胎盘屏障。$t_{1/2}$ 为 4～6 h。临床上用于肿瘤化疗、放疗所引起的呕吐。长期或大剂量静脉应用可引起锥体外系反应及高催乳素血症，引起男子乳房发育、溢乳等。孕妇慎用。

多潘立酮（domperidone）

不易通过血脑屏障，主要作用于外周胃肠的 D$_2$ 受体。它能够阻断多巴胺对胃肠肌层神经丛突触后胆碱能神经元的抑制，促进胃排空。$t_{1/2}$ 为 7 h，主要由肝脏代谢。对偏头痛、颅外伤、放疗引起的呕吐有效，对胃肠运动功能不良疾病也有效。其副作用较小，但注射制剂可能引起过敏。

西沙必利（cisapride）

它能促进消化道运动。无催乳素释放、锥体外系等不良反应。它能促使肠壁肌层神经丛释放乙酰胆碱。$t_{1/2}$ 为 10 h。可治疗胃肠运动功能不良疾病，包括便秘、非溃疡性消化不良、胃食管反流、胃轻瘫等。

四、5-HT$_3$ 受体阻断药

昂丹司琼（ondansetron）

选择性阻断中枢及迷走神经传入纤维 5-HT$_3$ 受体，抑制呕吐。对抗肿瘤药物等引起的呕吐作用明显，优于甲氧氯普胺。但对晕动病及阿扑吗啡引起的呕吐无效。生物利用度为 60%。$t_{1/2}$ 为 3～4 h，代谢产物由尿液排出，肾功能不全的患者慎用。不良反应可有头痛、腹泻、便秘。

第四节　泻药和止泻药

泻药（catharitics）可促进肠道蠕动，增加肠内水分，达到润肠通便的作用。泻药分为容积性、接触性

和润滑性三类。

一、容积性泻药

非吸收的盐类和食物性纤维素等物质,在肠道吸收很少,使肠内容物增加,加速肠蠕动达到通便效果。

硫酸镁(magnesium sulfate)和硫酸钠(sodium sulfate)

也称盐类泻药。大量口服后硫酸根离子、镁离子在肠道内停留不能被消化吸收,造成肠道内渗透压升高,水分难以吸收,肠道扩张,刺激肠道蠕动增加。镁盐还能引起十二指肠分泌缩胆囊素(cholecystokinin)进一步刺激肠液分泌和肠道蠕动。空腹口服,配合大量饮水,1～3 h后即可排出液体性粪便,作用强烈。临床常用于排除肠内毒物或口服驱虫药后。高浓度硫酸镁可引起总胆管括约肌反射性松弛,有利胆作用。该药物导泻作用强,可造成失水及盆腔充血,老年人、孕妇、儿童、经期妇女慎用。

乳果糖(lactulose)

不可被小肠消化吸收,增加肠内容物量,刺激肠道蠕动。未吸收部分进入结肠后可被细菌分解转化为乳酸,进一步提高肠内渗透压,降低结肠内 pH,阻止肠内氨的形成;H^+又可与已生成的氨形成铵离子(NH_4^+),进一步降低血氨,临床上可用于慢性门脉高压症及肝性脑病。但需警惕因失水、电解质丢失过多造成的肝性脑病恶化。

二、接触性泻药

酚酞(phenolphthalein)

在肠道内与碱性肠液结合成为可溶性钠盐,促进结肠蠕动。口服酚酞将近15％被吸收,在体内作用温和。该药物部分由尿排出,尿液碱性升高可呈红色;部分由胆汁排出,因肝肠循环其药物作用可达3～4天。偶发生肠炎、皮炎、过敏及出血倾向。

比沙可啶(bisacodyl,双醋苯啶)

与酚酞作用机制相同,临床上常用于内镜、影像学检查或术前肠道排空。

蒽醌类(anthraquinone)

口服后在大肠内转化为蒽醌,该成分可促进结肠蠕动。用药后6～8 h排便,常用于急、慢性便秘。

三、润滑性泻药

润滑性泻药可局部润滑肠道、软化粪便。适用于老年人及痔疮、肛门手术患者。

液体石蜡(liquid paraffin)

肠道不能吸收,可润滑肠壁和软化大便,使粪便易于排出。

甘油(glycerin)

注入肛门内产生高渗透压,刺激肠道排便,并可润滑局部肠道和软化大便。

止泻药引起腹泻的原因有很多,如肠道细菌感染引起的腹泻或胃肠道功能紊乱引起的腹泻。腹泻可能引起失水以及电解质紊乱,可在治疗病因的同时适当给予止泻药。

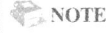
NOTE

<h3 style="text-align:center">阿片制剂(opiates)</h3>

多用于较严重的非细菌感染性腹泻。避免长期服用成瘾。

<h3 style="text-align:center">洛哌丁胺(loperamide)</h3>

该药物除直接抑制肠道蠕动外,还可减少肠壁神经末梢释放乙酰胆碱。作用强而迅速。用于急、慢性腹泻。不良反应轻微。

<h3 style="text-align:center">收敛剂(astringents)和吸附药(adsorbants)</h3>

鞣酸蛋白(tannalbin)能够释出鞣酸,与肠黏膜表面的蛋白质结合,减轻肠道刺激及减少肠道炎性物质产生,达到止泻作用。次碳酸铋(bismuth subcarbonate)与其作用相同。药用炭(medicinal charcoal)主要通过吸附大量气体、毒物,减少有害物质吸收,达到止泻收敛的作用。

第五节　胆道疾病辅助用药

利胆药为刺激胆汁分泌、加速胆囊排空的药物。它可以使胆囊收缩,胆总管括约肌松弛,促进胆汁的分泌。胆汁冲洗胆道,帮助胆道内泥沙样结石排出。同时还可以改善肝脏功能,促进胆汁中固体成分的分泌。

<h3 style="text-align:center">去氢胆酸(dehydrocholic acid)</h3>

可增加胆汁分泌,促进脂肪消化吸收。临床用于胆囊及胆道功能失调,胆汁淤滞。它能够阻止胆道逆行性感染,排出胆结石。胆道完全梗阻及严重肝肾功能受损的患者禁用。

<h3 style="text-align:center">熊脱氧胆酸(ursodeoxycholic acid)</h3>

抑制胆固醇、胆汁酸吸收及胆固醇的合成与分泌,阻止胆结石形成。长期应用还可促胆结石溶解。对胆囊炎、胆道炎有治疗作用,但对胆色素结石、混合性结石无效。

 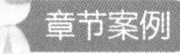 章节案例

患者,男,43岁,餐后出现上腹部疼痛,于当地诊所诊断为胃溃疡,口服奥美拉唑2周后上腹部疼痛情况有所好转,但上腹部不适反复发作。问:

1. 患者上腹部疼痛反复发作的可能原因是什么?

2. 常用抗幽门螺杆菌治疗方案有哪些?

3. 口服质子泵抑制剂的副作用及注意事项有哪些?

<h2 style="text-align:center">本章小结</h2>

抗消化性溃疡药物:

(1)抗酸药:抗酸药是一类弱碱性物质,口服后能降低胃内容物酸度,从而解除胃酸对胃、十二指肠黏膜的侵蚀和对溃疡面的刺激,并降低胃蛋白酶活性,发挥缓解疼痛和促进愈合的作用。临床上常用抗酸药为氢氧化镁,三硅酸镁,氢氧化铝,碳酸钙,碳酸氢钠。

(2)胃酸分泌抑制剂:①H_2受体阻断药:H_2受体阻断药通过阻断胃壁细胞基底膜H_2受体抑制胃酸的分泌。它对基础胃酸及夜间胃酸的分泌具有良好的抑制作用。H_2受体阻断药可作为治疗十二指肠溃疡的首选药物。临床常用药物:西咪替丁,雷尼替丁,法莫替丁,尼扎替丁。②H^+-K^+-ATP酶抑制

NOTE

剂(质子泵抑制剂):H^+-K^+-ATP酶又称为质子泵,它位于胃壁细胞的黏膜腔。主要作用是泵出H^+进入胃黏膜腔,从而降低胃内 pH,同时K^+泵入胃壁细胞。此外,胃壁细胞内其他离子泵将K^+、Cl^-同时泵入胃黏膜腔内。中枢神经受到刺激,迷走神经释放乙酰胆碱,激活 M 胆碱受体,CCK_2受体、H_2受体,从而激活H^+-K^+-ATP酶,胃酸分泌增加。抑制H^+-K^+-ATP酶可以直接抑制胃酸的分泌。临床常用药物:奥美拉唑、兰索拉唑。③M 胆碱受体阻断药和胃泌素受体阻断药:M 胆碱受体阻断药如阿托品及其合成代用品可减少胃酸分泌、解除胃肠痉挛。已很少单独应用。临床常用药物:哌仑西平、丙谷胺。

(3)胃黏膜保护药:①前列腺素衍生物:米索前列醇、恩前列醇。②其他类药物:硫糖铝、胶体碱式枸橼酸铋。

(4)抗幽门螺杆菌药:幽门螺杆菌对硝基咪唑和大环内酯类抗生素产生耐药性较常见,对四环素和阿莫西林的耐药性较少。临床常以甲硝唑、四环素、阿莫西林、克拉霉素等抗生素与H^+-K^+-ATP酶抑制剂和枸橼酸铋钾等 3~4 种药物联合应用。

助消化药:胃蛋白酶,胰酶,乳酶生。

止吐药:①组胺 H_1 受体阻断药:苯海拉明、茶苯海明。②M 胆碱受体阻断药:东莨菪碱、阿托品、苯海索。③多巴胺 D_2 受体阻断药:甲氧氯普胺、多潘立酮。④5-HT_3 受体阻断药:昂丹司琼、格拉司琼、托烷司琼。

泻药:①容积性泻药;②接触性泻药;③润滑性泻药。

止泻药:阿片制剂、洛哌丁胺、鞣酸蛋白、次碳酸铋、药用炭。

利胆药:去氢胆酸、熊脱氧胆酸。

目标检测

一、选择题(1~14 为单项选择题,15~19 为多项选择题)

1. 不属于抗消化性溃疡药的是( )。

A. 药用炭　　　B. 三硅酸镁　　　C. 西咪替丁　　　D. 哌仑西平　　　E. 雷尼替丁

2. 西咪替丁抑制胃酸分泌的机制是( )。

A. 阻断 M 受体　　　　　B. 中和胃酸　　　　　C. 阻断 H_1 受体

D. 促进 PGE_2 合成　　　E. 阻断 H_2 受体

3. 哪种情况不可以用甲氧氯普胺止吐?( )

A. 放疗后呕吐　　　　　B. 给予顺铂所致呕吐　　　　　C. 晕车所致呕吐

D. 消化不良所致呕吐　　E. 大手术后所致恶心呕吐症状

4. 关于多潘立酮叙述正确的是( )。

A. 外周 D_2 受体阻断药　　　　　　　　B. 易产生锥体外系反应

C. 用于胃肠功能失调性呕吐　　　　　　D. 可治疗精神分裂症

E. 可用于治疗消化不良

5. 哌仑西平的主要药理作用是( )。

A. 抑制胃酸分泌　　　　B. 减少唾液分泌　　　　C. 解除胃肠痉挛

D. 减慢心率　　　　　　E. 促进胆囊收缩,治疗胰腺炎

6. 硫酸镁导泻的作用机制是( )。

A. 对抗 Ca^{2+} 的作用　　　　　　　　B. 激活 Na^+-K^+-ATP 酶

C. 收缩外周血管　　　　　　　　　　　D. 在肠腔内形成高渗而减少水分吸收

E. 分泌缩胆囊素,促进肠液分泌和蠕动

7. 甲氧氯普胺的作用机制与哪个受体有关?( )

A. D_2　　　B. H_1　　　C. M_1　　　D. 5-HT_3　　　E. N_2

8. 抑制胃酸分泌作用最强的药物是( )。

A. 碳酸氢　　　　B. 法莫替丁　　　　C. 奥美拉唑　　　　D. 雷尼替丁　　　　E. 西咪替丁

9. 奥美拉唑属于(　　)。

A. H_2 受体阻断药　　　　　　　B. M 受体阻断药　　　　　　　　C. 胃泌素受体阻断药

D. H^+-K^+-ATP 酶抑制剂　　　　E. 中枢神经兴奋剂

10. 对组胺 H_2 受体具有阻断作用的药物(　　)。

A. 甲硝唑　　　　B. 丙谷胺　　　　C. 雷尼替丁　　　　D. 哌仑西平　　　　E. 硫酸镁

11. 阻断壁细胞 H^+ 泵的抗消化性溃疡药是(　　)。

A. 米索前列醇　　　B. 奥美拉唑　　　C. 三硅酸镁　　　D. 硫糖铝　　　E. 以上都不是

12. 迅速中和胃中过多的胃酸,减轻疼痛,但作用时间较短的药物是(　　)。

A. 雷尼替丁　　　B. 碳酸氢钠　　　C. 普鲁卡因　　　D. 碳酸钙　　　E. 氧化镁

13. 雷尼替丁治疗消化性溃疡的机制是(　　)。

A. 中和胃酸,减少对溃疡面的刺激　　　　　　　B. 兴奋中枢系统

C. 抗胆碱神经　　　　　　　　　　　　　　　D. 阻断胃壁细胞的 H_2 受体

E. 抑制 H^+-K^+-ATP 酶活性

14. 严重胃溃疡者不易使用(　　)。

A. 氢氧化铝　　　B. 氢氧化镁　　　C. 三硅酸镁　　　D. 碳酸钙　　　E. 胃舒平

15. 奥美拉唑的作用特点是(　　)。

A. 抑制 H^+ 泵功能　　　　　　　B. 抑制基础胃酸分泌　　　　　　C. 缓解溃疡疼痛

D. 可降低幽门螺杆菌数量　　　　　E. 无副作用

16. 雷尼替丁的作用特点是(　　)。

A. 作用较西咪替丁强　　　　　　　B. 阻断组胺 H_2 受体　　　　　　C. 阻断组胺 H_1 受体

D. 选择性阻断 M_1 受体　　　　　E. 抑制胃酸分泌,促进溃疡愈合

17. 西沙必利(多潘立酮)与甲氧氯普胺的共性包括(　　)。

A. 阻断多巴胺受体而止吐

B. 阻断胃肠道多巴胺受体,发挥胃肠促动力药作用

C. 易引起锥体外系反应

D. 易使催乳素释放,引起高催乳素血症

E. 无阻断 5-HT_3 受体作用

18. 奥美拉唑的药理作用有(　　)。

A. 减少胃壁细胞分泌 H^+　　　　B. 体外抑制幽门螺杆菌　　　　C. 促进胃动力

D. 促进 HCO_3^- 分泌　　　　　　E. 形成溃疡保护膜

19. 硫酸镁的药理作用有(　　)。

A. 导泻　　　　B. 利胆　　　　C. 抗惊厥　　　　D. 降压　　　　E. 镇痛

二、问答题

1. 试述 H_2 受体阻断药的不良反应。

2. 试述质子泵抑制剂的作用机制。

(宁夏医科大学　李　娟)

第三十六章　血液系统疾病药物

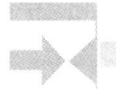

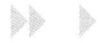
学习目标

1. 掌握：肝素、香豆素类以及铁剂、叶酸和维生素B$_{12}$的药理作用、临床应用及不良反应。
2. 熟悉：维生素K的药理作用及临床应用。
3. 了解：血液凝固和纤溶蛋白系统的生理病理过程；造血细胞生长因子的作用及用途。

扫码看课件

机体在正常生理情况下，血液中的凝血和抗凝血、纤溶蛋白溶解和抗纤溶蛋白溶解系统保持着动态平衡，共同维持血液的循环流动；一旦此平衡失调，可引起出血性疾病或者导致血管内凝血，形成血栓栓塞性疾病。此外，血小板是一种多功能细胞，在止血和血栓形成中有着重要作用。血液中的成分和循环中的有效血容量也是维持机体正常生理功能的重要因素，各种血细胞数量或功能的改变都可能导致血液系统功能障碍，如贫血、再生障碍性贫血等；大量失血可引起血容量降低，甚至引发休克。本章的内容主要包括抗凝血药、溶栓药、抗血小板药、促凝血药、抗贫血药和升白细胞药。其中抗凝血药和抗血小板药主要用于预防血栓的形成；溶栓药主要促进血栓的溶解；这三大类药物均能影响正常的凝血功能，使用过量必然引发出血的危险。促凝血药则相反，主要发挥止血的作用，又称为止血药。

第一节　抗凝血药

一、血液凝固

血液凝固是由多种凝血因子参与的一系列复杂的蛋白质的有限水解活化过程。参与凝血过程的成分主要包括以罗马数字编号的12种凝血因子（表36-1）和前激肽释放酶（prekallikrein）、激肽释放酶（kallikrein，KLK）、高分子量激肽原（high molecular weight kininogen，HMWK）和血小板磷脂（PL或PF$_3$）等。凝血因子大多在肝脏内合成，其中凝血因子Ⅱ、Ⅶ、Ⅸ、Ⅹ的活化需要维生素K的参与。

表 36-1　凝血因子及其特性

因　子	同　义　名	化学本质	主　要　功　能
Ⅰ	纤维蛋白原	糖蛋白	结构蛋白
Ⅱ	凝血酶原	糖蛋白	蛋白酶原
Ⅲ	组织凝血激酶	糖蛋白	启动物
Ⅳ	Ca^{2+}		辅因子
Ⅴ	前加速素	糖蛋白	辅因子
Ⅶ	前转变素	糖蛋白	蛋白酶原
Ⅷ	抗血友病因子	糖蛋白	辅因子
Ⅸ	血浆凝血激酶	糖蛋白	蛋白酶原
Ⅹ	遗传性凝血因子Ⅹ	糖蛋白	蛋白酶原

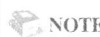

NOTE

因　　子	同　义　名	化 学 本 质	主 要 功 能
XI	血浆凝血激酶前质	糖蛋白	蛋白酶原
XII	接触因子	糖蛋白	蛋白酶原
XIII	纤维蛋白稳定因子	糖蛋白	转谷氨酰胺酶原

凝血过程可分为凝血酶原复合物形成、凝血酶原激活及纤维蛋白生成三个环节,其中凝血酶原复合物形成有内源性凝血途径(intrinsic coagulation pathway)和外源性凝血途径(extrinsic coagulation pathway),两条途径的主要区别在于启动方式和参与的凝血因子不同。内源性凝血途径是指完全依靠血浆内的凝血因子逐步使 X 因子激活;外源性凝血途径是指受损的血管外组织释放组织因子Ⅲ逐步激活 X 因子(图 36-1)。

血浆中抗凝血物质包括抗凝血酶Ⅲ(antithrombin Ⅲ,AT Ⅲ)、蛋白 C、蛋白 S、肝素辅助因子Ⅱ(heparin cofactor Ⅱ)等。生理情况下,当凝血功能(止血)启动时,血浆中纤维蛋白溶解系统同时也被激活,使纤维蛋白降解从而限制血栓增大并溶解血栓。

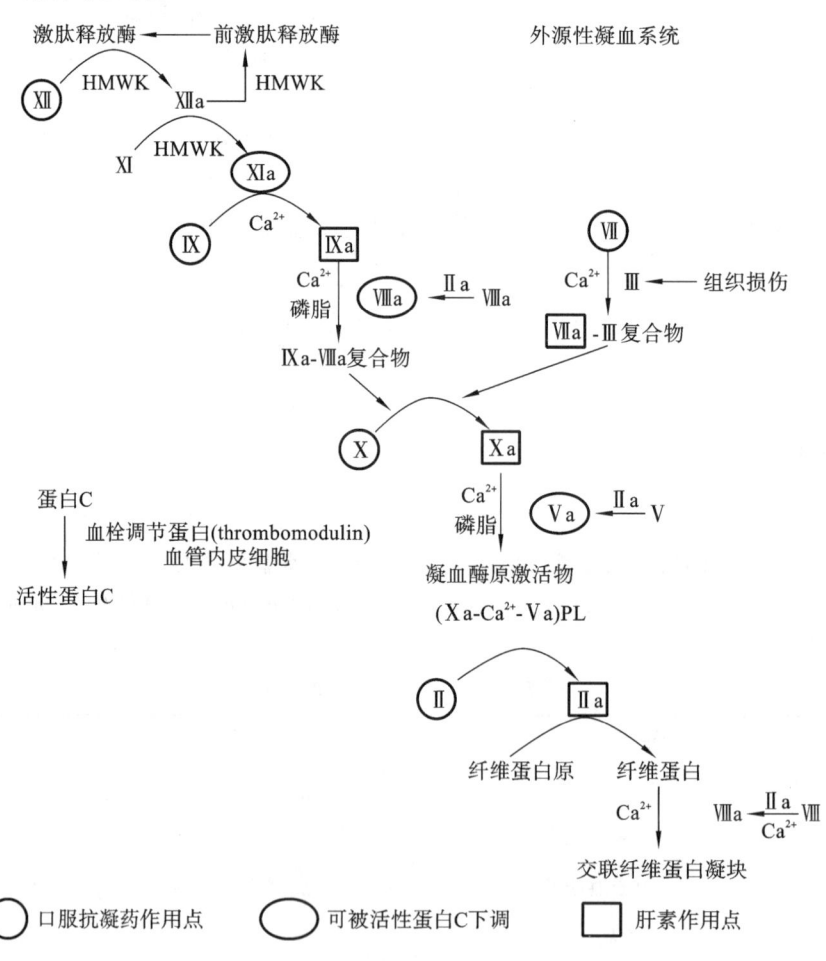

图 36-1　凝血过程及抗凝血药作用靶点

二、抗凝血药

抗凝血药是指通过干扰机体生理性凝血过程的某些环节,从而阻止血液凝固的药物。临床主要用于血栓栓塞性疾病的预防和治疗,防止血栓的形成和进一步扩大。主要药物有肝素、香豆素类等。

（一）注射用抗凝血药

肝素（heparin）

肝素是 1916 年首次由美国约翰斯·霍普金斯大学的麦克廉（Jay Mclean）从动物肝脏中发现的一种具有抗凝作用的物质，因其来自肝脏而得名。后来发现肝素存在于哺乳动物的很多脏器中，后来经证实发现，肺中的含量最高。目前药用肝素主要从猪小肠黏膜或猪、牛肺中提取。肝素是一种带有大量负电荷的硫酸化糖胺聚糖，是由 L-艾杜糖醛酸、D-葡萄糖胺和 D-葡萄糖醛酸交替组成，分子质量为 5～30 kDa，平均分子质量为 12 kDa，因与硫酸和核酸共价结合而呈强酸性。肝素可分为普通肝素和低分子量肝素。普通肝素又称为传统的肝素或未分组分的肝素，已和低分子量肝素相区别。

【药动学】　肝素是带有大量负电荷的高分子、高极性物质，不易通过生物膜，故口服和直肠给药均无效。皮下注射吸收缓慢而不规则，肌内注射因吸收速率不易预测，易引起局部刺激和血肿，临床多采用静脉注射或静脉滴注给药。静脉注射后血浆蛋白结合率约为 80%，很快进入组织、乳汁和胎盘，是分布容积较小的药物之一。主要在肝脏中，经肝素酶分解代谢；低剂量肝素被单核-巨噬细胞系统的肝素酶分解代谢。其降解产物和肝素原型（高剂量时）主要由肾脏排泄，部分经肝脏网状内皮系统清除。肝素的抗凝 $t_{1/2}$ 因剂量而异，个体差异较大，肝、肾功能不全的患者及剂量增加时，$t_{1/2}$ 则延长。如静脉注射 100 U/kg、400 U/kg、800 U/kg，其抗凝 $t_{1/2}$ 分别为 1 h、2.5 h 和 5 h。

【药理作用及机制】

1. 抗凝血作用　肝素在体内、外均有强大的抗凝作用。静脉注射后，抗凝作用立即发生。可使多种凝血因子灭活，静脉注射后 10 min 内，血液凝固时间和活化部分凝血活酶时间（activated partial thromboplastin time，APTT）均明显延长，对凝血酶原（prothrombin）时间影响较弱。

肝素的抗凝作用主要由抗凝血酶Ⅲ（antithrombin Ⅲ，AT-Ⅲ）所介导。AT-Ⅲ是血浆中正常存在的一种分子量为 58 kDa 的糖基化多肽，是机体血液中最主要的抗凝因素。AT-Ⅲ能够与等物质的量浓度的丝氨酸蛋白酶类凝血因子包括凝血因子Ⅱa、Ⅶa、Ⅸa、Ⅹa、Ⅻa 的丝氨酸活性部位结合，形成 AT-Ⅲ-凝血因子复合物而使这些凝血因子灭活，但在正常情况下，该反应速度较慢。当肝素存在时，肝素与 AT-Ⅲ赖氨酸残基结合形成可逆性复合物，使其构型发生改变，精氨酸活性部位充分暴露，并迅速与凝血因子Ⅱa、Ⅶa、Ⅸa、Ⅹa、Ⅻa 的丝氨酸活性中心结合，可使凝血因子Ⅹa 的灭活加速 1000 倍，Ⅱa 的灭活加速 2000～4000 倍，从而加强其抗凝作用。一旦肝素从复合物中形成，即从复合物中迅速解离，可被循环利用；而 AT-Ⅲ可由中性粒细胞弹性蛋白酶灭活，长期使用而耗竭。

近年来的研究表明，肝素的抗凝作用还可能与激活肝素辅助因子Ⅱ（heparin cofactor Ⅱ，HC-Ⅱ）和纤溶系统激活等有关系。

2. 其他作用　①低于抗凝剂量的肝素可促进血管内皮细胞释放脂蛋白酯酶和肝脂肪酶，加速水解血中乳糜微粒、VLDL 和甘油三酯，增加高密度脂蛋白含量，发挥调节血脂的作用；②肝素尤其是低分子量肝素可以增加血管内皮细胞的负电荷，阻止血小板和其他物质与内皮细胞的黏附，保护血管内皮细胞功能；③抑制血管平滑肌细胞增殖，抗血管内皮细胞增生；④抑制白细胞的黏附、游走，中和多种致炎因子而抗炎；⑤抑制血小板聚集等。

【临床应用】

1. 血栓栓塞性疾病　主要用于防止血栓的形成和进一步扩大。如深静脉血栓、肺栓塞、周围动脉血栓栓塞等。也可用于防治心肌梗死、脑梗死、心血管手术及外周静脉术后血栓的形成。对于急性动、静脉血栓的形成，肝素可迅速产生抗凝作用。

2. 弥散性血管内凝血（disseminated intravascular coagulation，DIC）　用于各种原因引起的 DIC，如细菌性脓毒血症、恶性肿瘤细胞溶解、胎盘早剥等导致的 DIC。应注意早期应用，可改善微循环，防止纤维蛋白原和其他凝血因子消耗而引起的继发性出血。

3. 缺血性心脏病　在应用抗心绞痛药物同时加服肝素，可防止高危患者发生静脉血栓栓塞和冠状动脉栓塞。

4. 体外抗凝　作为体外抗凝剂,用于输血、体外循环、血液透析和心导管检查等。

【不良反应】

1. 出血　出血是肝素最主要的不良反应,用量过大可导致各种黏膜出血、关节腔内积血和伤口出血等。使用时注意仔细观察患者,严格控制剂量,并严密监测凝血时间或部分凝血活酶时间(partial thromboplastin time,PTT),使 PTT 维持在正常值(50~80 s)的 1.5~2.5 倍。肝素轻度过量时,停药即可;如出血严重时,除立即停药外,应同时缓慢静脉注射硫酸鱼精蛋白(protamine sulfate)解救,因其是强碱性蛋白质,带有正电荷,可与肝素结合形成稳定的复合物而使肝素失活。每 1.0~1.5 mg 的硫酸鱼精蛋白可灭活 100 U 肝素,但每次用量不得超过 50 mg。

2. 血小板减少症　发生率约为 3%。一般是肝素引起的一过性血小板聚集作用所导致,多发生于用药后 5~10 天,与免疫反应有关。其机制可能是肝素与血小板因子 4(PF_4)结合,形成肝素-PF_4 复合物,刺激特异性抗体产生所导致。一旦发生,应停药,换用重组水蛭素、阿加曲班、磺达肝素或者达肝素钠等,一般停药 4 天后可恢复。

3. 其他　偶有荨麻疹、皮疹、哮喘、鼻炎、发热等过敏反应;长期使用可引起脱发、骨质疏松症及自发性骨折;孕妇使用可致早产或死胎;约 80% 的患者出现转氨酶升高,与肝功能异常无关,停药后基本消失;抑制醛固酮合成,升高血钾。

【禁忌证】　对肝素过敏、有出血倾向、活动性溃疡、严重高血压、颅内出血、细菌性心内膜炎、肝肾功能不全、活动性肺结核、内脏肿瘤的患者及孕妇、先兆流产者、血友病患者、外科手术后的患者等。

【药物相互作用】　肝素为酸性药物,不能与碱性药物合用;与阿司匹林等非甾体类抗炎药、双嘧达莫等合用会增加出血危险;与胰岛素或磺酰脲类降血糖药合用可致低血糖;与糖皮质激素、依他尼酸合用可导致胃肠道出血;与 ACEI 类药物合用可引起高血钾。

低分子量肝素(low molecular weight heparin,LMWH)

低分子量肝素一般是指分子质量小于 7 kDa 的肝素,他们是从普通肝素直接分离而得或是普通肝素降解后再分离而得的短链制剂。其药动学和药效学特性优于普通肝素,近年来发展很快。

与普通肝素相比,LMWH 具有以下特点:①分子质量小,组分相对均一,药动学参数更具有可预见性,皮下注射吸收比肝素快而规则,生物利用度可达 90%,作用时间长,$t_{1/2}$ 为 4~5 h,静脉注射活性可维持 12 h;②对抗凝血因子 Ⅹa 选择性高,对凝血酶和其他凝血因子影响相对较小,抗凝血因子 Ⅹa 活性/抗凝血因子 Ⅱa 活性的值明显增加,为 1.5~4.0,而普通肝素为 1.0 左右,分子质量越低,抗凝血因子Ⅹa活性越强,这样就使抗血栓作用和致出血作用相分离,从而保留了肝素的抗血栓作用又减少了出血的危险;③抗凝剂量易于掌握,个体差异较小,可用于门诊患者;④出血率低于肝素,一般不需要实验室监测抗凝活性,但是对于肾功能不良患者,仍需监测 APTT,严重出血时也可用硫酸鱼精蛋白来解救;⑤LMWH不易受 PF_4 抑制,故较少引起血小板减少症;⑥骨质疏松症发生率低于肝素。

临床常用的低分子量肝素制剂有依诺肝素(enoxaparin)、替地肝素(tedelparin)、洛吉肝素(logiparin)等,这些肝素的硫酸化程度和分子质量各异,药动学参数和剂量范围也不完全相同。临床主要用于深静脉血栓和肺栓塞的预防和治疗、外科手术后预防血栓的形成、不稳定型心绞痛血栓形成、急性心肌梗死和血液透析、体外循环等。

依诺肝素(enoxaparin)

依诺肝素是第一个上市的 LMWH,分子质量为 3.5~5.0 kDa,是从猪小肠黏膜提取制成的肝素苯甲基酯再经过碱性解聚制备而成的。

【药动学】　皮下注射后吸收迅速、完全,生物利用度高。不易透过胎盘屏障,部分经肾脏排泄,$t_{1/2}$ 为 4.4 h。

【药理作用和临床应用】　本品抗 Ⅹa/Ⅱa 活性的值大于 4,因而具有强大而持久的抗血栓形成作用。临床主要用于防止整形外科(膝、髋人工关节置换术)、一般外科手术后静脉血栓的形成、深部静脉血栓形成及防止肺栓塞、血液透析体外循环时发生凝血。与普通肝素相比,本品抗凝剂量更易掌握,毒性小、安全、不良反应少,作用维持时间更长。

【不良反应】 本品不良反应少,较少引发出血,若引发大量出血可用硫酸鱼精蛋白对抗。偶见血小板减少,严重出血。对本品过敏者、严重出血及严重肝肾功能障碍者禁用。

合成肝素衍生物

磺达肝素(fondaparinux)是一种以抗凝血酶肝素结合位点结构为基础合成的戊聚糖。经过抗凝血酶介导对因子 Ⅹa 发挥抑制作用,由于其聚合体长度短而且不抑制凝血酶,因而与肝素和 LMWH 相比,该药发生血小板减小的风险大大降低。

(二)口服抗凝血药

华法林(warfarin,苄丙酮香豆素)

华法林是香豆素类(coumarins)抗凝剂的主要代表,其他还有双香豆素(dicoumarol)、醋硝香豆素(acenocoumarol,硝苄丙酮香豆素)等。它们的基本结构为 4-羟基香豆素,化学结构和维生素 K 类似,故又称为维生素 K 拮抗剂。该类药物口服有效,因此也称为口服抗凝血药。该类药物作用和应用范围基本相似,但剂量、作用快慢和维持时间的长短有所区别,目前临床常用的制剂为华法林。

【药动学】 华法林口服后吸收迅速而完全,60~90 min 血药浓度达到峰值,其钠盐的生物利用度几乎达 100%,血浆蛋白结合率约为 99%。分布容积很小,可透过胎盘屏障,影响胎儿凝血功能及骨骼正常发育,主要在肝脏代谢,由肾脏排出,$t_{1/2}$ 约为 40 h,作用维持 2~5 天。双香豆素口服吸收慢且不规则,吸收后几乎全部与血浆蛋白结合,主要分布在肝、肾、肺、脾等脏器,经肝药酶代谢失活后自尿中排出。醋硝香豆素大部分以原型经肾排出。其主要药动学参数见表 36-2。

表 36-2 口服抗凝血药的半衰期和作用维持时间

药 物	每日量/mg	$t_{1/2}$/h	维持时间/d
华法林	5~15	10~60	3~5
醋硝香豆素	4~12	8	2~4
双香豆素	25~150	10~30	4~7

【药理作用及机制】 华法林口服有效,只在体内发挥抗凝作用,体外无效。抗凝血作用缓慢而持久。

氢醌型维生素 K 是谷氨酸残基 γ-羧化酶的辅酶,凝血因子 Ⅱ、Ⅶ、Ⅸ 和 Ⅹ 的蛋白质氨基末端谷氨酸残基必须经 γ-羧化酶作用后才具有活性,然后进一步与 Ca^{2+} 和磷脂膜结合促进凝血。而 γ-羧化作用需要氢醌型维生素 K 的参与。经过羧化反应后,氢醌型维生素 K 转变为环氧型维生素 K,后者经环氧还原酶还原为氢醌型,从而使维生素 K 被机体反复利用。

香豆素类药物是维生素 K 的竞争性拮抗剂,抑制环氧还原酶,阻断维生素 K 从环氧型向氢醌型的转变,从而使凝血因子 Ⅱ、Ⅶ、Ⅸ、Ⅹ 的活化受阻,使它们停留在无活性的前体阶段,从而发挥抗凝作用;但是其对血液中已经活化过的凝血因子 Ⅱ、Ⅶ、Ⅸ、Ⅹ 并无影响,必须等体内这些因子消耗完后才能发挥抗凝作用。因此,香豆素类药物起效缓慢,口服后 8~12 h 才显效,1~3 天达高峰,维持 3~14 天(图 36-2)。用药早期可与肝素合用。

【临床应用】 口服可防止血栓的形成和进一步发展,如心房颤动和心脏瓣膜病所导致的血栓栓塞,这是华法林的常规应用;心脏瓣膜修复术后的患者,需要长期使用华法林;髋关节手术后患者使用,可降低静脉血栓形成的发病率;对于肺栓塞、深部静脉血栓患者,一般先用肝素或溶栓药物后,常规使用华法林 3~16 个月,以预防复发。因本类药物起效缓慢,作用时间长,剂量不易控制,可能被新型口服抗凝血药所取代。

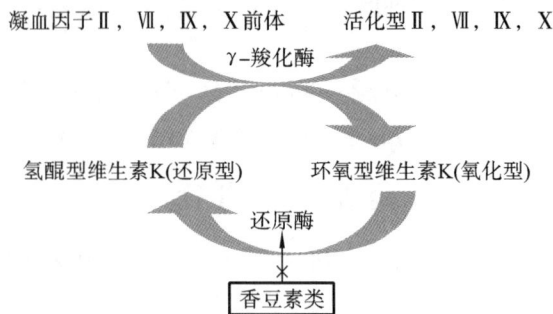

图 36-2　香豆素类药物及维生素 K 作用机制示意图

【不良反应】

1. 出血　与肝素相似,应用过量易引发出血,严重者可出现颅内出血。用药期间必须测定凝血酶原时间(prothrombin time,PT),一般宜控制在 18~24 s(正常值为 12 s)内较为合适,并根据此范围及时调整剂量。一旦出血,应立即停药,并缓慢静脉注射大量维生素 K 或输入新鲜血液。

2. 胎儿出血和畸形　华法林可透过胎盘屏障,引发胎儿出血性疾病;并可影响胎儿骨骼和蛋白质的 γ-羧化作用,影响胎儿的骨骼发育,故孕妇应禁用。

3. 皮肤和软组织坏死　华法林罕见的不良反应,多发生于用药后的 3~7 天,可能与华法林抑制蛋白 C 有关。

【药物相互作用】　阿司匹林、保泰松、水合氯醛、奎尼丁等可与香豆素类药物竞争血浆蛋白,使其抗凝作用增强;肝药酶诱导剂苯巴比妥、苯妥英钠、利福平等可加速香豆素类的代谢,减弱其抗凝作用;西咪替丁、丙米嗪等肝药酶抑制剂能抑制香豆素类药物代谢,增强其抗凝作用。广谱抗生素能抑制肠道产生维生素 K 的菌群,使维生素 K 的生成减少,增强香豆素类药物的抗凝作用。

(三) 体外抗凝血药

枸橼酸钠(sodium citrate)

枸橼酸钠是体外抗凝血药,其作用机制是分子中的枸橼酸根和血浆中的 Ca^{2+} 结合,形成难解离的可溶性络合物,从而使血浆 Ca^{2+} 降低,快速发挥抗凝作用。本品仅在体外有抗凝作用,主要用于体外血液的保存,输血时每 100 mL 全血中加入 2.5% 枸橼酸钠 10 mL 即可使血液不再凝固。大量输血(超过 1000 mL)或输血速度过快时,可致血钙下降,出现手足抽搐、心功能不全、血压下降等症状。一旦发生,应立即缓慢静脉注射氯化钙或葡萄糖酸钙进行对抗。

(四) 凝血酶直接抑制剂

水蛭素(hirudin)

水蛭素是从水蛭唾液中提取到的一种含有 65 个氨基酸残基的多肽物,分子质量约为 7 kDa,通过基因重组技术得到的产品为重组水蛭素(lepirudin)。

【药动学】　口服不吸收,静脉注射后进入细胞间隙,不易透过血脑屏障。主要以原型经肾脏排出,$t_{1/2}$ 约为 1 h。

【药理作用及机制】　水蛭素是高效、特异性凝血酶抑制剂,通过与凝血酶以 1∶1 分子比例紧密结合形成复合物,抑制凝血酶活性,抑制纤维蛋白的生成,凝血因子 Ⅴ、Ⅷ、Ⅻ 的活化以及血小板的聚集和分泌,从而产生抗血栓的作用。与肝素不同的是,其抗凝作用不需要血浆中 AT-Ⅲ 的参与。

【临床应用】　目前临床多用重组水蛭素预防术后血栓形成、急性心肌梗死、不稳定型心绞痛的辅助治疗,血液透析、DIC 及体外循环等,也用于缺乏 AT-Ⅲ 但又需要抗凝治疗的患者。

【不良反应】　主要不良反应为出血,特别是颅内出血,用药期间须监测 APTT。肾功能衰竭患者慎用。目前尚无有效的水蛭素解毒剂。

阿加曲班(argatroban)

阿加曲班为合成的精氨酸衍生物。其能高度选择性地与凝血酶活性位点结合,使其失活,抑制凝血酶催化或诱导的反应,阻碍纤维蛋白凝块的形成,抑制凝血因子 V、Ⅷ和 Ⅻ 的活化,抑制凝血酶诱导的血小板聚集及分泌作用,从而抑制纤维蛋白的交联,并促使纤维蛋白的溶解。本品半衰期短、安全范围小、过量时无特异性对抗剂,因此使用时需检测 APTT 并使其保持在 55~85 s 内。

(五)新型口服抗凝血药

新型口服抗凝血药(new oral anticoagulants,NOACs)主要包括 Ⅹa 因子抑制剂利伐沙班和 Ⅱa 因子抑制剂达比加群酯,是血栓栓塞性疾病治疗的新兴替代药物。NOACs 和传统口服抗凝血药华法林相比,其药效学和药动学参数可预测,可以使用无须常规抗凝监测的固定剂量疗法,具有与食物和其他药物之间的相互作用少等优点,临床主要用于替代华法林治疗非瓣膜病性心房颤动患者。

第二节 溶 栓 药

纤维蛋白溶解药(fibrinolytic drugs)能直接或间接激活纤维蛋白溶解酶原(plasminogen,简称纤溶酶原)转变为纤维蛋白溶解酶(plasmin,简称纤溶酶),促进纤维蛋白和纤维蛋白原的降解(图 36-3),对已经形成的血栓也有溶解作用,故此类药物又称为溶栓药(thrombolytics)。

正常生理情况下,纤溶酶原向纤溶酶的转变是由血液中的激活因子所激活,纤维蛋白在血管内不断形成,同时也不断被溶解,因此血液在不断流动的同时又不会引起出血。用溶栓药激活纤溶系统,使血栓溶解,可以有效治疗血栓栓塞性疾病。

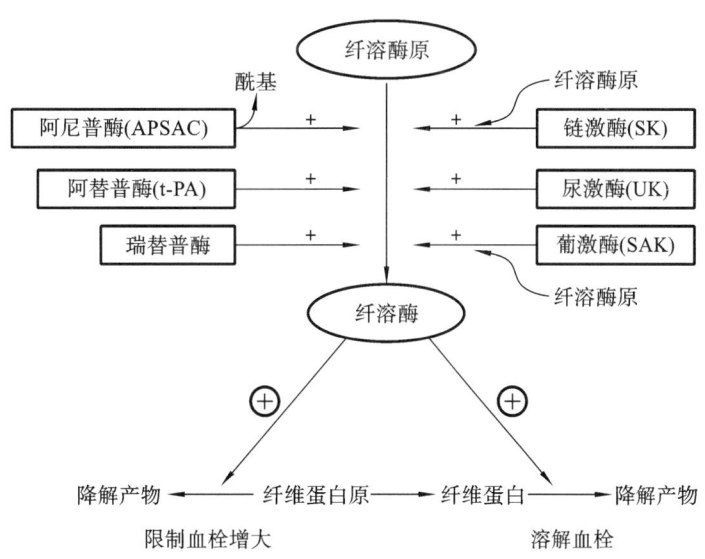

图 36-3 纤维蛋白溶解系统及纤维蛋白溶解药的作用机制

链激酶(streptokinase,SK)

链激酶是从 C 组 β-溶血性链球菌培养液中提取的一种不具有酶活性的蛋白质,分子质量约为 47 kDa,为第一代天然溶栓药,现已用基因工程技术制成重组链激酶(recombinant streptokinase,RSK)。该药对纤溶酶原的激活是间接的,即先与纤溶酶原结合形成 SK-纤溶酶原复合物,引起纤溶酶原构象变化,暴露活性部位,从而促进纤溶酶原转化为纤溶酶,迅速水解血栓中的纤维蛋白和血浆中的纤维蛋白原,使血栓溶解。$t_{1/2}$ 为 40~80 min。对感染过链球菌的患者,因体内有抗链激酶抗体可拮抗其作用,因此需要加大首剂负荷量;多次给药后机体可产生抗体,因此疗程一般不超过 4 天,以后可考虑组织型纤溶酶原激活剂(t-PA)。

临床主要用于治疗急性血栓栓塞性疾病。静脉注射治疗动脉内新形成的血栓和栓塞,如急性肺动脉栓塞、深部静脉栓塞等,但需早期用药,对新鲜血栓(形成时间在 6 h 以内)效果最佳。冠状动脉注射可使阻塞冠状动脉再通,恢复血流灌注,用于心肌梗死的早期治疗。常见不良反应为出血,注射部位血肿等,严重出血者可用对羧基苄胺对抗。因具有抗原性,链激酶也可引起皮疹、药热等过敏反应。禁用于出血性疾病、新近创伤、消化性溃疡及严重高血压患者等。

尿激酶(urokinase,UK)

尿激酶是从健康人体尿液中分离或从人体肾细胞组织培养液中提取的一种类似胰蛋白酶的丝氨酸蛋白水解酶,由两条多肽链组成,分子质量分别为 20 kDa 和 34 kDa,两条肽链以双硫键连接。尿激酶可以直接激活纤溶酶原,将分子中的肽键断裂使其转化为纤溶酶,使血栓溶解。进入血液中的尿激酶可以被循环中的纤溶酶原激活抑制物(plasminogen activator inhibitor,PAI)所中和,连续用药后 PAI 耗竭很快。产生的纤溶酶可被血液中的 α-抗纤溶酶(α-antiplasmin,α-AP)灭活,所以治疗效果不佳,需要大量尿激酶将 PAI 和 α-AP 耗竭,才能发挥溶栓作用。尿激酶 $t_{1/2}$ 为 16 min,作用短暂,临床应用与链激酶相同,但无抗原性,不引起过敏反应,不良反应较少,可用于对链激酶过敏的患者。禁忌证与链激酶相同。

葡激酶(staphylokinase,SAK)

葡激酶是从金黄色葡萄球菌中分离得到的一种能够特异性溶解血栓的蛋白质,现已用 DNA 重组技术制成重组葡激酶(r-SAK)。葡激酶和血栓中的纤溶酶原有较高的亲和力,在血栓部位与纤溶酶原结合,激活纤溶酶原转变为纤溶酶,从而达到溶栓的作用。临床主要用于治疗急性心肌梗死等血栓栓塞性疾病,疗效优于链激酶。不良反应与链激酶相似,出血少,但免疫原性强于链激酶。

组织型纤维蛋白酶原激活剂(tissue-type plasminogen activator,t-PA)

组织型纤维蛋白酶原激活剂是人体内生理性纤溶酶原激活物,主要由血管内皮等组织细胞合成后释放入血,是含有 527 个氨基酸的丝氨酸蛋白酶。t-PA 最初是在人体子宫和黑色素瘤细胞培养液中分离提取得到的,现已通过基因工程技术生产人重组 t-PA(recombinant tissue-type plasminogen activator,rt-PA),也叫阿替普酶(alteplase),为第二代溶栓药。溶栓机制是选择性地激活与纤维蛋白结合的纤溶酶原,使其转化为纤溶酶,发挥选择性的溶栓作用,仅对血栓中的纤维蛋白有溶解作用而不破坏血浆中的纤维蛋白和其他凝血因子,因此与链激酶相比,出血并发症较少。t-PA 主要在肝脏代谢,$t_{1/2}$ 约为 5 min。

阿替普酶主要用于治疗急性心肌梗死、肺栓塞和脑栓塞等,栓塞再通率比链激酶高,不良反应少。同类药物还有西替普酶(silteplase)、那替普酶(nateplase)等。

阿尼普酶(anistreplase)

阿尼普酶是茴酰化纤溶酶原-链激酶激活剂复合物(anisolated plasminogen-streptokinase activator complex,ASPAC),是第二代溶栓药。分子质量约为 131 kDa,是链激酶按照 1:1 的比例与人赖氨酸-纤溶酶原形成的复合物,纤溶酶原的活性中心与 1 个酰基可逆性结合而被封闭。

阿尼普酶进入血液后弥散到血栓中纤维蛋白表面并与之结合,缓慢去乙酰基后,激活纤维蛋白表面结合的纤溶酶原,发挥选择性的溶栓作用,与链激酶相比,出血并发症较少。有一定潜伏期,但不影响和纤维蛋白结合的能力。临床主要用于急性心肌梗死患者,可改善症状,降低病死率;也可用于其他血栓栓塞性疾病。主要不良反应为出血,出血常发生在注射部位和胃肠道;本品有抗原性,可引起过敏反应。

瑞替普酶(reteplase,rPA)

瑞替普酶是第三代溶栓药,是通过基因重组技术得到的。在天然溶栓药的基础上进行改良,提高了选择性溶栓的作用,半衰期延长,用药剂量和不良反应明显减少。瑞替普酶溶栓效果好,起效快,耐受性更好;同时生产成本低,给药方便,不需要按照体重调整给药剂量。临床主要用于急性心肌梗死患者。主要不良反应为出血、血小板减少等。有出血倾向的患者慎用。

第三节 抗血小板药

抗血小板药又称为血小板抑制剂。血小板的黏附、聚集和释放在止血、动脉粥样硬化血栓形成等过程中起着重要作用。有三大类物质可以调节血小板的功能:①血小板以外来源的物质如儿茶酚胺、胶原、凝血酶和 PGI_2 等作用于血小板膜上的受体;②血小板产生的 ADP、PGD_2、PGE_2 和 5-HT 等作用于血小板膜表面受体;③由血小板产生的作用于血小板内部的物质如 PG 内环氧化物、TXA_2、cAMP 和 cGMP 等。根据其作用机制可将抗血小板药分为以下几种:①影响血小板代谢酶的药物:环氧化酶抑制剂(阿司匹林)、TXA_2 合成酶抑制剂(利多格雷)、增加血小板内 cAMP 的药物(双嘧达莫)。②ADP 拮抗剂:噻氯匹定等。③血小板膜糖蛋白 II b/IIIa(GP II b/III a)受体阻断药:阿昔单抗等。临床主要用于动脉血栓栓塞性疾病的防治。

一、影响血小板代谢酶的药物

(一)环氧化酶抑制剂

环氧化酶抑制剂能阻断花生四烯酸转化为 PGG_2 和 PGH_2,从而使血小板 TXA_2 合成减少,以阿司匹林为代表,吲哚美辛、布洛芬等作用机制与阿司匹林相似,作用强度和维持时间各有差异。

阿司匹林(aspirin)

阿司匹林又名乙酰水杨酸。阿司匹林于 18 世纪开始作为解热镇痛抗炎药应用于临床,1954 年发现其可以延长出血时间,1971 年发现其可以抑制 PG 的合成,之后就作为抗血小板药广泛应用于临床。

【药理作用及机制】 小剂量的阿司匹林(75~150 mg/d)可通过减少血小板 TXA_2 合成而发挥抑制血小板聚集的作用,作用可维持 5~7 天。对胶原、ADP 以及某些病毒和细菌引起的血小板聚集都有明显的抑制作用,减少血栓的形成。阿司匹林还能部分拮抗纤维蛋白原溶解导致的血小板激活,还可抑制 t-PA 的释放。

血小板中存在 COX-1 和 TXA_2 合成酶,COX-1 催化生成 PGG_2 和 PGH_2,进而由 TXA_2 合成酶催化合成 TXA_2。阿司匹林和血小板中 COX-1 的活性部位结合使之乙酰化,不可逆地抑制了 COX-1 的活性,从而减少了环内过氧化物(PGG_2、PGH_2)及血小板激活剂 TXA_2 的合成,发挥抑制血小板聚集、抗血栓形成的作用。而血管内皮存在 COX-1 和 PGI_2 合成酶,催化生成 PGI_2,发挥抗血小板作用。小剂量阿司匹林能够显著减少血小板中 TXA_2 水平,对血管内皮的 COX-1 的抑制作用仅维持 1~1.5 天,所以对 PGI_2 的合成无明显影响。但在较大剂量(300 mg)时,阿司匹林也能抑制血管内皮的 COX-1 活性,减少 PGI_2 的合成,抵消一部分抗血小板的作用。

【临床应用】 阿司匹林是临床应用最广泛的抗血小板药物。小剂量常用于预防心、脑血管疾病的发作;预防人工心脏瓣膜手术或其他手术后的血栓形成;能减少缺血性心脏病发作和复发的危险;降低一过性脑缺血发作患者的卒中发生率和病死率等。

(二)TXA_2 合成酶抑制剂和 TXA_2 受体阻断药

利多格雷(ridogrel)

利多格雷是强大的 TXA_2 合成酶抑制剂并兼具中度 TXA_2 受体拮抗作用。通过抑制 TXA_2 合成酶减少 TXA$_2$ 的合成,导致环内过氧化物(PGG$_2$、PGH$_2$)堆积,促进 PGI$_2$ 的生成,从而抑制血栓的形成。临床报道该药对血小板血栓和冠状动脉血栓的作用比水蛭素和阿司匹林更有效。对降低再栓塞、缺血性卒中等发生率的作用强于阿司匹林,防止新的缺血病变也比阿司匹林更有效。对于急性心肌梗死患者的血管梗死率、复灌率等方面和阿司匹林相当。本品可引起轻度胃肠道反应,易耐受,未发生出血性卒中等并发症。同类药物尚有奥扎格雷(ozagrel)等。

本类药物的临床使用疗效并不肯定,可能原因:①对 TXA$_2$ 合成酶的抑制作用维持时间短且强度不够;②TXA$_2$ 合成酶被抑制后增加的 PGG$_2$、PGH$_2$ 具有和 TXA$_2$ 相同效力的血小板聚集活性;③使用 TXA$_2$ 合成酶抑制剂后,血浆 PGE$_2$ 浓度升高,能强效反转抗聚集活性的 PGI$_2$ 和 PGD$_2$。

（三）增加血小板内 cAMP 的药物

双嘧达莫(dipyridamole)

双嘧达莫又称潘生丁(persantin)。

【药动学】 口服吸收缓慢,个体差异大,生物利用度为 27%～60%,血浆蛋白结合率为 91%～99%,主要在肝脏内转化为葡萄糖醛酸偶联物。主要由肝代谢,经肾排出,$t_{1/2}$ 为 2～3 h。

【药理作用及机制】 双嘧达莫在体内、外均有抗血栓作用。其主要作用机制:①激活腺苷酸环化酶,抑制磷酸二酯酶(PDE)活性,增加血小板内 cAMP 含量;②轻度抑制血小板环氧化酶,减少 TXA$_2$ 合成;③增加血管内皮细胞 PGI$_2$ 的生成并增强其活性;④抑制腺苷再摄取,从而增加 cAMP 含量。

【临床应用】 因单用作用较弱,临床常与阿司匹林、华法林合用防治血栓栓塞性疾病。

【不良反应】 可有头痛、头晕、潮红、恶心、呕吐、腹泻等症状;少数不稳定型心绞痛患者用药后由于扩张冠状动脉产生"窃流"现象会诱发心绞痛发作,应慎用。

依前列醇(epoprostenol)

依前列醇是人工合成的 PGI$_2$,而内源性 PGI$_2$ 由血管内皮细胞合成,具有强大的抑制血小板聚集和松弛血管平滑肌的作用,是迄今为止发现的活性最强的血小板聚集内源性抑制剂。其通过激活血小板中的腺苷酸环化酶,升高细胞内 cAMP 含量,促进胞质内 Ca^{2+} 再摄取进入 Ca^{2+} 库,胞质内游离的 Ca^{2+} 浓度降低,血小板处于静止状态,对各种物质的刺激均不起反应。

依前列醇 $t_{1/2}$ 仅 3～5 min,作用短暂,且性质不稳定,临床应用受限。主要用于体外循环以防止血小板减少、微血栓的形成和出血倾向。不良反应主要有血压下降、心率加速、头痛、眩晕等。同类药物还有伊洛前列素(iloprost)、前列腺素 E$_2$(prostaglandin E$_2$)等。

西洛他唑(cilostazol)

西洛他唑为可逆性的磷酸二酯酶Ⅲ(PDE-Ⅲ)抑制剂,通过抑制 PDE-Ⅲ,使血小板中的 cAMP 含量升高,发挥抗血小板、扩张血管和抗血管增殖的作用。血浆蛋白结合率为 95%,主要经肝脏代谢,$t_{1/2}$ 为 11～13 h。临床主要用于治疗伴有间歇性跛行的外周血管病、慢性动脉闭塞性疾病。不良反应主要有头痛、眩晕、腹泻、心率加快等。慎用于冠心病患者,可能发生心脏功能不全,禁用于心力衰竭患者。

二、ADP 拮抗剂

人类血小板包括 3 种不同的 ADP 受体:P2Y$_1$、P2Y$_{12}$、P2X$_1$。P2Y$_1$、P2Y$_{12}$ 是 2 种 G 蛋白偶联受体,P2X$_1$ 是配体门控离子通道型受体。其中 P2Y$_1$、P2Y$_{12}$ 是 ADP 作用的受体,也是 ADP 拮抗剂的作用靶点。研究发现,P2Y$_1$ 受体拮抗剂效果不理想,目前临床使用的 ADP 拮抗剂主要为 P2Y$_{12}$ 受体拮抗剂。在阿司匹林基础上加用 P2Y$_{12}$ 受体拮抗剂已被证实对于接受冠状动脉介入治疗术(PCI)的患者有明显作用,被称为双联抗血小板治疗(DAPT)。

噻氯匹定(ticlopidine)

噻氯匹定是第一代 P2Y$_{12}$ 受体拮抗剂,是噻吩并吡啶的衍生物,口服吸收迅速,生物利用度达

80%,经肝脏代谢转变为活性成分,其代谢产物的抗血小板作用比原药强5～10倍。$t_{1/2}$为12～23 h,作用缓慢,连续用药3～5天后见效,8～11天达高峰,2周后可达稳态血药浓度,停药后作用可维持数周之久。

噻氯匹定能特异性阻碍ADP介导的血小板活化,不可逆地抑制血小板的黏附和聚集。作用机制:①抑制ADP诱导的α-颗粒分泌(α-颗粒膜蛋白、纤维蛋白原、有丝分裂因子等),从而抑制血管壁损伤的黏附反应;②抑制ADP诱导的血小板膜糖蛋白Ⅱb/Ⅲa(GPⅡb/Ⅲa)受体中纤维蛋白原结合位点的暴露,从而抑制血小板聚集;③拮抗ADP对腺苷酸环化酶的抑制作用。

临床主要用于脑卒中、心绞痛继发的心脑血管栓塞、心肌梗死等的防治,疗效优于阿司匹林,可与阿司匹林产生协同作用。常见不良反应为恶心、呕吐、腹泻,1%可发生中性粒细胞的减少,严重不良反应为骨髓抑制。

氯吡格雷(clopidogrel)

氯吡格雷是继噻氯匹定之后的又一个P2Y$_{12}$受体拮抗剂,也是噻吩并吡啶的衍生物,属于第二代P2Y$_{12}$受体拮抗剂。氯吡格雷是一种前体药,药理作用和噻氯匹定类似,但抗血小板聚集的作用强于噻氯匹定,不良反应少,较少发生中性粒细胞减少的现象,但仍然有抗血小板作用较弱、起效慢、个体差异大等缺点。主要不良反应为胃肠道反应、血小板减少。

替格瑞洛(ticagrelor)

替格瑞洛为新型P2Y$_{12}$受体拮抗剂,非噻吩并吡啶的衍生物,原型和代谢产物均有活性。起效快,能可逆性地结合P2Y$_{12}$受体,停药后血小板功能能够很快得到恢复,在停药1～5天后出血率较低,更适合冠状动脉搭桥患者。作用比氯吡格雷更快、更强,出血可预见性也更大,能比氯吡格雷更有效地降低心血管病的死亡率。但其$t_{1/2}$短,约为12 h,需要每日服药两次,患者依从性差;还可能出现呼吸困难等不良反应。该药物可受到细胞色素P450 3A4酶(CYP3A4)诱导剂及抑制剂影响,但较少受到细胞色素P450 2C19酶(CYP2C19)影响;替格瑞洛为P-糖蛋白(P-gp)的抑制剂,可能影响地高辛等药物的血药浓度。

三、血小板膜糖蛋白Ⅱb/Ⅲa(GPⅡb/Ⅲa)受体阻断药

阿昔单抗(abciximab,c7E3Fab,reopro)

血小板被ADP、TXA$_2$、凝血酶等激活剂激活后,血小板膜表面的糖蛋白Ⅱb/Ⅲa(GPⅡb/Ⅲa)受体被释放并转变为高亲和力状态,暴露出新的配体诱导的结合位点。GPⅡb/Ⅲa受体的配体有纤维蛋白原、血管性血友病因子(Von Willebrand factor,vWF)和玻连蛋白(vitronectin)。血小板之间借助纤维蛋白原、vWF和玻连蛋白等配体交叉联结在一起从而引起血小板聚集,形成血栓。已知引起血小板聚集的玻连蛋白大多含有精-甘-天冬氨酸(RGD)序列,这也是GPⅡb/Ⅲa受体特异性的结合位点。GPⅡb/Ⅲa受体拮抗剂阻碍血小板和上述配体的结合,从而抑制血小板的聚集。

阿昔单抗是血小板表面膜糖蛋白Ⅱb/Ⅲa(GPⅡb/Ⅲa)受体的人(鼠)嵌合单克隆抗体,可竞争性阻断纤维蛋白原、vWF和玻连蛋白等与GPⅡb/Ⅲa受体的结合,抑制血小板聚集。$t_{1/2}$约为30 min,但血小板结合时间较长,停止静脉灌注后可维持18～24 h。作用强,不良反应少,对血栓形成、溶栓治疗防止血管再闭塞有明显的治疗作用。临床主要用于急性心肌梗死、不稳定型心绞痛、溶栓治疗、冠状动脉成形术后急性缺血性并发症的预防。主要不良反应为出血,血小板减少虽然罕见但很严重。

之后相继研发出来非肽类GPⅡb/Ⅲa受体拮抗剂拉米非班(lamifiban)、替罗非班(tirofiban)和可以口服的珍米罗非班(xemilofiban)、夫雷非班(fradafiban)、西拉非班(sibrafiban)等,应用方便,不良反应较少。

第四节　促凝血药

促凝血药(coagulants)是一类可以加速血液凝固过程,抑制纤维蛋白溶解,增强某些凝血因子的合成和活性,用于防治一些凝血功能低下所导致的出血性疾病的药物。

一、维生素 K

维生素 K(vitamin K)广泛存在于自然界中,基本结构是甲萘醌。维生素 K_1(phytomenadione)存在于绿色植物中,维生素 K_2(menaquinone)由人体肠道菌合成或来自腐败鱼粉,二者均为脂溶性维生素,其吸收需要胆汁的协助;维生素 K_3(menadione sodium bisulfite)和维生素 K_4(menadiol)为人工合成品,二者均为水溶性维生素,不需要胆汁协助吸收。

【药动学】　各种维生素 K 肌内注射都很快被吸收,代谢、排泄迅速,大部分以原型经胆汁或尿排出。维生素 K_1 一般起效较快,可在数小时后发挥作用,作用可维持 24 h。如情况紧急,仍应先输血。

【药理作用】　氢醌型维生素 K 为肝脏谷氨酸残基 γ-羧化酶的辅酶,参与凝血因子 Ⅱ、Ⅶ、Ⅸ、Ⅹ、抗凝血蛋白 C 和抗凝蛋白 S 等谷氨酸残基的 γ-羧化酶作用,使这些因子活化,进一步与 Ca^{2+} 和血小板磷脂膜结合促进血液凝固。同时氢醌型维生素 K 转化为环氧型维生素 K,后者在维生素 K 环氧化物酶的作用下,还原成氢醌型维生素 K 而循环利用。当机体维生素 K 摄取障碍,或氢醌型维生素 K 的形成受到抑制(香豆素类药物)时,则上述凝血因子停留在无活性的前体状态,导致凝血功能障碍,凝血酶原时间延长而引发出血。

维生素 K_3 微量脑室注射有明显的镇痛作用,此作用可被纳洛酮拮抗,且维生素 K_3 和吗啡镇痛作用有交叉耐受现象。

【临床应用】

1. 维生素 K 缺乏症　用于维生素 K 缺乏引起的出血。如梗阻性黄疸、胆瘘、慢性腹泻、胆汁分泌不足等导致的维生素 K 吸收障碍;长期使用广谱抗菌药、早产儿及新生儿肠道缺乏合成维生素 K 的细菌出现出血时。

2. 抗凝血药过量的解救　使用水杨酸或香豆素类等抗凝血药物过量引起的出血,维生素 K 可拮抗其抗凝血作用。

3. 胆绞痛　用于治疗胆石症和胆道蛔虫病引起的胆绞痛。

【不良反应】　维生素 K 毒性低。维生素 K_1 静脉注射过快可致面部潮红、出汗、支气管痉挛、胸闷、血压下降甚至虚脱,危及生命。一般以肌内注射为宜。口服维生素 K_3、维生素 K_4 可引起恶心、呕吐等胃肠道反应;较大剂量维生素 K_3 可致胎儿早产、新生儿溶血性贫血、黄疸及高胆红素血症,葡萄糖-6-磷酸脱氢酶(G-6-PD)缺乏的特异质患者可出现急性溶血性贫血。肝肾功能不全者慎用。

二、凝血因子制剂

凝血因子制剂是从健康人体或动物血液中提取,经过分离提纯、冻干后制备而成,主要用于凝血因子缺乏时的补充治疗。

凝血酶(thrombin)

凝血酶大多是从猪、牛血中提取精制而成的无菌制剂。该药能切去血液中纤维蛋白原中的肽链 A 和肽链 B,催化纤维蛋白原水解为纤维蛋白。此外,还能促进上皮细胞有丝分裂,加速创伤愈合。临床主要用于止血困难的小血管、毛细血管和实质性脏器出血。凝血酶应用于创面,使血液凝固而止血;口服或局部灌注用于消化道止血。局部止血时,用灭菌生理盐水溶解成 $50\sim1000$ U/mL 溶液喷雾或将溶液敷于创面。注意必须与创面直接接触才能起到止血作用,严禁注射。凝血酶会和酸、碱、重金属等发生反应而使疗效下降,使用时应新鲜配制。

凝血酶原复合物(prothrombin complex concentrate)

凝血酶原复合物是从健康人体的新鲜血浆中分离得到的,含有凝血因子Ⅱ、Ⅶ、Ⅸ、Ⅹ和少量其他血浆蛋白的混合制剂。上述四种凝血因子的凝血作用都依赖维生素 K 的存在。$t_{1/2}$ 为 18~32 h。临床主要用于治疗先天性凝血因子Ⅸ缺乏的乙型血友病、严重肝脏疾病、香豆素类抗凝血药过量和维生素 K 依赖性凝血因子Ⅱ、Ⅶ、Ⅸ、Ⅹ缺乏所导致的出血。不良反应为过敏反应,也可产生血栓,肝病患者容易引起弥散性血管内凝血,应慎用。

纤维蛋白原(fibrinogen)

纤维蛋白原是从健康人体血浆中提取得到的,其输注后可以迅速提高血中纤维蛋白原浓度,在凝血酶作用下转变为纤维蛋白,以达到促凝和止血的目的。临床主要用于原发性低纤维蛋白原血症,也可用于治疗严重肝损伤、外伤、大手术、产科并发症、内脏出血等所导致的继发性纤维蛋白原缺乏症。

抗血友病球蛋白(antihemophilic globulin)

抗血友病球蛋白又称人凝血因子Ⅷ(human coagulation factor Ⅷ)、抗甲型血友病因子,含凝血因子Ⅷ和少量纤维蛋白原。临床主要用于甲型血友病的治疗,也可用于溶血性血友病、抗凝血因子Ⅷ抗体所导致的严重出血的治疗。注射过快可引起头痛、发热、荨麻疹等。

鱼精蛋白(protamine)

鱼精蛋白含有强碱性基团,在体内可与强酸性的肝素结合,形成稳定的复合物,直接拮抗肝素的抗凝作用,使其失去抗凝活性。临床主要用于肝素过量所导致的自发性出血。

酚磺乙胺(etamsylate)

酚磺乙胺又名止血敏。可以收缩血管,降低毛细血管的通透性,增强血小板的黏附和聚集,促进血小板凝血物质的释放,缩短凝血时间。静脉注射后可以维持 4~6 h,主要以原型经肾排出。临床主要用于防治手术前后的出血,也可以用于血小板功能不良、血管脆性增加等引起的出血。不良反应为恶心、呕吐、头痛、皮疹、低血压等,也可出现过敏性休克。

三、抗纤维蛋白溶解药

氨甲苯酸(aminomethylbenzoic acid,PAMBA)

氨甲苯酸又称对羧基苄胺。其是赖氨酸的衍生物,能竞争性抑制纤溶酶原激活因子,从而阻止纤溶酶原向纤溶酶的转变,抑制纤维蛋白的溶解,发挥止血作用。PAMBA 的生物利用度为 70%,$t_{1/2}$ 约为 1 h。

临床主要用于纤维蛋白溶解亢进所导致的出血,如子宫、肺、肝、脾、前列腺、甲状腺、肾上腺等手术后出血及产后出血、上消化道出血、前列腺肥大出血等,因这些脏器含有较多的纤溶酶原激活因子;也可用于口腔、鼻等局部止血;也是纤维蛋白溶解药过量的解救药。对癌症出血、创伤出血及非纤维蛋白溶解亢进性出血无效。本品不良反应较少,但用量过大可致血栓并有可能诱发心肌梗死。有血栓形成倾向者、有血管栓塞病史者及肾功能不良者慎用或禁用。

氨甲环酸(tranexamic acid,AMCHA)

氨甲环酸又称凝血酸。作用与用途与 PAMBA 相同,但作用较强,抗纤维蛋白溶解的活性为 PAMBA 的 7~10 倍。但不良反应较多。

NOTE

第五节　抗贫血药

贫血是指循环血液中的红细胞数量和(或)血红蛋白含量长期低于参考值的病理现象。轻度贫血者引起组织缺氧,严重者可出现心脏病变。临床常见的贫血主要有三种类型:①缺铁性贫血:由于血液损失过多或铁的摄入不足所导致,主要表现为红细胞体积小,血红蛋白含量低,在我国比较多见,常见于急慢性失血、妊娠期和哺乳期妇女、生长期儿童等,需补充铁剂治疗。②巨幼红细胞性贫血:由于缺乏叶酸或维生素 B_{12} 引起,主要表现为红细胞体积大,血红蛋白含量高,白细胞和血小板也有异常,需补充叶酸或维生素 B_{12} 治疗。③再生障碍性贫血:主要由药物、感染、放疗等因素导致骨髓造血功能障碍导致,主要表现为红细胞、粒细胞、血小板减少,可使用造血细胞生长因子,目前治疗比较困难。

一、铁剂

铁(iron)是血红蛋白、肌红蛋白、细胞色素系统、电子传递链的主要复合物,也是过氧化物酶和过氧化氢酶的重要组成成分。因此,铁缺乏时可导致贫血。正常成年男性体内铁的总量约为 46 mg/kg,女性约为 30 mg/kg。不同年龄和不同的生理状态对铁的需求量有所不同(表 36-3)。

表 36-3　正常人每日需铁量

项　　目	每日平均需铁量/mg	每日食物中需提供的最低供铁量/mg
婴儿	1.0	10
儿童	0.5	5
孕妇	3.0	30
有月经的妇女	2.0	20
成年男子和绝经后妇女	1.0	10

临床常用的口服铁剂主要有硫酸亚铁(ferrous sulfate)、枸橼酸铁铵(ammonium ferric citrate)、富马酸亚铁(ferrous fumarate);注射铁剂有右旋糖酐铁(iron dextran)、山梨醇铁(iron sorbitex)等。

【药动学】　铁主要由十二指肠和空肠上段的肠黏膜细胞吸收。口服铁剂和食物中的外源性铁都以 Fe^{2+} 形式吸收,Fe^{3+} 很难被吸收,因此凡是能将 Fe^{3+} 还原为 Fe^{2+} 的物质(如维生素 C、果糖、半胱氨酸、胃酸等)均有助于铁剂的吸收;抗酸药、胃酸缺乏、高磷、高钙、鞣酸等可妨碍其吸收;四环素、喹诺酮类药物等可以与铁形成络合物而影响其吸收。

转运吸收后的 Fe^{2+} 根据机体需要一部分进入血液立即被氧化为 Fe^{3+},与血浆转铁蛋白结合转运到肝、脾和骨髓中供机体造血使用,另一部分与肠黏膜细胞中的去铁蛋白结合为铁蛋白(ferritin)而储存。

铁的转运需转铁蛋白(transferrin),其是分子质量为 76 kDa 的糖蛋白,有两个铁结合位点。铁-转铁蛋白复合物与转铁蛋白受体结合,通过受体调节经胞饮作用进入细胞,从复合物分离后的铁用于合成血红蛋白,去铁的转铁蛋白则被释放出细胞继续发挥作用。人体细胞通过调节转铁蛋白受体和细胞内铁蛋白的表达以控制铁的吸收,正常人体吸收率为 10%,缺铁性贫血时可达 30%。

铁主要随脱落的肠黏膜细胞和皮肤细胞、胆汁、尿液、汗液等排出,每日约 1 mg。

【药理作用】　铁是人体必需的微量元素,也是组成血红蛋白、肌红蛋白和某些组织酶(细胞色素酶、过氧化物酶等)必不可少的物质。在红细胞成熟阶段合成血红素的过程中,吸收进入骨髓的铁,先被有核红细胞的胞膜吸附,并进入细胞内的线粒体,与原卟啉结合形成血红素,后者再与珠蛋白结合形成血红蛋白。

【临床应用】　主要用于治疗各种缺铁性贫血。如慢性失血(如月经过多、痔疮出血等)、铁需要量增加(妊娠期、哺乳期、儿童生长发育等)及铁吸收障碍(慢性肠炎、腹泻)所引起的贫血。用药后一般症状和食欲迅速改善,使用 4~5 天后网织红细胞数目开始上升,10~14 天达高峰,血红蛋白每日可增加

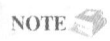

0.1%～0.3%,4～8周接近正常。为使体内铁储存恢复正常,血红蛋白正常后,尚需减半量并继续服药2～3个月。

硫酸亚铁吸收良好,价格低廉,因此最为常用。枸橼酸铁铵为三价铁,吸收差,可制成糖浆供小儿使用。右旋糖酐铁供注射用,仅用于严重贫血又不能口服的患者。

【不良反应】

1. 消化道反应 口服铁剂对胃肠道有刺激作用,常见恶心、呕吐、腹痛、腹泻等症状,饭后服用可减轻;铁与肠腔中硫化氢(肠蠕动生理刺激物)结合,使肠蠕动减弱而出现便秘。

2. 中毒反应 小儿误服 1 g 以上铁剂可导致急性中毒,引起强烈胃肠道刺激症状,表现为恶心、呕吐、血性腹泻甚至休克、昏迷、呼吸困难、惊厥、死亡。急救时用磷酸盐或碳酸盐溶液洗胃,并用特殊解毒剂去铁胺(deferoxamine)灌胃或肌内注射以结合残存的铁。

二、叶酸

叶酸(folic acid)是由蝶啶核、对氨基苯甲酸和谷氨酸三部分组成的,广泛存在于动、植物性食物中,为水溶性 B 族维生素,不耐热。动物细胞自身不能合成叶酸,只能从食物中摄取。人体每天最低需要量为 $50\sim100\ \mu g$,孕妇及哺乳期妇女需要量为 $100\sim200\ \mu g$。

【药动学】 主要在十二指肠和空肠上段被吸收。广泛分布于体内,肝中分布较多。$t_{1/2}$ 约为 40 min。叶酸及其代谢产物主要经肾脏排泄,少部分经胆汁和肠道排出,存在肝肠循环。

【药理作用】 食物中的叶酸和叶酸制剂进入机体后,被还原和甲基化为 5-甲基四氢叶酸(5-methyltetrahydrofolic acid),进入细胞的 5-甲基四氢叶酸作为甲基供体使维生素 B_{12} 甲基化,自身转化为四氢叶酸,能够与多种一碳单位结合成四氢叶酸类辅酶,传递一碳单位,参与多种生化过程(图 36-4):①嘌呤核苷酸的从头合成;②尿嘧啶脱氧核苷酸(dUMP)合成胸腺嘧啶脱氧核苷酸(dTMP);③促进某些氨基酸的互变,如丝氨酸转变为甘氨酸,同型半胱氨酸转变为甲硫氨酸等。

A:叶酸的作用

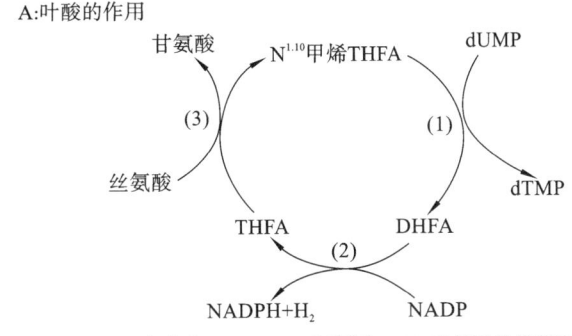

(1) dTMP合成酶; (2) DHFA还原酸; (3) 丝氨酸转羟甲基酶

B:维生素B_{12}的作用①

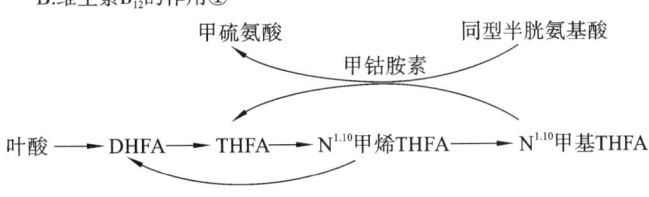

C:维生素B_{12}的作用②

丙二酰CoA $\rightleftharpoons$ L-甲基丙二酰CoA $\xrightarrow{\text{5-脱氧腺苷钴胺}}$ 琥珀酰CoA

图 36-4 叶酸和维生素 B_{12} 的作用示意图

当叶酸缺乏或叶酸还原受阻时,上述生化反应发生障碍,尤其是 dTMP 合成受阻,导致 DNA 合成障碍,细胞有丝分裂减少,但对 RNA 和蛋白质合成影响较小。由于红细胞是机体中增殖最快的一类细胞,所以叶酸缺乏对红细胞的发育和成熟有着重要的影响,表现为巨幼红细胞性贫血。此外,消化道上皮细胞的增殖受到抑制,出现舌炎、腹泻等症状。

【临床应用】 用于各种原因导致的巨幼红细胞性贫血的补充治疗。对于因营养不良、婴儿期和妊娠期等对叶酸需求量增加所致的巨幼红细胞性贫血,以叶酸为主,辅以维生素 B_{12}(促进叶酸的利用),疗效更佳。对甲氧苄啶、甲氨蝶呤、乙胺嘧啶等所致的巨幼红细胞性贫血,因二氢叶酸还原酶被抑制,四氢叶酸合成障碍,使用叶酸无效,故需使用四氢叶酸制剂如亚叶酸钙(calcium folinate)治疗。对于维生素 B_{12} 缺乏导致的"恶性贫血(pernicious anaemia)",大剂量叶酸治疗可纠正血象,但不能改善神经症状,故治疗时应以维生素 B_{12} 为主,叶酸为辅。

三、维生素 B_{12}

维生素 B_{12}(vitamin B_{12},钴胺素)是一类含钴复合物,为水溶性 B 族维生素,广泛存在于动物内脏、肉类、牛奶、蛋黄中。体内具有酶活性的维生素 B_{12} 为甲钴胺和 $5'$-脱氧腺苷钴胺。药用维生素 B_{12} 有性质稳定的氰钴胺、羟钴胺和硝钴胺。

【体内过程】 口服维生素 B_{12} 必须与胃壁细胞分泌的糖蛋白即"内因子"结合成复合物,才能使其不被胃液消化而进入空肠吸收。吸收后约 90% 的维生素 B_{12} 储存于肝脏,少量经胆汁、胃液进入肠内。注射的维生素 B_{12} 主要从肾脏排泄。正常人每天只需要 1 μg 维生素 B_{12},食物中含有足够的维生素 B_{12},肝中又有大量储存,因此一般不会出现维生素 B_{12} 的缺乏。当胃黏膜萎缩所导致的"内因子"缺乏时,可发生吸收障碍,引起"恶性贫血"。

【药理作用】 维生素 B_{12} 是细胞分裂和维持神经组织髓鞘完整所必需的辅酶,参与体内多种生化代谢过程。

1. 参与叶酸代谢和某些氨基酸的互变 维生素 B_{12} 是同型半胱氨酸甲基转移酶的辅酶,该酶催化 5-甲基四氢叶酸转化为四氢叶酸。一方面促进四氢叶酸的循环利用。如果甲基反应受阻,则会导致与叶酸缺乏相同的症状,如巨幼红细胞性贫血;另一方面,甲基维生素 B_{12} 可以转甲基给同型半胱氨酸,生成甲硫氨酸。

2. 维持神经组织髓鞘完整性 $5'$-脱氧腺苷维生素 B_{12} 是甲基丙二酰辅酶 A 变位酶的辅酶,催化甲基丙二酰辅酶 A 转变为琥珀酰辅酶 A,进入三羧酸循环而代谢,保证神经组织髓鞘脂质合成并维持有髓神经纤维功能。当维生素 B_{12} 缺乏时,甲基丙二酰辅酶 A 堆积,合成异常的脂肪酸,与神经鞘膜的类脂结合,影响神经髓鞘磷脂的合成,引起神经损伤(图 36-4)。也有证据表明维生素 B_{12} 缺乏的神经症状可能是由于甲硫氨酸合成障碍所导致。

【临床应用】 维生素 B_{12} 主要用于治疗恶性贫血,需要注射使用,辅以叶酸;也可与叶酸合用治疗巨幼红细胞性贫血;还可用于神经系统疾病(如神经炎、神经萎缩、神经痛等)、肝脏疾病(肝炎、肝硬化等)等的辅助治疗;亦可用于高同型半胱氨酸血症的治疗。

第六节 升白细胞药

白细胞是人类血液中非常重要的一类细胞。白细胞可以吞噬异物并产生抗体、治愈机体疾病、抗御病原体入侵等。外周血液中白细胞总数减少或功能异常,可导致机体免疫功能下降,引起威胁生命的感染。白细胞缺乏的原因很多,最常见的是肿瘤放疗、化疗引起的骨髓抑制。维生素 B_4、鲨肝醇等药物虽然已使用多年,但疗效不好。基因重组则为集落刺激因子的产生创造了有利条件。

粒细胞集落刺激因子(granulocyte colony-stimulating factor,G-CSF)

粒细胞集落刺激因子是由血管内皮细胞、单核细胞和成纤维细胞合成的糖蛋白。基因重组技术生产的人 G-CSF 称为非格司亭(filgrastim)。

【药理作用】 可与骨髓粒祖细胞表面的特异性受体结合,刺激粒细胞集落形成;促进中性粒细胞成熟;与靶细胞膜受体结合,刺激粒细胞集落形成;促进中性粒细胞成熟;刺激成熟粒细胞从骨髓释放;增强中性粒细胞的趋化及吞噬功能。对巨噬细胞、巨核细胞影响很小。

【临床应用】 主要用于骨髓移植及肿瘤放疗、化疗等引起的中性粒细胞缺乏症；对先天性中性粒细胞缺乏症有效；对骨髓损害患者或骨髓发育不良患者，可增加中性粒细胞数量；可以部分或完全逆转艾滋病患者的中性粒细胞缺乏。用药后中性粒细胞增加，可缩短中性粒细胞缺乏时间，降低由于中性粒细胞缺乏所引起的细菌和真菌感染的发病率和死亡率。还可以动员骨髓造血干细胞进入外周血，用于干细胞移植。

【不良反应】 一般剂量患者耐受良好，可出现过敏反应，偶可出现过敏性休克，不宜滥用；大剂量长期使用，可出现轻中度骨痛。对本品过敏者禁用。

粒细胞-巨噬细胞集落刺激因子(granulocyte-macrophage colony-stimulating factor, GM-CSF)

粒细胞-巨噬细胞集落刺激因子是由 T 淋巴细胞、单核细胞、成纤维细胞和血管内皮细胞合成的。基因重组产品为沙格司亭(sargramostim)。

【药理作用】 通过与受体结合可刺激中性粒细胞、单核细胞、巨噬细胞和巨核细胞的集落形成和增生；促进前体细胞增殖、分化；促进巨噬细胞和单核细胞对肿瘤细胞的裂解作用；还对红细胞增生有间接影响。

【临床应用】 GM-CSF 是比 G-CSF 应用更广的多潜能造血生长因子，主要用于骨髓移植及肿瘤放疗、化疗后引起的中性粒细胞减少以及并发的感染，也用于再生障碍性贫血、艾滋病等引起的中性粒细胞缺乏症。

【不良反应】 可引起发热、腹泻、骨骼及肌肉疼痛等，皮下注射部位红斑。长期使用可引起胸腔、腹腔液体渗出。首次静脉注射可出现潮红、低血压、呼吸急促、呕吐等症状，应用期间应每周检查血常规。

章节案例

患者，女，56 岁。突发胸闷憋喘，休息无缓解。遂入院治疗。查体及检查结果：肥胖。血压 125/76 mmHg，心率 65 次/分，双肺下段可闻及少量湿啰音，右肺明显；心音低钝，搏动有力，律齐。凝血系列显示：PT 15.10 s，PT-INR 1.08 s，Fib 5 g/L，DD-I 18.74 g/mL；血生化显示：CK 34 U/L，CK-MB 8 U/L；N-端脑钠肽前体 1108.00 pg/mL。诊断：肺动脉栓塞，右心功能不全。治疗：低分子量肝素 0.4 mL，肌内注射，1 次/天；华法林 4.5 mg，口服，1 次/天，每隔 4 天查一次凝血系列，10 天后慢慢停用低分子量肝素，以口服华法林维持治疗。请思考：

1. 请解释低分子量肝素和华法林序贯使用的问题。
2. 两种药物使用过程中最容易出现的不良反应是什么？如何防治？

章节案例
答案解析

本章小结

抗凝血药：①肝素在体内、体外均抗凝，口服无效，作用快、强、短。出现自发性出血时用硫酸鱼精蛋白解救；②香豆素类药物如华法林，仅在体内抗凝，可以口服，抗凝作用缓慢、温和而持久，出现自发性出血时用维生素 K 对抗。

纤维蛋白溶解药和纤维蛋白溶解抑制剂：①纤维蛋白溶解药又叫溶栓药，如链激酶，用于急性血栓栓塞性疾病；②纤维蛋白溶解抑制剂，如氨甲环酸用于纤溶亢进引起的出血。

抗血小板药：大多是通过抑制血小板的黏附、聚集来阻止血栓形成，临床应用较多的是阿司匹林、双嘧达莫等。

促凝血药：维生素 K 主要用于维生素 K 缺乏引起的出血。

抗贫血药：缺铁性贫血可以补充铁剂；巨幼红细胞性贫血的治疗以叶酸为主，辅以维生素 B_{12}；恶性贫血则主要应用维生素 B_{12}，叶酸辅助治疗。

知识拓展

制剂及
用法用量

NOTE

目标检测

一、单项选择题

1. 体内、体外均有抗凝作用的药物是（　　）。

A. 尿激酶　　　　B. 华法林　　　　C. 肝素　　　　D. 双香豆素　　　　E. 链激酶

2. 肝素用于体内抗凝最常用的给药途径为（　　）。

A. 舌下含服　　　　B. 口服　　　　C. 肌内注射　　　　D. 皮下注射　　　　E. 静脉注射

3. 肝素的抗凝作用机制是（　　）。

A. 络合钙离子

B. 抑制血小板聚集

C. 增加抗凝血酶Ⅲ的活性

D. 激活纤溶酶

E. 影响凝血因子Ⅱ、Ⅶ、Ⅸ和Ⅹ的活化

4. 肝素最常见的不良反应是（　　）。

A. 过敏反应　　　　B. 消化性溃疡　　　　C. 血压升高　　　　D. 自发性骨折　　　　E. 自发性出血

5. 肝素应用过量可注射下列哪种药物解救？（　　）

A. 维生素 K　　　　B. 维生素 B_{12}　　　　C. 鱼精蛋白　　　　D. 葡萄糖酸钙　　　　E. 氨甲苯酸

6. 患者，男，52 岁。突发性右下肢肿痛 1 天，查体：右下肢较左侧增粗、水肿。诊断下肢静脉血栓形成，应首选用下列哪种药物治疗？（　　）

A. 链激酶　　　　B. 阿司匹林　　　　C. 肝素　　　　D. 华法林　　　　E. 氨甲苯酸

7. 患者，女，35 岁。乏力、面色苍白 3 个月，有反复月经量增多史。诊断缺铁性贫血，治疗首选下列哪种药物？（　　）

A. 维生素 K

B. 维生素 B_{12}

C. 叶酸

D. 促红细胞生成素

E. 硫酸亚铁

（8～9 题共用题干）

患者，女，48 岁。因血尿、皮肤淤斑 3 天就诊，既往有风湿性心脏病、心房颤动病史 10 余年，长期口服华法林。血常规：白细胞 $5.0×10^{12}$/L，血红蛋白 110 g/L，血小板 $135×10^9$/L。凝血检查：凝血酶原活动度 30%，凝血酶原时间（PT）23 s（正常对照 15 s），活化部分凝血活酶时间（APTT）65 s（正常对照 35 s），纤维蛋白原 2.2 g/L（正常范围为 2～4 g/L）。尿常规：肉眼血尿，镜检可见大量红细胞。肝功能及肾功能正常。诊断为凝血机制异常，原因待查；风湿性心脏病；心房颤动。

8. 应选用哪种止血药物治疗？（　　）

A. 维生素 K　　　　B. 酚磺乙胺　　　　C. 氨甲环酸　　　　D. 叶酸　　　　E. 硫酸亚铁

9. 该患者出血的机制是（　　）。

A. 继发性凝血机制异常

B. 血管因素

C. 纤溶功能亢进

D. 先天性凝血机制异常

E. 抗凝血酶活性增强

二、问答题

肝素和香豆素的作用机制有何不同？

（黄河科技学院　马俊远）

第三十七章　抗菌药物概论

扫码看课件

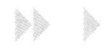

学习目标

1. 掌握：抗菌药物、抗生素、抗菌谱、抗菌活性、最低抑菌浓度、最低杀菌浓度、抑菌剂、杀菌剂、化疗指数、抗生素后效应、首次接触效应、耐药性等基本概念；抗菌的作用机制；细菌耐药的机制。
2. 熟悉：抗菌药物合理应用的基本原则；四大类抗菌药物之间联合用药可能产生的结果。
3. 了解：机体、抗菌药物及病原微生物三者间的关系。

对病原生物包括细菌和其他微生物、寄生虫所致的感染性疾病以及肿瘤细胞所致疾病的药物治疗统称为化学治疗（chemotherapy，简称化疗），即利用病原生物或肿瘤细胞与正常宿主细胞之间存在的生化差异，合理应用药物以选择性地抑制或杀灭病原生物或肿瘤细胞，对宿主细胞几乎无损害。化学治疗药物包括抗微生物药、抗寄生虫药和抗肿瘤药。

抗微生物药（antimicrobial drugs）是指能抑制或杀灭细菌、真菌、病毒等病原体，用于治疗感染性疾病的天然的或合成的化学物质。根据其影响病原微生物的类型，分为抗菌药、抗真菌药、抗病毒药。抗微生物药可为机体最终消灭或清除病原体创造有利的条件，有效阻止感染性疾病的发展，为感染的控制做出了巨大的贡献。但同时也由于抗微生物药的不合理应用，涌现了越来越多的耐药菌。目前抗微生物药物的耐药性已威胁到感染性疾病的有效预防和治疗，引起了全球的关注。

第一节　基本概念

抗菌药物（antibacterial drugs）：能抑制或杀灭细菌，用于预防和治疗细菌性感染的药物，包括抗生素和人工合成抗菌药物（喹诺酮类药物、磺胺类药物等）。

抗生素（antibiotics）：由微生物（包括细菌、真菌、放线菌属）在代谢过程中产生的，能抑制或杀灭其他微生物的化学物质，包括天然抗生素和经结构改造获得的人工半合成抗生素。

抗菌谱（antibacterial spectrum）：抗菌药物的抗菌范围，包括窄谱和广谱两种。窄谱抗菌药分枝是指仅对一种细菌或少数几种细菌有抗菌作用的抗菌药物，如异烟肼，只对结核分枝杆菌有效；青霉素 G 主要对革兰阳性（G^+）菌有效。广谱抗菌药物是指对多种病原微生物有效的抗菌药物，如四环素和氯霉素，对 G^+ 菌、G^- 菌、立克次体、支原体、衣原体都有效。

抗菌活性（antibacterial activity）：药物抑制或杀灭微生物的能力。一般可有体内、外两种方法来测定。体外抗菌活性常用最低抑菌浓度（minimal inhibitory concentration，MIC）和最低杀菌浓度（minimal bactericidal concentration，MBC）表示。将抗菌药物稀释成一系列浓度梯度，分别与细菌共培养，18～24 h 后能抑制培养基内细菌生长的最低药物浓度，称为 MIC。MBC 为能够杀灭培养基内细菌或使细菌数减少 99.9% 的最低药物浓度。为获得有效的抗菌治疗，机体组织和体液中的药物浓度应高于 MIC。

抑菌药（bacteriostatic drugs）和杀菌药（bactericidal drugs）：抗菌药物可分为抑菌药和杀菌药，其差别在于抑菌药仅能抑制细菌生长繁殖而无杀灭作用，细菌的消除依赖机体免疫系统，如红霉素、四环素、

NOTE

氯霉素、磺胺类药物等;而杀菌药具有杀灭细菌的作用,如 β-内酰胺类、氨基糖苷类等。这种差异是相对的。抑菌药浓度增大且机体免疫功能正常时,常表现为杀菌作用。机体免疫功能降低的患者则应选用杀菌药。

化疗指数(chemotherapeutic index,CI):化疗药物导致动物的半数致死量(LD_{50})与治疗感染动物的半数有效量(ED_{50})的比值(LD_{50}/ED_{50}),或是 5% 致死量(LD_5)与 95% 有效量(ED_{95})的比值(LD_5/ED_{95}),用于评价化疗药物的有效性与安全性。化疗指数越大,表明药物的毒性越小,疗效越明显,相对较安全,但并非绝对安全,如化疗指数很大的青霉素仍可能导致过敏性休克。

抗生素后效应(post antibiotic effect,PAE):细菌与抗生素接触后,当抗生素浓度低于 MIC 后,对细菌生长的抑制作用依然持续一段时间的效应。为测量某一抗生素的 PAE,可先将细菌放在含抗生素的培养基中培养,然后转移至无抗生素的培养基中继续培养,转移后,细菌再次达到对数期生长所需时间即为 PAE。PAE 明显的抗菌药物通常一天只需给药一次,如氨基糖苷类药物和氟喹诺酮类药物,均有明显的 PAE,尤其是对 G^- 菌。

首次接触效应(frist exposure efffct,FEE):抗菌药物在初次接触细菌时有强大的抗菌效应,再度接触不再出现该强大效应,或连续与细菌接触后抗菌效应不再明显增强,需要间隔相当时间(数小时)以后,才会再起作用。氨基糖苷类抗生素具有明显的 FEE。

第二节　抗菌药物的作用机制

抗菌药物针对病原体与宿主细胞的结构及生化代谢过程之间存在的差异,特异性地干扰病原体的生化代谢过程,影响其结构和功能,使其失去正常生长繁殖的能力,从而抑制或杀灭病原体。抗菌药物的作用机制包括四种:抑制细菌细胞壁合成,增加细胞膜的通透性,抑制蛋白质的合成,抑制核酸的复制与修复(图 37-1)。

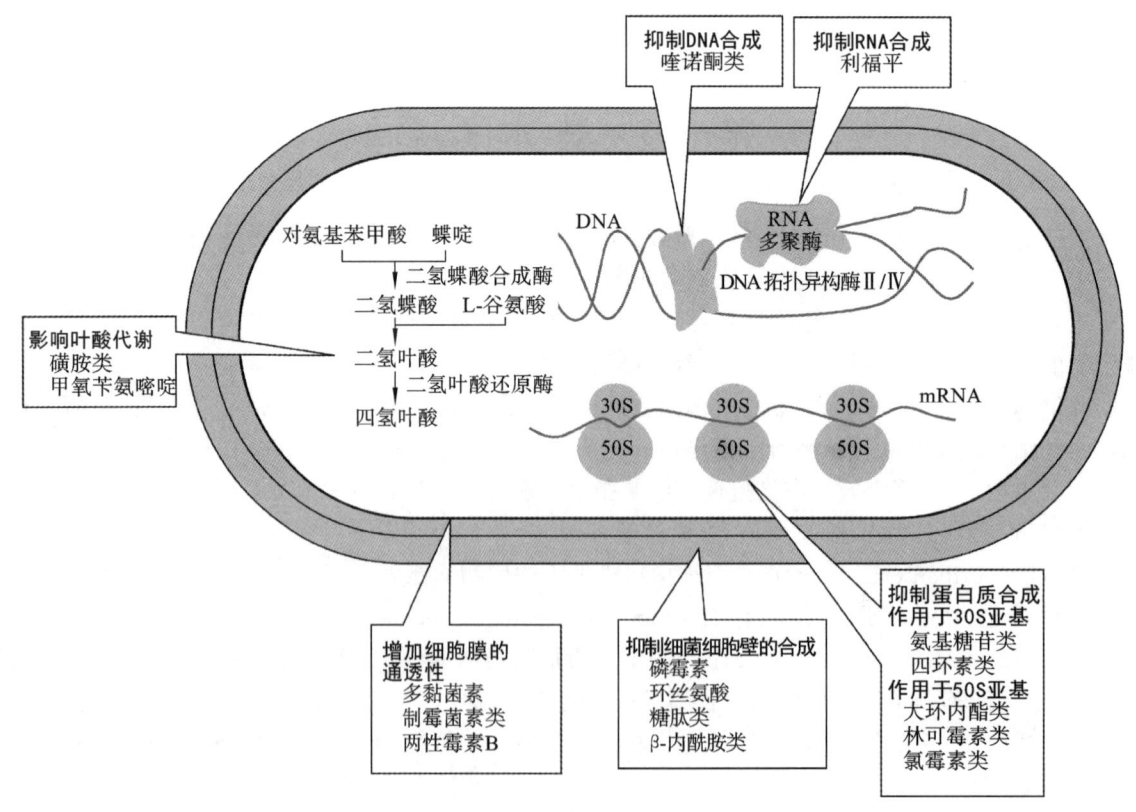

图 37-1　抗菌药物作用机制

一、抑制细菌细胞壁的合成

细菌细胞壁位于细菌细胞的最外层,紧贴细胞膜,质地坚韧而略有弹性,可保护细胞膜抵抗胞质内的高渗透压,并维持细菌的正常形态。细胞壁主要结构成分为肽聚糖(黏肽),交联形成网状结构包围整个细菌,其厚度因细菌不同而异(图 37-2)。G⁺菌细胞壁由肽聚糖和胞壁酸构成,较厚,含有 50%~80%的肽聚糖,形成坚固致密的网状结构;G⁻菌细胞壁由肽聚糖和外膜构成,较薄,肽聚糖仅占 5%~10%,形成的网状结构较疏松,在肽聚糖层外具有由脂蛋白、脂质双层和脂多糖(LPS)组成的外膜结构,可作为细胞的渗透屏障,控制有害物质和大多数抗生素的进出。

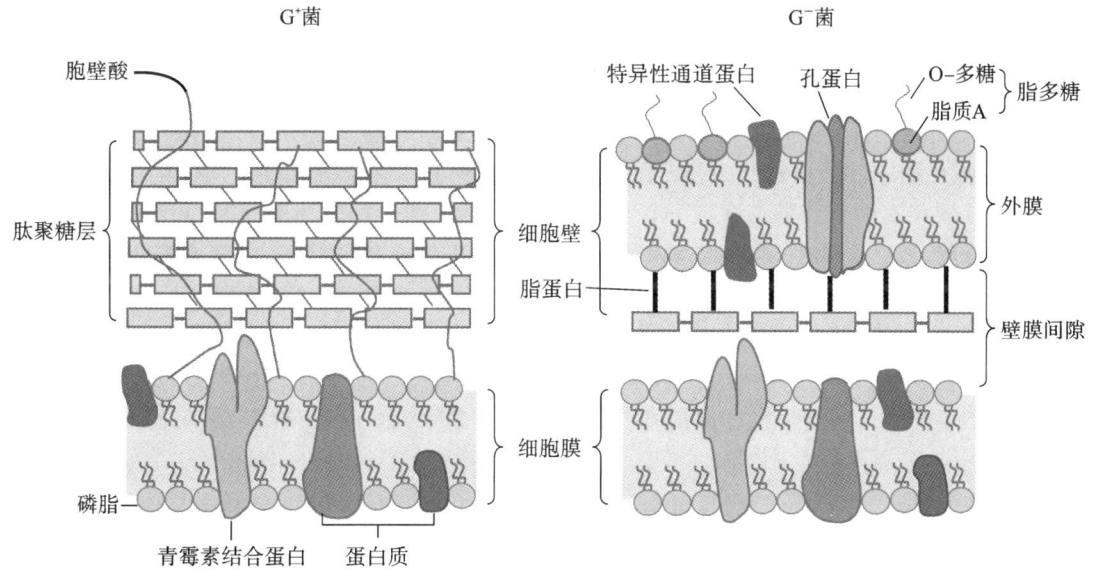

图 37-2 G⁺菌和 G⁻菌细胞壁结构

G⁺菌的肽聚糖由聚糖支架、四肽侧链和五肽交联桥三部分组成。聚糖支架是由 N-乙酰葡萄糖胺(N-acetylglucosamine)和 N-乙酰胞壁酸(N-acetylmuramic acid)交替间隔排列,以 β-1,4 糖苷键连接而成的线性多糖支架。每个胞壁酸分子上连接一条四肽侧链,肽链间由五肽交联桥相互连接,构成坚韧的三维立体框架结构。而 G⁻菌的肽聚糖由聚糖支架和四肽侧链两部分组成,四肽侧链与相邻四肽侧链直接连接,形成较疏松的二维网状结构。肽聚糖的生物合成分为三个阶段。第一阶段发生在细胞质中,合成乙酰胞壁酸五肽;第二阶段发生在细胞膜上,乙酰胞壁酸五肽和乙酰葡萄糖胺连接,形成双糖肽亚单位;第三阶段为已合成的双糖肽插在细胞膜外的细胞壁生长点中,在转肽酶的作用下,相邻多糖链交联形成肽聚糖。影响肽聚糖生物合成的任一阶段,均将导致细菌细胞壁的缺损,从而使细菌膨胀、变形、破裂而死亡。如磷霉素和环丝氨酸可阻碍肽聚糖细胞质的合成过程,影响肽聚糖前体的合成;糖肽类如万古霉素、替考拉宁等可破坏胞膜阶段,阻碍肽聚糖链的延伸或肽链交联;β-内酰胺类抗生素影响胞质外阶段,可抑制转肽酶的转肽作用,阻碍肽聚糖的交叉连接。人体细胞因无细胞壁结构,所以抑制细胞壁合成的抗菌药物化疗指数高,对人体细胞无明显毒性作用。

二、增加细胞膜的通透性

细菌的细胞膜位于细胞壁内侧,主要是由磷脂和蛋白质构成的一种半渗透性脂质双层生物膜,包绕在细菌胞质外,具有渗透屏障和运输物质的功能。当膜完整性受损时,通透性增加,胞质内的大量重要物质如氨基酸、蛋白质、核苷酸、盐类和糖类等外漏,造成细菌死亡。

多黏菌素可与 G⁻菌外膜上的脂多糖结合,导致外膜膨胀;随后,通过"自促摄取"机制透过外膜,破坏细胞膜脂质双层的物理完整性,导致渗透失衡,重要物质外漏,细胞死亡。真菌细胞膜中具有固醇。制霉菌素类及两性霉素 B 等多烯类抗真菌药可与真菌细胞膜中的麦角固醇结合,使细胞膜受损,通透性增加,重要生命物质外漏,导致真菌死亡。

三、抑制蛋白质的合成

核糖体是蛋白质合成场所,细菌核糖体为 70S 复合物,由 30S 小亚基和 50S 大亚基组成。蛋白质合成分为起始、延长和终止三个阶段,其中在延长阶段,多肽链上每增加一个氨基酸需经过进位、转肽和移位三个步骤。大环内酯类、林可霉素类、氯霉素类、四环素类药物可抑制蛋白质合成的延长阶段而发挥抑菌作用。四环素类药物作用于 30S 亚基,阻止进位,使肽链不能延长。氯霉素类药物、大环内酯类药物和林可霉素类药物均作用于 50S 亚基,前者阻止转肽过程,后两者干扰移位,抑制肽链延长。氨基糖苷类药物作用于 30S 亚基,可抑制蛋白质合成的全过程,发挥杀菌作用。

哺乳动物为真核细胞,其核糖体为 80S,由 40S 和 60S 两个亚基组成。抗菌药物对细菌核糖体有高度选择性,在临床常用剂量下可选择性影响细菌蛋白质的合成而不影响人体细胞的功能。

四、抑制核酸的复制与修复

1. 影响叶酸代谢　叶酸由蝶啶、对氨基苯甲酸(PABA)和 L-谷氨酸组成,在体内以四氢叶酸的形式参与嘌呤核苷酸和嘧啶核苷酸的合成和转化。与人类不同,细菌不能利用外源性叶酸,必须自身合成叶酸。细菌以蝶啶、PABA 为原料,在二氢蝶酸合成酶作用下生成二氢蝶酸,二氢蝶酸再与 L-谷氨酸生成二氢叶酸,在二氢叶酸还原酶的作用下生成四氢叶酸。

磺胺类抗菌药物和甲氧苄氨嘧啶可分别抑制二氢蝶酸合成酶和二氢叶酸还原酶,使四氢叶酸生成减少,阻止细菌核酸合成,抑制细菌生长繁殖。

2. 抑制 RNA 合成　利福平特异性地抑制细菌依赖于 DNA 的 RNA 聚合酶,阻碍 mRNA 的合成,产生杀菌作用。

3. 抑制 DNA 合成　喹诺酮类药物抗 G^- 菌的主要机制是抑制细菌 DNA 回旋酶的作用,阻碍 DNA 的复制而导致细菌死亡;其抗 G^+ 菌的主要机制是通过抑制拓扑异构酶Ⅳ,影响子代 DNA 解环连,干扰 DNA 复制。

第三节　细菌耐药性的产生机制

细菌耐药性(bacterial resistance)是指在常规治疗剂量下细菌对抗菌药物的敏感性下降甚至消失,致使药物对耐药菌的疗效降低或无效。当细菌对多数抗菌药物产生耐药性时,被视为具有多重耐药性(multidrug resistant,MDR),即"超级细菌",如对大多数抗菌药物不敏感的耐甲氧西林金黄色葡萄球菌(MRSA)、多重抗药性结核杆菌(MDR-TB)、新德里金属-β-内酰胺酶 1(NDM-1)泛耐药细菌等。多重耐药菌的出现,给临床治疗造成了严重的困难,使得原来可治愈的感染可能变得无法治疗。

一、细菌耐药性的种类

细菌耐药性可分为固有性耐药(intrinsic resistance)和获得性耐药(acquired resistance)。

固有性耐药是由染色体介导,可代代相传的天然耐药性,由细菌的种属特性所决定,不会改变。如支原体无细胞壁结构,其对影响细胞壁合成的抗菌药物如 β-内酰胺类药物和糖肽类药物存在固有性耐药。

获得性耐药是指细菌与抗菌药物接触后,发生基因突变或获得外源性耐药基因,使其不被抗菌药物抑制或杀灭,多由存在于染色体外的质粒介导。耐药基因通过质粒在细菌间传递,导致耐药性的播散。获得性耐药菌株在不再接触抗菌药物后可能丢失携带耐药基因的质粒,恢复敏感性;也可由质粒将耐药基因转移给染色体而代代相传,成为固有性耐药。

二、细菌耐药性的产生机制

细菌耐药性可分为特异性耐药和非特异性耐药。特异性耐药的主要机制包括细菌产生灭活酶和抗菌药物作用靶位改变;而非特异性耐药常表现出多重耐药特性,其机制常与细菌细胞膜的结构和功能的改变有关,包括细胞外膜通透性降低、细菌主动外排系统增强、细菌形成生物被膜(bacterial biofilm)等,导致药物积聚减少,在作用靶位无法达到有效药物浓度。随着抗菌药物的选择性压力增加,某一耐药菌株常表现出多种耐药机制。

（一）产生灭活酶

细菌产生灭活抗菌药物的酶,破坏抗菌药物的活性结构,使药物灭活,是细菌耐药性产生的常见机制。

1. 水解酶 主要为 β-内酰胺酶(β-lactamase)。由质粒介导或染色体突变导致细菌产生 β-内酰胺酶,水解破坏 β-内酰胺类抗菌药物的活性结构 β-内酰胺环,使药物失去抗菌作用。

2. 钝化酶 又称为合成酶,可催化某些基团结合到抗菌药物的—OH 或—NH$_2$ 上,使抗菌药物失活。如对氨基糖苷类抗生素耐药的菌株可产生作用于—NH$_2$ 的乙酰化酶、作用于—OH 的腺苷化酶和磷酸化酶,使抗生素失活。

（二）抗菌药物作用靶位改变,与药物的亲和力下降

（1）基因突变导致与抗菌药物结合的靶蛋白的氨基酸组成和结构发生改变,与药物的亲和力下降,产生耐药。如对喹诺酮类耐药的细菌可因基因突变导致 DNA 回旋酶 GyrA 亚基 Ser83 或拓扑异构酶 Ⅳ ParC 亚基 Ser80 位点的氨基酸改变,使酶与药物的亲和力下降。

（2）抗菌药物作用靶位被修饰,结构改变,药物与作用靶位结合受阻,产生耐药。如对大环内酯类耐药的细菌可合成一种甲基化酶,使核糖体的药物结合部位甲基化导致耐药。

（3）细菌产生一种新的、与药物亲和力低的靶蛋白,可替代和(或)补充被抗菌药物抑制的蛋白质的功能。如耐甲氧西林金黄色葡萄球菌可合成一种特殊的青霉素结合蛋白(PBP2a),其与 β-内酰胺类抗菌药物亲和力极低,可替代或补充被 β-内酰胺类抗菌药物抑制的 PBPs 的转肽酶活性,维持细菌的生长繁殖。

（4）靶蛋白数量的增加,使原剂量的药物无法完全结合所有的靶蛋白,而仍有足够量的靶蛋白可以维持细菌的正常形态与功能。如耐甲氧西林金黄色葡萄球菌也可通过使 PBPs 合成量增加而导致耐药。

（三）减少药物的积聚,在作用靶位无法达到有效药物浓度

1. 改变细胞外膜通透性,减少药物进入菌体 G$^-$ 菌外膜为半透性膜,可阻止大分子物质进入细胞内,但其上存在通道蛋白,以 OmpF 和 OmpC 组成非特异性跨膜通道,允许亲水的小分子物质(如某些抗菌药物)进入细胞。若细菌外膜通道蛋白缺失,或基因突变导致结构和性质改变,或表达量降低,都将降低细菌外膜的通透性,减少药物进入菌体而产生耐药。如细菌多次接触抗菌药物如 β-内酰胺类药物、喹诺酮类药物后,菌株发生基因突变,导致 OmpF 表达减少或缺失,导致药物进入菌体减少,达不到有效药物浓度,而产生耐药。

2. 主动外排系统增强,将药物从菌体内排出 主动外排系统是指细菌细胞内膜存在的能量依赖性蛋白质外排泵(efflux pumps),通过主动外排作用,可将药物从菌体内排出,使到达作用靶位的药量减少,不足以发挥杀菌或抑菌作用。外排泵又称转运蛋白,来源于 6 个不同的蛋白质家族:①ABC 超家族;②MFS 超家族;③MATE 家族;④SMR 家族;⑤RND 超家族;⑥PACE 家族。其中,ABC 超家族为主要主动转运体,直接以 ATP 作为能源来驱动运输,其余的转运蛋白为次要主动转运体,由从跨膜的离子梯度中捕获的电化学能量来驱动运输。外排系统对底物没有严格的选择性,常导致多重耐药性。如RND 超家族的 AcrAB-TolC 外排泵的过度表达可使肠杆菌对 β-内酰胺类药物、氯霉素、红霉素、氟喹诺酮类药物、新生霉素、四环素和利奈唑胺等产生多重耐药。

（四）其他

1. 形成生物被膜 生物被膜是指不可逆地附着于组织或生物材料表面的细菌细胞,嵌入在由细菌自身所分泌的胞外聚合物质(extracellular polymeric substance,EPS)构成的基质中,形成膜样的结构性

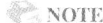

细菌群落,可阻止抗菌药物进入被膜内的细菌,且其内部微环境使被膜内细菌生长缓慢甚至休眠,增强对抗菌药物的耐药性。

2. 改变代谢途径 耐磺胺类药物的细菌可通过改变代谢途径而直接利用外源性叶酸,或是产生PABA 增多,而出现耐药性。

3. 牵制机制(trapping mechanism) β-内酰胺酶与某些耐酶的 β-内酰胺类抗生素,如第三代头孢菌素、碳青霉烯类药物牢固结合,使药物停留在胞质外间隙,不能到达靶位发挥抗菌作用。

三、耐药基因的转移方式

耐药基因的转移方式包括垂直转移和水平转移两种方式。固有性耐药菌的耐药基因存在于细菌的染色体上,该基因可通过细菌繁殖传递给下一代,即垂直转移。获得性耐药的产生可通过基因突变或水平转移获得耐药基因。水平转移包括接合、转化和转导等方式,使耐药基因在细菌种内或种间传播,被认为是导致目前抗菌药物耐药性广泛流行的最重要因素。

第四节 抗菌药物的合理应用

合理使用抗菌药物可有效地发挥抗菌作用,降低毒副反应,减少或延缓耐药性的产生。

一、抗菌药物治疗性应用的基本原则

在应用抗菌药物治疗感染性疾病时,应注意机体、病原微生物和抗菌药物三者之间的相互关系(图37-3),综合患者病情、病原微生物种类及抗菌药物特点,合理选择药物、制订适宜的给药方案。

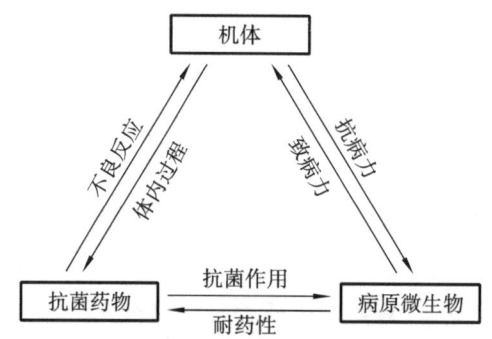

图 37-3 机体、抗菌药物、病原微生物之间的关系

(1)诊断为细菌性感染者必须有指征才能应用抗菌药物。根据患者的症状、体征、实验室检查或放射、超声等影像学结果,诊断为细菌感染者方有指征应用抗菌药物。由真菌、结核分枝杆菌、非结核分枝杆菌、支原体、衣原体、螺旋体、立克次体及部分原虫等病原微生物所致感染,亦有指征应用抗菌药物。

(2)尽早查明感染病原菌,根据病原种类和药物敏感试验结果选择抗菌药物。患者开始治疗前,有必要从感染部位、血液、痰液、尿液等取样培养分离致病菌,并进行体外抗菌药物敏感试验,根据结果选用合适的抗菌药物,尽可能选择针对性强、窄谱、安全、价格适当的抗菌药物。

对于临床诊断为细菌性感染的患者,在未获知细菌培养及药敏结果前,或无法获取培养标本时,可先给予抗菌药物经验治疗,尤其是未明病原菌感染的危重患者,如中性粒细胞减少的患者,延迟治疗风险大,可能死亡,需立即进行经验治疗。在经验治疗前需先留取样本。在培养结果出来之前可根据患者的感染部位、病史、临床表现、发病场所、既往抗菌药物用药史及其治疗反应等推测可能的病原体,并结合当地细菌耐药性监测数据,选用合适的抗菌药物进行经验治疗。待获知病原学检测及药敏结果后,结合先前的治疗反应再调整用药方案。

(3)根据抗菌药物的药动学/药效学(PK/PD)特点,确定给药方案。抗菌药物根据其 PK/PD 特点

分为浓度依赖性抗菌药物和时间依赖性抗菌药物。浓度依赖性抗菌药物对致病菌的杀菌效应取决于血药峰浓度(C_{max}),与作用时间关系不大,即 C_{max} 越大,杀菌效应越强,主要评估 PK/PD 的指数有 C_{max}/MIC 或 $AUC_{0\sim24\,h}$/MIC。此类药物一般都有较长的 PAE,如氨基糖苷类,临床一般推荐日剂量单次给药方案。时间依赖性抗菌药物对致病菌的杀菌效应取决于血药浓度维持在 MIC 以上的时间($t>$MIC),与浓度升高关系不大。此类药物没有 PAE,或 PAE 或 $t_{1/2}$ 较短,如 β-内酰胺类、糖肽类、林可霉素类、部分大环内酯类药物,临床一般推荐日剂量分多次给药和(或)延长滴注时间的给药方案。

(4)根据患者的生理、病理情况,调整给药方案。影响药物效应的生理和病理因素有体重、身高、年龄、肝肾功能状态等。这些因素导致给予相同剂量的同一抗菌药物对某些患者可起到有效的抗菌作用,对另一些患者可能出现耐药或出现毒性作用,需根据个体差异和抗菌药物的药动学特征调整给药剂量或调换药物、选择适宜的给药途径。

二、抗菌药物预防性应用的基本原则

1. 非手术患者抗菌药物的预防性应用 针对一种或两种细菌最可能在某一段特定时间引发的感染进行预防,如流行性脑脊髓膜炎流行时,幼儿园、部队、学校中的密切接触者和患者家庭中的儿童可选择利福平(孕妇不用)、环丙沙星(限成人使用)或头孢曲松进行预防。其适应证和抗菌药物选择应基于循证医学证据,限用于经临床实践证明确实有效的情况。

2. 围手术期抗菌药物的预防性应用 围手术期抗菌药物预防用药,应根据手术切口类别、手术创伤程度、可能的污染细菌种类、手术持续时间、感染发生机会和后果严重程度、抗菌药物预防效果的循证医学证据、对细菌耐药性的影响和经济学评估等因素,综合考虑决定是否预防用抗菌药物。清洁手术(Ⅰ类切口)通常不需预防用抗菌药物,但如果是手术范围大、手术时间长、污染机会增加、手术涉及重要脏器或异物植入手术或高龄、糖尿病、免疫功能低下、营养不良等高危人群可考虑预防用药。清洁-污染手术(Ⅱ类切口)和污染手术(Ⅲ类切口)需预防用抗菌药物。选用的抗菌药物应是针对性强、循证医学证明预防有效、安全、使用方便及价格适宜的品种,并尽量选择单一抗菌药物,避免不必要的联合使用,且不应随意选用广谱抗菌药物。手术的预防用药时间不超过 24 h,必要时可延长至 48 h。

三、抗菌药物的联合应用

(一)抗菌药物联合应用的指征

(1)病原菌尚未查明的严重感染,包括免疫缺陷者的严重感染。

(2)单一抗菌药物不能有效控制的感染性心内膜炎或脓毒症等重症感染,需氧菌及厌氧菌混合感染,两种及两种以上复数菌感染,以及多重耐药菌或泛耐药菌感染。联用药物以扩大抗菌范围。

(3)需长疗程治疗,且病原菌易对某些抗菌药物产生耐药性的感染。如结核病的治疗采用两种及两种以上药物联用。

(4)毒性较大的抗菌药物,联合用药时剂量可适当减少,减轻其毒性反应。如两性霉素 B 与氟胞嘧啶联合治疗隐球菌脑膜炎时,前者的剂量可适当减少,从而减少其毒性反应。

(二)联合应用的可能效果

联合应用两种或两种以上的抗菌药物可能产生协同(增强)、相加、无关、拮抗四种效果。

根据作用性质的差异,抗菌药物可分为四大类。

第一类为繁殖期杀菌药,如 β-内酰胺类、糖肽类药物等;第二类为静止期杀菌药,如氨基糖苷类药物、喹诺酮类药物、多黏菌素等,它们对静止期、繁殖期细菌均有杀灭作用;第三类为快速抑菌药,如四环素类药物、氯霉素类药物与大环内酯类抗生素等;第四类为慢速抑菌剂药,如磺胺类药物等。第一类和第二类合用可获得协同(增强)作用。如青霉素类与链霉素或庆大霉素合用治疗肠球菌心内膜炎。青霉素可破坏细菌细胞壁的完整性,有利于氨基糖苷类抗生素进入细胞内阻碍细菌蛋白质的合成及发挥作用。第一类药物与第三类药物合用可能出现拮抗作用。如青霉素类药物与氯霉素或四环素类药物合用,由于后两种药使蛋白质合成迅速被抑制,细菌处于静止状态,致使繁殖期杀菌的青霉素干扰细胞壁合成的作用不能充分发挥,使其抗菌活性减弱。但β-内酰胺类药物与大环内酯类药物是否可以联用,存在争议。有临床实践证实β-内酰胺类药物与大环内酯类药物联合用药可以扩大抗菌谱、降低耐药性、增强疗效。临床中常常将这两药联合应用作为经验治疗社区获得性肺炎的一线用药。第二类药物与第三类药物合用可获得协同或相加作用。第四类药物与第一类药物可以合用。第四类药物与第三类药物可以合用,也可获得相加作用。

因此,联合用药时宜选用具有协同或相加作用的药物联合,且通常采用两种药物联合。原则上应尽可能分开使用,以免产生理化性配伍禁忌。

四、抗菌药物临床应用的管理

为遏制细菌耐药的蔓延,各国都制定了相应的抗菌药物管理法规政策。我国于 2012 年颁布了《抗菌药物临床应用管理办法》,2015 年修订颁布了《抗菌药物临床应用指导原则》,强调抗菌药物临床应用应当遵循安全、有效、经济的原则。医疗机构应建立抗菌药物临床应用管理体系,加强监督检查;建立健全抗菌药物临床应用分级管理制度,按照"非限制使用级""限制使用级"和"特殊使用级"的分级原则,明确各级抗菌药物临床应用的指征,落实各级医生使用抗菌药物的处方权限。

章节案例

患者,男,61 岁。发热、头痛、意识模糊、畏光、颈部强直。医生经验诊断为细菌性脑膜炎,立即进行抗菌治疗。问:

这样是否合适?应该注意什么?

本章小结

抗菌药物是指能抑制或杀灭细菌,用于预防和治疗细菌性感染的药物,包括抗生素和人工合成抗菌药物。抗菌药物可分为抑菌药和杀菌药,根据抗菌范围,又可分为窄谱抗菌药物和广谱抗菌药物。抗菌药物的体外抗菌活性常用最低抑菌浓度(MIC)和最低杀菌浓度(MBC)表示。抗菌药物的有效性与安全性用化疗指数来评价,其值越大,表明药物的毒性越小,疗效越明显,相对较安全。某些抗生素具有明显的抗生素后效应和首次接触效应,如氨基糖苷类抗生素。

抗菌药物的作用机制包括四种:抑制细菌细胞壁合成,增加细胞膜的通透性,抑制蛋白质的合成,抑制核酸的复制与修复。

细菌耐药性已成为全球关注的问题,其机制主要包括产生灭活酶;抗菌药物作用靶位改变,与药物的亲和力下降;改变细胞外膜通透性或主动外排系统增强,减少药物的积聚,在作用靶位无法达到有效药物浓度。为减少或延缓耐药性的产生,需加强管理,合理使用抗菌药物。

目标检测

一、选择题(1~5 为单项选择题,6~10 为多项选择题)

1. 药物抑制或杀灭微生物的能力为(　　)。

A. 抗菌谱　　　　　　　　　B. 体外抗菌实验　　　　　　　　　C. 化疗指数

D. 抗菌活性　　　　　　　　E. 最低抑菌或杀菌浓度

2. 下列哪类药物属于静止期杀菌药?(　　)

A. 头孢菌素类　　B. 氨基糖苷类　　C. 大环内酯类　　　D. 磺胺类　　　　E. 四环素类

3. 下列哪类药物是繁殖期杀菌药?(　　)

A. 氨基糖苷类　　B. 多黏菌素 B　　C. 四环素类　　　　D. 青霉素类　　　E. 氯霉素类

4. 繁殖期杀菌药与速效抑菌药联合使用的效果是(　　)。

A.无关　　　　　B.相加　　　　　C.拮抗　　　　　D.协同　　　　　E.相减

5. 可获得协同作用的药物配伍是(　　　)。

A.青霉素＋庆大霉素　　　　　B.青霉素＋四环素　　　　　C.青霉素＋氯霉素

D.青霉素＋磺胺　　　　　　　E.青霉素＋克林霉素

6. 下列叙述正确的选项为(　　　)。

A.抗菌药物剂量过小,则无治疗作用且易产生抗药性

B.病毒性感染或发热原因不明者用抗菌药物便于正确诊断和治疗

C.尽量局部用抗菌药物

D.肾功能减退者应用主要经肾排泄的药物时宜减量

E.临床感染如需联合用药,一般用二联,通常不需用三联或四联

7. 下列可以合用的药物配伍是(　　　)。

A.青霉素＋链霉素　　　　　B.青霉素＋四环素　　　　　C.青霉素＋磺胺

D.红霉素＋多黏菌素　　　　E.庆大霉素＋氯霉素

8. 下列哪几项指征应考虑联合用药?(　　　)

A.病原体未明的严重感染　　　　B.单一抗菌药物不能控制的严重混合感染

C.用以减少药物的毒性反应　　　D.长期用药细菌可能产生耐药性者

E.感染性心内膜炎或败血症

9. 下列关于化疗指数的叙述正确的是(　　　)。

A.用于评价化疗药物的安全性　　　　　　　　B.以 ED_{50}/LD_{50} 表示

C.以 LD_5/ED_{95} 表示　　　　　　　　　　　D.化疗指数越大,表明药物的毒性越小

E.化疗指数大的药物相对较安全

10. 抑制细菌蛋白质合成的抗菌药物有(　　　)。

A.大环内酯类　　B.林可霉素　　C.氯霉素　　D.氨基糖苷类　　E.四环素

二、问答题

1. 举例说明抗菌药物抑制和杀灭细菌的作用机制。

2. 举例说明细菌产生耐药性的主要机制。

3. 论述合理应用抗菌药物的基本原则。

(南昌大学　袁娟丽)

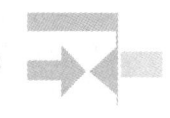

第三十八章　β-内酰胺类抗生素和其他作用于细胞壁的抗生素

 学习目标

1. 掌握：β-内酰胺类抗生素抗菌机制及细菌耐药机制；青霉素的药动学特点、抗菌谱、临床应用、不良反应及过敏性休克的防治；半合成青霉素的分类、代表药及其作用特点和用途；各代头孢菌素类的特点、临床应用；万古霉素的抗菌谱、作用机制、临床应用和不良反应。

2. 熟悉：碳青霉烯类的特点、临床应用；β-内酰胺酶抑制剂与β-内酰胺类抗生素联用的药理学基础；替考拉宁的抗菌特点；达托霉素、磷霉素的抗菌作用及临床应用。

3. 了解：青霉烯类、单环类、头霉素类、氧头孢烯类等非典型β-内酰胺类抗生素的代表药和作用特点；β-内酰胺酶类抗生素交叉过敏的物质基础。

作用于细菌细胞壁的抗生素主要包括β-内酰胺类、糖肽类、磷霉素、达托霉素等，其能分别抑制细菌细胞壁合成的不同阶段，致细胞壁的缺损，从而使细菌膨胀、变形、破裂而死亡（图38-1）。细菌在繁殖过程中合成细胞壁，因此该抗生素对繁殖期细菌的杀菌作用强，对静止期的细菌无效，属于繁殖期杀菌药。

第一节　β-内酰胺类抗生素

β-内酰胺类抗生素是指化学结构中含有β-内酰胺环的一大类抗生素，包括临床常用的青霉素类与头孢菌素类以及碳青霉烯类、头霉素类、氧头孢烯类、单环β-内酰胺类等其他非典型β-内酰胺类抗生素。

一、结构、抗菌作用机制和耐药机制

【结构】　β-内酰胺类抗生素结构中的β-内酰胺环是其活性所必需的。青霉素类的母核结构为6-氨基青霉烷酸（6-aminopenicilanic acid, 6-APA），头孢菌素类的母核结构为7-氨基头孢烷酸（7-aminocephalosporanic acid, 7-ACA），通过侧链改造，可生成许多抗菌谱、抗菌活性和药动学特征不同的衍生物（图38-2）。非典型β-内酰胺类抗生素中除单环类仅含一个内酰胺环外，其余同青霉素类和头孢菌素类一样，还含有一个杂环结构（图38-3）。

【抗菌作用机制】　β-内酰胺类抗生素的主要作用靶位是青霉素结合蛋白（penicilin binding proteins, PBPs），它们是一类广泛存在于细菌细胞膜表面的膜蛋白。不同种属的细菌细胞膜上PBPs的数量、结构、功能、分子大小以及对β-内酰胺类抗生素的敏感性存在差异。检查PBPs对不同β-内酰胺类抗生素的敏感性，发现细菌有两大类PBPs：一类为低分子质量PBPs（40～50 kDa），在细菌中相对含量丰富，对青霉素敏感性稍差，但对大多数头孢菌素敏感，普遍具有D-丙氨酰-D-丙氨酸羧肽酶（D,D-羧肽酶）的活性，可催化D-丙氨酰-D-丙氨酸间的肽链断裂，在肽聚糖交联过程中起着重要作用；另一类为高分子质量PBPs（60～140 kDa），在细菌中含量少，对青霉素、头孢菌素均敏感，具有转肽酶和转糖基酶活性，参与细菌细胞壁肽聚糖的合成。

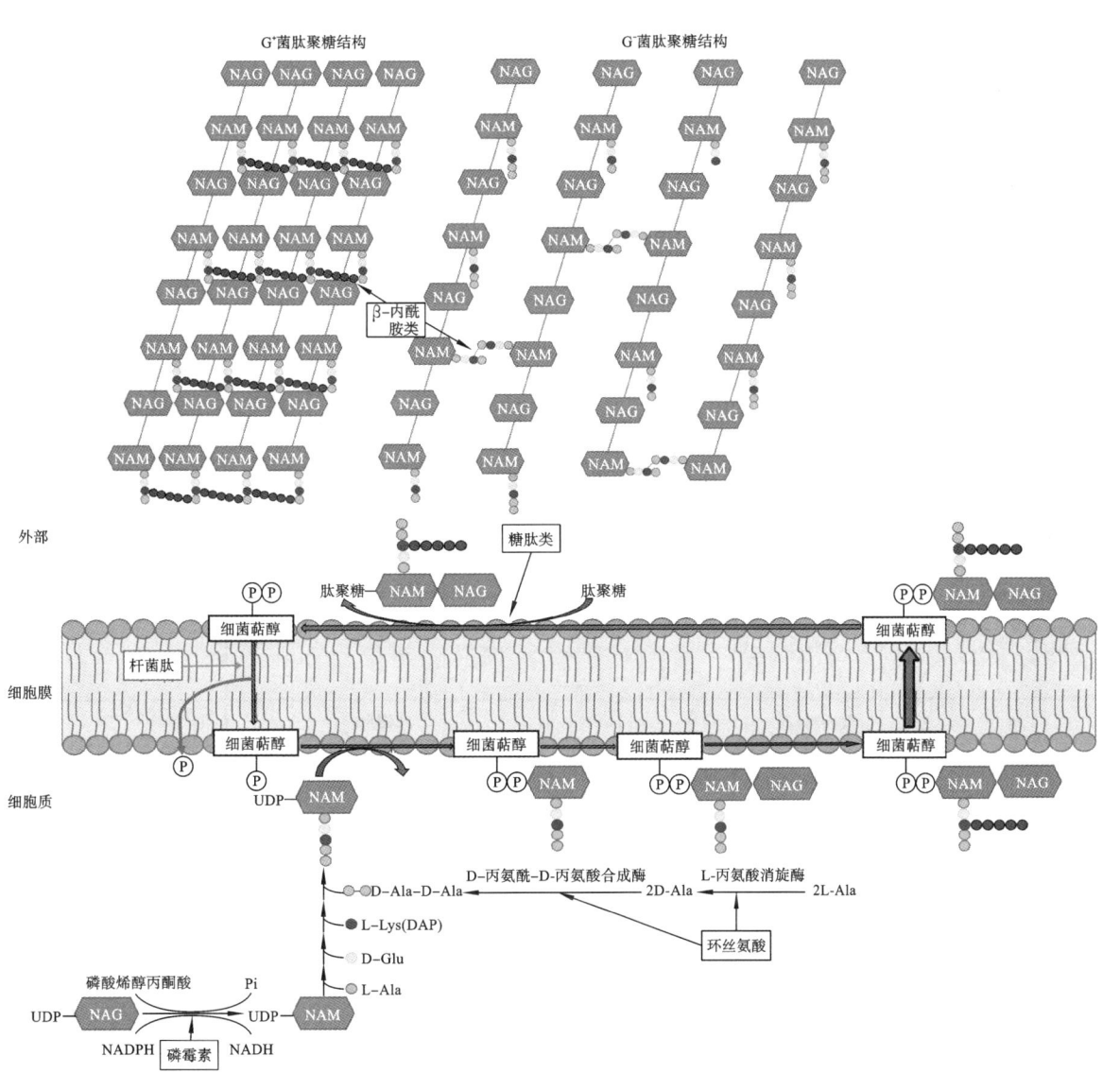

图 38-1　细菌细胞壁肽聚糖的合成、抑制细胞壁合成的抗菌药物作用机制示意图

注:NAM N-乙酰胞壁酸、NAG N-乙酰葡萄糖胺、Ala 丙氨酸、Glu 谷氨酸、Lys 赖氨酸、DAP 二氨基庚二酸,各种细菌细胞壁聚糖骨架相同,四肽侧链的组分和联结方式因菌种不同而存在差异。金黄色葡萄球菌(G⁺菌)在 NAM 分子上连接的四肽侧链第三位为 L-Lys,相邻的四肽侧链之间由 5 个甘氨酸组成的五肽交联桥联系起来,大肠埃希菌(G⁻菌)四肽侧链中第三位的赖氨酸由 DAP 所取代,其四肽侧链直接与相邻四肽侧链中的 D-Ala 相连。

β-内酰胺类抗生素能专一地与细菌体内的 PBPs 结合,干扰 PBPs 的转肽酶、转糖基酶和 D,D-羧肽酶功能,从而阻碍细胞壁合成的肽聚糖链的交叉联结过程,使细胞壁缺损,菌体膨胀裂解,同时借助细菌的自溶酶,溶解菌体而产生杀菌作用。

【耐药机制】　细菌对 β-内酰胺类抗生素产生的耐药机制主要有以下 5 点。

1. 产生水解酶　由质粒介导或染色体突变导致细菌产生 β-内酰胺酶,水解破坏 β-内酰胺类抗生素的活性结构 β-内酰胺环,使药物对细菌失去抗菌活性。

β-内酰胺酶种类繁多,性质复杂,系统分类困难。目前被广泛应用的分类方法主要有两种。①Ambler分子结构分类法:根据 β-内酰胺酶分子结构中的氨基酸序列的差异将 β-内酰胺酶分为 A(青霉素酶)、B(金属 β-内酰胺酶)、C(头孢菌素酶)、D(苯唑西林酶)四种类型。其中,A、C 和 D 类酶的活性部位均有丝氨酸,B 类酶的活性部位含金属锌。②Bush-Jacoby-Medeiros(BJM)分类法:根据 β-内酰胺酶的作用底物和抑制剂的不同,分为四大类,按各自的氨基酸序列分属 A、B、C、D 四类(表 38-1)。

NOTE

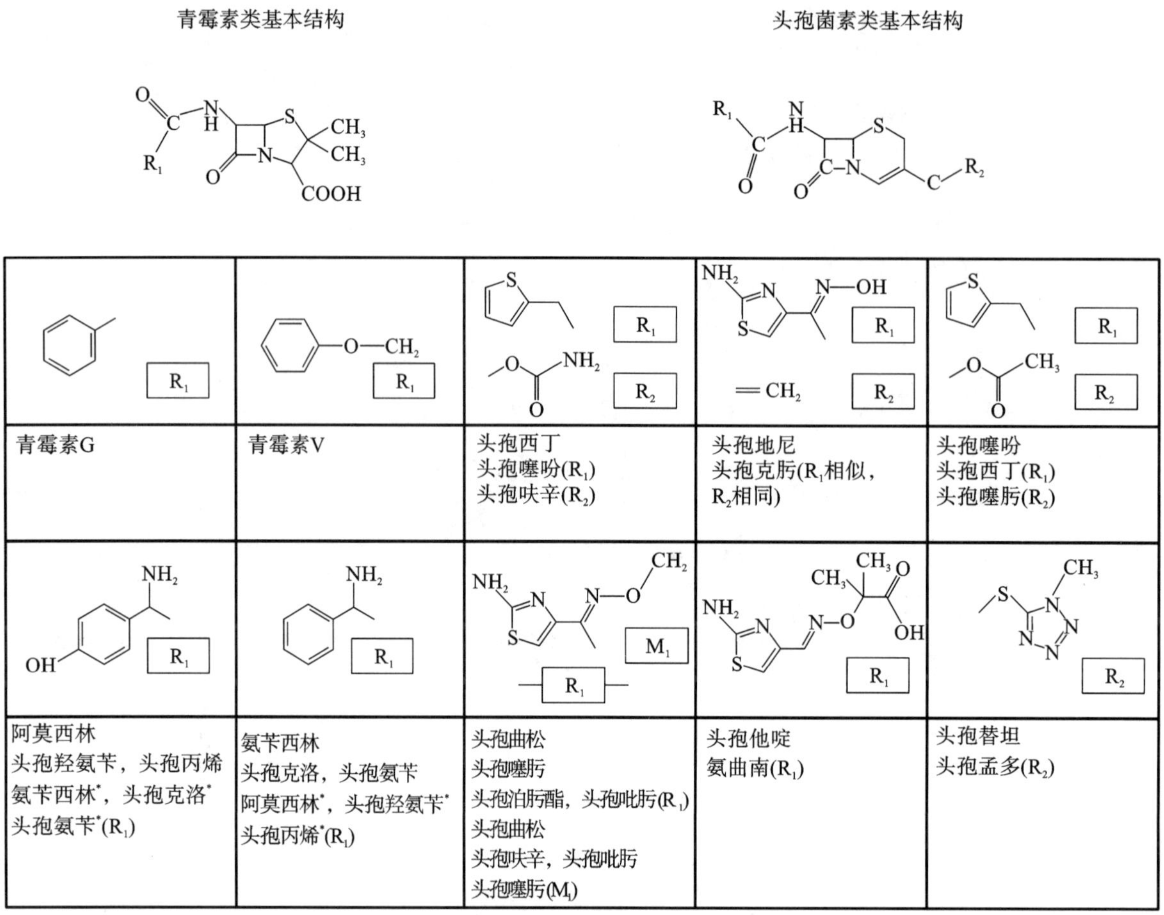

青霉素类基本结构　　　　　　　　　　　　头孢菌素类基本结构

青霉素G	青霉素V	头孢西丁 头孢噻吩(R₁) 头孢呋辛(R₂)	头孢地尼 头孢克肟(R₁相似， R₂相同)	头孢噻吩 头孢西丁(R₁) 头孢噻肟(R₂)
阿莫西林 头孢羟氨苄，头孢丙烯 氨苄西林*，头孢克洛* 头孢氨苄*(R₁)	氨苄西林 头孢克洛，头孢氨苄 阿莫西林*，头孢羟氨苄* 头孢丙烯*(R₁)	头孢曲松 头孢噻肟 头孢泊肟酯，头孢吡肟(R₁) 头孢曲松 头孢呋辛，头孢吡肟 头孢噻肟(M₁)	头孢他啶 氨曲南(R₁)	头孢替坦 头孢孟多(R₂)

图 38-2　青霉素类与头孢菌素类的基本结构和基于 R_1、R_2 侧链或共享的甲氧亚氨基结构
（M1），β-内酰胺类抗生素之间发生交叉过敏反应的情况（引自 Stone CA Jr，2019）

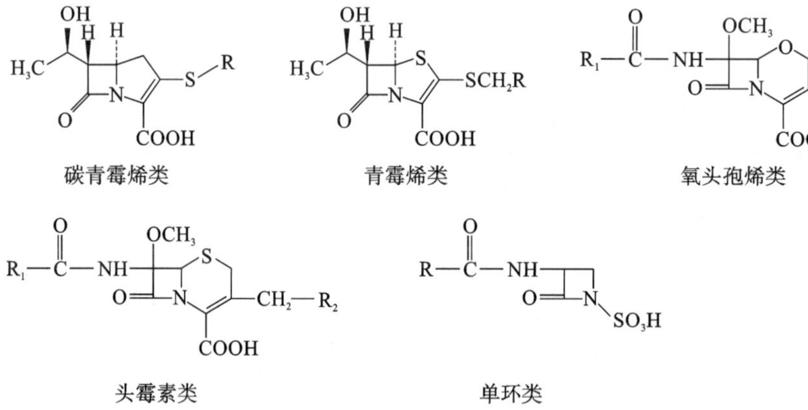

碳青霉烯类　　　　　　　　　青霉烯类　　　　　　　　氧头孢烯类

头霉素类　　　　　　　　　单环类

图 38-3　非典型 β-内酰胺类抗生素基本结构

表 38-1　β-内酰胺酶分类表

BMJ 分类	名　称	Ambler 分类	优先选择的 底物	抑制剂作用		质粒或染色体 介导	代 表 性 酶
				CA	EDTA		
1	头孢菌素酶	C	头孢菌素类	－	－	染色体质粒	G⁻ 杆菌的 AmpC 酶；MIR-1、 ACT-1 和 Fox、CMY 系列酶
2a	青霉素酶	A	青霉素类	＋	－	质粒	G⁺ 菌的青霉素酶

 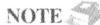

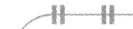

续表

BMJ 分类	名 称	Ambler 分类	优先选择的底物	抑制剂作用 CA	抑制剂作用 EDTA	质粒或染色体介导	代 表 性 酶
2b	广谱酶	A	青霉素类 头孢菌素类	+	−	质粒染色体	TEM 1,TEM 2,SHV-1
2be	超广谱酶 (ESBLs)	A	青霉素类 窄谱和广谱 头孢菌素类 单环类	+	−	质粒	TEM 3～29；TEM 42、43； TEM 46～58；TEM 60、63、66、68、70、72、88、90、92；SHV2-26；产酸克雷伯菌的 K1、PER-1、PER-2 等
2br	耐酶抑制剂酶	A	青霉素类	±	−	质粒	TEM 30～41；TEM 44～45；TEM 51、TEM 59、65；TEM 73～74；TEM 76～79；TEM 81～84；TRC-1
2c	羧苄青霉素酶	A	青霉素类 羧苄西林	+	−	质粒	PSE-1,PSE-3,PSE-4
2d	邻氯青霉素酶	D	青霉素类，氯唑西林	±	−	质粒	OXA 1～30,PSE-2
2e	头孢菌素酶	A	头孢菌素类	+	−	染色体	变形杆菌诱导型头孢菌素酶
2f	非金属碳青霉烯酶	A	青霉素类 头孢菌素类 碳青霉烯类	+	−	染色体	阴沟肠杆菌的 NMC-A,黏质沙雷菌的 Sme-1,IMP 1～6
3	金属酶	B	大多数 β-内酰胺类（包括碳青霉烯类）	−	+	质粒染色体	嗜麦芽单胞杆菌的 L1,脆弱类杆菌的 CcrA
4	青霉素酶	未定	青霉素类	−	未定	质粒染色体	洋葱假单胞菌的青霉素酶

注：CA 克拉维酸；EDTA 依地酸(edetic acid)。

2. PBPs 靶蛋白改变 PBPs 结构的改变、数量的增多、与抗生素亲和力的下降以及产生新的 PBPs 是直接导致细菌对 β-内酰胺类抗生素产生耐药性的重要原因。

3. 减少药物的积聚,不能在作用部位达到有效浓度 G⁻ 菌细胞外膜孔蛋白结构改变,通透性降低,阻碍抗菌药物进入细菌内膜靶位产生耐药；或是细菌的外排泵编码基因突变导致外排药物能力增强。

4. 牵制机制(trapping mechanism)使药物不能到达靶点 β-内酰胺酶与某些耐酶的 β-内酰胺类抗生素,如第三代头孢菌素、碳青霉烯类,牢固结合,使药物停留在胞质外间隙,不能到达靶位发挥抗菌作用。

5. 缺乏自溶酶 β-内酰胺类抗生素杀菌作用减弱或仅有抑菌作用。

二、青霉素类

青霉素类是最早应用到临床治疗中的抗感染的抗生素,具有杀菌活性强,副作用小、价格低廉等优点,目前仍广泛用于治疗敏感菌所致的各种感染。

(一)天然青霉素

从青霉菌培养液中提取获得,主要含青霉素 F、G、X、K 和双氢 F 五种,目前用于临床的是青霉素 G (penicillin G,benzylpenicillin,苄青霉素)。

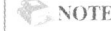

【性质】 青霉素 G 为有机酸,常用其钠盐或钾盐,为白色结晶粉末,性质稳定,室温下可保持数年,易溶于水,但水溶液不稳定,室温放置 24 h 后大部分失效,并产生无抗菌活性且具有抗原性的降解产物(如青霉烯酸、青霉噻唑酸),故应临用前配制。

【药动学】 青霉素 G 口服易被胃酸和消化酶破坏,不宜口服,通常采用肌内注射,吸收快,30 min 可达到血药峰浓度,血浆蛋白结合率为 $45\%\sim65\%$。青霉素 G 脂溶性低,进入细胞量少,主要分布于细胞外液,可广泛分布于组织、体液中,易透入有炎症的组织,胸、腹腔和关节腔液中,浓度约为血清浓度的 50%;难以透过血脑屏障,但在有炎症的脑脊液中浓度可达同期血药浓度的 $5\%\sim30\%$,达到有效浓度;青霉素 G 可通过胎盘,乳汁中可含有少量青霉素。青霉素 G 主要以原型经肾脏排泄,约 90% 通过肾小管分泌排泄,10% 经肾小球滤过排泄,$t_{1/2}$ 短,约为 30 min。

【抗菌作用】 青霉素 G 抗菌作用强,为繁殖期杀菌剂。抗菌谱较窄,主要作用于 G^+ 菌、G^- 球菌、螺旋体。①G^+ 球菌,如溶血性链球菌、草绿色链球菌、肺炎链球菌、不产生青霉素酶的金黄色葡萄球菌和表皮葡萄球菌等;②G^+ 杆菌,如白喉杆菌、炭疽杆菌、破伤风杆菌、产气荚膜杆菌、肉毒杆菌、放线菌、丙酸杆菌、真杆菌等;③G^- 球菌,如脑膜炎奈瑟菌、敏感淋病奈瑟菌等;④螺旋体,如梅毒螺旋体、钩端螺旋体、鼠咬热螺旋体等。此外,对少数 G^- 杆菌,如流感嗜血杆菌和百日咳鲍特菌也具有一定的抗菌活性。

【临床应用】 首选青霉素 G 用于治疗敏感的 G^+ 球菌和 G^+ 杆菌、G^- 球菌和螺旋体所致的各种感染。①G^+ 球菌感染,溶血性链球菌感染,如咽炎、扁桃体炎、猩红热、丹毒、蜂窝织炎和产褥热等;肺炎链球菌感染引起的大叶性肺炎、中耳炎等;不产青霉素酶葡萄球菌感染;与氨基糖苷类联合用于治疗草绿色链球菌引起的心内膜炎;②G^+ 杆菌感染,破伤风、白喉、炭疽、气性坏疽等,但因青霉素 G 对杆菌产生的外毒素无效,必须合用相应抗毒素;③G^- 球菌感染,如脑膜炎奈瑟菌引起的脑膜炎;④螺旋体感染,如梅毒、回归热、钩端螺旋体病、鼠咬热。此外,青霉素尚可用于风湿性心脏病或先天性心脏病患者进行某些操作或手术时,预防心内膜炎的发生。

【不良反应】 青霉素 G 选择性高,化疗指数大,安全范围大,毒性低。最常见的不良反应为过敏反应。

1. 过敏反应 青霉素所致过敏反应分为速发型和迟发型两种类型。速发型反应是由 IgE 介导的,通常发生在给药后数分钟至 1 h,可表现为全身风团、皮肤瘙痒、血管神经性水肿、支气管痉挛、严重过敏反应甚至过敏性休克造成的死亡。迟发型反应是非 IgE 介导的,发生在给药后 1 h 甚至数天,可表现为红斑疹、斑丘疹、多形性红斑等皮肤病变、药物热、血清病型反应、粒细胞减少等。

青霉素过敏的原因是青霉素制剂中青霉噻唑蛋白、青霉烯酸等降解产物,6-APA 聚合物,青霉素作为致敏原,引发过敏反应。为防止过敏反应的发生,应详细询问病史,包括用药史、药物过敏史、家属过敏史,对青霉素 G 或青霉素类抗菌药物过敏者禁用。此外还应该掌握适应证,避免滥用和局部用药;药液应临用时配制,一次用完;避免饥饿时给药;初次用药、用药间隔 3 天以上及不同批号的药物需做皮肤过敏试验,反应阳性者禁用;皮试和用药期间加强观察,及早发现;做好抢救准备,一旦发生应即刻就地皮下或肌内注射 0.1% 肾上腺素 $0.5\sim1$ mL,若症状未好转,应间隔 30 min 后再皮下或静脉注射 0.5 mL,直到症状好转,并根据需要选用间羟胺、氨茶碱、糖皮质激素和抗组胺药物以及采取人工呼吸、给氧等措施;注射后观察 30 min,无反应者方可离开。

2. 赫氏反应(治疗矛盾) 应用青霉素 G 治疗螺旋体所引起的感染时,可出现病变加重现象,表现为全身不适、寒战、高热、咽痛、肌痛、心跳加快等,甚至危及生命,出现在用药后 $6\sim8$ h,于 $12\sim24$ h 消失。此反应可能为螺旋体抗原与相应抗体形成免疫复合物的结果,或与螺旋体被杀灭后释放大量内毒素致热原有关,可用糖皮质激素治疗。

3. 其他不良反应 肌内注射青霉素 G 可产生局部疼痛、红肿或硬结。在用量过大,静滴速度过快或鞘内给药时,可因脑脊液药物浓度过高干扰正常的神经功能致严重的中枢神经系统反应,出现抽搐、肌肉阵挛、昏迷及严重精神症状等(青霉素脑病)。

(二)半合成青霉素

天然青霉素性质不稳定、不耐酸、不耐酶、抗菌谱窄。针对这些缺陷,从 1959 年开始,以青霉素母核

6-APA 为原料,改造侧链,合成一系列衍生物。

1. 口服耐酸青霉素 如青霉素 V(phenoxy methyl penicillin,penicillin-V,苯氧甲基青霉素)。青霉素 V 对酸稳定,口服后不被破坏,吸收率为 60％。

抗菌谱与青霉素 G 相同,对大多数敏感菌株的抗菌活性较青霉素 G 弱 2～5 倍。不耐酶,对产青霉素酶的菌株无抗菌作用。本品主要用于敏感 G⁺ 球菌引起的轻症感染,为风湿热复发和感染性心内膜炎的预防用药。

2. 耐青霉素酶青霉素类 如甲氧西林(methicillin,新青霉素Ⅰ)、苯唑西林(oxacillin,新青霉素Ⅱ)、氯唑西林(cloxacillin)、双氯西林(dicloxacillin)、氟氯西林(flucloxacillin)。除甲氧西林不耐酸,口服不吸收,必须注射给药外,其他均可口服与注射给药。

抗菌谱与青霉素 G 相仿,但抗菌活性较弱。结构中侧链引入苯基异噁唑基团,空间位阻增大,保护β-内酰胺环,使其不易被青霉素酶水解,对产青霉素酶金黄色葡萄球菌有良好的作用,主要适用于耐青霉素金黄色葡萄球菌所致的各种感染。在苯环上引入卤素(F/Cl),可提高血药浓度,增强抗菌活性。抗菌活性:双氯西林＞氟氯西林＞氯唑西林及苯唑西林。

3. 广谱青霉素 如氨苄西林(ampicillin)、阿莫西林(amoxicillin,羟氨苄西林)。

结构中侧链苄基上的氢被氨基取代,使药物易透过 G⁻ 杆菌的细胞外膜进入细胞内,破坏肽聚糖的合成,而发挥抗 G⁻ 菌作用。本类药物共同特点为耐酸、可口服;不耐酶,对耐药金黄色葡萄球菌无效;抗菌谱较青霉素 G 广,对 G⁺ 球菌的作用与青霉素 G 相仿,对部分 G⁻ 杆菌亦具杀菌作用,但对铜绿假单胞菌无效;适用于敏感菌所致的呼吸道感染、尿路感染、胆道感染、皮肤及软组织感染、脑膜炎、血流感染、心内膜炎等。氨苄西林为肠球菌、李斯特菌感染的首选用药。

4. 抗铜绿假单胞菌广谱青霉素 羧苄西林(carbenicillin)、磺苄西林(sulbenicillin)、哌拉西林(piperacillin)、阿洛西林(azlocillin)、美洛西林(mezlocillin)。

本类药物可与铜绿假单胞菌生存所必需的 PBPs 形成多位点结合且对细菌细胞膜具有较强穿透作用,对铜绿假单胞菌具有显著的抗菌活性。其共同特点:对胃酸不稳定,口服无效,肌内注射、静脉注射或静脉滴注给药;抗菌谱广,对 G⁺ 菌和 G⁻ 菌均有抗菌作用,尤其对铜绿假单胞菌及大部分厌氧菌具有良好的抗菌活性;除美洛西林外,均不耐青霉素酶,对耐药金黄色葡萄球菌无效;临床适用于肠杆菌科细菌及铜绿假单胞菌所致的呼吸道感染、尿路感染、胆道感染、腹腔感染、皮肤及软组织感染等。

本类药物常与氨基糖苷类药物如庆大霉素、阿米卡星等联用,有协同作用,但不能置于同一容器中,以免相互作用导致两者抗菌活性降低。

此外,需注意在临床使用中,青霉素类抗生素常发生交叉过敏反应。青霉素 G 中过敏原的主要抗原决定簇为青霉噻唑蛋白,由于不同侧链的半合成青霉素都能形成相同的抗原决定簇青霉噻唑蛋白,因此青霉素类抗生素之间会发生强烈的交叉过敏反应。临床上,无论采用何种给药途径,用青霉素类抗生素前必须详细询问患者有无青霉素类过敏史、其他药物过敏史及过敏性疾病史,并须先做青霉素皮肤试验。对青霉素 G 或青霉素类抗菌药物过敏者禁用。

三、头孢菌素类

头孢菌素类(cephalosporins)是由在冠头孢菌培养液中分离得到的有效成分头孢菌素 C,进行化学裂解得到活性母核 7-ACA,再接上不同侧链而制成的一系列衍生物,现已有 70 余种。

根据开发年代的先后和抗菌谱、抗菌活性、对 β-内酰胺酶的稳定性以及肾毒性的不同,头孢菌素类抗生素分为五代。

1. 第一代头孢菌素 20 世纪 60—70 年代初开发,包括供注射用的头孢噻吩(cephalothin,先锋霉素Ⅰ)、头孢噻啶(cefaloridine,先锋霉素Ⅱ)、头孢唑啉(cefazolin,先锋霉素Ⅴ)、头孢替唑(ceftezole)、头孢乙腈(cephacetrile,先锋霉素Ⅶ)、头孢匹林(cephapirin,先锋霉素Ⅷ)、头孢硫脒(cefathiamidine,先锋霉素 18)等;供口服用的头孢氨苄(cefalexin,先锋霉素Ⅳ)、头孢羟氨苄(cefadroxil)等;可口服和注射给药的头孢拉定(cephradine,先锋霉素Ⅵ)。

知识拓展

NOTE

387

该类药物的特点：①对需氧 G^+ 菌敏感，如链球菌、肺炎链球菌，包括产青霉素酶的金黄色葡萄球菌，对 MRSA 不敏感；对 G^- 菌作用弱，仅对少数 G^- 杆菌有一定抗菌活性，如大肠埃希菌、肺炎克雷伯菌、奇异变形杆菌、流感嗜血杆菌；对铜绿假单胞菌、耐药肠杆菌和厌氧菌无效；②对金黄色葡萄球菌产生的 β-内酰胺酶稳定，对 G^- 菌产生的 β-内酰胺酶不稳定；③对肾脏有一定毒性，如头孢噻啶、头孢噻吩肾毒性较强。主要用于敏感菌所致的呼吸道感染、尿路感染、血流感染、心内膜炎，骨、关节感染，皮肤及软组织感染等。

2. 第二代头孢菌素 20 世纪 70 年代中期开发，包括供注射用的头孢孟多（cefamandole）、头孢呋辛（cefuroxime）、头孢西丁（cefoxitin）、头孢美唑（cefmetazole）、头孢替安（cefotiam）、头孢雷特（ceforanide）、头孢尼西（cefonicid）等；供口服用的头孢呋辛酯（cefuroxime axetil）、头孢克洛（cefaclor）、头孢替安酯（cefotiam hexetil）、头孢丙烯（cefprozil）等。

该类药物的特点：①对 G^+ 菌的活性与第一代相仿或略差，对部分 G^- 杆菌的抗菌活性强于第一代；对厌氧菌有一定作用，对铜绿假单胞菌无效；②对 G^- 杆菌产生的 β-内酰胺酶具有较高的稳定性；③肾毒性低于第一代头孢菌素。主要用于敏感菌所致的呼吸道感染、尿路感染、皮肤及软组织感染、血流感染，骨关节感染和腹腔、盆腔感染。用于腹腔感染和盆腔感染时需与抗厌氧菌药合用。

3. 第三代头孢菌素 20 世纪 70 年代中期至 80 年代初开发，包括供注射用的头孢噻肟（cefotaxime）、头孢甲肟（cefmenoxime）、头孢唑肟（ceftizoxime）、头孢哌酮（cefoperazone）、头孢曲松（ceftriaxone）、头孢他啶（ceftazidime）、头孢匹胺（cefpiramide）、头孢地嗪（cefodizime）、头孢唑南（cefuzonam）等；供口服用的头孢克肟（cefixime）、头孢地尼（cefdinir）、头孢布烯（ceftibuten）、头孢特仑酯（cefteram pivoxil）、头孢泊肟酯（cefpodoxime proxetil）、头孢他美酯（cefetamet pivoxil）、头孢托仑酯（cefditoren pivoxil）等。

该类药物的特点：①对肠杆菌科细菌等 G^- 杆菌具有强大抗菌作用，强于第一代、第二代头孢菌素，且抗菌谱增宽，对铜绿假单胞菌和厌氧菌亦具有较强抗菌活性（头孢他啶抗铜绿假单胞菌作用最强），对 G^+ 菌作用弱于第一代、第二代头孢菌素；②对 β-内酰胺酶更稳定，但可被超广谱 β-内酰胺酶水解；③对肾基本无毒性；④$t_{1/2}$ 较长，体内分布广，组织穿透力强，多数可透过血脑屏障，在脑脊液中可达到有效浓度。主要用于敏感肠杆菌科细菌等 G^- 杆菌所致的严重感染。治疗腹腔、盆腔感染时需与抗厌氧菌药（如甲硝唑）合用。头孢他啶、头孢哌酮可用于铜绿假单胞菌所致的各种感染。

4. 第四代头孢菌素 20 世纪 80 年代中期开发，包括供注射用的头孢吡肟（cefepime）、头孢匹罗（cefpirome）、头孢噻利（cefoselis）、头孢克定（cefcidin）、头孢唑兰（cefozopran）等。

该类药物的特点：①抗菌谱更广，对 G^- 杆菌、G^+ 球菌及部分厌氧菌较第三代更强，对铜绿假单胞菌的作用与头孢他啶相仿，对阴沟肠杆菌、产气肠杆菌、柠檬酸菌属等部分菌株的作用更优；②与 PBPs 有高度亲和力，可通过 G^- 菌外膜孔道迅速扩散到细菌周围并维持高浓度；③对 β-内酰胺酶亲和力很低，稳定性很高，包括对可使第三代头孢菌素失活的超广谱 β-内酰胺酶稳定；④对肾脏几乎无毒性。主要用于对第三代头孢菌素耐药而对其敏感的产气肠杆菌、阴沟肠杆菌、沙雷菌属等细菌所致的严重感染，亦可用于中性粒细胞缺乏伴发热患者的经验治疗。

5. 第五代头孢菌素 MRSA 是临床常见的致病菌之一，然而头孢菌素类药物大多对其无效。2008 年第一个抗 MRSA 的第五代头孢菌素类药物头孢吡普（ceftobiprole，头孢托罗）注射剂获批上市。随后，头孢洛林酯（ceftaroline fosamil）注射剂上市。

第 5 代头孢菌素类抗生素在抗菌谱、抗菌效力及对酶稳定性等方面均有明显优点。①抗菌活性强，抗菌谱更广，对 G^+ 菌、G^- 菌以及厌氧菌都有抗菌活性，对 MRSA、万古霉素中介耐药金黄色葡萄球菌（vancomycin-intermediate *Staphylococcus aureus*，VISA）、耐万古霉素金黄色葡萄球菌（vancomycin-resistant *Staphylococcus aureus*，VRSA）和多重耐药的肺炎链球菌等均有良好的抗菌活性；②与 PBP-2a 有高的亲和力，从而对耐药细菌具有强大的抗菌活性；③对多数 β-内酰胺酶稳定，但头孢吡普可被超广谱 β-内酰胺酶（ESBLs）及产金属 β-内酰胺酶（MBLs）分解，头孢洛林酯不能够在 ESBLs、AmpC 酶存在的环境中稳定地存在，均不能用于产 ESBLs 菌的治疗；④耐受性好，不良反应大多较轻微，最常见的为轻到中度的胃肠道反应。主要用于治疗 MRSA 或 VRSA 引起的感染,如包括社区获得性肺炎、糖尿病足部感染在内的复杂皮肤和皮肤软组织感染(cSSSIs),是单用治疗社区获得性肺炎的首选药物。

【药动学】 供口服用的头孢菌素类可耐酸,胃肠吸收好,其余需注射给药。药物吸收后广泛分布于各组织体液中,脑脊液中也有少量分布,但脑膜炎症时分布明显增加。第三代和第四代头孢菌素类可透过血脑屏障。大多数头孢菌素类抗生素的 $t_{1/2}$ 较短(0.5～2 h),但第三代的头孢曲松的 $t_{1/2}$ 可达 8 h。头孢菌素类在体内不代谢,多数主要以原型经肾脏排泄。头孢哌酮和头孢曲松约 40% 的药物以原型从胆汁排出,中度以上肝功能减退时,可能需要调整剂量。头孢菌素类可透过胎盘屏障,少量经乳汁排出。

【不良反应】 该类药物毒性较低,严重不良反应少见。

1. 胃肠道反应 恶心、呕吐、腹泻和腹部不适等胃肠道反应较为多见,但不严重,偶见假膜性肠炎。

2. 过敏反应 皮疹、荨麻疹、红斑、药物热等过敏反应症状较多见,偶见过敏性休克。头孢菌素类抗菌药物具有与青霉素类似的 β-内酰胺环,但其母核结构为 7-ACA,与青霉素相比,较少发生过敏反应,但某些头孢菌素与青霉素有着共同的侧链结构,与青霉素存在部分交叉过敏性(图 38-2)。本类药物禁用于对任何一种头孢菌素类抗菌药物有过敏史及有青霉素过敏性休克史的患者。

3. 肾毒性 尿素氮、肌酸、肌酐短暂性升高,偶见蛋白尿、血尿等肾损伤。第一代头孢菌素肾毒性较常见。头孢菌素类与氨基糖苷类、强效利尿药等具有肾毒性的药物合用时可加重肾损伤,应注意监测肾功能。

4. 肝毒性 少数患者用药后可出现天冬氨酸氨基转移酶、丙氨酸氨基转移酶一过性升高等肝炎、肝功能障碍表现。

5. 戒酒硫样反应(双硫仑样反应) 应用头孢菌素类抗生素后,饮用含有酒精的饮品(或接触酒精),因含硫甲基四氮唑基团的头孢菌素类可抑制乙醛脱氢酶,使体内"乙醛蓄积"而呈醉酒状,主要表现为面部潮红、头痛、腹痛、出汗、心悸、呼吸困难等症状,甚至诱发休克或死亡。因此,本类药物用药期间及治疗结束后 72 h 内应戒酒或避免摄入含酒精饮料。

6. 菌群失调 大剂量使用可致菌群失调,发生二重感染,还可能引起维生素 K 和维生素 B 缺乏。

7. 中枢神经系统反应 大剂量使用可出现头痛、头晕、复视、耳鸣、抽搐等神经系统反应。

8. 血液系统 偶见用药后血红蛋白下降、血小板减少、中性粒细胞减少、嗜酸性粒细胞增多等。头孢哌酮可导致低凝血酶原血症或出血,可合用维生素 K 预防出血。

9. 其他 肌内注射部位疼痛较明显,静脉注射可发生静脉炎。

四、其他 β-内酰胺类

碳青霉烯类(carbopenems)

碳青霉烯类是具有特定分子结构的非典型 β-内酰胺类抗生素,其结构与青霉素类的青霉环相似,但噻唑环上的 S 原子被 C 原子所替代,且 C_2 与 C_3 之间存在不饱和双键(图 38-3);另外,其 6 位羟乙基侧链为反式构象,这个构型特殊的基团,使该类化合物与通常青霉烯的顺式构象显著不同,其具有抗菌谱广、抗菌活性强、对多种 β-内酰胺酶稳定、耐药率低等特点,已成为临床治疗重症感染、多重耐药菌感染的一线药物。目前包括供注射用的亚胺培南(imipenem)、帕尼培南(panipenem)、美罗培南(meropenem)、比阿培南(biapenem)、厄他培南(ertapenem)、多立培南(doripenem)和供口服用的泰比培南前体药泰比培南酯(tebipenem pivoxil)。

亚胺培南是第一个用于临床的碳青霉烯类抗生素,单独应用,在体内易被肾脱氢肽酶-1(dehydropeptidase-1,DHP-1)所降解,产生肾毒性代谢产物,故临床上使用的是其与 DHP-1 抑制剂西司他丁(1∶1)的复合制剂,商品名为泰能(Tienam),以维持其稳定性,并减轻肾脏损害。其他的碳青霉烯类抗生素均对 DHP-1 稳定,不需使用酶抑制剂,在临床上可单独使用,除帕尼培南外。虽然帕尼培南对 DHP-1 稳定,但由于其单独使用时会在肾皮质蓄积,并导致肾小管坏死,需加入等量的近端肾小管有机阴离子输送系统抑制剂倍他米隆(betamipron)组成复方,抑制帕尼培南在肾皮质中的蓄积,以降低其肾毒性,商品名为克倍宁。

【抗菌作用】 该类药物对各种 G$^+$ 球菌、G$^-$ 杆菌(包括铜绿假单胞菌、不动杆菌属)和多数厌氧菌均有强大的抗菌作用;对 β-内酰胺酶具有高度的稳定性,对 ESBLs 亦稳定(但能被含金属的 β-内酰胺酶水解),对多重耐药 G$^-$ 杆菌,如产 ESBLs 肠杆菌科细菌亦具很强抗菌活性,但对 MRSA 和嗜麦芽窄食单胞菌等抗菌作用差。与其他碳青霉烯类抗菌药物相比,厄他培南抗菌谱相对较窄,对铜绿假单胞菌、不动杆菌属等非发酵菌抗菌作用差,但其 $t_{1/2}$ 较长,可一天给药一次。

【临床应用】 该类药物的临床适应证广,主要用于多重耐药但对本类药物敏感的需氧 G$^-$ 杆菌所致严重感染;脆弱拟杆菌等厌氧菌与需氧菌混合感染的重症患者;病原菌尚未查明的严重免疫缺陷患者感染的经验治疗。此外,厄他培南尚可用于社区获得性肺炎的治疗和直结肠择期手术的预防用药。美罗培南、帕尼培南-倍他米隆尚可用于年龄在 3 个月以上的细菌性脑膜炎患者。

【不良反应】

1. 神经系统毒性 剂量过大可出现头痛、耳鸣、肌阵挛、震颤、眩晕、感觉异常、意识障碍、癫痫等中枢神经系统症状。亚胺培南对中枢神经系统 γ-GABA 受体亲和力较大,最易引起神经毒性。

2. 肾损伤 亚胺培南和帕尼培南肾毒性较大,不可单用。且该类药物主要通过肾脏排泄,肾功能不全者及老年患者应用本类药物时应根据肾功能减退程度减量用药。

3. 胃肠道反应 以腹泻、恶心、呕吐等症状为主。

4. 过敏反应 如药疹、瘙痒、荨麻疹等。

5. 肝损伤 可引起丙氨酸氨基转移酶升高等。

青霉烯类(penems)

青霉烯类抗菌药物法罗培南(faropenem)结构与青霉素类的青霉环相似,只是 C$_2$ 与 C$_3$ 之间存在不饱和双键形成青霉烯环,C$_3$ 上引入四氢呋喃基侧链,其为非酯原型吸收型药物,对 β-内酰胺酶高度稳定,耐药菌株少,是青霉烯类中唯一既可口服又可注射的抗生素。

法罗培南对各种 PBPs 具有高亲和力,对链球菌属、甲氧西林敏感葡萄球菌等 G$^+$ 菌,流感嗜血杆菌、肠杆菌科细菌和拟杆菌属等厌氧菌具有良好抗菌活性;对包括 ESBLs 在内的大多数 β-内酰胺酶均稳定;临床适用于敏感菌所致的急性细菌性鼻窦炎、慢支急性细菌性感染加重、社区获得性肺炎以及单纯性皮肤及软组织感染。

头霉素类(cephamycins)

头霉素类是由链霉菌(streptomyces lactamdurans)产生的头霉素 C(cephamycin C),经半合成改造侧链制得的非典型 β-内酰胺类抗生素。其母核结构与头孢菌素母核结构 7-ACA 相似,主要是在 C$_{7a}$ 位上引入一个甲氧基。甲氧基的引入提高了药物对细菌 β-内酰胺酶的稳定性,尤其对产生 β-内酰胺酶的厌氧菌,如类杆菌有较高的稳定性。该类药物包括供注射用的头孢西丁、头孢美唑、头孢米诺(cefminox)、头孢替坦(cefotetan)、头孢拉宗(cefbuperazone)。

该类药物的抗菌谱和抗菌作用与第二代头孢菌素相仿,对脆弱拟杆菌等厌氧菌抗菌作用强,超过第三代头孢菌素。头霉素类对大多数 ESBLs 稳定,但其治疗产 ESBLs 的细菌所致感染的疗效未经证实。临床主要用于治疗需氧菌和厌氧菌引起的腹腔、盆腔、妇科的混合感染。

头霉素类具有头孢菌素的母核,且与某些头孢菌素类(如头孢噻吩、头孢呋辛)有着共同侧链结构,可发生交叉过敏反应。因此,禁用于对头霉素类及头孢菌素类抗菌药物有过敏史者。有青霉素类过敏史的患者确有应用指征时,必须充分权衡利弊后在严密观察下慎用。如以往曾发生青霉素休克的患者,则不宜再选用本品。此外,该类药物也可抑制乙醛脱氢酶的活性,引起戒酒硫样反应,服药期间应避免饮酒。

氧头孢烯类(oxacephems)

氧头孢烯类的母核结构与头孢菌素的母核 7-ACA 的结构相似,不同之处在于 5 位上的 S 被 O 所取代,7 位上引入反式甲氧基。代表药物有供注射用的拉氧头孢(latamoxef)和氟氧头孢(flomoxef)。

抗菌谱和抗菌作用与第三代头孢菌素相仿;对大多数 β-内酰胺酶稳定;血药浓度维持较持久,对细胞膜和组织穿透力强,组织分布广,可透过血脑屏障;主要以原型从肾排出;临床上主要用于敏感菌所致的血流感染、细菌性脑膜炎、下呼吸道感染、腹腔感染、盆腔感染和尿路感染以及厌氧菌与需氧菌的混合感染。

拉氧头孢结构中的 N-甲基四氮唑侧链,可抑制维生素 K 和凝血酶原合成,导致凝血酶原缺乏、血小板减少和功能障碍而引起出血,并可出现戒酒硫样反应。而氟氧头孢无此侧链,未发现致凝血功能障碍和戒酒硫样反应。该类药物与头孢菌素类抗生素有交叉过敏,对头孢菌素类药物过敏者慎用,对氧头孢烯类药物过敏的患者禁用。

单环 β-内酰胺类(monocyclic β-lactams)

单环 β-内酰胺类的结构中只有 β-内酰胺环(图 38-3),代表药物为氨曲南(aztreonam)。

氨曲南口服不吸收,需注射给药,肌内注射吸收完全,生物利用度高。体内分布广,能分布到全身组织和体液中,可透过胎盘屏障,不易透过血脑屏障,但脑膜炎时脑脊液中可达有效浓度。血浆蛋白结合率为 $56\%\sim60\%$,$t_{1/2}$ 为 $1.4\sim2.2$ h,$60\%\sim70\%$ 以原型从尿中排出,$6\%\sim16\%$ 由肝脏代谢为无活性物质。

该药能够快速通过需氧 G^- 菌细胞的外膜壁,对 PBP-3 具有高度亲和性,通过作用于 PBP-3,抑制细菌细胞壁的合成,导致细胞溶解和死亡,对肠杆菌科细菌、铜绿假单胞菌等需氧 G^- 菌具有良好抗菌活性,但对需氧 G^+ 菌和厌氧菌无抗菌活性。临床适用于敏感需氧 G^- 菌所致尿路感染、下呼吸道感染、血流感染、腹腔感染,盆腔感染和皮肤、软组织感染。其对多种质粒介导和染色体介导的 β-内酰胺酶稳定,与青霉素类、头孢菌素类交叉过敏反应少,可在密切观察下用于对青霉素类、头孢菌素类过敏的患者,但因与头孢他啶有着共同的侧链结构,存在交叉过敏反应(图 38-2),因此,有头孢他啶Ⅰ型过敏史者不应使用氨曲南。本品肾毒性低,可用于替代氨基糖苷类药物与其他抗菌药物联合治疗肾功能损害患者的需氧 G^- 菌感染。

五、β-内酰胺酶抑制剂及其复方制剂

β-内酰胺酶抑制剂(β-lactamase inhibitors)的结构与 β-内酰胺类抗生素相似,自身几乎无抗菌活性,但可作为自杀性底物与 β-内酰胺酶不可逆结合而抑制 β-内酰胺酶,保护 β-内酰胺类抗生素免受 β-内酰胺酶的水解。主要代表药物有克拉维酸(clavulanic acid,棒酸)、舒巴坦(sulbactam)、他唑巴坦(tazobactam)。其不可单用,需与青霉素类、头孢菌素类抗生素联合应用或制成复方制剂,增强抗菌作用(表 38-2)。选择配伍药物时,两药应有相似的药动学特征,有利于更好地发挥协同作用。在应用此类复方制剂前必须详细询问药物过敏史并进行青霉素皮肤试验,对青霉素类药物过敏者或青霉素皮肤试验阳性患者禁用。对以上合剂中任一成分有过敏史者禁用。

表 38-2 β-内酰胺类/β-内酰胺酶抑制剂复方制剂

β-内酰胺类		β-内酰胺酶抑制剂		给药途径
阿莫西林	0.5 g	克拉维酸	0.25 g	po
	0.25 g		0.125 g	
阿莫西林	1.0 g	克拉维酸	0.2 g	iv
替卡西林	3.0 g	克拉维酸	0.2 g	iv
	1.5 g		0.1 g	
氨苄西林	1.0 g	舒巴坦	0.5 g	im,iv
	0.5 g		0.25 g	
头孢哌酮	1.5 g	舒巴坦	1.5 g	

NOTE

β-内酰胺类		β-内酰胺酶抑制剂		给药途径
	0.5 g		0.5 g	
哌拉西林	4.0 g	他唑巴坦	0.5 g	iv
	3.0 g		0.375 g	
	2.0 g		0.25 g	

第二节 糖肽类抗生素

糖肽类抗生素(glycopeptide antibiotics)是一类由七肽骨架和糖基侧链组成的抗生素,包括第一代的万古霉素(vancomycin)、去甲万古霉素(norvancomycin)和替考拉宁(teicoplanin,肽可霉素,壁霉素)和第二代的特拉万星(telavancin)、奥利万星(oritavancin)和达巴万星(dalbavancin)。

万古霉素和去甲万古霉素

【药动学】 口服几乎不吸收,肌内注射可引起剧烈疼痛和组织坏死,使用时应稀释后静脉缓慢滴注给药。血浆蛋白结合率为30%~55%。可广泛分布于各种体液中,包括脑脊液、心包液、腹水、滑膜液、尿液等,但不易透过血脑屏障进入脑组织中,炎症时可进入脑脊液。约90%经肾小球滤过排泄。血浆 $t_{1/2}$ 为4~6 h。

【抗菌作用与机制】 万古霉素抑制细胞壁合成第二阶段中关键的转化反应,即以高亲和力结合到细菌细胞壁肽聚糖前体 UDP-胞壁酸五肽侧链末端-D-丙氨酰-D-丙氨酸(D-Ala-D-Ala),抑制细菌细胞壁生物合成中的转糖基和转肽反应,干扰细菌细胞壁肽聚糖前体的交叉联结,从而使细胞壁缺损,发挥杀菌效应。此外,其也具有一定增加细菌细胞膜通透性和选择性地抑制 RNA 合成的作用。

抗菌谱窄,对 G^+ 菌有强大的杀菌作用,包括 MRSA、MRSE、JK 棒状杆菌、肠球菌属、李斯特菌属、链球菌属、梭状芽孢杆菌等,对 G^- 菌和厌氧菌无效。

【临床应用】 静脉滴注给药,用于治疗耐药 G^+ 菌所致的严重感染,包括 MRSA 或耐甲氧西林凝固酶阴性葡萄球菌(MRCNS)、氨苄西林耐药肠球菌属及青霉素耐药肺炎链球菌所致感染;也可用于对青霉素类过敏患者的严重 G^+ 菌感染;粒细胞缺乏症并高度怀疑 G^+ 菌感染;脑膜炎败血黄杆菌感染。

口服给药可用于重症或经甲硝唑治疗无效的难辨梭状芽孢杆菌引起的伪膜性肠炎。

【耐药机制】 近年来,耐万古霉素肠球菌(vancomycin-resistant enterococcus,VRE)的临床分离率逐年上升。VRE 耐药机制是由于基因改变,使万古霉素作用靶点 D-Ala-D-Ala 被 D-丙氨酰-D-乳酸盐(D-ala-D-Lac)或 D-丙氨酰-D-丝氨酸(D-ala-D-Ser)被替代,与万古霉素的亲和力大大降低,导致耐药性的产生。VRE 可分为9种不同表型和基因型,分别为 VanA、VanB、VanC、VanD、VanE、VanG、VanL、VanM 和 VanN,其中 VanA 和 VanB 型耐药菌株在医院中占据了万古霉素耐药的主导地位,主要存在于粪肠球菌和屎肠球菌中,与临床关系密切。而且不同表型的细菌对糖肽类抗生素的敏感性存在差异。VanA 阳性的菌株对万古霉素和替考拉宁均有很高的耐药性,然而 VanB 阳性的菌株对万古霉素的耐药性变化较大,并且对替考拉宁仍然敏感。

此外,VRE 还可将耐药基因水平传递给其他肠球菌或其他种属 G^+ 菌,包括 MRSA,导致耐万古霉素金黄色葡萄球菌(vancomycin-resistant *Staphylococcus aureus*,VRSA)的出现,给临床治疗带来极大困难。

【不良反应】

1. **耳毒性** 耳鸣、听力减退,甚至耳聋,绝大多数为可逆性耳聋。其与药物纯度和血药浓度有关。当血药浓度大于80 mg/mL 时方会产生耳毒性。现随着药物纯度提高及用药的合理化,耳毒性发生率降低。

2. 肾毒性 肾小管损伤,早期可有蛋白尿、管型尿,继之可出现血尿、少尿等。其肾毒性与万古霉素剂量过大,过高的谷浓度有关;并与患者病理生理状态有关,如高龄、肥胖,伴有高血压、糖尿病、慢性肾功能不全等基础疾病以及感染性休克、严重外伤、烧伤等患者发生万古霉素肾毒性风险更高。

3. 红人综合征 万古霉素和去甲万古霉素静脉滴注速度过快可引起"红人综合征",常表现为面部、颈部以及上肢躯干部充血,出现潮红或红色皮疹,严重者可能导致呼吸困难、血管神经性水肿、血压下降等,可采用抗组胺药和肾上腺皮质激素治疗。

4. 血栓性静脉炎 因输入药液过浓或静脉滴注速度过快所致。

5. 血液系统 个别患者尚可发生一过性白细胞减少、血小板减少、嗜酸性粒细胞增多等。

替考拉宁(teicoplanin)

替考拉宁结构上与万古霉素不同在于其在肽骨架上多了脂肪酸侧链,提高了亲脂性,更易于渗入组织和细胞。其抗菌谱、抗菌作用及机制与万古霉素相似,但在治疗上,表现出比万古霉素更多的优势。

(1)口服不吸收,肌内注射后的生物利用度为94%。可以采用静脉注射或肌内注射方式给药,具有比万古霉素更方便的给药途径。

(2)$t_{1/2}$约为47 h,比万古霉素长,且具有较长的抗生素后效应,每天仅需注射一次。

(3)对金黄色葡萄球菌的抗菌活性与万古霉素相似,对肠球菌的抗菌活性强于万古霉素,且一些对万古霉素耐药的肠球菌仍对替考拉宁敏感。

(4)不良反应发生率较万古霉素小,特别是肾毒性明显降低。对老年人、新生儿、肾功能不全等其他不宜应用万古霉素者,治疗多重耐药的金黄色葡萄球菌和肠球菌感染性疾病时,首选可以考虑改用替考拉宁。

第三节 其他作用于细胞壁的抗生素

达托霉素(daptomycin)

达托霉素是由玫瑰孢链霉菌(*Streptomyces roseosporus*)产生的一种新型环脂肽类抗生素,具有两亲性的生物学特性,相对分子质量较大(1620.67)。

【药动学】 口服几乎不吸收,需静脉给药。血浆蛋白结合率为90%～93%,分布容积约为0.10 L/kg。组织穿透力差,不能透过血脑屏障,可被肺泡表面活性物质灭活,因此不用于治疗颅内感染和肺炎。主要以原型经肾排泄。$t_{1/2}$约为8 h,且存在抗生素后效应,每日只需给药1次。

【抗菌作用与机制】 快速杀菌剂,对葡萄球菌属(包括耐甲氧西林菌株),肠球菌属(包括万古霉素耐药菌株),链球菌属(包括青霉素敏感和耐药肺炎链球菌、A组溶血性链球菌、B组链球菌和草绿色链球菌),JK棒状杆菌,艰难梭状芽孢杆菌和痤疮丙酸杆菌等 G^+ 菌具有良好抗菌活性。对 G^- 菌无抗菌活性。

达托霉素通过钙离子(Ca^{2+})依赖的方式靶向 G^+ 菌细胞膜,通过干扰细胞膜磷脂的结构,影响多种重要细胞过程,其中细胞壁合成受到的影响最大,细胞壁的破损最终导致细胞裂解和细菌死亡。可能机制:①达托霉素与 Ca^{2+} 结合,形成带正电荷的复合物,通过静电作用与细胞膜中带负电荷的磷脂酰甘油(phosphatidylglycerol,PG)和心磷脂(cardiolipin,CL)等结合而插入细胞膜并发生寡聚化,形成离子通道或更大孔隙,使细胞内离子如 K^+ 外溢,造成细胞膜去极化,最终导致细胞死亡;②耗散膜电位,干扰合成细菌细胞壁肽聚糖的前体物摄取;③抑制 G^+ 菌细胞壁特有组成部分磷壁酸(LTA)合成。

【临床应用】 适用于 G^+ 菌引起的复杂性皮肤及软组织感染;金黄色葡萄球菌(包括甲氧西林敏感菌和甲氧西林耐药菌)导致的血流感染(菌血症),包括伴发右侧感染性心内膜炎患者,是治疗耐药 G^+

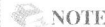

菌所致感染的一线用药。

【耐药机制】 细菌对本品不易产生耐药。

耐药机制与细菌细胞壁和细胞膜结构或电荷改变有关。膜磷脂 PG 是达托霉素与细胞膜相互作用的靶点。细菌降低 PG 的合成或增加其转化为赖氨酰磷脂酰甘油（L-PG）和 CL 的含量，进而改变细胞膜的刚性和流动性，从而耐受达托霉素；此外，细菌细胞壁结构的改变或细胞外膜适应机制也介导了达托霉素耐药。

【不良反应】

1. 肌肉骨骼系统 血清磷酸肌酸激酶（CPK）升高、肌痛、肌无力、横纹肌溶解。用药期间应对其肌痛或肌无力等进行监测，并在疗程中监测 CPK 水平，且应考虑暂停使用 HMG-CoA 还原酶抑制剂等可能导致横纹肌溶解症的药物。

2. 嗜酸性粒细胞肺炎 发热、咳嗽、气短和呼吸困难，严重者可出现进行性呼吸衰竭。

3. 过敏反应 主要包括皮疹、瘙痒、药物热、注射部位刺激、荨麻疹、呼吸困难等。

磷霉素（fosfomycin）

磷霉素是 1969 年从西班牙土壤中分离出的几种链霉菌（*S. fradiae*、*S. wedomorensis* 和 *S. viridochromogenes*）的发酵液中得到的一种广谱天然抗生素。其化学结构简单，分子量小，目前可由合成法制得。

【药动学】 磷霉素制剂分为口服制剂和注射制剂，口服制剂主要有磷霉素钙剂和磷霉素氨丁三醇散剂，注射制剂为磷霉素二钠盐。口服吸收率为 30%～40%。不与血浆蛋白结合，吸收后可广泛分布于组织和体液中，可透过血脑屏障进入脑脊液，炎症时可达血药浓度的 50% 以上。主要以原型经肾小球滤过排泄。$t_{1/2}$ 为 1.5～2.0 h。

【抗菌作用与机制】 磷霉素抗菌谱广，对 G^- 菌及 G^+ 菌均有效，对葡萄球菌属、链球菌属、肠球菌属、肠杆菌科细菌、沙雷菌属、志贺菌属、铜绿假单胞菌、肺炎克雷伯杆菌、嗜血杆菌属、变形杆菌属、产气杆菌和部分厌氧菌等具有良好的抗菌作用，但作用较青霉素和头孢菌素类弱。此外，本品对 MRSA、产 ESBLs 的大肠埃希菌、产 ESBLs 的肺炎克雷伯菌、部分 VRE 也有良好的抗菌活性。

磷霉素为繁殖期杀菌药，阻碍细胞壁肽聚糖合成的第一步反应。肽聚糖合成初期，需磷酸烯醇丙酮酸参与合成二磷酸尿嘧啶-N-乙酰葡糖胺丙酮酸盐。磷霉素分子结构与磷酸烯醇丙酮酸相似，可与丙酮酸-二磷酸尿嘧啶-乙酰葡糖胺转移酶（MurA）不可逆结合，抑制其活性，使细菌细胞壁的合成受阻而发挥杀菌作用。此外，磷霉素可破坏大肠埃希菌和铜绿假单胞菌等细菌生物被膜或抑制其形成；还可影响淋巴细胞功能，调节多种细胞因子分泌，抑制炎症反应。

由于其独特的抗菌机制及对生物被膜的作用，磷霉素与多种 β-内酰胺类、氨基糖苷类、喹诺酮类及大环内酯类等抗菌药物联合应用，均可呈现显著的协同抗菌作用，减少用药剂量和毒副作用的发生，同时可减少耐药菌株的产生。故临床常与其他药物联合应用于重度感染。

【临床应用】 本品单用适用于轻、中度感染；严重感染时常需与其他抗菌药物联用。

口服制剂磷霉素氨丁三醇主要用于治疗大肠埃希菌等肠杆菌科细菌和肠球菌所致急性单纯性膀胱炎，亦可用于预防尿路感染；磷霉素钙主要用于敏感菌所致肠道感染。

注射制剂用于治疗金黄色葡萄球菌、凝固酶阴性葡萄球菌（包括 MRCNS 株）和链球菌属、流感嗜血杆菌、肠杆菌科细菌和铜绿假单胞菌所致呼吸道感染、尿路感染、皮肤及软组织感染等。治疗严重感染时需加大治疗剂量并常需与其他抗菌药物联合应用，如治疗 MRSA 重症感染时与糖肽类抗菌药物联合。

【耐药机制】 耐药机制主要与以下几点有关：①靶酶 MurA 的变异或过度表达；②功能性转运蛋白的变异、缺失或表达下调，使磷霉素摄取减少；③磷霉素修饰酶的产生。

【不良反应】 不良反应轻微，耐受性好，主要有轻度的胃肠道反应，如恶心、纳差、中上腹部不适、稀便或轻度腹泻；偶可发生皮疹、血清氨基转移酶一过性升高、头晕、头疼等反应；停药后可恢复，严重不良反应少见,极个别患者可能出现过敏性休克。

章节案例
答案解析

章节案例

患者,男,45 岁。因发热、畏寒、咽痛、咳黄痰到医院门诊就诊。就诊时,体温 38.9 ℃,体检可见咽部明显充血,扁桃体肿大、充血,表面有黄色脓性分泌物,颌下淋巴结肿大、压痛,肺部未闻及明显干湿啰音。血常规结果显示白细胞和中性粒细胞计数、中性粒细胞百分比升高。门诊诊断为上呼吸道感染。询问病史无青霉素及头孢类药物过敏史。皮试结果阴性后,给予阿莫西林克拉维酸钾静脉滴注抗感染治疗。输液 20 min 左右患者出现面色苍白、出冷汗、心慌、胸闷、呼吸不畅、腹痛等症状,测血压 80/60 mmHg,心率 40 次/分。问:

1. 选用阿莫西林克拉维酸钾是否合适?使用时应注意什么?
2. 用药后出现了什么不良反应?为何会出现此不良反应?如何救治?

本章小结

作用于细菌细胞壁的抗生素主要包括 β-内酰胺类、糖肽类、磷霉素、达托霉素等,属于繁殖期杀菌药。本章重点内容为 β-内酰胺类抗生素。

β-内酰胺类抗生素是一类结构中具有 β-内酰胺环的抗菌药物,包括青霉素类、头孢菌素类和非典型的 β-内酰胺类。该类药物可与细菌体内的 PBPs 结合,干扰 PBPs 的转肽酶、转糖基酶和 D,D-羧肽酶功能,从而阻碍细胞壁合成的肽聚糖链的交叉联结过程,使细胞壁缺损。细菌产生 β-内酰胺酶,水解破坏 β-内酰胺环,是其主要耐药机制。为增强此类药物的抗菌作用,可合用 β-内酰胺酶抑制剂。

青霉素类是一类以 6-氨基青霉烷酸为母核的抗生素。天然青霉素 G 抗菌谱窄,主要作用于治疗敏感的 G^+ 菌、部分 G^- 球菌、螺旋体所致的各种感染;治疗指数高,但其降解产物作为致敏原,可致过敏反应,甚至引起过敏性休克,应注意防治。青霉素 G 经侧链改造后可半合成口服耐酸、耐酶、广谱青霉素和抗铜绿假单胞菌广谱青霉素。头孢菌素类的母核结构为 7-头孢氨基烷酸。该类药物发展迅速,从第一代至第五代,扩大了抗菌谱、增强了对 β-内酰胺酶的稳定性、减少了对肾的毒性;该类药物过敏反应发生率低于青霉素,但存在部分交叉过敏性。其他非典型 β-内酰胺类抗生素中除单环类抗菌谱窄,仅对需氧 G^- 菌具有良好抗菌活性外,碳青霉烯类、青霉烯类、头霉素类、氧头孢烯类对各种 G^+ 球菌、G^- 杆菌和多数厌氧菌均有抗菌作用;碳青霉烯类对多种 β-内酰胺酶具有高度稳定性,已成为临床治疗重症感染、多重耐药菌感染的一线药物。

目标检测

制剂及
用法用量

一、选择题(1~5 为单项选择题,6~10 为多项选择题)

1. β-内酰胺类抗生素的抗菌作用靶点是( )。

A. 细菌外膜 　　B. 细胞质 　　C. 细胞膜 　　D. DNA 回旋酶 　　E. PBPs

2. 青霉素 G 在体内的主要消除方式是( )。

A. 肾小管分泌 　　B. 肝脏代谢 　　C. 肾小球滤过

D. 胆汁排泄 　　E. 被肾脱氢肽酶-1 降解

3. 青霉素类共同的特点( )。

A. 主要用于革兰阳性菌感染 　　B. 耐 β-内酰胺酶 　　C. 耐酸口服有效

D. 抗菌谱广 　　E. 相互有交叉过敏反应,可致过敏性休克

4. 青霉素治疗可引起赫氏反应的是( )。

A. 咽炎 　　B. 梅毒或钩端螺旋体 　　C. 大叶性肺炎

D. 流行性脑脊髓膜炎 　　E. 草绿色链球菌心内膜炎

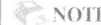

目标检测
答案

NOTE

5. 对青霉素过敏患者的革兰阴性菌感染宜选用( )。

A.头孢唑啉　　　B.头孢他啶　　　C.氨曲南　　　　D.克拉维酸　　　E.拉氧头孢

6. 青霉素作为首选药,可用于治疗( )。

A.梅毒 　　　　　　　　　　　　　　　　B.脑膜炎奈瑟菌引起的脑膜炎

C.溶血性链球菌感染所致扁桃体炎 　　　　D.气性坏疽

E.感染性心内膜炎的预防

7. 对第三代头孢菌素特点的叙述正确的是( )。

A.对铜绿假单胞菌和厌氧菌有效 　　　　　B.对革兰阳性菌作用不及第一、二代

C.血浆半衰期较长,体内分布广 　　　　　D.对 β-内酰胺酶稳定性高

E.对肾脏基本无毒性

8. 对克拉维酸的叙述正确的是( )。

A.β-内酰胺酶抑制剂

B.抗菌作用强

C.抗菌作用弱

D.与 β-内酰胺类抗生素合用可以使抗菌作用减弱

E.可与阿莫西林配伍应用

9. 对亚胺培南的叙述正确的是( )。

A.碳青霉烯类抗生素

B.抗菌谱广

C.对 β-内酰胺酶具有高度的稳定性

D.可单用于重症感染、多重耐药菌感染的治疗

E.具肾毒性

10. 下列哪些抗菌药物对耐甲氧西林金黄色葡萄球菌有抗菌作用?( )

A.头孢吡普　　　B.头孢氨苄　　　C.万古霉素　　　D.磷霉素　　　　E.达托霉素

二、问答题

1. 对青霉素类过敏是否可用头孢菌素类? 为什么?

2. 青霉素 G 和半合成青霉素有何异同点?

3. 试述 β-内酰胺类抗生素的耐药性产生机制。

（南昌大学　袁娟丽）

第三十九章　大环内酯类、林可霉素类、多肽类抗生素

 学习目标 ┃…

1. 掌握：大环内酯类、林可霉素类、多肽类抗生素抗菌作用及机制、临床应用及不良反应。
2. 熟悉：常用大环内酯类、林可霉素类抗生素抗菌特点和药动学特性。
3. 了解：大环内酯类抗生素耐药机制。

扫码看课件

┃第一节　大环内酯类抗生素┃

大环内酯类抗生素（macrolides antibiotics）是由链霉菌产生的含 14、15 和 16 元的大环内酯环抗生素。14 元大环内酯类抗生素包括红霉素、克拉霉素、罗红霉素、地红霉素、泰利霉素、喹红霉素等；15 元大环内酯类抗生素仅为阿奇霉素；16 元大环内酯类抗生素包括麦迪霉素、醋酸麦迪霉素、吉他霉素、乙酰吉他霉素、交沙霉素、螺旋霉素、乙酰螺旋霉素、罗他霉素等。本类抗生素目前有三代，第一代大环内酯类抗生素可口服，体内分布广，对大多数革兰阳性菌、某些革兰阴性菌和厌氧菌均有效，可用于对 β-内酰胺类抗生素过敏或耐药患者的治疗，以红霉素为代表。但第一代大环内酯类抗生素均属于抑菌剂，其弱点是抗菌谱窄，不耐酸，胃肠道反应和肝损害多见。第二代与第一代相比，具有抗菌谱广、生物利用度高、半衰期长、对酸稳定、不良反应少、抗生素后效应明显等优点。代表药有阿奇霉素、罗红霉素、克拉霉素等。第三代大环内酯类抗生素包括泰利霉素和喹红霉素，针对耐药菌活性较强。

一、大环内酯类抗生素共同特点

（1）抗菌谱窄，略广于青霉素，主要作用于需氧革兰阳性菌和革兰阴性球菌、厌氧菌、军团菌、衣原体和支原体等。

（2）细菌对本类各药间有不完全交叉耐药。

（3）碱性环境中抗菌活性较强，治疗尿路感染时常需碱化尿液。

（4）口服后不耐酸，酯化衍生物可增加口服吸收。

（5）血药浓度低，组织中浓度相对较高，痰液、皮下组织及胆汁中浓度明显高于血药浓度，但透过血脑屏障量少。

（6）主要经胆汁排泄，存在肝肠循环。

（7）毒性低微，口服后主要副作用为胃肠道反应，静脉注射易引起血栓性静脉炎。

二、耐药机制

1. 产生灭活酶　包括酯酶、磷酸化酶、甲基化酶、葡萄糖酶、乙酰转移酶和核苷转移酶等，通过水解作用、磷酸化、甲基化、乙酰化等作用改变药物的结构而失活。

2. 改变靶位结构　细菌通过耐药基因表达甲基化酶，改变核糖体上药物结合部位结构。

3. 摄入减少　改变细菌细胞膜成分，增强外膜屏障功能，减少大环内酯类药物的摄入。

4. 外排增加 通过基因编码产生外排泵,针对性地泵出摄入的大环内酯类抗生素。

三、常用大环内酯类药物

红霉素(erythromycin)

红霉素从链霉菌培养液中提取分离,红霉素是最早应用于临床的大环内酯类抗生素。

【抗菌作用及机制】 红霉素属快速抑菌剂,抗菌谱与青霉素相近,特点是对青霉素产生耐药性的菌株,对红霉素敏感。红霉素对革兰阳性菌如金黄色葡萄球菌及其耐药菌、表皮葡萄球菌、链球菌等抗菌作用强;对部分革兰阴性菌如奈瑟菌属、流感嗜血杆菌、百日咳鲍特菌、布鲁菌、军团菌等高度敏感;对某些螺旋体、肺炎支原体、立克次体、衣原体和螺杆菌也较敏感。作用机制主要是与细菌核糖体 50S 亚基不可逆性结合,抑制肽酰基转移酶,影响核糖体移位过程,妨碍肽链增长,抑制细菌蛋白质的合成。

【药动学】 红霉素不耐酸,pH<5 时易分解,口服吸收少,生物利用度为 $30\%\sim65\%$,故临床一般服用其肠衣片或酯化物。静脉给药可获较高的血药浓度。血浆蛋白结合率为 $70\%\sim90\%$,体内分布较广,在胆汁中浓度可达血药浓度的 $10\sim40$ 倍。不易透过血脑屏障,但当脑膜有炎症时,则可进入脑脊液。可透过胎盘屏障,但浓度较低。可以通过乳汁分泌。主要在肝脏代谢,经胆汁排泄,部分在肠道中被重吸收。消除 $t_{1/2}$ 为 $1.4\sim2$ h。

【临床应用】 临床常用于治疗耐青霉素的金黄色葡萄球菌感染和对青霉素过敏者,还用于上述敏感菌所致的各种感染,也能用于厌氧菌引起的口腔感染和肺炎支原体、肺炎衣原体等非典型病原体所致的呼吸道、泌尿生殖道感染。此外,对白喉患者,以红霉素及白喉抗毒素联用疗效显著。红霉素眼膏剂主要用于治疗沙眼、结膜炎及角膜炎。

【不良反应】 口服或静脉给药均可引起胃肠道反应,有些患者不耐受而不得不停药。少数患者可发生肝损害,表现为氨基转移酶升高、肝肿大及胆汁淤积性黄疸等,一般于停药后数日可自行恢复。个别患者可有过敏性药疹、药热、耳鸣、暂时性耳聋等。部分患者静脉给药偶引起血栓性静脉炎。

阿奇霉素(azithromycin)

阿奇霉素为半合成的 15 元大环内酯类抗生素。适用于敏感菌所引起的下列感染:支气管炎、肺炎等下呼吸道感染;皮肤和软组织感染;急性中耳炎;鼻窦炎、咽炎、扁桃体炎等上呼吸道感染。阿奇霉素可用于男女性传播疾病中由沙眼衣原体所致的单纯性生殖器感染。阿奇霉素亦可用于由非多重耐药淋球菌所致的单纯性生殖器感染及由杜克嗜血杆菌引起的软下疳(需排除梅毒螺旋体的合并感染)。每日口服给药一次,整片吞服,可与食物同时服用。消除 $t_{1/2}$ 为 $35\sim48$ h,为大环内酯类药物中 $t_{1/2}$ 最长者。药物不良反应轻,绝大多数患者能耐受。

地红霉素(dirithromycin)

地红霉素属 14 元大环内酯类抗生素,为红霉胺的前体药物。其抗菌谱与红霉素相似,对大多数革兰阳性杆菌的抗菌活性低于红霉素,但对百日咳鲍特菌的抗菌作用强于红霉素 4 倍。地红霉素有较红霉素优异的药动学性质:对酸稳定,对胃刺激较小;口服后平均消除 $t_{1/2}$ 为 44 h;组织浓度比血药浓度高 $20\sim40$ 倍;在体内经非酶水解,迅速转化成具有同样活性的红霉胺,不产生无活性代谢产物,主要由粪便与胆汁排泄,只有少量成分经尿排泄。地红霉素在体内能维持较长时间的高浓度,适用于 12 岁以上的患者,用于治疗由流感嗜血杆菌、卡他莫拉菌、肺炎链球菌引起的慢性支气管炎急性发作,由卡他莫拉菌、肺炎链球菌引起的急性支气管炎,由嗜肺军团菌、肺炎支原体、肺炎链球菌引起的社区获得性肺炎,由化脓性链球菌引起的咽炎和扁桃体炎,由金黄色葡萄球菌(甲氧西林敏感菌)、化脓性链球菌引起的单纯性皮肤和软组织感染。不良反应较少,主要为腹痛、头痛、恶心、腹泻、呕吐、消化不良等。12 岁以下儿童、孕妇和哺乳期妇女用药的安全性和有效性尚未确立。禁用于对地红霉素、红霉素和其他大环内酯类抗生素严重过敏的患者,不应用于患可疑或潜在菌血症的患者(因其不能提供有效的药物浓度到达治疗部位）。

克拉霉素（clarithromycin）

克拉霉素为半合成的 14 元环大环内酯类抗生素，又名甲红霉素，是红霉素的衍生物，化学名称为 6-O-甲基红霉素。抗菌谱与抗菌机制与红霉素相似，对金黄色葡萄球菌、链球菌、流感嗜血杆菌等的抗菌活性比红霉素强。对胃酸稳定，口服吸收迅速，生物利用度约为 55%。食物可稍延缓吸收，但不影响生物利用度。体内分布广泛，且组织中的药物浓度明显高于血药浓度。主要经粪及尿排出。消除 $t_{1/2}$ 为 4.4 h。临床应用与红霉素相同，与质子泵抑制剂（如奥美拉唑）、甲硝唑或阿莫西林联合应用作为根治胃幽门螺杆菌感染的方案之一。对红霉素或其他任何大环内酯类药物过敏者禁用。常见不良反应有胃肠道反应、过敏反应、暂时性氨基转移酶升高，停药后可恢复。

第二节　林可霉素类抗生素

林可霉素类抗生素包括林可霉素（lincomycin，洁霉素）和克林霉素（clindamycin，氯洁霉素）。林可霉素由链丝菌产生，克林霉素是林可霉素 7 位羟基被氯原子取代的半合成品。两者具有相同的抗菌谱和抗菌机制。但由于克林霉素口服吸收、抗菌活性、毒性和疗效均优于林可霉素，故临床较为常用。

【抗菌作用及机制】　两药的抗菌谱与红霉素类似，克林霉素的抗菌活性比林可霉素强 4～8 倍。最主要的特点是对各类厌氧菌有强大抗菌作用。对需氧革兰阳性菌有显著活性，对部分需氧革兰阴性球菌、人型支原体及沙眼衣原体也有抑制作用。但肠球菌、革兰阴性杆菌、肺炎支原体对本类药物不敏感。抗菌机制与大环内酯类抗生素相似，能与核糖体 50S 亚基结合，抑制肽酰基转移酶，使蛋白质肽链的延伸受阻。因此，林可霉素类与大环内酯类可互相竞争结合部位，出现拮抗作用，不宜合用。

【药动学】　克林霉素的口服吸收较林可霉素为好，生物利用度为 87%，且不受食物影响。血浆蛋白结合率为 90%，组织分布广，在骨组织尤其是骨髓中浓度高，但不透过血脑屏障，其消除 $t_{1/2}$ 约为 2.5 h，主要在肝代谢灭活，约 90% 经尿排出。

【临床应用】　可静脉滴注、肌内注射和口服给药。克林霉素主要用于厌氧菌（包括脆弱类杆菌、产气荚膜梭菌、放线菌等）引起的腹腔和妇科感染（常需与氨基糖苷类联合以消除需氧病原菌）。还用于敏感的革兰阳性菌引起的呼吸道、关节和软组织、骨组织、胆道等感染及败血症、心内膜炎等，是金黄色葡萄球菌引起的骨髓炎的首选治疗药物。

【不良反应】　肌内注射后，在注射部位偶可出现轻微疼痛、硬结及无菌性脓肿。长期静脉滴注应注意静脉炎的出现。偶见恶心、呕吐、食欲减退、腹痛、腹泻等胃肠道反应，1%～2% 的患者可出现假膜性肠炎，多见于林可霉素。少数患者可出现药物性皮疹，偶见剥脱性皮炎。偶可引起一过性氨基转移酶升高、粒细胞减少、血小板减少等。

第三节　多肽类抗生素

多肽类抗生素（polypeptide antibiotics）是具有多肽结构特征的一类抗生素，包括多黏菌素类（多黏菌素 B、多黏菌素 E）、杆菌肽类（杆菌肽、短杆菌肽）和万古霉素。

多黏菌素类

从多黏杆菌属不同的细菌中分离出的一组抗生素，根据其化学结构的不同可分为多黏菌素 A、多黏菌素 B、多黏菌素 C、多黏菌素 D、多黏菌素 E、多黏菌素 K、多黏菌素 M 和多黏菌素 P 共 8 种，其中仅多黏菌素 B 和多黏菌素 E 的毒性较低，可用于临床，其余均因毒性过大而不能在临床应用。多黏菌素 B

NOTE

及多黏菌素 E 在 20 世纪 60 年代曾被用于治疗重症铜绿假单胞菌或其他革兰阴性杆菌感染,由于新的、低毒、疗效好的抗生素陆续问世,此两药已被替代,不过当上述细菌对其他抗生素耐药而对此两药敏感时,仍可作为备选的药物。

【作用机制】 此类抗生素主要作用于敏感菌的胞质膜。药物的环形多肽部分的氨基与细菌胞质膜脂多糖的 2 价阳离子结合点产生静电相互作用,使膜的完整性被破坏,药物的脂肪酸部分得以穿透胞质膜,进而使胞质膜的通透性增加,导致胞质内的磷酸、核苷等小分子外逸,引起细胞功能障碍,直至死亡。革兰阳性菌外层有厚的细胞壁,可以阻止药物进入细菌体内,故此类抗生素对其无效。

【药动学】 两药主要从肾脏排泄。多黏菌素 B 硫酸盐排泄较慢,进入体内后有一定的延滞时间。注射后开始的 12 h 仅有药量的 0.1% 从尿中排出,但继续用药后则尿中排泄量增加,尿中可回收总量的 60%;多黏菌素 E 甲烷磺酸钠排泄较快,注射给药 8 h 后,总量的 40% 从尿中排出。在肾功能不良时,两药的消除 $t_{1/2}$ 明显延长,必须减少药量。多黏菌素 B 硫酸盐的消除 $t_{1/2}$ 为 6 h,多黏菌素 E 甲烷磺酸钠的消除 $t_{1/2}$ 为 1.6~2.7 h。两药在体内均不能进入胸水、腹水、房水或脑脊液,用于治疗革兰阴性杆菌性脑膜炎时需用鞘内给药的方法。

【临床应用】 主要用于铜绿假单胞菌引起的败血症、泌尿道和烧伤创面感染。还可用于大肠埃希菌、肺炎杆菌等革兰阴性杆菌所致的脑膜炎、败血症等。与利福平、磺胺类和甲氧苄啶合用,可提高治疗多重耐药革兰阴性杆菌感染的疗效。口服用于肠道术前准备和消化道感染。

【不良反应】 常用量下即发生明显不良反应,多黏菌素 B 不良反应重于多黏菌素 E。

1. 肾毒性 较为突出,多发生于用药后 4 天。肾小管上皮细胞受损,出现蛋白尿、血尿、管型尿、氮质血症,重者出现急性肾小管坏死、肾功能衰竭。及时停药后部分可恢复,部分可持续 1~2 周。血液透析可清除部分药物。

2. 神经毒性 程度不同,轻者出现头晕、面部麻木和周围神经炎,重者出现意识混乱、昏迷、共济失调、可逆性神经肌肉麻痹等症状,停药后可消失。

3. 过敏反应 表现为瘙痒、皮疹、药热等,吸入给药引起哮喘。

4. 其他 肌内注射可致肌肉疼痛,静脉给药引起静脉炎。偶可诱发肝毒性和粒细胞减少。

章节案例
答案解析

章节案例

患儿,男,1 岁 5 个月。因受凉后发热达 39 ℃ 和剧烈咳嗽伴呕吐入院。体检见急性病容,呼吸困难,口唇发绀,胸片显示肺纹理模糊增粗,双肺散在斑片状阴影,肺炎支原体抗体 IgM 阳性。诊断为支原体肺炎。给予阿奇霉素抗感染治疗(10 mg/(kg·d)),连用 5 天为 1 个疗程。

1. 大环内酯类药物的共同点有哪些?

2. 肺炎支原体肺炎可以选择哪类药物治疗?用药依据是什么?

知识拓展

本章小结

大环内酯类抗生素中 14 元大环内酯类抗生素包括红霉素、克拉霉素、罗红霉素、地红霉素等;15 元大环内酯类为阿奇霉素;16 元大环内酯类为麦迪霉素、醋酸麦迪霉素、吉他霉素、乙酰吉他霉素、交沙霉素、螺旋霉素、乙酰螺旋霉素等。共同特点:①抗菌谱窄,比青霉素略广,主要作用于需氧革兰阳性菌和革兰阴性球菌、厌氧菌、军团菌、衣原体和支原体等。②细菌对本类各药间有不完全交叉耐药。③碱性环境中抗菌活性较强,治疗尿路感染时常需碱化尿液。④口服后不耐酸,酯化衍生物可增加口服吸收。⑤血药浓度低,组织中浓度相对较高,痰、皮下组织及胆汁中浓度明显超过血药浓度,但透过血脑屏障量少。⑥主要经胆汁排泄,进行肝肠循环。⑦毒性低微。红霉素作用机制主要是与细菌核糖体 50S 亚基相结合,抑制肽酰基转移酶,影响核糖体的移位过程,妨碍肽链增长,抑制细菌蛋白质的合成。对革兰阳性菌如金黄色葡萄球菌及其耐药菌、表皮葡萄球菌、链球菌等抗菌作用强;对部分革兰阴性菌如奈瑟菌属、流感嗜血杆菌、百日咳鲍特菌、布鲁菌、军团菌等高度敏感;对某些螺旋体、肺炎支原体、立克次体、衣

NOTE

原体和螺杆菌也较敏感。临床常用于治疗耐青霉素的金黄色葡萄球菌感染和对青霉素过敏者,还用于上述敏感菌所致的各种感染,也能用于厌氧菌引起的口腔感染和肺炎支原体、肺炎衣原体等非典型病原体所致的呼吸道、泌尿生殖道感染。此外,对白喉患者,以红霉素及白喉抗毒素联用效显著。红霉素眼膏剂主要用于治疗沙眼结膜炎及角膜炎。阿奇霉素适用于敏感菌所引起的下列感染:支气管炎、肺炎等下呼吸道感染;皮肤和软组织感染;急性中耳炎;鼻窦炎、咽炎、扁桃体炎等上呼吸道感染。阿奇霉素可用于男女性传播疾病中由沙眼衣原体所致的单纯性生殖器感染。林可霉素类抗生素包括林可霉素和克林霉素。抗菌机制:与核糖体 50S 亚基结合,抑制肽酰基转移酶,使蛋白质肽链的延伸受阻。克林霉素主要用于厌氧菌引起的腹腔和妇科感染,还用于敏感的革兰阳性菌引起的呼吸道、关节和软组织、骨组织、胆道等感染及败血症、心内膜炎等。

目标检测

制剂及
用法用量

目标检测
答案

一、选择题(1～5 为单项选择题,6～10 为多项选择题)

1. 下列对大环内酯类抗生素的描述错误的是(　　)。

A. 细菌对本类药物有完全的交叉耐药性　　　　B. 不易透过血脑屏障

C. 抗菌谱窄,比青霉素略广　　　　D. 可透过胎盘屏障

E. 酯化衍生物可增加口服吸收

2. 军团菌感染治疗首选的药物是(　　)。

A. 氯霉素　　　B. 红霉素　　　C. 庆大霉素　　　D. 四环素　　　E. 青霉素 G

3. 治疗金黄色葡萄球菌引起的化脓性骨髓炎首选(　　)。

A. 头孢唑林　　　B. 多黏菌素 E　　　C. 链霉素　　　D. 克林霉素　　　E. 红霉素

4. 万古霉素的抗菌作用机制是(　　)。

A. 干扰细菌的叶酸代谢　　　　B. 影响细菌细胞膜的通透性

C. 抑制细菌蛋白质的合成　　　　D. 抑制细菌核酸代谢

E. 阻碍细菌细胞壁的合成

5. 红霉素的主要不良反应是(　　)。

A. 耳毒性　　　B. 肝损伤　　　C. 胃肠道反应　　　D. 过敏反应　　　E. 二重感染

6. 红霉素的特点包括(　　)。

A. 与核糖体 50S 亚基结合,抑制蛋白质合成

B. 口服难吸收

C. 主要用于耐青霉素的金黄色葡萄球菌感染和青霉素过敏者

D. 主要用于革兰阴性杆菌感染

E. 对革兰阳性菌有强大抗菌作用,对多数革兰阴性菌不敏感

7. 不属于大环内酯类抗生素的是(　　)。

A. 罗红霉素　　　B. 克拉霉素　　　C. 阿奇霉素　　　D. 大观霉素　　　E. 多西环素

8. 克林霉素的抗菌谱包括(　　)。

A. 革兰阴性杆菌　　　　B. 耐青霉素金黄色葡萄菌　　　　C. 革兰阳性球菌

D. 真菌　　　　E. 多数厌氧菌

9. 对大环内酯类敏感的细菌有(　　)。

A. 革兰阳性菌　　　　B. 革兰阴性球菌

C. 大肠埃希菌、变形杆菌　　　　D. 军团菌

E. 肺炎支原体

10. 对林可霉素、克林霉素描述错误的是(　　)。

A. 两药对革兰阴性菌大多无效　　　　B. 林可霉素与红霉素合用呈拮抗作用

NOTE

C. 林可霉素口服吸收较克林霉素好   D. 治疗厌氧菌无效

E. 林可霉素抗菌作用强于克林霉素

二、问答题

红霉素抗菌机制是什么？哪些细菌对红霉素敏感？

（济宁医学院　王光辉）

第四十章　氨基糖苷类抗生素

扫码看课件

 学习目标

1. 掌握:氨基糖苷类抗生素药动学特性、抗菌作用及机制、临床应用、不良反应及用药注意事项。
2. 熟悉:链霉素、庆大霉素的抗菌作用特点及临床应用。
3. 了解:卡那霉素、妥布霉素、阿米卡星、奈替米星、大观霉素等的抗菌作用特点及临床应用。

氨基糖苷类(aminoglycosides)抗生素是由氨基醇环和氨基糖分子经苷键结合而成的高效有机碱类抗生素,氨基糖与氨基环醇是这类抗生素共性的基础,在革兰阴性杆菌、结核分枝杆菌等敏感菌的治疗中发挥重要作用。氨基糖苷类抗生素分天然和半合成两大类。天然来源的由链霉菌和小单孢菌合成,包括链霉素、卡那霉素、妥布霉素、大观霉素、新霉素、庆大霉素、小诺米星、西索米星等。人工半合成的氨基糖苷类抗生素主要包括如奈替米星、异帕米星、依替米星、卡那霉素 B、阿贝卡星、依替米星等。

一、氨基糖苷类抗生素共性

【药动学】

1. 吸收　极性和解离度较大,口服后胃肠道难以吸收,肌内注射吸收迅速而完全,给药后 0.5～1.5 h 达到峰浓度。

2. 分布　除链霉素外,其他的氨基糖苷类抗生素血浆蛋白结合率均低于 10%,主要分布在细胞外液及胸腔液、腹腔液、心包液等中。氨基糖苷类抗生素在肾皮质及内耳的淋巴液中蓄积导致浓度很高,肾皮质药物浓度可超过血药浓度的 10～50 倍,在内耳淋巴液中的药物浓度下降很慢,这是引发耳毒性和肾毒性的主要原因。此类药物不易透过血脑屏障,可通过胎盘进入胎儿血浆和羊水,不能渗入机体细胞内。

3. 代谢　氨基糖苷类抗生素在体内不被代谢。

4. 排泄　大部分以原型通过肾小球滤过排出,肾小管不吸收(除奈替米星外),故尿液中药物浓度极高,对敏感菌导致的尿路感染的治疗有利。药物消除 $t_{1/2}$ 为 2～3 h,肾功能减退时 $t_{1/2}$ 明显延长。

【抗菌作用及机制】　氨基糖苷类抗生素对多种需氧 G^- 杆菌有效。对大肠埃希菌、铜绿假单胞菌、变形杆菌、克雷伯菌属、肠杆菌属、志贺菌属等有很强的抗菌作用;对沙雷菌属、沙门菌、产碱杆菌属、嗜血杆菌也有一定抗菌作用;对 G^+ 球菌作用较差。但庆大霉素、阿米卡星等对产酶和不产酶的金黄色葡萄球菌及耐甲氧西林金黄色葡萄球菌等革兰阳性菌敏感;链霉素对溶血性链球菌、草绿色链球菌、肠球菌等革兰阳性球菌敏感;庆大霉素、妥布霉素和阿米卡星对铜绿假单胞菌抗菌作用强;链霉素、卡那霉素对结核分枝杆菌敏感;阿米卡星对非典型结核分枝杆菌敏感。氨基糖苷类抗生素为快速静止期杀菌剂,杀菌特点:①杀菌速率与持续时间与浓度正相关;②仅对需氧菌有效,且抗菌活性明显高于其他类药物;③在碱性环境中抗菌活性增强;④有明显的抗生素后效应(PAE);⑤初次接触效应,细菌首次接触时被迅速杀死,未被杀死的细菌再次或多次接触同种类型抗生素时,杀菌效应明显降低。

氨基糖苷类抗生素的作用机制主要是抑制细菌蛋白质的合成,还可以通过抑制细胞膜蛋白质合成,增加细胞膜通透性后导致重要物质外漏引发细菌死亡。氨基糖苷类抗生素对细菌蛋白质合成的影响包括核蛋白体循环的三个重要阶段。①起始阶段:氨基糖苷类与细菌核糖体 30S 亚基结合,抑制 30S 始动复合物的形成,也可抑制 70S 始动复合物的形成,从而抑制蛋白质合成的起始阶段。②肽链延伸阶段:该类药物能与 30S 亚基上的靶蛋白 P$_{10}$结合,造成 A 位歪曲,错译 mRNA 上的密码,导致合成异常的、无功能的蛋白质。③终止阶段:阻碍终止因子进入 A 位,使已合成的肽链不能释放,并阻止 70S 亚基解离,同时造成菌体内核糖体的耗竭,核糖体循环利用受阻,见图 40-1。

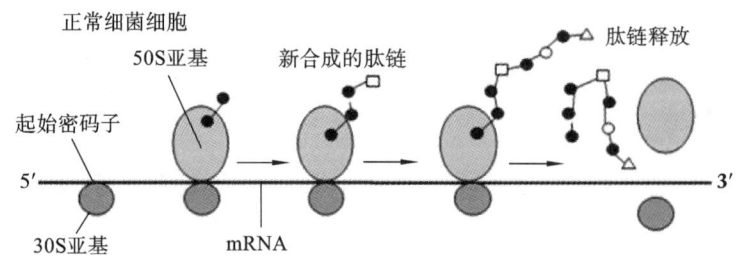

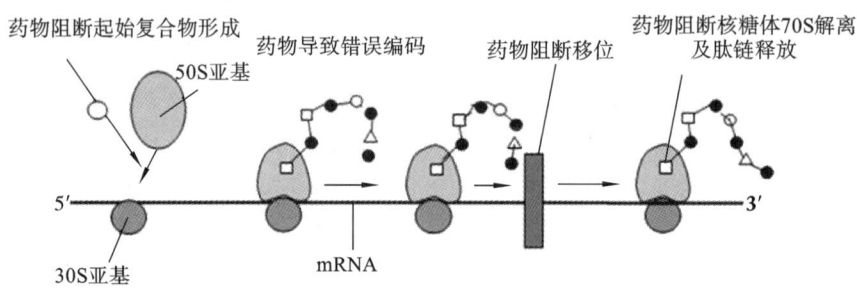

图 40-1 氨基糖苷类抗生素的抗菌作用机制

【耐药机制】 细菌对氨基糖苷类抗生素容易产生耐药性,该类药物之间可产生完全或部分交叉耐药性,其机制如下:①产生修饰性钝化酶:通过乙酰化酶、腺苷化酶和磷酸化酶将乙酰基、腺苷和磷酸连接到氨基糖苷类抗生素的氨基或羟基,药物结构的改变导致药物不能结合核糖体而失去抗菌活性。②改变膜通透性:此机制可引起细菌对氨基糖苷类抗生素非特异性耐药,一是膜孔蛋白在表达或结构上的改变,降低了细胞外膜对药物的通透性;二是由于改变了氧依赖性主动转运系统,减少了药物经细菌细胞膜的摄取。③靶位修饰:细菌核糖体 30S 亚基上 S12 蛋白质的一个氨基酸被替代,使该靶蛋白与氨基糖苷类抗生素亲和力明显降低。另外,细菌可以通过体内 16S rRNA 甲基化修饰 30S 亚基,产生高水平耐药。

【临床应用】

(1)敏感需氧 G$^-$杆菌引起的感染,例如脑膜炎、呼吸道、泌尿系统、皮肤及软组织、胃肠道、创伤、烧伤以及骨关节感染等。对于败血症、肺炎、脑膜炎等严重感染,需联合广谱半合成青霉素、第三代头孢菌素及氟喹诺酮类抗生素。

(2)口服给药用于消化道感染、肝性脑病、肠道术前准备等。

(3)链霉素、卡那霉素可用于治疗结核病。

【不良反应及注意事项】

1. 耳毒性 氨基糖苷类抗生素耳毒性产生的机制:内耳淋巴液中药物浓度较高,引起细胞膜上钠泵功能障碍,损害内耳柯蒂器内、外毛细胞的能量产生及利用,毛细胞和前庭感觉细胞受损。耳毒性反应的发生率为 15%～25%,包括前庭神经和耳蜗听神经损伤。前庭神经损伤表现为眩晕、恶心、呕吐、眼球震颤和共济失调,其发生率依次为新霉素＞卡那霉素＞链霉素＞西索米星＞庆大霉素＞妥布霉素＞奈替米星＞依替米星。耳蜗听神经功能损伤可引起耳鸣、听力减退和永久性耳聋,其发生率依次为新霉素＞卡那霉素＞阿米卡星＞西索米星＞庆大霉素＞妥布霉素＞链霉素＞依替米星。为了防止、减少耳毒性,疗程中应密切观察患者是否有耳鸣、眩晕等先兆症状的出现,自觉症状不明显者可做听力检测。

NOTE

儿童和老人用药更需谨慎,前者表述不详,后者容易被生理性耳聋所掩盖,超越一定程度易导致永久性耳聋。应避免与其他耳毒性药物合用,如强效利尿药、万古霉素、甘露醇等有耳毒性的药物合用。孕妇尽量不用,以免影响胎儿发育。

2. 肾毒性　氨基糖苷类抗生素是诱发药源性肾功能衰竭的最常见因素。由于该类药物在肾皮质高浓度蓄积,可损伤近曲小管上皮细胞,引起肾小管肿胀、坏死,出现蛋白尿、管型尿、血尿,严重者可出现无尿、氮质血症、肾功能衰竭等症状。发生原因是氨基糖苷类抗生素经肾小球滤过,被近曲小管上皮细胞吞噬,积聚在溶酶体内,溶酶体因肿胀而破裂,使大量氨基糖苷类抗生素和溶酶体酶释放,溶酶体酶可造成线粒体损害而减少能量产生。大量氨基糖苷类抗生素与 Ca^{2+} 络合,干扰钙调节转运过程,导致肾小管上皮细胞肿胀、坏死。其发生率依次为新霉素＞卡那霉素＞庆大霉素＞妥布霉素＞阿米卡星＞链霉素＞依替米星,为了防止、减少肾毒性,应避免与两性霉素 B、杆菌肽、第一代头孢菌素类、多黏菌素 B、万古霉素等药物合用。

3. 神经肌肉阻断作用　与给药量和给药途径有关,常见于大剂量胸膜内、腹膜内或静脉给药。氨基糖苷类抗生素可与体液中的 Ca^{2+} 络合,降低了组织 Ca^{2+} 浓度,或与突触前膜钙结合部位结合,抑制节前神经末梢 ACh 的释放,阻断神经肌肉接头处信息传递,最终引起心肌抑制、血压下降、肢体瘫痪和呼吸抑制(导致死亡的主要原因)。解救时静脉注射钙剂(氯化钙或葡萄糖酸钙)和新斯的明。避免合用肌肉松弛药和全身麻醉药等。

4. 过敏反应　表现为皮疹、发热、血管神经性水肿、口周发麻、嗜酸性粒细胞增多等,重者导致过敏性休克。链霉素过敏反应发生率仅次于青霉素,病死率较青霉素高,故使用前应做皮肤试验,抢救时静脉注射钙剂及肾上腺素等药物。

二、常用氨基糖苷类抗生素

链霉素(streptomycin)

1943 年从链霉菌中获得并且用于临床的第一个氨基糖苷类抗生素,也是最早的抗结核病药物,开创了抗结核治疗的新纪元。链霉素口服不吸收,肌内注射吸收快,30～45 min 达到峰浓度,血浆蛋白结合率为 35%,$t_{1/2}$ 为 2～3 h。链霉素的临床用途:①治疗结核病(一线药);②与四环素联合为治疗鼠疫和兔热病的首选药,也可治疗布鲁菌病;③与青霉素合用治疗溶血性链球菌、草绿色链球菌或肠球菌引起的心内膜炎。链霉素最常见的不良反应为耳毒性,表现为头晕、呕吐、耳鸣、平衡失调和眼球震颤等症状,重者可致永久性耳聋。其次为神经肌肉阻断作用。也可引起皮疹、发热、血管神经性水肿等过敏反应。肾毒性较少见,但肾功能不全者慎用。

庆大霉素(gentamicin)

抗菌谱比链霉素广,对铜绿假单胞菌、沙雷菌属等大多数革兰阴性杆菌及金黄色葡萄球菌等少数革兰阳性球菌的杀菌作用强。耐药性产生较慢,但近年来耐药菌株已迅速增加。临床应用:①注射用药治疗敏感菌所致的全身感染;②口服可治疗肠炎、菌痢、伤寒及手术前肠道消毒;③局部用于眼、耳鼻喉感染及皮肤、黏膜表面感染。庆大霉素最严重的不良反应为耳毒性,也易引起肾毒性,少数人甚至发生肾功能衰竭。此外还有过敏反应和神经肌肉阻断作用,故不宜静脉推注或大剂量快速静脉滴注。

卡那霉素(kanamycin)

卡那霉素有 A、B、C 三种组分,以卡那霉素 A 为主。对革兰阴性杆菌、敏感金黄色葡萄球菌、结核分枝杆菌有一定的抗菌作用。目前主要用于治疗耐药金黄色葡萄球菌及敏感革兰阴性杆菌引起的感染,也可作为抗结核病治疗的二线药物,还可口服作为术前肠道准备。该药的耳毒性和肾毒性较大,用药注意血药浓度的监测,肾功能不良者禁用。

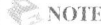

妥布霉素(tobamycin)

抗菌谱与庆大霉素相似,对铜绿假单胞菌的抗菌活性比庆大霉素强,对庆大霉素耐药的铜绿假单胞菌仍有效,对金黄色葡萄球菌的作用与庆大霉素相似,对其他 G⁻ 杆菌作用弱于庆大霉素。临床主要用于治疗敏感菌引起的菌血症,下呼吸道、腹腔、皮肤、软组织、尿路感染等。不良反应主要表现为耳毒性和肾毒性,但比庆大霉素轻微。

大观霉素(spectinomycin)

大观霉素为链霉菌产生的一种氨基环醇类抗生素。抗菌谱窄,对淋病奈瑟菌(淋球菌)有很强的抗菌活性。临床应用于无并发症的淋病感染(唯一适应证),仅用于对一线药物如青霉素、四环素等耐药的淋病,或对 β-内酰胺类抗生素、喹诺酮类抗生素不能耐受或者过敏的患者。

阿米卡星(amikacin)

阿米卡星又名丁胺卡那霉素,是卡那霉素的衍生物。对铜绿假单胞菌等 G⁻ 杆菌、金黄色葡萄球菌均有强大的抗菌作用,对非典型结核分枝杆菌敏感。该药突出的优点是具有较好的耐酶性,对细菌所产生的钝化酶稳定。临床主要用于治疗对其他氨基糖苷类抗生素耐药的菌株所致的严重感染。不良反应主要表现为耳蜗神经损害,少数患者可引起前庭功能的损害,应注意监测听力与血药浓度。肾毒性较庆大霉素和妥布霉素轻,偶见皮疹、药物热等。

奈替米星(netilmicin)

抗菌谱与庆大霉素相似,但对耐庆大霉素和妥布霉素的耐药菌仍有较好的抗菌作用。对多种氨基糖苷钝化酶稳定。耳毒性、肾毒性比庆大霉素、卡那霉素、妥布霉素、阿米卡星等轻微。

依替米星(etimicin)

依替米星为新的半合成水溶性氨基糖苷类抗生素。抗菌谱广、抗菌活性强、毒性低。对大部分 G⁻ 菌和 G⁺ 菌有良好的抗菌作用,耳毒性、肾毒性和神经肌肉阻断作用较低,目前为止依替米星是氨基糖苷类药物中不良反应发生率最低的药物。

章节案例

患儿,3岁,因发热 39 ℃和大量水样腹泻于某诊所就诊,诊断为细菌性肠炎,口服 4 万单位庆大霉素 4 支×4 天,第 5 天晨起抓耳挠腮、哭闹入院,听力检测结果显示双耳听力下降,诊断为突发性耳聋。

1. 患儿突发性耳聋的原因是什么?
2. 氨基糖苷类抗生素主要不良反应有哪些?
3. 氨基糖苷类抗生素用药注意事项有哪些?

章节案例
答案解析

知识拓展

本章小结

氨基糖苷类抗生素主要影响菌体蛋白质合成过程中核蛋白体循环三个重要环节,抑制细菌蛋白质的合成,也可以抑制细菌细胞膜蛋白合成,增加其通透性后导致重要物质外漏引发细菌死亡。其耐药性与产生修饰化学结构的钝化酶、降低细胞膜的通透性和靶位蛋白修饰有关。临床应用包括敏感需氧 G⁻ 杆菌引起的感染,结核病治疗、胃肠道感染及术前用药等。主要不良反应为耳毒性、肾毒性、神经肌肉接头阻断作用和过敏反应。主要药物包括链霉素、庆大霉素、卡那霉素、妥布霉素、阿米卡星、奈替米星、依替米星等。链霉素对多种 G⁻ 杆菌具有强大杀灭作用,鼠疫和兔热病(土拉菌病)治疗为首选药,也是治疗结核病的重要药物,联合青霉素类药物用于溶血性链球菌心内膜炎治疗。庆大霉素抗菌谱比

NOTE

链霉素广,对铜绿假单胞菌、沙雷菌属等大多数革兰阴性杆菌及金黄色葡萄球菌等少数革兰阳性球菌的杀菌作用强。耐药性产生较慢,但近年来耐药菌株已迅速增加。临床用于敏感菌所致的全身感染、肠炎、菌痢、伤寒及手术前肠道消毒,眼、耳鼻喉感染及皮肤黏膜表面感染。依替米星抗菌谱广、抗菌活性强、毒性低。对大部分 G^- 菌和 G^+ 菌有良好的抗菌作用,耳毒性、肾毒性和神经肌肉阻断作用较低,目前依替米星是氨基糖苷类药物中不良反应发生率最低的药物。

制剂及
用法用量

目标检测
答案

目标检测

一、选择题(1~5 为单项选择题,6~10 为多项选择题)

1. 氨基糖苷类抗生素耳毒性和肾毒性的药动学基础是( )。

A. 胃肠道吸收少

B. 在肾皮质和内耳淋巴液中蓄积浓度很高

C. 尿液中浓度高

D. 可透过胎盘屏障

E. 肾小管重吸收增加

2. 氨基糖苷类抗生素的消除途径是( )。

A. 被单胺氧化酶代谢   B. 以原型经肾小球滤过排出

C. 以原型经肾小管分泌排出   D. 经肝药酶氧化

E. 与葡萄糖醛酸结合后排出

3. 氨基糖苷类抗生素的主要作用机制是( )。

A. 干扰细菌的叶酸代谢

B. 作用于细菌核蛋白体 50S 亚基,干扰蛋白质的合成

C. 作用于细菌核蛋白体 30S 亚基,干扰蛋白质的合成

D. 干扰细菌 DNA 的合成

E. 抑制细菌细胞壁的合成

4. 庆大霉素用药后出现眩晕、恶心、呕吐和眼球震颤,可能是发生( )。

A. 锥体外系反应   B. 耳毒性   C. 肾毒性

D. 神经肌肉接头阻断   E. 过敏反应

5. 重症肌无力患者使用氨基糖苷类抗生素后肌无力现象加重,下列解释最合理的是( )。

A. 氨基糖苷类抗生素增加抗 Ach 烟碱受体的抗体浓度

B. 氨基糖苷类抗生素增强胆碱酯酶的活性,加速 Ach 代谢

C. 氨基糖苷类抗生素与突触前膜钙结合部位结合,抑制节前神经末梢 Ach 的释放

D. 氨基糖苷类抗生素过敏反应所致

E. 氨基糖苷类抗生素抑制神经肌肉接头处第二信使的活性

6. 氨基糖苷类抗生素的共性包括( )。

A. 由氨基环醇和氨基糖分子结合而成的碱性化合物

B. 口服难吸收

C. 易进入细胞

D. 主要用于革兰阴性杆菌感染

E. 主要消除途径为肝代谢

7. 氨基糖苷类抗生素抑制蛋白质合成机制包括( )。

A. 阻止 70S 核蛋白体解离

B. 附着于细菌体表面使细胞壁通透性增加,导致细菌死亡

C. 抑制 70S 始动复合物的形成

D. 选择性地与 30S 亚基结合

E. 阻止终止因子与核蛋白体 A 位结合,已合成肽链不能释放

8. 细菌对氨基糖苷类抗生素产生耐药性的方式包括(　　)。

A. 产生钝化酶　　　　　　　　　　　　　B. 30S 亚基 S12 蛋白上一个氨基酸被取代

C. 细胞膜通透性改变　　　　　　　　　　D. 改变抗生素靶位

E. 乙酰化酶的产生

9. 抢救链霉素过敏性休克宜选用的药物是(　　)。

A. 去甲肾上腺素　　　　　B. 西地兰　　　　　　　　　　C. 苯海拉明

D. 盐酸肾上腺素　　　　　E. 葡萄糖酸钙

10. 关于庆大霉素的描述正确的是(　　)。

A. 口服难以吸收　　　　　　　　　　　　B. 主要用于 G⁻杆菌感染

C. 对铜绿假单胞菌、沙雷菌属杀菌作用强　　D. 在酸性环境中抗菌活性增强

E. 口服给药可用于肠道感染和肠道手术准备

二、问答题

1. 氨基糖苷类抗生素的临床应用有哪些?

2. 氨基糖苷类抗生素不良反应有哪些?

(济宁医学院　王光辉)

第四十一章　四环素类、氯霉素类抗生素

扫码看课件

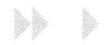

学习目标

1. 掌握：四环素类、氯霉素类抗生素抗菌作用及机制、临床应用及不良反应。
2. 熟悉：熟悉四环素类、氯霉素类抗生素抗菌特点和主要药动学特性。
3. 了解：了解四环素类、氯霉素类抗生素的耐药机制。

第一节　四环素类抗生素

四环素类（tetracyclines）抗生素源于放线菌，是快速抑制细菌的广谱抗生素，菲烷为其基本骨架结构，仅取代基有差异。其属酸碱两性物质，在酸性溶液中较稳定，在碱性溶液中易降解，故临床一般用其盐酸盐。四环素类可分为天然品与半合成品两类。天然品有四环素、金霉素（第一个化学提纯的四环素类）、土霉素和地美环素等，半合成品有美他环素、多西环素和米诺环素，亦称第二代四环素类抗生素。第三代四环素类为替加环素，属甘氨酰环肽类抗生素。

【抗菌作用及机制】　本类药物进入细菌体内发挥快速抑菌作用，在高浓度时也有杀菌作用。对革兰阳性菌、革兰阴性需氧菌和厌氧菌有效，对立克次体、螺旋体、支原体、衣原体也有抑制作用，还能间接抑制阿米巴原虫，但对铜绿假单胞菌、真菌、病毒无效。其对革兰阳性菌的作用优于革兰阴性菌，但肠球菌属对其耐药。多年来由于四环素和土霉素的耐药菌株日益增多且不良反应较多，临床应用已经不再作为本类药物的首选。本类药物作用机制是药物与细菌核糖体 30S 亚基在 A 位特异性结合阻止氨基酰 tRNA 进入 A 位从而抑制肽链延伸和细菌蛋白质合成。另外，四环素类还可引起细胞膜通透性增加，使胞内的核苷酸等重要物质外漏从而抑制 DNA 复制（图 41-1）。

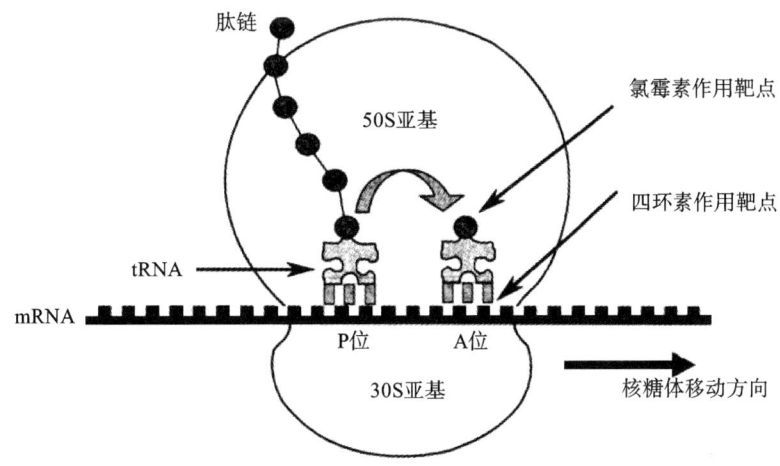

图 41-1　四环素及氯霉素抑制细菌蛋白质合成机制

【耐药性】　四环素类药物之间存在交叉耐药性，耐药机制的产生主要有 3 种。

1. 减少药物进入或主动外排系统增强　目前在耐药菌中发现 tetA 等 8 种外排泵基因的表达，通

过其表达的膜蛋白排出四环素-阳离子复合物,其主动外排系统增强导致外排增加,细胞内药物浓度降低从而产生耐药性。

2. 药物靶点被保护 细菌产生核糖体保护蛋白(ribosomal protection proteins,RPPs),核糖体保护蛋白与核糖体结合后引起核糖体空间构象的改变,导致四环素不能与核糖体结合,从而产生耐药性。如 tetM 蛋白与延长因子高度同源,在核糖体内相互竞争作用靶点,促进被结合四环素药物自核糖体解离。

3. 细菌产生灭活酶 tetX 是使四环素结构发生变化的四环素抗性基因,携带 tetX 基因的细菌会产生灭活或钝化四环素的酶,进而对四环素的结构进行化学修饰导致失活。

【临床应用】 四环素类抗生素首选治疗立克次体感染引起的斑疹伤寒、Q 热、恙虫病。支原体感染如支原体肺炎和泌尿生殖系统感染等首选四环素类或大环内酯类抗生素;回归热等螺旋体感染首选四环素类或青霉素类抗生素;对衣原体感染,如鹦鹉衣原体引起的鹦鹉热、肺炎衣原体引起的肺炎、沙眼衣原体引起的性病性淋巴肉芽肿和沙眼等也常为首选药。四环素类抗生素还可首选用于鼠疫、布鲁菌病、霍乱、幽门螺杆菌感染引起的消化性溃疡、肉芽肿鞘杆菌感染引起的腹股沟肉芽肿。使用四环素类抗生素时首选多西环素。

四环素(tetracycline)

【抗菌特点】 抗菌谱广,为广谱速效抑菌药。对革兰阳性菌的抑制作用强于革兰阴性菌,但对革兰阳性菌的作用不如青霉素类和头孢菌素类抗生素,对革兰阴性菌的作用不如氨基糖苷类和氯霉素类抗生素。对结核分枝杆菌、伤寒沙门菌、副伤寒沙门菌、铜绿假单胞菌、真菌、病毒无效。

【药动学】 口服易吸收,但不完全;由于四环素类抗生素易于与金属离子(铁离子、钙离子、镁离子和铝离子等)络合,故含金属离子的食物和药物均可妨碍其吸收。分布广泛,血浆蛋白结合率低,易渗入胸腔、腹腔、乳汁中并能沉积于骨及牙组织内,但不易透过血脑屏障。四环素可经肝浓缩排入胆汁形成肝肠循环,胆汁中药物浓度为血药浓度的 10～20 倍。四环素主要以原型经肾小球滤过排出,故尿药浓度较高。消除 $t_{1/2}$ 为 6～9 h。

【临床应用】 由于其他高效抗菌药的不断出现,以及四环素耐药菌株的日益增加,加上本药特殊的不良反应,故四环素已不再作为治疗细菌性感染的首选药。

【不良反应】

1. 胃肠道反应 口服后直接刺激胃肠道而引起恶心、呕吐、上腹部不适、腹胀、腹泻等症状,与食物同服可以减轻。

2. 二重感染(superinfection) 正常人的口腔、咽喉部、胃肠道等存在完整的微生态系统。长期应用广谱抗菌药使敏感菌受到抑制,而不敏感菌乘机大量繁殖,原来的劣势菌群转变成优势菌群,造成新的感染,称为二重感染,又称菌群交替症。合并应用肾上腺皮质激素、抗代谢或抗肿瘤药物更易诱发二重感染。常见的二重感染如下。①真菌感染:致病菌以白色念珠菌最多见。表现为口腔鹅口疮、肠炎,应立即停药同时用抗真菌药治疗。②对四环素耐药的葡萄球菌导致的假膜性肠炎:临床表现为腹泻、发热、肠壁坏死、液体渗出甚至休克死亡。此种情况必须停药并口服万古霉素或甲硝唑。

3. 对骨骼和牙齿生长的影响 四环素类抗生素能与新形成的骨骼和牙齿中所沉积的钙(羟基磷灰石结晶)结合。婴幼儿使用可导致乳牙出现淡黄色沉积即四环素-磷酸钙复合物(四环素牙),乳牙釉质发育不全。抑制胎儿和婴幼儿骨骼发育,故妊娠期和哺乳期妇女、8 岁以下儿童禁用四环素类抗生素。

4. 其他 大剂量或长期给药可出现严重肝损伤;对肾功能正常者较安全,但肾功能不全者用药后可加重氮质血症;另外还可以导致过敏反应、光敏反应和前庭反应及周围血常规的改变等。

多西环素(doxycycline)

多西环素又称强力霉素,属长效半合成四环素类抗生素,是四环素类抗生素的首选药。抗菌谱和四环素相似,但抗菌作用强 2～10 倍,具有强效、速效、长效的特点,且对土霉素、四环素耐药的金黄色葡萄球菌有效。可口服和静脉注射给药。口服吸收迅速且完全,不易受食物影响。大部分药物随胆汁进入肠腔排泄,肠道中的药物多以无活性的结合型或络合型存在,很少引起二重感染。少量药物经肾脏排泄,肾功能减退时粪便中药物的排泄增多,故肾功能衰竭时也可使用。由于显著的肝肠循环,消除 $t_{1/2}$ 长达 $14\sim22$ h,每日用 1 次。

临床应用同四环素。此外,特别适用于肾外感染伴肾功能衰竭者(其他四环素类药物可能加重肾功能衰竭)及胆道系统感染。由于药物分布广泛,也用于酒渣鼻痤疮、前列腺炎和呼吸道感染如慢性气管炎、肺炎。常见不良反应有胃肠道刺激症状,除恶心、呕吐、腹泻外,尚有舌炎、口腔炎和肛门炎,应餐后服用。口服药物时,应以大量水送服,并保持直立体位 30 min 以上,以避免引起食管炎。静脉注射时,可能出现舌麻木及口腔异味感。易致光敏反应。其他不良反应少于四环素。长期使用苯妥英或巴比妥类药物的患者,多西环素血浆消除 $t_{1/2}$ 可缩短至 7 h。

米诺环素(minocycline)

米诺环素又称二甲胺四环素,是长效、高效的半合成四环素,其抗菌谱与四环素相似,抗菌作用为四环素类抗生素中最强。对四环素或青霉素类抗生素耐药的 A 群链球菌、B 群链球菌、金黄色葡萄球菌和大肠埃希菌,对米诺环素仍敏感。口服吸收迅速,$2\sim3$ h 血药浓度达到峰值,药物在体内长时间存留于脂肪组织,经尿与粪排泄量为本类药中最低者,消除 $t_{1/2}$ 为 $16\sim18$ h。主要用于治疗酒渣鼻、痤疮和沙眼衣原体所致的性传播疾病,以及上述耐药菌引起的感染。

除四环素类抗生素共有的不良反应外,米诺环素产生独特的前庭反应,表现为恶心、呕吐、眩晕、运动失调等症状。首剂服药可迅速出现,女性多于男性。停药 $24\sim48$ h 后症状可消失。用药期间不宜从事高空作业、驾驶和机器操作。二重感染也较易发生,肝肾毒性较少见。

第二节 氯霉素类抗生素

氯霉素(chloramphenicol)

氯霉素是 1947 年从委内瑞拉链丝菌首次分离获得的,曾广泛用于治疗各种敏感菌感染,临床应用受到极大限制的原因主要是骨髓抑制。氯霉素右旋体无抗菌活性且保留毒性,目前临床使用人工合成的左旋体。

【药动学】 口服吸收迅速而完全,0.5 h 可达有效治疗浓度,$2\sim3$ h 达到血药峰浓度。血浆蛋白结合率为 $50\%\sim60\%$,体内分布广泛,脑脊液中的浓度较其他抗生素高,消除 $t_{1/2}$ 约为 2.5 h,有效血药浓度可维持 $6\sim8$ h。体内 90% 的药物在肝脏与葡萄糖醛酸结合而失活。代谢产物和 10% 的原型药物由肾排泄。肌内注射吸收慢,血药浓度较低,仅为口服同剂量的 $50\%\sim70\%$,但维持时间较长。注射用氯霉素为琥珀酸钠盐,水中溶解度大,在组织内水解产生氯霉素。

【抗菌作用】 快速抑菌剂,高浓度时也呈杀菌作用,对流感嗜血杆菌、脑膜炎奈瑟菌和淋病奈瑟菌甚至在较低浓度时即可产生杀菌作用。抗菌谱广,但对革兰阴性菌的作用强于革兰阳性菌。对革兰阴性菌中的伤寒沙门菌、流感嗜血杆菌、副流感嗜血杆菌和百日咳鲍特菌的作用比其他抗生素强,对立克次体感染如斑疹伤寒也有效,对革兰阳性球菌如葡萄球菌、肺炎链球菌、溶血性链球菌有一定抗菌作用,但作用弱于青霉素类和四环素类抗生素;对厌氧菌如破伤风梭菌、产气膜梭菌、放线菌及乳杆菌、梭杆菌等也有相当作用。对衣原体、钩端螺旋体、立克次体作用强。但对铜绿假单胞菌、结核分枝杆菌、病毒、真菌等均无效。

【抗菌机制】 细菌细胞的 70S 核糖体是合成蛋白质的主要细胞成分,它包括 50S 和 30S 两个亚基。氯霉素通过可逆地与 50S 亚基结合,阻断转肽酰酶的作用,干扰带有氨基酸的氨基酰 tRNA 终端与 50S 亚基结合,从而使新肽链的形成受阻,抑制蛋白质合成。

NOTE

411

【耐药性】 细菌对氯霉素有发展缓慢的耐药性,某些金黄色葡萄球菌、表皮葡萄球菌、D群链球菌和革兰阴性杆菌可产生氯霉素50S亚基乙酰转移酶(chloramphenicol acetyl-tRNA transferase),使氯霉素转化为无抗菌活性的mRNA代谢产物而对其耐药。此酶为一种胞内酶,由质粒或染色体基因编码。某些细菌的一些30S亚基菌株(铜绿假单胞菌、变形杆菌、克雷伯菌等)也因改变了细菌胞壁通透性,使氯霉素不能进入菌体而耐药。

【临床应用】 因有严重毒性,目前临床已严格控制使用。用药期间应定期检查血常规。

1. 耐药菌诱发的严重感染 无法使用青霉素类抗生素的脑膜炎、多重耐药流感嗜血杆菌感染等,并且严重,危及生命。

2. 伤寒和立克次体感染 伤寒杆菌对氯霉素较敏感,疗程2~3周,复发病例也有效;Q热、恙虫病和斑疹伤寒等立克次体重度感染的孕妇、8岁以下儿童、四环素类抗生素过敏者可选用。

3. 细菌性眼部感染 可作为眼科的局部用药,治疗敏感菌引起的眼内感染、全眼球感染、沙眼和结膜炎。但对衣原体感染无效。

4. 厌氧菌感染 与其他抗生素联合使用,治疗细菌性脑膜炎、脑脓肿。厌氧菌感染,如腹腔感染、盆腔感染等。

【不良反应】

1. 骨髓抑制 对骨髓造血功能的抑制可分为可逆和不可逆两种。可逆骨髓抑制表现为各类血细胞减少,其中粒细胞首先减少,发生率和严重程度与剂量和疗程有关。及时停药可以恢复造血功能;不可逆骨髓抑制表现为再生障碍性贫血。发病率与药量和疗程无关,发病率虽然低,但死亡率很高,可发展为白血病。

2. 灰婴综合征(gray baby syndrome) 药物中毒反应,新生儿与早产儿剂量过大时可发生。灰婴综合征的发生原因与新生儿和早产儿肝脏的葡萄糖醛酸转移酶缺乏,肾脏排泄功能不完善,使氯霉素的代谢、解毒过程受限制,导致药物在体内蓄积有关。最初发病24 h内表现为呕吐、拒哺、呼吸不规则而加快、腹部膨胀等,病情危重。以后24 h,病儿软弱,皮肤苍白和发绀,体温下降,循环衰竭等。死亡率约为40%。较大的儿童和成人在用药剂量过大或肝功能不全时也可发生。但恢复者常无后遗症。

3. 其他 长期或大剂量使用可致二重感染。氯霉素可导致胃肠道反应、肝脏损害、皮疹及血管神经性水肿等过敏反应。在葡萄糖-6-磷酸脱氢酶(G-6-PD)缺乏者中易诱发溶血性贫血。

章节案例

患者,男,21岁。因高热、食欲不振、腹部不适、乏力1周入院。1周前开始发热,午后体温高达40~41 ℃,伴腹痛、腹胀、便秘。入院检查:T 40.5 ℃、P 88次/分、R 28次/分;神志清楚、表情淡漠、消瘦、重听;舌尖红、舌苔黄厚;右胸前皮肤有数个淡红色皮疹,压之褪色。心肺未见异常,肝肋下1.5 cm、剑突下2 cm、脾肋下2 cm质软有轻度触痛。血常规:WBC 3000/mm³;中性粒细胞占56%、淋巴细胞占38%、单核细胞占6%,未见嗜酸性粒细胞;EC值计"0",入院时血培养阴性。肥达反应结果:TO 1:160、TH 1:80、PA 1:20、PB 1:20入院后第7天再复查肥达反应结果:TO 1:640、TH 1:640、PA 1:20、PB 1:20。

诊断为斑疹伤寒。

1. 本病例首选什么药物进行治疗?

2. 药物治疗中主要不良反应有哪些?

本章小结

天然四环素类抗生素有四环素、金霉素、土霉素和地美环素等,半合成品有美他环素、多西环素和米诺环素。金霉素性质不稳定,多见不良反应,仅限于眼科外用。常用药物为四环素、土霉素、米诺环素及多西环素等。四环素抗菌谱广,为广谱速效抑菌药,对革兰阳性菌的抑制作用强于革兰阴性菌,但对革兰阳性菌的作用不如青霉素类和头孢菌素类抗生素,对革兰阴性菌的作用不如氨基糖苷类和氯霉素类抗生素。主要不良反应:①胃肠道反应;②二重感染;③对骨骼和牙齿生长的影响;④肝毒性;⑤肾毒性;⑥过敏反应;⑦周围血常规的改变。多西环素是四环素类药物的首选药。抗菌谱和四环素相似,但抗菌作用较四环素强2~10倍,具有强效、速效、长效的特点,且对土霉素、四环素耐药的金黄色葡萄球菌有效。米诺环素是长效、高效的半合成四环素,其抗菌谱与四环素相似,抗菌作用为四环素类抗生素中最强。对四环素或青霉素类抗生素耐药的A群链球菌、B群链球菌、金黄色葡萄球菌和大肠埃希菌,对米诺环素仍敏感。氯霉素通过可逆地与50S亚基结合,阻断转肽酰酶的作用,干扰带有氨基酸的氨基酰tRNA终端与50S亚基结合,抑制蛋白质合成。氯霉素属快速抑菌剂,高浓度亦发挥杀菌作用,对流感嗜血杆菌、脑膜炎奈瑟菌和淋病奈瑟菌较低浓度时即可杀菌。抗菌谱广,但对革兰阴性菌的作用强于革兰阳性菌。对革兰阴性菌中的伤寒沙门菌、流感嗜血杆菌、副流感嗜血杆菌和百日咳鲍特菌的作用比其他抗生素强,对立克次体感染如斑疹伤寒也有效,对革兰阳性球菌如葡萄球菌、肺炎链菌、溶血性链球菌有一定抗菌作用,但作用弱于青霉素类和四环素类抗生素;对厌氧菌如破伤风梭菌、产气膜梭菌、放线菌及乳杆菌、梭杆菌等也有相当作用。因对造血系统的严重不良反应,临床应用受限。主要不良反应包括骨髓造血功能抑制、灰婴综合征、二重感染等。

目标检测

一、选择题(1~5为单项选择题,6~10为多项选择题)

1. 下列关于四环素类药物不良反应的描述错误的是( )。

A. 长期应用后可发生二重感染

B. 一般不会产生过敏反应

C. 幼儿乳牙釉质发育不全

D. 长期大量静脉给药不引起严重肝脏损害

E. 空腹口服易发生胃肠道反应

2. 与氯霉素特点不符的是( )。

A. 口服难吸收 　　　　B. 易透过血脑屏障 　　　　C. 适用于伤寒的治疗

D. 骨髓毒性明显 　　　　E. 对早产儿、新生儿可引起灰婴综合征

3. 氯霉素抗菌谱广而最主要的不良反应是( )。

A. 二重感染 　　　　B. 胃肠道反应 　　　　C. 对肝脏严重损害

D. 骨髓抑制 　　　　E. 影响骨、牙生长

4 下列抗菌谱最广的药物是( )。

A. 四环素 　　B. 氧氟沙星 　　C. 青霉素G 　　D. 红霉素 　　E. 奈替米星

5. 胆道感染宜选用的药物是( )。

A. 庆大霉素 　　B. 异烟肼 　　C. 四环素 　　D. 青霉素G 　　E. 氯霉素

6. 四环素类抗生素的特点是( )。

A. 口服易吸收但受多价阳离子影响 　　　　B. 能沉积于骨和牙组织

C. 多经肾代谢后排出 　　　　D. 可形成肝肠循环

E. 可用于立克次体、衣原体、支原体感染

7. 四环素的抗菌谱是( )。

A. 真菌 　　B. 立克次体 　　C. 支原体 　　D. 衣原体 　　E. 铜绿假单胞菌

8. 四环素类的不良反应包括( )。

A. 肾毒性 　　　　B. 肝损伤 　　　　C. 二重感染

D. 对骨、牙生长有影响 　　　　E. 可引起维生素缺乏

9. 氯霉素的作用特点是( )。

制剂及
用法用量

目标检测
答案

NOTE

A. 伤寒杆菌对氯霉素较易产生耐药性　　　　B. 肌内注射吸收慢,血药浓度低

C. 抑制肽酰基转移酶从而抑制蛋白质合成　　D. 脑脊液浓度较其他抗生素高

E. 对革兰阳性菌、革兰阴性菌均有抑制作用

10. 氯霉素的不良反应主要包括(　　　)。

A. 中枢神经系统兴奋　　　　B. 骨髓抑制　　　　　　　C. 灰婴综合征

D. 治疗性休克　　　　　　　E. 听力损害

二、问答题

1. 四环素的不良反应有哪些?

2. 氯霉素的不良反应有哪些?

(济宁医学院　王光辉)

第四十二章 人工合成抗菌药物

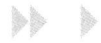 学习目标

1. 掌握:喹诺酮类、磺胺类药物药理作用、抗菌机制、临床应用及不良反应;常用氟喹诺酮类药物和磺胺类药物的主要抗菌特点和应用。

2. 熟悉:喹诺酮类、磺胺类药物药动学特性和耐药性;喹诺酮类、磺胺类药物常用的药理作用、临床应用和不良反应。

3. 了解:甲氧苄啶、复方磺胺甲噁唑等其他类药物抗菌特点、临床应用及不良反应。

完全由人工合成的具有抑制或杀灭微生物作用的药物称人工合成抗菌药物,其分类包括喹诺酮类(quinolones)、磺胺类(sulfonamides)、硝基咪唑类(nitroimidazoles)、硝基呋喃类(nitrofurans)和其他类抗菌药物(如甲氧苄啶以及复方磺胺甲噁唑等)。目前喹诺酮类临床应用广泛,对革兰阴性菌的抑制作用强于革兰阳性菌。广谱抑菌药磺胺类最早应用于临床,其因不良反应较重,临床应用受限,但仍然是治疗某些感染的重要药物。

第一节 喹诺酮类抗菌药物

一、喹诺类抗菌药物概述

喹诺酮类抗菌药的发展历经 4 代,第 1 代代表药物萘啶酸(1962 年),疗效差,副作用大,已被淘汰。第 2 代为吡哌酸等(1973 年),抗菌谱由革兰阴性菌扩大到部分革兰阳性菌,并且对铜绿假单胞菌有效,抗菌活性也有所提高,但血药浓度较低,仅限于革兰阴性菌引起的泌尿道和消化道感染的治疗,现较少应用。第 3 代在 4-喹诺酮母核 6 位碳上引入氟原子,侧链上引入哌嗪环或甲基唑环,使其在第 2 代药物的基础上明显提高了血药浓度,组织和体液内分布更广,$t_{1/2}$更长,抗菌谱扩大到革兰阳性球菌、军团菌、衣原体、支原体及分枝杆菌,抗菌活性也明显增强。主要包括氟喹诺酮类药物如诺氟沙星、环丙沙星、氧氟沙星、左氧氟沙星、洛美沙星、氟罗沙星、司帕沙星等。第 4 代与前 3 代相比,无论是抗菌作用、药动学性能等均显著改善,除保留了抗革兰阴性菌的高活性外,又明显增强了抗革兰阳性菌活性,且对厌氧菌、支原体、衣原体等也有一定作用。主要包括 20 世纪 90 年代后期至今研制的新氟喹诺酮类药物,包括莫西沙星、吉米沙星、加替沙星等。

药物的构效关系方面,喹诺酮类抗菌药物为含有 4-喹诺酮(吡酮酸)基本结构的人工合成抗菌药物,由 4-吡啶酮-3-羧酸骈合六元环组成。喹诺酮类抗菌药物 3 位—COOH 和 4 位—C=O 是该药物与病原微生物 DNA 回旋酶和拓扑异构酶Ⅳ结合的关键部位,也是抗菌活性不可或缺的关键部分。不同取代基引入双并环会直接影响其生成物的抗菌效果和药动学,在 N_1、C_5、C_6、C_7、C_8 引入不同的基团,形成各类喹诺酮类抗菌药物。

【药动学】 喹诺酮类抗菌药物口服吸收良好,1～2 h 达到峰浓度,多数药物的生物利用度接近或超过 90%。药物在体液和组织液分布广泛,容易在细胞内达到有效治疗浓度。药物消除方式各不相同。如培氟沙星主要在肝脏代谢通过胆汁排泄;氧氟沙星、左氧氟沙星、洛美沙星和加替沙星,大部分以原型经肾脏排泄,其他药物的肝、肾消除同等重要。

【药理作用】 喹诺酮类抗菌药物抗菌谱广,抗菌活性强,对繁殖期和静止期的细菌均有较强杀菌作用。第3代除对革兰阴性菌,如大肠埃希菌、变形杆菌、伤寒沙门菌、沙门菌属、志贺菌属的部分菌株等作用进一步增强外,对铜绿假单胞菌也有效(环丙沙星杀灭作用最强),且抗菌谱扩大到金黄色葡萄球菌、肺炎链球菌、溶血性链球菌、肠球菌等革兰阳性球菌,衣原体,支原体,军团菌及结核分枝杆菌。第4代抗菌谱进一步扩大,对部分厌氧菌、革兰阳性菌和铜绿假单胞菌的抗菌活性明显提高,并具有明显的抗生素后效应。细菌对本类抗菌药物与其他抗菌药物间无交叉耐药性。

【抗菌作用机制】

1. 抑制 DNA 回旋酶(DNA gyrase) 喹诺酮类抗菌药物抗革兰阴性菌的主要机制是抑制革兰阴性菌的 DNA 回旋酶,干扰细菌 DNA 复制过程。DNA 回旋酶是 2 个 GyrA 亚基和 2 个 GyrB 亚基组成的 A_2B_2 四聚体蛋白酶,GyrA 亚基先将正超螺旋后链切开缺口,GyrB 亚基结合 ATP 并催化其水解,使 DNA 的前链经缺口后移,GyrA 亚基再将此切口封闭,形成 DNA 负超螺旋。喹诺酮类药物则作用于 DNA 回旋酶 GyrA 亚基,通过抑制其切口和封口功能阻碍细菌 DNA 合成,最终导致细菌死亡(图 42-1)。

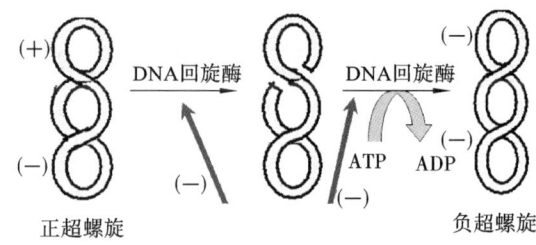

图 42-1 抑制 DNA 回旋酶

2. 抑制拓扑异构酶Ⅳ(topoisomerase Ⅳ) 喹诺酮类抗菌药物抗革兰阳性菌的主要机制是抑制拓扑异构酶Ⅳ,拓扑异构酶Ⅳ是由 2 个 ParC 亚基与 2 个 ParE 亚基组成的四聚体,主要功能是解除 DNA 结节、解开 DNA 连环体和松弛超螺旋等,喹诺酮类抗菌药物抑制拓扑异构酶Ⅳ从而干扰细菌 DNA 复制过程(图 42-2)。

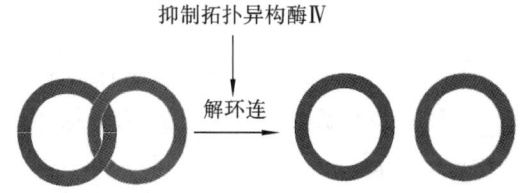

图 42-2 抑制拓扑异构酶Ⅳ

3. 其他机制 喹诺酮类抗菌药物的抗菌作用还可能与抑制细菌 RNA 和蛋白质合成、诱导 DNA 的 SOS 修复导致错误复制和抗生素后效应等有关。

【耐药性】 随着喹诺酮类抗菌药物的广泛应用,细菌对该类药物产生耐药性日趋严重。以大肠埃希菌、肺炎链球菌、葡萄球菌、淋病奈瑟菌和伤寒沙门菌耐药性增强最明显,同时一些新的耐药菌株也陆续出现,例如耐甲氧西林金黄色葡萄球菌、耐万古霉素肠球菌、耐青霉素肺炎链球菌等。喹诺酮类抗菌药物耐药机制与抗菌靶点突变有关,细菌染色质上,喹诺酮类抗菌药物耐药决定区的基因突变,是耐药性产生的最主要机制。除此之外,质粒介导的耐药性、细菌细胞膜通透性改变、主动外排机制、细菌生物被膜的形成也是细菌对喹诺酮类抗菌药物产生耐药性的原因。

【临床应用】 临床主要应用氟喹诺酮类抗菌药,氟喹诺酮类抗菌药抗菌谱广、抗菌活性强、口服吸收良好,与其他类抗菌药物之间较少交叉耐药。

1. 泌尿生殖系统感染 治疗单纯性淋病奈瑟菌性尿道炎或宫颈炎,首选环丙沙星、氧氟沙星或 β-

内酰胺类抗生素。治疗铜绿假单胞菌性尿道炎首选环丙沙星。另外,本类药物对敏感菌所致的急、慢性前列腺炎及复杂性前列腺炎效果较好。

2. 肠道感染与伤寒 本类药物首选用于治疗志贺菌引起的急、慢性菌痢和中毒性菌痢,以及鼠伤寒沙门菌、猪霍乱沙门菌、肠炎沙门菌引起的胃肠炎。氟喹诺酮类抗菌药物或头孢曲松为治疗沙门菌引起的伤寒、副伤寒的首选药物。

3. 呼吸系统感染 常用于肺炎链球菌、流感嗜血杆菌、卡他莫拉菌引起的支气管炎和鼻炎,包括克雷伯菌属、大肠埃希菌和铜绿假单胞菌等革兰阴性杆菌和金黄色葡萄球菌所致的肺炎和支气管感染。可替代大环内酯类抗生素用于嗜肺军团菌和其他军团菌所致的感染。左氧氟沙星可有效治疗肺炎链球菌、肺炎衣原体、肺炎克雷伯菌属或肺炎支原体引发的肺炎。

4. 骨骼系统和皮肤、软组织感染 用于革兰阴性杆菌所致的骨髓炎、骨关节感染、五官科和外科伤口感染。

5. 其他 培氟沙星治疗化脓性脑膜炎和由克雷伯菌属、肠杆菌属、沙雷菌属所致的败血症;也可作为β-内酰胺类抗生素治疗全身性感染的替代药。

【不良反应】

1. 胃肠道反应 最常见味觉异常、食欲减退、恶心、呕吐、腹痛、腹泻及便秘等症状,常与剂量有关。

2. 过敏反应 发生在个别特异体质者。主要表现为皮疹、荨麻疹、剥脱性皮炎等症状,以环丙沙星和诺氟沙星为多。一般发生在服药后数天至数周后,严重时可见哮喘、呼吸困难、喉头水肿、血管性水肿和过敏性休克等严重过敏反应。

3. 中枢神经系统毒性 喹诺酮类药物可通过血脑屏障,抑制 GABA 与 GABA$_A$ 受体结合,激动 NMDA(N-甲基-D-天冬氨酸)受体,导致中枢神经兴奋有关,因此该类药物的神经精神系统损害较为突出,主要表现为头痛头晕、震颤抽搐、锥体外系反应、幻觉等症状,严重者出现癫痫大发作、精神分裂样反应、意识障碍等症状。

4. 光敏反应 光敏反应患者主要表现为手、颜面及其他暴露于光下的皮肤出现红肿,伴瘙痒或灼热感,严重者出现皮肤脱落。光敏反应是氟喹诺酮类抗菌药物的不良反应,与氟喹诺酮类抗菌药物的化学结构有关。因此,在使用氟喹诺酮类抗菌药物尤其是司帕沙星时(使用后数天内),应避免接触日光及紫外线,可使用防晒霜、穿戴遮光衣物预防。过敏体质及高龄患者、肝肾功能不全患者应慎用或降低用量。

5. 心脏毒性 罕见但后果严重。Q-T 间期延长、室性心动过速、心室颤动等。

6. 泌尿系统毒性 主要表现为肾功能损害,包括尿频、少尿、结晶尿、尿液浑浊、蛋白尿、面部水肿、肾炎,严重者出现肾功能衰竭。其中环丙沙星、氧氟沙星、诺氟沙星的血尿报告较多。

7. 软骨损害 本类药易浓缩沉积于骨髓中,直接损害软骨细胞的发育,影响儿童和胎儿的骨骼发育。故孕妇和 18 岁以下的儿童应禁用。哺乳期妇女服药期间应停止哺乳。

8. 其他 跟腱炎、横纹肌溶解、肝毒性、血糖变化等。

二、常用药

诺氟沙星(norfloxacin)

诺氟沙星是第一个应用于临床的氟喹诺酮类抗菌药物,口服吸收迅速但不完全,生物利用度偏低,血药浓度较低,药物消除 $t_{1/2}$ 为 3.5～5 h。抗菌作用强,对革兰阴性菌如大肠埃希菌、肺炎克雷伯菌、奇异变形杆菌、产气杆菌、沙门菌属、沙雷菌属、铜绿假单胞菌、淋病奈瑟菌等有较强的杀菌作用。临床上主要用于敏感菌所致的胃肠道和泌尿生殖道感染,也用于治疗呼吸道、皮肤、软组织及眼等部位的感染等,但疗效不明显,对结核分枝杆菌、支原体和衣原体等无效。

环丙沙星(ciprofloxacin)

环丙沙星是体外抗菌活性最强的喹诺酮类药物,具广谱抗菌活性,杀菌效果好,几乎对所有细菌的

抗菌活性均较诺氟沙星及依诺沙星强2～4倍,对大肠埃希菌、铜绿假单胞菌、流感嗜血杆菌、淋病奈瑟菌、链球菌、军团菌、金黄色葡萄球菌具有抗菌作用。主要用于治疗敏感菌及耐药菌引起的泌尿道、胃肠道、呼吸道、骨、关节、腹腔及皮肤、软组织等感染。

氧氟沙星(ofloxacin)

氧氟沙星具有广谱抗菌作用,抗菌作用强。在痰液、尿液及胆汁中的浓度高,尿中排出量居氟喹诺酮类之首。除保留了环丙沙星的抗菌特点和良好的抗耐药菌特性外,尚对结核分枝杆菌、沙眼衣原体和部分厌氧菌有效。主要用于敏感菌所致的呼吸道、泌尿生殖道、胆道和皮肤、软组织及盆腔感染等。亦可作为治疗伤寒及抗结核分枝杆菌的二线药物。偶见转氨酶升高,可诱发跟腱炎和跟腱断裂。

左氧氟沙星(levofloxacin)

左氧氟沙星是消旋氧氟沙星的左旋体,口服生物利用度近100%,其抗菌谱与氧氟沙星相似,抗菌活性是氧氟沙星的2倍。对革兰阴性菌具有较强抗菌活性,对革兰阳性菌和军团菌、支原体、衣原体也有良好的抗菌作用,但对厌氧菌和肠球菌的作用较差。适用于敏感菌引起的泌尿生殖道、呼吸道和胃肠道感染,此外可治疗伤寒、骨和关节感染、皮肤及软组织感染和败血症等全身感染。目前左氧氟沙星注射剂导致的严重过敏反应以及临床的不合理使用情况较为突出。

洛美沙星(lomefloxacin)

洛美沙星为第3代喹诺酮类抗菌药物,抗菌谱广,并具有明显的抗生素后效应。对葡萄球菌属具有较强抗菌活性,对衣原体、支原体、结核分枝杆菌等也有作用。主要用于治疗敏感菌引起的呼吸道、泌尿道、消化道、皮肤及软组织和骨组织感染。不良反应主要是胃肠道反应、神经系统症状、过敏反应等。在所有氟喹诺酮类药物中洛美沙星最易发生光敏反应,其发生率随用药时间延长而升高。诱发跟腱毒性的频率较高。

氟罗沙星(fleroxacin)

氟罗沙星为第3代喹诺酮类抗菌药物,对革兰阴性菌和革兰阳性菌均有较强的抗菌作用,且与其他抗菌药物之间无交叉耐药性。其具有抗菌谱广、抗菌活性强、生物利用度高、组织穿透力强、消除$t_{1/2}$为10～20 h,可日用药1次等特点。临床主要用于敏感菌及衣原体引起的呼吸道、泌尿道、胆道等的感染,如淋病奈瑟菌尿道炎、细菌性肠炎等。最常见的不良反应为胃肠道反应和中枢神经系统毒性,程度大多轻微。少数患者出现光敏反应。

莫西沙星(moxifloxacin)

莫西沙星对多数革兰阳性菌和革兰阴性菌、厌氧菌、结核分枝杆菌、衣原体和支原体作用强;对肺炎链球菌、金黄色葡萄球菌、支原体和衣原体作用明显强于环丙沙星;对肺炎链球菌和金黄色葡萄球菌作用强于司帕沙星。用于治疗呼吸道、泌尿道和皮肤软组织感染。不良反应少,至今未见严重过敏反应,几乎没有光敏反应。

吉米沙星(gemifloxacin)

吉米沙星为具有广谱抗菌活性的第4代喹诺酮类抗菌药物,其同时作用于细菌DNA回旋酶和拓扑异构酶Ⅳ,从而提高了抗菌活性,且减少了耐药性的产生。吉米沙星除了保持对革兰阴性菌的强大抗菌活性外,对包括多重耐药性肺炎链球菌在内的革兰阳性菌也具有良好的抗菌活性。吉米沙星具有良好的药动学性质,组织渗透性强,能强力杀灭感染部位致病菌。临床主要用于治疗由肺炎链球菌、嗜血杆菌、副流感嗜血杆菌、黏膜炎莫拉菌、肺炎支原体、肺炎衣原体、克雷伯菌属等敏感菌引起的慢性支气管炎急性发作、社区获得性肺炎、急性鼻窦炎等。也用于厌氧菌所致的泌尿生殖道、消化道、皮肤和软组织感染。

加替沙星(gatifloxacin)

加替沙星是喹诺酮类广谱抑菌药物。其对大多数革兰阳性菌、厌氧菌、结核分枝杆菌、衣原体和支原体的抗菌活性与莫西沙星相近,对大多数革兰阴性菌的作用强于莫西沙星,对厌氧菌的作用与甲硝唑相当,对铜绿假单胞菌也有效。临床应用同莫西沙星,几乎没有光敏反应,但可产生血糖紊乱和心脏毒性,已退出美国市场。我国目前也修订了加替沙星的说明书,禁用于糖尿病患者。

第二节 磺胺类抗菌药物

一、磺胺类抗菌药物的共性

磺胺类抗菌药物(sulfonamides)是最早用于防治全身性感染的人工合成抗菌药物,作为一种广谱抑菌药,曾广泛应用于临床,现已大部分被抗生素及喹诺酮类抗菌药物取代。但某些磺胺类药物对流行性脑脊髓膜炎、鼠疫等感染性疾病疗效显著,在抗感染药物中仍发挥较重要作用。磺胺类药物基本化学结构为对氨基苯磺酰胺。根据临床应用和口服后吸收难易程度分为如下三大类。①用于全身性感染的磺胺类抗菌药物(易吸收):磺胺嘧啶(sulfadiazine,SD)、磺胺甲噁唑(slfamethoxazole,SMZ)。②用于肠道感染的磺胺类抗菌药物(难吸收):柳氮磺吡啶(sulfasalazine,SASP)。③外用磺胺类抗菌药物:磺胺醋酰钠(sulfacetamide sodium,SANa)和磺胺嘧啶银(sulfadiazine silver,SD-Ag)。

【抗菌谱】 磺胺类抗菌药物为广谱抑菌药,对大多数革兰阳性菌和革兰阴性菌有良好的抗菌活性。其中敏感菌包括脑膜炎奈瑟菌、溶血性链球菌、肺炎链球菌、淋病奈瑟菌、鼠疫耶尔森菌、诺卡菌属。次敏感菌包括大肠埃希菌、志贺菌、变形杆菌、流感嗜血杆菌、伤寒沙门菌、肺炎克雷伯菌、布鲁菌、铜绿假单胞菌,沙眼衣原体,疟原虫。对立克次体、螺旋体、支原体无效。磺胺嘧啶银对铜绿假单胞菌有效。

【作用机制】 细菌生长繁殖过程中需要叶酸参与,对磺胺类抗菌药物敏感的细菌不能直接利用周围环境中的叶酸,必须以蝶啶、对氨基苯甲酸(para-aminobenzoic acid,PABA)为原料,在二氢蝶酸合成酶的作用下生成二氢蝶酸,并进一步与谷氨酸生成二氢叶酸,后者在二氢叶酸还原酶催化下被还原为四氢叶酸。四氢叶酸活化后,可作为一碳基团载体的辅酶参与核酸的合成。磺胺类抗菌药的化学结构与PABA极其相似,通过与PABA竞争性抑制二氢蝶酸合成酶,阻碍二氢叶酸的形成,从而影响核酸的合成,最终抑制细菌的生长繁殖(图42-3)。PABA与二氢蝶酸合成酶的亲和力较磺胺类抗菌药物强数千倍,所以使用时应首剂加倍,使血药浓度迅速达到有效抑菌浓度。脓液及坏死组织中含有大量的PABA,局麻药普鲁卡因在体内也能水解产生PABA,它们均可减弱磺胺类抗菌药物的抗菌作用。

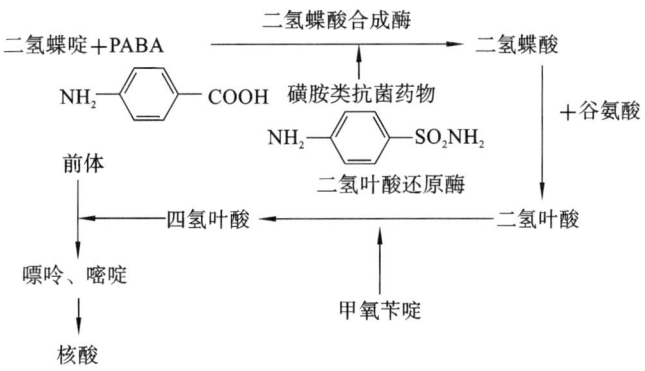

图 42-3 磺胺类抗菌药物与甲氧苄啶的抗菌作用机制

【耐药性】 对磺胺类抗菌药物敏感的细菌,在体内外均可获得耐药性和药物之间交叉耐药性,但耐磺胺类抗菌药物的细菌对其他抗菌药物仍敏感。细菌对磺胺类抗菌药物的耐药性可通过基因突变或质粒介导产生。耐药性通常是不可逆的,其机制如下:①细菌二氢蝶酸合酶经突变或质粒转移后,对磺胺类抗菌药的亲和力降低,削弱了与PABA的竞争力;②耐药菌株对药物的通透性降低;③细菌代谢途径的改变和利用外源性叶酸等。

【药动学】　用于全身性感染的磺胺类抗菌药物口服吸收快而完全,一般在服药后2～4 h血药浓度达到峰值;用于肠道感染类的磺胺类抗菌药物口服不吸收,在肠内保持高浓度,经解离恢复游离氨基后发挥抗菌作用。肠道易吸收的磺胺类抗菌药物在体内分布广泛,血浆蛋白结合率为25%～95%。磺胺类抗菌药物主要在肝脏经乙酰化代谢为无活性代谢产物,也可与葡萄糖醛酸结合。主要从肾脏以原型药、乙酰化物、葡萄糖醛酸结合物三种形式排泄。口服难吸收的磺胺类抗菌药物主要经肠道排出。

【临床应用】

1. 全身性感染　可选用口服易吸收的磺胺类抗菌药物,用于流感嗜血杆菌所致的中耳炎、脑膜炎奈瑟菌所致的脑膜炎、葡萄球菌及大肠埃希菌所致的单纯性泌尿道感染的治疗。可代替青霉素用于治疗青霉素过敏患者的链球菌感染和风湿热复发。亦可与甲氧苄啶合用治疗复杂性泌尿道感染、呼吸道感染、肠道感染和伤寒等。

2. 肠道感染　可选用口服难吸收的磺胺类抗菌药物,如柳氮磺吡啶,口服或作为栓剂给药时不吸收,对结缔组织有特殊亲和力。适用于治疗溃疡性结肠炎和节段性回肠炎(克罗恩病(Crohn's disease))等。

3. 局部应用　磺胺醋酰钠穿透力强,眼药水或眼药膏可有效治疗细菌性结膜炎和沙眼。磺胺嘧啶银乳膏局部应用可预防和治疗小面积、轻度烧烫伤继发创面感染,可有效减轻烧伤脓毒症。

【不良反应】

1. 泌尿系统损害　磺胺类抗菌药物可在尿中沉淀,尤其是在中性或酸性pH环境下更易发生沉淀而引起结晶尿、血尿或尿路阻塞,从而导致肾脏损害。适当增加饮水量和碱化尿液,能通过降低药物的浓度和促进药物的离子化发挥预防作用。

2. 过敏反应　局部用药或服用长效制剂时易发生。最常见为皮疹、药热,常于用药后数天至数周出现;偶见剥脱性皮炎、多形红斑等。所有磺胺类抗菌药物及其衍生物之间存在交叉过敏反应,有过敏史者禁用。

3. 血液系统反应　长期用药可抑制骨髓造血,表现为血小板减少、粒细胞减少甚至再生障碍性贫血,故需定期检查血常规。葡萄糖-6-磷酸脱氢酶(G-6-PD)缺乏者易发生溶血性贫血。

4. 神经系统反应　表现为头晕、头痛、精神萎靡、步态不稳等症状,用药期间应避免高空作业和驾驶。

5. 其他不良反应　口服引起恶心、呕吐、上腹部不适和食欲减退,餐后服用或同服碳酸氢钠可减轻反应。重者可致肝损害甚至急性肝坏死,肝功能受损者禁用。由于磺胺类抗菌药物与胆红素竞争血浆蛋白结合部位,可致游离胆红素增多。新生儿肝功能不完善,故较易发生高胆红素血症和新生儿黄疸,偶可发生核黄疸。因此不宜用于新生儿、2岁以下的幼儿及临产前的孕妇。

二、常用药物

磺胺嘧啶(sulfadiazine,SD)

磺胺嘧啶属中效类磺胺类抗菌药物,口服易吸收但吸收较缓慢,血药浓度达到峰值的时间为3～6 h,$t_{1/2}$为8～13 h,是磺胺类抗菌药物中血浆蛋白结合率最低(约45%)和血脑屏障透过率最高的药物,在脑脊液中的浓度最高可达血药浓度的80%,因此对防治流行性脑脊髓膜炎有突出疗效,常为首选药。与乙胺嘧啶合用治疗弓形虫病。但该药在尿中溶解度低,易发生结晶尿,故应同服等量碳酸氢钠以碱化尿液,并多饮水,以减少结晶尿对肾脏的损伤。与甲氧苄啶合用产生协同抗菌作用。

磺胺甲噁唑(sulfamethoxazole,SMZ,新诺明)

口服吸收与排泄均较慢,分布广泛,可进入血脑屏障、胎盘屏障和乳汁中。药物 $t_{1/2}$ 为 10~12 h,一次给药后有效浓度可维持 10~24 h,其脑脊液浓度虽低于磺胺嘧啶,但仍可用于流行性脑脊髓膜炎的预防。尿液中浓度与 SD 相似,故也适用于大肠埃希菌等敏感菌所致的泌尿道感染。主要与甲氧苄啶合用,产生协同抗菌作用,扩大临床适应证范围。

柳氮磺吡啶(sulfasalazine)

柳氮磺吡啶口服吸收少,生物利用度为 10%~20%,在小肠远端和结肠浓度高,其本身无抗菌活性,在肠道分解释放出有活性的磺胺吡啶和 5-氨基水杨酸盐,磺胺吡啶有较弱的抗菌作用,5-氨基水杨酸具有抗炎和免疫抑制作用。主要用于炎症性肠病、克罗恩病、强直性脊柱炎和溃疡性结肠炎。长期用药不良反应较多,如胃肠道反应、过敏反应、贫血等,尚可引起男性精子减少或不育症。

磺胺嘧啶银(silver sulfadiazine)与磺胺醋酰钠(sulphacetamide sodium)

磺胺嘧啶银具有磺胺嘧啶和银盐的双重作用。对多数革兰阳性菌和革兰阴性菌均有抗菌活性且具有收敛作用,可使创面干燥、结痂和早日愈合,用于预防和治疗Ⅱ~Ⅲ度烧伤或烫伤继发创面感染。

磺胺醋酰钠为短效磺胺类抗菌药,具有广谱抑菌作用。对大多数革兰阳性菌和革兰阴性菌有抑制作用,尤其对溶血性链球菌、肺炎链球菌、痢疾杆菌敏感,对葡萄球菌、脑膜炎球菌及沙眼衣原体也有较好抑菌作用。对真菌有一定作用。临床用于结膜炎、角膜炎、泪囊炎、沙眼及其他敏感菌引起的眼部感染的治疗。

第三节 其他合成类抗菌药

甲氧苄啶(trimethoprim,TMP)

甲氧苄啶是细菌二氢叶酸还原酶抑制剂,抗菌谱与磺胺甲噁唑(SMZ)相似,属抑菌药,但抗菌活性比 SMZ 强数十倍。甲氧苄啶的药动学特性与 SMZ 相似,但口服吸收较 SMZ 迅速而完全,可达给药量的 90% 以上,吸收后广泛分布于全身组织和体液中,可透过血脑屏障,在脑膜炎症时脑脊液中药物浓度可达血药浓度的 50%~100%。主要以原型经肾排泄,$t_{1/2}$ 为 11 h。与哺乳动物二氢叶酸还原酶相比,细菌二氢叶酸还原酶对甲氧苄啶的亲和力要高得多(高 5 万~10 万倍),故药物的选择性强,对人体毒性小。TMP 单用易产生耐药性,与磺胺类抗菌药物合用可使细菌的叶酸代谢受到双重阻断,因而抗菌作用大幅度提高,为磺胺增效剂,可减少耐药菌株的出现。此外,TMP 还可增强其他抗生素(如四环素、庆大霉素、红霉素等)的抗菌作用。甲氧苄啶可单独用于治疗急性泌尿道感染和细菌性前列腺炎,但很少单用,常与 SMZ 或 SD 合用或制成复方制剂,用于治疗呼吸道、泌尿生殖道、胃肠道感染,也可用于卡氏肺孢子菌感染、伤寒沙门菌和其他沙门菌属感染。甲氧苄啶不良反应较轻,可引起恶心、过敏性皮疹,也可引起叶酸缺乏症,导致巨幼红细胞性贫血、白细胞减少及血小板减少等。同服叶酸可对抗上述不良反应。

复方磺胺甲噁唑(sulfamethoxazole complex,SMZco,复方新诺明)

由 SMZ 和 TMP 按 5:1 的比例制成的复方制剂,两者的主要药动学参数相近。SMZco 中的 SMZ 和 TMP 口服后自胃肠道吸收完全,均可达给药量的 90% 以上,1~4 h 达到血药峰浓度。SMZ 及 TMP 均主要自肾小球滤过和肾小管分泌,尿药浓度明显高于血药浓度,二者排泄过程互不影响。SMZ 和 TMP 的 $t_{1/2}$ 分别为 10~12 h、8~10 h。吸收后两者均广泛分布至全身组织和体液中,并可穿透血脑屏障达治疗浓度。也可穿过胎盘屏障,进入胎儿血液循环并可分泌至乳汁中。SMZco通过双重阻断机制(SMZ抑制二氢蝶酸合成酶,TMP抑制二氢叶酸还原酶),协同阻断二氢叶酸合成,抗菌活性大增,甚至呈现杀菌作用。两药合用扩大抗菌谱并且减少细菌耐药的产生。临床主要用于治疗大肠埃希菌、克雷伯菌属、肠杆菌属、奇异变形杆菌、普通变形杆菌和莫根菌属敏感菌株所致的尿路感染,肺炎链球菌或流感嗜血杆菌所致2岁以上小儿急性中耳炎和成人慢性支气管炎急性发作,福氏或宋氏志贺菌属敏感菌株所致的肠道感染,卡氏肺孢子菌肺炎的治疗首选药以及预防用药,产肠毒素大肠埃希菌(ETEC)所致"旅游者腹泻"。

呋喃妥因(nitrofurantion)

呋喃妥因属硝基呋喃类药物,抗菌谱较广,对多数革兰阳性菌和革兰阴性菌具有抑菌或杀菌作用,耐药菌株形成缓慢,与其他类别抗菌药物之间无交叉耐药。呋喃妥因口服易吸收,生物利用度在空腹时为87%,与食物同服可增加其吸收并能减少胃肠道刺激症状。药物吸收后血药浓度低,经肾排泄时尿中可达有效抗菌浓度。可透过胎盘屏障和血脑屏障。血浆蛋白结合率为60%,约2/3的药物在体内被各组织(包括肝脏)迅速代谢灭活;肾功能正常者药物消除 $t_{1/2}$ 为 $0.3\sim1$ h。肾小球滤过为主要排泄途径,少量自肾小管分泌和重吸收。30%~40%迅速以原型自尿排出,另有部分药物可经胆汁排泄。主要用于大肠埃希菌、肠球菌和葡萄球菌引起的泌尿道感染如肾盂肾炎、膀胱炎、前列腺炎和尿路感染等。尿液pH为5.5时抗菌作用最佳。较常见的不良反应有恶心、呕吐及腹泻,偶有过敏反应如红斑、皮疹、药物热等。大剂量或长时间使用引起头痛、头晕和嗜睡等,甚至造成周围神经炎。当应用呋喃妥因治疗时间不少于6个月时,应注意其肺毒性,特别是老年人、葡萄糖-6-磷酸脱氢酶(G-6-PD)缺乏的患者、新生儿和孕妇应用该药可发生溶血性贫血,应禁用。

甲硝唑(metronidazole,灭滴灵)

硝基咪唑类药物,其抗菌机制是甲硝唑分子中的硝基在细胞内的无氧环境中被还原成氨基(细胞毒物质),从而抑制病原体DNA合成,发挥抗厌氧菌作用。甲硝唑对脆弱类杆菌尤为敏感,对破伤风梭菌、滴虫、阿米巴原虫及贾第鞭毛虫具有很强的杀灭作用,但对需氧菌或兼性需氧菌无效。口服吸收良好,血浆蛋白结合率为10%~20%,体内分布广泛,可进入感染病灶和脑脊液,血浆 $t_{1/2}$ 为 $8\sim14$ h。临床主要用于治疗厌氧菌引起的各种感染。对幽门螺杆菌所致的消化性溃疡以及耐四环素艰难梭菌感染所致的假膜性肠炎有特殊疗效。亦是治疗阴道滴虫病和阿米巴病的首选药物。不良反应一般较轻微,包括胃肠道反应、过敏反应、外周神经炎等。

替硝唑(tinidazole)

硝基咪唑类药物,是继甲硝唑后研制成的疗效高、疗程短、 $t_{1/2}$ 长、耐受性好的抗滴虫及抗厌氧菌药物。与甲硝唑相比,其吸收快,血药浓度较高,持续时间较长。药物血浆 $t_{1/2}$ 为 $12\sim14$ h,口服1次,有效血药浓度可维持72 h。体内分布广泛,对血脑屏障的穿透性较甲硝唑高。替硝唑对各种常见的致病厌氧菌和滴虫均有明显的杀灭作用,其活性较甲硝唑强 $2\sim4$ 倍,对阿米巴痢疾和肠外阿米巴病的疗效与甲硝唑相当,而毒副作用明显比甲硝唑小。主要用于各种厌氧菌感染,如败血症、骨髓炎、腹腔感染、盆腔感染、肺支气管感染、肺炎、鼻窦炎、皮肤蜂窝织炎、牙周感染及术后伤口感染;用于结肠直肠手术、妇产科手术及口腔手术等的术前预防;用于肠道及肠外阿米巴病、阴道滴虫病、贾第鞭毛虫病等的治疗;也可作为甲硝唑的替代药用于幽门螺杆菌所致的胃窦炎及消化性溃疡的治疗。不良反应少而轻微,偶有消化道症状,个别有眩晕感,口腔金属味、皮疹、头痛或白细胞减少的症状。

章节案例
答案解析

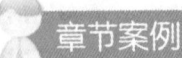 章节案例

患者,男,54岁。起病突然,寒战、高热、咳嗽、脓痰,砖红色胶冻样痰。痰培养为肺炎克雷伯菌阳性,CT显示左肺中下部位大片模糊阴影。诊断为左肺中下叶肺炎。入院治疗,莫西沙星 400 mg,1次/

日,两天后体温降至 37.6 ℃,第四天体温恢复正常,临床症状逐渐消失。

1. 莫西沙星属于哪一类药物? 其主要抗菌作用机制是什么?
2. 此类药物主要不良反应有哪些?

本章小结

人工合成抗菌药物是完全由人工合成的具有抑制或杀灭微生物作用的药物,主要包括喹诺酮类、磺胺类、硝基咪唑类、硝基呋喃类抗菌药物等。喹诺酮类抗菌药物抗菌谱广,抗菌活性强,对繁殖期和静止期的细菌均有较强杀菌作用。主要抗菌机制:①抑制 DNA 回旋酶:喹诺酮类抗菌药物抗革兰阴性菌的主要机制是抑制革兰阴性菌的 DNA 回旋酶,干扰细菌 DNA 复制过程。②抑制拓扑异构酶Ⅳ:喹诺酮类抗菌药物抗革兰阳性菌的主要机制是抑制拓扑异构酶Ⅳ,拓扑异构酶Ⅳ是由 2 个 ParC 亚基与 2 个 ParE 亚基组成的四聚体,主要功能是解除 DNA 结节、解开 DNA 连环体和松弛超螺旋等,喹诺酮类抗菌药物抑制拓扑异构酶Ⅳ,干扰细菌 DNA 复制过程。临床应用:①泌尿生殖道感染;②肠道感染;③骨骼系统感染;④皮肤感染等。不良反应:①胃肠道反应;②过敏反应;③神经系统毒性;④光敏反应;⑤心脏毒性;⑥泌尿系统毒性;⑦软骨损害等。磺胺类抗菌药物属广谱抑菌药,现已大部分被抗生素及喹诺酮类抗菌药物所取代。但某些磺胺类抗菌药物对流行性脑脊髓膜炎、鼠疫等感染性疾疗效显著。磺胺类抗菌药物对大多数革兰阳性菌和革兰阴性菌有良好的抗菌活性。敏感菌包括脑膜炎奈瑟菌、溶血性链球菌、肺炎链球菌、淋病奈瑟菌、鼠疫耶尔森菌。次敏感菌包括大肠埃希菌、志贺菌、变形杆菌、流感嗜血杆菌、伤寒沙门菌、肺炎克雷伯菌、布鲁菌、铜绿假单胞菌;沙眼衣原体;疟原虫。作用机制:磺胺类抗菌药物的化学结构与 PABA 极其相似,通过与 PABA 竞争性抑制二氢蝶酸合成酶,阻碍二氢叶酸的形成,从而影响核酸的合成,最终抑制细菌的生长繁殖。临床应用:①全身性感染;②肠道感染;③局部应用。不良反应:①肾脏损害;②过敏反应;③血液系统反应;④神经系统反应。

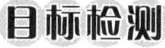

目标检测

一、选择题(1～5 为单项选择题,6～10 为多项选择题)

1. 对氟喹诺酮类抗菌药物最敏感的是(　　　)。

A.革兰阳性球菌　　　　　　B.革兰阳性杆菌　　　　　　C.厌氧菌

D.革兰阴性球菌　　　　　　E.革兰阴性杆菌

2. 喹诺酮类抗菌药物抗菌作用机制是(　　　)。

A.抑制细菌转肽酶　　　　　　　　　　B.抑制细菌 DNA 回旋酶

C.抑制细菌二氢叶酸还原酶　　　　　　D.抑制细菌蛋白质合成

E.抑制细菌二氢蝶酸合成酶

3. 不符合磺胺类抗菌药物的叙述是(　　　)。

A.进入体内的磺胺多在肝中乙酰化

B.抗菌谱较广,包括革兰阳性菌、革兰阴性菌等

C.可用于衣原体感染

D.可用于立克次体感染

E.抑制细菌二氢蝶酸合成酶,妨碍二氢叶酸合成

4. 细菌对磺胺产生耐药的原因是(　　　)。

A.产生钝化酶　　　　　　B.改变细胞膜通透性　　　　　　C.改变代谢途径

D.改变核糖体结构　　　　E.产生水解酶

5. 服用磺胺时,同时服用碳酸氢钠是为了(　　　)。

A.减少不良反应　　　　　　B.增强抗菌活性　　　　　　C.扩大抗菌谱

NOTE

D. 促进磺胺类抗菌药物的吸收　　　　E. 延缓磺胺类抗菌药物排泄

6. 关于喹诺酮类抗菌药物抗菌作用正确的是(　　)。

A. 影响蛋白质合成全过程

B. 喹诺酮类抗菌药物对人体拓扑异构酶Ⅱ影响较小

C. 阻碍 DNA 复制而导致细菌死亡

D. 抑制转肽酶活性

E. 喹诺酮类抗菌药物直接与 DNA 回旋酶结合

7. 氟喹诺酮类抗菌药物药理学的共性是(　　)。

A. 不良反应少

B. 适用于敏感病原菌所致呼吸道感染、尿路感染等

C. 与其他抗菌药物间无交叉耐药性

D. 抗菌谱广

E. 血浆蛋白结合率高,分布广

8. 氟喹诺酮类抗菌药物不良反应包括(　　)。

A. 中枢神经系统反应　　　　　　B. 胃肠道反应　　　　　　　　C. 肝损害

D. 过敏反应　　　　　　　　　　E. 关节反应

9. 磺胺类抗菌药物抗菌作用机制是(　　)。

A. 抑制核酸代谢

B. 减少敏感菌细胞的二氢叶酸合成

C. 对氨基苯甲酸的结构类似物

D. 与 PABA 竞争二氢叶酸还原酶,干扰叶酸代谢

E. 不减少人与哺乳动物的二氢叶酸合成

10. 磺胺类药物的不良反应为(　　)。

A. 肝脏损害　　　　B. 溶血性贫血　　　C. 过敏反应　　　　D. 泌尿系统损害　　E. 消化道反应

二、问答题

1. 喹诺酮类抗菌药物的作用机制与不良反应有哪些?

2. 磺胺类抗菌药物的不良反应有哪些?

(济宁医学院　王光辉)

第四十三章　抗结核病药及抗麻风病药物

 学习目标 ....

1. 掌握:一线抗结核病药异烟肼、利福平、乙胺丁醇的药动学特点、抗菌作用机制、临床应用、不良反应及用药注意事项。
2. 熟悉:治疗结核病、麻风病的药物分类。
3. 了解:抗结核药的应用原则。

扫码看课件

结核病(tuberculosis)是由结核分枝杆菌感染所引起的一种慢性传染病,可累及全身各组织器官,其中以肺结核最常见,其次为结核性脑膜炎、肠结核、肾结核、骨结核、淋巴结核等。由于多重耐药菌的增强,感染性疾病中死亡率最高的仍是结核病。

麻风病(lepriasis)是由麻风分枝杆菌感染所引起的慢性传染病,其病变主要损害皮肤、黏膜及周围神经。临床表现为麻木性皮肤损害,神经粗大,严重者甚至肢端残废。

第一节　抗结核病药

结核分枝杆菌的细胞壁富含类脂质,占细胞壁成分的 $50\%\sim60\%$,使很多药物不易穿透脂质层到达作用靶点。菌体生长缓慢,抵抗力强,在干燥和低温($-40\ ℃$)环境中可存活数月至数年。根据结核分枝杆菌的生存部位及代谢状态,结核分枝杆菌可分为四种菌群。①快速繁殖菌群:位于巨噬细胞外和肺空洞损害组织中,占菌群绝大部分。②缓慢繁殖菌群:位于巨噬细胞和单核细胞内。③间断缓慢繁殖菌群:位于干酪样病灶组织中。④休眠期菌群:现有药物无作用。结核分枝杆菌的这些生物学特性,使其易产生耐药性和导致结核病复发,给临床治疗带来很大困难。

抗结核病药的作用机制主要如下:①阻碍细菌细胞壁的合成,如乙硫异烟胺、环丝氨酸;②干扰结核分枝杆菌代谢,如对氨基水杨酸钠;③抑制 RNA 合成,如利福平;④抑制结核分枝杆菌蛋白质合成,如链霉素、卷曲霉素及紫霉素;⑤多种作用机制共存或机制未明,如异烟肼、乙胺丁醇。

理想的抗结核病药应对四种结核分枝杆菌菌群都有杀灭或抑制作用,并且能够防止耐药菌的产生,不良反应少,能够有效降低患者治疗后的复发率。目前,用于临床的抗结核病药物种类很多,根据临床用药情况,分为以下两类。

一线(first-line)抗结核病药:疗效高、不良反应少、患者较易耐受,主要包括异烟肼、利福平、乙胺丁醇、吡嗪酰胺、链霉素等。

二线(second-line)抗结核病药:抗菌作用较弱、毒性较大或临床验证不足,多用于对一线抗结核病药产生耐受性或与其他抗结核病药配伍使用,主要包括对氨基水杨酸、乙硫异烟胺、氨硫脲、卡那霉素、阿米卡星、卷曲霉素、环丝氨酸等。

此外,近些年又研发出一些治疗效果好、毒副作用相对较低的新一代抗结核病药物,如利福喷丁、利福定、左氧氟沙星、莫西沙星、加替沙星、新大环内酯类抗生素等,特别是在耐多药结核病的治疗中起重要作用。

 NOTE

425

一、一线抗结核病药

异烟肼(isoniazid,INH)

异烟肼又称雷米封(rimifon),是异烟酸的肼类衍生物。水溶性好且性质稳定,具有杀菌力强、不良反应少、可以口服且价格低廉的特点。

【体内过程】

1. 吸收　口服或注射均易吸收,易溶于水,性质稳定。口服后 1～2 h,血浆浓度可达高峰。

2. 分布　生物利用度约为 90%,血浆蛋白结合率低于 10%。穿透力强,吸收后可迅速分布于全身体液和细胞液中,其中脑脊液、胸腹水、关节腔、肾、纤维化或干酪样病灶及淋巴结中药物浓度较高,也可透过胎盘屏障进入胎儿体内,脑膜炎患者脑脊液中的药物浓度与血药浓度相似。

3. 代谢　主要在肝脏内经乙酰化代谢灭活,代谢产物为乙酰化异烟肼和异烟酸。异烟肼在体内的乙酰化过程是在肝脏中乙酰转移酶的作用下完成的,其代谢速率呈多态性,N-乙酰转移酶活性存在明显的种族差异及个体差异。当机体缺乏 N-乙酰转移酶时,乙酰化过程受阻,其代谢减慢,易致蓄积中毒。临床上根据体内异烟肼乙酰化速度的快慢将人群分为两种类型:快乙酰化型和慢乙酰化型。快乙酰化型 $t_{1/2}$ 为 70 min 左右,慢乙酰化型 $t_{1/2}$ 约为 3 h。异烟肼多采取间歇给药法,如果每日服药一次,代谢慢者不良反应相对重而多,若每周服药一次,则对快乙酰化型者疗效较差。故临床上可根据不同患者的代谢类型确定给药方案。我国人群中快代谢型患者约占 50%,慢代谢型患者约占 26%,中间型患者约占 24%。

4. 排泄　大部分以代谢产物由肾脏排泄,少数以原型从尿液排出。

【抗菌作用及机制】　异烟肼对结核分枝杆菌具有高度的选择性,对其他病原体无效。异烟肼对生长旺盛的活动期结核分枝杆菌有强大的杀灭作用,是治疗活动性结核的首选药。对静止期结核分枝杆菌无杀灭作用而仅有抑制作用,故清除药物后,结核分枝杆菌可恢复正常的增殖活动。其作用强度与渗入病灶部位的药物浓度有关,低浓度时有抑菌作用,高浓度时有杀菌作用,其最低抑菌浓度为 0.025～0.05 mg/L。

异烟肼的抗菌作用机制至今尚未完全阐明,目前有以下观点:①抑制结核分枝杆菌细胞壁特有成分分枝菌酸的生物合成,阻止分枝菌酸前体物质长链脂肪酸的延伸,使结核分枝杆菌细胞壁合成受阻而导致细菌死亡。由于分枝菌酸只存在于结核分枝杆菌中,因此异烟肼仅对结核分枝杆菌具有高度特异性而对其他细菌无效。②抑制结核分枝杆菌脱氧核糖核酸的合成而发挥抗菌作用。③异烟肼与对其敏感的结核分枝杆菌菌株中的一种酶结合,引起结核分枝杆菌代谢紊乱而死亡。

【耐药机制】　异烟肼耐药机制尚未完全阐明。目前认为是由于过氧化氢酶-过氧化物酶突变,使其活性下降,抑制异烟肼向其活性代谢产物的转化;另有人认为是由于分枝菌酸生物合成的基因发生突变所致;也有人认为是菌体细胞膜对药物的通透性降低,使进入菌体内的药物减少而产生耐药性。异烟肼单用时易产生耐药性,但停用一段时间后可恢复对药物的敏感性。异烟肼与其他抗结核病药物之间无交叉耐药性,与其他抗结核病药联用可延缓耐药性产生,故临床常采用联合用药以增强疗效,缩短疗程,防止或延缓耐药性的产生。

【临床应用】　异烟肼是防治各种类型结核病的首选药。单独用药可治疗早期轻症肺结核或用于预防用药。规范化治疗各种结核病时,必须联合使用其他抗结核病药,以增强疗效,防止或延缓耐药性的产生。对粟粒性结核和结核性脑膜炎应加大剂量,延长疗程,必要时应注射给药。

【不良反应及注意事项】　异烟肼不良反应的产生与用药剂量有关。治疗量时不良反应少而轻,大剂量时慢代谢型患者较易出现不良反应。用药期间应密切注意并及时调整剂量,以避免严重不良反应的发生。

1. 神经系统 异烟肼可引起周围神经炎和中枢神经系统症状。周围神经炎多见于大剂量、维生素 B_6 缺乏者及慢乙酰化型者，表现为四肢麻木、肌肉震颤和步态不稳等；中枢神经系统症状表现为头痛、眩晕、兴奋、失眠、惊厥、共济失调、精神错乱等。神经系统反应发生的机制与体内维生素 B_6 缺乏有关。维生素 B_6 参与体内 γ-氨基丁酸(GABA)等神经递质的合成，异烟肼的化学结构与维生素 B_6 相似，可竞争性阻碍机体对维生素 B_6 的利用或促进其排泄，使体内维生素 B_6 缺乏，进而使中枢 γ-氨基丁酸 (GABA)合成减少，引起中枢过度兴奋，从而导致神经系统症状。因此，预防性补充维生素 B_6 可防止或减少异烟肼引起的神经系统反应，对于已发生的神经系统反应也可用维生素 B_6 治疗。癫痫患者应用异烟肼和苯妥英钠可引起过度镇静或运动失调，故有癫痫及精神障碍患者慎用。

2. 肝毒性 异烟肼可损伤肝细胞，引起转氨酶升高，少数患者可出现黄疸，严重时可出现肝小叶坏死，尤其多见于嗜酒者、快乙酰化型患者及合用利福平时。异烟肼导致肝损伤的机制目前尚未阐明，有人认为可能与异烟肼在肝脏内的乙酰化代谢过程有关，故应定期检查肝功能。快代谢型患者对异烟肼敏感，故此型患者及肝功能不良者慎用。

3. 其他 偶见皮疹、发热等过敏反应，也可引起胃肠道反应、粒细胞减少、血小板减少和溶血性贫血等，用药期间也可能产生脉管炎及关节炎综合征。

【药物相互作用】

(1)异烟肼为肝药酶的抑制剂，可使肝脏对香豆素类抗凝血药、苯妥英钠、卡马西平、丙戊酸钠、茶碱、拟交感胺类等药物的代谢速度减慢，血药浓度升高，合用时应及时调整剂量。

(2)饮酒和与利福平合用时均可增加异烟肼对肝脏的毒性作用。

(3)异烟肼与肾上腺皮质激素合用时，血药浓度降低。与肼屈嗪合用则毒性增强。

利福平(rifampicin, RFP)

利福平又名甲哌力复霉素，是利福霉素 SV(rifamycin SV)的人工半合成品，橘红色结晶粉末，对光不稳定。

【体内过程】

1. 吸收 口服易吸收，24 h 血浆药物浓度达到峰值。个体差异大，$t_{1/2}$ 为 1.5~5 h。食物及对氨基水杨酸钠可减少其吸收，若两药合用，应间隔 8~12 h。

2. 分布 穿透力强，体内分布广，能进入细胞、胸腹水、结核空洞、痰液及胎盘。在大部分组织和体液中达到有效的抗菌浓度，脑膜炎时脑脊液中可达有效治疗浓度。

3. 代谢 在肝脏内肝微粒体氧化酶作用，脱乙酰基代谢为具有抗菌活性的 25-去乙酰利福平，其抗菌能力较弱，仅为利福平的 1/10，经进一步水解为无活性代谢产物。

4. 排泄 主要经胆汁排泄，胆汁中药物浓度较高，形成肝肠循环，60%~65%随粪便排泄，约 30%从尿中排泄，也可经乳汁分泌。原型药物及代谢产物呈橘红色，可使尿、粪、唾液、泪液、汗液和痰等染成橘红色。

本药为肝药酶诱导剂，连续服用可促进自身及其他药物的代谢。临床长期应用利福平或与其他药物联合应用时，应注意调整利福平及合用药物的剂量。利福平及其代谢产物均呈橘红色，用药过程中可导致痰液、汗液、唾液、尿液及粪便红染，用药前应告知服药者。

【抗菌作用及机制】 利福平抗菌谱广，抗菌作用强大。对繁殖期和静止期的细菌均有作用，能增加异烟肼和链霉素的抗菌活性。利福平不仅对结核分枝杆菌及麻风分枝杆菌有作用，对多种革兰阳性球菌和革兰阴性球菌也有杀灭作用，如耐药的金黄色葡萄球菌、脑膜炎奈瑟菌等，对革兰阴性杆菌如大肠埃希菌、变形杆菌、流感杆菌也有抑制作用。利福平的抗菌强度与其浓度有关，低浓度时有抑菌作用，高浓度时有杀菌作用。利福平对巨噬细胞、纤维空洞、干酪样病灶中的结核分枝杆菌也有杀灭作用，为全效杀菌药。

利福平的抗菌作用机制为特异性地与细菌依赖 DNA 的 RNA 聚合酶 β 亚单位结合，阻碍 mRNA

合成,从而产生抗菌作用。但对人和动物细胞内的 RNA 聚合酶无影响。此外,高浓度利福平对沙眼衣原体和病毒也有作用。

单用利福平易产生耐药性,其耐药机制可能与细菌的 RNA 聚合酶基因突变有关,但与其他抗菌药物无交叉耐药。联合用药可增强异烟肼和链霉素的抗结核分枝杆菌作用,延缓耐药性的产生。

【临床应用】

1. 结核病　利福平是目前治疗结核病的一线药物。常与其他抗结核病药合用,可以治疗各种类型的结核病,包括初治及复发患者。与异烟肼合用,可用于治疗肺结核初发患者,可降低结核性脑膜炎的病死率和后遗症的发生;与乙胺丁醇及吡嗪酰胺合用,对复发患者产生良好的治疗效果。

2. 麻风病　用于治疗瘤型或边缘型麻风病,疗效好,显效快,是重要的抗麻风病药。

3. 细菌感染　用于治疗耐药金黄色葡萄球菌、肺炎链球菌及其他敏感菌所致的感染。利福平在胆汁中浓度较高,也可用于重症胆道感染。

4. 眼科感染　局部用药可用于沙眼、急性结膜炎及病毒性结膜炎的治疗。

【不良反应及注意事项】

1. 胃肠道反应　常见恶心、呕吐、腹痛、腹泻等,一般不严重。

2. 肝毒性　表现为黄疸、肝肿大、转氨酶升高、肝功能减退等症状。肝毒性在肝功能正常者中发生较少;但在慢性肝病患者、酒精中毒患者、老年患者或者与异烟肼合用时发生率明显增高。用药期间应定期检查肝功能,有严重肝病、胆道阻塞患者禁用。

3. 过敏反应　少数人可出现药疹、药热、白细胞减少、贫血、溶血等症状。对本药过敏者禁用。

4. 流感综合征　大剂量间隔使用,可出现发热、头痛、寒战、眩晕、嗜睡、乏力、视物模糊和运动失调等类似感冒的症状。其发生频率与剂量大小、间隔时间有明显关系,所以应避免间歇用药。

5. 致畸作用　动物实验发现利福平有致畸作用,妊娠 3 个月内妇女禁用。哺乳期患者用药期间应停止哺乳。

【药物相互作用】

(1) 对氨基水杨酸可延缓利福平的吸收,两者合用时两种药物的服药间隔应为 8～12 h。

(2) 利福平是肝药酶的诱导剂,联合用药时能加速自身及许多药物的代谢,如口服抗凝血药、口服避孕药、糖皮质激素、硫脲类口服降血糖药、地高辛、奎尼丁、普萘洛尔、维拉帕米等多种药物的代谢,药物 $t_{1/2}$ 缩短,血药浓度降低,疗效减弱。利福平与这些药物合用时应注意调整药物剂量。

乙胺丁醇(ethambutol,EMB)

乙胺丁醇是人工合成的乙二胺衍生物,其右旋体具有强大的抗菌作用,左旋体无效。

【体内过程】

1. 吸收　口服吸收良好,生物利用度高,口服后 2～4 h 达到峰值。

2. 分布　广泛分布于全身组织和体液。脑脊液中浓度较低,脑膜炎时可在脑脊液中达到有效浓度。

3. 代谢　少部分在肝脏内转化为醛及二羧酸衍生物。

4. 排泄　以原型或代谢产物的形式由肾脏排出,对肾脏有一定毒性,肾功能不良时应慎重使用。

【抗菌作用及机制】　乙胺丁醇对繁殖期结核分枝杆菌有较强的抑制作用,对其他细菌无效。其抗结核分枝杆菌作用机制为与二价金属离子如 Mg^{2+} 络合,阻止菌体内亚精胺与 Mg^{2+} 结合,干扰菌体内 RNA 合成,起到抑制结核分枝杆菌的作用。单用可产生耐药性,降低疗效,常与其他抗结核病药合用且无交叉耐药性。

【临床应用】 用于各种类型肺结核和肺外结核。乙胺丁醇与异烟肼和利福平合用治疗初治患者，与利福平和卷曲霉素合用治疗复治患者。尤其适用于经异烟肼和链霉素治疗无效的患者。因其安全有效、不良反应发生率低、耐药性产生慢，目前已经取代对氨基水杨酸钠成为一线抗结核病药。

【不良反应】 乙胺丁醇在治疗剂量下较为安全，但连续大剂量应用 2～6 个月可引起球后视神经炎，表现为视力减退、视野缩小、红绿色盲等，如及时停药并给予大剂量维生素 B_6、烟酰胺等，一般可恢复。用药期间应定期进行眼科检查，一旦出现不良反应立即停药；偶见胃肠道反应如恶心、呕吐等，过敏反应和高尿酸血症。儿童或视觉障碍者、痛风患者慎用。

吡嗪酰胺(pyrazinamide，PZA)

吡嗪酰胺为人工合成烟酰胺类似物，微溶于水。

【体内过程】

1. 吸收 口服吸收迅速，1～2 h 后达到血药浓度高峰。

2. 分布 可广泛分布于全身组织和体液，在肝、肺、胆汁和脑脊液中药物浓度与血浆药物浓度相近。

3. 代谢 大部分在肝脏内水解为有活性的吡嗪酸，进一步羟化为无活性的 5-羟吡嗪酸。

4. 排泄 代谢产物(30%～60%)和少部分原型药(4%～14%)经肾脏排泄，$t_{1/2}$ 为 6 h。

【抗菌作用及机制】 吡嗪酰胺在酸性环境下对结核分枝杆菌有较强的抑制和杀灭作用。细胞内(pH 较低)杀菌作用强于细胞外，可杀灭巨噬细胞和单核细胞内的缓慢繁殖菌群。吡嗪酰胺在体内可被巨噬细胞或单核细胞摄取，经吡嗪酰胺酶作用转化为吡嗪酸而发挥抗菌作用。抗菌机制涉及多个途径和作用靶点，如抑制菌体能量产生、抑制菌体生长所需的辅酶 A 等。单独使用易产生耐药性，与异烟肼和利福平合用有协同作用，与其他抗结核病药无交叉耐药性。

【临床应用】 主要用于抗结核病的联合用药。常采用低剂量、短疗程进行三联或四联用药，可防止或减少停药后的复发，常用于治疗其他抗结核病药疗效不佳的患者。

【不良反应】 长期或大量使用可发生严重的肝损害，表现为氨基转氨酶升高、黄疸甚至肝坏死。因此用药期间应定期检查肝功能。肝功能不良者慎用或禁用。本药还可引起胃肠道反应、过敏反应、抑制尿酸盐排泄等。有痛风病史的患者慎用。

链霉素(streptomycin)

链霉素属于氨基糖苷类抗菌药物，是临床上第一个有效的抗结核病的药物。对结核分枝杆菌有较强的抑制作用，抗结核病作用不及异烟肼和利福平。由于极性较大，组织穿透力弱，不易渗入细胞、纤维化、干酪化及厚壁空洞病灶，也不易透过血脑屏障和细胞膜，多分布于细胞外液，故对结核性脑膜炎效果较差。单用易产生耐药性，且长时间使用耳毒性发生率较高，只能与其他药物联合使用，目前在重症结核药物治疗中已逐渐被其他药物所取代。

二、二线抗结核病药

对氨基水杨酸钠(sodium para-aminosalicylate)

对氨基水杨酸钠水溶液不稳定,见光易分解,故应用时应新鲜配制,避光储存。口服吸收快且完全,2 h 左右血浆药物浓度达到高峰,$t_{1/2}$ 约为 1 h。可分布于全身组织与体液中,但不易进入脑脊液和巨噬细胞中。主要在肝脏代谢,大部分转化成乙酰化物,经肾排出。对氨基水杨酸钠仅对细胞外的结核分枝杆菌有抑制作用,抗菌谱窄,抗结核分枝杆菌作用弱于异烟肼和链霉素。其作用机制尚不清楚,一般认为是竞争性抑制二氢蝶酸合成酶,阻止二氢叶酸的合成,从而使蛋白质合成受阻,抑制结核分枝杆菌的繁殖。单用易产生耐药性,常与异烟肼和链霉素联合使用,可增强疗效,延缓耐药性的产生。不宜与利福平合用,可影响利福平的吸收。常见不良反应有胃肠道反应及过敏反应,长期大剂量使用可出现肝、肾损害。用药期间应多饮水,少食酸性食物,碱化尿液可减轻肾损害。

乙硫异烟胺(ethionamide)

乙硫异烟胺为异烟酸的衍生物,仅对结核分枝杆菌有作用,抗菌效力较异烟肼弱,但穿透力较强,可分布于全身各组织和体液中。容易到达结核病灶内,对其他抗结核病药耐药的菌株仍有效。单用易产生耐药性,临床上主要用于一线抗结核病药物治疗无效者。不良反应多且发生率较高,以胃肠道反应较为多见,也可致周围神经炎及肝损害,应定期检查肝功能。孕妇及 12 岁以下儿童慎用。

卷曲霉素(capreomycin)

卷曲霉素为多肽类抗生素。抗菌机制为抑制细菌蛋白质合成。单用易产生耐药性,与新霉素和卡那霉素有交叉耐药性。临床主要与其他药物联合应用,用于复治的结核病患者。不良反应与链霉素相似,但较链霉素轻。

环丝氨酸(cycloserine)

环丝氨酸对多种革兰阳性菌和革兰阴性菌都有抗菌作用,抗菌机制为阻碍细菌细胞壁的合成,其抗结核病作用弱于异烟肼和链霉素。不易产生耐药性和交叉耐药性。主要不良反应为胃肠道反应、神经系统毒性反应及发热。临床主要用于复治的耐药结核分枝杆菌患者,并应与其他抗结核病药联合使用。

三、新一代抗结核病药

利福定(rifandin)

利福定为人工合成利福霉素的衍生物,抗菌谱广,抗菌作用强大。利福定抗结核分枝杆菌、麻风分枝杆菌活性强于利福平。抗菌作用机制、耐药机制与利福平相同,不良反应与利福平相似。利福定与利福平有交叉耐药现象,对利福平无效的患者不适宜用利福定。一般情况下,利福定与异烟肼、乙胺丁醇等合用,可延缓耐药性的产生。临床观察发现,利福定的稳定性差,易改变晶形而失效,且复发率较高,现已少用。

利福喷丁(rifapentine)

利福喷丁为利福霉素的衍生物,砖红色结晶性粉末。口服易吸收,体内分布广泛,其药物原型及代谢产物主要由粪便排泄,部分随尿液排出。$t_{1/2}$ 长,约为 26 h,通常每周用药 2 次即可。其抗菌作用和抗菌谱与利福平相似,对结核分枝杆菌、麻风分枝杆菌、多数革兰阳性菌和革兰阴性菌、部分病毒、衣原体等均有较强活性。但抗菌活性为利福平的 7 倍,与利福平具有完全交叉耐药性。利福喷丁与其他抗结核病药如异烟肼、乙胺丁醇、链霉素等有协同抗菌作用。临床主要用于结核病、麻风病的治疗。利福喷丁具有一定的抗艾滋病(AIDS)作用,有良好的应用前景。不良反应较利福平少且轻,常见有胃肠道反应、皮疹等,偶见头晕、头痛、氨基转移酶升高。孕妇、肝功能不全者慎用。

利福布汀(rifabutin)

利福布汀为半合成利福霉素类药物,化学名为 4-N-异丁基螺哌啶利福霉素 S,与利福平结构相似。极易溶于三氯甲烷,溶于甲醇,微溶于乙醇,极微溶于水,为紫红色结晶性粉末。具有抗 G^+ 和 G^- 菌作用及抗结核分枝杆菌和鸟分枝杆菌的活性。

氟喹诺酮类

常用药物为左氧氟沙星、莫西沙星及加替沙星。此类药物抗菌谱广,抗菌作用机制是抑制细菌 DNA 回旋酶,对于多种耐药的菌株均有效。临床上主要与其他抗结核病药联合,用于治疗多种耐药的结核分枝杆菌感染。

罗红霉素(roxithromycin,RXM)

罗红霉素为第二代大环内酯类抗生素,此类药物均有抗结核分枝杆菌作用,罗红霉素是其中抗结核分枝杆菌作用最强的一个。临床常与异烟肼或利福平合用,有协同作用。

四、抗结核病药的应用原则

抗结核病化学药物的使用是目前治疗结核病的主要手段。对结核病的化学药物治疗,应遵循"早期用药、联合用药、适量用药、规律用药和全程督导"的原则,并根据病情的严重程度、病灶部位、体外药敏试验等确定治疗方案。目前临床上针对不同类型结核病,分别采用不同的标准治疗方案。将整个治疗方案分为强化和巩固两个阶段,严格执行选定的统一标准方案方能达到临床治愈的效果。

1. 早期用药 对所有类型结核病一旦确诊,应立即进行治疗。早期结核处于渗出阶段,病灶内结核分枝杆菌生长旺盛,对抗结核病药敏感,细菌容易被抑制或杀灭。此外,患病初期机体抵抗力较强,病灶内血液循环良好,药物浓度高,可促进炎症吸收,从而获得满意疗效。而晚期由于病灶的纤维化、干酪化及厚壁空洞形成,病灶内的血液循环不良,药物不易进入病灶内接近结核分枝杆菌,治疗效果不佳。

2. 联合用药 依据不同病情和抗结核病药的作用特点,联合两种或两种以上药物以增强疗效,并可有效避免严重的不良反应和延缓耐药性产生。临床常常采取二联、三联,甚至四联用药方案,以期达到最佳治疗效果。轻症肺结核常选用异烟肼和利福平联合,对重症结核病如结核性脑膜炎、结核空洞、肾结核等应采用四联或更多抗结核病药联合应用。

3. 适量用药 用药剂量要适当,足够的剂量是保证疗效和防止疾病复发的关键。用药剂量不足,组织内药物难以达到有效浓度,且细菌易产生耐药性;用药剂量过大,易产生严重不良反应而使治疗难以继续。

4. 规律用药 结核病在治疗过程中,必须做到有规律地用药。治疗期间不可随意地改变给药品种或增减药物剂量,否则难以保证疗效。结核病容易复发,过早停药或不彻底治疗,会导致被抑制的结核分枝杆菌再度繁殖或迁延,导致治疗失败。轻症肺结核应持续治疗 9～12 个月,中度及重度肺结核应持续治疗 18～24 个月,或根据患者的具体情况及时调整用药方案。

5. 全程督导 患者的病情、用药、复查等都应在医务人员的监督之下,不能随意改变药物剂量与种类,这样有利于患者的规范化治疗,达到最佳治疗效果。

第二节 抗麻风病药

麻风病是由麻风分枝杆菌所引起的慢性传染病,常发病于热带和亚热带地区。其早期病变主要损害皮肤、黏膜及周围神经,中晚期病变可累及眼、耳、肝、脾等深部组织和脏器,临床表现为麻木性皮肤损

害、神经粗大、骨骼及内脏溃疡,严重可引起肢端畸形或残废。目前抗麻风病药主要有氨苯砜、利福平、氯法齐明等。对麻风病的治疗多采用联合给药,以减少耐药性和缩短治疗疗程。

氨苯砜(dapsone,DDS)

氨苯砜属砜类化合物,目前为治疗麻风病的首选药。

【体内过程】

1. 吸收　口服吸收缓慢而完全,口服吸收率为 93%,4～8 h 血药浓度可达到高峰。

2. 分布　广泛分布于全身组织和体液,尤其肝脏及肾脏药物浓度较高,其次为皮肤、肌肉。此外,在病变皮肤部位的药物浓度远高于正常皮肤。

3. 代谢　主要在肝脏内经乙酰化代谢,代谢产物由肾脏排泄;部分药物由胆汁排泄并可形成肝肠循环重新吸收回血液,故在血液中存留时间长,$t_{1/2}$ 为 10～50 h。临床应用宜采用周期性间歇给药方案,以免发生蓄积中毒。

4. 排泄　可经胆汁排泄,也可在肝脏内经乙酰化后从尿中排出。丙磺舒可抑制氨苯砜由肾小管分泌,利福平则促进氨苯砜的肝脏代谢,联合给药时应注意调整用药剂量。

【抗菌作用及机制】　抗菌谱与磺胺类抗菌药物相似,可竞争性抑制细菌二氢蝶酸合成酶,干扰细菌体内叶酸的代谢。对麻风分枝杆菌有较强的选择性抑制作用,其作用可被 PABA 拮抗,因此有人认为其抗菌机制可能与磺胺类抗菌药物相同。单用易产生耐药性。

【临床应用】　氨苯砜为治疗麻风病的首选药物。单用易产生耐药性,与利福平联合使用可延缓耐药性的产生。治疗时以小剂量开始直至最适剂量为止,一般用药 3～6 个月后,患者症状有所好转,鼻、口、咽喉和皮肤病变逐渐恢复,麻风分枝杆菌逐渐消失。麻风分枝杆菌完全消失需连续用药 1～3 年,神经病变的恢复和瘤型麻风病患者的麻风分枝杆菌的消失需要持续治疗更长时间,甚至需服药 5 年以上,因此在治疗过程中不应随意减少剂量或过早停药。氨苯砜与甲氧苄啶联合使用可用于治疗卡氏肺孢子菌病,与乙胺嘧啶、氯喹联合使用可用于间日疟的预防。

【不良反应】　氨苯砜常见的不良反应是溶血性贫血和发绀,葡萄糖-6-磷酸脱氢酶(G-6-PD)缺乏者较易发生,其次为高铁血红蛋白血症。口服氨苯砜可出现胃肠道反应、头痛、周围神经病变、发热、皮疹、血尿等。对肝脏有一定毒性,应定期检查血常规及肝功能。治疗早期或药物增量过快可引起"氨苯砜综合征",表现为发热、周身不适、剥脱性皮炎、肝坏死和贫血等,一旦发生应立即停药,可用沙利度胺或糖皮质激素药物治疗。严重贫血、肝肾功能不良、G-6-PD 缺乏、过敏及精神障碍患者禁用。

氯法齐明(clofazimine)

氯法齐明对麻风分枝杆菌有抑制作用,与氨苯砜或利福平合用可用于治疗各型麻风病,为临床治疗瘤型麻风病首选药。口服吸收不安全,生物利用度个体差异大。吸收后迅速分布到各组织,在单核-吞噬细胞系统和皮肤中药物蓄积浓度较高,并缓慢释放入血,血浆 $t_{1/2}$ 长达 2 个月。抗菌作用机制为干扰麻风分枝杆菌核酸代谢,抑制菌体蛋白质合成。本药兼有抗炎作用,对预防和治疗麻风结节性红斑均有效。其主要不良反应为皮肤及角膜色素沉着,沉着部位呈红棕色至黑色,也可使用药者的尿液、痰液和汗液显红色,停药后可缓慢消退。

<h2 style="text-align:center">巯苯咪唑(mercaptophenylimidazole,麻风宁)</h2>

巯苯咪唑为新型抗麻风病药,疗效较砜类药物好。其优点为疗程短,毒性小,不易在体内蓄积,患者容易接受。适用于各种麻风病的治疗,亦可用于砜类过敏者。可产生耐药性,常见不良反应为局限性皮肤瘙痒及诱发"砜类综合征"。

章节案例

患者,女,37岁。出现低热、盗汗、乏力、消瘦症状,伴有咳嗽、咳痰、胸闷。入院治疗,经查体、X胸片及病原学检查诊断为肺结核。对其采用异烟肼、链霉素治疗,同时应用护肝片预防肝毒性,在治疗过程中患者出现耳鸣、听力减退症状,因此调整用药方案,改用利福平,停用链霉素。请思考:

1. 为什么选用异烟肼进行治疗?
2. 停用链霉素,改用利福平,是否合理?为什么?

章节案例
答案解析

知识拓展

本章小结

结核病发病历史久远,到目前仍是严重威胁人类健康的传染性疾病之一。但由于其临床症状不典型,患者对结核病重视度低,误诊率较高,目前抗结核病药物治疗仍然是治疗结核病的主要手段。一线抗结核病药有异烟肼、利福平、乙胺丁醇、吡嗪酰胺、链霉素等;二线抗结核病药有对氨基水杨酸、乙硫异烟胺、卷曲霉素、环丝氨酸等,新一代抗结核病药有利福定、利福喷丁、利福布汀、氟喹诺酮类抗菌药物、罗红霉素等。异烟肼抗结核病作用强、穿透力强,为治疗各型结核病的首选药。利福平对结核分枝杆菌作用强,对麻风分枝杆菌及革兰阳性菌、革兰阴性菌、衣原体及某些病毒也有效。链霉素作为临床第一个有效的抗结核病药,因其毒性较大且易产生耐药性,目前仅用于重症结核病的治疗。乙胺丁醇为人工合成的抗结核病药,用于各种类型肺结核和肺外结核,特别适用于经链霉素和异烟肼治疗无效的患者。吡嗪酰胺为抗结核病联合用药的重要成分。对氨基水杨酸钠仅对细胞外的结核分枝杆菌有抑菌作用,抗菌谱窄,常与异烟肼和链霉素联合使用,延缓耐药性的产生。利福定抗菌作用强大,抗菌谱广,抗结核分枝杆菌和抗麻风分枝杆菌作用均优于利福平,但由于其稳定性差,易改变晶形而失效,且复发率较高,现已少用。氟喹诺酮类抗菌药物为治疗多重耐药结核菌感染方案的重要组成部分,可显著改善成人耐利福平和多重耐药结核分枝杆菌感染患者的治疗。

抗麻风病药有砜类的氨苯砜和苯丙砜,后者在体内转变为前者而发挥作用,对麻风分枝杆菌有较强的抑制作用,常用于麻风病的治疗,常见不良反应为溶血性贫血和发绀。其他抗麻风病药有氯法齐明、利福平等。

制剂及
用法用量

目标检测

一、单项选择题

1. 目前用于防治各种类型结核病的首选药物是( )。

A. 链霉素   B. 利福平   C. 异烟肼   D. 乙胺丁醇   E. 吡嗪酰胺

2. 兼有抗结核病和抗麻风病作用的药物是( )。

A. 异烟肼   B. 氨苯砜   C. 利福平   D. 苯丙砜   E. 乙胺丁醇

3. 异烟肼的主要不良反应是( )。

A. 耳毒性   B. 神经肌肉接头阻滞   C. 周围神经炎

目标检测
答案

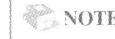
NOTE

D. 中枢抑制　　　　　　　　　　E. 球后视神经炎

4. 有癫痫或精神障碍者应慎用(　　)。

A. 利福平　　　　B. 吡嗪酰胺　　　C. 乙胺丁醇　　　D. 异烟肼　　　E. 对氨基水杨酸

5. 应用异烟肼时,常并用维生素 B_6 的目的是(　　)。

A. 增强疗效　　　　　　　　B. 防治周围神经炎　　　　　　C. 延缓抗药性

D. 减轻肝损害　　　　　　　E. 防治球后视神经炎

6. 用药期间可引起眼泪、尿等呈橘红色的药物是(　　)。

A. 异烟肼　　　B. 氨苯砜　　　C. 利福平　　　D. 乙胺丁醇　　　E. 吡嗪酰胺

7. 有关异烟肼抗结核病作用的叙述错误的是(　　)。

A. 对结核分枝杆菌有高度选择性　　B. 抗结核病作用强大　　　C. 穿透力强

D. 有杀菌作用　　　　　　E. 结核分枝杆菌不易产生耐药性

8. 目前治疗麻风病的首选药物是(　　)。

A. 苯丙砜　　　B. 巯苯咪唑　　　C. 氯法齐明　　　D. 氨苯砜　　　E. 利福平

9. 既属广谱抗生素,又兼有抗结核病和抗麻风病作用的药物是(　　)。

A. 异烟肼　　　B. 利福平　　　C. 乙胺丁醇　　　D. 吡嗪酰胺　　　E. 对氨基水杨酸

10. 对氨基水杨酸(PAS)是一种抑制结核分枝杆菌的药物,在抗结核病治疗中,PAS 常与异烟肼、利福平、吡嗪酰胺或乙胺丁醇合用,联合用药的目的是(　　)。

A. 减少异烟肼的神经毒性　　　　　　B. 延缓结核分枝杆菌耐药性产生

C. 使结核分枝菌对其他药物敏感　　　　D. 增强吡嗪酰胺的抗菌作用

E. 延缓乙胺丁醇对视神经的毒害

二、问答题

抗结核病药的应用原则有哪些?

(黄河科技学院　高猎防)

第四十四章 抗真菌药和抗病毒药

扫码看课件

学习目标

1. 掌握:常用抗真菌药和抗病毒药的分类及作用特点。
2. 熟悉:常用抗病毒药和抗真菌药的代表性药物的临床应用和不良反应。
3. 了解:其他抗病毒药和抗真菌药的作用机制。

第一节 抗真菌药

真菌感染一般分为深部真菌感染和浅部真菌感染。深部真菌感染主要由白色念珠菌、组织胞质菌、新型隐球菌等引起,主要侵犯内脏器官和深部组织,发病率低,但病情严重,病死率高;浅部真菌感染主要由各种癣菌引起,主要侵犯皮肤、毛发、指(趾)甲、口腔和阴道黏膜等,发病率高。近年来,深部真菌感染的发病率呈持续上升趋势,这与长期不合理使用广谱抗菌药物、肾上腺皮质激素、免疫抑制剂及抗恶性肿瘤药物有关。

抗真菌药(antifungal agents)是指能抑制真菌生长或繁殖或杀死真菌的药物。根据化学结构的不同可分为抗生素类(antibiotics)抗真菌药,如两性霉素 B;唑类(azoles)抗真菌药,如酮康唑;丙烯胺类(allylamines)抗真菌药,如特比萘芬;嘧啶类(pyrimidines)抗真菌药,如氟胞嘧啶等。

一、抗生素类抗真菌药

抗生素类抗真菌药主要包括多烯类(polyenes)抗生素如两性霉素 B、制霉菌素等和非多烯类抗生素如灰黄霉素,其中以两性霉素 B 抗真菌活性最强,是目前唯一可用于治疗深部真菌感染和皮下真菌感染的多烯类抗生素。其他多烯类抗生素仅限于局部应用治疗浅表真菌感染。

两性霉素 B(amphotericin B)

两性霉素 B 又称庐山霉素(fungilin),是从链丝菌培养液中提取出的一种广谱抗真菌药,其含有 A、B 两种成分,因 B 成分抗菌作用强而用于临床,故称为两性霉素 B。但其毒性较大,限制了其在临床的应用。目前,两性霉素 B 新剂型如脂质体剂型、脂质体复合物、胶样分散剂型等可提高其疗效,降低毒性。

NOTE

【药动学】

1. 吸收 两性霉素 B 口服生物利用度仅为 5%,肌内注射难以吸收,且肌内注射刺激性大,故一般采用静脉滴注。

2. 分布 90%～95%与血浆蛋白结合,不易进入脑脊液、玻璃体液和羊水,脑膜炎时需鞘内注射。体内主要分布在肝、脾,其次为肺、肾。

3. 代谢 主要在肝脏代谢。

4. 排泄 代谢产物与约 5%的原型药缓慢从尿中排出,停药数周后仍可在尿中检出。

【抗菌作用及机制】 两性霉素 B 几乎对所有的真菌均有抗菌活性,为广谱抗真菌药,对白色念珠菌、球孢子菌、新型隐球菌、皮炎芽生菌、曲霉菌、荚膜组织胞质菌、孢子丝菌属等均有较强的抑菌作用,高浓度时有杀菌作用。

两性霉素 B 可选择性地与真菌细胞膜上的麦角固醇结合,从而导致细胞膜的通透性增加,引起真菌细胞内重要物质(如氨基酸、电解质等)外渗,造成真菌生长停止或死亡。两性霉素 B 可损伤细胞膜,使其他药物易进入真菌细胞内,故与其他抗真菌药合用可产生协同作用。哺乳动物的红细胞、肾小管上皮细胞的胞质膜含有固醇,故可导致溶血、肾损害等毒性反应。但由于两性霉素 B 与真菌细胞膜上麦角固醇的亲和力大于对哺乳动物细胞膜固醇的亲和力,故对哺乳动物细胞的毒性相对较低。由于细菌、立克次体、病毒等细胞膜中不含固醇,故对细菌、立克次体、病毒无效。

【耐药机制】 真菌较少对两性霉素 B 产生耐药性。其耐药机制可能与真菌细胞膜中麦角固醇含量减少有关。

【临床应用】 静脉滴注用于治疗深部真菌感染,如肺炎、心内膜炎、尿路感染等。真菌性脑膜炎时,除静脉滴注外,还需鞘内注射。口服仅用于肠道真菌感染。局部应用治疗皮肤、指甲及黏膜等浅表部真菌感染。

【不良反应及注意事项】 不良反应较多,常见寒战、高热、头痛、恶心、呕吐、贫血、低血压、低血钾、低血镁、血栓性静脉炎、肝功能损害等。本药有一定的肾毒性,发生率高且严重,主要表现为蛋白尿、管型尿、血尿素氮升高等,与氨基糖苷类抗生素、环孢素类合用可增加肾毒性。如给药前应用解热镇痛抗炎药、抗组胺药及糖皮质激素,可减少治疗初期寒战、高热、头痛反应的发生。静脉滴注过快可出现心动过速、心室颤动或心搏骤停。鞘内注射可引起严重头痛、颈项强直、背部及下肢疼痛等,甚至瘫痪。用药期间应定期做血钾、血常规、尿常规、心电图、肝肾功能等检查。

灰黄霉素(griseofulvin)

灰黄霉素为非多烯类抗生素。

【药动学】

1. 吸收 口服吸收较少,微粒制剂或高脂肪饮食可增加其吸收。

2. 分布 吸收后广泛分布于全身,尤以皮肤、脂肪、毛发、指甲等组织含量较高。灰黄霉素对病变皮肤组织亲和力大,并能渗入皮肤角质层与角蛋白结合,阻止癣菌继续深入。

3. 代谢 主要在肝脏代谢,$t_{1/2}$ 为 14～24 h。

4. 排泄 主要以无活性去甲基化代谢产物的形式从尿中排泄。

【抗菌作用及机制】 灰黄霉素可杀灭或抑制各种皮肤癣菌,如表皮癣菌属、小芽孢菌属和毛菌属等,对生长旺盛的真菌起杀灭作用,对静止状态的真菌只有抑制作用。对念珠菌属和深部真菌感染无效。灰黄霉素可沉积在皮肤、毛发及指(趾)甲的角蛋白前体细胞中,干扰敏感真菌的微管蛋白聚合成微管,抑制其有丝分裂。此外,灰黄霉素作为鸟嘌呤的类似物,可竞争性抑制鸟嘌呤进入 DNA 分子中,从而干扰真菌细胞 DNA 的合成。

【临床应用】 主要用于各种皮肤癣菌的治疗。对头癣、体股癣和手足癣等效果好,对指(趾)甲癣效果差。本药不易透过皮肤角质层,故外用无效。因对静止状态下的真菌只有抑制作用,病变痊愈有赖于角质的新生和受感染角质层的脱落,故治疗周期通常需要数周至数月。由于该药毒性大,现已少用。

【不良反应及注意事项】 不良反应较多,常见有头痛、头晕等反应,恶心、呕吐等消化道反应,皮疹等皮肤反应,偶见白细胞减少症、粒细胞减少症等。动物实验表明,本药有致畸作用和致癌作用,故孕妇禁用。

制霉菌素(nystatin,制霉素,fungicidin,nilstat,mycostatin)

制霉菌素为多烯类抗真菌药,抗真菌作用和机制与两性霉素 B 相似,对念珠菌抗菌活性较强,且不易产生耐药性。局部外用主要治疗皮肤、黏膜浅表真菌的感染。口服吸收少,仅用于肠道念珠菌感染。注射给药毒性大,不宜注射给药。局部用药不良反应少见。口服给药可引起暂时性恶心、呕吐、食欲缺乏、腹泻等胃肠道反应。

二、唑类抗真菌药

唑类(azoles)抗真菌药按照结构可分为咪唑类(imidazoles)和三唑类(triazoles)。咪唑类抗真菌药包括酮康唑、咪康唑、克霉唑和联苯苄唑等,三唑类抗真菌药包括伊曲康唑、氟康唑和伏立康唑等。

唑类抗真菌药可干扰真菌细胞中麦角固醇的生物合成,导致真菌细胞膜缺损,细胞膜通透性增加,进而抑制真菌生长或使真菌死亡。麦角固醇是真菌细胞膜重要成分之一,其与细胞膜上磷脂结合可增加膜的稳定性,真菌细胞中麦角固醇的缺乏、固醇生物合成前体的积累将导致真菌细胞膜破损。真菌细胞内麦角固醇的生物合成是以角鲨烯为起始物,在酶的作用下生成羊毛固醇,进而生成 24-甲烯二氢羊毛固醇,在 14-脱甲基酶作用下再经若干步骤催化生成麦角固醇。唑类抗真菌药通过其结构中的氮原子与 14-脱甲基酶系统中细胞色素 P450 的血红素铁结合,抑制细胞色素 P450 功能,使 14-脱甲基酶失活,从而导致麦角固醇合成受阻,麦角固醇生物合成前体 24-甲烯二氢羊毛固醇累积,进而降低细胞膜内脱氢酶活性,使饱和脂肪酸含量增加,导致真菌细胞膜破损。与咪唑类抗真菌药相比,三唑类抗真菌药对人体细胞色素 P450 的亲和力降低,而对真菌细胞色素 P450 仍保持高亲和力,因此,对机体毒性较小,且抗菌活性更高。

酮康唑(ketoconazole)

酮康唑属咪唑类广谱抗真菌药,是第一个口服广谱抗真菌药。酮康唑口服生物利用度个体差异较大,由于酮康唑属于二碱化合物,其溶解和吸收都需要依赖大量的胃酸,故与抗酸药或抑制胃酸分泌的药物合用可降低其生物利用度。与血浆蛋白结合率为 80%,15% 与红细胞结合,约 1% 呈游离型。体内分布广泛,但不易透过血脑屏障,故不适用于治疗真菌性脑膜炎。主要在肝脏代谢,大部分由胆汁排泄。酮康唑对多种浅部和深部真菌均有抗菌作用,临床主要用于皮肤、甲癣、胃肠道酵母菌感染、局部用药无效的阴道白色念珠菌病,以及白色念珠菌、类球孢子菌、组织胞质菌等引起的感染。口服酮康唑不良反应较多,常见有恶心、呕吐等胃肠道反应,以及皮疹、头晕、嗜睡、畏光等症状,偶见肝毒性,可引起可逆性的转氨酶升高,儿童可能有肝炎发生。极少数人会出现内分泌异常,表现为男性乳房发育,可能与本药抑制睾酮和肾上腺皮质激素合成有关。

咪康唑(miconazole,双氯苯咪唑,霉可唑)

咪康唑属咪唑类广谱抗真菌药。口服生物利用度较低,不易透过血脑屏障,静脉注射时不良反应较多。因皮肤和黏膜不易吸收,无明显不良反应,因此,目前临床主要局部应用于治疗皮肤、指甲或阴道真菌感染。

克霉唑(clotrimazole,三苯甲咪唑)

克霉唑属咪唑类广谱抗真菌药。口服不易吸收,血药峰浓度低,代谢产物主要经胆汁排泄,少部分经肾脏排泄。临床主要局部应用于治疗体癣、手足癣、耳道及阴道真菌感染。口含片仅用于口腔念珠菌病。

联苯苄唑(bifonazole)

联苯苄唑属咪唑类广谱抗真菌药。抗菌活性明显强于其他咪唑类抗真菌药,主要因为其不仅可抑制 24-甲烯二氢羊毛固醇转化为脱甲基固醇,还可抑制羟甲基戊二酰辅酶 A 转化为甲羟戊酸,从而双重阻断麦角固醇的合成,具有广谱、高效抗菌作用。临床主要用于治疗皮肤癣菌感染的治疗。不良反应常见为接触性皮炎、一过性轻度皮肤变红、烧灼感、瘙痒感、脱皮及龟裂。

伊曲康唑(itraconazole)

伊曲康唑属新型三唑类广谱抗真菌药。口服吸收良好,亲脂性高,体内分布广泛,能聚集于皮肤、脂肪组织和指甲等部位,但在脑脊液中浓度低。主要在肝脏内代谢,代谢产物羟基伊曲康唑仍然具有抗菌活性,血液中羟基伊曲康唑的浓度为原型药的 2 倍。伊曲康唑的抗菌谱较酮康唑广且作用强,体内、外抗菌活性为酮康唑的 5～100 倍,主要用于治疗念珠菌病、曲霉菌病、组织胞质菌病、芽生菌病、球孢子菌病等深部真菌病,也可用于手足癣、体癣、股癣、甲癣、花斑癣、真菌性结膜炎及皮肤念珠菌病等浅部真菌病。不良反应较轻,表现为胃肠道反应、头痛、头晕、皮肤瘙痒、水肿、低血钾、高血压等。肝毒性较酮康唑低,且不抑制雄激素合成,可避免酮康唑所引发的内分泌异常。

氟康唑(fluconazole)

氟康唑属三唑类广谱抗真菌药。口服和静脉给药均有效。口服吸收良好,生物利用度达 95%,血浆蛋白结合率为 11%。可分布到各组织和体液,对正常和炎症脑膜均具有强大的穿透力,脑脊液药物浓度为血药浓度的 50%～60%。极少在肝内代谢,80% 以上以原型随尿液排泄,$t_{1/2}$ 为 35 h,肾功能不良时可明显延长,故应减少剂量。氟康唑的抗菌谱与酮康唑相似,抗菌活性为酮康唑的 5～20 倍。本品是治疗艾滋病患者隐球菌性脑膜炎的首选药,与氟胞嘧啶合用可增强疗效。临床主要用于治疗深部真菌感染,如皮肤癣菌、新型隐球菌引起的脑膜炎及口腔、消化道念珠菌病等。不良反应发生率低,常见恶心、呕吐、腹痛、腹泻等胃肠道反应,偶见脱发、皮疹。因其可能引起胎儿缺陷,故禁用于孕妇。

伏立康唑(voriconazole)

伏立康唑属三唑类广谱抗真菌药,为氟康唑衍生物。水溶性好,口服和静脉给药均有效,口服后生物利用度达 90%,血浆蛋白结合率为 60%,可广泛分布到各个组织和体液内,经肝脏代谢,主要以代谢产物形式从尿液排出,仅有 1% 以原型药形式排出。抗菌谱广,抗菌效力强,对多种条件性真菌和地方流行性真菌均具有抗菌活性,尤其对于侵袭性曲霉菌浸润感染疗效好,对多种耐氟康唑、两性霉素 B 的深部真菌感染有效。临床主要用于侵袭性曲霉病、足放线病菌属及镰刀菌属感染的治疗。不良反应最常见的是可逆性视觉干扰(光幻觉),视觉障碍包括视觉阻断、出现光点及波形、间歇性色弱、恐光症。

卡泊芬净(caspofungin)

卡泊芬净属棘白菌素类抗真菌药,为半合成肽化合物。可有效抑制 β-1,3-D-葡聚糖的合成,为葡聚糖合成酶抑制剂,干扰真菌细胞壁的合成。本品属广谱抗真菌药,对白色念珠菌、热带念珠菌、克柔念珠菌、光滑念珠菌等具有良好的抗菌活性,对黄曲霉、烟曲霉、土曲霉和黑曲霉及除曲霉以外的几种丝状真菌和二形真菌也有抗菌作用。临床主要用于治疗念珠菌败血症,以及念珠菌感染,如念珠菌引起的腹腔感染、腹腔脓肿和腹膜炎,食管念珠菌病等。主要不良反应有头痛、畏寒、发热、静脉炎、恶心、呕吐、腹泻,还可出现组胺反应,如皮疹、面部水肿、面部潮红、支气管炎、气喘等。

三、丙烯胺类抗真菌药

丙烯胺类抗真菌药包括特比萘芬和萘替芬,均为鲨烯环氧化酶的非竞争性、可逆性抑制剂,鲨烯在鲨烯环氧酶和鲨烯环化酶的作用下转化为羊毛固醇。在真菌细胞内,抑制鲨烯向羊毛固醇的转化,进而抑制羊毛固醇向麦角固醇的转化,造成真菌麦角固醇合成不足及体内鲨烯累积,从而影响真菌细胞膜的结构和功能,表现出强大的杀真菌作用。

特比萘芬(terbinafine)

【药动学】

1. 吸收 口服吸收良好,生物利用度为 70% 以上,服药后 2 h 内血药浓度达到峰值。

2. 分布 吸收后分布广泛,尤以皮肤角质层、甲板、毛发等部位药物含量较高。连续用药,皮肤中药物浓度可达血药浓度的 1.75 倍;停药后,药物在甲板的高浓度状态仍可维持数月。

3. 代谢 主要在肝脏代谢,$t_{1/2}$ 为 16~17 h。

4. 排泄 代谢产物主要由肾脏排泄。

【临床应用】 外用或口服可用于治疗甲癣和其他浅表部真菌感染。口服治疗体癣、股癣和手足癣用药 1 周;皮肤念珠菌病用药 1~2 周,指甲癣用药 4~6 周,趾甲癣用药 12 周。与唑类药物或两性霉素B合用可用于深部曲霉菌感染、念珠菌感染、肺隐球酵母菌感染。

【不良反应及注意事项】 不良反应少且较轻,常见胃肠道反应。偶见暂时性肝损伤和皮肤过敏。

四、嘧啶类抗真菌药

氟胞嘧啶(flucytosine,5-氟胞嘧啶,5-fluorocytosine)

氟胞嘧啶属人工合成的广谱抗真菌药。

【药动学】

1. 吸收 口服吸收良好,生物利用度为 82%,口服 2 h 血药浓度达到峰值。

2. 分布 吸收后广泛分布于深部体液中,血浆蛋白结合率小于 5%。

3. 代谢 主要在肝脏代谢,$t_{1/2}$ 约为 3.5 h,肾功能衰竭时 $t_{1/2}$ 可延长至 200 h。

4. 排泄 90% 通过肾小球滤过随尿液排出。

【抗菌作用及机制】 氟胞嘧啶在胞嘧啶透性酶的作用下进入敏感真菌的细胞内,经胞嘧啶脱氨酶作用脱氨基生成抗代谢产物 5-氟尿嘧啶。5-氟尿嘧啶在尿苷-5-磷酸焦磷酸化酶作用下转变为 5-氟尿嘧啶脱氧核苷,抑制胸腺嘧啶核苷合成酶,阻断尿嘧啶脱氧核苷向胸腺嘧啶核苷的转化,进而影响 DNA的合成。同时,5-氟尿嘧啶可掺入真菌 RNA 中,影响蛋白质的合成。由于哺乳动物细胞内缺乏胞嘧啶脱氨酶,不能将氟胞嘧啶转化为 5-氟尿嘧啶,所以人体细胞代谢不受影响。

【临床应用】 临床主要用于隐球菌感染、念珠菌感染及着色霉菌感染,疗效不如两性霉素 B。由于易透过血脑屏障,对隐球菌性脑膜炎有较好疗效,一般不单用,常与两性霉素 B 合用。

【不良反应及注意事项】 常见为恶心、呕吐、腹泻、皮疹、发热、黄疸、贫血、血小板减少、白细胞减少、转氨酶升高、尿素氮升高等症状。用药期间应定期检查血常规和肝、肾功能,如有异常应立即停药。孕妇禁用。

第二节 抗病毒药

病毒感染可引起多种疾病,多具有传染性。其发病率高、传播快,对人类健康构成巨大的威胁。如艾滋病(AIDS)、甲型 H_1N_1 流感、重症急性呼吸系统综合征(SARS)、病毒性肝炎、病毒性心肌炎、病毒性脊髓灰质炎、婴幼儿病毒性肺炎、成人腹泻、流感、流行性出血热、乙型脑炎、麻疹、天花、狂犬病等。抗病毒化学药物发展起步较抗菌药物晚,且大多数抗病毒药在发挥治疗作用的同时,对人体也会产生较大毒性,另外,抗病毒药的耐药性也是亟待解决的问题。

抗病毒药(antiviral agents)是指在体外可抑制病毒复制酶,在感染细胞或动物体内可抑制病毒复制或繁殖,并在临床上治疗病毒性疾病有效的药物。抗病毒感染的途径很多,如直接抑制或杀灭病毒、干扰病毒吸附、阻止病毒穿入细胞、抑制病毒生物合成、抑制病毒释放或增强宿主抗病毒能力等。临床常用抗病毒药有抗流感病毒药、抗疱疹病毒药、抗肝炎病毒药、抗艾滋病病毒药。抗病毒药作用的主要部位见图 44-1。

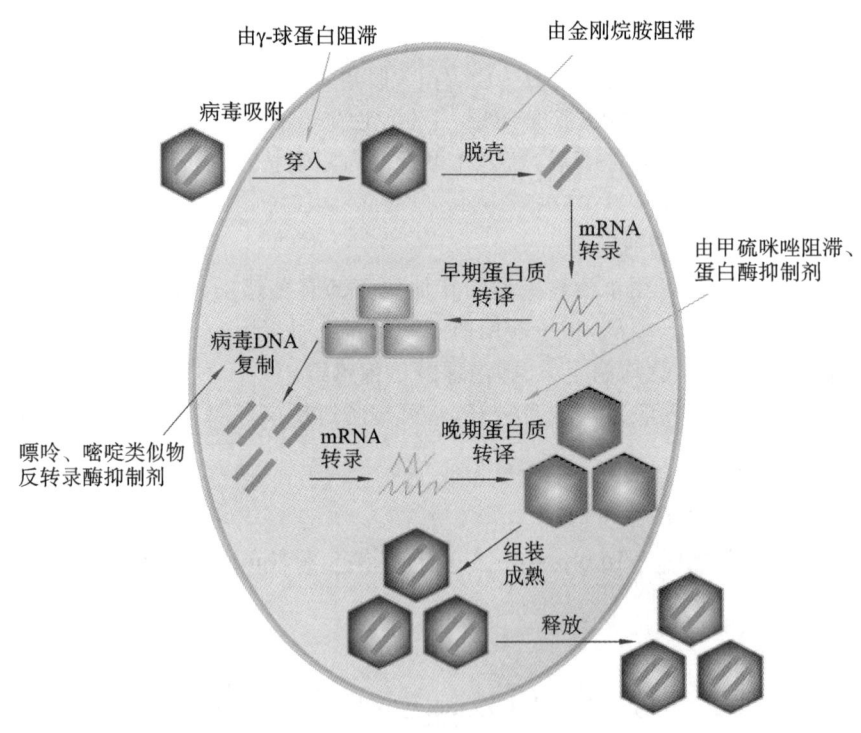

图 44-1 抗病毒药作用的主要部位

一、抗流感病毒药

金刚烷胺(amantadine)和金刚乙胺(rimantadine)

金刚乙胺是金刚烷胺的 α-甲基衍生物。口服生物利用度较高,金刚烷胺生物利用度为 75%,金刚乙胺生物利用度为 90%。在体内不被代谢,90% 以原型经肾排泄,$t_{1/2}$ 约为 24 h。主要作用于病毒复制早期,通过防止 A 型流感病毒进入宿主细胞,干扰宿主细胞中 A 型流感病毒 RNA 脱壳及病毒核酸到宿主胞质的转移而发挥作用。二者均可特异性抑制 A 型流感病毒,大剂量也可抑制 B 型流感病毒、风疹及其他病毒。金刚乙胺抗 A 型流感病毒作用强于金刚烷胺,其抗病毒谱较金刚烷胺广。临床主要用于预防 A 型流感病毒的感染。金刚烷胺还有抗震颤麻痹作用。不良反应包括恶心、头痛、焦虑、失眠及注意力分散,老年患者可出现幻觉、癫痫。金刚乙胺脂溶性较低,不易透过血脑屏障,故中枢神经系统副作用较少。

奥司他韦(oseltamivir)

奥司他韦又名达菲,在体内转化为活性代谢产物奥司他韦磷酸盐,该活性代谢产物可选择性抑制流感病毒神经氨酸酶活性,进而抑制病毒从感染的细胞中释放,从而减少 A 型或 B 型流感病毒的传播。临床上主要用于治疗流行性感冒,且可减少并发症的发生及抗生素的使用,是目前治疗流感的常用药,也是抗禽流感甲型 H_1N_1 病毒安全有效的药物之一。常见不良反应有恶心、呕吐、头晕、疲劳、腹泻、咽痛和咳嗽等症状。

扎那米韦(zanamivir)

扎那米韦通过抑制流感病毒神经氨酸酶,改变流感病毒在感染细胞内的聚集与释放。临床主要用于 12 岁以上的患者,治疗由 A 型流感病毒、B 型流感病毒引起的流感,对哮喘或慢性阻塞性肺疾病患者无效,甚至可能引起危险。不良反应包括咳嗽、哮喘、肺功能下降,及头痛、腹泻、恶心、呕吐、眩晕等。

二、抗疱疹病毒药

疱疹病毒分为单纯疱疹病毒 I 型(herpes simplex virus 1,HSV-1)、单纯疱疹病毒 II 型(herpes simplex virus 2,HSV-2)、水痘-带状疱疹病毒(varicella-zoster virus,VZV)、巨细胞病毒(cytomegalovirus,CMV)、爱泼斯坦-巴尔二氏病毒(EB 病毒)。常见疱疹病毒及其引起的相关疾病见表 44-1。

表 44-1　常见疱疹病毒及其引起的相关疾病

病毒种类	常见疾病
HSV-1	口腔溃疡、口唇疱疹、疱疹性角膜炎
HSV-2	外生殖器及腰部以下皮肤疱疹、宫颈癌等
VZV	水痘、带状疱疹
CMV	新生儿病毒血症、畸胎
EB 病毒	鼻咽癌、传染性单核细胞增多症

阿昔洛韦(aciclovir,ACV,无环鸟苷)

阿昔洛韦属人工合成的嘌呤核苷类衍生物。

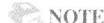

【药动学】

1. 吸收 口服吸收差,生物利用度仅为 15%～20%,必要时可静脉给药以提高血药浓度。

2. 分布 血浆蛋白结合率低,易透过生物膜,吸收后广泛分布于全身各组织,包括脑、肾、肺、肝、小肠、脾、乳汁、子宫、阴道黏膜及其分泌物、脑脊液及疱疹液中。在肝、肾和小肠中浓度较高,脑脊液中浓度约为血液中浓度的 50%。

3. 代谢 部分经肝脏代谢。

4. 排泄 主要以原型经肾小球滤过和肾小管分泌排泄。

【抗病毒作用及机制】 阿昔洛韦为广谱、高效抗病毒药,在被感染细胞内经病毒腺苷激酶和细胞激酶的催化,转化为三磷酸无环鸟苷,对病毒 DNA 聚合酶产生强大的抑制作用,阻滞病毒 DNA 的合成,对正常细胞影响较小。对 HSV、VZV 和 EB 病毒等其他疱疹病毒均有效。HSV 或 VZV 可通过改变病毒疱疹胸苷酸激酶或 DNA 聚合酶而产生耐药性。

【临床应用】 临床作为治疗 HSV 感染的首选药。口服或静脉注射可用于治疗单纯疱疹脑炎、免疫缺陷患者单纯疱疹、生殖器疱疹等,局部应用治疗单纯疱疹、带状疱疹、疱疹性角膜炎等。尚可与其他药物合用治疗乙型肝炎。

【不良反应及注意事项】 常见不良反应为胃肠道功能紊乱、头痛、皮疹、嗜睡、发热、药疹等,静脉给药可引起静脉炎、可逆性肾功能紊乱包括血尿素氮和肌酐水平升高、神经系统毒性包括震颤和谵妄等。与青霉素类、头孢菌素类、丙磺舒合用可引起血药浓度升高。小儿及哺乳期妇女慎用,孕妇禁用。

伐昔洛韦(valacyclovir)

伐昔洛韦为阿昔洛韦二异戊酰胺酯。口服可迅速在体内转化为阿昔洛韦,血药浓度为口服阿昔洛韦后的 5 倍。其抗病毒活性、作用机制及耐药性与阿昔洛韦相同。临床用于治疗原发性或复发性生殖器疱疹、带状疱疹及频发性生殖器疱疹。肾功能不良患者应适当减少剂量。偶见恶心、腹泻和头痛的症状。

更昔洛韦(ganciclovir)

更昔洛韦对 HSV 和 VZV 的抑制作用与阿昔洛韦相似,但对巨细胞病毒(cytomegalovirus,CMV)抑制作用较强,在 CMV 感染细胞中分解较慢,存留时间长达 18～20 h,抗 CMV 作用强于阿昔洛韦 100 倍。口服吸收较差,多采用静脉给药,主要以原型经肾脏排泄,$t_{1/2}$ 约为 4 h。因其骨髓抑制等不良反应发生率较高,并具有潜在的致癌作用,故临床只用于器官移植、艾滋病、恶性肿瘤时严重 CMV 感染性肺炎、肠炎及视网膜炎等的治疗。用药期间应定期检查血常规。

阿糖腺苷(vidarabine,ara-A)

阿糖腺苷是人工合成的嘌呤核苷类衍生物,为广谱、高效的抗病毒药物,对 HSV、VZV 和 CMV 均具有强大的抑制作用,也可抑制乙型肝炎病毒(hepatitis B virus,HBV)和某些 RNA 病毒。在体内经腺苷脱氨酶作用代谢为阿糖次黄嘌呤核苷,抗病毒活性显著降低。局部应用可用于治疗 HSV-1 和 HSV-2 引起的急性角膜结膜炎、表皮结膜炎及反复性上皮结膜炎。静脉注射可用于治疗 HSV 脑炎、新生儿疱疹及免疫功能低下患者的 VZV 感染。由于阿糖腺苷疗效弱、毒性低,现已少用。常见的不良反应有胃肠道反应和神经毒性。有致畸作用,孕妇禁用。

膦甲酸(foscarnet)

膦甲酸为焦磷酸衍生物。

【药动学】 口服给药吸收较差,并具有较强的胃肠道刺激症状,故临床采用静脉给药。血浆消除 $t_{1/2}$ 为 4.5～6.8 h。给药量的 10%～30% 可沉积在骨组织中,数月后可逐渐消散,对骨质无不良反应。在脑脊液中的药物浓度为稳态血药浓度的 43%～67%。主要以原型经肾脏排泄。

【抗病毒作用及机制】 作用机制不同于核苷类抗疱疹病毒作用。本类药物可通过与病毒 DNA 聚合酶焦磷酸盐解离部位结合,防止核苷前体连接到 DNA,从而抑制病毒生长。因其对病毒 DNA 聚合酶更具选择性,所以对人体细胞毒性较小。此外,膦甲酸可有效对抗 CMV、VZV 和 HSV。

【临床应用】 临床可用于治疗 AIDS 患者的 CMV 性视网膜炎和耐阿昔洛韦的 HSV 感染,也可与更昔洛韦合用治疗对二者单用耐药的患者。膦甲酸也可非竞争性抑制 HIV 反转录酶,可用于治疗 AIDS 患者和 HIV 感染患者并发的鼻炎、肺炎、结膜炎和 CMV 性视网膜炎等,与齐多夫定联合应用可抑制 HIV 复制。

【不良反应及注意事项】 不良反应包括肾损伤、急性肾功能衰竭、低血钙、心律失常和心力衰竭、癫痫及胰腺炎等。

碘苷(idoxuridine)

碘苷又名疱疹净,可竞争性抑制胸苷酸合成酶,使 DNA 合成受阻,为 DNA 病毒抑制剂,如抑制 HSV 和牛痘病毒的生长,对 RNA 病毒无效。本品全身应用毒性大,仅限于局部用药。临床用于眼部或皮肤疱疹病毒和牛痘病毒的感染,对急性上皮型疱疹性角膜炎疗效最好,对慢性溃疡性实质层疱疹性角膜炎疗效很差,对疱疹性角膜虹膜炎无效。长期应用可出现角膜浑浊或染色小点。局部有瘙痒、疼痛、水肿,甚至睫毛脱落等症状。孕妇、肝功能不良及造血功能不良者禁用。

屈氟尿苷(trifluridine)

屈氟尿苷为卤代嘧啶类核苷。作用机制为在细胞内经磷酸化活化成三磷酸屈氟尿苷,可掺入病毒 DNA 分子,从而抑制其合成,主要用于抑制 HSV-1、HSV-2、牛痘病毒及某些腺病毒。局部可用于眼部感染治疗,为目前临床上治疗疱疹性角膜炎和上皮角膜炎应用最广泛的核苷类衍生物,对阿糖胞苷和碘苷治疗无效的感染仍然有效。滴眼时可引起浅表眼部刺激和出血。

三、抗肝炎病毒药

肝炎病毒可分为五种类型:甲型肝炎病毒(HAV)、乙型肝炎病毒(HBV)、丙型肝炎病毒(HCV)、丁型肝炎病毒(HDV)、戊型肝炎病毒(HEV),在临床上表现为病毒性肝炎的患者尚有 $10\% \sim 20\%$ 不能分型,需进一步研究。在我国主要流行乙型肝炎,世界卫生组织将乙型肝炎列为世界第九死因。目前,除丙型肝炎外,对其他类型病毒性肝炎尚无特效药。对于急性肝炎,一般无须使用抗病毒药物,特别是甲型肝炎和戊型肝炎,两者一般不会转为慢性,只需使用一般和对症药物即可,对于重型肝炎一般也不需要使用抗病毒药物,特别是干扰素,因其可加重病情。目前,临床抗病毒治疗对象仅限于慢性病毒性乙型肝炎和丙型肝炎,抗病毒药物对乙型肝炎只能达到抑制病毒的目的,对丙型肝炎可起到根治作用。临床常用的治疗慢性病毒性肝炎的药物主要有干扰素、利巴韦林等;治疗乙型肝炎的核苷类似物,如拉米夫定;特异性靶向 HCV 的抗病毒药,如索非布韦。

干扰素(interferon,IFN)

干扰素是机体细胞在病毒感染或受其他刺激后,体内产生的一类抗病毒的糖蛋白,也是美国 FDA 批准的第一个抗肝炎病毒药。口服无效,须注射给药。干扰素为广谱抗病毒药,在病毒感染的各个阶段都发挥一定的作用,对病毒穿透细胞膜过程、脱壳、mRNA 合成、蛋白质翻译后修饰、病毒颗粒组装及释放均可产生抑制作用。临床主要用于治疗乙型肝炎、丙型肝炎、丁型肝炎,也可用于急性病毒性感染如流感及其他上呼吸道感染性疾病、病毒性心肌炎、流行性腮腺炎等和慢性病毒性感染如慢性活动性肝炎、CMV 感染等。此外也可用于肿瘤治疗。不良反应少,全身用药可出现一过性发热、恶心、呕吐、倦怠、纳差等流感样反应,偶有骨髓抑制、肝功能障碍,停药后可恢复。

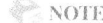
NOTE

拉米夫定（lamivudine）

拉米夫定为胞嘧啶衍生物，对乙型肝炎病毒抑制作用强大，可迅速抑制肝炎病毒复制，使血氨基转移酶水平降低，现已成为治疗乙型肝炎病毒感染有效的药物之一，长期应用可减轻或阻止乙型肝炎进化为肝硬化和肝癌。此外，拉米夫定也有显著抗人类免疫缺陷病毒Ⅰ型（human immunodeficiency virus 1,HIV-1）的作用，临床常与司他夫定或齐多夫定合用治疗 HIV-1 感染，也可用于治疗病毒活动性乙型肝炎患者、乙型肝炎后肝硬化失代偿期、防治肝移植术后乙型肝炎的复发。口服吸收快，生物利用度高于 80%，且不受食物影响。体内分布广泛，$t_{1/2}$ 为 2.5 h，其活性三磷酸代谢产物分布于 HIV-1 感染的细胞中，在乙型肝炎病毒感染的细胞中 $t_{1/2}$ 为 17~19 h。主要以原型由肾脏排泄。不良反应轻而少，主要有头痛、恶心、失眠、疲劳和胃肠道反应等症状。

阿德福韦酯（adefovir dipivoxil）

阿德福韦酯为无环腺嘌呤核苷同系物。单剂口服生物利用度约为 59%，血浆蛋白结合率较低（5%）。主要经肾小球滤过和肾小管主动分泌排泄。口服后被体内酯酶水解，释放出阿德福韦而发挥作用。阿德福韦在细胞内经磷酸激酶作用转化为具有抗病毒活性的二磷酸盐，通过对天然阿德福韦酯底物二脱氧腺苷三磷酸的竞争作用，抑制乙型肝炎病毒 DNA 聚合酶和反转录酶，并吸收及渗入病毒 DNA，中止 DNA 链的延长，从而抑制 HBV 的复制。此外，阿德福韦可促进 ALT 恢复，改善肝组织炎症、坏死和纤维化。阿德福韦二磷酸盐可迅速进入宿主细胞，且乙型肝炎病毒对本药不易产生耐药性，与拉米夫定无交叉耐药性。本药联合拉米夫定，临床可用于对拉米夫定耐药的慢性乙型肝炎患者，可有效抑制乙型肝炎病毒 DNA，促进 ALT 恢复正常，且耐药率更低。适用于 HBeAg 和乙型肝炎病毒 DNA 阳性，ALT 升高的慢性乙型肝炎患者，特别是对拉米夫定耐药的患者。不良反应包括头痛、腹泻、乏力及腹痛等症状，以及剂量依赖性的肾毒性，包括血肌酐水平升高和血清磷浓度降低。临床研究表明阿德福韦酯具有生殖毒性及胚胎毒性。

恩替卡韦（entecavir）

恩替卡韦为鸟嘌呤核酸同系物。在细胞内的 $t_{1/2}$ 约为 15 h。在肝细胞内转化为三磷酸恩替卡韦，对乙型肝炎病毒 DNA 聚合酶和反转录酶有明显抑制作用，抑制乙型肝炎病毒的作用较拉米夫定强 30~1000 倍，同时，该药耐药性好，长期应用耐药的发生率也比较低，临床可用于治疗慢性乙型肝炎患者。连续服用 2 年或以上可增加 HBeAg 血清转换率和使 HBsAg 消失。

替诺福韦（tenofovir）

替诺福韦为核苷类反转录酶抑制剂。由于该药几乎不经胃肠道吸收，因此进行酯化、成盐制成前体药物富马酸替诺福韦酯（tenofovir disoproxil fumarate）用于临床。该药于 2001 年被美国 FDA 批准用于治疗人类免疫缺陷病毒（HIV）感染。2008 年被美国 FDA 和欧盟批准用于治疗成人慢性乙型肝炎。

【体内过程】 替诺福韦酯具有水溶性，在体内可被迅速吸收并降解为活性物质替诺福韦，替诺福韦被转变为活性代谢产物替诺福韦二磷酸盐。给药后 1~2 h 替诺福韦二磷酸盐血药浓度达到峰值。本药与食物同服，生物利用度可大约增长 40%。替诺福韦二磷酸盐的胞内 $t_{1/2}$ 约为 10 h，因此一天给药 1 次。主要经肾小球滤过和肾小管主动转运系统排泄，70%~80% 以原型经尿液排出。

【抗病毒作用与临床应用】 替诺福韦在体内经细胞激酶磷酸化生成具有药理活性的代谢产物替诺福韦二磷酸，该产物可与脱氧腺苷三磷酸发生竞争，抑制病毒的 DNA 合成。替诺福韦单独使用或与已有的抗反转录病毒药联用时,对 HIV 患者均有效,且患者耐受性良好。在 HIV 和 HBV 重叠感染的患者中,替诺福韦对 HBV 野生株及拉米夫定耐药株均有较强的抑制作用。对于初治或使用过核苷类似物且已出现耐药的慢性乙型肝炎患者,替诺福韦均有明显的治疗效果,并且尚未发现 HBV 耐药变异,其安全性和耐受性均良好。

【不良反应】 最常见的不良反应为胃肠道反应,发生率为 11%,其他不良反应包括呕吐、腹泻、腹胀、腹痛、食欲减退、乏力、头痛等症状。本药还可能引起乳酸酸中毒、与脂肪变性相关的肝肿大等不良反应,肝功能不全患者用药时更应注意。

利巴韦林(ribavirin,病毒唑,三唑核苷)

利巴韦林是人工合成的鸟苷类衍生物,为广谱抗病毒药。其对多种 DNA 病毒和 RNA 病毒有效,包括甲型肝炎病毒和乙型肝炎病毒,对流感病毒、腺病毒、疱疹病毒、呼吸道合胞病毒、痘病毒、鼻病毒、肠病毒、流行性出血热病毒等也有效。临床可用于急性甲型肝炎和乙型肝炎,对呼吸道合胞病毒性肺炎和支气管炎效果最佳,常以小颗粒气雾剂给药,治疗流行性感冒也用气雾剂给药,而对其他大多数病毒感染则以静脉注射进行治疗。常见不良反应有胃肠道反应、头痛、皮疹、贫血、乏力等症状,停药后可恢复。有致畸作用,孕妇禁用。

博赛匹韦(boceprevir)

博赛匹韦为第一个批准上市的抗 HCV 药物。作用机制为直接作用于病毒 NS3 丝氨酸蛋白酶,而有效地抑制病毒的复制。NS3 丝氨酸蛋白酶是参与 HCV 复制的关键酶,在 HCV 加工成熟过程中起着重要作用,可催化 NS3 之后所有剪切位点的剪切,依次为 NS3-NS4A,NS4A-NSAB,NS4B-NS5A,NS5A-NS5B。此外,有研究表明,宿主细胞通过对聚乙二醇干扰素的应答,可降低其敏感性,NS3 丝氨酸蛋白酶能抑制宿主细胞的应答,从而修复聚乙二醇干扰素的敏感性。因此,博赛匹韦具有直接抑制病毒复制作用和修复干扰素活性的双重作用,但因价格昂贵而大大限制了其应用。

特拉匹韦(telaprevir)

特拉匹韦为一种可逆性的 HCV 基因 1 型 NS3/4A 蛋白酶抑制剂。作用机制为直接攻击 HCV、阻断其复制。与 α-干扰素和利巴韦林联合使用,可有效地抑制 HCV 的复制,临床用于慢性丙型肝炎的治疗。此外,药理学研究表明,特拉匹韦在体外可呈浓度和时间依赖性地降低 HCV 的 RNA 和蛋白质数量。

索非布韦(sofosbuvir)

索非布韦是一种核苷酸前体药物,是在 2013 年 12 月 6 日经美国 FDA 批准上市治疗丙型肝炎的药物,也是第一个针对丙型肝炎病毒 NS5B RNA 聚合酶的药物。NS5B RNA 聚合酶是 HCV 复制过程中所必需的关键酶,也是 HCV 单链 RNA 合成双链 RNA 所必需的酶。索非布韦在细胞内可代谢为具有活性的尿苷三磷酸类似物,该类似物可通过 NS5B 聚合酶作用掺入丙型肝炎病毒 RNA 中,从而导致 HCV 基因组复制终止该聚合酶负责 HCV 的 RNA 链的复制。临床常联合利巴韦林用于治疗基因 2 型和 3 型慢性丙型肝炎成人患者,索非布韦联合 PEG-INF-α 和利巴韦林,则可用于基因 1 型和 4 型慢性丙型肝炎初治成人患者的治疗。不良反应较少,常见头痛、疲乏、恶心、失眠和中性粒细胞减少的症状。

哈瓦尼(harvoni)

哈瓦尼为索非布韦(sofosbuvir)与雷迪帕韦(ledipasvir)的复合制剂,主要用于 1 型慢性丙型肝炎、4

型慢性丙型肝炎、5型慢性丙型肝炎、6型慢性丙型肝炎的治疗。既可以单独使用,也可以与其他口服制剂如利巴韦林联合使用。常见的不良反应有乏力、头痛及疲惫感等症状。

四、抗艾滋病病毒药

HIV是一种反转录RNA病毒,目前已发现的主要有HIV-1和HIV-2两种类型。HIV能选择性侵犯$CD4^+$淋巴细胞,一旦进入细胞,HIV利用反转录酶将RNA反转录为DNA,然后病毒DNA进入宿主细胞核,在HIV整合酶催化下掺入宿主基因组,病毒DNA被转录和翻译成大分子非功能多肽,再经HIV蛋白酶作用进一步裂解成小的功能蛋白及结构蛋白,最终导致$CD4^+$淋巴细胞减少,引起获得性免疫缺陷综合征(acquired immunodeficiency syndrome,AIDS)。目前抗HIV药物有3大类,分别为核苷类反转录酶抑制剂如齐多夫定、拉米夫定、扎西他滨、司他夫定、去羟肌苷、阿巴卡韦等,非核苷类反转录酶抑制剂如奈韦拉平等,蛋白酶抑制剂如利托那韦、奈非那韦、沙奎那韦、茚地那韦、安普那韦等。此外,还有一些整合酶抑制剂如拉替拉韦、融合抑制剂如恩夫韦肽和进入抑制剂如马拉维若等也逐渐应用于临床。

齐多夫定(zidovudine)

齐多夫定为脱氧胸苷衍生物,是第一个上市的抗HIV药,也是治疗AIDS的首选药。

【体内过程】 口服吸收迅速,生物利用度为$52\%\sim75\%$,血浆蛋白结合率约为35%,广泛分布于全身组织和体液,可通过血脑屏障,在脑脊液中可达到血清浓度的$60\%\sim65\%$,$t_{1/2}$约为1h。主要在肝内与葡萄糖醛酸结合而失活,经肾脏排泄。

【临床应用】 本药为治疗HIV感染的首选药,对HIV-1和HIV-2均有抑制作用。齐多夫定可降低HIV患者的发病率,并可延长其生命;也可减少母婴垂直感染,一般需从妊娠第14周给药至第34周;还可用于治疗HIV诱发的痴呆及血栓性血小板减少症。单独用药易产生耐药性。常与拉米夫定或去羟肌苷合用以增强疗效、防止或延缓耐药性产生,但不可与司他夫定合用,因二者可产生拮抗。利巴韦林可抑制齐多夫定转变成活性型的磷酸齐多夫定,亦不宜合用。

【不良反应】 常见骨髓抑制、贫血或中性粒细胞减少,也可引起胃肠道反应、头痛;剂量过大可出现焦虑、精神错乱和震颤。肝功能异常者更易发生毒性反应。

扎西他滨(zalcitabine)

扎西他滨为脱氧胞苷衍生物。口服生物利用度大于80%,但易受食物或抗酸药的影响,同服时可使生物利用度降低为$25\%\sim39\%$。血浆蛋白结合率低于4%,脑脊液中浓度约为血清浓度的20%,主要经肾脏排泄,血浆$t_{1/2}$仅为2h,但在细胞内$t_{1/2}$可长达10h。肾功能不全患者应适当减少服药剂量。临床可用于治疗 HIV 感染,单用时疗效不如齐多夫定,与其他多种抗 HIV 感染药物有协同抗 HIV-1 作用。常被推荐与齐多夫定和一种蛋白酶抑制剂三药合用,可用于 AIDS 和 AIDS 相关综合征,也可与齐多夫定合用治疗临床状态恶化的 HIV 感染患者。主要不良反应为剂量依赖性外周神经炎,发生率为 $10\%\sim20\%$,但停药后可逐渐恢复。应避免与其他能引起神经炎的药物同服,如司他夫定、去羟肌苷、氨基糖苷类和异烟肼等。也可引起胰腺炎,但发生率低于去羟肌苷。

拉米夫定(lamivudine)

拉米夫定除了用于乙型肝炎外,还可用于 HIV 治疗,在体内外均有显著抗 HIV-1 活性,临床常与司他夫定或齐多夫定合用治疗 AIDS。

恩曲他滨(emtricitabine)

恩曲他滨为一种新型的具有抗 HBV 和 HIV 活性的核苷类反转录酶抑制剂,于 2003 年 7 月由美国 FDA 批准在美国上市。

【体内过程】 口服吸收良好,吸收速度快,在体内分布广泛,给药后 $1\sim2$ h 血浆药物浓度达到峰值,生物利用度为 93%。主要以原型通过肾脏排泄,同时可经肾小球滤过和肾小管主动分泌,$t_{1/2}$ 为 $8\sim10$ h。恩曲他滨可空腹服用,也可与食物同服,与食物同服时其 AUC 不变,C_{max} 下降。

【抗病毒作用与临床应用】 恩曲他滨对 HIV-1,HIV-2 及 HBV 均有抗病毒活性。作用机制为经磷酸化形成具有活性的三磷酸盐,与天然的磷酸胞嘧啶竞争性渗入病毒 DNA 的合成过程中,最终导致病毒 DNA 链断裂,从而竞争性抑制 HIV-1 反转录酶和乙型肝炎病毒 DNA 聚合酶活性。有研究表明,恩曲他滨具有对 HIV-1、HIV-2 和 HBV 特异性的抗病毒活性,其抗病毒活性是拉米夫定的 $4\sim10$ 倍。临床试验结果表明,恩曲他滨对 HIV 感染患者有显著的病毒抑制作用,用于乙型肝炎可有效降低感染患者的乙型肝炎病毒水平。

【不良反应】 常见不良反应为头晕、头痛、恶心、腹泻、皮疹及色素沉着。

司他夫定(stavudine)

司他夫定为脱氧胸苷衍生物。口服生物利用度为 80%,且不受食物影响。血浆蛋白结合率低,在脑脊液中浓度约为血清浓度的 55%。主要经肾脏消除,$t_{1/2}$ 为 1.2 h,细胞内 $t_{1/2}$ 为 3.5 h。司他夫定对 HIV-1 和 HIV-2 均有抗病毒作用,临床常用于对齐多夫定不能耐受或经齐多夫定治疗无效的患者。但其不能与齐多夫定合用,因为齐多夫定可减少本品的磷酸化。与去羟肌苷或拉米夫定合用可产生协同效应。主要不良反应为外周神经炎,与扎西他滨、去羟肌苷等其他易引起外周神经炎的药物合用时,该药不良反应发生率明显增高。也可见于胰腺炎、关节痛和血清转氨酶升高。

去羟肌苷(didanosine,ddl)

去羟肌苷为脱氧腺苷衍生物。口服生物利用度为 $30\%\sim40\%$,食物可干扰其吸收。与更昔洛韦同服,可增加去羟肌苷的吸收,但会降低更昔洛韦的吸收。血浆蛋白结合率低于 5%,在脑脊液中浓度约为血清浓度的 20%。主要经肾脏消除,血浆 $t_{1/2}$ 为 $0.6\sim1.5$ h,但在细胞内 $t_{1/2}$ 可长达 $12\sim24$ h。临床可作为严重 HIV 感染的首选药物,特别适用于对齐多夫定不能耐受或经齐多夫定治疗无效的患者。与齐多夫定或米多夫定合用,再加上一种蛋白酶抑制剂或一种 NNRTs 效果最好。不良反应发生率较高,儿童发生率高于成人,包括外周神经炎、胰腺炎、腹泻、肝炎、心肌炎及消化道和中枢神经反应。

奈韦拉平(nevirapine)

奈韦拉平为非核苷类反转录酶抑制剂。口服吸收率达 90% 以上,口服单剂量为 200 mg,T_{max} 为 4 h,C_{max} 为 (2.0 ± 0.4) $\mu g/mL$。表观分布容积为 1.21 L/kg。经肝脏代谢,代谢产物主要经肾脏排出。对肝药酶有诱导作用,单次给药 $t_{1/2}$ 为 45 h,多次给药 $t_{1/2}$ 为 $25\sim30$ h。奈韦拉平可特异性抑制 HIV-1

NOTE

反转录酶,对 HIV-2 反转录酶及动物细胞 DNA 聚合酶无抑制作用。临床常与其他抗反转录病毒药物合用,用于治疗成人和儿童 HIV-1 感染。最近有研究表明,奈韦拉平、齐多夫定和双脱氧肌苷三药联合使用可用于治疗 HIV-1 成年患者,52%的患者血浆 HIV-1 RNA 低于每毫升 400 个拷贝。常见的不良反应有药疹、发热、疲劳、头痛、失眠、恶心等症状。

利托那韦(ritonavir)

利托那韦为 HIV 蛋白酶抑制剂。蛋白酶是 HIV 复制过程中产生成熟感染性病毒所必需的,抑制蛋白酶可阻止前体蛋白裂解,导致未成熟的非感染性病毒颗粒堆积,进而产生抗病毒作用。临床常与其他抗 HIV 药物联合使用治疗 AIDS。主要不良反应为恶心、呕吐、腹泻、过敏反应、支气管痉挛、脂肪重新分布等。

茚地那韦(indinavir)

茚地那韦为 HIV 蛋白酶抑制剂。口服吸收迅速,生物利用度为 60%,$t_{1/2}$ 为 1.8 h。临床可用于成人 HIV-1 感染。可与抗反转录病毒制剂(如核苷和非核苷类反转录酶抑制剂)合用治疗成人的 HIV-1 感染。单独应用治疗临床上不适宜用核苷或非核苷类反转录酶抑制剂治疗的成年患者。

拉替拉韦(raltegravir)

拉替拉韦是第一个被美国 FDA 批准的控制 HIV 感染的整合酶抑制剂类药物。

【体内过程】 口服吸收迅速,在 2～10 μmol/L 的浓度范围内,约有 83%的拉替拉韦与人体血浆蛋白结合。$t_{1/2}$ 约为 9 h,口服给药后,约 51%和 32%的给药量分别经粪便和尿液排泄。

【药理作用】 整合酶是一种病毒复制所必需的 HIV-编码酶,可催化 DNA 链转移进入宿主细胞基因组,在 HIV 复制过程中起着重要的作用,且人体内没有天然的类似物。拉替拉韦可抑制 HIV 整合酶的催化活性,防止感染早期 HIV 基因组共价插入或整合到宿主细胞基因组上。整合失败的 HIV 基因组无法引导生成新的感染性病毒颗粒,因此抑制整合酶活性可预防病毒感染的传播。拉替拉韦对包括 DNA 聚合酶 α、β、γ 在内的人体磷酸转移酶无明显抑制作用。

【临床应用】 常与其他抗反转录病毒药物联合使用,用于治疗 HIV-1 感染。与其他活性药物联合使用时产生治疗应答的可能性更大。

【不良反应】 有患者用药后出现血小板减少,以及潜在肝脏疾病和(或)合并用药患者的肝功能衰竭,横纹肌溶解症,小脑性共济失调,抑郁(尤其是在原先存在精神障碍史的患者中),包括自杀观念和行为。史-约综合征,伴有嗜酸性粒细胞增多和全身症状的药物性皮炎。

恩夫韦肽(enfuvirtide)

恩夫韦肽为 HIV 融合抑制剂,是 HIV-1 跨膜融合蛋白 GP41 内高度保守序列衍生而来的一种合成肽类物质。它可与病毒包膜糖蛋白的 GP41 亚单位上的第一个七肽重复结构(HR1)结合,进而阻止病毒与细胞膜融合所必需的构象改变,防止病毒融合进入细胞内而达到阻止 HIV 感染的目的。

马拉维若(maraviroc)

马拉维若为小分子 CCR5 拮抗剂,可阻断宿主 CD4 细胞上的 CCR5 蛋白,该蛋白是 HIV-1(R5 嗜性病毒),可阻止 R5 病毒进入 T 细胞,将其阻止在细胞膜外,进而产生抗病毒作用。

章节案例

患者,男,26 岁。因高热就诊入院,头痛、倦怠、咽部充血红肿,外周血常规检查结果显示其白细胞总数正常,且无明显咳嗽,无腹痛腹泻,诊断为病毒性流感。医生给予其利巴韦林缓慢静滴。请思考:

1. 医生用药是否合理?

知识拓展

2. 该药物在使用过程中易出现哪些不良反应？

本章小结

抗真菌药是指能抑制真菌生长、繁殖或杀死真菌的药物。抗生素类抗真菌药两性霉素B几乎对所有的真菌均有抗菌活性，为广谱抗真菌药，对白色念珠菌、球孢子菌、新型隐球菌、皮炎芽生菌、曲霉菌、荚膜组织胞质菌、孢子丝菌属等均有较强的抑菌作用，高浓度时有杀菌作用。不良反应较多，常见寒战、高热、头痛、恶心、呕吐、贫血、低血压、低血钾、低血镁、血栓性静脉炎、肝功能损害等。本药有一定的肾毒性，肾毒性作用发生率高且症状严重。静脉滴注过快可出现心动过速、心室颤动或心搏骤停。鞘内注射可引起严重头痛、颈项强直、背部及下肢疼痛等，甚至瘫痪。用药期间应定期做血钾、血常规、尿常规、心电图、肝肾功能等检查。唑类抗真菌药酮康唑属咪唑类广谱抗真菌药，是第一个口服广谱抗真菌药。对多种浅部和深部真菌均有抗菌作用，临床主要用于皮肤、甲癣、胃肠道酵母菌感染、局部用药无效的阴道白色念珠菌病，以及白色念珠菌、类球孢子菌、组织胞质菌等引起的感染。口服不良反应较多，常见胃肠道反应及皮疹、头晕、嗜睡、畏光等症状，偶见肝毒性，可引起可逆性的转氨酶升高，儿童可能有肝炎发生。极少数人会出现内分泌异常。丙烯胺类抗真菌药特比萘芬外用或口服可用于治疗甲癣和其他浅表部真菌感染。口服治疗体癣、股癣和手足癣用药1周；皮肤念珠菌病用药1～2周，指甲癣用药4～6周，趾甲癣用药12周。与唑类药物或两性霉素B合用可用于深部曲霉菌感染、念珠菌感染、肺隐球酵母菌感染。不良反应少且较轻，常见胃肠道反应。偶见暂时性肝损伤和皮肤过敏。嘧啶类抗真菌药氟胞嘧啶属人工合成的广谱抗真菌药，临床主要用于隐球菌感染、念珠菌感染及着色霉菌感染。常见不良反应为恶心、呕吐、腹泻、皮疹、发热、黄疸、贫血、血小板减少、白细胞减少、转氨酶升高、尿素氮升高等。用药期间应定期检查血常规和肝、肾功能，如有异常应立即停药。

抗病毒药是指在体外可抑制病毒复制酶，在感染细胞或动物体内可抑制病毒复制或繁殖，并在临床上治疗病毒性疾病有效的药物。抗流感病毒药金刚乙胺是金刚烷胺的α-甲基衍生物。二者均可特异性抑制A型流感病毒，大剂量也可抑制B型流感病毒、风疹及其他病毒。不良反应包括恶心、头痛、焦虑、失眠及注意力分散，老年患者可出现幻觉、癫痫。抗疱疹病毒药阿昔洛韦为广谱、高效抗病毒药，临床作为治疗HSV感染的首选药。口服或静脉注射可用于治疗单纯疱疹脑炎、免疫缺陷患者单纯疱疹、生殖器疱疹等，局部应用治疗单纯疱疹、带状疱疹、疱疹性角膜炎等。尚可与其他药物合用治疗乙型肝炎。常见不良反应为胃肠道功能紊乱、头痛、皮疹、嗜睡、发热、药疹等症状，静脉给药可引起静脉炎、可逆性肾功能紊乱包括血尿素氮和肌酐水平升高、神经系统毒性包括震颤和谵妄等。与青霉素类抗生素、头孢菌素类抗生素、丙磺舒合用可引起血药浓度升高。小儿及哺乳期妇女慎用，孕妇禁用。抗肝炎病毒药干扰素是机体细胞在病毒感染或受其他刺激后，体内产生的一类抗病毒的糖蛋白，也是美国FDA批准的第一个抗肝炎病毒药。临床上主要用于治疗乙型肝炎、丙型肝炎、丁型肝炎，也可用于急性病毒性感染如流感及其他上呼吸道感染性疾病、病毒性心肌炎、流行性腮腺炎等和慢性病毒性感染如慢性活动性肝炎、CMV感染等。不良反应少，全身用药可出现一过性发热、恶心、呕吐、倦怠、纳差等流感样反应，偶有骨髓抑制、肝功能障碍，停药后可恢复。利巴韦林是人工合成的鸟苷类衍生物，为广谱抗病毒药。临床上可用于急性甲型肝炎和乙型肝炎，对呼吸道合胞病毒性肺炎和支气管炎效果最佳。常见不良反应有贫血、乏力等，停药后可恢复。有致畸作用，孕妇禁用。抗艾滋病病毒药齐多夫定为脱氧胸苷衍生物，为治疗HIV感染的首选药，对HIV-1和HIV-2均有抑制作用。单独用药易产生耐药性。常见不良反应为骨髓抑制、贫血或中性粒细胞减少，也可引起胃肠道反应、头痛；剂量过大可出现焦虑、精神错乱和震颤。肝功能异常者更易发生毒性反应。奈韦拉平为非核苷类反转录酶抑制剂，可特异性抑制HIV-1反转录酶。临床上常与核苷类反转录酶抑制剂或蛋白酶抑制剂联合应用治疗HIV感染。常见的不良反应有药疹、发热、疲劳、头痛、失眠、恶心等症状。利托那韦为HIV蛋白酶抑制剂。临床上常与其他抗HIV药物联合使用治疗AIDS。主要不良反应为恶心、呕吐、腹泻、过敏反应、支气管痉挛、脂肪重新分布等。

制剂及
用法用量

NOTE

目标检测
答案

目标检测

单项选择题

1. 对浅表和深部真菌都有较好疗效的药物是(　　)。
A. 酮康唑　　　　B. 灰黄霉素　　　　C. 两性霉素 B　　　D. 制霉菌素　　　　E. 氟胞嘧啶

2. 目前用于艾滋病患者隐球菌性脑膜炎的首选药物是(　　)。
A. 伊曲康唑　　　　B. 制霉菌素　　　　C. 酮康唑　　　　D. 氟康唑　　　　E. 咪康唑

3. 全身应用毒性大,仅局部应用的抗病毒药是(　　)。
A. 碘苷　　　　B. 阿昔洛韦　　　　C. 阿糖胞苷　　　　D. 利巴韦林　　　　E. 金刚烷胺

4. 兼有抗震颤麻痹作用的抗病毒药是(　　)。
A. 碘苷　　　　B. 阿昔洛韦　　　　C. 阿糖腺苷　　　　D. 利巴韦林　　　　E. 金刚烷胺

5. 抗病毒药不包括(　　)。
A. 金刚烷胺　　　　B. 阿昔洛韦　　　　C. 氟胞嘧啶　　　　D. 阿糖腺苷　　　　E. 利巴韦林

6. 下列不属于蛋白酶抑制剂的是(　　)。
A. 利托那韦　　　　B. 阿昔洛韦　　　　C. 奈非那韦　　　　D. 沙奎那韦　　　　E. 茚地那韦

7. 可用于 HIV 和 HBV 共同感染的药物是(　　)。
A. 金刚烷胺　　　　B. 奥司他韦　　　　C. 拉米夫定　　　　D. 阿糖腺苷　　　　E. 利巴韦林

8. 可用于甲型流感预防的药物是(　　)。
A. 干扰素　　　　B. 利巴韦林　　　　C. 金刚烷胺　　　　D. 阿糖腺苷　　　　E. 拉米夫定

9. 可竞争性抑制鸟嘌呤进入 DNA 分子中,干扰真菌核酸合成的药物是(　　)。
A. 灰黄霉素　　　　B. 制霉菌素　　　　C. 克霉唑　　　　D. 两性霉素 B　　　E. 多黏菌素 E

10. 碘苷主要用于下列哪种疾病?(　　)
A. RNA 病毒感染　　　　　　　B. DNA 病毒感染　　　　　　　C. HIV 感染
D. 真菌感染　　　　　　　　　E. 流感病毒感染

(黄河科技学院　高猎防)

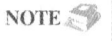
NOTE

第四十五章　抗寄生虫病药物

学习目标

1. 掌握：抗疟药的作用原理和适应证，抗阿米巴病药甲硝唑、抗血吸虫病药吡喹酮的药理作用及临床应用。
2. 熟悉：主要抗肠蠕虫药的作用及不良反应。
3. 了解：疟原虫的生活史及抗疟药的作用环节。

扫码看课件

寄生虫病由寄生虫寄生在宿主体内引起，是危害人类健康的重要公共卫生问题。寄生虫病分为蠕虫病和原虫病。蠕虫病包括血吸虫病、丝虫病和肠寄生虫病等；原虫病包括疟疾、滴虫病、阿米巴病等。感染寄生虫可导致营养缺陷，皮肤结节或皮疹，胎儿或新生儿损伤，以及引起眼、肺、心脏、肝脏或中枢神经系统的重大损伤甚至引起死亡。

抗寄生虫病药是指能选择性杀灭、抑制或排出寄生虫，用于预防或治疗寄生虫病的药物。常见的抗寄生虫病药物分为抗疟药、抗肠蠕虫药、抗阿米巴病药、抗滴虫病药、抗血吸虫病药。

第一节　抗　疟　药

疟疾是流行于热带、亚热带地区，由疟原虫引起的由按蚊叮咬传播的寄生虫病性传染病。临床以间歇性寒战、高热、继之大汗后缓解为特点。寄生于人体内致病的疟原虫主要有恶性疟原虫、间日疟原虫、三日疟原虫和卵形疟原虫，分别可引起恶性疟、间日疟、三日疟和卵形疟。间日疟、卵形疟常复发，恶性疟发病急且症状较严重，短期内可引起贫血和多器官损害，甚至危及生命，且目前恶性疟原虫的耐药性日趋普遍，临床治疗仍面临巨大挑战。四种疟原虫的生活史基本相同，可分为雌性按蚊体内的有性生殖阶段和人体内的无性生殖阶段。抗疟药通过作用于疟原虫生活史的不同环节，发挥治疗或预防疟疾的作用。

目前，临床常用抗疟药分为三类：①主要用于控制症状的抗疟药，如氯喹、奎宁、甲氟喹、青蒿素等，均可杀灭红细胞内期裂殖体，控制疟疾症状发作及预防性抑制疟疾症状发作；②主要用于控制远期复发和传播的抗疟药，如伯氨喹，可杀灭肝脏中休眠子，控制疟疾复发，并可杀灭各种疟原虫配子体，控制疟疾的传播；③主要用于病因性预防的抗疟药，如乙胺嘧啶，可杀灭红细胞外期子孢子，达到病因性预防的作用。

一、主要用于控制疟疾症状的抗疟药

氯喹（chloroquine）

$$\text{Cl} - \overset{\displaystyle}{\underset{N}{\bigcirc\bigcirc}} - \text{HN} - \text{CH} - (\text{CH}_2)_3 - \text{N} \overset{C_2H_5}{\underset{C_2H_5}{}}$$

氯喹是人工合成的 4-氨基喹啉类衍生物。

NOTE

【体内过程】

1. 吸收 口服吸收快而完全,1~2 h后可达血药峰浓度,抗酸药可干扰其吸收。

2. 分布 可广泛分布于全身组织,在肝、脾、肾、肺等组织中的浓度高于血浆浓度的200~700倍,在红细胞中的浓度为血浆浓度的10~20倍,而被疟原虫感染的红细胞又比正常红细胞高约25倍。

3. 代谢 在肝脏代谢,代谢产物去乙基氯喹仍有抗疟作用。

4. 排泄 70%的原型药物及30%的代谢产物经肾排泄,酸化尿液可促进其排泄。因药物在组织内储存,代谢和排泄都很缓慢,故作用持久,$t_{1/2}$持续时间长达50 h,后遗效应可持续数周或数月。

【药理作用与临床应用】

1. 抗疟作用 氯喹对各种疟原虫的红细胞内期裂殖体均有较强杀灭作用,可控制疟疾的临床发作。其特点是起效快、疗效高、作用持久,而且能在红细胞内尤其是被疟原虫入侵的红细胞内浓集,有利于杀灭疟原虫。对间日疟、卵形疟和三日疟原虫的配子体和未成熟的恶性疟原虫配体亦有杀灭作用,可迅速治愈恶性疟、有效地控制间日疟的症状发作。通常用药后24~48 h内临床症状消退,48~72 h内血中疟原虫消失。但对子孢子、休眠子和配子体无效,不能用于病因性预防及控制远期复发和传播。

氯喹的抗疟作用机制复杂,目前尚未完全阐明。其抗疟作用主要是通过抑制疟原虫对血红蛋白的消化,减少疟原虫生存所必需的氨基酸供应。氯喹也可抑制血红素聚合酶的活性,从而抑制有毒的血红素向疟色素的转化,减少对人体的损害。

2. 预防性给药 氯喹能预防性抑制疟疾症状发作,在进入疫区前1周及离开疫区后4周期间,可每周服药一次。

3. 抗肠道外阿米巴病作用 氯喹可杀灭阿米巴滋养体。由于它在肝脏中的蓄积浓度较高,可用于初始使用甲硝唑治疗失败的阿米巴肝脓肿患者,详见本章第三节。

4. 免疫抑制作用 大剂量氯喹能抑制免疫反应,临床可用于类风湿关节炎、系统性红斑狼疮等自身免疫功能紊乱性疾病的治疗。

【耐药性】 目前大部分地区的恶性疟原虫对氯喹产生耐药性,间日疟原虫对其耐药性也逐渐增多。恶性疟原虫的耐药性可能与氯喹抗性转运体Pfcrt的突变有关。维拉帕米、氯苯那敏和地昔帕明可逆转氯喹的耐药性,但其临床价值尚未明确。

【不良反应】 氯喹用于预防时,不良反应少见。用于治疗疟疾急性发作时,不良反应较少且轻微,包括轻度头晕、头痛、胃肠不适、耳鸣、烦躁、皮肤瘙痒和皮疹等症状,一般耐受性较好,餐后服用可减少发生,停药后迅速消失。大剂量应用时可引起视网膜病,应定期进行眼科检查,以免发生严重的不良反应。大剂量或快速静脉滴注,可导致严重低血压,剂量过大可发生致死性心律失常,故需严密注意患者血压,必要时应进行心电监护。目前认为儿童及孕妇使用氯喹是安全的。

奎宁(quinine)

奎宁是从金鸡纳树皮中提得的一种生物碱,为奎尼丁的左旋体,是最早用于控制症状的抗疟药。

【体内过程】

1. 吸收 口服吸收快且完全。

2. 分布 体内分布广泛,主要分布于肝、肾中,脑脊液中含量较低,红细胞内含量较高。

3. 代谢 大部分在肝中被氧化分解,迅速失活。

4. 排泄 其代谢产物及少部分以原型由肾脏排出,服药后15 min即出现于尿中,$t_{1/2}$为8.5 h,经24 h几乎全部排出,故奎宁连续给药无蓄积性。

【药理作用与临床应用】 奎宁对各种疟原虫的红细胞内期裂殖体均有杀灭作用,可迅速控制临床症状,对间日疟和三日疟原虫的配子体有效,对红细胞外期疟原虫和恶性疟的配子体无明显作用。抗疟机制与氯喹相似,与抑制血红素聚合酶有关,但在疟原虫体内浓集不及氯喹。由于氯喹耐药性的出现及蔓延,奎宁逐渐成为治疗恶性疟的主要化学药物。临床主要用于耐氯喹或耐多药的恶性疟。其起效快,对脑型或其他重症疟疾不能口服给药时,可采用缓慢静脉滴注治疗,有利于昏迷患者的抢救。奎宁尚有兴奋子宫平滑肌、减弱心肌收缩力、轻度阻断神经肌肉接头和微弱的解热镇痛作用。

【耐药性】 其耐药性与氯喹相似,通过增加 P-糖蛋白的表达,促使药物从疟原虫体内排出。

【不良反应】

1. 金鸡纳反应 多因用药过量所致(血浆浓度大于 $30\ \mu mol/L$),表现为恶心、面红、耳鸣、头痛、听力和视力减弱等症状,一般停药后可恢复。

2. 心血管系统反应 奎宁可降低心肌收缩力、减慢传导和延长不应期。静脉滴注过快或用药剂量过大,可导致严重心脏抑制,血压下降,引起低血压、心律失常及严重的中枢神经系统紊乱,如谵妄、昏迷等。用于静脉滴注时应缓慢,同时密切观察患者心脏和血压的变化。

3. 低血糖反应 奎宁可刺激胰岛素释放,且疟原虫可消耗葡萄糖,严重恶性疟患者可发生低血糖反应,甚至引发昏迷。临床应注意与脑型疟昏迷和低血糖昏迷相鉴别。

4. 子宫兴奋作用 奎宁可兴奋子宫平滑肌,故孕妇忌用,月经期女性慎用。

5. 其他 少数患者会出现超敏反应和血恶病质(尤其血小板减少),用于治疗疟疾时很少发生急性溶血性贫血伴肾功能衰竭(黑尿热)。

甲氟喹(mefloquine)

甲氟喹为奎宁经结构修饰后的 4-喹啉-甲醇衍生物,抗疟作用与奎宁相似,但起效较慢。可杀灭间日疟原虫和恶性疟原虫的红细胞内期裂殖体,具有长效抗疟作用。临床主要用于耐氯喹或多重耐药的恶性疟,与乙胺嘧啶合用可增强疗效、延缓耐药性的产生。$t_{1/2}$ 长达 30 天,可用于症状的抑制性预防,每两周给药一次。目前,已发现此药产生耐药性的恶性疟原虫株。用于控制疟疾急性发作时,部分患者会发生胃肠道反应。可出现一过性中枢神经系统毒性,表现为眩晕、烦躁不安、失眠等症状,较少引起严重神经系统反应。孕妇、两岁以下幼儿及神经精神病史者禁用。

咯萘啶(malaridine)

咯萘啶为苯并萘啶的衍生物,可杀灭红细胞内期裂殖体,特别是对耐氯喹的疟原虫仍有较强作用。临床上可用于治疗各种类型的疟疾,包括脑型疟。不良反应较少,表现为食欲减退、恶心、头晕、头痛、皮疹及精神兴奋等。

青蒿素(artemisinin)

青蒿素是从黄花蒿及其变种大头黄花蒿中提取的一种倍半萜内酯类过氧化物,是我国以中医药学家屠呦呦为代表的科研工作者首次研发出的一种新型抗疟药。我国科学家屠呦呦因成功提取青蒿素而获得 2015 年诺贝尔生理学或医学奖。

【体内过程】 青蒿素脂溶性高,口服吸收迅速,在体内分布广泛,0.5～1 h 后血药浓度达到峰值,在红细胞内浓度低于血浆中浓度,易透过血脑屏障进入脑组织。主要从肾及肠道排出,24 h 可排出 84%,72 h 后仅少量残留。因在体内代谢和排泄较快,达到有效血药浓度时间较短,难以发挥杀灭疟原虫达到根治疟疾的作用,因此停药后复发率较高。

【药理作用和临床应用】 青蒿素可快速有效杀灭各种疟原虫红细胞内期裂殖体,48 h 内疟原虫从血中消失,对红细胞外期疟原虫无效。青蒿素的抗疟作用机制尚未完全阐明,可能是血红素或 Fe^{2+} 催化青蒿素形成自由基,进而破坏疟原虫表膜及线粒体结构,导致疟原虫死亡。

临床主要用于治疗耐氯喹及多重耐药的恶性疟,且青蒿素可透过血脑屏障,对脑型恶性疟的救治有较好效果。

【耐药性】 疟原虫对仅含青蒿素的单一制剂容易产生耐药性,因此推荐使用含有青蒿素的复方制剂以增强疗效,同时可延缓耐药性的产生。

【不良反应】 不良反应较少,常见不良反应为恶心、呕吐、腹泻、头晕等症状,通常是由于患者潜在的疟疾感染引起而非药物引起。偶见四肢麻木、心动过速、中性粒细胞减少、贫血、血清转氨酶轻度升高及过敏反应等。青蒿素与伯氨喹合用可减少复发,与奎宁合用抗疟作用相加,与甲氟喹合用表现为协同作用,与氯喹或乙胺嘧啶合用表现为拮抗作用。

双氢青蒿素(dihydroartemisinin)

双氢青蒿素为青蒿素及其衍生物的有效代谢产物。近年来已逐渐发展为抗疟药,治疗有效率为100%,复发率约为 2%。不良反应较少,偶见皮疹、一过性网织红细胞计数下降。

蒿甲醚(artemether)和青蒿琥酯(artesunate)

蒿甲醚

青蒿琥酯

蒿甲醚为青蒿素脂溶性衍生物,青蒿琥酯为青蒿素水溶性衍生物。蒿甲醚常制成油针剂用于注射给药,青蒿琥酯常采用口服、静脉注射、肌内注射、直肠给药等多种途径给药。二者抗疟作用机制与青蒿素相同,抗疟效果较青蒿素强,通常用于治疗耐氯喹的恶性疟及危急病例的抢救。

二、主要用于控制远期复发和传播的抗疟药

伯氨喹(primaquine)

伯氨喹为人工合成的8-氨基喹啉类衍生物。

【体内过程】 口服吸收快而完全,2 h内血药浓度达到峰值,在体内分布广泛,在肝脏中浓度较高。体内代谢迅速,主要经肾脏随尿排泄,$t_{1/2}$为3~6 h。有效血药浓度维持时间较短,因此需要每天给药。

【药理作用与临床应用】 伯氨喹可杀灭间日疟和卵形疟肝脏内休眠子,对配子体也有杀灭作用,但对红细胞内期疟原虫无效,是防治疟疾远期复发的主要药物,阻止疟疾传播,与红细胞内期抗疟药合用可根治良性疟,减少耐药性的产生。

【不良反应】 治疗剂量下不良反应较少,可引起剂量依赖性胃肠道反应,表现为头晕、恶心、呕吐、腹痛等症状,停药后可消失。大剂量(60~240 mg/d)可引起高铁血红蛋白血症伴有发绀。少数特异质患者在小剂量时也可发生急性溶血性贫血,因其红细胞内缺乏葡萄糖-6-磷酸脱氢酶(G-6-PD)所致。

三、主要用于病因性预防的抗疟药

乙胺嘧啶(pyrimethamine)

乙胺嘧啶为人工合成的非喹啉类抗疟药,是目前病因性预防的首选药。

【体内过程】 口服吸收慢而完全,主要分布于肾、肺、肝、脾等。4~6 h血药浓度达到峰值。$t_{1/2}$为80~95 h,服药一次有效血药浓度可维持约2周。代谢产物经肾脏随尿排出。

【药理作用与临床应用】 乙胺嘧啶为二氢叶酸还原酶抑制剂,可阻止二氢叶酸向四氢叶酸转化,进而阻止核酸的合成,对疟原虫酶的亲和力远大于对人体酶的作用,因此可抑制疟原虫的增殖,对已经发育成熟的裂殖体无效,需在用药后第2个无性增殖期才可发挥疗效,故临床起效缓慢。临床通常用于病因性预防,作用持久,通常一周服药一次。常与磺胺类或砜类药物合用,起到双重阻断叶酸代谢的作用,增强疗效。含有乙胺嘧啶的血药随配子体被按蚊吸食后,可阻止疟原虫在蚊体内发育产生配子,起到阻断疟疾传播的作用。

【不良反应】 治疗剂量毒性小,不良反应发生率低。过量可引起急性中毒,主要表现为恶心、呕吐、腹痛、发热、发绀、惊厥甚至死亡。长期大量服用可能干扰人体叶酸的代谢,引起巨幼红细胞性贫血、粒细胞减少,及时停药或用亚叶酸钙治疗可恢复。本品有致畸和胚胎毒性作用,故孕妇禁用。

磺胺类抗疟药和砜类抗疟药

常用药物为磺胺多辛、氨苯砜等。磺胺类抗疟药和砜类抗疟药与 PABA 可竞争二氢蝶酸合成酶,抑制疟原虫体内二氢蝶酸的合成。主要用于耐氯喹的恶性疟,单用疗效差,常与乙胺嘧啶或 TMP 等二

氢叶酸还原酶抑制剂合用,可增强疗效。

四、抗疟药的合理应用

1. 抗疟药的选择

①控制疟疾症状:对氯喹敏感的疟原虫常选用氯喹。

②脑型疟:常选用磷酸氯喹、二磷酸奎宁、青蒿素类注射剂,可提高脑内药物浓度。

③休止期:常选用乙胺嘧啶与伯氨喹联合用药。

④耐氯喹恶性疟:常选用奎宁、甲氟喹、青蒿素类抗疟药。

⑤预防给药:常选用氯喹以预防性抑制症状发作,选用乙胺嘧啶以预防发作和阻止传播。

2. 联合给药

现有抗疟药均无法对疟原虫生活史的各个环节有杀灭作用,因此常采用联合给药。如氯喹与伯氨喹合用可用于疟疾发作期的治疗,既可控制疟疾症状,又可防止疟疾复发和传播;乙胺嘧啶与伯氨喹合用可用于疟疾休止期的治疗,可防止疟疾复发。

不同作用机制的抗疟药联合应用,既可增强药物疗效,又能有效减少耐药性产生。如乙胺嘧啶与磺胺类联合给药,可协同阻止叶酸合成;青蒿素与甲氟喹或咯萘啶联合给药,可用于耐氯喹的恶性疟。

有些抗疟药联合使用会产生拮抗作用。如青蒿素与氯喹或乙胺嘧啶联合给药会降低药效。

第二节　抗肠蠕虫药

肠道内寄生的蠕虫有线虫、绦虫和吸虫三大类。我国肠蠕虫病以肠道线虫(蛔虫、蛲虫、钩虫、鞭虫)感染最为普遍。抗肠蠕虫病药是指可以驱除或杀灭肠道蠕虫的药物,常用的药物有甲苯达唑、阿苯达唑、哌嗪、左旋咪唑、噻嘧啶等。

甲苯达唑(mebendazole,甲苯咪唑)

甲苯达唑是苯并咪唑类衍生物,为广谱、高效、低毒的抗肠蠕虫药。

【体内过程】 口服吸收率较低(<10%),吸收后主要与血浆蛋白结合(>90%),经肝脏可迅速转化为无活性代谢产物,主要在肝脏首过消除,$t_{1/2}$为 2~6 h。大部分以脱羧基衍生物的形式随尿液排出,也可通过胆汁排泄。

【药理作用与临床应用】 甲苯达唑对蛔虫、蛲虫、鞭虫、钩虫、绦虫和粪类圆线虫等肠道蠕虫均有效,属广谱驱虫药。其作用机制是影响虫体多种生化代谢途径,与虫体微管蛋白结合抑制微管聚集,进而抑制分泌颗粒转运及其他亚细胞器运动,抑制虫体对葡萄糖的摄取,导致糖原耗竭;抑制虫体线粒体延胡索酸还原酶系统,ATP 生成减少,使虫体生长发育受到抑制,导致虫体死亡。由于甲苯达唑的干扰作用需要一定时间才可产生,因此起效缓慢,一般数日后才能将虫体排出。此外,甲苯达唑对蛔虫卵、鞭虫卵、钩虫卵及幼虫也有杀灭和抑制发育的作用,临床主要用于治疗上述肠蠕虫单独感染和混合感染。

【不良反应】 本药无明显不良反应。少数病例可出现短暂腹痛、腹泻。大剂量时偶见转氨酶升高、脱发、血尿、粒细胞减少等。本品有致畸和胚胎毒性作用,故孕妇禁用。2 岁以下儿童及肝、肾功能不全者禁用。

阿苯达唑(albendazole,丙硫咪唑)

阿苯达唑为甲苯达唑的同类物,是高效、低毒的广谱驱肠虫药,疗效优于甲苯达唑。口服吸收迅速,对多种肠道线虫、吸虫和绦虫的成虫及虫卵都有杀灭作用,用于多种线虫的混合感染。此外,也可用于棘球蚴病(包虫病)、囊虫病、肝片吸虫病、肺吸虫病等肠外寄生虫病的感染。不良反应较少,偶见腹痛、腹泻、恶心、头晕、头痛等症状,少数患者可出现血清转氨酶升高,一般停药后可恢复正常。孕妇,2 岁以下儿童及肝、肾功能不全者禁用。

哌嗪（piperazine）

哌嗪为常用的驱蛔虫药，临床常用制剂为枸橼酸哌嗪，又名驱蛔灵。对蛔虫和蛲虫有较强的驱虫作用，其作用机制主要是改变虫体肌细胞膜对离子的通透性，引起膜超极化，阻断神经肌肉接头传递，导致虫体弛缓性麻痹，不能吸附肠壁而随粪便排出体外；也可抑制琥珀酸合成，干扰虫体糖代谢，使肌肉收缩的能量供应受阻。主要用于驱除肠道蛔虫，治疗蛔虫所致的不完全性肠梗阻和早期胆道蛔虫。不良反应较轻，大剂量时可出现恶心、呕吐、腹泻，甚至出现嗜睡、眼球震颤、共济失调、肌肉痉挛等神经系统症状。孕妇禁用，有肝、肾、神经系统疾病者禁用。

噻嘧啶（pyrantel，抗虫灵）

噻嘧啶为人工合成的四氢嘧啶衍生物，是广谱抗肠蠕虫药。作用机制为抑制虫体胆碱酯酶，导致神经肌肉接头处乙酰胆碱堆积，神经肌肉兴奋性增强，肌张力升高，使虫体出现痉挛性麻痹，不能吸附肠壁而被排出体外。用于蛔虫、钩虫、蛲虫单独或混合感染，常与另一种抗肠蠕虫药奥克太尔（oxantel）合用以增强疗效。不良反应较轻，偶见发热、头痛、皮疹及腹部不适等症状，少数患者可出现血清转氨酶升高，故肝功能不全者禁用。孕妇及2岁以下儿童禁用。因与哌嗪有拮抗作用，故不宜合用。

左旋咪唑（levamisole，驱钩蛔）

左旋咪唑为四咪唑的左旋体。作用机制为选择性抑制虫体肌肉中琥珀酸脱氢酶活性，减少能量生成，导致虫体肌肉麻痹，不能吸附肠壁而被排出体外。治疗剂量可出现恶心、呕吐、腹痛、头晕等症状。大剂量或多次给药时偶见粒细胞减少、肝功能减退等症状。妊娠早期妇女、肝肾功能不全者禁用。

氯硝柳胺（niclosamide，灭绦灵）

氯硝柳胺为水杨酰胺类衍生物。对多种绦虫成虫有杀灭作用，对猪肉绦虫、牛肉绦虫、鱼绦虫、阔节裂头绦虫、短膜壳绦虫均有效。作用机制为抑制虫体细胞内线粒体氧化磷酸化过程，使ATP合成减少，抑制虫体生长发育。不能杀死虫卵，死亡节片易被肠腔内蛋白酶消化分解，释放出虫卵，有致囊虫病的危险。不良反应较轻，偶见胃肠道反应、头晕、乏力、皮肤瘙痒等症状。

恩波吡维铵（pyrvinium embonate）

恩波吡维铵为氰铵染料。口服不易吸收，胃肠道内药物浓度较高。作用机制为选择性干扰虫体呼吸酶系统，抑制虫体需氧代谢，也可抑制虫体运糖酶系统，阻止虫体对外源性葡萄糖的利用，从而减少能量的生成，最终导致虫体逐渐衰弱甚至死亡。对蛲虫有强大的驱杀作用，曾作为蛲虫单一感染的首选药物，对钩虫、鞭虫作用较弱，对蛔虫疗效较差。不良反应较少，仅见恶心、呕吐、腹痛、腹泻等症状，偶有光敏反应及肌肉痉挛。用药后粪便呈红色,宜事前告知患者。

吡喹酮(praziquantel)

吡喹酮为广谱抗吸虫药和驱绦虫药。对多种吸虫有强大的杀灭作用,对囊虫病和绦虫感染也有良好的效果,为治疗各种绦虫病的首选药,治愈率可达90%以上,对囊虫病有效率可达82%~98%。治疗脑型囊虫病时宜同时使用脱水药和糖皮质激素,以防止虫体死亡后的炎症反应导致脑水肿、颅内压升高。

抗肠蠕虫药的合理应用除了根据药物的疗效、安全性外,还应考虑药品的价格、患者的病情特点等因素。常用抗肠蠕虫药的选用可参考表45-1。

表 45-1　常用抗肠蠕虫药的选用

疾病类型	首选药物	次选药物
蛔虫感染	甲苯达唑、阿苯达唑	噻嘧啶、哌嗪、左旋咪唑
钩虫感染	甲苯达唑、阿苯达唑	噻嘧啶
蛲虫感染	甲苯达唑、阿苯达唑	噻嘧啶、哌嗪
绦虫感染	吡喹酮	氯硝柳胺
鞭虫感染	甲苯咪唑	
包虫病	阿苯达唑	吡喹酮
囊虫病	吡喹酮、阿苯达唑	

第三节　抗阿米巴病药

阿米巴病是由溶组织阿米巴原虫感染人体所致的疾病。溶组织阿米巴原虫包囊在消化道发育成滋养体,通过其膜上的凝集素附着于结肠上皮细胞,见图45-1。滋养体是致病因子,可溶解于宿主细胞,侵袭黏膜下层组织,引起肠阿米巴病,如痢疾样症状或慢性肠道感染;亦可随血流侵入肝、肺、肾、脑等组织,引起肠外阿米巴病,如各脏器脓肿,其中以阿米巴肝脓肿和阿米巴肺脓肿常见。当机体抵抗力强时,滋养体在肠腔内形成包囊,随粪便排出体外,成为阿米巴病的传染源,此时被感染者无症状发生。包囊在外界潮湿环境中可存活1周。目前应用的抗阿米巴病药主要有甲硝唑、二氯尼特等。

甲硝唑(metronidazole,灭滴灵)

甲硝唑为人工合成的5-硝基咪唑类化合物。

【体内过程】　口服吸收迅速而完全,生物利用度为95%以上,血浆蛋白结合率约为20%,血药浓度达到峰值的时间为1~3 h。广泛分布于全身组织和体液,包括唾液、乳汁、阴道分泌物、精液等,可通过

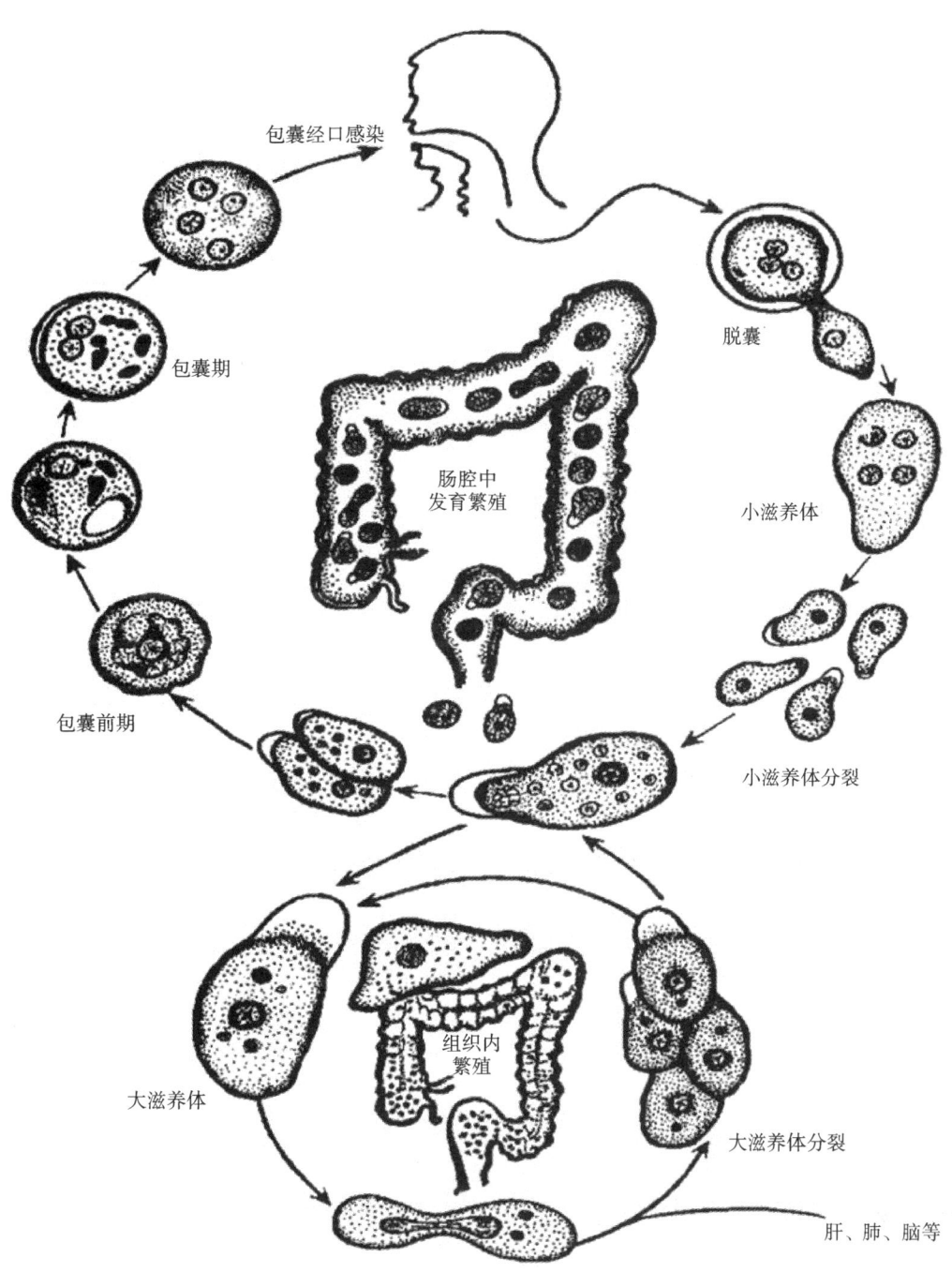

包囊经口感染

脱囊

包囊期

包囊前期

肠腔中
发育繁殖

小滋养体

小滋养体分裂

大滋养体

组织内
繁殖

大滋养体分裂

肝、肺、脑等

图 45-1 阿米巴原虫生活史

血脑屏障和胎盘屏障,脑脊液中药物也可达到有效浓度。$t_{1/2}$ 为 8~12 h。主要在肝脏代谢,代谢产物及原型药主要由肾脏排泄,也可经乳汁排泄。

【药理作用和临床应用】

1. 抗阿米巴作用 对肠内、肠外阿米巴滋养体均有强大杀灭作用,治疗急性阿米巴痢疾和肠外阿米巴感染效果显著。对肠内阿米巴原虫和包囊无明显作用。临床主要用于组织感染,对肠内病原体无根治作用,一般不用于无症状包囊携带者的治疗。

2. 抗厌氧菌作用 对革兰阳性或革兰阴性厌氧杆菌和球菌都有较好的抗菌作用,对脆弱拟杆菌感染尤为敏感。常用于厌氧菌感染引起的败血症、骨髓炎、产后盆腔炎等的治疗,也可与抗菌药物合用防止妇科手术、胃肠外科手术时的厌氧菌感染。

3. 抗滴虫作用 对阴道滴虫有强大杀灭作用,是治疗阴道毛滴虫感染的首选药。口服后可分布于阴道分泌物、精液和尿液中,对阴道毛滴虫有直接的杀灭作用,对阴道内正常菌群无影响,对男女感染者均有良好的疗效。

4. 抗贾第鞭毛虫作用 甲硝唑是目前治疗贾第鞭毛虫病的有效药物,治愈率可达90%。

【不良反应】 治疗剂量下不良反应较少,口服有苦味、金属味感。部分患者可出现恶心、呕吐、腹痛、腹泻和头痛、头晕、肢体感觉异常等神经系统症状。甲硝唑可干扰乙醛代谢,导致急性乙醛中毒,表现为恶心、呕吐、腹痛、腹泻和头痛等症状,服药期间和停药后不久应严格禁止饮酒。孕妇禁用。

二氯尼特(diloxanide)

二氯尼特为二氯乙酰胺类衍生物,通常用其糠酯酰胺(furamide),是目前最有效的杀阿米巴包囊药。对于无症状或仅有轻微症状的包囊携带者有良好疗效。对慢性阿米巴痢疾也有效,对肠外阿米巴病无效。对急性阿米巴痢疾,用甲硝唑控制症状后再用本品可肃清肠腔内包囊,防止复发。不良反应轻,偶有恶心、呕吐、皮疹等症状。大剂量时可导致流产,但无致畸作用。

依米丁和去氢依米丁

依米丁(emetine,吐根碱)为茜草科吐根属植物提取的异喹啉生物碱,去氢依米丁(dehydroemetine)为其衍生物,药理作用相似,毒性略低。两种药物对溶组织内阿米巴滋养体有直接杀灭作用,临床用于治疗急性阿米巴痢疾和阿米巴肝脓肿,可迅速控制临床症状。对肠腔内阿米巴滋养体和包囊无效,不适用于症状轻微的慢性阿米巴痢疾及无症状的阿米巴包囊携带者。但因其毒性大,一般仅限于甲硝唑治疗无效或禁用者。两药选择性较低,也能抑制真核细胞蛋白质的合成。排泄慢,易在体内蓄积,毒性较大。不良反应:①心脏毒性,常表现为心前区疼痛、心动过速、低血压、心律失常,甚至心力衰竭,心电图改变表现为T波低平或倒置,Q-T间期延长;②神经肌肉阻断作用,常表现为肌无力、疼痛、震颤等症状;③局部刺激,注射部位可出现肌痛、硬结或坏死;④胃肠道反应,常表现为恶心、呕吐、皮疹等症状。治疗应在医生严密监护下进行。孕妇、儿童和有心、肝、肾疾病者禁用。

巴龙霉素(paromomycin)

巴龙霉素为氨基糖苷类抗生素,口服吸收较少,在肠道中浓度较高。其可抑制蛋白质合成,直接杀灭阿米巴滋养体;也可抑制共生菌群的代谢,间接抑制肠道阿米巴原虫的生存与繁殖。临床主要用于治疗急性阿米巴痢疾。

氯喹(chloroquine)

氯喹为常用抗疟药,对肠外肝阿米巴滋养体和肺阿米巴滋养体也有杀灭作用。口服吸收迅速,肝脏中药物浓度较高,为血药浓度的200~700倍,在肠壁的分布量较少,故对肠内阿米巴病无效,应与肠内抗阿米巴病药合用,以防止复发。临床可用于治疗对甲硝唑无效或禁忌的阿米巴肝炎或肝脓肿。

第四节 抗滴虫病药

滴虫病主要是指阴道滴虫病,由阴道毛滴虫感染所致,主要寄居于女性阴道和泌尿道,引起滴虫性阴道炎和滴虫性泌尿炎,也可寄居于男性泌尿道和生殖系统,引起尿道炎和前列腺炎等。抗阴道滴虫病药有甲硝唑,但抗甲硝唑虫株日益增多。替硝唑为甲硝唑的衍生物,也是高效、低毒的抗滴虫病药。其他抗滴虫病药有乙酰胂胺、曲古霉素等。

乙酰胂胺（acetarsol）

乙酰胂胺为五价胂剂，可直接杀灭滴虫。对甲硝唑耐药的滴虫株感染可改用乙酰胂胺局部给药。本药有轻度局部刺激作用，可使阴道分泌物增多。阴道毛滴虫可通过性直接传播和使用公共浴厕等间接传播，故应夫妻同时治疗，并注意个人卫生与经期卫生。

第五节　抗血吸虫病药

血吸虫病是由血吸虫寄生于人体而引起的一种严重危害人类健康的疾病。在人体内寄生的血吸虫有日本血吸虫、曼氏血吸虫、埃及血吸虫等，主要分布于亚洲、非洲、拉丁美洲，在我国流行的是日本血吸虫病。由皮肤接触含尾蚴的疫水而感染，疫区主要分布在长江流域及其以南的 12 个省、自治区、市。目前治疗血吸虫病的首选药物为吡喹酮，具有高效、低毒、疗程短、使用方便等特点。

吡喹酮（praziquantel，环吡异喹酮）

吡喹酮为人工合成的吡嗪异喹啉衍生物。

【体内过程】　口服吸收迅速而完全，2 h 左右血药浓度达到峰值，生物利用度约为 80％。约 80％的药物与血浆蛋白结合，在脑脊液中浓度可达到血浆浓度的 14％～20％。在肝脏首过消除后，大部分药物迅速代谢为失活的单羟基和多羟基化代谢产物，主要经肾脏（60％～80％）和胆汁（15％～35％）排出，$t_{1/2}$ 为 0.8～1.5 h。

【药理作用和临床应用】　对多种血吸虫如日本血吸虫、埃及血吸虫、曼氏血吸虫单一感染或混合感染均有良好的疗效，可迅速杀灭血吸虫成虫，对幼虫也有作用，但较弱；对其他吸虫如姜片吸虫、肺吸虫、华支睾吸虫有显著杀灭作用；对各种绦虫感染及其幼虫引起的囊虫病、包虫病也有一定的疗效。作用机制可能为吡喹酮达到有效浓度后，可提高肌肉活动，引起虫体痉挛性麻痹，失去吸附能力，导致虫体脱离宿主组织。在较高浓度时，可引起虫体表膜损伤，暴露隐藏的抗原，在宿主防御机制参与下，导致虫体破坏、死亡。吡喹酮损伤虫体表膜也可引起一系列生化变化，如谷胱甘肽 S-转移酶、碱性磷酸酶活性降低，抑制葡萄糖的摄取、转运等。吡喹酮的作用具有高度选择性，对哺乳动物细胞膜无上述作用。

临床用于治疗各型血吸虫病。适用于急性、慢性、晚期及有并发症的血吸虫病患者，也可用于肝脏华支睾吸虫病、肠吸虫病（如异形吸虫病、姜片吸虫病、横川后殖吸虫病等）、肺吸虫病及绦虫病等。

【不良反应】　不良反应轻微且短暂。口服后可出现腹部不适、腹痛、腹泻、恶心、头晕、头痛、嗜睡等症状，服药期间应避免驾车和高空作业。偶有发热、瘙痒、荨麻疹、关节痛、肌痛等症状，与虫体被杀死后释放异体蛋白有关。少数出现心电图改变。孕妇禁用。

章节案例

患者，男，25 岁。3 天前出现寒战、高热、出汗伴头痛、咽痛、全身酸痛、腹泻，呕吐 2 次，在当地诊所拟诊感冒，给予感冒药、止泻药等 3 天，无效，收治入院治疗。既往曾有过疟疾病史。查体：体温 39.6 ℃，血压 95/55 mmHg，心率 116 次／分，心肺无异常，肝肾区无叩痛。血液检查：间日疟原虫阳性。医生

章节案例
答案解析

NOTE

给予氯喹、伯氨喹口服,请思考:医生用药是否合理?为什么?

知识拓展

制剂及
用法用量

目标检测
答案

本章小结

　　常见的抗寄生虫病药物分为抗疟药、抗肠蠕虫药、抗阿米巴病药、抗滴虫病药、抗血吸虫病药。抗疟药分为如下三类。主要用于控制疟疾症状的抗疟药,如氯喹、奎宁、青蒿素等;主要用于控制远期复发和传播的抗疟药,如伯氨喹;主要用于病因性预防的抗疟药,如乙胺嘧啶。抗肠蠕虫药有甲苯达唑、阿苯达唑、哌嗪、吡喹酮等,甲苯达唑、阿苯达唑可影响虫体多种生化代谢途径,属于广谱驱肠虫药。吡喹酮对各种绦虫病、囊虫病均有良好效果。抗阿米巴病药有甲硝唑、二氯尼特、依米丁、去氢依米丁、氯喹、巴布霉素等,甲硝唑对肠内、肠外阿米巴滋养体均有强大杀灭作用,可用于治疗急性阿米巴痢疾和肠外阿米巴感染,但对肠内阿米巴原虫和包囊无明显作用。抗滴虫病药有甲硝唑、替硝唑、乙酰肿胺等。乙酰肿胺可用于对耐甲硝唑滴虫株感染。抗血吸虫病药首选吡喹酮,临床可用于治疗各型血吸虫病。

目标检测

单项选择题

1. 主要用于控制疟疾症状的药物是(　　　)。
　 A. 氯喹　　　　　　B. 伯氨喹　　　　　　C. 乙胺嘧啶　　　　D. 甲硝唑　　　　　E. 吡喹酮

2. 健康人进入疟疾流行区时可作为病因性预防的药物是(　　　)。
　 A. 氯喹　　　　　　B. 伯氨喹　　　　　　C. 乙胺嘧啶　　　　D. 甲硝唑　　　　　E. 吡喹酮

3. 遗传性红细胞内缺乏葡萄糖-6-磷酸脱氢酶(G-6-PD)患者服用伯氨喹可引起(　　　)。
　 A. 再生障碍性贫血　　　　　　　　B. 缺铁性贫血　　　　　　　　　　C. 溶血性贫血
　 D. 休克　　　　　　　　　　　　E. 惊厥

4. 具有抗滴虫和抗阿米巴原虫作用的药物是(　　　)。
　 A. 氯喹　　　　　　B. 伯氨喹　　　　　　C. 乙胺嘧啶　　　　D. 甲硝唑　　　　　E. 吡喹酮

5. 既能控制疟疾症状,又能治疗肠外阿米巴病的药物是(　　　)。
　 A. 青蒿素　　　　　B. 伯氨喹　　　　　　C. 氯喹　　　　　　D. 甲氟喹　　　　　E. 吡喹酮

6. 可引起金鸡纳反应及子宫兴奋作用的药物是(　　　)。
　 A. 青蒿素　　　　　B. 奎宁　　　　　　　C. 氯喹　　　　　　D. 乙胺嘧啶　　　　E. 吡喹酮

7. 对氯喹耐药的脑型疟患者可选用(　　　)。
　 A. 乙胺嘧啶　　　　B. 伯氨喹　　　　　　C. 奎宁　　　　　　D. 甲氟喹　　　　　E. 吡喹酮

8. 可用于各型血吸虫病的药物是(　　　)。
　 A. 哌嗪　　　　　　B. 伯氨喹　　　　　　C. 青蒿素　　　　　D. 乙胺嗪　　　　　E. 吡喹酮

9. 钩虫感染首选药物是(　　　)。
　 A. 左旋咪唑　　　　B. 伯氨喹　　　　　　C. 阿苯达唑　　　　D. 哌嗪　　　　　　E. 吡喹酮

10. 与磺胺类或砜类药物合用可增强疗效的抗疟药是(　　　)。
　 A. 乙胺嘧啶　　　　B. 伯氨喹　　　　　　C. 甲硝唑　　　　　D. 青蒿素　　　　　E. 吡喹酮

(黄河科技学院　高猎防)

NOTE

第四十六章　抗肿瘤药

学习目标

1. 掌握：抗肿瘤药的分类及常用药物的药理作用、临床应用和不良反应。
2. 熟悉：常用抗肿瘤药的作用机制。
3. 了解：抗肿瘤药的耐药性机制和抗肿瘤药联合应用的基本原则。

恶性肿瘤是严重威胁人类健康的常见病。目前治疗恶性肿瘤的三大主要手段是外科手术、化学治疗和放射治疗。使用以细胞毒性为主的抗肿瘤药（antineoplastic drugs）进行化学治疗仍然是肿瘤综合治疗的重要手段。但是抗肿瘤药对肿瘤细胞的选择性低，在损伤肿瘤细胞的同时，对正常的组织细胞也有一定程度的损伤。此外，在化疗过程中肿瘤细胞也会对药物产生耐药性，这些在一定程度上限制了其临床应用。

近年来，随着肿瘤生物学研究的进展，抗肿瘤药的针对性越来越强。细胞分化诱导剂、细胞凋亡诱导剂、生物反应调节药（biological response modifiers）、具有靶向性的表皮生长因子受体（epidermal growth factor receptor，EGFR）阻断药、单克隆抗体以及肿瘤基因治疗药物等不断上市或进入临床试验，从而提高了肿瘤的治疗效果。

几乎所有的肿瘤细胞都具有一个共同特点，即与细胞增殖相关的基因被开启或激活，而与细胞分化相关的基因被关闭或抑制，从而使肿瘤细胞表现为不受机体控制的无限增殖状态（图 46-1）。

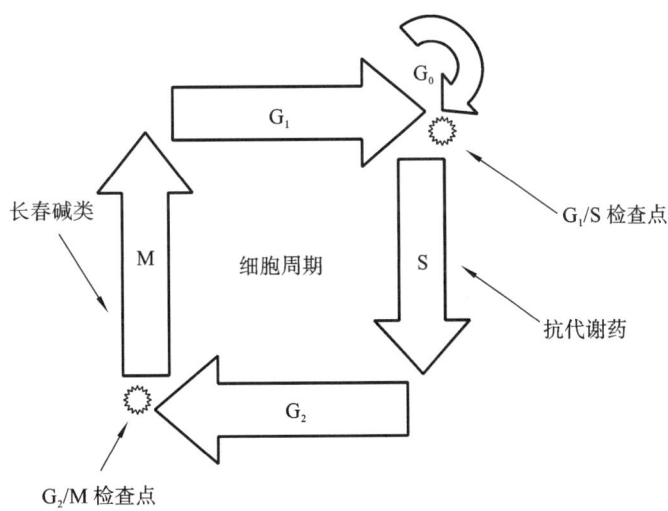

图 46-1　细胞增殖周期

一、增殖细胞群和非增殖细胞群

增殖细胞群是指可不断按指数分裂增殖的细胞。肿瘤增殖细胞群与全部肿瘤细胞群之比称为生长比率（growth fraction，GF）。增长迅速的肿瘤 GF 值较大，接近 1，对药物最敏感，药物疗效也较好，比如急性白血病等。增长慢的肿瘤 GF 值较小，多数在 0.5 以下，对药物敏感性较低，疗效也较差，比如多数

实体瘤。

非增殖细胞群包括静止期细胞(G_0 期)、无增殖力细胞和死亡细胞。静止期细胞是指有潜在的增殖能力但暂时不分裂的细胞。当增殖周期中的细胞因化疗或其他原因大量死亡时,G_0 期细胞即可进入增殖周期,可能成为肿瘤复发的根源。G_0 期细胞对药物不敏感,是肿瘤化疗的主要障碍之一。

二、增殖周期中的细胞分期

肿瘤细胞从一次分裂结束到下一次分裂结束的时间称为细胞周期,可分为 4 期:DNA 合成前期(G_1 期)、DNA 合成期(S 期)、DNA 合成后期(G_2 期)和有丝分裂期(M 期)。根据药物作用的周期或时相特异性,可将药物分为细胞周期非特异性药物(cell cycle nonspecific agents,CCNSA)和细胞周期特异性药物(cell cycle specific agents,CCSA)。

三、细胞增殖周期的调控

细胞增殖周期调控核心是一类称为 cyclin-Cdk 的复合物,其中的细胞周期蛋白(cyclin)调节 Cdk 在不同的细胞周期阶段发挥激酶的作用,使其与细胞周期相关的蛋白质发生磷酸化而产生相应的周期事件,它与检查点协同调控细胞周期。另外一些关键因子也参与增殖周期的调控。

导致肿瘤细胞周期调控紊乱的原因包括生长因子功能异常、cyclin-Cdk 功能异常、DNA 合成异常和由于肿瘤抑制基因突变而导致的负性调节力降低等因素。

四、抗肿瘤药的生化机制

1. 干扰核酸生物合成　干扰核酸生物合成的药物又称为抗代谢药,其化学结构与细胞生长繁殖所必需的代谢物质如叶酸、嘌呤、嘧啶等类似,它们能竞争性地与酶结合,从而以伪代谢产物的形式干扰核酸中的嘌呤、嘧啶及其前体物的代谢。它们也可以与核酸结合,取代相应的正常核苷酸,从而干扰 DNA 的正常生物合成,阻止肿瘤细胞的分裂增殖。

2. 干扰蛋白质合成与功能　该类药物通过干扰微管蛋白聚合功能、干扰核糖体的功能或影响氨基酸的供应,从而产生抗肿瘤作用。①影响纺锤丝的形成,如紫杉醇、长春碱类等;②干扰核糖体的功能,如三尖杉生物碱类;③影响氨基酸的供应,如 L-天冬酰胺酶。

3. 嵌入 DNA 干扰转录过程　药物可嵌入 DNA 碱基对之间,干扰转录过程,阻止 mRNA 的形成。如放线菌素 D、柔红霉素和多柔比星等能嵌入 DNA 碱基对之间并与之形成复合物,抑制 RNA 转录酶的活性,干扰转录,妨碍 mRNA 的合成。

4. 影响 DNA 结构与功能　药物通过破坏 DNA 结构或抑制拓扑异构酶活性而影响 DNA 的结构和功能。①DNA 交联剂,如氮芥、环磷酰胺等烷化剂;②破坏 DNA 的金属配合物,如顺铂、卡铂等;③破坏 DNA 的抗生素,如丝裂霉素和博来霉素等;④拓扑异构酶抑制剂,如喜树碱类和鬼臼毒素衍生物。

5. 影响体内激素平衡　药物通过影响激素平衡从而抑制某些激素依赖性肿瘤。如雄激素、雌激素、肾上腺皮质激素等或其拮抗剂。

6. 抑制或阻断特异性酶及受体　如酪氨酸激酶抑制剂伊马替尼;表皮生长因子受体抑制剂曲妥珠单抗。

7. 诱导细胞分化　如维 A 酸。

抗肿瘤药的作用机制见图 46-2。

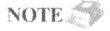

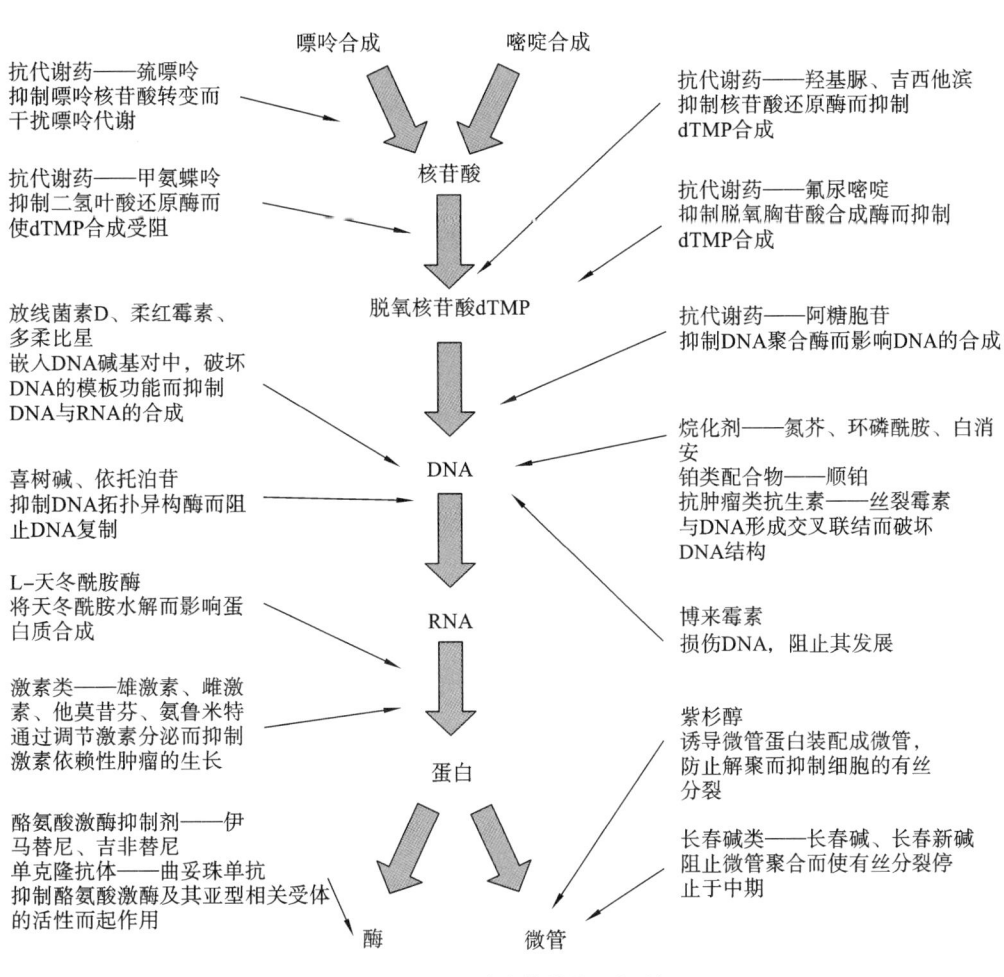

图 46-2　抗肿瘤药的作用机制

第一节　直接影响 DNA 结构和功能的药

药物分别通过破坏 DNA 结构或抑制拓扑异构酶的活性而影响 DNA 结构和功能。①DNA 交联剂，如氮芥、环磷酰胺等烷化剂；②破坏 DNA 的金属配合物，如顺铂、卡铂等；③破坏 DNA 的抗生素，如丝裂霉素和博来霉素等；④拓扑异构酶抑制剂，如喜树碱类和鬼臼毒素衍生物。

一、烷化剂

烷化剂（alkylating agents）又称烃化剂，是一类化学性质非常活泼的化合物。它们具有活泼的烷化基团，能与细胞中 DNA 或蛋白质中的氨基、羟基和磷酸基等起作用，形成交叉联结或引起脱嘌呤作用，使 DNA 链断裂，在下一次复制时，又可使碱基配对错误，造成 DNA 结构和功能的损害，重者可致细胞死亡。烷化剂是周期非特异性药物。

氮芥（chlormethine）

氮芥是最早用于临床并取得突出疗效的抗肿瘤药物，为双氯乙胺类烷化剂的代表。水溶液极不稳定，局部刺激性强，必须静脉注射。作用迅速而短暂（数分钟），在血中停留时间只有 $0.5\sim1$ min，90% 在 1 min 内由血中消失。24 h 内 50% 以代谢产物形式排出，但骨髓抑制作用较强。

【药理作用】　氮芥与鸟嘌呤第 7 位氮共价结合，产生 DNA 双链内的交叉联结或 DNA 的同链内不同碱基的交叉联结。G_1 期及 M 期细胞对氮芥的细胞毒作用最为敏感，使 G_1 期进入 S 期延迟。较大剂量时,对各周期的细胞和非增殖细胞均有杀伤作用。

【临床应用】 主要用于恶性淋巴瘤。主要利用其速效的特点,腔内注射用以控制癌性胸腹水。与长春新碱、丙卡巴肼及泼尼松合用治疗霍奇金病有较高的疗效,对卵巢癌、乳腺癌、前列腺癌等也有一定疗效。

【不良反应】 骨髓抑制可引起显著的白细胞及血小板减少,严重者能使全血细胞减少;对局部组织的刺激作用较强,多次注射可引起血管硬变及血栓性静脉炎;其他不良反应包括月经不调、精子减少、头晕、脱发等。

环磷酰胺(cyclophosphamide)

环磷酰胺口服吸收良好,1 h 后血中药物浓度达到峰值,生物利用度为 74%～97%。肝和肿瘤组织中浓度较高,主要在肝脏中代谢。17%～31%的药物以原型由粪排出,30%以活性型由尿排出,对肾和膀胱有刺激性,血浆 $t_{1/2}$ 为 4～6.5 h。

【药理作用】 环磷酰胺为周期非特异性药物。在体外无活性,在体内经肝细胞色素 P450 氧化,裂环生成中间产物醛磷酰胺(aldophosphamide),在肿瘤细胞内,分解出有强效的磷酰胺氮芥(phosphamide mustard)而发挥烷化作用,使 S 期肿瘤细胞的 DNA 发生烷化,形成交叉联结,抑制肿瘤细胞的生长繁殖。对淋巴细胞有明显抑制作用,还可用作免疫抑制剂。

【临床应用】 环磷酰胺抗瘤谱较广,是临床应用较广泛的烷化剂之一。对恶性淋巴瘤疗效显著,对多发性骨髓瘤、急性淋巴细胞白血病、卵巢癌、乳腺癌等也有效。对淋巴细胞有明显的抑制作用,故被用作免疫抑制剂治疗自身系统免疫性疾病如系统性红斑狼疮、类风湿关节炎。

【不良反应】 环磷酰胺的胃肠道反应较轻,骨髓抑制作用明显,导致粒细胞明显减少。出血性膀胱炎是本品较特殊的不良反应,因丙烯醛从尿中排出,严重时导致血尿。偶见脱发、肝功能损害、皮肤色素沉着、月经不调等症状。有致癌、致畸、致突变作用。

【药物相互作用】 环磷酰胺可使血清中假胆碱酯酶减少,使血清尿酸水平升高,因此,与抗痛风药如别嘌呤醇、秋水仙碱、丙磺舒等同用时,应调整抗痛风药的剂量。此外,该药也加强了琥珀胆碱的神经肌肉阻滞作用,可使呼吸暂停延长。环磷酰胺可抑制胆碱酯酶活性,因而延长可卡因的作用并增加毒性。大剂量巴比妥类、皮质激素类药物可影响环磷酰胺的代谢,同时应用可增加环磷酰胺的急性毒性。

卡莫司汀(carmustine)

卡莫司汀为亚硝脲类烷化剂,抗瘤谱较广,脂溶性大,较易透过血脑屏障。在体内形成异氰酸盐和重氮氢氧化物,异氰酸盐抑制 DNA 聚合酶,从而抑制 DNA 的修复和 RNA 的合成。重氮氢氧化物能使生物大分子烷化。主要用于治疗脑瘤或恶性肿瘤的脑转移,对霍奇金病疗效明显,对黑色素瘤和胃肠道肿瘤亦有一定疗效,但对其他淋巴肉瘤和骨髓瘤疗效一般。骨髓抑制出现较迟,血小板下降常比白细胞严重,用药期间应检查血常规。其他不良反应有肺纤维化、肝、肾损害,胃肠道反应等。静脉注射可引起血栓性静脉炎。

其他影响 DNA 结构与功能的药物的作用与应用见表 46-1。

表 46-1 其他影响 DNA 结构与功能的药物的作用与应用

药 名	药 理 作 用	临 床 应 用	主要不良反应
异环磷酰胺(ifosfamide)	环磷酰胺的同分异构体,需经肝药酶羟化开环才能显示活性。与环磷酰胺的抗瘤活性相似,优点是与环磷酰胺相比作用较强,毒性较小	肺癌、卵巢癌、乳腺癌、子宫内膜癌和睾丸肿瘤等	骨髓抑制和泌尿道反应等。给予保护药美司钠、分次给药和适当水化,可降低此不良反应发生率

药　名	药理作用	临床应用	主要不良反应
苯丁酸氮芥 （chlorambucil）	氮芥衍生物，是双功能烷化剂。对 M 期及 G_1 期细胞的作用较强。在体内形成不稳定的亚乙基亚胺而发生细胞毒作用，能选择性地作用于淋巴组织	慢性淋巴细胞白血病、淋巴肉瘤、卵巢癌、乳腺癌等	胃肠道反应较轻；少见的不良反应有肝毒性、皮炎；长期服用在白血病患者中易产生继发性肿瘤、间质性肺炎
白消安 （busulfan）	属磺酸酯类，在体内解离后起烷化作用	原发性血小板增多症、真性红细胞增多症等、慢性骨髓增殖性疾病	胃肠道反应小；骨髓抑制；久用可致闭经或睾丸萎缩；偶见出血、再生障碍性贫血及肺纤维化等严重反应
塞替派 （thiotepa）	塞替派结构中含三个乙撑亚氨基，能形成有活性的碳三离子与细胞内 DNA 的碱基结合，影响肿瘤细胞的分裂	乳腺癌、卵巢癌、肝癌和恶性黑色素瘤等	骨髓抑制
氮甲（N-formylmerphalan）	中国自主合成的抗癌药物，为周期非特异性药物	对睾丸精原细胞瘤的疗效最好；多发性骨髓瘤、恶性淋巴瘤	骨髓抑制和胃肠道反应；肝、肾功能无明显影响
丙卡巴肼 （procarbazine，甲基苄肼）	在体内释放出甲基正离子与 DNA 结合使其解聚	霍奇金病、恶性淋巴瘤、骨髓瘤和肺癌等	骨髓抑制；胃肠道反应；贫血
达卡巴嗪 （dacarbazine）	在体内分解能释放出甲基正离子而发挥烷化作用	恶性黑色素瘤；软组织肿瘤和恶性淋巴瘤	胃肠道反应较常见，有食欲不振、恶心、呕吐等；骨髓抑制为轻至中度
美法仑 （melphalan）	直接与 DNA 结合，导致细胞死亡	多发性骨髓瘤、晚期卵巢腺癌、晚期乳腺癌、真性红细胞增多症等	骨髓抑制、肝功能异常、间质性肺炎等
硝卡芥 （nitrocaphane）	细胞周期非特异性药物，对癌细胞分裂各期均有影响，对增殖期和非增殖期细胞都有作用	肺癌、恶性淋巴瘤、头颈部癌、喉癌等	骨髓抑制和胃肠道反应

二、铂类配合物

1965 年 Rosenberg 等人首先报道了铂类配合物在小鼠肿瘤模型上具有抗肿瘤活性。20 世纪 70 年代顺铂作为第一个新型无机抗癌药用于临床并取得较好的效果。通过结构修饰，又相继产生了疗效更好、毒性更小的第二代和第三代铂类配合物。

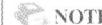
NOTE

顺铂(cisplatin,顺氯氨铂,DDP)

顺铂为二价铂同两个氯原子和两个氨分子结合的重金属络合物,类似于双功能烷化剂,是第一代铂类配合物。

【药动学】 口服无效,静脉注射后开始在肝、肾、膀胱中分布较多,血浆蛋白结合率约为90%,18~24 h后肾内积蓄最多。血浆消除呈双相,第一相 $t_{1/2}$ 为25~49 min,分布后血浆 $t_{1/2}$ 为55~73 h。排泄较慢,在全剂量注入后的5日内,仅有27%~43%的顺铂排出体外。

【药理作用】 顺铂先将氯解离,然后在DNA分子中鸟嘌呤的6位和7位之间形成交叉联结,或与腺嘌呤和胞嘧啶形成DNA单链内两点的交叉联结,也可形成双链间的交叉联结,从而破坏DNA的结构和功能。顺铂属周期非特异性药物。

【临床应用】 抗瘤谱广,作用强,与多种抗肿瘤药有协同作用,且无交叉耐药,为当前联合化疗中常用的药物之一。对卵巢癌及睾丸癌疗效显著,与多柔比星的联合化疗可使40%以上的卵巢癌取得较好疗效;与博来霉素、长春新碱联合使用可以根治睾丸癌;对肺癌、膀胱癌、宫颈癌、乳腺癌、前列腺癌、恶性黑色素瘤、头颈部肿瘤及各种鳞状上皮癌和恶性淋巴瘤也有疗效。

【不良反应】 不良反应主要包括骨髓抑制、胃肠道反应和肾毒性等。骨髓抑制表现为白细胞和血小板减少,与剂量有关,一般在3周左右达到峰值,4~6周恢复。胃肠道反应包括恶心、呕吐、食欲减退和腹泻等症状。一般单次中、大剂量用药后可能出现轻微、可逆的肾功能障碍;多次大剂量或短期内重复用药,可出现不可逆的肾功能障碍,严重时甚至发生肾小管坏死。其他不良反应包括肝功能障碍、耳鸣、运动失调、肌痛、上下肢感觉异常等症状;少数患者可能出现大脑功能障碍,也可出现癫痫、球后视神经炎等。

卡铂(carboplatin,CBP)

卡铂为第二代铂类化合物,其理化特征与顺铂相似,但肾毒性、耳毒性、神经毒性尤其是胃肠道反应明显低于DDP,是近年来广泛受到重视的新药,与DDP一样同属细胞周期非特异性药物。它主要作用于DNA的鸟嘌呤的 N_7 和 O_6 原子上,引起DNA链间及链内交联,破坏DNA分子,阻止其螺旋解链,干扰DNA合成,而产生细胞毒作用。主要用于治疗卵巢癌、精原细胞瘤、小细胞肺癌等。主要不良反应为骨髓抑制,血小板与白细胞在用药21日左右达最低点,在用药30日左右恢复。

奥沙利铂(oxaliplatin)

奥沙利铂为第三代铂类抗癌药,它属于新的铂类抗癌药,其中铂原子与1,2-二氨基环己烷(DACH)及一个草酸基结合。作为一线药物与氟尿嘧啶和亚叶酸联合用于治疗转移性结肠癌和直肠癌,也可作为Ⅲ期结肠癌原发肿瘤已完全切除后的术后辅助治疗。对乳腺癌、卵巢癌、睾丸癌、黑色素瘤、中枢神经系统肿瘤等也有一定疗效。主要不良反应为恶心、呕吐、腹泻、轻度骨髓抑制等。

三、抗生素类

丝裂霉素C(mitomycin C)

丝裂霉素C是从链霉菌培养液中分离得到的一种抗生素,水溶性较好,常采用静脉给药。给药后迅速进入细胞内,肌肉、心、肺、肾中浓度较高。主要在肝代谢,由尿排出,24 h由尿中排出约35%。起烷化剂作用,可与腺嘌呤上 O_6 位和鸟嘌呤上 N_7 位交叉联结,抑制DNA合成,还可引起DNA单链断裂和染色体断裂。主要用于治疗各种实体瘤,与氟尿嘧啶、多柔比星联合能有效地缓解胃腺癌和肺癌;与环磷酰胺、塞替派合用,可提高治疗恶性淋巴瘤的疗效;也可用于治疗结肠及直肠癌、胰腺癌、宫颈癌等。不良反应主要为骨髓抑制,其他不良反应包括消化道反应、急性肾功能衰竭、间质性肺炎、蛋白尿、皮疹、膀胱炎、脱发等。

其他抗肿瘤抗生素的作用和应用见表 46-2。

表 46-2 其他抗肿瘤抗生素的作用和应用

药 名	药理作用	临床应用	主要不良反应
博来霉素 （bleomycin）	在体内能与铁离子络合，使氧分子转化成氧自由基，从而使 DNA 单链或双链断裂，阻止 DNA 复制，干扰细胞分裂增殖	睾丸癌、恶性淋巴瘤和鳞状上皮细胞癌，也可用于治疗皮肤恶性肿瘤、头颈部肿瘤、肺癌、食管癌、恶性淋巴瘤、子宫颈癌等	骨髓抑制和胃肠道反应均较轻；肺毒性是本品最严重的毒性，可出现间质性肺炎和肺纤维化
平阳霉素 （bleomycin A5）	与博来霉素颜色相近，仅各组分的比例不同，两者的作用机制亦相同	对鳞癌有较好疗效，鼻咽癌、食管癌、乳腺癌、宫颈癌、阴茎癌、皮肤癌、恶性淋巴癌、肝癌	肺毒性相对较低；发热、胃肠道反应、脱发、口腔炎等

四、拓扑异构酶抑制剂

该类药物通过干扰拓扑异构酶的作用，破坏 DNA 结构，抑制 DNA 合成，属于 S 期特异性药物。

喜树碱（camptothecin）从中国中南、西南分布的喜树的果实和根皮中提取得到，其 10 位由羟基取代得到羟喜树碱（hydroxy camptothecin），其抗癌活性超过喜树碱，喜树碱和羟喜树碱化学结构见图 46-3，近年来通过结构改造得到拓扑康（topotecan）和伊立替康（irinotecan）。作用机制是通过特异性抑制 DNA 拓扑异构酶 I，使 DNA 断裂，导致肿瘤细胞死亡。此类药物特异性作用于 S 期细胞，对消化道肿瘤有较好的近期疗效。临床主要用于治疗胃癌、结肠癌、肝癌、膀胱癌、直肠癌、粒细胞白血病等。骨髓抑制较轻，不良反应主要为泌尿系统疾病如尿频和尿血等。羟喜树碱的不良反应与喜树碱相似但较轻。

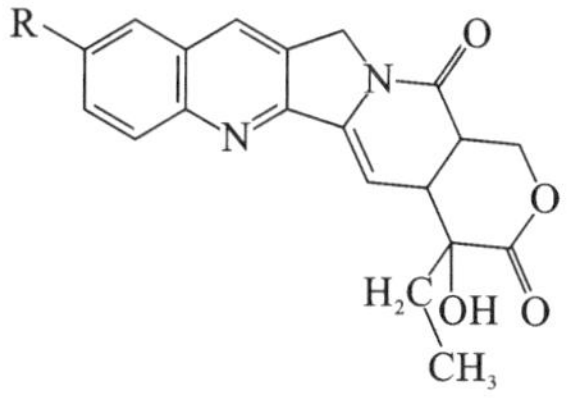

R=H
camptothecin
喜树碱

R=OH
hydroxy camptothecin
羟喜树碱

图 46-3 喜树碱和羟喜树碱化学结构

鬼臼毒素衍生物

鬼臼毒素是从小檗科鬼臼属植物的根和茎中提取到的木脂素类抗肿瘤成分，经改造半合成得到依托泊苷（etoposide）和替尼泊苷（teniposide）。鬼臼毒素能与微管蛋白结合而破坏纺锤丝的形成，而依托泊苷和替尼泊苷则通过干扰 DNA 拓扑异构酶 II，阻止 DNA 复制，低浓度时可抑制细胞进入分裂前期，高浓度时能使进入分裂周期的细胞溶解。临床上常与其他药物联合用于治疗肺癌及睾丸肿瘤，有良好效果；也用于治疗膀胱癌、肝癌和霍奇金病等。不良反应有骨髓抑制及胃肠道反应。

第二节 干扰核酸生物合成的药物（抗代谢药）

抗代谢药又称为影响核酸生物合成的药物，其化学结构与细胞生长增殖所必需的代谢产物如叶酸、嘌呤、嘧啶等类似，它们能竞争性地与酶结合，从而以伪代谢产物的形式干扰核酸中嘌呤、嘧啶及其前体物的代谢。它们也可以与核酸结合，取代相应的正常核苷酸，从而干扰 DNA 的正常生物合成，阻止肿瘤细胞的分裂增殖,因此称为抗代谢药。它们是细胞周期特异性药物,主要作用于 S 期细胞。

常用抗代谢药的化学结构见图 46-4。

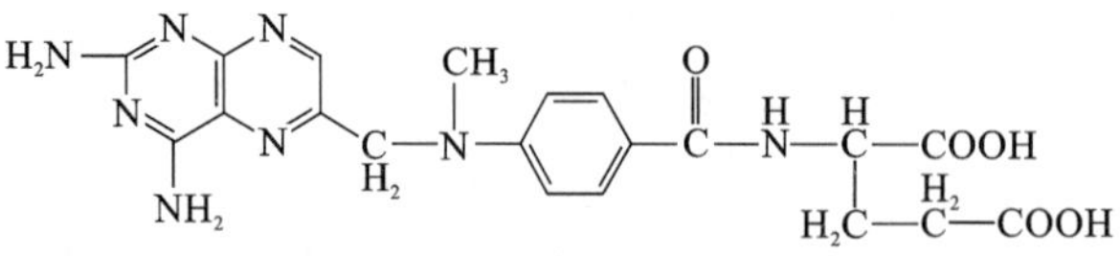

甲氨蝶呤　　　　　　　　　　　　　巯嘌呤　　　氟尿嘧啶
methotrexate　　　　　　　　　　　　mercaptopurine　　fluorouracil

图 46-4　常用抗代谢药的化学结构

甲氨蝶呤(methotrexate,MTX)

甲氨蝶呤的化学结构与叶酸相似,对二氢叶酸还原酶具有较强的抑制作用。

【药动学】　口服易吸收,与血浆蛋白结合率为 50%,不易通过血脑屏障。$t_{1/2}$ 约为 2 h。小剂量($2.5\sim15$ $\mu g/kg$)给药,48 h 内以原型由尿中排出 $40\%\sim50\%$;若大剂量(150 $\mu g/kg$)给药,则排出 90%,且大部分在开始的 $8\sim12$ h 内排出,少量通过胆道从粪便排出。

【药理作用】　MTX 通过竞争性抑制二氢叶酸还原酶,阻断二氢叶酸还原为四氢叶酸,阻止一碳基团的转移,抑制嘌呤核苷酸和嘧啶核苷酸的合成,使脱氧胸苷酸(dTMP)合成受阻,从而使 DNA 和 RNA 的合成中断。

【临床应用】　临床上用于儿童急性淋巴细胞白血病,与长春新碱、泼尼松、巯嘌呤合用,90% 患者可以完全缓解,且部分可长期缓解。与氟尿嘧啶、放线菌素 D 合用治疗绒毛膜上皮癌可使部分患者长期缓解。对乳腺癌、膀胱癌、睾丸癌也有一定疗效。

【不良反应】　主要包括骨髓抑制和胃肠道毒性。骨髓抑制最为突出,表现为白细胞和血小板减少。胃肠道反应主要是口腔炎、胃炎、腹泻、便血等。亚叶酸钙对其不良反应具有一定的预防和逆转作用。妊娠早期应用可致畸胎、死胎,故孕妇禁用。其他不良反应包括皮炎、脱发、肾毒性等。

氟尿嘧啶(fluorouracil,5-氟尿嘧啶,5-FU)

【药动学】　口服吸收不规则,生物利用度低,需采用静脉给药。吸收后分布于全身体液,在肿瘤组织中的浓度较高,易进入脑脊液内;主要在肝代谢灭活,$t_{1/2}$ 为 $10\sim20$ min。代谢产物一部分转化为尿素从尿中排出,大部分转化为 CO_2 由肺排出。

【药理作用】　5-FU 在细胞内转变为 5-氟尿嘧啶脱氧核苷酸(5F-dUMP),而竞争性抑制脱氧胸苷酸合成酶,阻止脱氧尿苷酸(dUMP)甲基化为脱氧胸苷酸(dTMP),从而影响 DNA 的合成。此外,5-FU 可在体内转化为 5-氟尿嘧啶核苷,可结合到 RNA 上从而干扰蛋白质的合成,故对其他各期细胞也有作用。

【临床应用】　5-FU 对多种肿瘤有效,主要用于治疗实体瘤,如消化道肿瘤、乳腺癌、卵巢癌、绒毛膜上皮癌、子宫颈癌、膀胱癌和头颈部肿瘤等。单独或与其他药物联合用于乳腺癌和胃肠道肿瘤手术辅助治疗。采用局部涂抹可治疗皮肤癌和外阴白斑。

【不良反应】　主要是骨髓抑制和胃肠道毒性,其中胃肠道反应较为明显,主要表现为食欲不振、恶心、呕吐、胃炎、腹痛及腹泻等。骨髓抑制可表现为白细胞减少和血小板下降。用药期间应严格检查血常规。

巯嘌呤(mercaptopurine,6-巯基嘌呤,6-MP)

【药动学】　口服吸收不完全,个体差异较大,在肝脏有首过消除,血浆蛋白结合率约为 20%。给药后广泛分布于体液内,仅有较小量可渗入脑脊液。静脉注射后的 $t_{1/2}$ 约为 90 min,约 8% 以原型由尿排出。

【药理作用】 6-MP 在体内先经过酶的催化变成具有活性的巯嘌呤核苷酸,巯嘌呤核苷酸可竞争性抑制次黄嘌呤核苷酸转为腺嘌呤核苷酸和鸟嘌呤核苷酸,从而干扰嘌呤代谢,阻碍核酸的形成。对处于 S 期的细胞较敏感。

【临床应用】 主要用于治疗急性淋巴细胞白血病,单独使用时可使 25% 的儿童和 10% 的成人完全缓解。因起效慢,一般只用于维持治疗。大剂量对绒毛膜上皮癌也有疗效,对恶性葡萄胎有一定疗效。同时可作为免疫抑制剂用于肾病综合征、红斑狼疮等自身免疫疾病和器官移植等。

【不良反应】 较常见的为骨髓抑制。可有白细胞及血小板减少,胃肠道反应表现为恶心、呕吐、食欲减退,儿童的发生率较成人低。少数患者可出现黄疸和肝损害。偶见高尿酸血症。

其他抗代谢药的药理作用及应用见表 46-3。

表 46-3 其他抗代谢药的药理作用及应用

药 名	药 理 作 用	临 床 应 用	主要不良反应
6-硫鸟嘌呤 (6-thioguanine,6-TG)	与 6-MP 相似	急性白血病;与阿糖胞苷联合应用对缓解急性粒细胞或单核白血病疗效较好	骨髓抑制和胃肠道反应
羟基脲 (hydroxycarbamide, hydroxyurea,HU)	HU 选择性作用于 S 期细胞,能抑制核苷酸还原酶,阻止胞苷酸转化为脱氧胞苷酸,从而抑制 DNA 的合成	慢性粒细胞白血病;转移性黑色瘤素;肾癌、头颈部肿瘤、卵巢癌	骨髓抑制,表现为白细胞和血小板下降;可致畸胎
阿糖胞苷 (cytosine arabinoside, Ara-c)	阿糖胞苷为 S 期细胞周期特异性抗嘧啶类药物。抑制 DNA 聚合酶的活性而影响 DNA 合成;也可以伪代谢产物掺入 DNA 中,终止核苷酸链延长而干扰其复制	治疗非淋巴细胞白血病首选药物;成人急性非淋巴细胞白血病;慢性粒细胞白血病和头颈部癌	骨髓抑制、胃肠道反应、血栓静脉炎和肝功能损伤
安西他滨 (ancitabine)	阿糖胞苷的脱水衍生物,在体内逐渐水解放出阿糖胞苷而显效,抗癌谱广,$t_{1/2}$ 较长	急性白血病、恶性淋巴瘤等	骨髓抑制,但一般轻微;可有体位性低血压、腮腺痛及流涎
吉西他滨 (gemcitabine)	在细胞内经核苷激酶的作用转化为具有活性的二磷酸及三磷酸,二磷酸能抑制核苷酸还原酶的活性,从而抑制合成 DNA 必需的三磷酸脱氧核苷的活性	非小细胞肺癌、晚期膀胱癌、局部晚期或转移性胰腺癌	骨髓抑制、肝脏转氨酶异常、胃肠道反应和过敏反应
六甲蜜胺 (altretamine)	抑制二氢叶酸还原酶;抑制胸腺嘧啶和尿嘧啶掺入 DNA 和 RNA	卵巢癌、小细胞肺癌、恶性淋巴癌和子宫内膜癌的联合化疗	严重恶心、呕吐;轻度至中度骨髓抑制

第三节 干扰转录过程和阻止 RNA 合成的药物(作用于核酸转录药物)

药物可嵌入 DNA 碱基对之间,干扰转录过程,阻止 mRNA 的形成。如放线菌素 D、柔红霉素和多柔比星等能嵌入 DNA 碱基对之间并与之形成复合物,抑制 RNA 转录酶的活性,干扰转录,妨碍 mRNA 的合成。

放线菌素 D(dactinomycin D)

放线菌素 D 又称更生霉素,是多肽类抗生素,是从数种放线菌中分离得到的第一个抗癌抗生素。

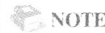
NOTE

【药动学】 口服吸收差。静脉注射后迅速分布到组织内,肝、肾中药物浓度较高,不易透过血脑屏障,主要在有核细胞内浓集。$t_{1/2}$为 36 h,在体内代谢的量很小,有 $10\%\sim20\%$ 由尿液排出,$50\%\sim90\%$ 由胆汁排泄。

【药理作用】 放线菌素 D 能嵌入 DNA 双螺旋链中相邻的鸟嘌呤和胞嘧啶(G-C)碱基对之间,与 DNA 结合成复合体,阻碍 RNA 聚合酶对 DNA 的转录,阻止 RNA 特别是 mRNA 的合成,从而妨碍蛋白质合成而抑制肿瘤细胞的生长。周期非特异性药物,但对 G_1 期细胞作用较强,且可阻止细胞从 G_1 期向 S 期的转变。

【临床应用】 抗瘤谱较窄,对霍奇金病、恶性葡萄胎、绒毛膜上皮癌、淋巴瘤、肾母细胞瘤有较好的疗效。对骨肉瘤、软组织肉瘤和其他肉瘤也有缓解作用。

【不良反应】 主要为骨髓抑制和胃肠道反应。骨髓抑制先出现血小板减少,后出现全血细胞减少。消化道反应如恶心、呕吐、口腔炎等常见,还可致脱发、皮炎、畸胎等。

柔红霉素(daunorubicin)

第一代蒽环类抗肿瘤抗生素,从我国河北省石家庄市正定县土壤中获得的同类放线菌菌株培养液中提取的物质称为正定霉素。

【药动学】 给药后很快在肝内代谢成具有抗癌活性的柔红霉素醇,并与原型一起分布于全身,特别是肾脏、脾脏、肝脏和心脏,不易通过血脑屏障,可通过胎盘屏障。$t_{1/2}$为 $30\sim55$ h。主要在肝脏代谢,由胆汁和尿液缓慢排出体外,尿液可呈红色。

【药理作用】 能嵌入 DNA 碱基对中,破坏 DNA 的模板功能,阻止转录过程而抑制 RNA 的合成,也能阻止 DNA 的复制。

【临床应用】 临床主要用于治疗急性粒细胞白血病,对儿童疗效好,缓解率高但维持时间短。若与长春新碱和泼尼松合用可提高疗效,与阿糖胞苷和硫鸟嘌呤合用可使完全缓解率高达 60% 以上。对神经母细胞瘤和淋巴瘤也有一定疗效。

【不良反应】 毒性较大,骨髓抑制发生率可高达 90%,心脏毒性是其独特的不良反应,心脏不可逆性损伤较为严重。其他不良反应包括恶心、呕吐、胃炎、脱发等。

多柔比星(doxorubicin,阿霉素)

化学结构与柔红霉素相似,差别在于多柔比星 C_{14} 上的氢被羟基取代。

【药理作用】 作用机制与柔红霉素相同,但对 S 期和 M 期细胞作用较强。与柔红霉素相比,抗癌作用强,抗瘤谱广,毒性低,化疗指数较高。该药目前作为参照药物的作用可能比实际应用更有意义。

【临床应用】 临床抗瘤谱广,疗效高,对各种生长周期的肿瘤细胞都有杀灭作用。主要适用于急性白血病,对急性淋巴细胞白血病及粒细胞白血病均有效,一般作为二线药物,即在首选药物耐药时可考虑应用此药。对恶性淋巴瘤可作为交替使用的首选药物。对乳腺癌、肉瘤、肺癌、膀胱癌等有一定疗效,多与其他抗癌药联合使用。

【不良反应】 主要有骨髓抑制及心脏毒性,尤其应注意其心脏毒性,早期可出现各种心律失常,积累量大时可致心肌损害或心力衰竭。其他不良反应有恶心、呕吐、脱发、静脉炎等症状。

其他嵌入 DNA 干扰转录过程的药物见表 46-4。

表 46-4 其他嵌入 DNA 干扰转录过程的药物

药 名	药理作用	临床应用	主要不良反应
表柔比星 (epirubicin,表阿霉素)	作用机制与多柔比星相似	与多柔比星相同	较多柔比星为轻
吡柔比星 (pirarubicin)	作用机制与多柔比星相似	急性白血病、恶性淋巴瘤、头颈癌、乳腺癌、卵巢癌、子宫癌、胃癌等	其疗效、毒性和安全性等均优于多柔比星,心脏毒性仅为多柔比星的 1/7

第四节 抑制蛋白质合成与功能的药物(干扰有丝分裂药)

该类药物通过干扰微管蛋白聚合功能、干扰核糖体的功能或影响氨基酸的供应,从而产生抗肿瘤作用。①影响纺锤丝的形成,如紫杉醇、长春碱等;②干扰核糖体的功能,如三尖杉生物碱类;③影响氨基酸的供应,如 L-天冬酰胺酶。

长春碱类主要包括长春碱(vinblastine,VLB)和长春新碱(图 46-5),均为夹竹桃科长春花植物所含的生物碱。长春地辛(vindesine,VDS)和长春瑞滨(vinorelbine,VRB)为长春碱的半合成衍生物。长春碱类是细胞周期特异性药物,主要作用于 M 期细胞。该类药物与微管蛋白结合,阻止微管聚合,从而阻断纺锤丝的形成,使细胞有丝分裂停止于中期。大量的长春新碱亦可杀伤 S 期细胞。对有丝分裂的抑制作用,VLB 较长春新碱强,但后者的作用不可逆。长春碱、长春新碱、长春瑞滨与长春地辛之间均无交叉耐药性。

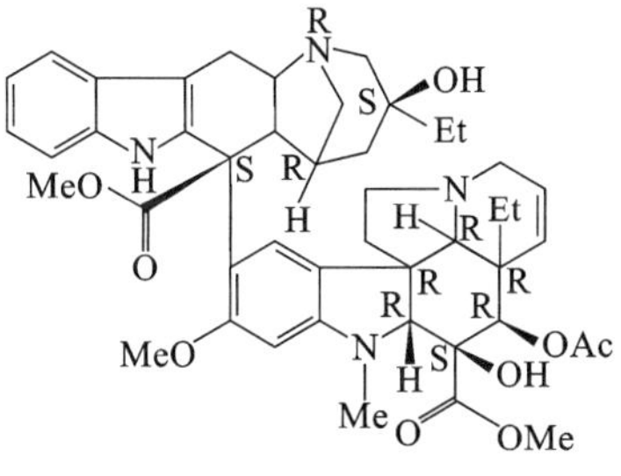

图 46-5 长春新碱化学结构

长春新碱(vincristine,VCR)

静脉注射后迅速分布于各组织,神经元内浓度较高,很少透过血脑屏障,主要通过胆汁排泄。VCR 主要抑制微管蛋白的聚合而影响纺锤体微管的形成,使有丝分裂停止于中期。对小儿急性淋巴细胞白血病疗效较好,起效快。对霍奇金病和恶性淋巴瘤也有效。骨髓抑制不明显,主要引起神经毒性,长期应用可导致共济失调。

紫杉醇(paclitaxel)

紫杉醇是从红豆杉科属植物短叶红豆杉中分离出的具有独特结构的二萜烯类药物,是近年来被广泛应用于临床的化学结构新颖、作用机制独特的新型广谱抗肿瘤药物。

【药动学】 静脉滴注给药,给药后药物呈现双相消除,静脉滴注时 $t_{1/2}$ 为 $5.3 \sim 17.4$ h,血浆蛋白结合率为 $89\% \sim 98\%$,不易通过血脑屏障,主要通过肝脏代谢。

【药理作用】 紫杉醇能促进微管聚合,抑制微管的解聚,从而导致微管束的排列异常,使细胞在有丝分裂时不能形成纺锤体和纺锤丝,抑制细胞的有丝分裂,使细胞停止于 G_2/M 期,从而发挥抗肿瘤作用。

【临床应用】 紫杉醇是临床治疗卵巢癌和乳腺癌的一线药物。对头颈部癌、食管癌、胃癌、非小细胞肺癌等也有一定疗效。

【不良反应】 主要不良反应有骨髓抑制、胃肠道反应、周围神经炎、心脏毒性、过敏反应等。肝功能损害表现为胆红素、碱性磷酸酶或转氨酶升高。有肝胆疾病者应谨慎观察。

多西他赛(docetaxel),紫杉醇结构类似物。作用与应用基本同紫杉醇。

其他干扰蛋白质合成与功能的药物见表 46-5。

表 46-5　其他干扰蛋白质合成与功能的药物

药　名	药理作用	临床应用	主要不良反应
长春地辛 (vindesine，VDS) 长春瑞滨 (vinorelbine，VRB)	与微管蛋白结合，阻止微管聚合，从而阻断纺锤丝的形成	长春地辛：非小细胞肺癌；恶性淋巴瘤、食管癌、恶性黑色素瘤等。长春瑞滨：小细胞肺癌	骨髓抑制导致白细胞及血小板减少，消化道反应
三尖杉酯碱 (harrringtonine) 高三尖杉酯碱 (homoharrringtonine)	抑制蛋白质合成的开始阶段，并使核蛋白体分解，释出新生肽链，抑制有丝分裂	急性粒细胞白血病、急性单核细胞白血病、恶性淋巴瘤、肺癌等	骨髓抑制及胃肠道反应；心率加快、心肌缺血等心脏毒性
L-天冬酰胺酶 (L-asparaginase)	将血清天冬酰胺水解而使肿瘤细胞缺乏天冬酰胺供应，蛋白质合成受影响，肿瘤细胞生长受抑制，最后导致死亡	临床使用时一般与其他抗癌药联合使用。主要用于急性淋巴细胞白血病，缓解率约为 60%	胃肠道反应；偶见过敏反应，应做皮试

第五节　调节体内激素平衡的药物

　　激素敏感性组织来源的肿瘤如乳腺癌、前列腺癌、宫颈癌、卵巢肿瘤和甲状腺癌等均与相应的激素失调有关，因此，用激素或其拮抗剂调节体内激素平衡，可抑制这些肿瘤生长，而且无骨髓抑制等不良反应。但激素作用广泛，选择性低，不良反应较多，在临床应用时需特别注意。这类药物分类如下：①雌激素类药和雌激素拮抗剂；②雄激素类药和雄激素拮抗剂；③孕激素类药；④肾上腺皮质激素类抑制剂；⑤促性腺激素释放激素类药；⑥芳香酶抑制剂。

一、雌激素类药和雌激素拮抗剂

雌激素类药

　　己烯雌酚(diethylstilbestrol)和炔雌醇(ethinylestradiol)，其机制主要是抑制下丘脑及垂体，降低促间质细胞激素的分泌，从而减少睾丸间质细胞分泌睾酮，也可减少肾上腺皮质分泌雄激素，同时可直接对抗雄激素的促前列腺癌组织生长的作用。主要用于前列腺癌的治疗，还用于绝经 7 年以上的乳腺癌而有内脏或软组织转移者。绝经前的乳腺癌患者禁用。

　　己烯雌酚常见不良反应包括恶心、体液潴留、静脉或动脉血栓栓塞，一般与剂量有关。男性常发生阳痿和男性乳房发育。女性常发生撤退性出血。乳腺癌患者易发生高钙血症和骨痛。

雌激素拮抗剂

　　他莫昔芬(tamoxifen)和托瑞米芬(toremifene)。他莫昔芬是目前临床最常用的内分泌治疗药物，可自由通过细胞膜，与雌激素竞争性结合雌激素受体，形成他莫昔芬-受体蛋白复合物。该复合物进入乳腺癌细胞核内，抑制雌激素依赖性蛋白质的结合，并最终抑制乳腺癌细胞的增殖。

　　临床主要用于治疗乳腺癌(ER 阳性患者，绝经前、后妇女均可使用)、化疗无效的晚期卵巢癌和晚期子宫内膜癌。口服吸收迅速，6～7.5 h 血药浓度达到峰值，其排泄较慢，大部分以结合物形式由粪便排出(约占 4/5)，少量从尿液排出(约占 1/5)。

　　大多数患者对他莫昔芬耐受性良好，不良反应较少，主要有生殖系统反应如月经失调、闭经、外阴瘙痒等，一般较轻微，停药后可逐渐恢复。另有轻微的胃肠道反应如食欲减退、恶心、呕吐、腹泻等症状。

托瑞米芬为非甾体类三苯乙烯抗雌激素衍生物,化学结构与他莫昔芬相似,对雌激素受体有较高的亲和力。在低剂量时,本品通过耗竭雌激素受体而产生与他莫昔芬相似的作用,从而抑制肿瘤细胞的生长。其抗乳腺癌的作用机制:与雌激素竞争性地结合乳腺癌细胞质内雌激素受体,阻止雌激素诱导的癌细胞 DNA 合成及增殖。口服后迅速吸收,约 3 h 血药浓度达到峰值。大部分在肝脏代谢,主要通过 CYP3A 形成 N-去甲基代谢物,N-去甲基代谢物与原药具有相似的抗雌激素作用,类雌激素样作用比他莫昔芬弱,抗肿瘤活性与他莫昔芬相当或略高,临床主要用于绝经后妇女雌激素受体阳性或不详的转移性乳腺癌。不良反应较少且一般较轻微,主要有面部潮红、子宫出血、恶心、皮疹、头晕等症状。

二、雄激素类药和雄激素拮抗剂

雄激素类药

丙酸睾酮,主要用于晚期乳腺癌的治疗,目前已基本被其他药物所替代。

雄激素拮抗剂

氟他胺(flutamide)是抗雄激素类药的代表药,属非甾体类雄激素拮抗剂。该药与雄激素竞争肿瘤部位的雄激素受体,抑制组织细胞对雄激素的摄取,从而抑制雄激素与靶器官的结合。

临床主要用于以前未经治疗或对激素控制疗法无效或失效的晚期前列腺癌患者。不良反应主要包括男性乳房发育、厌食、恶心、呕吐、失眠、暂时性肝功能异常和肝炎、头痛、头晕等症状。

比卡鲁胺(bicalutamide)为非甾体类雄激素拮抗剂,临床使用其消旋体。与黄体生成素释放激素类似物或外科睾丸切除术联合应用于晚期前列腺癌的治疗。不良反应包括乳房触痛、男性乳房女性化、恶心、呕吐、暂时性肝功能改变等。

三、孕激素类药

甲羟孕酮(medroxyprogesterone)与甲地孕酮(megestrol)

作用机制主要是抑制垂体催乳素或促进卵泡素的分泌而抑制肿瘤。另外黄体酮可促进子宫内膜分化成熟,而使癌细胞变性、坏死,抑制癌细胞组织核酸合成。

临床主要用于治疗乳腺癌、子宫内膜癌、前列腺癌、肾癌,也可用于改善晚期肿瘤患者的恶病质。

不良反应主要为乳房疼痛、阴道出血、月经失调、宫颈糜烂等。也有肾上腺皮质作用导致满月脸、体重增加和雄激素样作用,偶有黄疸。血栓性静脉炎、血栓栓塞性疾病、严重的肝功能不全和因骨转移产生的高钙血症患者禁用。月经过多、妊娠和已知对甲羟孕酮过敏者忌用。

四、肾上腺皮质激素类抑制剂

氨鲁米特(aminoglutethimide)

氨鲁米特可作为芳香化酶的强抑制剂,阻止雌激素的产生,能使雄激素的前体雄烯二酮不变成雌激素,从而对乳腺癌产生治疗作用。

临床主要用于治疗皮质醇增多症(库欣综合征)、绝经后或卵巢切除后的晚期乳腺癌、雌激素受体或孕激素受体阳性。

不良反应主要包括皮疹、眩晕、共济失调、眼球震颤、恶心、呕吐、腹泻、甲状腺功能减退、体位性低血压等。

五、促性腺激素释放激素类药

戈舍瑞林、曲普瑞林和亮丙瑞林

戈舍瑞林、曲普瑞林和亮丙瑞林为促性腺激素释放激素类药。该类药主要作用于垂体-性腺轴,通

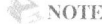

过负反馈机制抑制垂体促性腺激素释放激素的生成和释放,导致垂体分泌促黄体生成素和促卵泡激素的水平下降,进而抑制睾丸和卵巢生成睾酮和雌二醇。通过长期应用可使男性血清中睾酮和女性血清中雌二醇水平降低。该类药可用于绝经前及绝经期妇女晚期乳腺癌的治疗,以及前列腺癌的治疗。

六、芳香酶抑制剂

芳香酶抑制剂通过抑制芳香化酶的活性,阻断卵巢以外的组织雄烯二酮及睾酮经芳香化作用转化成雌激素,达到抑制癌细胞生长、治疗肿瘤的目的。由于其不能抑制卵巢功能,故不能用于绝经前乳腺癌患者。

阿那曲唑(anastrozole)

阿那曲唑是高选择性的第三代非甾体类芳香酶抑制剂。主要用于治疗绝经前后妇女的晚期乳腺癌、雌激素受体阴性并对他莫昔芬呈阳性反应的患者、绝经后妇女激素受体阳性的早期乳腺癌的辅助治疗。不良反应较少,常见的不良反应包括嗜睡、血管性水肿、恶心、呕吐、腹泻、消化不良、高胆固醇血症等。

其他芳香酶抑制剂的作用和应用见表 46-6。

表 46-6 其他芳香酶抑制剂的作用和应用

药 名	药理作用	临床应用	主要不良反应
来曲唑 (letrozol)	非甾体类芳香酶抑制剂,具有较高的选择性	自然绝经或人工诱导绝经后,雌激素受体阳性、孕激素受体阳性或受体情况不明的晚期乳腺癌患者	胸痛、体重减轻、恶心、呕吐;尿道感染、白细胞减少、高胆固醇、血栓性静脉炎、肺栓塞、体重降低等;长期应用可致骨质疏松症和骨折
奥曲肽 (octreotide)	人工合成的长效型生长抑素类似物,对多种内分泌激素的抑制作用较天然生长抑素强	类癌;消化道肿瘤、上消化道出血、急慢性胰腺炎、肢端肥大症等	注射部位局部疼痛,瘙痒;长期应用可诱发胆囊结石
依西美坦 (exemestane)	阻止雌激素产生,从而抑制某些乳腺癌细胞的生长	他莫昔芬治疗后病情有所进展的绝经后晚期乳腺癌	恶心、面部潮红、抑郁、水肿、肝药酶和碱性磷酸酶升高等

第六节 靶向抗肿瘤药

传统的细胞毒类抗肿瘤药物对肿瘤细胞的选择性较差,不良反应较多。近年来,伴随着生命科学研究的飞速进展,肿瘤细胞内的信号转导、细胞凋亡的诱导、血管生成以及细胞与胞外基质的相互作用等各种基本过程逐渐被阐明。新药研发过程中,以这些新发现的分子作为潜在的药物筛选靶点,发现了多种选择性作用于特定靶点的高效、低毒、特异性强的新型抗肿瘤药。

一、拓扑异构酶抑制剂

拓扑异构酶是一种基本核酶,在许多与 DNA 有关的遗传功能中起重要作用。如细胞的复制、转录、转运及同源染色体肿瘤细胞的 DNA 复制均需要拓扑异构酶的参与。DNA 拓扑异构酶抑制剂的作用机制并非抑制该酶的催化活性,而是阻断酶与 DNA 反应的最后一步,从而阻止 DNA 的复制过程,阻止 DNA 链的重新组装,引起 DNA 双链断裂,导致肿瘤细胞的死亡。研究表明,多种肿瘤细胞,特别是结肠癌、宫颈癌、卵巢癌等细胞内的拓扑异构酶 I 含量大大高于正常组织,尤其在 S 期肿瘤细胞中活性大幅度提高。拓扑异构酶抑制剂包括两种:拓扑异构酶 I 抑制剂和拓扑异构酶 II 抑制剂。拓扑异构酶

NOTE

Ⅰ抑制剂的代表药包括伊立替康、拓扑替康、羟喜树碱等。拓扑异构酶Ⅱ抑制剂的代表性药物有依托泊苷和替尼泊苷。

伊立替康（irinotecan）

伊立替康是一种水溶性的喜树碱类药物。对结直肠癌、小细胞肺癌、非小细胞肺癌、宫颈癌和卵巢癌等的疗效较好，对乳腺癌、恶性神经胶质瘤和胃癌等也有一定疗效，一般与其他药物联合应用。伊立替康的不良反应一般较轻，主要为急性胆碱能综合征，如早发性腹泻、腹部痉挛、出汗、流泪、瞳孔缩小、流涎等，预防性给予阿托品可降低其发病率。

拓扑异构酶抑制剂的作用和应用见表46-7。

表 46-7 拓扑异构酶抑制剂的作用和应用

药 名	药理作用和临床应用	主要不良反应
拓扑替康（topotecan）	主要用于治疗肺癌、卵巢癌、乳腺癌等	白细胞减少、血小板减少、恶心、呕吐、腹泻、脱发、关节痛、肝功能异常等
贝洛替康（belotecan）	喜树碱衍生物，体外抑酶活性研究表明，其对拓扑异构酶Ⅰ的作用比喜树碱强三倍。主要用于卵巢癌和小细胞肺癌的治疗	同喜树碱
依托泊苷（etoposide）	恶性淋巴瘤、小细胞肺癌、非小细胞肺癌、卵巢癌、白血病、胃癌、食管癌等	骨髓抑制、恶心、呕吐、脱发等
替尼泊苷（teniposide）	恶性淋巴瘤、神经母细胞瘤、绒癌和卵巢癌、小细胞肺癌、卵巢癌、睾丸癌、膀胱癌等	骨髓抑制、厌食、恶心、呕吐、肝功能异常等

二、蛋白酪氨酸激酶抑制剂及生长因子受体抑制剂

蛋白酪氨酸激酶（protein tyrosine kinase，PTK）是一类具有酪氨酸激酶活性的蛋白质，能催化三磷酸腺苷（ATP）上的磷酸基转移到许多重要蛋白质的酪氨酸残基上，使其发生磷酸化。蛋白酪氨酸激酶在细胞内的信号转导通路中占据十分重要的地位，调节着细胞的生长、分化、凋亡等一系列生理、生化过程。蛋白酪氨酸激酶功能的失调会引发一系列疾病。

PTK 分为受体型（receptor tyrosine kinase，RTK）和非受体型，多数为受体型。根据胞外配体结合区亚单位结构的不同，可以将 PTK 分为不同的亚类。一般包括表皮生长因子受体（EGFR）、人表皮生长因子受体2（HER-2/Neu）、人表皮生长因子受体3（HER-3）、胰岛素受体、胰岛素样生长因子-1（IGF-1）受体、血小板衍化生长因子受体（PDGFR）、集落刺激因子-1 受体（CSF-1R）、成纤维细胞生长因子受体（FGFR）和白细胞介素（IL-1、IL-2、IL-3）等。蛋白酪氨酸激酶抑制剂主要通过抑制肿瘤细胞的损伤修复、阻滞细胞分裂于 G_1 期、诱导和维持细胞凋亡、抗新生血管形成等来达到抗肿瘤的作用。

（一）蛋白酪氨酸激酶抑制剂

伊马替尼（imatinib）

2-苯基氨基嘧啶类化合物是一种特异性很强的蛋白酪氨酸激酶抑制剂，口服吸收迅速，常用胶囊剂的生物利用度可达98%。伊马替尼可选择性抑制多种蛋白酪氨酸激酶的亚型，其抗肿瘤的作用机制是作为 ATP 的竞争性抑制剂，阻滞蛋白酪氨酸激酶的磷酸化，从而阻止肿瘤的形成。临床主要用于慢性粒细胞白血病（CML）急变期、加速期或 α-干扰素耐药的慢性期患者、不能切除或发生转移的恶性胃肠道间质瘤患者。不良反应轻中度，主要有恶心、呕吐、腹泻、肌肉痉挛、水肿、头痛、头晕等症状。

其他蛋白酪氨酸激酶抑制剂的作用及应用见表46-8。

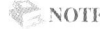

表 46-8　其他蛋白酪氨酸激酶抑制剂的作用及应用

药　名	药理作用	临床应用	主要不良反应
吉非替尼 (gefitinib)	选择性蛋白酪氨酸激酶抑制剂,阻断肿瘤细胞的信号转导,抑制多种实体瘤的增殖、促进肿瘤细胞凋亡和防止肿瘤转移;抑制微血管生成、调节细胞周期和增加化疗敏感性	主要用于铂类和多西他赛疗效不佳的局部晚期或转移性非小细胞肺癌	腹泻、血管性水肿、瘙痒、荨麻疹等;致死性间歇性肺炎
厄洛替尼 (erlotinib)	喹唑啉类小分子 EGFR 蛋白酪氨酸激酶抑制剂。抑制 ATP 与细胞内酪氨酸激酶的结合,抑制 EGFR 自身磷酸化,从而阻断信号转导,干预细胞的增殖、分化等过程	两个或两个以上化疗方案失败的局部晚期或转移的非小细胞肺癌	与吉非替尼类似
拉帕替尼 (lapatinib)	苯胺喹唑啉类蛋白酪氨酸激酶抑制剂,可同时抑制 EGFR 和 HER-2 的活性	乳腺癌、非小细胞肺癌、头颈部癌和胃癌等	恶心、呕吐、腹泻、皮疹等
索拉非尼 (sorafenib)	双芳基脲类多激酶抑制剂,是第一个 RAF 激酶抑制剂。阻断 RAF 信号通路而阻断肿瘤细胞的增殖,作用于 VEGFR21、VEGFR22 和 VEGFR23,产生抗血管生成作用	不能手术的晚期肾细胞癌和无法手术切除或转移的肝细胞癌	恶心、呕吐、腹泻、皮疹、手足综合征、脱发、口腔炎、关节炎等
舒尼替尼 (sunitinib)	与索拉非尼类似,同时作用于多个靶点,既能直接抑制肿瘤细胞的增殖,又能抗血管的生成	转移性肾细胞癌和晚期胰腺神经内分泌肿瘤	与索拉非尼类似

（二）氨肽酶 B/亮氨酸肽酶抑制剂

乌苯美司(ubenimex)

乌苯美司是从链霉素的培养液中分离而得的低分子二肽化合物,可竞争性地抑制氨肽酶 B 及亮氨酸肽酶的活性,增强 T 细胞的功能,使 NK 细胞的杀伤力增强,且可使集落刺激因子合成增加而刺激骨髓细胞的再生及分化。同时,其能干扰肿瘤细胞的代谢,抑制肿瘤细胞增生,使肿瘤细胞凋亡。临床主要与化疗、放疗配合,用于治疗白血病、多发性骨髓瘤、骨髓增生异常综合征及造血干细胞移植后,以及其他实体瘤。另外,也可用于抗癌化疗、放疗后的辅助治疗,用于增强机体的免疫能力。不良反应较轻,主要为消化道反应,偶有皮疹、瘙痒、头痛、水肿等症状。个别可出现一过性轻度转氨酶升高,一般可在口服过程中或停药后消失。

（三）表皮生长因子受体 2(HER-2)抑制剂

曲妥珠单抗(trastuzumab)

曲妥珠单抗是 DNA 重组人源化单克隆抗体,1998 年经美国 FDA 批准应用于临床,2002 年在我国上市。

作用机制主要是与 HER-2 结合,干扰其自身磷酸化,从而拮抗生长信号的传递,下调 HER-2 基因的表达,并加速 HER-2 蛋白的内化和降解,下调血管内皮生长因子和其他血管生长因子的活性,抑制肿瘤转移,同时通过抗体依赖的细胞毒作用增强免疫细胞攻击和杀伤肿瘤靶细胞的能力。

临床适用于 HER-2 阳性的转移性乳腺癌:作为单一药物治疗已接受过一个或多个化疗方案的转移性乳腺癌;与紫杉醇或者多西他赛联合,用于未接受化疗的转移性乳腺癌患者。

不良反应主要有胸痛、腹泻、肌肉痛、水肿、呼吸困难、心肌收缩力减弱的症状,骨髓抑制和肝损害较少发生。其他单克隆抗体药物的作用和应用见表 46-9。

表 46-9　其他单克隆抗体药物的作用和应用

药　名	药 理 作 用	临 床 应 用	主要不良反应
利妥昔单抗 （rituximab）	针对 B 细胞分化抗原（CD20）的人鼠嵌合型单克隆抗体药物	多种霍奇金病；类风湿关节炎	疼痛、体位性低血压、心律失常、呼吸道疾病、外周水肿等
贝伐珠单抗 （bevacizumab）	重组人源化单克隆抗体，是美国第一个获得批准上市的抑制肿瘤血管生成的药物。通过与血管内皮生长因子（VEGF）结合，阻碍 VEGF 与其受体在内皮细胞表面相互结合而起作用	与氟尿嘧啶和叶酸联合或与氟尿嘧啶、叶酸和伊立替康联合用于转移性结直肠癌的一线治疗；与某些化疗方案联合用于晚期非小细胞肺癌的治疗	胃肠道穿孔、出血、动脉血栓、腹泻、恶心、高血压、出血、血栓栓塞等
西妥昔单抗 （cetuximab）	针对 EGFR 的单克隆抗体，与 EGFR 特异性结合，通过对酪氨酸激酶的抑制作用，阻滞细胞内信号转导途径，从而抑制癌细胞的增殖，诱导癌细胞的凋亡，减少基质金属蛋白酶和血管内皮生长因子的产生	与伊立替康联用治疗经伊立替康治疗失败的且有 EGFR 表达的转移性结直肠癌	过敏反应较常见，主要表现为发热、寒战、头痛、皮疹等

三、促细胞分化剂

促细胞分化剂又称细胞分化诱导剂，这类药物一般不杀伤肿瘤细胞，而是诱导肿瘤细胞分化为正常或接近正常的细胞，使肿瘤细胞出现类似正常细胞的表型，或恢复正常细胞的某些功能。其分子机制主要与端粒酶和转录因子有关。细胞分化诱导剂的种类很多，其中研究最广泛且在临床取得较好疗效的为维 A 酸类药，主要是维生素 A 的天然及合成衍生物。其他应用较多的有干扰素、粒细胞集落刺激因子、喜树碱类、拓扑异构酶抑制剂等。

维 A 酸（tretinoin）

维 A 酸是维生素 A 的代谢中间体，为细胞分化诱导剂。主要通过调节表皮细胞的有丝分裂和表皮细胞的更新，促进正常角质化，影响上皮代谢，对上皮角质细胞的生长和角质层脱落有明显促进作用。临床主要用于治疗急性早幼髓细胞白血病。不良反应主要为头痛、口干、肝损害等，可致畸，孕妇禁用。

三氧化二砷（arsenic trioxide）

三氧化二砷作为重金属毒物已被知晓数个世纪，从 16 世纪开始有医生将其用于治疗梅毒，近年来被用于治疗急性早幼髓细胞白血病（APL）。其作用机制是诱导肿瘤细胞凋亡和分化；抑制肿瘤细胞端粒酶的活性；促进自由基产生，抑制血管生成等。不良反应包括疲劳、肝转氨酶升高、可逆性高血糖等。可引起 QT 间期延长，治疗期间应密切监察。

四、腺苷脱氨酶抑制剂

腺苷脱氨酶（ADA）是嘌呤核苷代谢中重要的酶类，可使腺嘌呤核苷转变为次黄嘌呤核苷，此酶为淋巴细胞正常功能所必需。腺苷脱氨酶抑制剂可与 ADA 结合，抑制 ADA 的活性，使细胞脱氧腺苷三磷酸（dATP）水平升高，dATP 通过抑制核糖核苷酸还原酶而阻断 DNA 合成。该类药的代表药为喷司他丁。

喷司他丁（pentostain）

喷司他丁的抗肿瘤作用主要是通过抑制体内的腺苷脱氨酶来实现的。该药一般采用静脉注射，静脉注射后迅速分布于体内，可透过血脑屏障。对干细胞白血病有良好的疗效，其完全有效率为 60%，部

NOTE

分有效率为84%～90%。不良反应主要为骨髓抑制、心律失常、恶心、呕吐、肝功能异常等。

五、糖核苷酸还原酶抑制剂

核糖核苷酸还原酶(ribonucleotide reductases,RR)广泛分布于各种生物细胞中,是唯一可催化DNA合成所必需的4种脱氧核糖核苷酸合成的酶,也是DNA通路中的限速酶,在几乎所有生物生长和繁殖的生命活动中起着非常重要的作用。另外,RR在DNA的修复中也具有重要的作用,可能主要是为DNA修复提供必需的前体。研究表明,RR表达异常与肿瘤细胞的生成和转移密切相关。通过RR的酶活性抑制剂,可抑制肿瘤细胞中RR的作用,从而抑制肿瘤细胞中DNA的合成和修复,起到治疗癌症的作用。本类药物的代表药为羟基脲。

羟基脲(hydroxycarbamide)

羟基脲能抑制核苷酸还原酶,阻止胞苷酸转变为脱氧胞苷酸,从而抑制DNA的合成。其可选择性地作用于S期细胞。

对治疗慢性髓细胞白血病有显著疗效,对黑色素瘤、肾癌、头颈部癌有一定疗效。不良反应主要为骨髓抑制,并有轻度胃肠道反应。可致畸胎,孕妇忌用,肝、肾功能不良者慎用。

第七节 放疗与化疗止吐药

肿瘤放射治疗是利用放射线治疗肿瘤的一种局部治疗方法。放射线包括放射性同位素产生的α、β、γ射线和各类X射线治疗机或加速器产生的X射线、电子线、质子束及其他粒子束等。大约70%的癌症患者在治疗癌症的过程中需要用放射治疗,约有40%的癌症可以用放疗根治。放射治疗在肿瘤治疗中的作用和地位日益突出,已成为治疗恶性肿瘤的主要手段之一。

放射治疗虽仅有几十年的历史,但发展较快。在CT影像学技术和计算机技术发展的帮助下,现在的放疗技术由二维放疗发展到三维放疗、四维放疗技术,放疗剂量分配也由点剂量发展到体积剂量分配,及体积剂量分配中的剂量调强。现在的放疗技术主流包括立体定向放射治疗(SRT)和立体定向放射外科(SRS)。立体定向放射治疗(SRT)包括三维适形放疗(3D CRT)、三维适形调强放疗(IMRT);立体定向放射外科(SRS)包括X刀、伽玛刀(γ刀)和射波刀(cyber knife),其特征是三维、小野、集束、分次、大剂量照射,它要求定位的精度更高和靶区之外剂量衰减得更快。

临床上有众多的止吐药如多巴胺受体拮抗剂、乙酰胆碱受体拮抗剂、吩噻嗪类药物、甲氧氯普胺等均因对化疗呕吐疗效不佳及严重的毒副作用而受到限制。近年来的研究表明,5-HT$_3$受体拮抗剂和神经激肽1(NK$_1$)受体拮抗剂对化疗呕吐疗效好,且毒副作用小。

5-HT$_3$受体拮抗剂多拉司琼(dolasetron)、昂丹司琼(ondansetran)、格拉司琼(granisetron)和托烷司琼(tropisetron)的止吐效果好,但它们的药理作用有所不同,这与它们在细胞色素P450系统中的代谢不同有关。

NK$_1$受体拮抗剂是新一代止吐药,能特异性地阻滞NK$_1$受体,而NK$_1$受体不但参与急性呕吐而且参与延迟性呕吐。临床研究发现,NK$_1$受体拮抗剂阿瑞匹坦(aprepitant)和5-HT$_3$受体拮抗剂与地塞米松联合应用,可使急性呕吐控制率增高20%,使延迟性呕吐控制率增高30%～40%。

第八节 抗肿瘤药的合理应用

一、耐药性

耐药性是肿瘤细胞在化疗过程中对抗肿瘤药产生不敏感的现象。耐药性是肿瘤化疗失败的重要原因,也是肿瘤化疗急需解决的难题。肿瘤细胞对抗肿瘤药产生耐药性可分为天然耐药性和获得性耐药。有些肿瘤细胞一开始对抗肿瘤药就具有耐药性,称天然耐药性,例如,处于非增殖的 G_0 期肿瘤细胞对多种抗肿瘤药均不敏感。而有些肿瘤细胞对于原来的药物敏感,在治疗一段时间后才产生不敏感的现象,称获得性耐药。一般来说,对一种抗肿瘤药产生抗药性后,对非同类药物也产生抗药性,即多重耐药性(multiple drug resistance,MDR),多重耐药性多出现在天然来源的抗肿瘤药如长春碱类、紫杉醇类、丝裂霉素和放线菌素 D 等。耐药性产生的机制很多,目前研究较多的是 P-糖蛋白参与的耐药。以药物的特性和细胞增殖动力学等为依据,设计合理的联合化疗方案,不但可以使疗效提高,还可以延缓耐药性的产生。

二、不良反应

传统的细胞毒类抗肿瘤药对肿瘤细胞和正常细胞的选择性低,在损伤肿瘤细胞的同时,也使正常的组织细胞受到一定程度的损伤,由此带来了一系列的副作用和毒性作用。抗肿瘤药的毒性反应可分为近期毒性反应和远期毒性反应。近期毒性反应又可分为共有毒性反应和特有毒性反应。共有毒性反应出现时间较早,如骨髓抑制、胃肠道反应、脱发等;特有毒性反应出现较迟、常发生于长期大剂量用药后,可累及心、肝、肾等重要内脏器官。远期毒性主要表现为致癌、致突变、致畸和不育等。

三、应用与联合应用抗肿瘤药的基本原则

以抗肿瘤药的作用机制、抗瘤谱、药物的毒性和细胞增殖动力学为依据,设计出联合用药及合理用药方案,可以提高疗效、延缓耐药性的产生,并减少毒性反应。主要考虑原则如下。

1. 从抗肿瘤药的作用机制考虑 一般分为序贯阻断、同时阻断和互补性阻断。序贯阻断即阻断同一代谢产物合成的不同阶段,如甲氨蝶呤与巯嘌呤合用,前者可阻断 DNA 聚合酶,后者可阻断嘌呤核苷酸互变,合用使疗效增强。互补性阻断即直接损伤生物大分子的药物与抑制核苷酸生物合成的药物合用,如阿糖胞苷与烷化剂合用使疗效增强。

2. 从抗瘤谱考虑 胃肠道腺癌宜用氟尿嘧啶、塞替派、环磷酰胺、丝裂霉素等。鳞癌可用博来霉素、消卡芥、甲氨蝶呤等。肉瘤可用环磷酰胺、顺铂、多柔比星等。

3. 从药物的毒性考虑 多数抗肿瘤药可抑制骨髓,而泼尼松、长春新碱、博来霉素的骨髓抑制作用较小,可合用以降低毒性并提高疗效。

4. 根据细胞增殖动力学规律 增长缓慢的实体瘤,其 G_0 期细胞较多,一般先用周期非特异性药物,杀灭增殖期及部分 G_0 期细胞,使实体瘤缩小而驱动 G_0 期细胞进入增殖周期。继而用周期特异性药物杀死。相反,对生长比率高的肿瘤如急性白血病,则先用杀死 S 期或 M 期的周期特异性药物,后用周期非特异性药物杀灭其他各期细胞。待 G_0 期细胞进入周期时,可重复上述疗程。此外,肿瘤细胞往往处于不同时期,若将作用用于不同时期的药物联合应用,也可得到较好的效果。

5. 用药方法的设计 一般均采用机体能耐受的最大剂量,特别是对病期较早、健康状况较好的肿瘤患者。在应用环磷酰胺、阿霉素、卡莫司汀、甲氨蝶呤等时,大剂量间歇给药往往较小剂量连续给药的效果好,前者可杀灭更多的肿瘤细胞,而且间歇给药也有利于造血系统与正常组织的修复和补充,有利于提高机体的抗肿瘤能力及减少耐药性。

章节案例

患者,女,45 岁。最近被确诊为乳腺癌,经活组织检查和 X 线检查可见肿块是恶性的,并已转移至周围的淋巴结。医生对其确定的治疗方案为先进行原发肿块的切除及淋巴结的清扫,然后进行系统化疗。术后辅助化疗的用药方案为第一天静脉注射多柔比星 50 mg/m^2,环磷酰胺 500 mg/m^2,同时静脉滴注氟尿嘧啶 500 mg/m^2,每 3 周重复 1 次,共 6 个周期。问:

1. 多柔比星、环磷酰胺及氟尿嘧啶的作用机制、特点以及主要的不良反应有哪些?

2. 这三种药物在联合应用的过程中应注意哪些问题?

3. 采用大剂量间歇给药法的优点有哪些?

章节案例
答案解析

NOTE

481

知识拓展

本章小结

抗代谢药有甲氨蝶呤、氟尿嘧啶、巯嘌呤等,通过竞争与酶的结合影响核酸的合成,也可与核酸结合而干扰 DNA 的合成,主要作用于 S 期细胞,临床用于淋巴细胞白血病、慢性粒细胞白血病、非小细胞肺癌、绒毛膜上皮癌、消化道肿瘤、乳腺癌、卵巢癌等,不良反应有骨髓抑制、胃肠道反应、脱发、皮炎、水肿、肝损害等。

干扰蛋白质合成与功能的药物有长春碱、长春新碱(VCR)、紫杉醇等,通过干扰微管蛋白聚合功能、干扰核糖体的功能或影响氨基酸的供应而产生抗肿瘤作用。长春碱与顺铂和博来霉素合用,为治疗睾丸癌的首选药;紫杉醇是治疗卵巢癌和乳腺癌的一线药物,不良反应有骨髓抑制、胃肠道反应、脱发、失眠等。VCR 有神经毒性;紫杉醇可引起肝损害、心脏毒性等。

嵌入 DNA 干扰转录过程的药物有放线菌素 D、柔红霉素、多柔比星等,这类药物能嵌入 DNA 碱基对中,破坏 DNA 的模板功能,阻止转录过程而抑制 DNA 及 RNA 的合成,临床用于霍奇金病、恶性葡萄胎、绒毛膜上皮癌、淋巴瘤、肾母细胞瘤、急性粒细胞白血病、卵巢癌、子宫癌、胃癌等,不良反应有骨髓抑制和胃肠道反应、脱发、皮炎、静脉炎等。

影响 DNA 结构与功能的药物有氮芥、环磷酰胺、卡莫司汀、顺铂、丝裂霉素 C、白消安、博来霉素、喜树碱、依托泊苷等,通过与 DNA 中碱基对形成交叉联结或抑制拓扑异构酶活性而破坏 DNA 的结构和功能。丝裂霉素 C 对胃腺癌和肺癌疗效较好;氮芥主要用于恶性淋巴瘤;白消安对慢性粒细胞白血病疗效显著;博来霉素对睾丸癌、恶性淋巴瘤和鳞状上皮细胞癌治疗较好,不良反应有骨髓抑制和胃肠道反应、脱发、肝损害、皮疹等。氮芥可引起血栓性静脉炎;环磷酰胺有三致作用;顺铂可导致大脑功能障碍;博来霉素可引起间质性肺炎和肺纤维化;喜树碱可引起泌尿系统疾病。

影响体内激素平衡的药物有雄激素、雌激素、他莫昔芬、氟他胺、比卡鲁胺、甲羟孕酮、氨鲁米特、戈舍瑞林、奥曲肽、阿那曲唑、依西美坦等,通过作用于体内激素分泌器官,增加或减少体内激素的分泌,从而抑制某些激素依赖性肿瘤的生长。雌激素主要用于前列腺癌;他莫昔芬对乳腺癌和晚期子宫内膜癌疗效较好;奥曲肽对类癌的效果较好。

酶抑制剂、生长因子受体抑制剂与促细胞分化剂有伊立替康、伊马替尼、吉非替尼、索拉非尼、曲妥珠单抗、利妥昔单抗、贝伐珠单抗、乌苯美司、维 A 酸、喷司他丁等,这类药物作用于与肿瘤细胞分化增殖有关的关键酶(如拓扑异构酶、腺苷脱氨酶和酪氨酸激酶等)或生长因子受体而达到抗肿瘤作用。吉非替尼和厄洛替尼主要用于治疗非小细胞肺癌;索拉非尼对肝细胞癌和肾细胞癌疗效较好;利妥昔单抗是治疗非霍奇金淋巴瘤的明星药;喷司他丁对干细胞白血病有良好的疗效;吉非替尼和厄洛替尼可引起间质性肺炎;索拉非尼和舒尼替尼可以增加心血管系统发病的风险;单克隆抗体类药物可引起高血压、心脏毒性、过敏反应;维 A 酸可致畸。

制剂及
用法用量

目标检测
答案

NOTE

目标检测

一、选择题(1~5 为单项选择题,6~10 为多项选择题)

1. 羟基脲的抗肿瘤作用机制是(   )。

A. 抑制二氢叶酸还原酶
B. 阻止嘧啶核苷酸生成

C. 阻止嘌呤核苷酸生成
D. 抑制核苷酸还原酶

E. 抑制 DNA 聚合酶

2. 甲氨蝶呤抗肿瘤的主要机制是(   )。

A. 抑制二氢蝶酸合成酶
B. 抑制二氢叶酸还原酶

C. 破坏 DNA 结构和功能
D. 嵌入 DNA 干扰转录 RNA

E. 干扰蛋白质合成

3. 在体外没有抗癌作用的抗癌药物是( )。

A. 阿糖胞苷　　　B. 阿霉素　　　　C. 环磷酰胺　　　　D. 卡莫司汀　　　E. 长春碱

4. 5-氟尿嘧啶最常见的不良反应是( )。

A. 骨髓抑制　　　　　　　　　B. 过敏反应　　　　　　　　　　　　　C. 急性小脑综合征

D. 消化道反应　　　　　　　　E. 肝肾损害

5. 主要作用于 M 期细胞的抗癌药是( )。

A. 氟尿嘧啶　　　B. 长春新碱　　　C. 环磷酰胺　　　D. 强的松龙　　　E. 柔红霉素

6. 大多数抗恶性肿瘤药物所共有的不良反应是( )。

A. 脱发　　　　　B. 骨髓抑制　　　C. 心脏损害　　　D. 胃肠道反应　　　E. 肝、肾损害

7. 下列对于长春新碱阐述正确的是( )。

A. 作用于肿瘤细胞增殖中的 G_1 期　　　　　　　B. 作用于肿瘤细胞增殖中的 S 期

C. 作用于肿瘤细胞增殖中的 M 期　　　　　　　　D. 属周期非特异性药物

E. 对儿童急性淋巴细胞白血病疗效较好

8. 关于铂类药物的描述,下列说法正确的是( )。

A. 作用机制是破坏 DNA 的结构和功能　　　　　B. 细胞增殖周期非特异性抑制剂

C. 广谱抗肿瘤药物　　　　　　　　　　　　　　　D. 顺铂是结直肠癌的首选药之一

E. 奥沙利铂与顺铂、卡铂无交叉耐药性

9. 下列关于奥沙利铂的描述,正确的是( )。

A. 其神经系统毒性与剂量大小无关

B. 应给予预防性或治疗性的止吐用药

C. 遇冷可加重奥沙利铂的神经毒性

D. 与氯化钠和碱性溶液(特别是氟尿嘧啶)之间存在配伍禁忌

E. 与氟尿嘧啶联合应用具有协同抗肿瘤作用

10. 下列属于抗肿瘤药的是( )。

A. 长春碱　　　　B. 氟胞嘧啶　　　C. 长春新碱　　　D. 三尖杉酯碱　　　E. 氟尿嘧啶

二、问答题

1. 根据作用机制不同可将抗肿瘤药分成哪些类型?每类各列举 1~3 个药名。

2. 肿瘤细胞对抗肿瘤药的耐药性可以分为哪几类?发生多重耐药性的可能机制是什么?

(中国医科大学　于丽凤)

参 考 文 献

CANKAOWENXIAN

[1] Asnis GM, Thomas M, Henderson MA. Pharmacotherapy Treatment Options for Insomnia: A Primer for Clinicians[J]. Int J Mol Sci, 2015, 17(1):50.

[2] Balla C, Pavasini R, Ferrari R. Treatment of Angina: Where Are We? [J]Cardiology, 2018, 140 (1):52-67.

[3] Beck-Sague CM, Arrieta A, Pinzon-Iregui MC, et al. Trends in Racial and Ethnic Disparities in Childhood Asthma in Miami, Florida: 2005—2013[J]. J Immigr Minor Health, 2018, 20(6):1429-1437.

[4] Bertram G. Katzung. Basic & Clinical Pharmacology[M]. 14th ed. New York: McGraw-Hill Education, 2017.

[5] Braun M M, Stevens W A, Barstow C H. Stable Coronary Artery Disease: Treatment[J]. Am Fam Physician. 2018, 97(6):376-384.

[6] Bray GA. Medical Therapy for Obesity[J]. Mount Sinai Journal of Medicine A Journal of Translational & Personalized Medicine, 2010, 77(5):407-417.

[7] Bush K, Bradford P A. β-Lactams and β-Lactamase Inhibitors: An Overview[J]. Cold Spring Harb Perspect in Med, 2016, 6(8).

[8] Cardones AR, Banez LL. VEGF inhibitors in cancer therapy[J]. Current Pharmaceutical Design, 2006, 12(3):387-394.

[9] Cheng SL, Wang HH, Lin CH. Effect of allergic phenotype on treatment response to inhaled bronchodilators with or without inhaled corti costeroids in patients with COPD[J]. Int J Chron Obstruct Pulmon Dis, 2017, 12:2231-2238.

[10] D'Emden M, Amerena J, Deed G, et al. SGLT$_2$ inhibitors with cardiovascular benefits: Transforming clinical care in Type 2 diabetes mellitus[J]. Diabetes Res & Clin Pract, 2018, 136:23-31.

[11] De Leo S, Lee SY, Braverman LE. Hyperthyroidism[J]. Lancet, 2016, 388(10047):906-918.

[12] DeVita V T, Chu E. A history of cancer chemotherapy[J]. Cancer Research, 2008, 68(21):8643-8653.

[13] Diao S, Ni J, Shi X, et al. Mechanisms of action of general anesthetics[J]. Front Biosci, 2014, 19:747-757.

[14] Du D, Wang-Kan X, Neuberger A, et al. Multidrug efflux pumps: structure, function and regulation[J]. Nat Rev Microbiol, 2018, 16(9):523-539.

[15] Flemming H C, Wingender J, Szewzyk U, et al. Biofilms: an emergent form of bacterial life[J]. Nat Rev Microbiol, 2016, 14(9):563-575.

[16] Franck M J, Clegg D J, Hevener A L. The role of estrogens in control of energy balance and glucose homeostasis[J]. Endocrine Reviews. 2013, 34(3):309-338.

[17] Fredholm B B. Adenosine receptors as drug targets[J]. Experimental Cell Research, 2010, 316 (8):1284-1288.

[18] Fuenzalida M, Pérez M Á, Arias H R. Role of Nicotinic and Muscarinic Receptors on Synaptic Plasticity and Neurological Diseases[J]. Curr Pharm Des. 2016,22(14):2004-2014.

[19] Galimberti D, Scarpini E. Old and new acetylcholinesterase inhibitors for Alzheimer's disease [J]. Expert Opinion on Investigational Investig Drugs,2016,25(10):1181-1187.

[20] Gates BJ, Sonnett TE, Duvall CA, et al. Review of osteoporosis pharmacotherapy for geriatric patients[J]. American Journal of Geriatric Pharmacotherapy,2009,7(6):293-323.

[21] Han Y, Zhang L, Xing Y, et al. Autophagy relieves the function inhibition and apoptosis promoting effects on osteoblast induced by glucocorticoid[J]. International Journal of Molecular Medicine,2018.

[22] Lai K, Chen R, Lin J, et al. A prospective, multicenter survey on causes of chronic cough in China[J]. Chest,2013,143(3):613-620.

[23] W Lasoń, Chlebicka M, Rejdak K. Research advances in basic mechanisms of seizures and antiepileptic drug action[J]. Pharmacol ogical Reports,2013,65(4):787-801.

[24] Malo S, Rabanaque MJ, Orlando V, et al. Prescribing pattern of antihypertensive drugs in two European cohorts: a population-based database study[J]. Expert Review of Pharmacoeconomics & Outcomes Research. 2019.

[25] Matsumura S, Watanabe K, Fukuhara S. The association between physician's affiliation and patients' adherence to their antihypertensive medication and pharmaceutical knowledge [J]. 2018.

[26] Mazzone SB, McGovern AE, Farrell MJ, Endogenous central suppressive mechanisms regulating cough as potential targets for novel antitussive therapies[J]. Curr Opin Pharmacol,2015,22:1-8.

[27] Mc William S J, Antoine D J, Smyth R L, et al. Aminoglycoside-induced nephrotoxicity in children[J]. Pediatric Nephrology,2017,32(11):2015-2025.

[28] Mochizuki E, Shirai T, Noguchi R, et al. Anaphylaxis caused by tipepidine hibenzate, a central antitussive drug[J]. Respirol Case Rep,2015,3(1):3-5.

[29] Mohammad D, Chan P, Bradley J, et al. Acetylcholinesterase inhibitors for treating dementia symptoms-a safety evaluation[J]. Expert Opinion on Drug Safety,2017,16(9):1009-1019.

[30] Molina-Infante J, Romano M, Fernandez-Bermejo M, et al. Optimized nonbismuth quadruple therapies cure most patients with helicobacter pylori infection in populations with high rates of antibiotic resistance[J]. Gastroenterology,2013,145(1):121-128.

[31] Nicolaides N C, Charmandari E, Chrousos G P. The Hypothalamic-Pituitary-Adrenal Axis in Human Health and Disease [M]. Introduction to Translational Cardiovascular Research. Springer International Publishing,2015.

[32] Owens P K, Raddad E, Miller JW, et al. A decade of innovation in pharmaceutical R&D: the chorus model[J]. Nature Reviews Drug Discovery,2015,14(1):17-28.

[33] Peter, Buckel. Recombinant proteins for therapy[J]. Trends Pharmacological Sciences,1996,17(12):450-456.

[34] Petsky HL, Cates CJ, Kew KM, et al. Tailoring asthma treatment on eosinophilic markers (exhaled nitric oxide or sputum eosinophils): a systematic review and meta-analysis [J]. Thorax,2018,73(12):1110-1119.

[35] Pratt J, Winchester C, Dawson N, et al. Advancing schizophrenia drug discovery: optimizing rodent models to bridge the translational gap[J]. Nat Rev Drug Discov,2012,11(7):560-579.

[36] Ramkumar V, Rybak L P. Inflammatory Mechanisms in Mediating Hearing Loss[M]. Springer

International Publishing AG,2018.

[37] Redmond K M,Wilson T R,Johnston P G,et al. Resistance mechanisms to cancer chemotherapy [J]. Frontiers in Biosciences,2008,13:5138-5154.

[38] Ren J,Sun Y,Li G,et al. Tumor necrosis factor-α,interleukin-8 and eosinophil cationic protein as serum markers of glucocorticoid efficacy in the treatment of bronchial asthma[J]. Respir Physiol Neurobiol,2018,258:86-90.

[39] Robinson DH,Toledo AH. Historical development of modern anesthesia[J]. J Invest Surg, 2012,25(3):141-149.

[40] Romualdi E,Ageno W. Oral Xa inhibitors[J]. Hematol Oncol Clin North Am,2010,24(4):727-737,viii-ix.

[41] Sanchez-Rangel E,Inzucchi SE. Metformin:clinical use in type 2 diabetes[J]. Diabetologia, 2017,60(9):1586-1593.

[42] Schapira A H,Bezard E,Brotchie J,et al. Novel pharmacological targets for the treatment of Parkinson's disease[J]. Nat Rev Drug Discov,2006,5(10):845-854.

[43] Shunsuke K,Kevin D,Ter MJM,et al. Very early diuretic response after admission for acute heart failure[J]. Journal of Cardiac Failure,2018.

[44] Steyger P S. Inflammation Potentiates Cochlear Uptake of Ototoxins and Drug-Induced Hearing Loss[J]. 2018.

[45] Steyger PS. Inflammation Potentiates Cochlear Uptake of Ototoxins and Drug-Induced Hearing Loss[M]. Berlin:Springer International Publishing,2018.

[46] Stone CA Jr,Trubiano J,Coleman DT,et al. The challenge of de-labeling penicillin allergy[J]. Allergy,2019,75(2):273-288.

[47] Tagami T,Yambe Y,Tanaka T,et al. Short-term effects of β-adrenergic antagonists and methimazole in new-onset thyrotoxicosis caused by Graves'disease[J]. Intern Med,2012,51 (17):2285-2290.

[48] Thijs R D,Surges R,O'Brien T J,et al. Epilepsy in adults[J]. Lancet,2019,393(10172): 689-701.

[49] Toth,Peter P. Drug treatment of hyperlipidaemia:a guide to the rational use of lipid-lowering drugs[J]. 2010,70(11):1363-1379.

[50] Trubiano J A,Stone C A,Grayson M L,et al. The 3 Cs of Antibiotic Allergy-Classification, Cross-Reactivity,and Collaboration[J]. J Allergy Clin Immunol Pract,2017,5(6):1532-1542.

[51] Uteshev V V. Allosteric Modulation of Nicotinic Acetylcholine Receptors:The Concept and Therapeutic Trends[J]. Curr Pharm Des. 2016,22(14):1986-1997.

[52] van Duijkeren E,Schink AK,Roberts MC,et al. Mechanisms of Bacterial Resistance to Antimicrobial Agents[J]. Microbiol Spectr,2018,6(1).

[53] Vestbo J,Hurd SS,Agustí AG,et al. Global strategy for the diagnosis, management, and prevention of chronic obstructive pulmonary disease:GOLD executive summary[J]. Am J Respir Crit Care Med,2013,187(4):347-365.

[54] Wolfe M S. Therapeutic strategies for Alzheimer's disease[J]. Nat Rev Drug Discov,2002,1 (11):859-866.

[55] Wong M L,Licinio J. From monoamines to genomic targets:a paradigm shift for drug discovery in depression[J]. Nat Rev Drug Discov,2004,3(2):136-151.

[56] Wood S,Sage J R,Shuman T,et al. Psychostimulants and cognition:a continuum of behavioral and cognitive activation[J]. Pharmacol Rev,2013,16,66(1):193-221.

［57］ Yajie Xiang，Wei Huang，Yunjing Yang，et al. Effects of spironolactone on the prognosis of heart failure patients with preserved ejection fraction：A meta-analysis of randomized clinical trials[J]. Journal of the American College of Cardiology，2017，69(11)：702.

［58］ 董志. 药理学[M]. 3 版. 北京：人民卫生出版社，2012.

［59］ 葛均波，徐永健. 内科学[M]. 8 版. 北京：人民卫生出版社，2013.

［60］ 国家药典委员会. 中国药典临床用药须知[M]. 北京：人民卫生出版社，2005.

［61］ 何舒. 化疗止吐药的研究进展[J]. 国外医学. 药学分册，2003，0(06)：333-337.

［62］ 贺鸿杰. 联合益生菌的三联疗法与序贯疗法对幽门螺旋杆菌根治疗效比较[J]. 中国医药导刊，2015，17(04)：358-360.

［63］ 李艳，李文娜. 药理学[M]. 武汉：华中科技大学出版社，2018.

［64］ 李悦山，罗健东. 药理学[M]. 北京：科学出版社，2014.

［65］ 刘耕陶. 当代药理学[M]. 2 版. 北京：中国协和医科大学出版社，2008.

［66］ 米歇尔. 药理学[M]. 5 版. 北京：北京大学医学出版社，2013.

［67］ 母义明，郭代红，彭永德，等. 临床药物治疗学：内分泌代谢疾病[M]. 北京：人民卫生出版社，2017.

［68］ 田杰，吴周环，凯赛尔·阿不都克热木. 药理学[M]. 武汉：华中科技大学出版社，2015.

［69］ 王开贞，于天贵. 药理学[M]. 7 版. 北京：人民卫生出版社，2014.

［70］ 许启泰，毛理纳，王建刚，等. 药理学[M]. 郑州：郑州大学出版社，2003.

［71］ 颜殷红，邓伟国，陈孝良，等. 三联疗法与序贯疗法在长期服用拜阿司匹林者根除幽门螺杆菌的疗效观察[J]. 中国生化药物杂志，2015，35(09)：106-108.

［72］ 杨宝峰，陈建国. 药理学[M]. 9 版. 北京：人民卫生出版社，2018.

［73］ 杨宝峰. 药理学[M]. 7 版. 北京：人民卫生出版社，2008.

［74］ 杨宝峰. 药理学[M]. 8 版. 北京：人民卫生出版社，2013.

［75］ 张慧，李晓宇，崔梅花，等. 口腔幽门螺杆菌感染对胃内幽门螺杆菌根除疗效的影响及其相关因素研究[J]. 中国全科医学，2016，19(11)：1242-1246.

［76］ 张莉蓉，王鹏. 护理药理学[M]. 郑州：郑州大学出版社，2017.

［77］ 朱大年，王庭槐. 生理学[M]. 北京：人民卫生出版社，2013.

［78］ 朱依谆，殷明. 药理学[M]. 8 版. 北京：人民卫生出版社，2016.